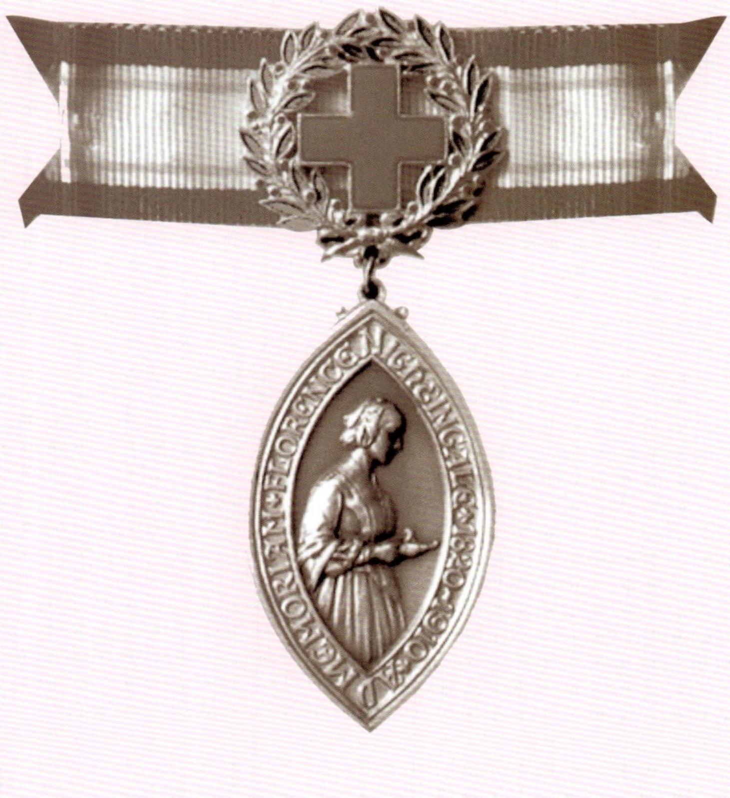

中华当代护理大全

（全5册）

主编　王春生　曾熙媛　顾美仪

江西科学技术出版社

图书在版编目（CIP）数据

护理实践与管理（全3册）/成翼娟，王建荣，钱培芬主编.
-- 南昌 : 江西科学技术出版社，2012.12
（中华当代护理大全 / 王春生，曾熙媛，顾美仪主编 ; 2）
ISBN 978-7-5390-4700-3
Ⅰ．①护… Ⅱ．①成… ②王… ③钱… Ⅲ．①护理学 Ⅳ．① R47
中国版本图书馆CIP数据核字（2013）第004891号

国际互联网（Internet）地址：http://www.jxkjcbs.com
选题序号：KX2011065 图书代码：D11072-101

中华当代护理大全

主　编：王春生　曾熙媛　顾美仪

护理实践与管理（中）

分册主编：成翼娟　王建荣　钱培芬

出版发行 江西科学技术出版社
地　　址 南昌市蓼洲街2号附1号 邮编330009
电话：（0791）86623491 86639342（传真）
印　　刷 江西千叶彩印有限公司
经　　销 各地新华书店
开　　本 890毫米×1250毫米 1/16
印　　张 319 **彩页印张** 4.5
字　　数 8070千
版　　次 2015年5月第1版 2015年5月第1次印刷
书　　号 ISBN 978-7-5390-4700-3
定　　价 1580.00元（全5册）

全书主编

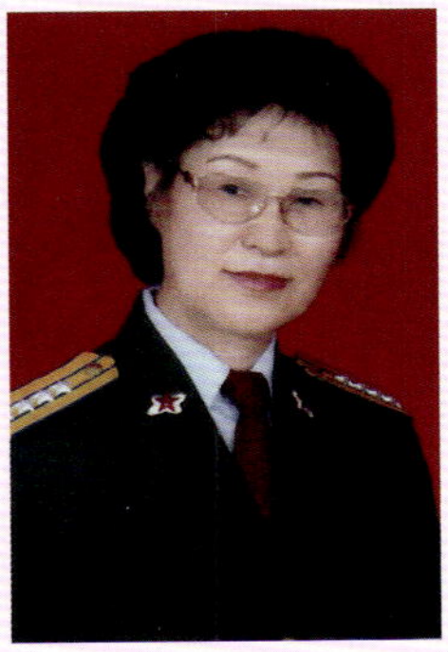

王春生 1935年3月出生，辽宁省大连市人；大学专科毕业，主任护师；1951年参加中国人民解放军，1988年被授予专业技术大校军衔；曾任空军总医院护理部主任。

从事临床护理、护理教育、护理管理等护理工作50年。历任空军总医院护士长、护校教员、军医、护理部主任、院党委常委，空军护理专业委员会主任、顾问，空军科学技术委员会委员，全军护理专业委员会第四届、第五届副主任，第六届顾问、常委。从1987年起,先后担任中华护理学会内科专业委员会主任，常务理事，中华护理学会第二十二届秘书长、第二十三届理事长，卫生部继续教育委员会护理学科组委员，卫生部卫生专业技术资格考试专家委员会副主任兼护理专业委员会主任，中国科学技术协会第六届全国委员会委员。曾荣立三等功两次，2002年被中国科学技术协会评为“全国先进工作者”，2006年被评为空军总医院建院50周年“先进个人”。曾入选《中国专家大辞典》《世界优秀专家人才名典》《中国人才辞典》。

撰写论文与著作40余篇、部，发表的论文有《中国护理事业的发展》《国内外护理模式研究的现状》等，主编的专著有《当代健康护理精要》等，任《实用护理丛书》编委会主任，并为多部专著作序。

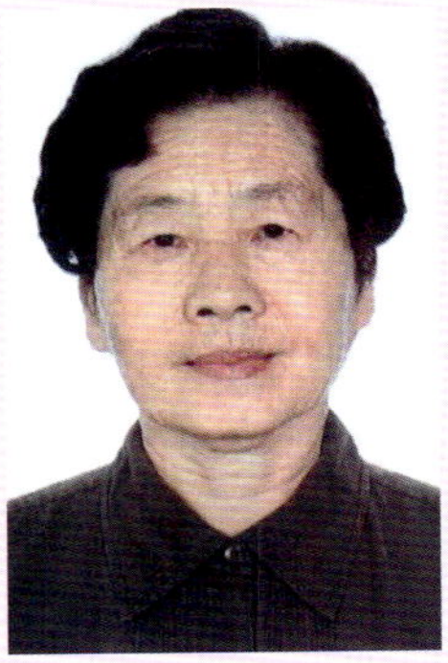

曾熙媛（兼《中华当代护理大全》第二卷主审） 1933年7月出生，北京市人，满族；大学专科毕业，主任护师；曾任卫生部北京医院护理部主任。

从事护理工作50年。曾在陕西机床厂职工医院从事医疗保健工作并兼任院长11年。历任卫生部北京医院护士长、科护士长、护理部主任。从1983年起，先后担任中华护理学会外科专业委员会秘书、主任，学术工作委员会主任、常务理事；中华护理学会第二十一届副理事长、第二十二届理事长，卫生部继续教育委员会护理学科组组长，中国科学技术协会第五届全国委员会委员。曾荣获北京市文教卫生系统“先进个人”、全国卫生文教系统“先进工作者”荣誉称号。荣获第三十七届“南丁格尔奖”，享受国务院“政府特殊贡献津贴”。

发表论文与撰写著作30篇、部，发表的论文有《中国的护理现状与展望》《中医临床护理实践》《中国的护理变革》等，主编的专著有《老年护理学》《护理心理学》《整体护理理论研究与实践》等，并为多部专著作序。

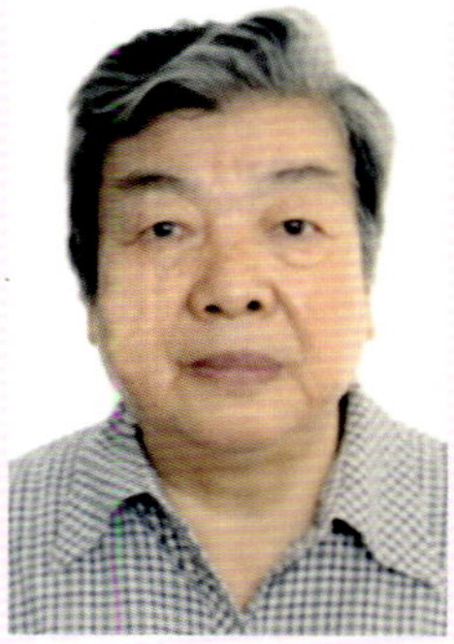

顾美仪 1933年12月出生，上海市人；大学专科毕业，主任护师；曾任北京友谊医院护理部主任。

从事护理工作51年。曾先后在上海同济医院、武汉同济医院、北京中苏友谊医院（现北京友谊医院）从事临床护理和医疗、护理管理工作。历任护士长、科护士长、护理部主任、护校校长。1982年之后，连任两届中华护理学会北京分会理事长；从1983年起，先后担任中华护理学会第十九届、第二十届副理事长，中华护理学会第二十一届理事长，第五届、第六届《中华护理杂志》主编，卫生部医学科学委员会委员、第四届中国科协全国委员会委员、北京市护理专业高级职称评委主任委员、香港卫生护理专业人员协会名誉顾问等职务。曾荣获北京市“先进工作者”、北京市卫生系统“先进个人”等殊荣，享受国务院“政府特殊贡献津贴”。

发表多篇论文，担任护士晋升自学考试丛书《外科护理》副主编，参与撰写《医院护理管理》《医院管理学》《护理管理学》等专著。

第二卷主审

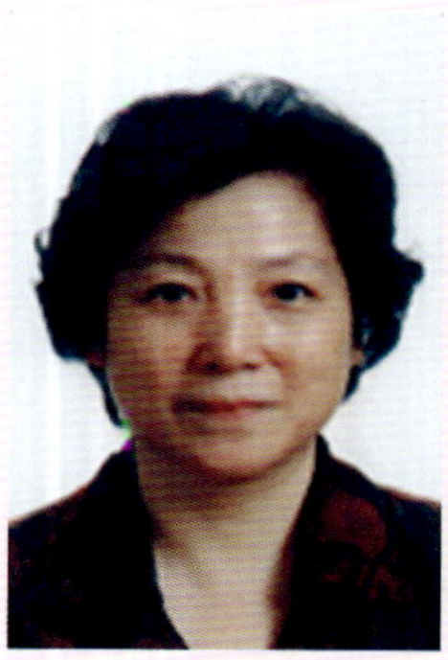

翁素贞 1949年4月出生，浙江余姚人；大学本科学历，主任护师；现担任上海市护理学会理事长,《上海护理》杂志主编，中华护理学会常务理事，上海市科学技术协会委员。

曾在解放军南京军区总医院从事临床护理工作23年。先后担任内、外科护士长，护理部副主任，并兼任上海市护理学会秘书长、副理事长。其间，积极开展适应现代医学发展需求的专业护士培训，组织上海“护理科技奖”和“优秀护理论文”评审工作，组建上海护理学会继续教育基地，促成了在上海开设护理本科成人自学考试等。倡导创办了全国发行的学术期刊《上海护理》杂志。2007年《上海护理》杂志成为中国科技论文统计源期刊(中国科技核心期刊)。

在国内外期刊上发表论文30余篇，担任主审、主编的专著共6部。

第二卷主编

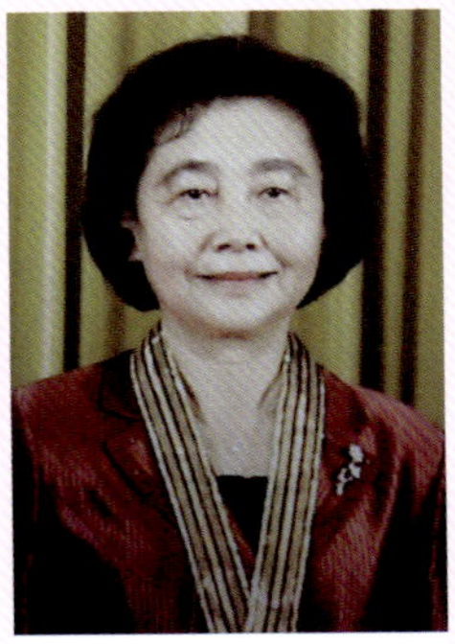

成翼娟　1949年4月出生，四川绵阳人，大学专科学历，主任护师，教授，硕士研究生导师；曾任四川大学华西医院护理部主任（1995—2011年）、护理学院院长（2007—2011年）；现为四川大学华西医院医院管理研究所特聘教授，四川省护理学会理事长，四川省护理学会护理管理专业委员会主任委员。

1968年开始从事护理工作，曾在内科、外科、妇科、儿科，传染科、五官科等专科工作。在职期间，曾任四川大学华西医院护理部副主任（主持工作）；华西护理学院副院长。并兼任中华护理学会第二十四届、第二十五届常务理事，中华护理学会第25届护理行政管理专业委员会副主任委员，第二十五届、第二十六届灾害护理专业委员会副主任委员；《中国护理管理》杂志副主编；曾获“四川省科技进步奖”“中华护理学会科技奖”等奖项五项。2013年荣获第四十四届“南丁格尔奖”。

在各种期刊杂志发表论文146篇，其中第一作者38篇；主编论著及国家规划教材6本，参编教材及论著15本。

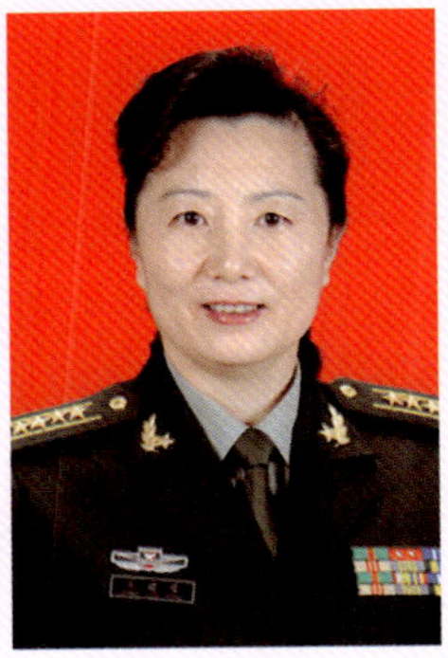

王建荣　1957年9月出生，山西人；南开大学高级工商管理学硕士（EMBA），主任护师、教授、博士生导师；现任解放军总医院护理中心主任。

1971年参军，1978年至今在解放军总医院从事护理工作。先后在普通外科、肝胆外科、心血管外科专科工作，历任护士长、护理部副主任、护理部主任。曾兼任第二十三届中华护理学会副秘书长，第二十四届、第二十五届中华护理学会副理事长。现兼任解放军护理学专业委员会主任委员、北京市护理学会副会长、《中华护理杂志》副主编。荣获“巾帼建功标兵”等荣誉称号，荣获军队“科技进步”“医疗成果”“教学成果”，“中华护理学会科技奖”等奖项共10项。

发表文章与论文百余篇，发表的论文有《建设和发展军队护理学科的思考》《确立ICU护士护理技能体系的研究》《临床护理过程质量评价指标体系的建立》等；担任主编的专著7部，如《基本护理技术操作规程与图解》《输液治疗护理实践指南与实施细则》《重症监护工作指南》等。

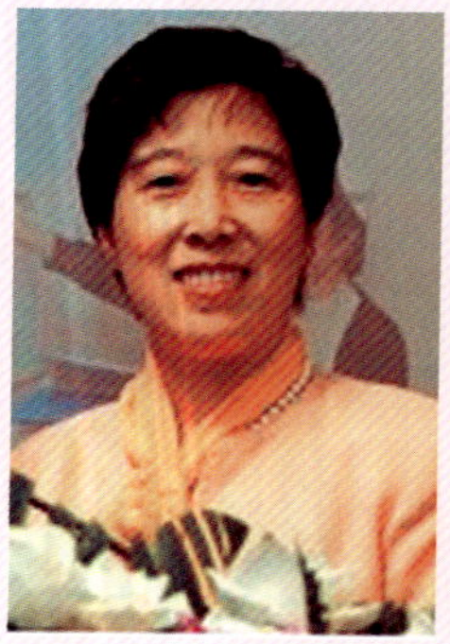

钱培芬　1955年3月出生，浙江宁波市人；大学本科学历，主任护师，硕士生导师；曾任上海交通大学医学院附属瑞金医院护理部主任，现为上海高级护理培训中心主任。

主要从事护理管理、护理教育、护理科研、医院感染控制和儿科专科护理等课题的研究。曾担任上海市护理学会副理事长、卫生部临床路径技术审核专家、中华医学会医疗事故技术鉴定专家、上海市医学会医疗事故技术鉴定专家、上海市护理质控专家、上海市黄浦区科协常委、《中华护理杂志》等专业期刊副主编或委员。荣获全国“护理科技进步奖”三等奖、上海市“护理科技进步奖”二等奖，以及上海市“第二医科大学院长奖”等奖项。

在专业期刊上发表论文数十篇，如《4种存放条件下微酸性电解水稳定性和杀菌效果的观察》等；主编《医院感染监控与管理》《重症护理学》等专著48部。

第二卷副主编

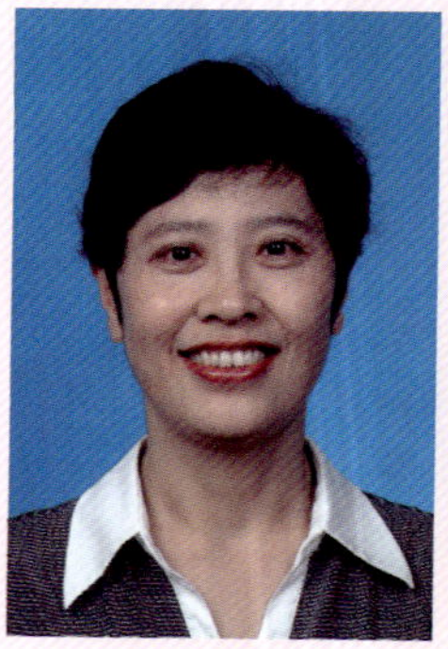

丁炎明　1960年8月出生，北京市人；大学本科学历，主任护师，硕士研究生导师；现任北京大学第一医院护理部主任。

现兼任中华护理学会副秘书长，第二十四届、第二十五届中华护理学会外科专业委员会主任委员，第二十四届、第二十五届中华护理学会造口伤口失禁专业委员会主任委员，教育部高等学校护理学专业教学指导委员会专家，全国卫生专业技术资格考试专家委员会委员，北京护理学会继续教育工作委员会主任委员，中华医学会医疗事故技术鉴定专家库成员，北京护理工作者协会专家库成员，《中华护理杂志》副总编辑。荣获北京市卫生系统“先进个人”，北京市“爱国立功标兵”荣誉称号。

以第一作者在核心期刊发表论文40余篇，担任主编的专著30余部。

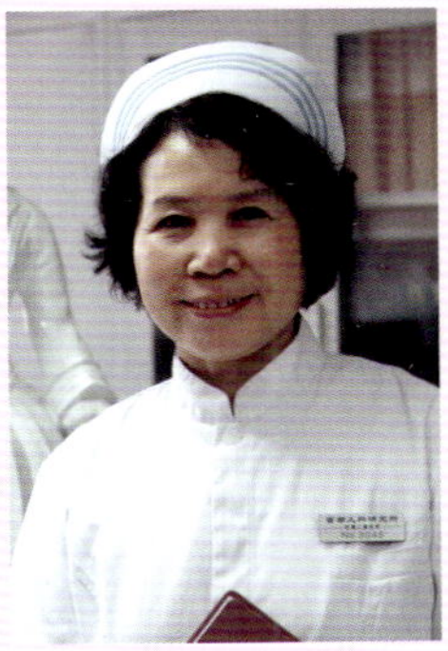

马秀芝　1947年6月出生，山东省济南市人；大学专科学历，主任护师；曾任首都儿科研究所附属儿童医院护理部主任，现任北京京都儿童医院护理部主任。

1965年开始从事临床护理、护理管理与医疗工作。历任护士长、门诊部主任、护理部主任等职务。曾兼任中华护理学会常务理事、儿科专业委员会主任委员，北京市护理学会常务理事、儿科专业委员会主任委员等职务。现担任全国卫生专业技术资格考试专家委员会委员，全国继续医学教育委员会学科组成员，《中国实用护理杂志》《中国护理管理杂志》《护理研究杂志》等杂志编委。曾荣获“北京市经济技术创新标兵”“首都优秀护士”“北京市优秀护理干部”“防非典优秀共产党员”等称号。

曾参与编写各级儿科护理考试大纲，发表专业论文16篇，主编《中华儿科护理“三基”训练手册》《儿科护理常规》，参与编写《临床医疗护理常规》《临床技术操作规范护理分册》等专著。

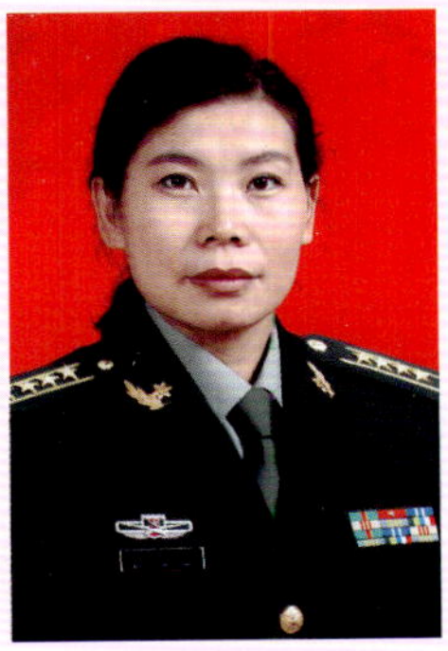

马燕兰　1965年9月出生，四川省眉山市人；毕业于解放军医学院，博士，主任护师，硕士生导师；现任解放军总医院护理部副主任、解放军总医院第一附属医院护理部主任。

1990年起，在解放军总医院肝胆外科、普通外科监护室从事护理工作，先后担任护理部助理员、外科总护士长、护理部副主任。现兼任北京护理学会理事、学术委员会副主任委员，解放军危重症医学专业委员会护理学组主任委员，《中华现代护理杂志》《解放军护理杂志》编委等职务。荣获军队“医疗成果奖”二等奖、军队“科技进步奖”二等奖、军队“教学成果奖”一等奖等奖项。

以第一作者在多种专业期刊上发表论文30余篇；主编《重症监护工作指南》《耳鼻咽喉头颈外科实用护理技术》等专著5部。

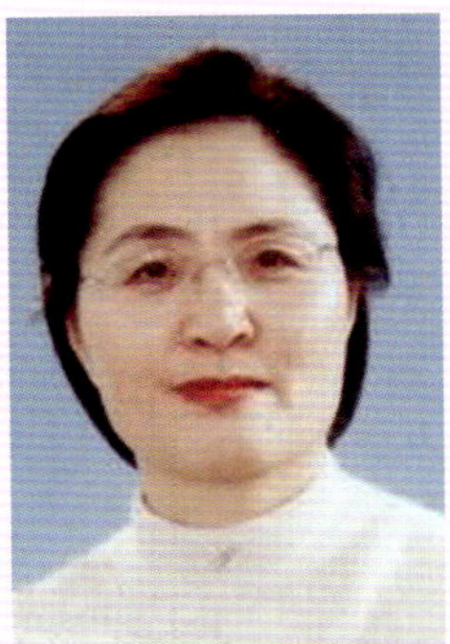

王立新　1955年10月出生，北京人；香港理工大学护理系本科毕业，学士学位，主任护师；曾任北京妇产医院护理部主任，现为北京五洲妇儿医院护理部主任。

从事妇产科及新生儿护理工作40年。曾在新加坡国立大学医院进修两年。在全国举办了多批新生儿复苏、新生儿护理、母乳喂养、妇产科护理培训，多次参加世界卫生组织有关助产技术、新生儿护理、护理管理的培训，积累了丰富的工作经验。曾兼任中华护理学会妇产科专业委员会的主任委员，现担任国家卫生和计划生育委员会新生儿复苏专家、母乳喂养专家。

在专业期刊发表多篇论文，担任主编、副主编的专著共7部，如《实用产科护理技术》《新生儿护理》《母乳喂养》《妇产科护理》等，参与了专著《新生儿复苏》的翻译工作。

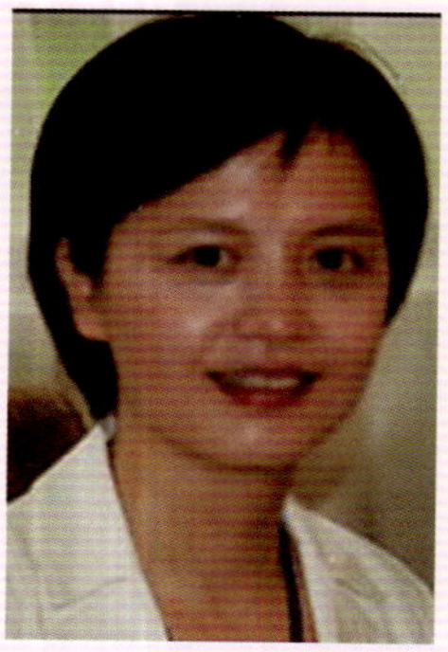

叶志弘 1965年出生，浙江人；护理学博士，主任护师，博士生导师；现任浙江大学医学院附属邵逸夫医院护理副院长。

自1995年以来，在邵逸夫医院从事护理管理、护理质量管理、护理职业环境方向的临床、科研与教学工作。现兼任邵逸夫医院党委委员、浙江大学医学院护理系主任、护理学位点负责人、浙江省护理学会副理事长、浙江省护理学会行政护理委员会主任委员。

主持国家自然科学基金1项，浙江省科技厅科研项目3项，参加省部级项目3项。其中1项为浙江省教育厅重点项目，荣获“省部级科技奖”2项、“中华护理学科技奖”2项、“中国医院管理协会科技进步奖”2项。发表具有国内领先水平的论文百余篇。

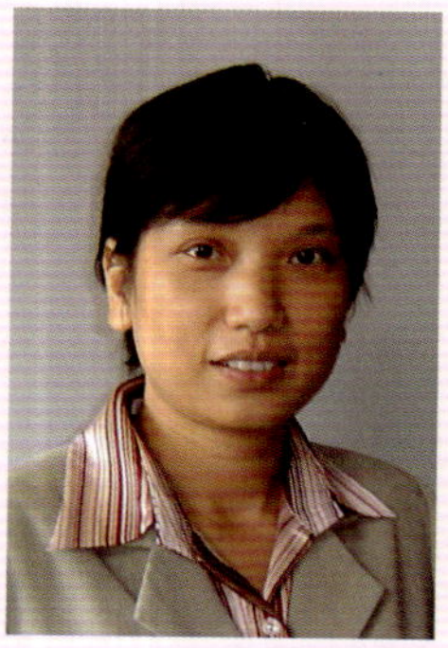

刘素珍 1965年1月出生，重庆市潼南县人；泰国清迈大学毕业，研究生学历，硕士学位，教授，硕士生导师；现任四川大学华西护理学院社区护理与慢性病教研室主任。

主要研究方向：社区护理、老年护理和灾害护理。先后主持或参与科研项目20余项。四川省卫生厅护理学学术带头人。先后担任四川省护理学会理事、社区护理专业委员会副主任委员、主任委员。荣获四川省“医学会科技奖”一等奖，“中华护理学会科技奖”三等奖。

在核心期刊和统计源期刊上发表学术论文50余篇，担任主编或参编的专著、教材共20种。

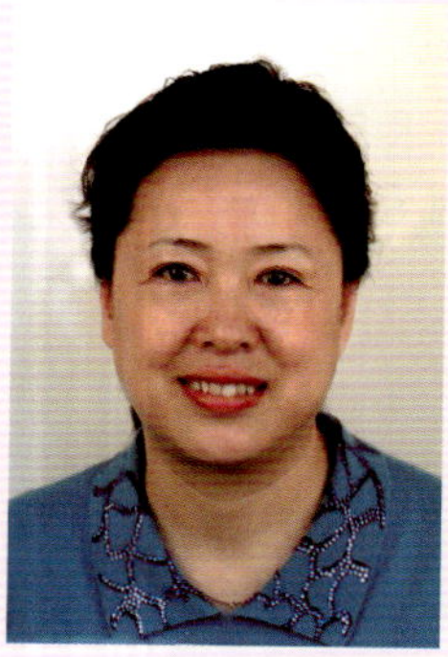

许冬梅 1956年出生，大学专科学历，主任护师；曾任北京回龙观医院护理部主任。

现担任中华护理学会精神科护理专业委员会主任委员，中国心理卫生协会护理心理专业委员会副主任委员，中华医学会、北京医学会医疗事故鉴定专家库成员，北京市职称高评委专家，北京医学会伦理委员会成员，北京社区护士培训专家库成员，北京首发基金科研项目评审专家库成员，并担任多种杂志的编委。

在护理专业核心刊物上发表科研论文10余篇，担任主审、主编的专著多部，如《精神障碍护理学》《精神科护理学》；参与编写多部教材，如《临床心理护理指导》《社区护理学》《精神疾病社区护理》《北京市社区护士培训教材》等。

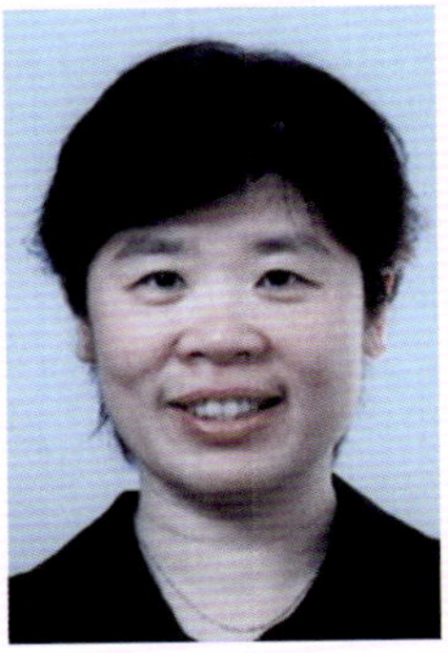

孙　红　1963年4月出生，江苏人；大学专科学历，副主任护师；现任中国医学科学院北京协和医院护理部副主任、保健医疗部总护士长。

1983年开始，在北京协和医院工作至今，在中国医学科学院北京协和医院ICU、急诊科从事护理工作，先后担任护士长、总护士长。现兼任北京护理学会重症专业委员会主任委员、中华护理学会重症专业委员会副主任委员、护理行政管理专业委员会委员等职务。荣获中国医学科学院“青年岗位能手”、中国科协“全国防治非典优秀工作者”、北京协和医院“优秀员工”等称号。

发表论文20余篇，如《经口气管插管不同固定方式的效果比较》《急诊分诊标准的制定与实施》等；参与编写的专著10余部，如《医院临床护理质量安全评审指南》《护理人员奥运全科培训教材》《急危重症护理学（第三版）》等。

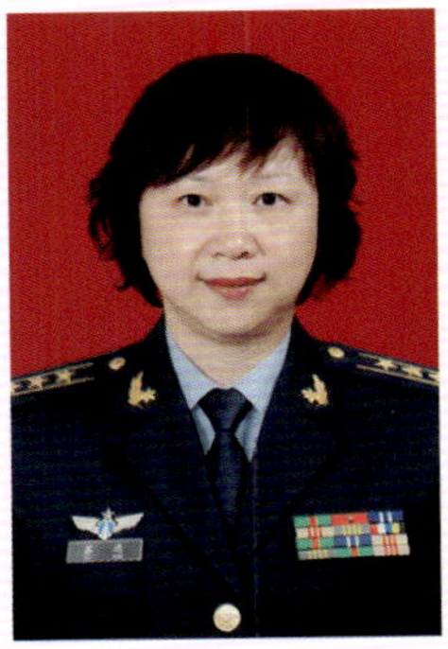

苏　迅　1965年9月出生，天津市人；硕士研究生，主任护师，硕士生导师，大校军衔；现任空军总医院护理部主任。

历任空军总医院神经内科护士长、护理部助理员、护理部副主任。现兼任中华护理学会理事、信息产业工作委员会副主任委员，中华护理学会消毒供应专业委员会委员、灾害护理委员会专家组成员，全国心理卫生协会护理专业委员会副秘书长，北京护理学会理事，全军护理专业委员会常务委员、内科护理专业委员会副主任委员，空军护理专业委员会主任委员，《中华护理杂志》《中国护理管理》《解放军护理》等7种期刊编委。荣获军队“科技进步奖”二等奖3项，荣立三等功两次。

主要研究方向为内科护理、护理管理和航空护理。在统计源期刊上发表论文60余篇。担任主编或参编的专著多部，如《外周中心静脉导管技术与管理》《应急护理学》《临床航空医学进展2010》等。

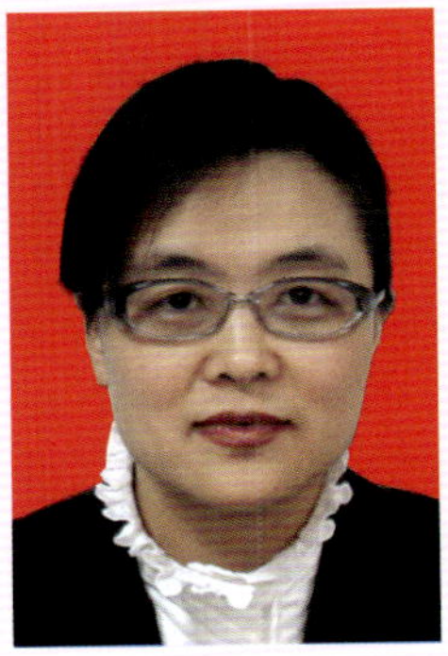

李　红　1968年11月出生，湖南省长沙市人；中国协和医科大学护理学院护理学硕士，首都经济贸易大学工商管理学院管理学硕士，英国巴斯大学人文与健康学院卫生学在读博士，主任护师；现任福建省立医院副院长。

现兼任中华护理学会重症护理专业委员会副主任委员，福建省护理学会副理事长、急救专业委员会主任委员，福建省医学会健康管理学分会主任委员、中国医院协会护理管理专业委员会副主任委员、福建省护理质量控制中心主任等职务。曾主持多个护理科研项目，荣获福建省“科技进步奖”“中华护理学会科技进步奖”“运盛青年科技奖”等奖项。曾被授予“全国三八红旗手”“全国卫生系统护理专业巾帼建功标兵”等荣誉称号10余项。

发表论文50余篇，其中SCI论文3篇。出版《临床护理实践手册》《临床护理三基实践指导》《重症医学专科护士实践手册》等多部著作。

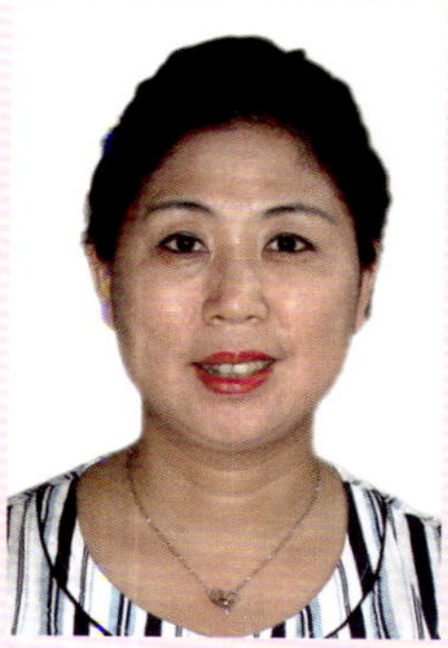

李春梅 1964年5月出生，北京市人；本科学历，主任护师；现任首都医科大学附属北京地坛医院护理部主任。

主要研究方向：内科及传染病护理与护理管理。曾担任第二十五届、第二十六届中华护理学会传染科护理专业主任委员。现兼任首都医科大学护理学院地坛护理学系主任，世界卫生组织艾滋病治疗与关怀综合管理合作中心技术委员会治疗与关怀专家。主持研究首都医学发展基金课题（2007-3053）《慢性乙型病毒性肝炎患者自我管理干预模式的实践与探讨》，主要负责第三轮中国全球基金艾滋病项目《北京地区医疗场所护士中开展HIV/AIDS预防教育和反歧视综合防治培训》等。获北京市防治非典工作“先进个人”、北京市“奥运巾帼奉献奖”、北京市“三八红旗奖”等荣誉奖项。

在专业期刊发表论文数十篇，主编专著4部，如《内科疾病护理记录书写评析》《实用传染科护理及技术》。

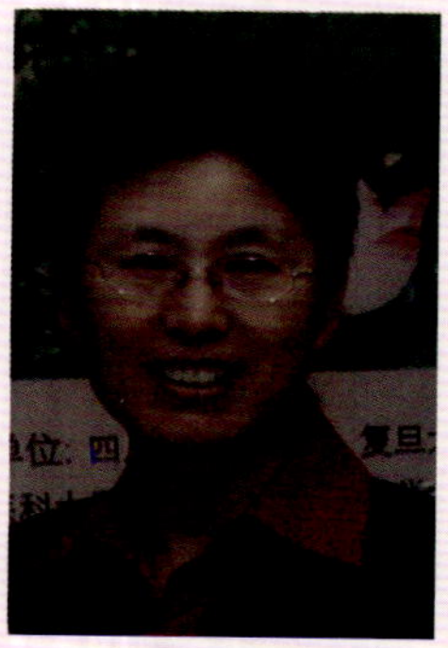

李继平 1954年5月出生，重庆市人；毕业于加拿大曼尼托巴大学护理学院，护理学学士，教授，护理博士、硕士生导师；曾任四川大学华西医院护理部主任、四川大学护理学院院长，现任四川大学华西医院护理学科主任。

现兼任中华护理学会副理事长、中华护理学会国际合作工作委员会副主委、全国医学专业学位研究生教育指导委员会委员、中国医学教育慕课联盟理事、卫生部高等医学教育教材建设委员会理事；四川省学术和技术带头人、四川省护理质控中心副主任、四川省护理学会常务理事等职务。先后被聘请担任《中华护理教育》副主编，《中华现代护理杂志》副总编辑，《中华护理杂志》《中国护理管理》《护理研究》《解放军护理杂志》等杂志的编委。国家级精品课程“护理学基础”项目负责人，教育部护理特色专业建设项目负责人，卫生部专科护理建设项目负责人。荣获省级“科技进步奖”及“教学成果奖”一、二、三等奖共8项。

发表学术论文100余篇，主编国家21世纪本科教材《社区护理》，国家“十一五”“十二五”规划教材《护理管理学》以及护理本科教材《护理人际关系与沟通教材》《护士礼仪》等。

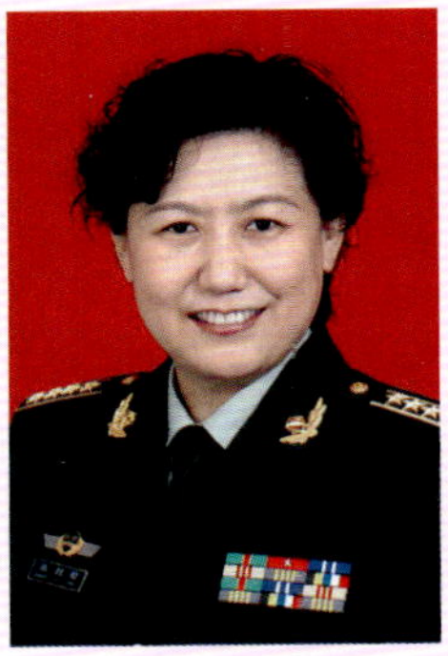

张利岩 1958年2月出生，吉林省双辽县人；北京大学医学部研究生学历，主任护师，硕士研究生导师；曾任中国武警总医院副院长兼护理部主任。

1974年参军，在解放军第304医院从事外科护理工作，1987年调入武装警察部队总医院从事护理管理工作至今。

现兼任中华护理学会副理事长，解放军护理学专业委员会副主任委员，中国心理卫生协会护理专业委员会副主任委员，武警部队护理学专业委员会主任委员，《中华护理杂志》等10余种专业杂志编委。中国国际救援队第一位女性首席医疗官。荣立二等功两次、三等功两次，荣获第四十三届“南丁格尔奖”。荣获军队“科技进步奖”、武警部队“科技进步奖”、“中华护理学会科技奖”二等奖，共5项。

以第一作者在核心期刊上发表论文30余篇，担任主编的专著36部，如《护士执业资格考试历年考点串讲与例题精选》《基础护理操作技术规范》《自理与康复能力训练手册》《护士基础礼仪规范》《压疮护理风险管理手册》等。

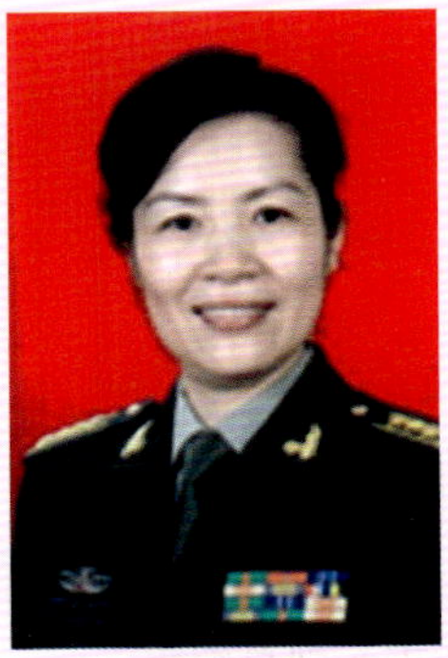

张玲娟 1964年1月出生，浙江省海宁市人；博士学位，教授，博士生导师，主任护师；现任第二军医大学附属长海医院护理部主任。

主要从事护理人力成本、肿瘤、烧伤患者生存质量、高级护理实践等方面的研究。曾赴加拿大McGill大学、新加坡K・K妇产医院研修。现兼任中华护理学会女科技工作者专家库成员，中华护理学会信息产业委员会副主任委员、护理行政管理委员会委员，上海市护理学会常务理事、管理专委会主任委员，担任《中华烧伤杂志》等5种杂志编委。2009年被卫生部、全国妇联、总后卫生部授予全国“巾帼建功标兵”等荣誉称号。

以第一作者或通讯作者在核心期刊上发表论文60余篇，其中SCI论文4篇；担任主编的专著4部，如《妇产科护理查房》《ICU护理教学查房》等，担任副主编的专著6部。

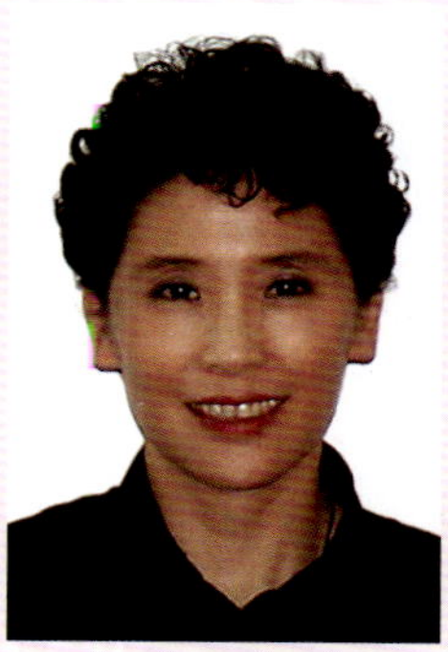

郑一宁　1958年6月出生，北京市人；大学本科学历，学士学位，主任护师、副教授、硕士生导师；现任首都医科大学附属北京友谊医院护理部主任。

先后在首都医科大学附属北京友谊医院急诊科、血液科、综合科从事护理工作，担任护士长、科护士长、护理部主任。现兼任首都医科大学附属北京友谊医院护理教研室主任、中华护理学会副理事长、中华护理学会行政管理委员会副主任委员、北京护理学会副理事长、北京市护理质量控制与改进中心主任、多种护理类杂志副主编和编委等职务。负责主持的“前馈控制与护理安全盲点关系的研究”课题、“医院质量管理与评价应用研究”课题分别荣获中华医院管理学会“医院管理科研基金”二等奖。2007年被授予“首都十大白衣天使”“北京市‘三八’红旗奖章”“全国卫生系统先进工作者光荣称号”“中国医院协会第一届护理管理先进个人”等殊荣。多次参加国际、国内护理管理及护理专业学术会议和国际管理培训。

先后在《中华护理杂志》《中华医院管理杂志》等国家级专业期刊上发表多篇科研学术论文。撰写多部护理相关书籍。

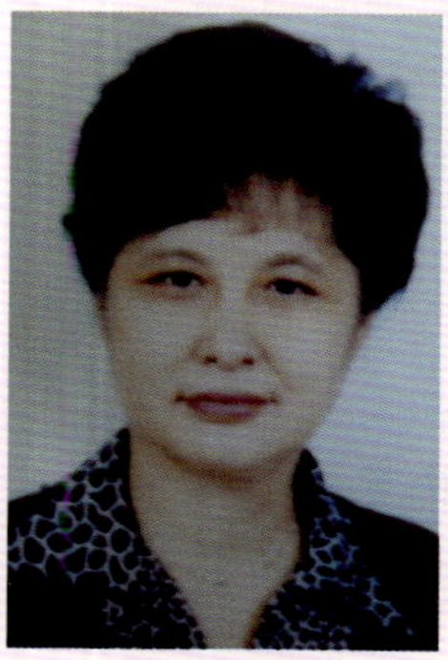

郑　萍　1954年12月出生，北京市人；大学本科学历，主任护师，硕士生导师；曾任北京中医药大学东直门医院护理部主任。

从事护理工作已41年，具备扎实的中、西医护理基础知识与技能。曾公派赴德国koziting医院工作与学习两年。历任北京中医药大学东直门医院内科、外科、妇科、急诊科护士长；曾担任第二十五届中华护理学会副理事长，中华护理学会中医、中西医结合护理专业委员会主任委员，第三届中华中医药学会护理分会主任委员等职务。荣获北京卫生系统、中国科协抗击非典“先进个人”，中华中医药学会“全国首届百名优秀中医护理标兵”、卫生部、总后勤部、全国妇联“护理岗位巾帼标兵”等荣誉称号。

发表《2型糖尿病病人抑郁状态及护理干预研究进展》《中医护理技术对混合痔患者术后疼痛的影响》等多篇论文。

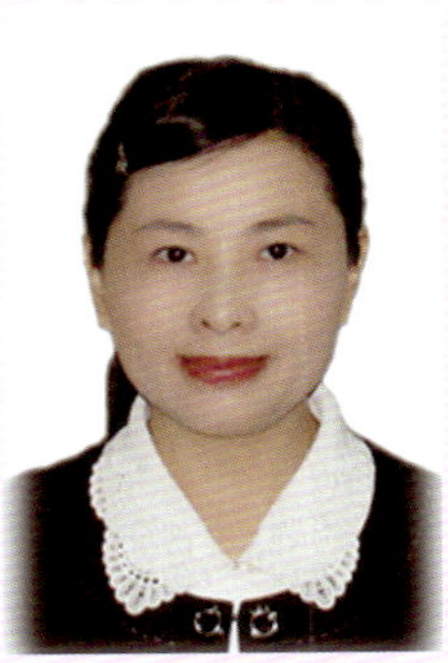

胡秀英 1965年1月出生，四川省成都市人，日本千叶大学毕业，博士，教授，博士生导师；现任四川大学华西医院护理部主任、四川大学华西护理学院院长。

1983年至今在四川大学华西医院工作。主要专业方向：老年护理和护理管理。现兼任中华护理学会老年专业委员会副主任委员，四川省护理学会第八届理事会理事、老年护理专业委员会主任委员。四川省第十批卫生厅学术技术带头人。负责科研课题“中国老年人健康综合评价体系研究”等10余项，荣获教育部“科技进步奖”二等奖、“中华护理学会科技奖”二等奖等6项奖，荣获“首届四川省最美护士”（冠军）荣誉称号。

在国内外专业期刊上发表论文50余篇，主编《老年护理学》《灾害护理学》等专著10余部。

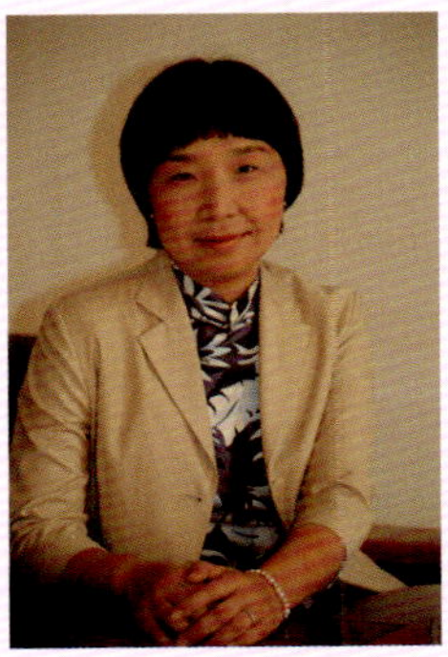

赵　红 1967年8月出生，北京市人；博士，教授，硕士生导师；现任职于北京协和医学院护理学院。

曾在北京协和医院妇产科从事护理工作5年。现兼任中华护理学会社区专业委员会副主任委员、灾害护理专业委员会委员、外事工作委员会委员。2009年荣获北京市“优秀教师”荣誉称号。

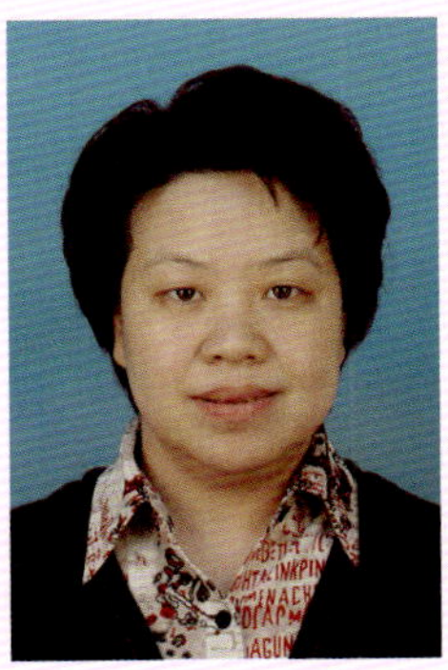

高凤莉 1967年1月出生，天津市人；北京协和医学院毕业，博士，主任护师；现任首都医科大学附属北京朝阳医院护理部主任。

1989年8月至2010年9月，先后担任北京协和医院护理部副主任、医院感染办公室副主任、医务处副处长，协和医科大学护理学院副院长；2010年9月至2013年2月，任清华大学清华长庚医院护理部主任。现兼任中国医院管理协会医院感染管理专业委员会委员、北京护理学会医院感染专业委员会主任委员、《中华现代护理杂志》副主编。

曾在《护理教育》《护理管理》等专业期刊发表论文30余篇；担任《实用专科护士丛书　急诊分册》主编，担任《临床技术操作规范——护理分册》《北京协和医院护理管理手册》等专著副主编。

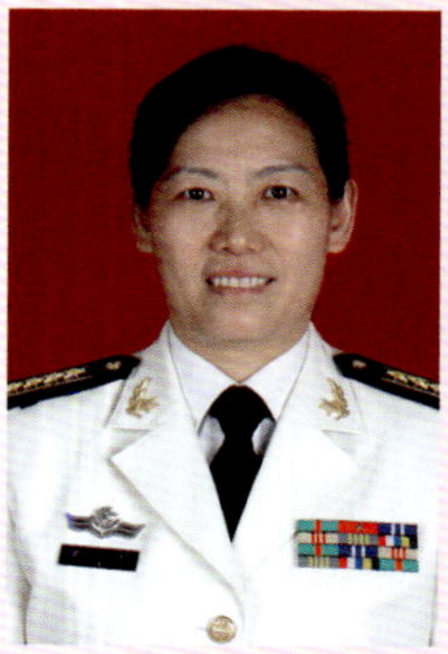

黄叶莉　1963年3月出生，浙江省诸暨市人；北京大学护理学院研究生，大校军衔，主任护师，硕士生导师；曾任海军总医院护理部主任。

1983年参加工作。曾在第四军医大学、海军总医院从事护理工作，先后担任急诊科护士长，呼吸内科、神经内科护士长，门诊部护士长。现兼任中华护理学会常务副秘书长、常务理事，决策咨询工作委员会主任委员，护理行政管理专业委员会副主任委员，北京护理学会理事，全军护理专业委员会副主任委员，海军护理专业委员会主任委员，《中华护理杂志》《中国护理管理》等专业期刊编委。荣获军队“科技进步奖”二等奖。荣立个人三等功1次。

发表学术论文70余篇，主编《护师资格考试全真模拟与解析》《护理实训教材·基础护理分册（第三版）》等专著12部。

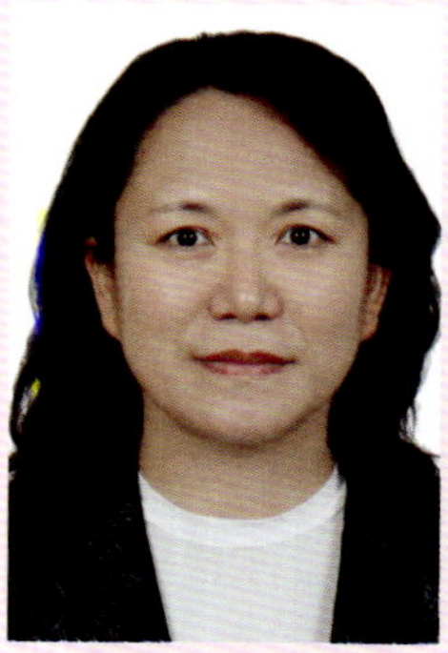

曹作华（兼《中华当代护理大全》编审委员会总秘书）　1963年4月出生，天津市人；在第二军医大学获得医学（护理）学士学位，在河南大学获得文学硕士学位；编审，中华护理杂志社社长助理，《中华护理教育》杂志编辑部副主任。

于1978年参军入伍，在空军总医院从事临床护理及护理管理工作近20年。其间，在新加坡国立大学医院学习工作两年。之后，在《中华护理杂志》《中华护理教育》杂志从事编辑工作10余年。

作为第一作者在核心期刊发表护理类学术论文10篇，如《脑卒中患者多器官衰竭的特点及护理》《脑梗死运动性失语患者的语言康复训练》《护理排班方式与责任制护理》《护理论文标准化方面的常见问题与对策》等；发表编辑类学术论文10余篇，如《科技期刊编辑的组稿策略》《学术期刊重点报道的配置》《专家审稿中的问题与对策》等。参与撰写《外科术后病人家庭护理》等专著。

《中华当代护理大全》

编审委员会名单

顾　问

李秀华　中华护理学会理事长，主任护师

主　任

王春生　中华护理学会第二十三届理事长，主任护师

曾熙媛　中华护理学会第二十二届理事长，主任护师，“南丁格尔奖章”获得者

顾美仪　中华护理学会第二十一届理事长，主任护师

副主任（按姓氏笔画排列）

王建荣　中华护理学会第二十四届、第二十五届副理事长，解放军总医院护理中心主任，主任护师

成翼娟　四川省护理学会理事长，四川大学华西医院护理部原主任，教授，“南丁格尔奖章”获得者

孙　红　中华护理学会副理事长，北京护理学会理事长，北京医院副院长，主任护师

李小妹　西安交通大学医学部护理系主任，教授

沈　宁　中国协和医科大学护理学院首任院长，教授

张振路　广东省护理学会理事长，主任护师

钱培芬　上海交通大学医学院附属瑞金医院护理部原主任，主任护师

翁素贞　上海市护理学会理事长，主任护师

郭桂芳　北京大学护理学院院长，教授

委　员（按姓氏笔画排列）

丁炎明　北京大学第一医院护理部主任，主任护师

于　萍　广东省护理学会秘书长，副主任护师

马秀芝　首都儿科研究所附属儿童医院护理部原主任，主任护师

马燕兰　解放军总医院护理部副主任、解放军总医院第一附属医院护理部主任，主任护师

王立新　北京妇产医院护理部原主任，主任护师

尹一桥　澳门镜湖护理学院院长，教授

叶志弘　浙江大学医学院附属邵逸夫医院副院长，主任护师

刘素珍　四川大学华西护理学院社区护理与慢性病教研室主任，教授

安力彬　大连大学护理学院院长，教授

许冬梅　北京回龙观医院护理部原主任，主任护师

孙　红　中国医学科学院北京协和医院护理部副主任，副主任护师

孙宏玉　北京大学护理学院副院长，教授

苏　迅　空军总医院护理部主任，主任护师

李小寒　中国医科大学护理学院院长，教授

李　红　福建省立医院副院长，主任护师

李秀云　湖北省护理学会理事长，主任护师

李春梅　首都医科大学附属北京地坛医院护理部主任，主任护师

李　峥　北京协和医学院护理学院副院长，教授

李　选　国际护理协会亚太地区理事，台湾“中山医学大学”护理学院教授

李剑媛　中华护理学会学术会务部、教育部原主任

李　津　西安交通大学医学部护理系副主任，副教授

李继平　中华护理学会副理事长，四川大学华西医院护理部原主任，现任四川大学华西医院护理学科主任，教授

李　森　辽宁省护理学会理事长，主任护师

汪娩南　江西九江学院护理学院原副院长，教授

张利岩　中华护理学会副理事长，中国武警总医院原副院长，主任护师，“南丁格尔奖章”获得者

张玲娟　第二军医大学附属长海医院护理部主任，主任护师

张雅丽　上海中医药大学附属曙光医院护理部主任，主任护师

陈爱初　浙江省护理学会名誉理事长，主任护师

郑一宁　中华护理学会副理事长，首都医科大学附属北京友谊医院护理部主任，主任护师

郑　萍　中华护理学会第二十五届副理事长，北京中医药大学东直门医院护理部原主任，主任护师

胡秀英　四川大学华西医院护理部主任，四川大学华西护理学院院长，教授

胡　雁　上海复旦大学护理学院院长，教授

赵　红　北京协和医学院护理学院教授

徐　波　中国医学科学院肿瘤医院护理部主任，主任护师

徐　琨　首都医科大学附属北京口腔医院护理部原主任，副主任护师

高凤莉　首都医科大学附属北京朝阳医院护理部主任，主任护师

高荣花　河北省护理学会理事长，主任护师

黄叶莉　中华护理学会常务副秘书长，海军总医院护理部原主任，主任护师

曹文媚　天津市护理学会第六届、第七届理事长，天津市第一中心医院护理教研室主任，主任护师

曹作华　中华护理杂志社社长助理，《中华护理教育》杂志编辑部副主任，编审（兼《中华当代护理大全》编审委员会总秘书）

曹枫林　山东大学护理学院副院长，教授

韩丽沙　北京中医药大学护理学院原院长，教授

彭美慈　香港理工大学护理学院教授

楼建华　上海交通大学医学院附属上海儿童医学中心护理学科发展规划部主任，主任护师

序

随着现代医学的快速发展和医学护理模式的转变，人们对健康的认识和重视程度提高，对以人为本的优质护理服务的要求也越来越高，时代对护理的建设与发展也提出新的要求。在实现国家富强、民族振兴、人民幸福的中国梦的新形势下，全国护理工作者承担着更多的责任。

近二十年来，在护理教育、护理科研、护理实践、护理管理、护理技术、护理设备等方面，展现出许多新理论、新成果、新经验。为此，组织全国知名护理专家、教授共同编纂一部大型护理工具书，以适应现代化医院建设和护理专业自身发展的需要，已是当务之急。

《中华当代护理大全》这部书突出展示了护理学学科全面发展水平。特别是第一次将我国港、澳、台地区护理教育与科研的发展历程、现状与未来发展趋势编入这部书中，对相互借鉴、促进交流与发展很有意义；第一次将军事医学护理和中医护理学教育编入这部书中，如实地反映了中华当代护理发展的水平。

这部书得到全国多个省市自治区，多家三级甲等医院和多所护理院校的领导和省护理学会领导的大力支持。在新老护理专家、教授的努力下，在传承、发展、改革、创新的思想指导下，将这部书打造成为填补大型护理工具书空白的精品，为护理事业的发展做出了贡献。

我相信，《中华当代护理大全》的出版，必将有益于广大护理工作者于阔视野、提高理论水平和专业技能，也将会对中华护理事业的发展产生重要影响。

愿全国护理工作者再接再厉，为提升护理专业水平、多编著护理专业精品必备书而努力。

2014年8月18日

李秀华　中华护理学会理事长、全国政协委员

前 言

应江西科学技术出版社多次邀约，由我牵头，偕同中华护理学会第二十二届理事长曾熙媛、第二十一届理事长顾美仪和中国协和医科大学护理学院首任院长沈宁教授，经精心策划，缜密组织，反复研究，编纂一部全面反映我国20年来护理学学科发展，体现护理新观念、新成就、新技术、新方法，具有权威性、科学性、先进性、实用性、可读性的大型工具书《中华当代护理大全》。

全书共3卷5册。第一卷《护理教育与科研》1册，分上、下篇；第二卷《护理实践与管理》3册，分上、中、下册，18篇；第三卷《护理技术与设备》1册，分上、中、下篇。

为了高质量编纂，并使其具有权威性，成立了《中华当代护理大全》编审委员会与编辑委员会。先后召开过3次工作会议，部署了各个阶段的编撰任务，力求将《中华当代护理大全》打造成精品书。

这些专家、教授、学者来自全国50余家大型综合性三级甲等医院和20余所大学的护理学院。全书主审、主编、副主编、委员绝大多数担任省、市护理学会理事长、副理事长、院长或校长、副院长或副校长、护理部主任等职务，她们具有丰富的临床实践经验与教学经验。

《中华当代护理大全》编审委员会由王春生、曾熙媛、顾美仪任主任，曹作华编审任总秘书。三卷分别成立了编辑委员会：第一卷由李小妹、郭桂芳任主编，沈宁任主审；第二卷由成翼娟、王建荣、钱培芬任主编，曾熙媛、翁素贞任主审；第三卷由张振路、孙红任主编，顾美仪任主审。编审委员会和编辑委员会会议上，要求严格按照编纂计划、体例和宗旨撰写书稿，强调质量第一，以近20年来护理的发展为重点，凸显“新”和“全”的特点。

《中华当代护理大全》这部大型工具书的编撰人员队伍和内容覆盖面，在中华护理界都是空前的。经过4年的团结协作，在江西科学技术出版社的有力保障和中华护理界同仁的艰苦努力下，《中华当代护理大全》终于与广大护理科技工作者见面了。这是值得庆祝的事！

《中华当代护理大全》是我国护理界一部全面、新颖而且实用的大型工具书，适用于各护理学院、学校、各类医院、疗养院、门诊部、卫生所，各护理科研机构、图书馆、各护理学术期刊使用和广大护理科技工作者查阅。如有不足之处，亦期望读者批评指正，不吝赐教。

2014年8月28日

王春生　第二十三届中华护理学会理事长

第二卷《护理实践与管理》

编辑委员会名单

（中）

主　审　曾熙媛　翁素贞

主　编　成翼娟　王建荣　钱培芬

副主编（按姓氏笔画排列）

丁炎明　马秀芝　马燕兰　王立新　叶志弘　刘素珍　许冬梅　孙　红　苏　迅
李　红　李春梅　李继平　张利岩　张玲娟　郑一宁　郑　萍　胡秀英　赵　红
高凤莉　黄叶莉　曹作华　彭美慈

委　员（按姓氏笔画排列）

马　莉　王淑君　方进博　叶志霞　朱　为　任　珍　刘万芳　刘立捷　刘　钰
刘　霞　杨晓媛　李中惠　李建菊　李菲菲　李斯俭　李惠娥　宋淑梅　宋锦平
张玉侠　张金梅　张祎博　张春燕　张恩华　张琳琪　陈建军　易祖玲　周小波
周宇彤　胡建军　郝宝莲　赵艳伟　钟秀玲　袁　丽　钱火红　徐丽华　徐国英
徐群利　郭丽英　高　歌　唐　晟　涂　艳　黄燕波　韩　杰　韩　琳　程　云
蔺惠芳　冀　琨　魏红云

编　者（按姓氏笔画排列）

丁向霞　万方园　于丽根　马伟光　孔文亚　戈晓华　王　君　王　洋　王　莹
王　琦　王　薇　王文娟　王丽娟　王学娟　王美灵　王梓熙　付凤齐　冉　敏
冯　佳　包志英　叶　磊　叶子溦　宁亚丽　申文武　石　丽　边牡丹　龙　纳
乔爱珍　任兴华　全英玲　关玉霞　刘　坤　刘　畅　刘小冬　刘占肖　刘春梅
刘祚燕　刘淑贤　刘逸文　刘雪芳　刘喜梅　刘智平　刘鹭燕　吕桂芬　孙　红
孙　燕　孙爱荣　师子秋　朱怡芳　朱娜娜　许瑞华　邢俊华　闫　茗　何　庆
余旻虹　吴　迪　吴冬梅　吴佳玲　吴晓琴　吴琳娜　宋书梅　应迎娟　张　琳
张　瑶　张　慧　张广清　张剑锋　张维毅　张雪梅　张瑞美　李　卡　李　宇
李　丽　李　芸　李云平　李世英　李东文　李冬竹　李卉青　李汇华　李国英
李海燕　李艳琳　李彩宏　李惠聪　杨　玲　杨　捷　杨　颖　杨丽珠　汪巧娅
汪郭亮　沈　瑛　连素娜　邱　群　陆秋香　陈　星　陈　茜　陈　静　陈　龑
陈凤姣　陈忠兰　陈晓阳　陈燕芬　单芦莹　周　红　周　颖　周　燕　周学萍
周彩萍　屈文妍　岳树锦　欧　庆　武仁华　郑　娇　姚秋丽　姜　旸　施盛莹
赵礼婷　赵秀芳　赵秋利　倪国玉　夏季清　徐　滔　谈锦艳　郭丹红　钱丽娅
顾　晴　高　青　高　鹏　崔玉敏　梁　斌　梅繁勃　淳雪丽　符雪彩　黄　浩
黄　培　黄建业　傅雪琴　彭　娜　彭又涛　温弗乐　程　军　程　宏　程凌燕
舒　婷　董玉玉　蒋　杨　蒋　艳　蒋　超　韩　迪　韩文军　韩佳凝　韩淑珍
廖晓静　赫晓莉　潘瑞丽　颜小威　穆莉莉　薄海欣　糜琛蓉

《护理实践与管理》前言

护理学是一门实践性很强的学科。临床护理实践正在发生着巨大的变化，其理论体系在不断完善，其结构体系在不断细分，其实践领域在不断拓宽和深化。

特别是近年来国外先进护理理念的引入、国内临床护理工作的重心也从过去医院单纯的疾病护理延伸、拓展至社区、家庭保健护理，临床护理实践在不断地变化。因此，相关的临床护理需要更新理论、更新观念，更新工作重点。

临床护理为了适应各专科、专病的发展，为了适应医学模式的转变，以及服务理念、服务技术、质量管理、专业内涵的改变，需要及时全面地了解和总结临床护理实践与管理的历史与现状、理论与实践、各种专科护理技术发展的现状与趋势。因此，我们组织编撰《中华当代护理大全・护理实践与管理》卷具有深远的意义。

本卷《护理实践与管理》分上、中、下册，共18篇。全面系统总结了近20年来临床护理学学科的新理论、新技术、新观念、新成就以及新方法。

上册：共4篇，系统地阐述了内科临床护理、外科临床护理、妇产科临床护理、儿科临床护理的理论知识、护理措施以及新技术。

中册：共8篇，系统地阐述了眼科临床护理、耳鼻咽喉科临床护理、口腔科临床护理、皮肤科临床护理、传染科临床护理、精神心理卫生护理、老年护理、急危重症护理的理论知识、护理措施以及新技术。

下册：共6篇，系统地阐述了传统医学护理、军事护理、社区护理、灾害护理、护理管理、医院感染预防与控制的理论知识、护理实践的进展。

全书各篇独立，结构完整。以传统临床专科疾病患者护理为主线，诠释各系统的疾病病因与发病机制、临床表现、诊断与辅助检查、治疗原则以及临床护理措施，突出体现近年来护理新技术的临床应用，急危重症的新理念以及传统医学护理、现代军事医学护理、社区护理、灾害护理、护理管理、医院感染预防与控制的发展近况及新理念。疾病护理措施则强调以患者为中心、以健康指导为手段，对患者全身心的护理。力求抓住各领域的特点，集中反映我国临床护理实践与管理的发展历程与现状，以及临床护理延伸与拓展的新理论、新技术。

本卷《护理实践与管理》编撰者来自全国各地医院的护理专家以及部分护理院校的教授（包括香港地区）。由于编撰者众多，需要统筹与协调的问题较多，但是各位编撰者依然彼此通力合作，克服困难。在此，感谢总主编中华护理学会第二十三届理事长王春生精心的筹划，主审第二十二届中华护理学会理事长曾熙媛、上海市护理学会理事长翁素贞细致的审定。对于参与全书编撰人员的辛勤付出，表示深深的谢意！

由于能够参考与收集的资料有限、加之编者水平与能力的限制，难免造成内容不全或观点片面。如存在疏漏之处，恳请各位读者或护理界的同仁不吝赐教。

主编：成翼娟　王建荣　钱培芬

2014年 8 月30日

目录

第5篇　眼科临床护理

第6篇 耳鼻咽喉科临床护理

第二章 鼻科疾病患者的护理

第三章 咽喉科疾病患者的护理

第7篇 口腔科临床护理

第一章 牙体牙髓疾病患者的护理

第二章 口腔修复患者的护理

第三章 口腔错𬌗畸形与种植义齿患者的护理

第四章 口腔颌面部疾病患者的护理

第8篇　皮肤科临床护理

第9篇　传染科临床护理

第三章　消化道传播的传染病护理

第四章　血液及体液传播的传染病护理

第五章　虫（动物）媒传播的传染病护理

第六章　多种途径传播的传染病护理

第10篇　精神心理卫生护理

第一章　精神心理卫生概述

第二章　精神障碍基础知识

第三章　精神障碍疾病常用的治疗与护理

第四章　精神障碍患者的一般护理

第五章　精神障碍患者的护理

第六章　精神障碍患者的社区康复与护理

第11篇 老年护理

第一章 老年护理概述

第二章 老化理论与老化伴随的机能变化

第三章 老年人的健康综合评估

第七章 老年人的身心健康保健

第八章 医院与中间设施的老年病护理

第九章 老年患者的围术期护理

第十章 老年人的临终关怀护理

第12篇 急危重症护理

第5篇

眼科临床护理

YANKE LINCHUANG HULI

第 5 篇

第一章

眼睑疾病患者的护理

第一节 睑腺炎患者的护理

【概述】

睑腺炎（hordeolum），又称作麦粒肿，是一种眼睑腺体急性、痛性、化脓性、结节性炎症病变。若睫毛毛囊或其附属器的皮脂腺（Zeis 腺）或变态汗腺（Moll 腺）感染，则称为外睑腺炎。若睑板腺受累形成较大的肿胀区，则称为内睑腺炎。

（一）病因

大多数睑腺炎是由葡萄球菌感染引起的，其中金黄色葡萄球菌引起的感染最为常见。睑板腺开口阻塞引起的急性无菌性炎症可继发为内睑腺炎，睑腺炎伴发睑缘炎时，可表现为多发病灶或反复发作。急性炎症表现为眼睑红、肿、热、痛。睑腺炎发生 2~3 天后，病灶中心形成黄白脓点。

（二）临床表现

（1）外睑腺炎：①发病特点：外睑腺炎炎症反应集中在睫毛根部附近的睑缘处。外睑腺炎向皮肤面发展，硬结软化。②主要表现：起病初期红肿范围弥散，疼痛明显。触诊可发现压痛性硬结，同侧耳前淋巴结可有肿大及压痛感。

（2）内睑腺炎：①发病特点：内睑腺炎多会向睑结膜面发展并向结膜囊内破溃，少数向皮肤面破溃。②主要表现：受睑板限制，内睑腺炎肿胀范围较局限，同样有硬结、疼痛和压痛等症状。相应睑结膜面局限性充血水肿。

（三）辅助检查

睑腺炎在治疗时通常会做细菌培养和药敏试验。

（四）治疗原则

睑腺炎尚未化脓前给予热敷治疗有助于炎症消散；局部应用抗生素眼膏；反复发作伴有全身反应者，可酌情口服抗生素类药物；脓肿形成后应及时切开排脓。

【护理措施】

(一)基础护理

(1)休息与用眼卫生：嘱患者在睑腺炎急性期减少用眼，注意劳逸结合。为防止交叉感染，应避免眼睛接触化妆品，单独使用毛巾，滴眼药前必须清洁双手。

(2)饮食护理：全身症状明显的患者应保证充足的休息，建议患者补充维生素 A 和维生素 C，进食应取清淡、富含纤维素、维生素食物，特别是食用新鲜水果、蔬菜，少食辛辣、刺激性、油腻食物，保持大便通畅。控制合并糖尿病者的饮食。

(3)心理护理：睑腺炎发病急，患者有明显的疼痛不适症状，易出现紧张心理。护士应耐心地向患者解释病情，介绍治疗方法，以减轻其焦虑心理。

(二)专科护理

(1)局部护理：初起可采用耳尖放血、冷敷。硬结未软化时可湿热敷，每天 3~4 次。局部点抗生素眼液。超短波物理疗法也有一定的疗效，亦可酌情使用。

(2)全身用药护理：症状较重者或发展为眼睑蜂窝组织炎者，需给予口服或静脉输入抗生素，注意用药禁忌证及不良反应。

(3)手术护理：脓肿形成后可考虑切开排脓。外睑腺炎切口在皮肤面，与睑缘平行，可减少瘢痕形成。内睑腺炎切口在结膜面，与睑缘垂直，避免损伤睑板腺管。

(三)健康指导

(1)嘱患者在脓肿尚未形成时切忌用手挤压，因眼睑及面部静脉无静脉瓣，挤压导致细菌进入血管，可引起海绵窦血栓或败血症，甚至危及生命。

(2)脓肿切开后注意事项：①告知患者手术当天伤口疼痛是正常反应，一般 1 天后会逐渐消失。②告知患者手术后尽量平卧休息，同时应避免影响伤口愈合的动作：如重体力活动，大幅度的低头弯腰动作，咳嗽或打喷嚏动作，一周内避免剧烈劳动及运动。③告知患者适当活动，避免过度劳累，避免接触油烟，注意保暖并防治感冒。④告知患者注意用眼卫生，勿揉眼，勿用手帕或手擦眼，避免眼外伤，遵医嘱按时滴眼药。⑤嘱患者合理饮食，避免食用刺激性强、粗糙坚硬的食物，多食用新鲜蔬菜水果，保持大便通畅，戒烟酒。⑥嘱患者保持良好的心态，维持心情愉快，情绪稳定，睡眠充足(睡眠时尽量向健眼方向侧卧)。⑦全身有合并症的患者，应在内科医生指导下用药，并保持各项指标的平稳。⑧嘱患者遵医嘱按时门诊复诊，如有不适随时就诊。

(刘淑贤　韩　杰　黄叶莉)

第二节　睑板腺囊肿患者的护理

【概述】

睑板腺囊肿(chalazion)，又称作霰粒肿，是睑板腺的特发性、慢性、非化脓性炎症。由于脂类物质在皮脂腺和睑板腺积存，挤压邻近组织并引发慢性肉芽肿性炎症，因此通常由一纤维结缔组织包裹，使囊内含睑板腺分泌物及包含巨噬细胞在内的慢性炎症细胞浸润。

（一）病因

睑板腺囊肿可能是由于慢性结膜炎或睑腺炎导致睑板腺排出受阻引起，也可能与皮脂腺和汗腺分泌功能旺盛或维生素A缺乏，造成腺上皮过度角化，阻塞排出管道，腺体分泌物潴留形成无菌性慢性肉芽肿炎症有关。

（二）临床表现

睑板腺囊肿多见于儿童和青少年，多发生于上睑，上下眼睑或双眼可以同时发生，病程进展缓慢。睑板腺囊肿的典型表现为睑板上可触及单个或多个界线清楚的韧性肿块，位于皮下距离睑缘5mm以内，无炎症表现，表面皮肤隆起，但与肿块无粘连，相应结膜面局限性暗红色或紫红色充血。

（三）辅助检查

对于年龄在40岁以上的女性患者以及反复发生的睑板腺囊肿，需进行病理检查（取活检），以排除睑板腺癌的可能性。

（四）治疗原则

睑板腺囊肿可自愈，早期可给予热敷保守治疗。若影响外观或不能消退时，可通过手术治疗。

【护理措施】

（一）基础护理

（1）心理护理：睑板腺囊肿较大且影响外观时，患者易产生焦虑情绪，应向患者说明本病治愈后不影响外观，以消除其不良情绪。当怀疑复发性或老年性的睑板腺囊肿是肿瘤时，需将切除的标本送检。注意与患者的沟通技巧，避免医源性伤害，并告知患者留取标本的目的、意义及方法，使其积极配合。

（2）饮食护理：睑板腺囊肿患者的饮食护理同睑腺炎患者的饮食护理。

（二）专科护理

（1）用药护理：①嘱患者遵医嘱正确、按时使用药物，指导患者将药品按照说明置于冰箱内贮存或安放于避光阴凉处，使用前注意检查药品有效期和药物性质。②嘱患者由于眼药水和眼膏开瓶后直接暴露于空气中，滴药时易与眼部接触造成污染，指导患者将第一滴药水和眼膏去除后方可使用。③嘱患者急性炎症如伴有眼部大量分泌物时，应清除分泌物后使用眼药膏。④嘱患者滴眼药时，可轻拉下眼睑，暴露穹窿结膜后，将药水或药膏滴涂于结膜囊内，每次药水1~2滴，药膏布满结膜囊即可。滴眼药水时，药瓶口应适当离患眼约2cm以上，避免瓶口触及睫毛造成污染。

（2）手术前护理：①嘱患者手术前3天开始点抗生素眼药水。②全身麻醉者术前4~6h禁饮水。③年龄 >40岁者需内科会诊。④按外眼手术常规准备。

（3）手术后护理：①手术后嘱患者按压伤口10min，待伤口止血后方可离院。②全身麻醉的患儿完全清醒后方可离院。③告知患者次日眼部换药，有缝线者7天拆线。

（三）健康指导

（1）无自觉症状的睑板腺囊肿无需治疗，通过局部热敷、滴抗生素眼药水，部分囊肿可自行吸收；有症状或囊肿肿大者可去医院治疗，根据病情可行睑板腺囊肿切除术。

（2）向公众宣传相应卫生知识。告知睑板腺分泌旺盛者，平时需注意眼部清洁卫生，如单独使用洗漱用品，勿用脏手揉眼等。

（刘淑贤　韩　杰　黄叶莉）

第三节　眼睑内翻患者的护理

【概述】

眼睑内翻（eyelid varus）是指睑缘向眼球方向内卷的眼部疾病。睑内翻达到一定程度，睫毛甚至睑缘外皮肤会随之倒向眼球，刺激角膜。因此，睑内翻与倒睫常同时存在。

（一）病因

睑内翻根据不同发病原因分为非随意性（痉挛性、老年性）、瘢痕性、先天性三大类。痉挛性睑内翻见于炎症刺激引起的眼轮匝肌反射性痉挛，这种情况通常持续少于6个月，可发生于任何年龄。随着年龄增长，老年性睑内翻发生率较高，好发于下睑。瘢痕性睑内翻是由于睑结膜或睑板发生某种病变后瘢痕收缩所致，上下眼睑均可发生，常见于慢性炎症，如沙眼。先天性睑内翻亚洲人群发病率高，大多由于内眦赘皮、睑缘部轮匝肌过度发育或睑板发育不良所致。

（二）临床表现

患者有流泪、畏光、异物感等刺激症状，角膜溃疡者有眼刺痛感。睑缘内卷，部分或全部睫毛倒向眼球表面，相应部位球结膜充血，角膜上皮脱落，继发角膜溃疡。

（三）辅助检查

眼睑内翻患者治疗时应做视力检查、角膜检查。

（四）治疗原则

先天性睑内翻随着年龄的增长、鼻梁发育可自行消失，不必手术治疗。老年性睑内翻可行肉毒杆菌注射纠正，无效者再行手术治疗。

【护理措施】

（一）基础护理

注意患者眼部清洁，积极防治沙眼。

（二）专科护理

（1）少量倒睫可用电解倒睫法或拔毛镊拔除倒睫毛。

（2）大量倒睫和睑内翻需做手术矫正，成人常用术式有睑板部分切除术、睑板切断术，儿童常用缝线术。

（3）手术前后，结膜囊内应滴抗生素眼药水，预防感染。

（4）手术后隔天换药，睑板腺部分切除术可7天拆线，缝线术可10天拆线。

（三）健康指导

（1）手术前不应将倒睫拔除，以免影响术中观察手术矫正程度。

（2）先天性睑内翻暂不手术，进行观察再决定是否治疗。部分患儿随年龄增长睑内翻可自行消退。

（3）睑内翻合并角膜溃疡者，矫正睑内翻的同时应治疗角膜溃疡。

（刘淑贤　韩　杰　黄叶莉）

第四节　眼睑外翻患者的护理

【概述】

眼睑外翻（ectropion）是指睑缘离开眼球，向外翻转，睑结膜不同程度地暴露在外，常合并睑裂闭合不全。如果不治疗，睑外翻可导致暴露性角膜炎、角膜瘢痕、溃疡甚至穿孔。

（一）病因

眼睑外翻常见病因可分为五大类：

（1）瘢痕性睑外翻最常见，发生在睑皮肤垂直性瘢痕收缩基础上，常见病因有创伤、烧伤、化学伤、眼睑溃疡、睑部手术等。

（2）老年性睑外翻为眼轮匝肌及眼睑皮肤松弛，下睑本身重量使之下坠引起，仅限于下睑。

（3）麻痹性睑外翻是由于外伤或其他因素导致面神经麻痹、眼轮匝肌收缩功能丧失，致使眼睑外翻，仅限于下睑。

（4）机械性睑外翻由眼睑、颊部巨大肿瘤或由于不合适眼镜的重力影响造成。

（5）先天性睑外翻较少见，可单独发生或伴随其他异常，如睑裂狭小、眼球异常及系统性病变，如唐氏综合征。

（二）临床表现

眼睑外翻轻微者仅靠近内眦部的下睑缘离开眼球表面，下泪小点向外不能吸引泪湖的泪液以致溢泪。眼睑外翻重者整个眼睑向外翻转，结膜暴露，可引起暴露性角膜炎、角膜溃疡等并发症。

（三）辅助检查

眼睑外翻患者治疗时应做视力检查、角膜检查。

（四）治疗原则

瘢痕性睑外翻必须手术治疗；老年性睑外翻通常切除一小块楔形全层睑板；麻痹性睑外翻应着手治疗以消除病因。

【护理措施】

（一）基础护理

患者存在焦虑或对手术产生恐惧感，应向患者宣传疾病的相关知识，讲解手术目的及方法，让患者明白术后眼部刺激症状即能解除，一般不会有严重并发症。可消除患者对手术的恐惧和顾虑，取得患者的理解与配合，以提高手术成功率。

（二）专科护理

（1）指导患者注意眼部卫生，溢泪者不要向下擦眼泪，以免加重睑外翻。

（2）指导患者保护角膜，可于睡前应用大量眼膏。

（3）术前护理：一般护理：应协助患者做好术前的各项检查。眼部护理：按医嘱给予患者抗生素眼药水滴眼，每晚睡前涂抗生素眼膏，如分泌物过多，可用消毒棉签轻轻拭去，再行冲洗。心理护理：术前详细介绍手术方法，手术所需时间，手术中可能出现的问题，以便取得患者在手术中的配合；详细说明手术后必然出现的反应，包括疼痛、肿胀等，以及手术切口的自然恢复过程，敷料包扎的时间等，以使患者能理解和接受；告知患者术后需要包扎双眼，目的是为防止因健侧眼睑的活动而影响对侧的固定。

（4）术后护理：观察局部皮瓣血运变化。注意皮瓣颜色：如果有明显肿胀、苍白则为供血不足，应立即报告医生，采取相应措施，以改善血运。注意角膜刺激症状：如患者主诉眼内有异物感时，立即通知医生检查并处理，以免由于倒睫或纱布等损伤角膜。观察伤口情况：每天换药,7 天拆除皮肤缝线。

（三）健康指导

（1）指导患者正确擦眼泪的方式，因睑外翻溢泪者，用手帕由下睑往上擦，以免向下擦加重睑外翻。

（2）全麻或昏迷不能行手术患者，用抗生素眼药膏、贴湿房眼垫或角膜接触镜保护角膜，避免发生暴露性角膜炎。

（刘淑贤　韩　杰　黄叶莉）

第五节　上睑下垂患者的护理

【概述】

上睑下垂（ptosis），上睑的正常位置在上方角膜缘和上方瞳孔缘的中部，具体位置有较小差异，上睑下垂是提睑肌和 Muller 肌功能部分或完全丧失，致使一侧或双侧上睑明显低于正常位置。轻者不遮盖瞳孔，只影响外观。重者部分或全部遮盖瞳孔，则妨碍视功能。后者发生在幼儿中时，若不及时矫治，会造成患儿弱视。

（一）病因

上睑下垂有先天性和获得性两大类。先天性患者多为动眼神经核或提上睑肌发育不良，肌纤维收缩舒张功能均异常，为常染色体显性或隐性遗传。获得性患者由眼睑本身病变引起，也可因神经系统及其他全身性病变导致。常见病因包括动眼神经麻痹、提上睑肌损伤、交感神经疾患、重症肌无力、上睑炎性肿胀或新生物等。

（二）临床表现

先天性上睑下垂，单眼或双眼提上睑肌功能不全或丧失，自然睁眼平视时，轻者上睑缘遮盖角膜上缘超过 3mm，中等程度下垂遮盖角膜 1/2，重度下垂者超过角膜 1/2 或遮盖全部角膜。患者双眼上视时，患侧额部皮肤有明显横向皱纹。先天性上睑下垂大约有 25% 的患者合并上直肌功能不全或麻痹，影响眼球上转。获得性上睑下垂多有相关的病史或伴有其他症状，如重症肌无力引起的上睑下垂存在晨轻暮重特点，注射新斯的明后症状明显减轻。

（三）辅助检查

上睑下垂患者治疗时会做视力检查、提上睑肌肌力和上睑下垂程度检查、眼外肌功能检查等。

（四）治疗原则

先天性上睑下垂以手术治疗为主，单侧性矫治宜早，以防止弱视。后天性上睑下垂应针对病因进行治疗。

【护理措施】

（一）基础护理

上睑下垂患者由于容貌缺陷，易产生自卑感、孤独感。应多与患者沟通，进行心理疏导，让患者明白通过手术可矫正外观，鼓励患者积极面对。向患者讲解手术目的、方法，以消除患者对手术的恐惧和顾虑，取得患者的积极配合与理解，可提高手术成功率。

（二）专科护理

（1）用药指导：指导患者遵医嘱正确使用滴眼液。指导患者将药品按说明置于冰箱内贮存或安放于避光阴凉处，使用前注意检查药品有效期和药物性质。由于眼药水和眼药膏开瓶后直接暴露于空气中，滴药时难免与眼部接触造成污染，指导患者需将第一滴药水和药膏去除后方可使用。

（2）术前护理：常规术前检查血常规、出凝血时间等；嘱患者术前 2 天洗头或沐浴，用抗生素滴眼液滴眼，注意保暖，预防感冒。

（3）术后护理：①基础护理：术后常规给予静脉点滴抗生素及止血药，可减轻上睑水肿、出血。嘱患者注意适当休息，尽量减少头部活动，保护术眼，不要碰撞及揉压术眼，以免损伤角膜。②创口观察：注意观察敷料是否有渗血、渗液，应及时更换敷料，以免增加感染机会。③疼痛护理：协助医生检查是否有感染或并发症的迹象。了解疼痛的性质和持续时间，采取相应的处理方法。必要时可遵医嘱用止痛药。④饮食护理：术后予患者半流质饮食 1 天，防止过多的咀嚼动作牵拉切口，嘱患者进食高营养、易消化的食物，多食用富含维生素食物，如新鲜蔬菜、水果等，保持大便通畅，促进切口愈合。

（三）健康指导

患者早期眼睑闭合不全，嘱患者注意眼部清洁，局部用抗生素眼液、贝复舒角膜保护剂及夜间涂用眼膏等，以润滑角膜防止感染。根据眼睑恢复情况，出院后 3 个月内减少户外活动，以免异物进入眼内。指导患者在术后 3~6 个月内进行上睑功能锻炼，如瞬目运动和眼球运动、额肌瓣按摩等，使额肌瓣与眼轮匝肌功能协调，促使额肌瓣提上睑功能早日恢复生理状态。指导患者 3 个月后定期复查。有弱视的患儿尽早治疗。

（刘淑贤　韩　杰　黄叶莉）

第二章

泪器疾病患者的护理

泪囊炎（dacryocystitis）一般表现为慢性和急性两种，且以慢性为常见。急性泪囊炎常是慢行泪囊炎的急性发作，是由于毒力强的细菌，如链球菌或混合肺炎链球菌等感染所致，可以无泪溢史而突然发生。泪囊炎患者由于长期患沙眼、慢性结膜炎或慢性鼻炎，因此累及鼻泪管黏膜，造成鼻泪管阻塞，泪液积聚于泪囊中，从而造成泪溢。

第一节　急性泪囊炎患者的护理

【概述】

（一）病因

急性泪囊炎多数在慢性泪囊炎的基础上突然发生，也可以在无泪道阻塞的情况下突然发生，或由于鼻泪管阻塞的同时尚有泪小管的阻塞，使脓性分泌物不能排出，继发性感染所致。急性泪囊炎与入侵的细菌毒力或机体抵抗力下降有关。最常见的致病菌为金黄色葡萄球菌或β－溶血链球菌，新生儿泪囊炎的致病菌多为流感嗜血杆菌，导致慢性泪囊炎急性发作。急性泪囊炎如不采取积极、有效的治疗，可发展为眶蜂窝组织炎。

（二）临床表现

（1）眼部表现：①发作突然，初起时泪囊区皮肤红肿坚硬。②患眼结膜充血水肿，流泪不适，结膜囊内有大量的黏性或脓性分泌物。③数天后红肿局限，继而软化，皮肤变黄并破溃，脓液排出，炎症减轻。④有时可形成泪囊瘘管，初时排出为脓液，后为泪水，长期不愈。

（2）全身表现：①颌下淋巴结肿大并有压痛。②炎症可蔓延至下睑、鼻根和颊部，甚至可引起蜂窝组织炎。③严重时患者有畏寒、发热等全身症状。

（三）辅助检查

急性泪囊炎患者治疗时应先做细菌学检查和药敏试验。

（四）治疗原则

控制感染，缓解疼痛。早期做局部热敷，超短波理疗，滴抗生素眼水，全身应用抗生素或磺胺类药物。脓肿出现波动可行切开引流。

【护理措施】

（一）基础护理

（1）心理护理：由于急性泪囊炎是慢性泪囊炎的急性发作，患者患病部位急剧不适同时伴有全身表现，故做好心理护理尤为重要。应耐心详细地向患者讲解急性泪囊炎的基本知识、危害性、治疗过程和配合要点。针对患者存在的顾虑进行解答，取得患者的信任和理解，以消除恐惧心理、解除其思想顾虑、增强战胜疾病的信心。

（2）饮食护理：告知患者要加强营养，宜进食清淡、营养丰富、易消化的饮食，多食用水果、蔬菜，禁辛辣刺激性食物。保持大便通畅，注意个人卫生。

（二）专科护理

（1）早期全身应用抗生素治疗和局部热敷。热敷前后在泪囊区皮肤涂抗生素眼膏，可增加热敷的效力，热敷时应注意温度不宜过高，防止烫伤。

（2）泪囊脓肿形成有波动感时，则应切开排脓放入引流条治疗。切开排脓时用75%酒精做局部皮肤消毒，尖刀沿眶缘方向顺着皮肤纹路切开皮肤至脓腔排净脓血，脓腔内放置橡皮引流条。每天换药，逐天逐段去除引流条，直至脓血完全排尽、伤口完全愈合。操作时，皮肤切口必须与皮肤纹路平行，以利切口愈合，减少瘢痕形成。须注意的是，急性期切忌泪道冲洗或泪道探通，以免感染扩散，引起蜂窝组织炎。脓肿未形成前，切忌挤压，以防止脓肿扩散。

（3）遵医嘱局部点抗生素眼液。

（4）新生儿泪囊炎护理：①每日按摩泪囊数次，按摩方法：用食指沿上泪道按摩泪囊并向后向下加压，按摩后结膜囊内点抗生素眼液。②用生理盐水冲洗泪道，利用注水时的压力将膜穿破，冲洗时采取头侧位，以免误吸引起肺部炎症或呛咳。③以上方法无效时，可选择泪道探通术。

（三）健康指导

指导患者用眼卫生，应做到勤剪指甲，勤洗手，勿用脏手及不洁之物擦拭眼部，急性期严禁自行挤压。指导患者正确拭泪液的方法，即采用轼醮去泪液或向上擦拭泪液。指导患者合理用药及用药注意事项。指导患者切开引流的注意事项。

（刘淑贤　韩　杰　黄叶莉）

第二节　慢性泪囊炎患者的护理

【概述】

（一）病因

泪囊黏膜发生慢性卡他性或化脓性炎症时称为慢性泪囊炎。慢性泪囊炎的常见致病菌为肺炎球菌、链球菌和葡萄球菌。主要由于鼻泪管阻塞狭窄或泪液潴留，导致细菌在泪囊内繁殖，可能与沙眼、泪道外伤、鼻炎、鼻中隔偏曲、下鼻甲肥厚等因素有关。这是一种比较常见的眼病，女性比男性更容易受累。慢性泪囊炎是眼部的感染病灶，泪囊中的致病菌及脓性分泌物反流至结膜可引起结膜炎症，当角膜存在损伤时可导致角膜溃疡。因此，应重视慢性泪囊炎对眼球造成的潜在威胁，特别是在施行内眼手术前，必须给予治疗，以免引起眼内化脓性感染。

（二）临床表现

（1）发病特点：慢性泪囊炎以溢泪为主要症状。

（2）主要表现：患者眼部结膜充血。下睑皮肤湿疹样改变。挤压泪囊区有黏液或黏液脓性分泌物，自泪点反流至结膜囊。泪道冲洗时冲洗液反流，伴有黏液脓性分泌物。若有分泌物大量潴留时，泪囊扩张后可形成泪囊黏液囊肿。

（三）辅助检查

慢性泪囊炎在治疗时应做细菌学检查、药敏试验、碘化油造影。

（四）治疗原则

治疗原则是以药物控制炎症后，做泪道插管或泪囊鼻腔吻合手术。

【护理措施】

（一）基础护理

（1）心理护理：由于患者溢泪、眼部结膜充血、泪囊区皮肤红肿坚硬等，导致患者面容改变，因此患者常有不同程度的自卑、紧张，恐惧等心理。应耐心详细地向患者讲解泪囊炎的基本知识、危害性、治疗过程和配合要点。针对患者存在的顾虑进行解答，取得患者的信任和理解，以消除恐惧心理，解除其思想顾虑，增强战胜疾病的信心。

（2）饮食护理：告知患者要加强营养，宜进食营养丰富、易消化的饮食，多食用水果、蔬菜，禁辛辣刺激性食物。保持大便通畅，注意个人卫生。

（二） 专科护理

（1）局部用药护理：①指导患者遵医嘱为患眼滴抗生素眼药水，每天 4~6 次，指导患者正确滴眼药水的方法 。②指导患者先用手指按压泪囊区挤出分泌物，从患侧鼻根部自下至上排空泪囊内的分泌物后，再滴眼药水，可利于药物吸收。指导患者滴眼药水时，向上注视，将下睑轻轻下拉，在眼药瓶距眼球 1~2cm 处将药液滴入下穹隆部 1~2 滴，不要将药液直接滴在角膜上，以免受刺激引起不适。③指导患者以 1% 麻黄碱滴鼻剂滴鼻，每天 4~6 次，以收缩鼻腔黏膜，减少或预防出血，利于引流及预防感染。

（2）全身用药护理：慢性泪囊炎无须全身治疗，急性泪囊炎全身应用抗生素或磺胺类药物。用药过程中应注意观察患者的药物反应，并注意生命体征的变化，出现不适及时告知医生以便调整用药。

（3）冲洗泪道的护理：常选用生理盐水溶液冲洗泪道。在良好的照明下，嘱患者头部微后仰并固定不动，向上注视，同时向结膜囊内滴表面麻醉剂 1~2 滴，或以棉签浸润表面麻醉液后夹在上下泪小点处 2min。将下睑向外下方牵拉，固定，暴露泪点，将冲洗针头垂直插入泪点 1~2mm，然后转为泪小管走行方向，向鼻侧进入泪小管内 3~5mm，缓慢注入药液后仔细观察泪点溢出情况及性质，询问患者咽部是否有水并记录。冲洗泪道时一人一针，冲洗后将针头放置到锐器盒内，针栓毁型处理。嘱患者冲洗泪道后不要用手揉眼睛，以免损伤和感染角膜。

（4）泪道探通的护理：若泪道冲洗不通畅，如泪小管狭窄或阻塞，鼻泪管狭窄或阻塞和新生儿泪囊炎等，可选用适当粗细的泪道探针进行泪道探通扩张术。术前应向患者做好心理护理工作，以取得患者的充分合作。探通前先挤压泪囊部，排出黏液或脓液后，滴表面麻醉剂 2 次。患者取靠坐位，在良好的照明条件下，取合适的探针自下泪点探入后沿泪小管行进方向转向鼻侧，在到达鼻侧泪骨壁时，后退 1~2mm，以探针头端为支点迅速竖起转 90° 直角，向下并稍向后、外方顺鼻侧泪管缓缓插入 30~35mm，直至探针柄到眉弓处即可。泪道需扩张者，探针留置 20min 后拔出，再行冲洗。冲洗液中须加入抗生素及少量激素，如探通成功，则冲洗通畅，冲洗时可能有少量黏液、血液一起流出。冲后患眼滴消炎药，并详细记录探通结果及所用探针型号。探通过程中，探针进入泪道后遇到阻力时，切不可猛力强行推进，以防假道形成。如形成假道，冲洗液可导致皮下水肿，此时应告知患者皮下水肿可自行消退无需处理。如需再次探通治疗，可于 2 周后再次实施。婴幼儿冲洗、探通、扩张时，必须取仰卧位，将头部、手、及全身妥善固定，以保证安全操作。更换探针时，应由细渐渐增粗。

（5）慢性泪囊炎的特殊护理：患者遵医嘱滴抗生素眼药水，每天 4~6 次。每周 2~3 次生理盐水加抗生素眼药水行泪道冲洗。如需手术治疗（泪囊鼻腔吻合术、泪道扩张置管术等），应告知患者，术前应做好各项检查，包括鼻科会诊、内科会诊、静脉取血化验出凝血时间、泪囊碘油造影，并签署手术同意书。

（6）急性泪囊炎的特殊护理：炎症早期可热敷，以缓解疼痛、促进炎症消退和吸收。热敷时应注意温度不宜过高，防止烫伤。后期脓肿形成有波动感时，则应切开排脓，放入引流条治疗。切开排脓时用 75% 酒精做局部皮肤消毒，尖刀沿眶缘方向顺着皮肤纹路切开皮肤至脓腔排净脓血，脓腔内放置橡皮引流条。每天换药，逐天逐段去除引流条，直至脓血完全排尽、伤口完全愈合。操作时，皮肤切口必须与皮肤纹路平行，以利切口愈合，减少瘢痕形成。须注意的是，急性期切忌泪道冲洗或泪道探通，以免感染扩散，引起蜂窝组织炎。脓肿未形成前，切忌挤压，以防止脓肿扩散。

（三）健康指导

（1）首先，指导患者做到勤剪指甲，勤洗手，勿用脏手及不洁之物擦拭眼部。指导患者正确拭泪液的方法，即采用轼醮去泪液或向上擦拭泪液。嘱患者术后勿用力挤眼及揉眼，教会患者术后防止用力咳嗽及打喷嚏的方法（如大口呼吸，舌尖顶压上腭，手指压人中穴等），不可用力擤鼻，避免剧烈刺激运动，以防人工鼻泪管脱出。生活规律，半年内避免重体力劳动，注意劳逸结合，保证充足睡眠，防止视疲劳，注意保暖，预防感冒。

（2）指导患者积极治疗原发病（沙眼、慢性结膜炎或慢性鼻炎等），预防泪囊炎的发生。

（刘淑贤　韩　杰　黄叶莉）

第三章

结膜疾病患者的护理

第一节 细菌性结膜炎患者的护理

【概述】

正常情况下结膜囊内可存有细菌。大约90%的人结膜囊内可分离出细菌，其中35%的人更可分离出一种以上的细菌，这些正常菌群主要是表皮葡萄球菌、类白喉杆菌和厌氧的痤疮短棒菌苗，这些细菌可通过释放抗生素样物质和代谢产物，减少其他致病菌的侵袭。当人体防御机能或抵抗力低下（如干眼症），长期使用皮质类固醇激素等，即可发生结膜感染。按发病快慢程度可将组菌性结膜炎分为超急性（24h内）、急性或亚急性（数小时至数天）、慢性（数天至数周）。按病情的严重情况可分为轻、中、重度。

一、超急性细菌性结膜炎

超急性细菌性结膜炎是一种传染性极强，破坏性非常大的化脓性结膜炎，其中以淋球菌性结膜炎最多见。

（一）病因

超急性细菌性结膜炎由奈瑟菌属细菌（淋球菌或脑膜炎球菌）引起，其特征为潜伏期短（10h至2~3天不等），急性进展性病程，伴有大量分泌物。成人主要是通过生殖器和眼接触传播，新生儿细菌性结膜炎主要是出生时由患有淋球菌性阴道炎的母体产道感染。

（二）临床表现

临床将本病分为新生儿和成人淋菌性结膜炎两种。

（1）成人淋菌性结膜炎：成人淋菌性结膜炎潜伏期为10h至2~3天不等，双眼或单眼发病。起病急，眼睑高度红肿和疼痛，结膜高度充血伴小出血点及假膜形成，球结膜水肿严重时突出睑裂外并伴有耳前淋巴结肿痛。分泌物为浆液性或血性，继而转为脓性，且自睑裂源源不断地流出，又称作脓漏眼，刮片检查显示大量淋球菌存在。炎症消退后睑结膜上遗留较深瘢痕，角膜周边可见部分环形浸润，严重时可形成环形溃疡、穿孔、虹膜脱出。

（2）新生儿淋菌性结膜炎：淋菌性结膜炎是新生儿眼炎中最严重的眼病，是其重要致盲原因，多为母亲产道感染。临床表现为双眼剧烈急性结膜炎，结膜水肿、充血，分泌物为水样、血清样、血性，病程进展快，发病数小时后即转为脓漏期，有大量脓性分泌物。重度淋菌性结膜炎甚至引起角膜浸润、溃疡、穿孔、虹膜脱出、眼内炎、视力丧失等严重症状。

（三）辅助检查

淋菌性结膜炎治疗时须做细菌学检查和药敏试验。

（四）治疗原则

淋菌性结膜炎的治疗原则为及时清除眼部分泌物，做好隔离工作。使用大量敏感抗生素治疗，局部频繁滴眼和全身用药。

二、急性或亚急性细菌性结膜炎

（一）病因

急性或亚急性细菌性结膜炎又称作急性卡他性结膜炎，俗称“红眼病”，传染性强，多见于春秋两季，可散发也可流行。发病急，潜伏期1~3天，两眼同时或相隔1~2天发病。主要致病菌为肺炎双球菌、金黄色葡萄球菌和流感嗜血杆菌，病原体可随季节变化。

（二）临床表现

1. 急性卡他性结膜炎

（1）发病特点：急性发病，两眼同时或先后相隔1~2天发病。

（2）主要表现：患者自觉刺痒及异物感，进而感觉烧灼、畏光，眼睑因肿胀难于睁开。产生大量黏液或脓性分泌物，可黏着睑缘及睫毛，晨起较严重。严重时附着在睑结膜表面，形成假膜。结膜充血以睑结膜及穹窿结膜最明显，可并发球结膜水肿、眼睑红肿。发病3~4天病情达到高峰，以后逐渐减轻，约2周痊愈，可并发边缘性角膜浸润或溃疡。

2. 慢性卡他性结膜炎

（1）症状：患眼有刺痒、灼热感、刺痛、异物感。晚间或阅读时较显著，且有眼部疲劳感。分泌物不多，常为黏液性，晨起时易将眼睑黏着。也有感觉眼部干燥者。患者自觉症状往往较客观检查所见严重。

（2）体征：轻者结膜稍充血，但持续日久者，泪阜部及睑结膜略显肥厚，睑缘轻度充血，白天眦部有白色泡沫状分泌物。

（三）辅助检查

急性或亚急性细菌性结膜炎在治疗时须做细菌学检查和药敏试验。

（四）治疗原则

（1）结膜囊冲洗，切勿包扎患眼，可佩戴太阳镜以减少光线刺激。

（2）局部治疗，用生理盐水或3%硼酸水冲洗结膜囊，局部滴用抗生素眼水和眼膏。

（3）全身使用敏感抗生素治疗。

三、慢性细菌性结膜炎

（一）病因

可由急性结膜炎演变而来或毒力较弱的病原菌感染所致，多见于鼻泪管阻塞或慢性泪囊炎患者，或慢性睑缘炎或睑板腺功能异常者。主要致病菌为金黄色葡萄球菌和摩拉克氏菌。发病进程缓慢，持续时间长，可单侧或双侧发病。

（二）临床表现

眼部刺痒，烧灼感，干涩感，眼刺痛及视疲劳。结膜轻度充血，可有睑结膜增厚，乳头增生，分泌物为黏液性或白色泡沫样等表现。摩拉克氏菌还可引起眦部结膜炎，伴外眦部皮肤结痂、溃疡形成。金黄色葡萄球菌引起者常伴有溃疡性睑缘炎或角膜周边点状浸润。

（三）辅助检查

慢性细菌性结膜炎在治疗时须做细菌学检查和药敏试验。

（四）治疗原则

去除病因，局部抗感染治疗，必要时全身使用敏感抗生素治疗。

【护理措施】

（一）基础护理

（1）心理护理：结膜炎患者因眼部刺激症状明显、结膜充血、水肿、分泌物较多等影响外观，患者多有焦虑表现，迫切想通过治疗缓解症状。应认真评估，了解患者的心理特点，针对性地进行心理疏导，向患者介绍结膜炎的治疗方法和预后，打消患者的顾虑并使之积极配合治疗。对于具有较强传染性的结膜炎，要向患者及家属讲解实施隔离治疗的目的和重要性。

（2）饮食护理：告知患者进食高蛋白、高热量、高维生素的饮食。禁辛辣刺激性食物、戒烟酒。

（二）专科护理

（1）局部用药护理：根据医嘱选择药物。细菌感染急性期每15~30min用抗生素眼药水滴患眼1次，夜间涂抗生素眼药膏。分泌物多时应先清除分泌物再用药。病毒感染者每小时用抗病毒滴眼液滴患眼1次；合并角膜炎、混合感染者，可配合使用抗生素眼药水；一般不使用糖皮质激素类药物，角膜基质浸润者可酌情使用糖皮质激素，如0.02%氟美瞳滴眼液；角膜上皮病变者可选择人工泪液及促进角膜上皮细胞修复的药物。

（2）结膜囊冲洗时护理：常选用生理盐水溶液冲洗结膜囊。淋球菌感染者可选用1：5 000的青霉素溶液（冲洗前需做青霉素皮试试验，皮试阴性者方可进行冲洗）。注意冲洗时患者取患侧卧位，以免冲洗液流入健眼。护士在冲洗时动作要轻柔，以免损伤角膜。结膜囊冲洗时，应翻转眼睑，冲洗结膜面，同时用手推动上、下睑，冲出穹窿部分泌物。如有假膜形成，应先除去假膜再进行冲洗。受水器一人一用，消毒液浸泡后晾干备用。

（3）急性卡他性结膜炎特殊护理：禁热敷、覆盖。因包盖患眼可致分泌物滞留，热敷使结膜囊内温度升高，有利于致病菌的繁殖，从而加剧结膜炎的症状。

（4）淋菌性结膜炎特殊护理：应争取时间治疗，进行抢救，点药次数须勤，时间应准确。如单眼患病，健眼用透明眼罩保护。被污染的物品彻底清洗消毒，敷料烧毁。应特别注意观察患者的全身情况，如生命体征、意识状态等，观察有无全身并发症的发生。

（5）全身用药护理：一般结膜炎无须全身治疗，但某些特殊性结膜炎则需要全身用药，以便有效控制炎症和减少并发症。如淋球菌性结膜炎需要肌内注射或静脉注射青霉素或头孢类药物；衣原体性结膜炎可口服四环素或红霉素等。全身用药应注意患者用药后反应，出现不适时应及时告知医生以便及时调整用药。

（三）健康指导

（1）做好预防为主的健康宣教：结膜炎传染性强，告知患者不要用手揉眼，不用公共毛巾、脸盆，不要到公共区域游泳、沐浴。患者用过的物品需及时清洗、彻底消毒，眼药水必须专用。若患者眼部分泌物较多，可选用生理盐水或3%硼酸溶液冲洗结膜囊，每天1~2次，以清除分泌物。淋球菌感染时可用5 000U/ml的青霉素溶液冲洗。指导患者冲洗时紧闭健眼，防止冲洗液溅入而感染。

（2）消毒隔离：医护人员双手在接触患者前后应彻底冲洗、消毒，防止交叉感染；接触过病眼及其分泌物的仪器、用具等应及时消毒隔离；用过的敷料应集中烧毁。

（刘淑贤　韩　杰　黄叶莉）

第二节　病毒性结膜炎患者的护理

【概述】

病毒性结膜炎（viral conjunctivitis）是一种常见感染，病变程度因个体免疫状况、病毒毒力大小不同而存在差异，通常有自限性。临床上按病程分为急性和慢性两组，前者多见，以急性滤泡性病毒性结膜炎为主要表现，包括流行性角结膜炎、流行性出血性结膜炎、咽结膜热等。慢性者除结膜炎表现外，还伴有眼睑结膜及全身的临床表现，包括传染性软疣睑结膜炎、水痘－带状疱疹性睑结膜炎、麻疹性角结膜炎等。

（一）病因

流行性角结膜炎是一种强传染性的接触性传染病，由腺病毒8、19、29、和37型引起，潜伏期5~7天。病毒性结膜炎是一种常见的感染，病变程度因个体免疫状况、病毒毒力大小不同而存在差异，通常有自限性。临床上分为流行性角结膜炎、流行性出血性结膜炎、咽结膜炎（咽结膜热）。

（二）临床表现

（1）流行性角结膜炎：本病特点为结膜有大量滤泡，有时可伴伪膜形成。初起为急性滤泡性结膜炎，继则出现角膜炎。①急性结膜炎期：潜伏期5~12天，多为双侧，一眼先起发病，常伴有头痛、疲劳、低热等全身症状。患者自觉有异物感、刺痒，但分泌物少，且为水样。1/3的患者结膜上可见伪膜，结膜高度充血、水肿，在下睑结膜和穹隆部有较多的圆形滤泡，有时结膜下可出现点状出血，耳前淋巴结肿大，且有压痛。5~7天后，结膜炎症状逐渐消退。②浅层点状角膜炎期：结膜炎症消退后，有时患者仍感畏光、流泪、异物感及视力模糊。检查时，以1%荧光素染色后，在裂隙灯下可见角膜中心区有很多散在点状着色，上皮下有圆形浸润点，将上皮微微抬起，但不形成溃疡。病程可达数月或数年，浸润逐渐吸收后，常可留下不同程度的薄翳，一般对视力无大影响。

（2）流行性出血性结膜炎：也称作急性出血性结膜炎，是一种传染性极强的急性结膜炎，俗称"红眼病"。其特点为起病急剧、刺激症状重，可伴有结膜下出血，角膜上皮损害及耳前淋巴结肿大。与一般急性卡他性结膜炎相同，但较为严重。

潜伏期短，为8~48h，多数在接触后24h内双眼同时或先后发病。有较重的怕光、流泪、异物感，甚至眼部有磨痒，刺痛或眼球触痛。分泌物少，为水样或浆液性，眼睑高度水肿。球结膜下出血：发病后2~3天内即见球结膜下有点状、片状出血，重者波及整个球结膜，7~14天后消失，尤以青年人多见。角膜上皮点状剥脱：起病时即发生，用荧光素染色，在裂隙灯下可见角膜有弥漫细小的点状着色，约1周后，随结膜炎的痊愈而消失。愈后不留痕迹，不影响视力。患者往往还伴有发热、乏力、咽痛、耳前淋巴结肿大、触痛等体征。

（3）咽结膜炎（咽结膜热）：其主要特点是全身发热，并伴有咽炎、急性滤泡性结膜炎和淋巴结肿大。多发于5~9岁的儿童。

潜伏期5~6天。开始有高热（体温39~40℃）、咽部充血、咽后壁滤泡增生。局部淋巴结肿大，同时伴全身症状如肌痛、腹泻及头痛等。眼部有烧灼感、流泪、异物感及产生大量浆液性分泌物。结膜充血、水肿，以下睑结膜和穹隆结膜为主，有大量滤泡形成。发生角膜并发症较少，偶见合并点状角膜炎或角膜上皮下浸润。病程2天至3周，平均7~10天，但治愈后不留痕迹，预后良好。

（三）辅助检查

病毒性结膜炎治疗时应做分泌物涂片检查。

（四）治疗原则

病毒性结膜炎的治疗原则应以局部治疗为主，主要是支持疗法，无特效药物。

【护理措施】

（一）基础护理

（1）心理护理：病毒性结膜炎患者因眼部刺激症状明显、结膜充血、水肿、分泌物较多等影响外观，多为焦虑表现，迫切想通过治疗缓解症状。护士应认真评估，了解患者的心理特点，针对性地进行心理疏导，向患者介绍病毒性结膜炎的治疗方法和预后，打消患者的顾虑，促使患者积极配合治疗；对于具有较强传染性的流行性角结膜炎和流行性出血性结膜炎，要向患者及家属讲解实施隔离治疗的目的、方法和重要性。对于以侵犯为主的儿童咽结膜炎，告知家长应协助孩子养成良好卫生习惯，平时勤洗手并且不用脏手揉眼睛。

（2）饮食护理：告知患者进食高蛋白、高热量、高维生素的饮食。禁食辛辣刺激性食物、戒烟酒。

（二）专科护理

（1）局部用药护理：根据医嘱选择药物，病毒感染者应用抗病毒滴眼液，每1~2h滴眼液1次，配合滴用抗生素眼药水可防止继发感染，分泌物多时应先清除分泌物再用药。合并前葡萄膜炎者可予散瞳滴眼剂，谨慎使用皮质类固醇药物。角膜上皮病变者可选择人工泪液及促进角膜上皮细胞修复的药物。

（2）实验室检查涂片标本采集的护理：表面麻醉后用虹膜恢复器沿着结膜面，在病变区轻轻刮取表层组织后，将刮出物均匀涂于玻片上，立即用纯甲醇固定或火焰固定，待自然干燥后送检。刮取标本时，应使刮刀与组织表面垂直，刮取时应动作轻柔。在病变组织的同一部位不能反复刮取。应在使用抗生素药物之前刮取标本，以提高检出率。

（3）全身用药护理：一般结膜炎无须全身治疗，但某些特殊性结膜炎则须全身用药，以便有效控制炎症和减少并发症。全身用药应注意患者用药后反应，出现不适及时告知医生以便调整用药。

（4）流行性角结膜炎的特殊护理：禁热敷、覆盖，必要时可冷敷患眼。如包盖患眼可致分泌物滞留，热敷可使结膜囊内温度升高，从而有利于致病菌的繁殖，进一步加剧结膜炎的症状。当患眼内有伪膜形成时，应先在表面麻醉下用无菌盐水棉签拭去伪膜后，再使用眼药水，否则由于伪膜的阻隔，严重影响药物的吸收利用。

（5）流行性出血性结膜炎的特殊护理：本病极易传染，常造成爆发流行，应特别注意眼部卫生，一旦发病立刻采取隔离措施。未痊愈前与家人分开使用洗漱用品及卧具，并经常清洗消毒。被污染的物品彻底清洗消毒。向患者宣传不去游泳池、浴室、理发店等公共场所。

（三）健康指导

向公众宣传相应卫生知识，告知公众病毒性结膜炎多具有传染性，在生活中应以预防为主。

（1）平时注意个人卫生，勤洗手，不用脏手揉眼，与家人分开使用洗漱用品及卧具。

（2）在去游泳池、浴室、理发店等公共场所时，尽量避免用不洁的手或毛巾擦眼睛。

（3）周围有人确诊病毒性结膜炎时，应注意消毒隔离。大部分致病病毒对热及干燥敏感，加热至60℃即可灭活。常用的消毒剂如酒精（50%酒精30s、70%酒精10s、90%酒精10s）、苯酚（1%苯酚5min）及甲酚（3%甲酚15min）都有较好的灭菌作用。建议临床采用70%酒精洗手作为消毒措施。对患者应采取接触隔离措施，防止传播。

（4）在没有确诊病毒性结膜炎前，不要乱用“预防性眼药水”，以免掩盖症状或引起病毒耐药性。

（刘淑贤　韩　杰　黄叶莉）

第三节　翼状胬肉患者的护理

【概述】

翼状胬肉（pterygium）是眼科常见病和多发病，一般认为是受外界刺激而引起的一种慢性炎症性病变，单眼或双眼受累。初起时睑裂部球结膜充血肥厚，逐渐向角膜表面伸展，形成一个三角形带、有血管组织的胬肉，状似昆虫的翅膀，故名翼状胬肉。静止期：无症状时不必治疗；进行期：如进展已侵及瞳孔影响视力，应做手术治疗。

（一）病因

翼状胬肉具体病因尚不明确，目前认为是一种慢性炎症性病变。因形状似昆虫翅膀而得名，俗称“攀睛”，可能与紫外线照射、气候干燥、接触风沙有一定关系。

（二）临床表现

翼状胬肉多发生于鼻侧，发生于颞侧者较少。伸向角膜时，可侵及角膜前弹力层及浅层基质。

（1）患者多无自觉症状或仅有轻度不适，如刺激征、眼红、视力下降等。在翼状胬肉生长至角膜时，由于牵扯而产生散光，或因遮蔽瞳孔而造成视力障碍，非常严重肥厚挛缩的翼状胬肉甚至可以不同程度地影响眼球运动。

（2）翼状胬肉进行期表现为首先在角膜缘处发生灰色混浊，球结膜充血、肥厚，以后逐渐发展成三角形的血管性组织，分头、颈、体三部分。其尖端为头部，角膜缘处为颈部，球结膜部为体部。

（3）如角膜有溃疡或烧伤后，球结膜与角膜发生粘连时可出现假性翼状胬肉，它可以发生在角膜缘的任何方向，是静止性的，仅头部与角膜粘连。

（三）辅助检查

翼状胬肉患者在治疗时应做裂隙灯检查。

（四）治疗原则

翼状胬肉小而静止时无需治疗，应尽可能减少风沙、阳光等刺激；翼状胬肉进行性发展侵入瞳孔区时可做手术治疗。

【护理措施】

（一）基础护理

指导患者应尽可能减少风沙、阳光等刺激。

（二）专科护理

1. 静止期

如有炎症刺激时可点消炎眼药水，夜晚可涂抹消炎眼药膏。护理措施同结膜炎局部用药。

2. 进行期

手术治疗的护理措施分术前、术中和术后护理三个阶段。

（1）术前护理：①健康指导：耐心向患者介绍本病的相关知识，培养患者良好的卫生习惯，保持面部特别是眼部清洁，禁止用手或不洁物品揉搓眼睛，以控制眼部感染，减少术后复发及感染。②心理护理：心理护理时应使患者主动表述心中的疑惑，便于有针对性地进行心理疏导。患者对于手术都有紧张、焦虑、恐惧心理，因此，护士应主动热情地与患者交流，耐心向患者讲解本病的治疗现状、手术方法、术中配合要点等，使患者了解手术的情况，认识术中、术后可能出现的问题及处理方法，帮助消除患者紧张、恐惧心理，使患者主动配合手术和治疗。③术前准备：术前应用抗生素滴眼液，保持眼部清洁。伴高血压、糖尿病的患者，应在血压、血糖控制稳定后方可进行手术。

（2）术中护理：①稳定情绪：紧张、恐惧可使血压升高，脉搏加快，加重心脑血管负担，导致术中容易出血，影响手术过程及术后疗效，增加术中意外的发生率。因此，稳定患者情绪非常重要，可以通过营造安静、整洁、温馨的手术环境，采用语言和非语言沟通技巧，如与患者聊天、播放轻音乐、握住患者的手、叮嘱患者做深呼吸等方法，分散患者注意力，稳定患者情绪，使医生更好地实施手术。②监控各项生命体征：对于有青光眼、高血压、糖尿病史的患者，术中应密切观察各项生命体征，发现异常应及时处理，同时手术过程中避免使用肾上腺素，以免引起血压、眼压急性升高等不良后果。

（3）术后护理：①基础护理：术后嘱患者注意休息，减少头部活动。告知患者进食无刺激性、易消化及富含纤维素的蔬菜和水果，保持大便通畅，防止大便时用力过猛而引起伤口渗血。将患者所需物品放于随手可得的地方，加强巡视，及时解决患者生活所需。②眼部护理：术后次日打开眼部敷料，遵医嘱使用抗生素滴眼液等，以减轻组织水肿、防止感染，使用促进上皮细胞修复的药物以促进创面修复。多种滴眼液同时使用时，间隔时间不少于 5min，以利于药物的吸收。滴眼时注意无菌操作。嘱患者注意眼部清洁卫生，保持术眼敷料完整、清洁、干燥，避免碰伤、揉搓、挤压术眼及频繁转动眼球。观察缝线有无松脱，留意创面有无浑浊及溃烂，分泌物的性状、颜色等。注意观察眼部敷料有无渗血、移动，若有出血、渗血、渗液及疼痛严重，应立即报告医生及时处理。术后前 3 天患者普遍存在明显的眼部不适、流泪、异物感，耐心向患者做好解释工作。③预防感染：指导患者保持术眼敷料的清洁干燥，如渗液较多及时换药。嘱患者炎症反应较重时遵医嘱进行结膜下注射等治疗。每次换药、滴眼液等操作前先洗手，严格执行无菌操作原则，防止交叉感染。

（三）健康指导

术后 1 周内，嘱患者尽量闭眼休息，减少眼球运动，减轻刺激症状。嘱患者进食营养丰富、易消化的食物，忌食辛辣、刺激食物，保持大便通畅。告知患者避免碰撞眼部，不要揉眼。为患者滴眼液和涂眼膏之前应洗净双手，有分泌物或溢泪时用无菌棉签轻轻擦拭后用药。嘱患者洗脸时勿浸湿术眼敷料，保持眼部清洁干燥，畏光者应用窗帘或佩戴遮光眼镜防止强光刺激。少看电视、电脑，阅读时间不宜过长，防止眼睛过度疲劳引起充血。告知患者复查随访时间，如眼部有不适症状应随时就诊。

（刘淑贤　韩　杰　黄叶莉）

第四节　结膜结石患者的护理

【概述】

结膜结石（conjunctival concretion）是在睑结膜表面出现的黄白色凝结物，多见于慢性结膜炎患者或老年人，是由脱落的上皮细胞和变性的白细胞凝固而成，没有或极少钙质沉着，位于结膜上皮陷凹或深部隐窝内。多出现在上睑，有的呈散点状，也可密集成群。一般无临床症状时，不必治疗。结膜结石突出于结膜面，摩擦角膜而产生刺激症状时，应手术剔除。

（一）病因

结膜结石是在睑结膜表面出现的黄白色凝状物，常见于慢性结膜炎患者或老年人。结膜结石是由脱落的上皮细胞和变性的白细胞凝固而成，无或极少钙质沉着，位于结膜上皮陷凹或深部隐窝内。患者一般无自觉症状，无需治疗，如结石突出结膜表面引起异物感，导致角膜擦伤。

（二）临床表现

一般患者无自觉症状。初起位置较深，以后渐露于结膜表面，可单个或多个，散在或密集的小而硬的黄白点，周围可有轻度充血。如结石突出于结膜表面时可有异物感，引起角膜擦伤可出现角膜刺激症状。

（三）辅助检查

结膜结石患者在治疗时应做裂隙灯检查。

（四）治疗原则

结膜结石患者无自觉症状时不需要治疗。当结石突出结膜表面时，可在表面麻醉下手术剔除。

【护理措施】

（一）基础护理

（1）心理护理：眼睛是对外界刺激最敏感的器官之一，多数患者对于眼部手术治疗存在恐惧感。应主动关心，耐心解释，使患者消除恐惧心理，自觉接受并积极配合治疗。告知患者治疗后可能出现疼痛、少量出血等情况均属正常，不要紧张。

（2）饮食指导：目前研究表明，结膜结石的形成与进食高脂肪、高蛋白食物有关，不排除内分泌、脂肪代谢紊乱可能导致睑板腺的阻塞，形成结石。因此，应嘱患者减少脂质摄入，合理膳食及形成良好生活规律，可以调节内分泌及脂肪代谢，减少结石的发生。

（二）专科护理

告知患者剔出结石的目的及方法，以取得配合。嘱患者取仰卧位，滴表面麻醉剂 2~3 次，轻轻翻转上睑或下睑，暴露睑结膜面，以尖刀刀尖或注射器针头剔出突出结膜面的结石。术毕滴消炎眼药水或涂消炎眼药膏，并以无菌眼垫遮盖，嘱患者用手掌稍用力压迫 2~5min，以压迫止血。剔出结膜结石时应注意对于未突出结膜表面的结石可不必处理。尖刀斜面朝上，垂直于睑缘方向挑开结石上的结膜，以减少出血。结石多而成堆时，只剔出大而突出的，不可一次取尽，尽量减少对结膜的损伤。

（三） 健康指导

（1）预防本病的关键在于用眼卫生，不要乱揉眼睛，不要在眼周化浓妆，避免粉尘细菌进入结膜囊，使结膜受刺激而引起炎症。

（2）佩戴隐形眼镜者要注意镜片的消毒保养，定期检查眼睛，若不适合佩戴隐形眼镜，不要勉强尝试。

（3）野外工作及居住环境易受风沙肆虐的人群，最好佩戴护目镜，避免风沙直接吹入眼睛。

（4）生活环境中应尽量减少使用容易滋生过敏原的棉布制家具饰品，如果需要使用棉布制相关产品，如棉被、窗帘及厚重衣物，应常清洗及充分日晒，以减少细菌及尘螨等过敏原的滋生。外出时可戴上口罩，避免出入过敏原繁多的地方。

（5）部分患者在取出结石后，还可能继续长出新结石，往往需要经常治疗，以防磨伤角膜。

（6）如并发沙眼、慢性结膜炎等疾病，应该在处理结石之后配合治疗慢性炎症。

（7）早晚清洁睑缘后，热敷眼部 5~10min，可使阻塞在睑板腺口附近的蜡质、脂质部分分泌物液化流出，减少对腺管口的阻塞，以降低结石的发生。

（刘淑贤　韩　杰　黄叶莉）

第四章

角膜疾病患者的护理

第一节　细菌性角膜炎患者的护理

【概述】

细菌性角膜炎（bacterial keratitis）是由细菌感染引起的、角膜上皮缺损及缺损区下角膜基质坏死的化脓性角膜炎，又称为细菌性角膜溃疡，发病前多有角膜外伤史。临床分为单纯性角膜溃疡、匐行性角膜溃疡和绿脓性角膜溃疡三类。匐行性角膜溃疡起病急，主要表现为患眼疼痛、流泪、畏光异物感及视力下降；绿脓性角膜溃疡则以起病急骤、开始时即剧烈眼痛，视力减退伴红肿、畏光、流泪为特点。

（一）病因

引起角膜炎的细菌主要有表皮葡萄球菌，其次为铜绿假单胞菌，再次为金黄色葡萄球菌，其他细菌还有肺炎双球菌、肠道杆菌等。发病前多有角膜外伤史。临床分为单纯性角膜溃疡、匐行性角膜溃疡和绿脓性角膜溃疡三类。

（二）临床表现

本病起病急骤，不同致病菌感染所导致的角膜炎临床表现不尽相同。

（1）淋球菌感染的细菌性角膜炎：多为经产道分娩的新生儿。患眼有畏光、流泪、疼痛、视力障碍、眼睑痉挛等症状。眼睑高度水肿、球结膜水肿和大量脓性分泌物，睫状或混合性充血伴有角膜上皮缺损、角膜基质浸润及溃疡。前房可有不同程度积脓，常致角膜穿孔。

（2）革兰阳性球菌感染的细菌性角膜炎：角膜出现圆形或椭圆性局灶性脓肿病灶，伴有边界明显的灰白色基质浸润。葡萄球菌无论是凝血酶阴性、还是阳性的菌属，均可导致严重的基质脓肿和角膜穿孔。肺炎球菌引起的角膜炎（匍行性角膜溃疡）表现为椭圆形、带匍行性边缘、较深的中央基质溃疡，常伴前房积脓。

（3）革兰阴性细菌感染的细菌性角膜炎：革兰阴性细菌感染的细菌性角膜炎表现为快速发展的角膜液化性坏死。其中铜绿假单孢菌引起的感染具有特征。该型溃疡多发于角膜异物剔除术后，或佩戴接触镜引起，也见于使用了被污染的荧光素钠或其他滴眼液。患者眼痛明显，有严重的睫状充血或混合性充血，甚至球结膜水肿。由于铜绿假单孢菌产生蛋白分解酶，使角膜呈现迅速扩展的浸润及黏液性坏死，溃疡浸润灶及分泌物略带黄绿色，前房积脓严重。如感染未能控制，可致角膜坏死穿孔、眼内容物脱出或全眼球炎。

（三）辅助检查

细菌性角膜炎患者在治疗时应做细菌学检查和药敏试验。

（四）治疗原则

局部抗生素治疗是治疗细菌性结膜炎最有效的办法。严重角膜炎在局部滴眼的同时应全身用抗生素，并发虹膜睫状体炎者应给与阿托品散瞳，眼内容物脱出者，可考虑角膜移植。

【护理措施】

（一）基础护理

（1）心理护理：针对患者表现的不同程度焦虑、恐惧甚至绝望等负面情绪，应与患者进行语言或非语言交流，给予患者精神的支持。积极与家属沟通，使他们了解心理因素与疾病进展之间的关系，使患者缓解负面情绪，树立起治疗信心。护士尽可能地通过自身的言行举止，在病房内营造积极的氛围，使患者在心理上能受到正面的影响。

（2）饮食护理：告知患者进食高蛋白、高热量、高维生素的饮食。饮食宜清淡，少食辛辣刺激性食物。保持大便通畅。

（二）专科护理

（1）局部用药护理：急性期选用高浓度抗生素眼液频繁滴眼，每5min滴眼液1次，病情控制后每30min滴眼液1次。在细菌培养、药物敏感试验报告出来之前，常选用0.3%氧氟沙星、0.3%妥布霉素等眼液。睡前涂眼膏。严重病例结膜下注射或全身应用抗生素。革兰阳性球菌感染选用头孢唑林钠、万古霉素；革兰阴性细菌感染选用妥布霉素、头孢他啶、多黏菌素B、喹诺酮类等药物治疗。并发虹膜睫状体炎者，应予以1%阿托品眼液或眼膏散瞳，以减轻疼痛及防止虹膜后粘连。注意压迫泪囊，防止吸收后中毒。

（2）预防角膜穿孔的护理：滴眼药时动作要轻柔，勿压迫眼球。告知患者勿用力大便、咳嗽和打喷嚏，避免增加腹压。深层角膜溃疡，后弹力层膨出者，采用绷带加压包扎，必要时应用降眼压药物。可用眼罩保护患眼，防止撞击。

（3）角膜移植术患者的护理：①手术前护理：进行必要的疾病相关知识指导，向患者介绍疾病的常识，手术的方法、目的、麻醉方式，以简单易懂的语言耐心解答患者提出的疑问，使其消除顾虑与害怕、稳定情绪、耐心配合手术。保持病房安静，减轻患者思想负担，保持精神愉快，保证充足的睡眠与休息。告知患者局部麻醉者可正常饮食；全身麻醉者手术前须禁食8h，禁饮6h。应多食瓜果蔬菜，保持大便通畅，术前排空大小便。手术前一天应将睫毛由根部剪除，用生理盐水冲洗泪道，并滴用抗生素眼药水冲洗结膜囊。告知患者如何转动眼球，配合手术，用毛巾遮盖口鼻15~30min训练呼吸。术前按医嘱快速静脉滴注20%甘露醇，用药期间严密观察患者的生命体征，向患者讲解药物副作用，如头晕、口渴、尿频等。静滴15min后开始用1%毛果芸香碱滴眼液缩瞳，每15min滴眼液1次，共滴4次。滴药过程中应按要求压迫泪囊区3~5min，以减少药物的全身吸收，减轻毒性，增强药效，有效控制眼压。②术后护理：指导正确用药的方法，指导患者掌握正确的滴眼药方法，术后次日遵医嘱使用抗生素及类固醇眼药，以防感染及减轻炎症和排斥反应。指导患者疼痛及异物感的处理，刺痛、异物感，可能与缝线刺激、炎症反应、术后并发症有关，胀痛与高眼压有关，剧烈眼痛伴视力骤降可能与感染有关。单纯轻中度患眼痛或有异物感，可遵医嘱对症处理，做好解释工作以取得患者的配合和理解。

（三）健康指导

（1）告知患者坚持眼部用药的重要性，指导患者学会正确点药方法，角膜移植患者出院后还需长期滴眼药水，一般需 3 个月左右。用药前应洗净双手，将药液滴在结膜囊内，不要直接滴在角膜上，药瓶口不要接触眼球及睫毛，并注意勿用力压迫眼球，以免引起角膜穿孔。使用两种以上眼药时先滴抗生素眼药水，后滴营养上皮的眼药水、药膏；滴眼药时，每次每眼滴 1~2 滴，两种药物之间要间隔 3~5min。滴药后闭目平卧并压迫泪囊区 5min，以减少药物的全身吸收。眼药水要注意保存在阴凉避光处。发现药液有变色、沉淀等现象，应弃之不用。

（2）告知患者术后半年内应避免用力或做剧烈运动，如举重或推重物、咳嗽、用力排便、哭泣、剧烈运动、驾驶等，以免缝线断裂。不要用力眨眼或揉眼，以免增加眼球压力。

（3）预防感染。告知患者 1 周内不宜低头洗头，1 个月内不要淋浴或游泳，以免脏水入眼引起感染，要保持眼部清洁。避免去人员繁多的场所活动，避免风沙天气外出。一旦出现眼红、痛，畏光流泪，分泌物增多，视物模糊时，及时去医院就诊。

（4）行角膜移植手术的患者，教会其对排斥反应的自我观察与预防，每天同一时间自我检查患眼，如出现角膜混浊、眼睛发红、疼痛、视力减退或模糊不清等症状，应考虑排斥反应的可能，一旦发生应立即到医院诊治。指导患者定期复查，出院后每周复查 1 次，1 个月后可改为每月 1 次，3 个月后进行屈光检查。

（刘淑贤　韩　杰　黄叶莉）

第二节　真菌性角膜炎患者的护理

【概述】

真菌性角膜炎（fungal keratitis）是一种由致病真菌引起的、致盲率极高的感染性角膜病。一般情况下，真菌不会侵犯正常角膜，但当有眼外伤、长期局部使用抗生素、角膜炎症及干眼症等情况时，非致病的真菌就可能变为致病菌，引起角膜继发性真菌感染。常见的致病菌为曲霉菌，其次是镰刀菌、白色念珠菌、头芽孢菌及链丝菌等。因致病菌种不同，角膜溃疡形态不一。真菌性角膜炎并非少见。夏秋农忙季节，农村发病率高。在年龄与职业上，多见于青壮年、老年及农民。

（一）病因

常见致病真菌有镰刀菌、曲霉菌、念珠菌、青霉菌属和酵母菌。真菌性角膜溃疡常见于有眼部植物性外伤史的人群，如农民、野外工作者等。真菌性角膜炎起病缓慢、病程长，病程可持续达 2~3

个月，常在发病数天内出现角膜溃疡。真菌性角膜炎临床较难诊断，容易误诊，常因治疗不当而造成失明。

（二）临床表现

真菌性角膜炎起病缓慢，亚急性经过，刺激症状较轻，伴视力障碍。角膜浸润灶呈白色或灰色，致密，表面欠光泽，呈牙膏样或苔垢样外观，溃疡周围有胶原溶解形成的浅沟，或抗原抗体反应形成的免疫环。有时在角膜病灶旁可见伪足或卫星样浸润灶，病灶后可有斑块状纤维脓性沉着物。前房积脓，呈灰白色，黏稠或呈糊状。真菌穿透性强，进入前房或角膜穿孔时易引起真菌性眼内炎。

（三）辅助检查

真菌性角膜炎治疗时，应做真菌学检查和药敏试验。常用的快速诊断法有角膜刮片 Gram's 和 Giemsa 染色、10%~20% 氢氧化钾湿片法等。真菌培养时可使用血琼脂培养基、巧克力培养基等。

（四）治疗原则

真菌性角膜炎的治疗原则为局部抗真菌药物治疗，症状严重者可于结膜下注射抗真菌药物。

【护理措施】

（一）基础护理

（1）心理护理：真菌性角膜炎的病程较长，容易复发，大多数患者情绪焦虑、抑郁。患者的心理负担及经济负担都较重，因此容易引起情绪障碍。医护人员应主动关心，及时了解患者的需求、心理状况和思想动态。尽可能满足患者的合理需求，给予患者生活上的关照和支持，使患者乐观地面对生活。同时了解患者家庭环境及经济状况，动员患者家属积极与医护人员配合，尽量满足患者的需要，减轻患者的心理压力，帮助患者树立战胜疾病的信心。

（2）饮食与休息：患病期间应注意充分休息，保持环境安静，保证充足的睡眠，以利于康复。多进食富含蛋白质、维生素和易消化的食物，如瘦肉、鸡蛋、鱼、牛奶等。多吃水果、蔬菜，可促进角膜上皮生长，保持大便通畅。嘱患者应戒烟酒，不吃煎炸、辛辣、肥腻和高糖的食品。

（二）专科护理

（1）治疗护理：严格遵照医嘱按时按量用药，密切观察用药后效果。①抗真菌药：全身静脉滴注二性霉素时，要严格执行医嘱剂量，现用现配，输液时要避光，每分钟不能超过 30 滴。用药过程中加强巡视，密切观察药物不良反应，并定期监测肝、肾功能。②真菌性角膜炎滴眼频繁，每 15~30 min 滴眼液 1 次，不同药物要交替应用、安排好滴眼时间，按时滴眼以保证药物在眼内的浓度。按药品说明要求保存药品，如冷藏或避光。滴眼时如泪液过多或有分泌物，应先用消毒棉签吸干泪液、抹去分泌物再滴。滴眼液时动作应轻柔，不施压于眼球，以免角膜穿孔。③结膜下注射应安排在饭后 15min 执行，以免疼痛影响患者食欲。

（2）眼部护理：①嘱患者保持眼部及周围皮肤清洁，每天早上用生理盐水清洁眼部及周围皮肤，如结膜。②内脓性分泌物较多时，可进行结膜囊冲洗。③滴眼后嘱患者不要用力闭眼及用手揉眼，以防挤压眼球，引起溃疡穿孔。④嘱患者注意保持大便通畅，避免用力排便或打喷嚏、咳嗽，角膜后弹力层膨出时要用绷带包扎，防止穿孔。⑤眼部疼痛者，根据病情适当使用止痛药。⑥患者畏光、流泪时，室内光线宜暗，避免强光照射。

（3）角膜移植手术护理：同细菌性角膜炎。

（三）健康指导

（1）嘱患者注意眼部卫生，不用脏手或脏毛巾擦眼睛。眼中进入了异物时切忌用手揉眼，特别是角膜异物，如果异物造成角膜损伤，应点滴抗生素眼药水或药膏预防感染。保持眼睛与新鲜空气接触。多听轻松音乐分散注意力，也利于缓解眼痛与局部刺激症状。

（2）精神调养对治愈本病十分重要，最忌郁怒，避免加重肝火，不利康复，但也不宜过度言谈嬉笑，以心情舒畅，宁静为度。为了预防角膜炎，应注意建立健康的生活方式，保持生活规律，避免熬夜、饮酒、暴饮暴食、感冒发烧、日光曝晒等诱因，才能减少旧病复发的危险。

（3）嘱患者一旦旧病复发，及时到医院接受医生的问询和诊疗，勿自行用药，以免使病情复杂化而加大治疗难度。

（刘淑贤　韩　杰　黄叶莉）

第三节　单纯疱疹病毒性角膜炎患者的护理

【概述】

单纯疱疹病毒性角膜炎（herpes simplex keratitis）是目前最严重的常见角膜病，近几年来有明显上升和加剧趋势，多系原发感染后的复发，由单纯疱疹Ⅰ型病毒感染所致。原发感染常发生于幼儿，表现为唇部疱疹、皮肤疱疹，眼部受累则多为急性滤泡性结膜炎，伴有耳前淋巴结肿大等。原发感染后，病毒在三叉神经节内长期潜伏，一旦机体抵抗力下降，即可引起本病复发。

（一）病因

单纯疱疹病毒（herpes simplex virus，HSV）是一种感染人的DNA病毒，分为两个血清型，分别为Ⅰ型和Ⅱ型。眼部感染多为HSV-Ⅰ型。当机体抵抗力下降，患感冒等发热性疾病后，或局部使用糖皮质激素和免疫抑制剂时，潜伏在三叉神经节的病毒被激活，逆行至眼表或角膜，引起感染。人群中HSV-Ⅰ型的血清抗体阳性率为50%~90%，大部分人不会引起任何临床症状。

（二）临床表现

单纯疱疹病毒性角膜炎患者起病前常有感冒或发烧病史，或角膜擦伤、局部及全身使用激素、劳累等病史。初起角膜上皮呈小点状混浊，轻度睫状体充血，患者有畏光、异物感。继而形成小水疱，小水疱很快破裂，并相互连接，形成树枝状浅溃疡（临床诊断为树枝状角膜炎），疼痛、畏光、流泪、睑痉挛症状加剧，角膜知觉减退。这种溃疡如不向周围及深层发展，历时数天至数周可愈合，留下少许瘢痕混浊，对视力影响不大。树枝状角膜炎久治不愈或使用激素，则病变向深广发展成地图状（地图状角膜炎），症状反复、加重，常继发虹膜睫状体炎，但通常无前房积脓，若示有细菌混合感染的可能。炎症消退、溃疡愈合，多留下一定程度的瘢痕和新生血管，危害视力。单纯疱疹角膜炎的另一种临床表现是盘状角膜基质炎，是角膜组织对抗原物质的一种免疫反应，症状较缓和，病程长，表现为角膜水肿、增厚、后弹力层皱褶，但上皮完整，不染色。

（三）辅助检查

单纯疱疹病毒性角膜炎在治疗时通常应做荧光素染色检查、裂隙灯检查、实验室检查组织培养、免疫荧光抗体检测、分子生物学技术检测等。

（四）治疗原则

单纯疱疹病毒性角膜炎的治疗原则为抑制病毒在角膜的复制，减轻炎症反应引起的角膜损害。

【护理措施】

（一） 基础护理

（1）心理护理：做好患者的心理疏导，排除不良情绪，使患者以积极的心态配合治疗。

（2）饮食护理：患者的饮食清淡，调配合理。维生素 A 是维持上皮组织健全所必需的物质，若维生素 A 缺乏，能使结膜角膜上皮干燥，失去光泽。维生素 B2 缺乏会使组织细胞的正常呼吸和氧化受到影响，角膜溃疡面难以恢复。角膜的生长和修复与维生素 C 亦密切相关。因此，应多食用富含维生素的食物，适当食用各种动物的肝脏、全奶、禽蛋，水果等，有利于角膜损伤的修复。忌刺激性食物，如大蒜、辣椒、胡椒等，少吃煎炸食物，牛肉、羊肉也可导致本病复发，应少吃。

（二）专科护理

（1）局部用药护理：常用 0.1% 阿昔洛韦（无环鸟苷）、0.05% 安西他滨（环胞苷）、0.1% 碘苷（疱疹净）等滴眼液，1%~3% 阿昔洛韦眼膏、0.05% 安西他滨眼膏等。急性期每 1~2h 滴眼 1 次，睡前涂眼药膏，并注意药物的副作用，如有无点状角膜上皮病变和基质水肿。使用糖皮质激素眼液者，需配合使用抗病毒药物。停药时，要逐渐减量，注意激素并发症，如细菌、真菌的继发感染、角膜溶解和青光眼等。

（2）全身用药护理：严重感染者，需口服阿昔洛韦，注意定期检查肝、肾功能。

（3）角膜移植手术护理：同细菌性角膜炎。

（三）健康指导

（1）嘱患者养成良好的卫生习惯，佩戴接触镜时，严格遵守正确的镜片摘戴及消毒护理方法。

（2）由于单纯疱疹性角膜炎病程长，易复发。嘱患者平时应注意加强体育锻炼，增强体质。若患感冒或发热性疾病，在治疗全身疾病的同时，预防性使用抗病毒眼药水 1 周左右。体质较差易感冒患者，在冬春季可用中药调理身体。

（3）合理用药。一旦患病，应频繁滴用抗病毒滴眼液，同时用抗生素滴眼液预防细菌感染。在溃疡活动期不能为了缓解症状而滥用皮质类固醇滴眼液，以免加重病情，甚至造成角膜穿孔等严重并发症。

（4）嘱患者要保持情绪乐观，注意劳逸结合。保持良好的环境，注意开窗通风，保持空气新鲜。患者久病或反复发作、迁延不愈时可引起悲观心理，指导患者学会自我调节，保持乐观、开朗的心态。嘱患者平时避免过度用眼，长期低头伏案工作易引起视疲劳，导致眼部充血、抵抗力下降。嘱患者保证充足的睡眠，保持休息环境安静，光线宜柔和且稍暗，室内挂有色的窗帘，睡前用热水泡脚，提高睡眠质量。夏季太阳辐射的紫外线光强烈，外出时应戴有色眼镜和防晒帽，可有效遮挡太阳光线的刺激；冬季风沙对角膜产生刺激，要做好防护，避免刺激性气体和烟、灰尘等刺激双眼。

（5）嘱患者应纠正不良的生活习惯，重视眼部卫生，勤洗手，勿用不洁手巾擦拭眼睛，或与他人共用洗脸用具，以免加重感染和交叉感染。禁用手揉擦、压迫患眼，以防角膜穿孔。

（6）嘱患儿家长应注意幼儿的防护，防上原发性感染，注意提高幼儿自身免疫力。

（刘淑贤　韩　杰　黄叶莉）

第五章

晶状体疾病患者的护理

第一节 老年性白内障患者的护理

【概述】

老年性白内障（senile cataract）是从中老年开始发生的晶状体混浊，患病率随着年龄增长明显增高，又称作年龄相关性白内障（age-related cataract）。

（一）病因

老年性白内障是晶状体老化过程中逐渐出现的退行性改变，其发病机制不完全了解，一般认为与紫外线，全身疾病如糖尿病、高血压、动脉硬化、遗传因素及晶状体营养和代谢状况有关，是机体内外各种因素对晶体长期作用的结果。根据混浊部位不同可分为皮质性、核性和后囊下三类，其中核性白内障多发生于65~75岁人群，混浊仅限于晶状体核。

（二）临床表现

老年性白内障常双眼患病，但发病可有先后，严重程度也不一致。老年性白内障的主要症状有眼前阴影和渐进性、无痛性视力减退。因晶状体吸收水分后纤维肿胀和断裂，使屈光度不均一，可出现单眼复视或多视，注视灯光时可有虹视现象。由于光线通过部分混浊的晶状体时产生散射，干扰视网膜上成像，可出现畏光和眩光。

（三）辅助检查

（1）眼部检查：视力、视功能、裂隙灯、眼压、角膜曲率及眼轴测量、角膜内皮细胞计数、眼B超检查、泪道检查。

（2）全身检查：心、肺、肝、肾等脏器功能检查。

（四）治疗原则

（1）药物治疗：抗氧化剂，如谷胱甘肽，法可林治疗；营养药物，如维生素C，维生素E等补充。

（2）手术治疗：手术治疗是各种白内障的主要治疗手段。①手术适应证：白内障引起视力明显下降，影响工作和生活时，即可进行手术。②手术方法：最常见的是超声乳化白内障吸除联合人工晶体植入术。

【护理措施】

（一）基础护理

（1）心理护理：患者多因视力下降，害怕失明而担忧；因视力下降影响生活而焦虑；因害怕手术及担心术后复明效果而不安；因术后复明或失明而过分欣喜或失望甚至绝望。因此，应细心观察，发现患者不同的心理问题，及时给予解释，进行安慰与疏导。向患者介绍病区环境，手术的必要性与过程，告知患者手术的目的，减轻患者的焦虑与不安。眼底疾病、糖尿病、眼外伤术后视力恢复欠佳，应告知患者由于自身眼底异常可能影响手术效果，降低其心理期望值，减少不必要的心理冲击。

（2）饮食护理：嘱患者进食清淡、易消化、有营养的食物，并保证饮水量，以促进切口愈合，勿进食需费力咀嚼的食物和刺激性食物。保持大便通畅，大便干结者可遵医嘱给予缓泻剂。

（二）专科护理

（1）术前护理：①术前常规准备：抗生素眼药水滴眼、冲洗结膜囊、遵医嘱术前 30min 手术眼散瞳等。②术前训练：循序渐进地训练患者去枕平卧，至达到 30min 以上，以适应手术要求。训练患者眼球向上下转动运动，特别注意向下看，以配合手术。教会患者防止术中或术后咳嗽及打喷嚏的方法，已有咳嗽的患者术前应遵医嘱口服或含服止咳药，以免影响手术。③术前衣着准备：更换开身衣服，以免术后脱衣碰伤术眼。第一个衣扣应解开，以免去枕平卧时压迫颈部，影响面部血液循环。腰带也不宜过紧，避免造成眼压升高。

（2）术后活动指导：手术当日嘱患者注意休息，可进行轻微的室内活动，卧床时一般采取仰卧位或侧卧位，注意保护术眼，避免压迫术眼。嘱患者活动时防止俯身低头动作。由于术眼遮盖纱布影响立体视觉，应清除活动空间内的障碍物及地面积水，防止摔伤。嘱患者注意保暖，防止感冒、咳嗽等。

（3）病情观察：定时巡视，注意敷料有无移位或脱落、渗血，观察患者有无疼痛、呕吐等，以便及时通知医生处理，防止术后眼压升高引起的损害。

（三）健康指导

（1）知识教育：向患者耐心讲解手术前后的注意事项、手术方法及预后，以减轻患者的心理负担，提高患者对手术及术后治疗的配合程度。

（2）防止感染：嘱患者避免剧烈运动、用力排便、长时间弯腰低头、提重物、用力咳嗽、打喷嚏、揉眼等。饮食以清淡、易消化、高营养为宜，忌食刺激性食物，以促进切口愈合。适当饮水，保持排便通畅。注意个人卫生，特别是眼部卫生和手卫生，脏水、肥皂水不能进入眼内，特别是术后 2 周内。

（3）手术反应：告知患者术后出现畏光、流泪、异物感等轻微症状属正常现象，随着术后眼药的应用，症状会随之减少至缓解。若刺激症状严重，应及时到医院就诊，警惕术后感染。

（4）出院指导：告知患者按时用药、定期门诊复查。突然出现视力下降、眼红、眼痛应及时就诊。嘱患者注意劳逸结合，不可长时间读书、看报、看电视。如需配镜，可于术后 3 个月验光配镜。出院 1 周后门诊复查。

（5）向患者介绍眼保健知识：避免接触紫外线、放射线、化学物质等，加强营养和积极治疗全身疾病，对防止白内障、保护视功能有着积极的作用。

（刘淑贤　韩　杰　黄叶莉）

第二节　先天性白内障患者的护理

【概述】

先天性白内障（congenital cataract）是儿童常见眼病，是胎儿发育过程中晶状体发育生长障碍的结果，可为家族性的或散发的。伴有或不伴有其他眼部异常或遗传性、系统性疾病。

（一）病因

其发病原因有内源性与外源性两种。内源性与染色体基因有关，有遗传性；外源性是指母体或胎儿的全身病变对晶状体所造成的损害，如母亲在妊娠 3 个月内患病毒感染性疾病，以及甲状腺机能不全、营养不良、维生素缺乏等均可致病。

本病与遗传有很大关系。染色体显性遗传，是胎儿在发育过程中，晶状体发育生长障碍的结果。另外，母亲妊娠前 3 个月内病毒感染也可导致本病。

（二）临床表现

先天性白内障可为单眼或双眼发病，多数为静止性，少数出生后继续发展，也有至儿童期才影响视力的病例。一般根据晶状体混浊部位、形态、程度分为前极白内障、后极白内障、花冠状白内障、点状白内障、绕核性白内障、核性白内障、全白内障、膜性白内障等类型。晶状体混浊的部位不同，对视力的影响也不同。许多先天性白内障患者常合并其他眼病或异常，如斜视、眼球震颤、先天性小眼球、视网膜脉络膜病变、先天性无虹膜、晶状体脱位以及永存玻璃体动脉等。

（三）辅助检查

先天性白内障在治疗时需做检眼镜检查、裂隙灯检查、超声检查、眼压、角膜内皮细胞计数、泪道检查。

（四）治疗原则

先天性白内障治疗的目的是恢复视力，防止和减少弱视和盲目的发生。对视力影响不大的如前极、冠状、点状白内障，一般不需要做手术治疗，可定期观察。对视力影响较大的应及早手术治疗。

【护理措施】

（一）基础护理

多给患儿关心、爱护，帮助患儿消除入院后的恐惧感、陌生感。加强与患儿家长的沟通，告知患儿家长疾病病因、治疗方法，帮助患儿家长树立战胜疾病的信心，使其能配合治疗护理工作。

（二）专科护理

（1）病情观察：先天性白内障多为婴幼儿期就诊，其临床症状与体征常缺乏主观反应，因此，应密切观察病情，制订周密的护理计划。

（2）选择手术时机：双眼全白内障应尽早手术，一般为出生后 3~6 个月为最佳时期，应及时给家属提出建议。一般在3~6个月时摘除白内障,3岁左右植入人工晶体为宜。

（3）术前护理：婴幼儿年龄较小，常需全身麻醉。为减少麻醉意外，应做好充分的术前准备，增加麻醉效果与成功率。根据麻醉方式、患儿的年龄等，遵医嘱严格执行术前禁饮水的时司。

（4）术后护理：术后观察术眼及全身反应、幼儿心理与动作变化。注意看护患儿勿让其抓伤术眼，换药时注意观察有无分泌物及其性状，眼局部变化等情况，切勿碰伤眼球。发生恶心、呕吐、哭闹等情况时，及时通知医生，以辨别是全麻术后反应还是一过性眼压升高。

（5）配镜：一般术后1~3个月可予配镜。先天性白内障患儿都会有一定程度的醒觉剥夺性弱视，因此要叮嘱家长手术后定期到弱视门诊为患儿进行弱视训练，以期达到最好的视力。

（三）健康指导

（1）术后患儿的饮食以清淡、易消化、高营养为宜，忌食刺激性食物。指导患儿家长正确喂养患儿。从全麻术后能够进食开始，本着由少渐多、由稀渐稠的原则。稀食以粥或面条为宜，不宜给患儿牛奶、豆浆，以免在胃肠道未恢复到最好状态时因食物产气而使胃肠胀气，从而减少患儿术后发生腹胀和呕吐等症状。

（2）儿童尽早验光配镜并开始弱视训练。

（3）向公众开展医学常识的宣传与指导，介绍妊娠保健常识，定期进行产前检查，防止妊娠早期病毒感染。

（4）其他指导同老年性白内障。

（刘淑贤　韩　杰　黄叶莉）

第三节　糖尿病性白内障患者的护理

【概述】

因代谢障碍引起的晶状体混浊，称为代谢性白内障，最常见的是糖尿病性白内障。

（一）病因

糖尿病性白内障（diabetic cataract）是指由于血糖升高，晶状体内葡萄糖增多，转化为山梨醇，使渗透压升高，晶状体吸收水分，纤维肿胀变性而混浊的疾病。可分为两种类型：真性糖尿病性白内障和糖尿病患者的老年性白内障。

（二）临床表现

糖尿病患者的老年性白内障较为多见，与无糖尿病的老年性白内障相似，但发生较旦，进展较快，容易成熟。

真性糖尿病性白内障多发生于30岁以下人群，病情严重的为幼年型糖尿病患者。常为双眼发病，进展迅速，晶状体可能在数天、数周或数月内全混浊。开始时，在前后囊下的皮质区出现无数分散的灰色或蓝色雪花样或点状混浊，可伴有屈光变化。当血糖升高时，房水渗入晶状体内，使之变凸，形成近视。当血糖降低时，晶状体内水分渗出，晶状体变扁，形成远视。

（三）辅助检查

糖尿病性白内障在治疗时须做裂隙灯检查，糖尿病的诊断性检查。

（四）治疗原则

糖尿病性白内障的治疗原则是手术治疗及治疗糖尿病。

【护理措施】

（一）基础护理

（1）心理护理：因糖尿病是终身伴随疾病，需长期用药，故应加强与患者的沟通，进行有效的心理疏导，注意倾听患者主诉，鼓励患者积极治疗原发病，消除悲观情绪。但同时也应告知患者，糖尿病患者术后视力恢复较慢，使患者对预后有正确的认识，降低心理预期，减少不良心理冲击。

（2）观察血糖变化：定期测量血糖水平，密切观察血糖变化。血糖控制正常后可实施白内障手术。糖尿病白内障术后易发生出血及感染，因此术前应严格掌握手术适应证，术后密切观察病情变化，注意严格无菌操作。

（3）饮食指导：应以控制总热量为原则，实行低糖、低脂（不饱和脂肪酸为主）、适当蛋白质、高纤维素饮食，注意定时定量。

（4）运动指导：强调因人而异、循序渐进、相对定时定量、适可而止。嘱患者每天坚持餐后行走运动，餐后 1h 运动可达到较好的降糖效果，特别提醒患者注意不能空腹运动，以免发生低血糖。

（二）专科护理

术后患者若出现眼痛、头痛加重或突发眼痛与头痛，应及时报告医生处理，避免术后感染、伤口裂开等严重并发症。其他同“老年性白内障”。

（三）健康指导

（1）疾病相关知识的宣教：告知患者治疗原发病的意义。向患者及家属讲解糖尿病的有关知识，提高自我护理的能力，如遇到低血糖反应如何进行紧急处理。

（2）饮食控制：限制含糖较高的食物，科学合理安排饮食，控制血糖。

（3）锻炼身体：嘱患者加强户外活动，锻炼身体，增强体质，提高机体抵抗力 .

（4）增强眼保健意识：叮嘱患者增强眼部保健意识，防止视力疲劳、定期检查眼底和复查视功能。

（5）防止感染：嘱患者注意个人卫生，特别是眼部卫生，勿让脏水、肥皂水进入眼内，避免不洁净的毛巾或手揉擦眼睛。

（刘淑贤　韩　杰　黄叶莉）

第四节 外伤性白内障患者的护理

【概述】

眼球钝挫伤、穿通伤和爆炸伤等引起的晶状体混浊，称作外伤性白内障（traumatic cataract），多见于儿童或年轻人，常单眼发生。

（一）病因

外伤性白内障通常是由外伤致使晶状体囊膜破裂，或外伤造成瞳孔缘虹膜色素上皮破裂、脱落，附贴在晶状体表面，引起晶状体混浊。

（二）临床表现

由于外伤的性质和程度不同，引起的晶状体混浊也有不同特点：

（1）眼部钝挫伤所致白内障：由于眼球受挫伤，挫伤的作用力通过房水间接传导到晶状体，引起晶状体上皮层的损伤或晶状体囊膜微小破裂，房水进入晶状体内引起晶状体混浊。

（2）眼球穿通伤所致白内障：穿通伤可使晶状体囊膜破裂，房水进入皮质，晶状体很快混浊。如破口小而浅，破口可很快闭合，形成局限混浊；如破口大而深，晶状体全部混浊，皮质进入前房，可继发葡萄膜炎或青光眼。

（3）眼部爆炸伤所致白内障：爆炸时气浪可对眼部产生压力，引起类似钝挫伤所致的晶状体混浊。爆炸物或掀起的杂物也可造成穿通伤所致的白内障。

（4）电击伤所致白内障：触电引起前囊及前囊下皮质混浊。雷电击伤前后囊及皮质均可混浊，多数静止不发展，也可逐渐发展为全白内障。

外伤性白内障的视力障碍与损伤程度有关。如果瞳孔区晶状体受伤，视力很快减退。当囊膜广泛受伤时，除视力障碍外，还伴有眼前段炎症或继发性青光眼。

（三）辅助检查

（1）眼部检查：视力、视功能、裂隙灯、眼压、角膜曲率及眼轴测量、角膜内皮细胞计数、眼B超检查、泪道检查。

（2）全身检查：心、肺、肝、肾等脏器功能检查。

（四）治疗原则

外伤性白内障通常需要通过手术治疗，目前临床上较常用的手术方式有白内障囊内摘除术、白内障囊外摘除术、超声乳化白内障吸除术、人工晶体植入术等。依据患者受伤部位和受伤程度进行诊疗。

【护理措施】

（一）基础护理

加强患者的心理护理。患者由于经历外伤，对术后视力的期望值高，同时又害怕失明而产生担忧心理。外伤患者以年轻人居多，因视力下降影响学习、工作和生活，往往表现焦虑。因此，应耐心倾听患者主诉，适时辅以点头等动作回应患者，可增加患者的信任，而后开展心理疏导，能更有效地减轻患者的焦虑与不安。

（二）专科护理

（1）用药护理：遵医嘱给予抗生素、皮质类固醇眼药水滴眼，控制炎症并清洁结膜囊。眼球有新鲜穿通伤者禁止洗眼，以防感染。术前 2h 给予镇静药物口服，同时给予散瞳药散大瞳孔。

（2）病情观察：观察术眼和全身反应，注意有无感染、前房积血、伤口裂开、虹膜脱出、继发青光眼等并发症。若出现发热、剧烈头痛、眼痛、眼前黑影等症状时，应立即报告医生，及时处理。

（3）术后护理：同老年性白内障护理。

（三）健康指导

（1）嘱患者保持心情平静开朗，学会自我调整心态，避免过度紧张。

（2）指导患者学会自行滴眼药水，抹眼药膏，坚持用药，以减轻眼部反应。

（3）嘱患者预防感冒，及时增减衣服，并加强锻炼，增强机体抵抗力。

（4）其他健康指导同老年性白内障。

（刘淑贤　韩　杰　黄叶莉）

第六章

玻璃体疾病患者的护理

第一节　玻璃体积血患者的护理

【概述】

玻璃体本身无血管，不发生出血。玻璃体积血多因眼外伤、糖尿病、高血压、视网膜静脉周围炎、糖尿病视网膜病变、老年黄斑变性等引起的出血进入了玻璃体而形成玻璃体积血（vitreous hemorrhage）。眼外伤和眼底血管性疾病是临床引起玻璃体积血的最常见原因。玻璃体积血的症状、体征、预后和并发症主要取决于引起出血的原发病和出血量的多少、出血的次数等因素。少量玻璃体积血可自行吸收，大量出血则吸收困难，药物治疗效果常不能令人满意。一般采用玻璃体切割术，部分患者视力可获得改善。如果眼底有较明显病变者，玻璃体切割术后视力也不能恢复。

（一）病因

玻璃体积血是由各种病因或外伤所致视网膜的血管或新生血管破裂引起。常见于糖尿病视网膜病变、视网膜裂孔和视网膜脱离、玻璃体后脱离、眼外伤、视网膜血管性疾患伴有缺血性改变、视网膜血管瘤、炎症疾患伴有缺血性改变、黄斑部视网膜下出血等。

（二）临床表现

玻璃体自发性出血常突然发作，可很少量的出血，多者形成浓密的血块。少量出血时，患者可能无察觉，或仅眼前突然出现飞蚊感；发生较多出血时，患者可有眼前暗影飘动，呈烟柱状或黑云状暗影，视力明显下降甚至仅有光感。裂隙灯、眼底检查可见玻璃体内有鲜红色（陈旧性出血呈棕黄色）点状或块状混浊；大量积血者检眼镜下无红色反光、反复出血者玻璃体可见条索或膜样增殖，可伴有新生血管形成。

（三）辅助检查

玻璃体积血治疗须做眼底检查和眼B超检查。

（四）治疗原则

玻璃体积血为非外伤性保守治疗，早期应用止血药物，出血稳定后给予促进血液吸收的药物，如中药、碘剂等。3~6 个月血液仍不被吸收时，应考虑玻璃体切割手术。

【护理措施】

（一）基础护理

（1）心理护理：由于发病突然，预后有不可预知性，患者身心打击大。外伤性玻璃体积血经药物治疗效果不明显时，患者易产生焦虑、抑郁、绝望等心理变化和情绪反应。应根据患者年龄、性格、文化程度，采取相应心理护理。合理介绍疾病治疗进展，使患者能客观接受，消除不良情绪，增强战胜疾病的信心，充分调动战胜疾病的潜能，主动配合医生治疗。

（2）饮食与体位护理：交代患者术前以清淡饮食为主，不宜进食过饱以免术中呕吐。指导患者学会抑制咳嗽、打喷嚏方法，以免手术中出现意外。术前告知患者术后可采取俯卧位，以便患者术后能正确配合掌握卧位方法。与主管医生共同向患者讲解手术的目的、方法、目前手术发展进程，使患者能正确接受术后视力恢复状态。

（二）专科护理

（1）术中护理：玻璃体切割手术精细、复杂，技术难度大，且时间较长，加之部分患者可伴有其他损伤或者其他内科病，如高血压、呼吸系统疾病等，因此，应密切观察患者病情变化，必要时给予吸氧，备好急救物品，以防不测。术中应严格无菌操作。

（2）术后护理：术中采用注入惰性气体或填充硅油的患者，护士应向患者讲解卧位方法、时间、原理。术后要求患者面朝下体位卧床，以利于气体或硅油向上顶压视网膜，使视网膜复位。填充硅油的患者需俯卧位 3 个月，第 1 个月全天俯卧，第 2 个月每天保持 8h 俯卧，第 3 个月每天保持 6h 俯卧，3 个月后复诊，酌情取出硅油；填充气体的患者，根据气体吸收量适时停止俯卧位。无论俯卧位、床上坐位、床边坐位均要求面朝下。应严格指导监督和帮助患者选择正确的体位，向患者解释采取该体位的必要性，并给予鼓励、关怀。及时巡视病房，对患者的要求及困难尽量及时给予满足及解决。为了提高术后患者卧位的舒适度可选用辅助物品。由于被迫卧位时间长，特别是老年患者、体质差合并内科疾病的患者易引起呼吸困难、胸闷、消化不良、腰背及四肢酸痛、麻木不适等，在不影响病情的情况下可适当更换体位，按摩腰背及四肢，避免长时间俯卧形成压疮。注意观察生命体征，如有特殊情况及时处理。

根据病情，遵医嘱应用抗生素药物，给药前询问患者有无药物过敏史，并向患者解释以取得患者的合作。用药后观察药物反应并向患者介绍过敏症状，发生药物过敏的时间，如身上有皮疹、头疼、呼吸异常等不适应及时报告医护人员。应将药物注意事项全面、详细、耐心地告知患者。

患者由于长期强迫体位卧床时间较长、活动所限、胃肠道蠕动减慢，需要预防发生便秘，以免由于用力排便引起出血、高眼压、切口愈合不良等并发症。患者应以含纤维素多，清淡易消化，营养丰富的食物为主，不要进食辛辣、刺激、坚硬的食物，避免引起咳嗽或用力咀嚼导致切口裂开。

（三）健康指导

（1）嘱患者术后半年内避免重体力活动、剧烈运动和高空作业，防止头部或眼睛遭受意外打击或撞伤。避免弯腰低头提重物，预防感冒及泪道感染，并做好全身性疾病的防治。

（2）嘱患者保护患眼，注意防止眼部感染及并发症的发生，指导患者及家属掌握滴眼药水，眼药膏的正确方法及注意事项，减少强光对眼部的刺激，避免眼睛过度疲劳。

（3）定期复查，如出现视力下降、视物变形、黑影、眼前闪光、眼痛时，应及时到医院复诊检查。

（刘淑贤　韩　杰　黄叶莉）

第二节　飞蚊症患者的护理

【概述】

飞蚊症（floaters）是由于玻璃体变性引起的一种自然老化现象，即随着人的年龄增加，玻璃体发生“液化”，产生混浊。看明亮的背景时，玻璃体内的混浊物体投影在视网膜上，并随眼球的运动而移动，眼前出见黑点飞舞，犹如飞蚊，故而得名。飞蚊症又名玻璃体混浊。大多数飞蚊症是良性的，或称“生理性飞蚊症”，可长时间存在，终年不变但不影响视力。专家认为，约 80% 的飞蚊症是玻璃体纤维水化形成，即良性的。少数会对眼球发生严重威胁，常发生于 40 岁以上的中老年人。高度近视眼患者以及动过眼部手术者，其他如眼内发炎或视网膜血管病变患者，也会形成此病，称为“病理性飞蚊症”。

（一）病因

由于玻璃体内漂浮的混浊物，在光线照射下投影到视网膜上形成的阴影，其形态可以成点、线、蜘蛛网等。混浊物来源于眼内出血，如糖尿病视网膜病变、视网膜静脉阻塞等。

（二）临床表现

（1）生理性飞蚊症：光线明亮时可看到点状黑影在眼前飞动，时隐时现。疲劳困倦时往往感到飞蚊现象更加明显，老人的飞蚊现象较年轻人感觉更明显、强烈。这类生理性飞蚊症不会影响正常生活和视力，一般无须治疗。

（2）病理性飞蚊症：病理性飞蚊症是疾病的一种表现，多由中高度近视、眼球内部出血、炎症等引起，是因玻璃体附近的视网膜、视神经、睫状体等构造发生病变而导致玻璃体变化。一般来说，这些原因通过简单检查就能发现，需要针对病因进行治疗才能痊愈。突然间出现大量飞蚊及闪光、视物扭曲变形等现象，飞蚊方向不定，黑影遮住视野，视力变差、视野缺损等，都是必须注意的征兆，这些征兆表明玻璃体可能正在急性退化，或视网膜已有脱离裂孔的危险，应尽快行眼底检查。病理性飞蚊症常见特点概括为：眼前有异常闪光，视线被遮挡，短时间内飞蚊数不断增加，视力不同程度减退。

（三）辅助检查

飞蚊症在治疗时应做裂隙灯、三面镜检查、前置镜、直接检眼镜、间接检眼镜、眼底照像、B 超、OCT 等检查。

（四）治疗原则

飞蚊症通常采用药物治疗和手术治疗。

【护理措施】

（一）基础护理

（1）心理护理：告知患者生理性飞蚊症无须治疗，但应向患者解释清楚，以消除其顾虑与恐惧，减轻患者心理负担。可指导患者自行按摩以缓解飞蚊症，闭眼转动眼球，持续 3~5min，指导患者正确做眼保健操。

（2）饮食护理：维生素 A 是眼部必不可少的一种营养素，维生素 C、维生素 E 能破坏自由基，提高眼部免疫机能，防止视力下降，B 族维生素可促进眼内细胞的新陈代谢，对眼疾患者很有帮助。鼓励患者多进食动物肝脏、蛋类、干豆类、肉类、蘑菇及含有大量维生素的新鲜蔬菜和水果，还可以多食海鲜类、未精制的谷物类、鱼类食物。这些食物对眼睛很有帮助，因为这些食物中多含锌、硒等矿物质，能够缓解眼部疲劳，防止视力下降。嘱患者要少喝含咖啡因的饮料，戒烟酒，以免造成视力模糊，加重眼病。

（二）专科护理

（1）病理性飞蚊症视网膜脱离裂孔的患者需要手术治疗，根据患者病情采取相应心理护理。术前告知患者术后可能采取俯卧位，以便患者术后能正确配合掌握卧位方法。向患者讲解手术的目的、方法、注意事项，使患者能正确接受术后视力恢复情况。

（2）指导患者术后采取正确体位是手术成功的关键。手术注入眼内填充物的患者，向其讲解卧位方法、时间、原理。应严格指导监督和帮助患者俯卧、侧卧，向患者解释采取该体位的必要性，并给予鼓励、关怀。及时巡视病房，对患者的日常生活需求尽量给予满足。可采用辅助物品，如趴枕、软垫、救生圈等以提高术后患者卧位的舒适度。由于被迫卧位时间长，注意观察患者生命体征及皮肤的完整性。手术无填充物注入的患者采取自由体位，但不能长时间仰卧，告知患者应适当变换体位，以防渗出物或血液积聚于黄斑区，形成黄斑前膜，影响术后视力。

（3）一般术后卧床 2~3 天即可下床在室内轻微活动；上方视网膜裂孔者需绝对卧床 10~14 天，最多不超过 3 周，下方视网膜裂孔者可下床轻微活动，但不可做剧烈运动，防止已经复位的视网膜再度脱离。

（4）嘱患者避免食用坚硬食物，防止用力嘴嚼震动眼部切口。卧床期间进食富含纤维素的饮食预防便秘，以免用力排便造成视网膜再次脱离。病情允许时可多进蔬菜水果，保持大便通畅。3 天无大便的患者可给予服缓泻剂、食用香蕉或蜂蜜水，亦可用开塞露通便，防止造成视网膜脱离复发、切口裂开、眼内出血等并发症。

（5）嘱患者保持心情愉快，情绪稳定，注意劳逸结合。看书、看电视时间应适当，避免用眼过度。保证睡眠质量。防止眼部受伤，注意珍惜和保护已恢复的视力，确保手术疗效。防止用力咳嗽和打喷嚏，勿揉压术眼，避免低头、弯腰等动作，应从日常生活中的小事做起。嘱患者出院后按时滴眼液，包括散瞳剂，以利于患眼休息。勿揉碰患眼，3 个月内避免重体力劳动和大强度活动，按时复诊。

（三）健康指导

（1）可通过食疗辅助治疗玻璃体混浊，但食物仅有辅助治疗和预防的作用，不能够代替药物。如有严重病理性飞蚊症，应当使用药物或者其他手段进行彻底有效的治疗。

（2）平时注意休息，不要过度用眼睛，避免形成近视。切忌“目不转睛”，自行注意频繁并完整的眨眼动作，经常眨眼可减少眼球暴露于空气中的时间，避免泪液蒸发。

（3）保持良好的生活习惯，睡眠充足，不熬夜。

（4）避免长时间连续操作电脑，注意中间休息，通常连续操作 1h，休息 5~10min。休息时可以看远处或做眼保健操。保持良好的工作姿势，使双眼平视或轻度向下注视荧光屏；调整荧光屏距离位置，建议距离为 50~70cm，而荧光屏应略低于眼水平位置 10~20cm，呈 15°~20°的下视角。因为角度及距离能降低对屈光的需求，减少眼球疲劳。

（5）向公众加强安全宣传指导，减少眼外伤。最大限度地避免其他可引起玻璃体混浊的疾病的发生。

（6）嘱患者及时治疗眼部原发疾病，发现病情变化，及时就诊。嘱曾经发生过视网膜脱离或有眼外伤史、高度近视、糖尿病病史的患者，定期做眼部检查。

（刘淑贤　韩　杰　黄叶莉）

第七章

青光眼疾病患者的护理

青光眼（glaucoma glaucoma）是一组以视神经萎缩和视野缺损为共同特征的疾病。病理性眼压升高是青光眼主要危害因素之一。正常人的眼压一般维持在 10~21mmHg，当眼内压间接或持续性升高的水平超过眼球所能耐受的程度时，会给眼球各部分组织和视功能带来损害，从而导致视神经萎缩、视野缩小、视力减退，若不积极治疗，可导致双目失明。在我国，青光眼是主要致盲性眼病之一，其致病机理较为复杂，其中解剖因素、年龄及性别因素、遗传因素、屈光因素、不良生活方式、眼部以及全身病变、用药不当等，是致使青光眼发生的危险因素。临床根据房角形态、病因机制、发病年龄等重要因素，将青光眼分为原发性青光眼、继发性青光眼和发育性青光眼。

第一节　原发性青光眼患者的护理

【概述】

原发性青光眼（primary glaucoma）是青光眼的主要类型，根据青光眼流行病学资料,2000 年全世界约有 6.68 千万的原发性青光眼患者。原发性青光眼一般系双侧性，但双眼的发病可有先后，严重程度也不尽相同。

（一）病因

原发性青光眼的病因目前尚未充分阐明，根据其发作时房角开放程度，可分为开角型青光眼和闭角型青光眼。原发性闭角型青光眼是一类由于周边虹膜堵塞小梁网，或与小梁网长生永久性粘连，房水外流受阻，引起眼压升高的青光眼。根据其发病的缓急程度又分为急性闭角型青光眼和慢性闭角型青光眼。原发性开角型青光眼是一类以眼压升高但房角却始终开放为特征的青光眼，以眼压升高、视盘损害、视野缺损作为诊断的三大指标。根据不同解剖结构和发病机制，可分为闭角型青光眼和开角型青光眼两类。

（二）临床表现

（1）原发性闭角型青光眼：①急性闭角型青光眼：急性闭角型青光眼发病急骤，典型症状表现为患眼侧头部剧痛，眼球充血，视力骤降。疼痛沿三叉神经分布区域向眼眶周围、鼻窦、耳根、牙齿等处放射，眼压迅速升高，眼球坚硬，常会引起恶心、呕吐、出汗等。患者看到白炽灯周围出现彩色晕轮或像雨后彩虹，即“虹视现象”。②慢性闭角型青光眼：慢性闭角型青光眼患者自觉症状不明显，发作时轻度眼胀、头痛、阅读困难、常有虹视。发作时患者到亮处或睡眠后即可缓解，一切症状消失。此型青光眼存在反复小发作，早期发作间歇时间较长，症状持续时间短，而多次发作后，发作间隔缩短，持续时间延长。如治疗不当，病情会逐渐进展，晚期会造成视力下降，视野严重缺损。

（2）原发性开角型青光眼：原发性开角型青光眼主要临床表现一般无任何症状，少数可出现轻度眼胀、视力疲劳和头痛，视力一般不受影响，而视野逐渐缩小。晚期视野缩小呈管状时，出现行动不便和夜盲。有些晚期病例可有视物模糊和虹视症状。

（三）辅助检查

原发性青光眼在治疗时应做眼压检查、激发试验、裂隙灯检查、房角镜检查、视野检查、超声生物显微镜（UMB）检查等。

（四）治疗原则

（1）闭角型青光眼：闭角型青光眼一经诊断就应按照不同阶段及时给予相应治疗（包括药物治疗和手术治疗）。

（2）开角型青光眼：开角型青光眼的治疗包括药物治疗、激光治疗、手术治疗。

【护理措施】

（一）基础护理

（1）心理护理：青光眼病是一种不可逆的致盲性眼病，治疗过程长且复杂，常常还会伴有并发症的发生，患者常出现紧张、焦虑、不适应等心理问题。因此，患者入院后，责任护士应主动热情服务，做好入院宣教，使患者能尽快熟悉医院环境。同时，责任护士还应向患者做好青光眼疾病知识的宣教，介绍青光眼的发病机制、临床表现、治疗方法及其预后，并给予用药指导，告知监测眼压及视功能对病情观察的重要意义。对于需要手术治疗的患者，应向其讲解手术目的及重要性、手术时间、拟定术式、围手术期的注意事项、主刀医生情况等，帮助患者消除顾虑与恐惧，以积极乐观的心态接受手术。

（2）饮食护理：告知患者禁烟酒、浓茶、咖啡，少食海鲜、韭菜等辛辣刺激性食物。多吃蔬菜水果以保持大便通畅。一次性喝水或喝汤不要超过300ml。对于手术后尤其是全麻术后第一天的患者，应指导患者进食清淡易消化的食物，以免引起胃肠不适症状。

（二）专科护理

（1）局部用药的护理：要充分了解常用降眼压药物的作用机理及副作用，以便能更好地指导患者及观察患者用药后的反应。如毛果芸香碱长期使用时，患者易出现眉弓痛、视物发暗、近视加深、全身毒性反应（如头痛、胃肠道反应、出汗）等副作用，对于长期使用点眼药的患者要指导其用棉球按压泪囊处 3min。拉坦前列腺素眼药水和毛果芸香碱的作用互相拮抗，用药时要注意配伍禁忌；在使用马来酸噻吗洛尔时，了解患者既往史和过敏史，对该药过敏或心动过缓者禁用，有支气管哮喘或心力衰竭的患者，应提醒医生并注意用药后的反应。

（2）全身用药的护理：使用高渗剂如 20% 甘露醇、异山梨醇口服液时，要注意观察患者是否会出现因颅内压降低而导致的恶心、呕吐等症状，同时指导患者用药后 2h 内不要大量饮水。对于静脉输入甘露醇的患者，输液时要指导患者去枕平卧，输液结束后不要立即起床活动，需平躺 30min 从而减少不良反应的发生。

（3）术后浅前房的护理：浅前房是青光眼手术后常见的并发症之一，应充分了解患者浅前房发生的原因，有针对性地对患者进行治疗与护理。对于结膜切口轻度渗漏的患者，患者术眼应用绷带包扎，应指导患者减少活动，闭眼休息，并向其做好安全宣教；对于脉络膜脱离的患者，遵医嘱及时给予患者局部点睫状肌麻痹剂、糖皮质激素、消炎药及高渗剂；对于滤过过强的患者，需用小棉枕轻压滤过泡，加压包扎 1~2 天，要经常观察小棉枕放置的位置有无移位，同时要注意包扎的松紧度；对于脉络膜上腔出血的患者，要向患者讲解卧床休息和限制活动的重要性，遵医嘱及时给予患者止血药、降眼压药物治疗。

（三）健康指导

（1）饮食指导：指导患者在疾病恢复期应选择含丰富维生素、蛋白质的饮食以增进体质，促进疾病的康复，如瘦肉、鸡蛋、鱼类、新鲜蔬菜和水果，还应注意粗细粮搭配。禁烟酒、浓茶、咖啡，少食海鲜、韭菜等辛辣刺激性食物。术后 3 个月内不进食大补食品，如人参等。糖尿病、高血压患者的血糖、血压控制情况会直接影响到手术的效果，因此要积极治疗原发病，控制血压和血糖。

（2）用药指导：指导患者在服用口服药或使用眼药前，仔细阅读用药方法及注意事项，严格按照医生的要求使用，切勿自行调整用法用量；消炎眼药水不宜长期使用，要按时复诊调整用药；点眼药前洗净双手，点眼药时勿将瓶口触及眼睑或睫毛，以避免污染物品或感染术眼；点眼药时勿用力挤眼、揉眼及压迫眼球。两种眼药同时使用时每次间隔 5~10min；坚持按时用药，预防感染，防止眼压升高；药物使用后拧紧瓶盖，一经开启应置放于阴凉避光处保存。眼药开封 1 个月后不宜继续使用。

（3）生活指导：告知患者休养环境应安静舒适，温湿度适宜，每天注意开窗通风保持室内空气新鲜；保持良好的心理状态，避免紧张激动的情绪，增加自信心，愉快的心情有利于疾病的康复；在日常生活中时刻注意保护眼睛，洗脸时勿用力擦洗，勿用力揉眼，防止碰撞；避免长时间看电视或阅读，用眼时间以眼睛不疲劳为宜；避免长时间低头，不要随意按摩术眼，如需按摩一定要按照医生的指导操作；术后 3 个月内避免剧烈运动，适量参加体育活动，注意劳逸结合，预防感冒；不要用力挤眼、咳嗽、预防便秘；避免进行可导致眼内压突然增加的动作，如憋气、弯腰提重物等；伴有全身病，如糖尿病、高血压、心脏病、肾病的患者出院后要继续治疗，控制症状，防止并发症的发生；每次饮水量最好不要超过 300ml，避免暴饮引起眼压升高；避免在暗室久留，上衣领不宜过紧，睡眠时枕头高度适中，以一个半拳头高为宜；按时复诊，如出现头痛、眼胀等症状及时到医院就诊。

（刘淑贤　韩　杰　黄叶莉）

第二节　继发性青光眼患者的护理

【概述】

继发性青光眼（secondary glaucoma）是一类由于某些眼病或全身疾病导致眼压升高的疾病。根据原发病的不同分为青光眼睫状体炎综合征、糖皮质激素性青光眼、眼外伤所致的继发性青光眼、晶状体源性青光眼、虹膜睫状体炎继发性青光眼、新生血管性青光眼、睫状环阻滞性青光眼、玻璃体切割术后继发性青光眼、虹膜角膜内皮综合征等类型。

（一）病因

本病是由于某些眼部疾病或全身疾病以及某些药物的不合理应用，干扰了正常的房水循环或阻碍了房水外流或增加了房水生成而产生。根据高眼压状态下房角的开放或关闭，继发青光眼也可以分为开角和闭角两类。常见的病变主要有炎症、外伤、出血、血管疾病、相关综合征、相关药物、眼部手术以及眼部占位性病变等。

（二）临床表现

继发性青光眼起病甚急，有典型的雾视、虹视、头痛、甚至恶心呕吐等青光眼症状，症状消失后，视力、视野大多无损害。检查可见轻度混合充血，角膜水肿，有少许较粗大的灰白色角膜后沉降物，前房不浅，房角开放，房水有轻度混浊，瞳孔稍大，眼压可高达40~60mmHg，眼底无明显改变，视盘正常，在眼压高时可见有动脉搏动。

（三）辅助检查

继发性青光眼在治疗时应做视功能、眼压、视野、房角镜检查，眼底检查（直接检眼镜检查、间接检眼镜检查）、视觉电生理VEP检查、病因检查（眼底荧光造影、眼底照相、视网膜电流图）等。

（四）治疗原则

继发性青光眼的治疗包括药物治疗、激光治疗、手术治疗。

急性虹膜睫状体炎合并高眼压时，以控制炎症为主，充分散瞳和足量的皮质类固醇局部和全身应用，配合降眼压药物治疗；眼钝挫伤后眼压高伴有前房积血，可进行前房穿刺放血冲洗，如仍不能控制眼压则进行滤过性手术；玻璃体积血继发性青光眼应行玻璃体切除术；眼钝挫伤致房角后退致眼压升高可使用皮质类固醇治疗，若眼压不能控制，则进行滤过性手术，同时加用抗代谢药物；白内障术后致晶体残留皮质性青光眼，以药物降压为主；血管疾病相关性青光眼，发生虹膜新生血管时可行全视网膜激光光凝术；药物相关性青光眼，预防为主，尽量不使用皮质类固醇，必要时选择低浓度皮质类固醇并加强随访。

【护理措施】

继发性青光眼的护理措施同“原发性青光眼的护理”。

（刘淑贤　韩　杰　黄叶莉）

第三节 发育性青光眼患者的护理

【概述】

发育性青光眼（developmental glaucoma）是由于胚胎时期发育障碍，使房角结构先天异常或残留胚胎组织，阻塞了房水排出通道，导致眼压升高。随着疾病的发展，患者的眼球会越来越大，又称作水牛眼或先天性青光眼。

（一）病因

明确家族遗传史的约 10%，目前多认为是由基因遗传引起。由于发育的遏制，阻止了虹膜睫状体后移，虹膜呈高位插入小梁网内，并且小梁网板层和 Schlemm 管的形成不完全，导致房水外流阻力增加。其遗传性尚不清楚，遗传方式分别为多因子、隐性、显性，甚至可能包括一些性连锁隐性遗传在内。

（二）临床表现

（1）婴幼儿型青光眼：婴幼儿型青光眼的临床表现为畏光、流泪、眼睑痉挛；角膜增大、浑浊；视神经乳头凹陷。

（2）青少年型青光眼：青少年型青光眼的临床表现为迅速进行性近视，进行性视神经萎缩及视乳头凹陷扩大及合并视野缺损。

（3）发育性青光眼伴其他先天异常：发育性青光眼伴其他先天异常的临床表现为眼压异常升高伴有角膜、虹膜、晶状体、视网膜、脉络膜等先天异常。

（三）辅助检查

发育性青光眼在治疗时应做视功能、眼压、视野、房角镜检查，眼底检查（直接检眼镜检查、间接检眼镜检查），视觉电生理 VEP 检查。

（四）治疗原则

发育性青光眼治疗原则上一经确诊应及早手术治疗。

【护理措施】

（1）同“原发性青光眼护理”。

（2）注意加强监护人的健康教育以及用药和手术后指导。

（3）强调婴幼儿的安全，防止外伤。

（4）向公众宣传用眼卫生和保护视力。

（刘淑贤　韩　杰　黄叶莉）

第八章

葡萄膜疾病患者的护理

第一节 虹膜睫状体炎患者的护理

【概述】

虹膜睫状体炎（iridocyclitis）简称“虹睫炎”，又称作前葡萄膜炎，是一类由多种原因引起的虹膜睫状体炎症，多发生于青壮年，常反复发作。前葡萄膜炎是葡萄膜炎中最常见的一种类型，据统计，我国的患病率占整个葡萄膜炎总数的50%~60%，虹膜睫状体炎可表现为急性、慢性、肉芽肿性和非肉芽肿性炎症。

（一）病因

虹膜睫状体炎绝大多数由于内源性因素引起，与风湿性疾病、溃疡性结肠炎、结核病、尿道炎有关，部分与外伤、手术有关。

（二）临床表现

（1）症状：患者可出现眼痛、畏光、流泪、视物模糊等症状。在前房出现大量纤维蛋白渗出或出现反应性黄斑和视神经盘水肿时，可引起视力明显下降。当发生并发性白内障和继发性青光眼时，可导致视力严重下降。

（2）体征：睫状充血是虹膜睫状体炎的重要特征，虹膜充血水肿，瞳孔缩小，光反射迟钝，裂隙灯检查可见角膜后沉着物和房水闪光，玻璃体前部可见少量细小尘埃状及絮状混浊，少数患者眼底会出现反应性黄斑及视神经盘水肿。

（三）辅助检查

虹膜睫状体炎在治疗时应做裂隙灯检查、房角镜检查。

（四）治疗原则

（1）散瞳治疗，防止虹膜粘连，缓解睫状肌痉挛，减轻水肿和疼痛。如1%~2%阿托品。

（2）糖皮质激素治疗，抑制炎症，减少渗出。如0.1%地塞米松眼药水。

（3）抗前列腺素药，抑制炎症反应，如阿司匹林。

（4）病因治疗。

（5）并发症治疗。

（刘淑贤　韩　杰　黄叶莉）

第二节　脉络膜炎患者的护理

【概述】

脉络膜炎（choroiditis）又称作后葡萄膜炎，因脉络膜和视网膜邻接，脉络膜发炎时往往波及视网膜，所以又称为脉络膜视网膜炎。因脉络膜血管源于睫状后短动脉，故可单独发病。但因和视网膜紧贴，又供应视网膜外层的血液，故常累及视网膜而并发为脉络膜视网膜炎。因脉络膜是无感觉神经，故患者无痛感。炎症初期因视网膜的光感觉器细胞受刺激，可有眼前闪光感。炎性产物进入玻璃体时，表现为玻璃体混浊，患者主诉眼前有黑点飘动，视力呈不同程度下降，玻璃体混浊程度随炎症发展而加重。脉络膜炎的特点是不出现疼痛，但有视力下降及明显眼前黑影。

（一）病因

脉络膜炎病因十分复杂，包括感染（细菌、真菌、寄生虫或病毒）和非感染（主要为免疫性或过敏性以及对坏死肿瘤组织的炎症反应）两大类。

（二）临床表现

（1）症状：脉络膜炎的症状取决于炎症的类型及受害部位。早期病变未波及黄斑时，多无症状或仅有眼前闪光感。当炎症渗出造成玻璃体混浊时则出现眼前黑影飘动，严重时出现雾视。波及黄斑时视力会锐减，并出现中心视野实性暗点。当炎症渗出引起视网膜水肿或视网膜脱离时，视力会出现严重下降，并有视野缺损、视物变形等症状。

（2）体征：患者表现有玻璃体混浊，脉络膜视网膜出现局灶性或散在性大小不等的浸润病灶，周围视网膜水肿或有出血，视网膜血管变细，并有白鞘形成，多数黄斑部损害，有水肿及渗出。广泛的渗出病变会形成增生性玻璃体视网膜病变，引起牵拉性或渗出性视网膜脱离。一般情况下病灶晚期萎缩会形成瘢痕。

（三）辅助检查

脉络膜炎在治疗时应做眼底检查（直接检眼镜检查、间接检眼镜检查）、眼底荧光造影（FFA）、吲哚青绿血管造影（ICGA）等检查。

（四）治疗原则

脉络膜炎的治疗首先应去除病因，散瞳，应用糖皮质激素、血管扩张剂、维生素、免疫抑制剂等。

（刘淑贤　韩　杰　黄叶莉）

第三节 交感性眼炎患者的护理

【概述】

交感性眼炎（sympathetic ophthalmia，SO）是指发生于单眼穿通伤或内眼手术后的双侧肉芽肿性全葡萄膜炎。伤眼称作诱发眼，另一眼称作交感眼。交感性眼炎主要是由外伤或手术造成眼内抗原暴露，并激发自身免疫反应所致，可在外伤或手术后任何时候发病，但多发生于2周至2个月内。

（一）病因

（1）感染学说：眼球穿通伤后，细菌感染经血行或视交叉脑脊液而从一眼转至另一眼。

（2）自体免疫学说：眼球穿通伤提供眼内抗原到达局部淋巴结的机会，此时眼内组织抗原能接触淋巴系统而引起自体免疫反应。

（二）临床表现

（1）诱发眼：诱发眼眼前段的葡萄膜炎复发或加剧，眼底表现为视盘充血，后极部视网膜水肿和浆液性视网膜脱离。

（2）交感眼：交感眼有轻度疼痛、畏光、流泪、视力减退。眼部检查可见睫状充血或混合充血、眼底视盘充血、视网膜有黄白色点状渗出。眼底荧光血管造影，早期可见视网膜有多数细小荧光素渗漏点，以后逐渐扩大。

（三）辅助检查

交感性眼炎在治疗时应做眼底检查（直接检眼镜检查、间接检眼镜检查）、眼底荧光造影、眼B超检查。

（四）治疗原则

交感性眼炎在治疗时应正确处理穿通伤，避免眼内组织特别是色素膜嵌顿，防止交感性眼炎的发生。治疗方法同“虹膜睫状体炎”。

【护理措施】

交感性眼炎疾病的护理措施同“虹膜睫状体炎”。

（刘淑贤　韩　杰　黄叶莉）

第九章

视网膜疾病患者的护理

第一节 视网膜动脉阻塞患者的护理

【概述】

视网膜动脉阻塞（retinal arterial obstruction）是严重损害视力的急性发作的眼病。根据临床表现的不同，可将视网膜动脉阻塞分为：视网膜动脉急性阻塞（视网膜中央动脉阻塞、视网膜分支动脉阻塞、睫状视网膜动脉阻塞、视网膜毛细血管前微动脉阻塞）和视网膜中央动脉慢性供血不足（眼缺血综合征）等类型。

（一）病因

视网膜动脉阻塞多见于动脉硬化、高血压患者，也可见于手术中或手术后的持续高眼压、眶内高压等情况。患者多为患心血管病的老年人，偶见于青年患者。可以是各类栓子栓塞，如动脉粥样硬化斑脱落，血小板纤维蛋白栓子、脂肪栓子、药物栓子等，动脉硬化或炎症，使动脉内皮受损，血管内壁粗糙、狭窄，易形成血栓。也可以是一些眼科手术后的并发症。

（二）临床表现

患眼视力突发无痛性丧失，某些病例发病前有阵发性黑蒙。患眼通常瞳孔散大，直接对光反射极度迟缓，间接对光反射存在。眼底表现：视网膜呈弥漫性混浊水肿，后极部尤为明显，中心凹可形成樱桃红斑，视网膜动、静脉变细。数周后，视网膜水肿混浊消退，中央凹樱桃红斑消失，遗留苍白色视盘和细窄的视网膜动脉。

（三）辅助检查

视网膜动脉阻塞在治疗时应做视力、眼底检查（直接检眼镜检查、间接检眼镜检查）、眼底荧光造影、眼底照相、视网膜电流图、病因检查（包括心血管疾病、高血压、肾炎、糖尿病、急性传染病、肿瘤、炎症及病灶检查）、血液检查（血常规、血小板、出凝血时间）等。

（四）治疗原则

视网膜动脉阻塞须做急诊处理，应争分夺秒抢救患者视力。治疗原则是迅速恢复血流，局部和全身给予扩张血管药物、降低眼压。立即反复按摩眼球，以改善眼部灌注。给予球后注射阿托品、舌下含服硝酸甘油、氧气吸入、静脉滴注葛根素或其他扩张血管剂，给予 B 族维生素及神经营养药物。高血压患者应控制血压，缓解小动脉痉挛。

【护理措施】

（一）基础护理

（1）心理护理：视网膜动脉阻塞因视力突发性骤降或丧失，给患者身心造成巨大压力，导致紧张、恐惧、焦虑等不良心理应激反应，致使血管活性物质增加，小动脉痉挛使血压升高，从而进一步加重视网膜缺血。因此，做好患者的心理疏导尤为重要。故在进行紧急救治的同时，应适时做好疏导工作，使患者了解发病的原因，治疗的目的、方法及预后，以消除紧张、焦虑等负面心理，保持情绪稳定，树立信心，积极配合治疗与护理，以取得最佳的治疗效果。

（2）生活护理：患者治疗期间，提供整洁、安静、舒适的病房环境，以利于患者充分休息，缓解紧张情绪。指导患者合理膳食，食用清淡、易消化、富有营养的食物，多吃新鲜水果（糖尿病患者除外）和蔬菜，禁辛辣、刺激、过硬食物，禁烟酒。指导糖尿病、高血压患者积极控制原发病，按时按量用药、合理饮食和适量运动，有利于血压、血糖保持在理想范围。

（二）专科护理

（1）急救护理：如果视网膜动脉阻塞致视网膜缺血超过 90min，光感受器即死亡，会造成视功能永久性的丧失。因此，一经确诊必须争分夺秒抢救，医护人员须密切配合，采取及时、有效的急救与护理措施，尽快恢复视网膜血液循环。立即为患者采取平卧位，氧气吸入，遵医嘱给予硝酸甘油舌下含服，烟酸和 50% 葡萄糖配伍静脉推注，推注速度缓慢，以促进视网膜动脉血管扩张，改善脉络膜毛细血管血液含量，改善血循环，从而缓解视网膜动脉缺氧状态。

（2）降低眼压：遵医嘱给予口服醋甲唑胺抑制房水生成。用药期观察药物不良反应，如恶心、感觉异常等，并做好患者的解释工作，告知停药后此症状可自行缓解，以消除患者疑虑和紧张。必要时配合医生行前房穿刺，迅速降低眼压。为患者做间歇性按摩眼球，方法为：嘱其闭眼，食指和中指适当用力，一放一压，压迫眼球 10~15s，以促进视网膜动脉扩张，加速眼内血液流通，降低眼压。同时，密切监测眼压变化，定时测眼压。观察是否有头痛、眼球胀痛等高眼压症状。

（3）用药护理：①硝酸甘油片舌下含服的护理：嘱患者将药片置于舌下，舌下保留少量唾液。勿将含有硝酸甘油的唾液咽下，否则会降低疗效。因为硝酸酯类制剂口服的生物利用度为 10%~20%，而舌下含服的生物利用度约为 80% 。此类药物的不良反应继发于血管扩张作用，会发生面部潮红、直立性晕厥等，嘱患者用此药期间卧床休息。② 50% 葡萄糖和烟酸配伍静脉推注的护理：静脉推注的速度要缓慢，同时要观察患者皮肤潮红、发痒等用药不良反应，询问患者患眼视力恢复情况。有青光眼、糖尿病、溃疡病及肝功能不全的患者慎用烟酸。

（三）健康指导

（1）早期预防：视网膜动脉阻塞多见于中老年人，而心血管疾病、高血脂、动脉硬化及糖尿病是视网膜动脉阻塞的诱发因素，与发病有着密切关系。因此，告知患者应积极控制和治疗原发病。指导患者通过定期查眼底和控制全身系统疾病，加强随诊，早发现、早治疗。

（2）及时就诊：视网膜对暂时性缺血的耐受时间为90min，必须分秒必争积极抢救，可挽回部分视力，否则将造成永久性视功能丧失，治疗的及时与否直接影响着疗效。告知患者发病时的特征性症状，如眼前黑蒙，单眼或双眼发生无痛性视力突然下降甚至丧失，并告知患者分秒必争治疗的必要性和延误就诊的严重后果，以便及时就诊。

（3）健康宣教：教会患者积极自救，如按摩眼球，双眼用食指和中指适当用力一压一放按摩眼球，压迫眼球10~15s，可增加视网膜血管的血流量，以利于眼内血液流通。

（刘淑贤　韩　杰　黄叶莉）

第二节　糖尿病性视网膜病变患者的护理

【概述】

糖尿病性视网膜病变（diabetic retinopathy,DR）是最常见的视网膜血管病，是50岁以上人群的主要致盲眼病之一。视网膜微血管病变是糖尿病性视网膜病变的基本病变过程。按糖尿病性视网膜病变发展阶段和严重程度，临床分为非增殖性（单纯性）和增殖性两种。

（一）病因

糖尿病性视网膜病变是糖尿病患者因糖代谢障碍导致全身组织器官的微血管发生病变，内皮细胞变薄、内屏障功能受损，血管内的液体成分由管内渗透到组织中，造成各器官病变和功能障碍。糖尿病性视网膜病变是糖尿病眼部最严重的并发症。长期高血糖是发生视网膜病变的决定因素。

（二）临床表现

早期无自觉症状，病变发展到黄斑后出现不同程度的视力减退、视物变形、眼前黑影飘动及视野缺损等症状，严重时可导致失明。患者眼底表现为微动脉瘤、出血斑点、硬性渗出、棉绒斑、静脉串珠状等视网膜内微循环异常以及黄斑水肿等。广泛缺血会引起视网膜或视盘的新生血管、视网膜前出血、玻璃体积血及牵拉性视网膜脱离等症状。

（三）辅助检查

糖尿病性视网膜病变治疗时应做视功能、眼底检查（直接检眼镜检查、间接检眼镜检查）、眼底荧光造影、眼底照相等检查。

（四）治疗原则

糖尿病性视网膜病变治疗时应严格控制血糖，治疗高血压，定期检查眼底及荧光造影。

【护理措施】

（一）基础护理

（1）心理护理：糖尿病视网膜病变患者由于视觉障碍，尤其是严重病变导致视力较差者，生活自理能力受到影响，易出现心情压抑、忧郁等情绪，并且对病情能否控制、严重程度、视力预后情况等表示焦虑、担忧。而且糖尿病视网膜病变反反复复，患者易产生悲观失望心理，特别是老年患者，因反复治疗病情无明显好转，再次手术也无明显效果，加上治疗费用增多，易丧失坚持治疗的信心，产生极度消沉的情绪。因此，应针对患者的病情特点、年龄层次进行心理疏导，耐心讲解本病治疗的知识，明确治疗的目的和效果，积极坚持治疗的重要性和必要性，加强患者战胜疾病的自信心，积极配合治疗。

（2）血糖的稳定对于糖尿病性视网膜病变患者起着至关重要的作用，应做好以下护理：①用药护理：糖尿病患者随着病情的进展，绝大多数都使用口服降糖药或胰岛素治疗，因此了解药物的作用、副作用和服用方法尤为重要。向患者及家属详细讲解降糖药的种类、作用、副作用和服用方法，如阿卡波糖要与第一口主食一起嚼服才能更好地发挥药物的作用。对于注射胰岛素的患者，还要教会患者或家属胰岛素的注射技术、低血糖的防治。对于所有采用药物治疗的患者都要强调按时进餐、妥善保管药物、勿自行停药。②饮食护理：饮食控制是糖尿病患者非常重要的一项治疗措施。告知患者食物要多样化，并进行合理烹饪，尽量选择炖、煮、蒸、卤、凉拌等方法，避免煎、炸、烧烤、熏等烹制方法，同时督促患者戒烟酒。通过合理饮食，控制血糖在理想范围，可对糖尿病性视网膜病变的病情控制产生积极作用。③运动指导：建议患者在餐后 1~1.5h 进行运动，糖尿病性视网膜病变患者宜选择低强度的运动，如：散步、打太极拳等不太剧烈的运动方式，避免跳跃、潜水、头部低垂等运动，每次 30~60min，每周至少 3 次以上。运动时要选择大小适宜的运动鞋，随身携带糖果和急救卡。

（二）专科护理

已发生玻璃体积血长时间不吸收、牵拉性视网膜脱离，特别是黄斑受累时，应行玻璃体切割术。

（1）术前护理：①生活护理：嘱患者术前调整好心情，多休息，保证充足的睡眠，保持血糖、血压的平稳。指导患者术前沐浴，保持个人卫生清洁。进手术室时请勿携带贵重物品，摘去戒指、项链、义齿等，女患者术日请勿化妆。告知患者术中不要乱动，以免影响手术进行，如有情况举手示意，想咳嗽或打喷嚏，用舌头抵住上腭抑制，必要时举手示意。②术前常规准备：协助患者做好全身各项检查及眼科检查。患者术前 3 天开始使用抗生素眼药滴眼。手术前 1 天备皮，手术当天用 20% 肥皂水充分擦洗备皮范围，用生理盐水（0.9% 氯化钠溶液）充分冲洗结膜囊，加贴眼部敷料，减少再次污染的机会。术前 30min 用复方托吡卡胺眼液和硫酸阿托品凝胶充分散瞳，以便术中操作。③局麻患者术前可进餐，但不宜过饱。全麻患者及安定镇痛患者术前 6~8h 禁饮水，可防止麻醉或术中呕吐，胃内容物逆流入气管，引起窒息。

（2）术后护理：①眼部护理：手术当天严密观察敷料有无渗血、渗液。敷料打开后，观察术眼有无分泌物，结膜充血情况及眼睑水肿程度，保持术眼的清洁。术后 2 周眼内勿进入不洁水，以免引发感染。②生活护理：局麻患者手术后可坐起、进食、自行如厕等。全麻患者术后按麻醉医师的医嘱进行护理，如无特殊情况，患者术后常规去枕平卧 4~6h，禁饮水 4~6h。保持大便通畅，有便秘者可给予缓泻剂。③饮食护理：指导患者合理膳食，食用清淡、易消化、富有营养的食物，多吃新鲜蔬菜，禁辛辣、刺激、过硬食物，禁烟酒。④用药护理：遵医嘱给予术眼抗生素眼液滴眼治疗，预防感染。口服止血药和抗生素，以预防术后出血和感染。滴眼液时手法正确，动作轻柔，分开上下眼睑，向下结膜囊内滴入 1~2 滴药水，轻轻闭目 2~3min。先点刺激性弱的，后滴刺激性强的，毒性药物滴后压迫泪囊 2~3min，混悬液摇匀后滴，两种及以上眼药水使用时间之间间隔 5~10min。⑤疼痛的护理：一般情况下，患者 24h 内可有轻微的疼痛，不需要用止痛药。告知患者如疼痛剧烈，出现头痛、眼胀、恶心、呕吐等症状时，应及时通知医护人员，以免延误病情。

（三）健康指导

（1）自我管理和自我保健：让患者认识到自我控制的重要性，提高患者对疾病相关知识的知晓率，建立良好的生活方式。按医嘱正确、坚持用药治疗，合理饮食和坚持运动，自我心理调整，才能很好地控制病情。达到早预防、早治疗，可减少、延缓糖尿病性视网膜病变的发生和发展。

（2）健康宣教：加强对患者进行糖尿病性视网膜病变防治知识的教育，以降低发病率。要求患者每年进行眼底检查，做好糖尿病的综合治疗，尤其要严格控制血糖、血压、血脂，并戒烟酒。此外，对患者进行运动治疗时要强调适用性，特别是增殖性视网膜病变患者不宜进行剧烈运动，避免潜水、跳跃、屏气等高强度运动和上肢运动，建议进行低强度运动，如散步等。

（刘淑贤　韩　杰　黄叶莉）

第三节　高血压性视网膜病变患者的护理

【概述】

高血压性视网膜病变（hypertensive retinopathy）是一种由高血压引起的视网膜病变，其眼底病变程度与年龄、血压升高的程度及病程长短有关。临床分为慢性高血压性视网膜病变和急进性高血压性视网膜病变两类。

（一）病因

高血压患者全身小动脉持续收缩、张力增加，长期的高血压即可引起动脉管腔的狭窄，继而形成高血压小动脉硬化。高血压临床多为缓慢进行，但少数呈急进型发展。高血压早起眼底表现正常，当全身动脉压升高时，眼底的改变有：视网膜动脉管径变细；视网膜动脉硬化，反光增宽；视网膜水肿出血；严重出现视乳头水肿。

（二）临床表现

（1）慢性高血压性视网膜病变表现为视网膜动脉血管痉挛收缩、变窄，血管壁增厚，严重时出现渗出、出血和棉絮斑。

（2）急进性高血压性视网膜病变主要表现为视盘水肿和视网膜水肿，同时可见视网膜火焰状出血、棉绒斑、硬性渗出以及 Elschnig 斑（脉络膜梗死灶）。

（三）辅助检查

高血压性视网膜病变在治疗时应做视功能、眼底检查（直接检眼镜检查、间接检眼镜检查）、眼底荧光造影、眼底照相等检查。

（四）治疗原则

高血压性视网膜病变在治疗时首先应给予高血压的全身治疗，使用碘剂和血管扩张剂，促进视网膜水肿、出血和渗出的吸收。

【护理措施】

（一）基础护理

（1）心理护理：由于高血压为终身性和全身性疾病，高血压视网膜病变也无法治愈，患者情绪不易稳定，尤其对于病程长和年龄大的患者，因反复治疗，病情无明显好转，再次手术也无明显效果，易出现心情抑郁和悲观心理。因此，应详细讲解疾病相关知识、预防和治疗疾病的目的及重要性，使患者积极配合治疗，同时做好自我管理和自我保健。

（2）血压的良好控制对于高血压性视网膜病变患者起到至关重要的作用，主要从以下几点护理：①饮食护理：告知患者宜选择低盐低脂、清淡、富含营养的饮食，多食新鲜蔬菜水果（合并糖尿病患者除外），禁辛辣刺激性食物，戒烟酒。②用药护理：告知患者必须坚持长期遵医嘱用药，并了解药物作用和副作用。告知患者应用降压药物过程中，避免突然改变体位，以免造成体位性低血压，引起晕厥。③测血压：告知患者经常监测血压，有不适症状立即就医。指导自我监测血压的患者，做到四定：定时间、定体位、定部位、定血压计。④运动指导：指导患者适量活动，勿剧烈运动，选择有氧、低强度运动，如散步、打太极拳等。⑤充足睡眠：告知患者应保持充足的睡眠，指导患者应用促进睡眠的方法，如热水泡脚、睡前喝热牛奶、听轻音乐等。

（二）专科护理

（1）对于高血压性视网膜病变致玻璃体积血长期不吸收、牵拉性视网膜脱离、黄斑受累时，应行玻璃体切割术。

（2）手术护理同“糖尿病性视网膜病变”。

（三）健康指导

（1）定期复查眼底：高血压患者每年至少检查1次眼底，以便早发现、早治疗。研究表明，若能及时治疗、去除病因、降低血压，早期的眼底病变可逐渐消退。反之，如未得到及时治疗，将造成不可逆的病理改变。对已发生视网膜病变的患者应增加检查次数。

（2）自我管理和自我保健：为患者耐心讲解，并使患者认识到自我控制的重要性，达到早预防、早治疗，可减少、延缓高血压性视网膜病变的发生和发展。

（刘淑贤　韩　杰　黄叶莉）

第四节　老年性黄斑变性患者的护理

【概述】

老年性黄斑变性（age-related macular degeneration，AMD）又称为年龄相关性黄斑变性（ARMD），

发病年龄为 50 岁以上，随着年龄的增大，发病率增高。患者双眼同时或先后发病，视力呈进行性损害，是老年人致盲的主要原因。临床分为干性和湿性两类。

（一）病因

老年性黄斑变性的发病原因尚未明确，可能与黄斑长期慢性光损伤、代谢、遗传因素、营养障碍、免疫性疾病等有关。

（二）临床表现

（1）干性老年性黄斑变性：又称作萎缩性或非新生血管性年龄相关性黄斑变性。起病缓慢，双眼视力逐渐减退，可有视物变形。

（2）湿性老年性黄斑变性：患眼视力突然下降、视物变形或中央暗点。

（三）辅助检查

老年性黄斑变性治疗时应做光学相干断层扫描（OCT）、眼底荧光素血管造影（FFA）检查。

（四）治疗原则

目前，治疗老年性黄斑变性尚无特效药物，可采用激光治疗、光动力学疗法、经瞳孔温热疗法。

【护理措施】

（一）基础护理

（1）心理护理：老年性黄斑变性为 60 岁以上老人视力不可逆性损害的首要原因，视力呈进行性损害，视力的下降影响到患者的日常活动、学习和社会活动，生活质量受到进行性损害。其次，老年人的社会、经济能力下降，长期治疗加重了经济负担，加之目前对本病缺乏有效治疗，复发问题未能解决，对视力进行性下降造成的困扰和担忧使患者心存忧虑。一旦视力丧失，将对患者产生极大的心理刺激和精神打击。因此，应从重视改善患者的心理健康和社会功能入手。

（2）生活护理：嘱老年性黄斑变性患者要多摄入绿叶蔬菜，富含维生素 C、维生素 E、锌、叶黄素、DHA 的食物，少摄入高脂肪食物，多吃鱼，禁烟酒，进行适当的锻炼，以控制体重、血压、血脂和血黏度。

（二）专科护理

如果进行激光治疗、光动力学疗法、经瞳孔温热疗法，应严格按照治疗要求进行用药、检查、复诊。

（三）健康指导

（1）定期做眼科检查：向公众宣传患者在视力受到严重损害前，应进行常规的眼科检查，以早期发现和治疗，该病才会有最好的治疗效果。因此，40~64 岁的人群，应 2~4 年进行 1 次常规眼科检查。65 岁以上的人群，应 1~2 年进行 1 次全套眼科检查，可以及时、准确地发现视力下降，并明确原因以便及时治疗。

（2）自我测试：向公众宣传相应卫生知识，让公众了解防治黄斑变性的关键，在于早预防、早发现、早治疗。50 岁以上的中老年人可经常用简单的方法自我测试：用手遮住一只眼，另一只眼注视远方景物，检查视力是否下降；再注视直线条的物体，观察是否有物体的线条变弯，并注意是否有变小、变形现象；还要注意眼前，有无黑影遮挡。自我测试时，一旦发现有视力进行性下降，视物变形或变小、眼前出现黑影等异常情况时，就应及时到医院就诊。

（3）以预防为主的健康指导：老年性黄斑变性一旦发生将无法痊愈，故预防老年性黄斑变性的发生显得尤为重要。研究显示，控制可变的危险因素，如饮食、吸烟、肥胖等，能够减缓老年性黄斑变性的发生。

（4）生活指导：外出建议使用遮阳帽和遮阳镜。

（刘淑贤　韩　杰　黄叶莉）

第五节　视网膜脱离患者的护理

【概述】

视网膜脱离（amotio retinae）是指视网膜色素上皮层与神经上皮层发生分离，是一种严重的致盲性眼病。临床分为孔源性视网膜脱离、牵拉性视网膜脱离以及渗出性视网膜脱离三类。

（一）病因

视网膜脱离是视网膜和玻璃体均参与和发生变性的病理过程，视网膜神经上皮萎缩，玻璃体牵拉或受挫伤，通过玻璃体牵拉导致视网膜裂孔，液化的玻璃体经裂孔进入视网膜神经上皮下积存，均可形成视网膜脱离。

（二）临床表现

视网膜脱离的早期表现为飞蚊症或眼前有漂浮物、闪光感、视野缺损、累及黄斑时视力明显减退。检查发现眼压多为偏低，眼底可见脱离的视网膜呈灰白色隆起，其上有视网膜血管，呈暗红色。

（三）辅助检查

视网膜脱离治疗时应做裂隙灯检查、眼底检查（直接检眼镜检查、间接检眼镜检查）、超声检查、MRI检查等。

（四）治疗原则

视网膜脱离的治疗原则是封闭裂孔，缓解或消除玻璃体牵引。一经确定裂孔及早手术。

【护理措施】

（一）基础护理

视网膜脱离患者可表现为不同程度的视力障碍，特别是累及黄斑时，患者视力明显减退，生活质量受到影响，以及对视力恢复程度的担忧，易表现焦躁、易怒、紧张、失眠等负面情绪。因此，根据患者的年龄、职业、文化背景等因素及患者对所患疾病的认知程度，给予相应的心理指导，耐心讲解疾病相关知识，治疗的方法、目的和效果。

（二）专科护理

视网膜脱离的围手术期护理。

（1）术前护理：①生活护理：嘱患者术前调整好心情，多休息，限制头部过度活动，保持裂孔处于最低位，以免视网膜脱离范围增大。嘱患者保证充足的睡眠，糖尿病、高血压患者要保持血糖、血压的平稳。指导患者术前沐浴，保持个人卫生清洁。进手术室前摘去戒指、项链、义齿等，将贵重物品交予家属保管。告知患者术中如有不适可举手示意，如欲咳嗽或打喷嚏时，用舌抵住上腭抑制，必要时可举手示意。②术前常规准备：协助患者做好全身各项检查及眼科检查。患者术前3日开始点抗生素眼液。手术前1日备皮，手术当日用20%肥皂水充分擦洗备皮范围，用生理盐水充分冲洗结膜囊，加贴眼部敷料，减少再次污染的机会。术前30min用复方托吡卡胺眼液和硫酸阿托品凝胶充分散瞳，以便术中操作。③局麻患者术前可进餐，不宜过饱。全麻患者及安定镇痛患者术前6~8h禁饮水，可防止麻醉或术中呕吐，胃内容物逆流入气管，引起窒息。

（2）术后护理：①体位护理：硅油及气体眼内填充术后的卧位与手术后的视网膜复位率有直接关系。硅油及气体填充术后，需保持裂孔位于最高点（相反，重硅油填充术后，患者需保持裂孔处于最低点），充分发挥其顶压作用，以利于视网膜的复位及裂孔的黏闭。术后重硅油填充期间需持续保持特殊体位，术后每天至少保持14~16h，卧位持续的时间根据视网膜解剖和功能复位情况而定。告知患者保持特殊体位的时间、目的、意义及重要性，避免因体位不当或保持时间不足影响视网膜的复位及并发症的发生。提醒患者注意长期受压处皮肤，1~2h更换受压点，以免压疮的发生。②眼部护理：手术当日严密观察敷料有无渗血、渗液。打开敷料后，拭去分泌物，观察结膜充血情况及眼睑水肿程度。保持术眼的清洁，2周内勿使眼内进入不洁水，以免感染。③生活护理：局麻患者手术后可坐起、进食、自行如厕。全麻患者常规术后去枕平卧4~6h，禁饮水4~6h。指导患者避免头部和眼部过度活动，勿用力憋气、咳嗽或打喷嚏、用力挤眼、大声谈话等引起眼部压力过大的活动。咳嗽或呕吐者，要服用镇咳或止吐药。指导患者保持大便通畅，不可用力排便，便秘者可遵医嘱给予缓泻剂。④饮食护理：指导患者合理膳食，食用清淡、易消化、富有营养的食物，多吃新鲜水果（糖尿病患者除外）和蔬菜，禁辛辣、刺激、过硬食物，禁烟酒。⑤用药护理：术后眼部用抗生素眼液，口服抗生素，预防术后感染；口服止血药，预防术后出血。滴眼液时动作要轻柔，用2种以上眼药时，先滴刺激性弱的，后滴刺激性强的，有毒性药物滴后要压迫泪囊2~3min，混悬液应摇匀后滴入，滴2种以上眼药时，应间隔5~10min。⑥并发症护理：眼压升高是填充硅油和气体术后常见的并发症，如不及时处理，可能导致不可逆的视功能损害，使术后保留的部分视力丧失。术后询问患者有无术眼胀痛、头痛、恶心、呕吐等高眼压症状。一旦出现高眼压，应及时遵医嘱给予降眼压处理，并密切观察眼压情况和倾听患者主诉，告知患者一次性饮水量勿超过300ml。⑦疼痛的护理：一般情况下，24h内有轻微疼痛时，不需要用止痛药。嘱患者如出现眼部剧烈疼痛，并有头痛、眼胀、恶心、呕吐等症状时，应及时通知医护人员，以免延误病情。

（三）健康指导

（1）向公众宣传相关卫生知识，老年人、高度近视者、白内障术后无晶体眼者、有眼外伤病史者、视网膜变性者是视网膜脱离的高危人群，此类人群应尽量避免其诱发因素。

（2）应向公众宣传相关卫生知识，伴有原发病症的视网膜脱离患者应积极治疗和控制原发病。

（3）告知患者出现眼前闪光、视物变形、暗视、眼胀、眼疼、视力忽然下降等情况，立即到医院就诊。

（4）检查眼底对于视网膜患者至关重要，因此应定期检查眼底。通过检查眼底，患者可以了解视网膜脱离情况，包括黄斑受累的程度、视网膜裂孔的位置、周边视网膜变性区、视网膜下液的深度和流动性、脱离视网膜的活动性，以便采取有效治疗方案。

（5）本病视力预后取决于黄斑是否脱离及脱离的时间长短，因此，确诊为视网膜脱离者，应及时接受治疗。

（刘淑贤　韩　杰　黄叶莉）

第六节　视网膜色素变性患者的护理

【概述】

视网膜色素变性（retinal pigment degeneration）是一组以夜盲、视野缩小、眼底骨细胞样色素沉着和光感受器功能不良为特征的遗传性疾病，都是因视杆、视锥细胞营养不良引起。

（一）病因

视网膜色素变性是遗传性病变，有多种遗传方式，有常染色体显性遗传、常染色体隐性遗传、性连锁隐性遗传。视网膜色素变性具有典型的遗传异质性，分离出的致病基因达数十种。

（二）临床表现

视网膜色素变性最早期出现的症状为夜盲，呈进行性加重。随着疾病的进一步发展，双眼视野逐渐缩小，晚期形成管状视野。

（三）辅助检查

视网膜色素变性治疗应做暗适应检查、视野检查、视觉电生理检查、色觉检查、眼底检查（直接检眼镜检查、间接检眼镜检查）。

（四）治疗原则

视网膜色素变性目前尚无有效疗法。对于低视力者可佩戴助视器，提高阅读能力。

【护理措施】

（一）基础护理

（1）心理护理：一方面，由于视网膜色素变性的患者视力逐渐减退、视野逐渐缩小，生活无法自理，情绪不稳定，所以患者必须掌握和了解自己的心理状态，在日常生活中要做好精神调理，保持乐观的心态，家人朋友对情绪暴躁的患者可以通过各种途径和方式给予安慰疏导，以稳定情绪。另一方面，由于本病为遗传性疾病，又无特效疗效，患者易出现悲观、失望心理，医护人员也应鼓励患者树立信心，解除顾虑，积极配合治疗，以期取得最佳的疗效。

（2）饮食护理：视网膜色素变性无特效药物，告知患者饮食上需加以注意，饮食宜清淡，多食新鲜蔬菜和水果，特别是富含维生素 A、维生素 B_1、维生素 B_{12} 的食物，如动物肝脏、蛋类、奶油、鱼肝油、豆类、蛋黄、坚果类、菠菜等。这些食物具有延缓视网膜色素变性患者自然病程的作用。同时，禁辛辣刺激性食物，戒烟酒。

（3）安全护理：视网膜色素变性患者进行性夜盲是最常见的症状，因此提供一个安静舒适、光线良好、生活用品容易取放并且位置固定的生活环境尤为重要。提示患者夜晚尽量减少外出，如需外出，尽量有家人或护理者陪伴。

（二）专科护理

（1）用药护理：视网膜色素变性尚无特效用药，营养剂、血管扩张剂及抗氧化剂的治疗作用未确定，大剂量服用应注意副作用。

（2）遮光镜的使用：视网膜光损伤在视网膜色素变性病理过程中可能起重要作用，并可能是视网膜色素变性遗传缺陷表达的重要影响因素。因此，大力提倡患者在户外活动时佩戴保护性滤光镜，延长患者有效视功能期。

（3）助视器的使用：推荐患者使用视野扩大器、暗助视器、影像增感器等，可根据患者残留的视觉功能情况进行选择。

（三）健康指导

（1）对患者进行遗传咨询，以及通过多种方式帮助视网膜色素变性患者及家属提高对视网膜色素变性的认知和心理准备，掌握疾病发生的原因、影响病情的因素、病情控制的方法、相关检查知识，逐渐适应视功能的不足，以取得患者及家属的配合，完善自我保健工作，提高患者的生活和工作质量。

（2）因视网膜色素变性呈进行性加重，建议患者每 1~2 年随诊 1 次。

（刘淑贤　韩　杰　黄叶莉）

第十章

眼视光学异常患者的护理

第一节 屈光不正患者的护理

【概述】

眼球是以光作为适宜刺激的视觉生物器官，当光线从一种介质进入另一种介质时，光线发生偏折现象，眼视光学中称为屈光，光线经眼的屈光系统折射在视网膜上形成清晰的物像称为眼的屈光作用。眼屈光作用的大小称为屈光力（单位：D）。临床将眼的屈光状态分为两类：屈光正常和屈光不正。屈光不正主要包括近视、远视、散光、屈光参差等。

一、近视

（一）病因

在调节放松的状态下，平行光线经眼球屈光系统后聚焦在视网膜之前，称为近视。近视发生受遗传和环境等综合影响，发病机制尚不明确。眼球前后经长、圆锥角膜、老年性白内障及糖尿病患者均可引起近视。

（二）临床表现

1. 分类

（1）根据屈光成分分类：①屈光性近视：角膜或晶状体曲率过大，眼轴长度在正常范围。②轴性近视：眼轴长度超出正常范围，角膜和晶状体曲率在正常范围。

（2）根据近视度数分类：①轻度近视：视力度数 < －3.00D；②中度近视：视力度数为－3.00D~－6.00D；③高度近视：视力度数 > －6.00D。

2. 主要表现

（1）视远物模糊，视近物清晰。

（2）易引起外隐斜或外斜。

（3）视觉疲劳，近视眼患者若不佩戴镜矫正且长时间做近距离工作，由于过度使用集合功能，不用或少用调节功能，就会发生眼调节功能与集合功能的平衡失调，产生眼胀、头痛、恶心、视物重影等视觉疲劳症状群。以低度近视者多见。

（4）高度近视多属于轴性近视，其伸长主要限于后极部。眼前部可有轻度眼球突出，前房稍深，主要表现为玻璃体及眼底的变性改变。患者常伴有夜间视力差、飞蚊症、漂浮物、闪光感等症状，可发生不同程度的眼底改变（豹纹状眼底、弧形斑、黄斑部可发生形状不规则的萎缩斑、巩膜后葡萄肿、锯齿缘部及周边部囊样变性）。

（三）辅助检查

（1）主观检查法：根据视力检查初步分析判断屈光性质法、插片验光法、交叉柱镜及散光矫正器验光法、云雾法、散光表验光法、针孔片及裂隙片检查法、激光散斑图法。

（2）客观检查法：直接检眼镜检查法、视网膜镜检查法、带状光检影法、角膜计、自动验光仪等。

（四）治疗原则

配戴凹透镜，手术治疗，指导患者养成并保持良好的用眼卫生。

【护理措施】

（一）专科护理

（1）向患者及家长解释近视视力矫正的重要性及并发症，纠正患者及家长的错误认知。注意用眼卫生，正确佩戴眼镜。

（2）佩戴框架眼镜前应先准确验光确定近视度数。镜片的选择以获得最佳视力的凹透镜的最低度数为准。

（3）指导患者和家属学会框架眼镜护理：双手摘戴眼镜，防止眼镜架变形。眼镜佩戴的位置要正确，将镜片的光学中心对准眼球中心部位。镜片的清洁，先用清水冲洗镜片后再用清洁的眼镜布拭干。剧烈运动时避免佩戴框架眼镜，以免眼部受伤。

（4）不同的角膜接触镜有不同的特点：①软镜：其特点验配简单，佩戴舒适。②硬性透氧性接触镜（RGP）：其特点透氧性强、抗蛋白沉淀、护理方便、光学成像质量佳，但验配较复杂，必须严格规范验配。③角膜塑型镜（OK 镜）：角膜塑型镜是高透氧性硬镜，是通过使用特殊设计的角膜接触镜，通过压迫角膜中央区，逐步使角膜的弯曲度变平，从而降低近视度数，提高裸眼视力的一种可逆性非手术疗法。睡眠时佩戴，起床后取出。指导患者注意严格选择适合患者和规范的验配，并密切随访。

（5）使用角膜接触镜的护理要点：养成良好的卫生习惯，避免超时佩戴和过夜佩戴；定期进行眼科检查，如有异物感、灼热感马上停戴；定期更换镜片；游泳时禁止佩戴；戴镜后刺激症状强烈，应取出镜片清洗后再戴。

（6）屈光手术治疗的护理：①术前要做好充分准备：向患者详细讲解不同手术方法的优缺点和适应证，使患者对手术效果有客观的认识，防止因期望过高导致术后失望和不必要的纠纷。帮助患者选择适当的术式。手术前需完成相关检查，长期佩戴角膜接触镜的患者须停戴 1~2 周，佩戴硬镜者须停戴 4~6 周。术前使用抗生素眼药滴眼，冲洗结膜囊。放松心情，充分休息。进行全面的眼科检查，包括视力、屈光度、眼前节、眼底、眼压、角膜地形图等。对选择 LASEK 手术的患者要告知其术后当天疼痛较明显，使患者有心理准备。告知患者术后短期内视力可能不稳定，可出现视近物有重影，属于正常情况，不必紧张。②术后护理：告知患者1周内避免揉眼睛，看书报等。2周内避免不洁水进入眼内。外出时戴太阳镜，以免碰伤。遵医嘱按时用药和复查，出现不适及时就诊。介绍术后用药的具体方法。饮食清淡，避免刺激性食物。LASEK手术的患者术后疼痛24h内会逐渐好转，若疼痛加剧，应怀疑是否角膜上皮瓣移位或脱落，立即就诊。

（二）健康指导

（1）向公众宣传为学生创造良好的学习环境：①合理采光，学生教室窗户的透光面积与室内地面之比不低于1∶6，另外窗外不能有遮挡物，教室内的灯位置不要低于1.7m，否则易产生眩光。桌面照明度不低于100Lux。②课桌椅的配置要适合人体工程学的要求，学生的坐姿要端正。③提高照明亮度及印刷品的质量和字体的清晰度。

（2）向公众宣传养成良好的用眼卫生习惯：①端正阅读姿势，阅读距离要与阅读物保持30~35cm。②尽量避免长时间近距离阅读。每隔1h休息10min，以松弛调节功能。③不要在走路或乘车时看书。

（3）向公众宣传定期检查视力及屈光状态，及时发现问题，健全青少年眼部保健制度。

（4）鼓励青少年锻炼身体，均衡膳食，增强体质。

（5）对于青少年由于睫状肌痉挛产生的假性近视，可用睫状肌麻痹剂、针灸、按摩或雾视法治疗，以解除睫状肌痉挛，恢复视力。

（6）高度近视患者应避免剧烈运动，如打篮球和跳水等，防止视网膜脱离。

（7）向公众宣传优生优育。上海医学研究者对高度近视的遗传规律进行探讨，发现双亲均为高度近视者，其子代均为高度近视；双亲一方为高度近视，另一方为正视眼，其子代患高度近视者占57.5%；双亲均无高度近视，其子代患高度近视占22.2%。因此，有条件的医院应建立眼科遗传咨询门诊。

二、远视

（一）病因

当调节放松时，平行光线经过眼的屈光系统聚焦在视网膜之后，即为远视。典型的远视者视远视近均不清。当远视度数低时，患者可利用调节能力，增加眼的屈光力，将光线聚焦在视网膜上，获得清晰视力。由于过度调节使得远视者经常出现视疲劳症状。

（二）临床表现

1. 分类

（1）低度远视：视力度数＜+3.00D，能在视远时使用调节进行代偿，大部分人40岁以前不影响视力。

（2）中度远视：视力度数为+3.00D~+5.00D，视力受到影响，并伴有不适感或视疲劳症状，过度调节可出现内斜视。

（3）高度远视：视力度数＞+5.00D，视力非常模糊，不适感或视疲劳症状显著。

2. 主要表现

（1）年龄 < 6 岁：低中度远视者无症状，高度远视者通常是在体检时发现，或伴有调节性内斜而被发现。

（2）6~20 岁：由于阅读量增加，阅读字体变小，开始出现视觉症状。

（3）20~40 岁：近距阅读时可出现眼酸、头痛等视疲劳症状，部分患者老视提前出现。

（4）年龄 > 40 岁：调节幅度进一步下降，隐性远视转为显性远视，视近视远均需矫正。

（三）辅助检查

（1）主观检查法：根据视力检查初步分析判断屈光性质法、插片验光法、交叉柱镜及散光矫正器验光法、云雾法、散光表验光法、针孔片及裂隙片检查法、激光散斑图法。

（2）客观检查法：直接检眼镜检查法、视网膜镜检查法、带状光检影法、角膜计、自动验光仪等。

（四）治疗原则

配戴凸透镜，伴有内斜及时矫正。

【护理措施】

（一）专科护理

（1）心理护理，使患者对远视有正确的认知，消除患者的错误理解。

（2）帮助患者选择佩戴合适的凸透镜矫正。

（3）12 周岁以下者或检查过程中眼调节能力强的患者，应采用睫状肌麻痹剂散瞳验光配镜。

（4）轻度远视如无症状则不须矫正，如有视疲劳和内斜视，虽然远视度数低也应配镜。

（5）中度远视或中年以上患者，应戴镜矫正以提高视力、消除视疲劳和防止发生内斜视。

（二）健康指导

（1）帮助患者及家属正确认识远视并掌握辅助检查的方法。

（2）向相关单位宣传，建议每半年复查 1 次视力，根据屈光检查结果调整镜片度数。

（3）指导患者及家属正确观察，注意眼位变化。斜视患者应及早行斜视矫正和正位视训练。

三、散光

（一）病因

眼球在不同子午线上时屈光力也不同，形成两条焦线和最小弥散斑的屈光状态称为散光。角膜曲率异常、晶体光心偏离、屈光指数差异等可引起散光。

（二）临床表现

1. 分类

散光类型可分为规律散光和不规律散光。最大屈光力和最小屈光力主子的午线相互垂直者为规律散光，不相互垂直者为不规律散光。规律散光又分为顺规散光、逆规散光和斜向散光；

根据两条主子午线聚焦与视网膜的位置关系分为单纯近视散光、单纯远视散光、复性近视散光、复性远视散光及混合性散光。

2. 主要表现

（1）视力：低度散光的视力一般不受影响，中、高度散光则远、近视力均不好。

（2）视力疲劳：患者常表现为眼痛、头痛，尤以前额部最明显，视物重影、近距离工作不能持久。

（3）头位异常：高度不对称散光或斜轴散光患者可出现头位倾斜或斜颈，当散光矫正后头位异常可以消除。

（4）眯眼：以针孔或裂隙作用来减少散光。散光眯眼与近视眯眼不同，散光看远看近均眯眼，而近视仅在看远时眯眼。

（5）散光性弱视：幼年时期的高度散光易引起弱视。

（6）眼底：视盘呈垂直椭圆形，边缘模糊，用检眼镜不能很清晰地看清眼底。

（三）辅助检查

（1）主观检查法：根据视力检查初步分析判断屈光性质法、插片验光法、交叉柱镜及散光矫正器验光法、云雾法、散光表验光法、针孔片及裂隙片检查法、激光散斑图法。

（2）客观检查法：直接检眼镜检查法、视网膜镜检查法、带状光检影法、角膜计、自动验光仪等。

（四）治疗原则

配戴圆柱镜。

【护理措施】

（一）专科护理

（1）佩戴柱镜片矫正，倘若不能适应完全矫正，可先予以低度数矫正，然后再逐渐增加度数。

（2）指导患者正确佩戴接触镜，± 1.50D 以上的散光及不规则散光可以用软接触镜矫正，± 1.50D 以上的散光还可用硬性角膜接触镜矫正。

（3）手术治疗一般用于先天性或后天性内眼手术后的高度散光。

（二）健康指导

（1）向患者及家属讲解散光的相关知识，检查方法。

（2）轻度散光的患者不必矫正，但应做保健恢复，卫生用眼。出现视物模糊、视疲劳的患者应及时矫正。

（3）指导患者正确戴镜，防止弱视发生。

（4）使用硬性透氧性角膜接触镜矫正时，应告知患者需要一定的戴镜适应期。

四、屈光参差

（一）病因

双眼屈光度数不等者即为屈光参差，度数相差超过 2.50D 以上者通常会因融像困难出现症状。由于人眼调节活动是双眼同时，所以屈光参差者度数较高眼常处于视觉模糊状态，易引起弱视。

（二）临床表现

人眼调节活动是双眼等同性的，在双眼行使等量的调节功能情况下，对屈光参差者来说，一眼清晰聚焦，则另一眼视觉模糊。屈光参差度数相差 2.50D 以上并佩戴眼镜矫正者通常会出现融像困难。

（三）辅助检查

（1）主观检查法：根据视力检查初步分析判断屈光性质法、插片验光法、交叉柱镜及散光矫正器验光法、云雾法、散光表验光法、针孔片及裂隙片检查法、激光散斑图法。

（2）客观检查法：直接检眼镜检查法、视网膜镜检查法、带状光检影法、角膜计、自动验光仪等。

【护理措施】

（一）专科护理

（1）配戴普通眼镜矫正，双眼相差最好不超过 2. 50D。

（2）接触镜矫正效果最好，特别是超薄型亲水软性角膜接触镜。

（3）人工晶体植入术对单眼无晶体眼屈光参差的矫正最理想。

（4）手术矫正，各种角膜成形术皆可用于治疗屈光参差。

（5）向公众宣传相关卫生知识，建议定期检查视功能，建议每半年检查 1 次，根据屈光检查结果及时调整眼镜度数。

（二）健康指导

（1）让患者及家属正确了解屈光参差知识，并向其解释屈光参差早期发现、早期治疗的重要性，使患者理解如不及时矫正，度数高的眼会发生弱视。

（2）建议在睫状肌麻痹状态下验光，以取得较为准确的矫正度数。

（3）向公众宣传用眼卫生，注意眼部休息，以免眼调节痉挛。

（刘淑贤　韩　杰　黄叶莉）

第二节　老视患者的护理

【概述】

老视（presbyopia）亦称老花，虽然是因年龄而出现的生理性调节老化所致，也常常被归为“屈光不正”的一种特殊类型。老视是一种自然性老化现象，随着年龄增长，晶状体逐渐硬化，弹性减弱，睫状肌的功能逐渐减低，从而引起眼的调节功能逐渐下降。从 40~45 岁开始，人眼可出现近距离工作困难。

（一）病因

老视是随着年龄的增长，晶体核增大而致密，弹性降低，同时睫状肌收缩力减退，致使眼的调节能力减弱，出现视物模糊的生理机能下降现象。

（二）临床表现

（1）近视困难：所需阅读距离随年龄的增加而增加。

（2）阅读需要更强的照明度：光线可增加书本与文字间的对比度，同时可使瞳孔缩小，提高视力。

（3）视近不能持久：因为调节力减退，患者要在接近双眼调节极限的状态下近距离工作，所以不能持久。同时过度调节会引起过度集合，故患者阅读易串行，还有字迹成双的幻觉。部分患者甚至会出现眼胀、流泪、头痛等视疲劳症状。

（三）辅助检查

老视的诊断需要验光。

（四）治疗原则

老视患者的治疗需要佩戴凸透镜。

【护理措施】

（一）专科护理

（1）心理护理，向患者讲解老视出现的原因，使他们能够正确认知老视相关知识。

（2）了解老视者的工作性质和阅读习惯，帮助选择适合的凸透镜，以达到持久、舒适的阅读效果。

（3）验配前要了解佩戴者的视觉需求，根据实际情况可以选择单光眼镜、双光眼镜和渐变多焦点眼镜进行矫正。①老视单光眼镜是首次佩戴眼镜的人的较好选择，但只适合于看近时使用。②双光眼镜是将两种不同屈光力磨在同一镜片上，成为两个区域的镜片，双光眼镜弥补了单焦镜远近不能兼顾的不足，但外观不美，且常出现像跳现象。③渐变多焦点镜是通过改变镜片前表面曲率半径而使镜片屈光力发生变化，为佩戴者提供自远点到近点全程、连续的清晰视觉。指导患者正确使用渐变镜。

（二）健康指导

（1）向患者介绍老视的发生机制，使患者正确认知老视是一种生理性调节力减弱现象，消除患者的疑虑。

（2）无论是正视眼或非正视眼均会出现老视。个体差异、环境因素、工作性质、有无近视等导致老视发生年龄不同。

（3）佩戴近用的凸透镜，镜片的屈光度依年龄和原有的屈光状态而定，一般规律是：①原为正视眼者，45 岁佩戴 +1.00D；50 岁佩戴 +2.00D；60 岁佩戴 +3.00D。②非正视眼者，所需戴老视眼镜的屈光度为上述年龄所需的屈光度与原有屈光度的代数和。

（刘淑贤　韩　杰　黄叶莉）

第十一章

斜视与弱视患者的护理

第一节 斜视患者的护理

【概述】

人的双眼12条眼外肌的适度收缩和放松能够使双眼协调运动，当双眼的运动系统处于完全平衡、互相匹配的状态时，两眼成为同一个功能单位，不出现偏斜，称为正位眼。反之，如果两眼的视轴呈分离状态，其中一只眼注视某个目标，而另一眼偏离目标，则为斜视。斜视的患病率约3%，这类患者往往双眼无法各自分别成像，更缺乏将双眼感知的图像加工整合成一个有深度感、凸凹感的图像的能力，即缺乏立体视，这严重影响患者的精细操作和空间感知能力。

根据眼球运动功能是否受到损害可以将斜视分为：非共同性斜视和共同性斜视。非共同性斜视根据运动受限的原因可以细分为麻痹性斜视和限制性斜视。

斜视患者的异常知觉状态有复视、混淆视。为了克服这些难以耐受的知觉障碍，患者大脑内会自发抑制偏斜眼的成像，并导致该眼的弱视，引起严重后果。

斜视应尽早治疗，目的是建立双眼视觉：5岁之前是双眼视觉形成的关键期，青春期以后的治疗只能恢复外观。治疗分为非手术治疗和手术治疗：非手术治疗有弱视的治疗、光学矫正、眼外肌功能训练等；手术治疗即针对眼外肌的减弱、增强和移位手术。

（一）病因

斜视的产生有先天因素，过度调节、神经肌肉麻痹、外伤等，均可引起斜视。

（二）临床表现

斜视主要表现为眼位的偏斜，可以是单眼的偏斜，也可以是双眼交替性偏斜。偏斜的方向可以向内、外、上、下，或者向内上、外上等复合性方向。为克服双眼感知的不均等和混淆，后天急性起病者可有复视，先天者往往出现偏斜眼的视觉抑制。部分患者可以出现特征性的异常姿势，如头偏、下颌内收、颈斜等，均是机体为了减少患眼的物像偏斜，以形成较为和谐的双眼视觉体验而产生的。

1. 间歇性斜视

（1）发病特点：当注意力不集中时或身体虚弱时较为明显，患者可以自行控制将眼位调整为正位。临床非常常见，可以在3~5岁发病，且随年龄增大而发展。

（2）主要表现：患者视物疲劳，阅读困难，畏光，阳光下喜欢闭一只眼。屈光不正程度轻时，较少出现弱视，双眼视觉破坏较少。

2. 共同性斜视

（1）共同性内斜视：①先天性内斜视：先天性内斜视半岁内发病，斜视度较大。②调节性内斜视：调节性内斜视往往具有较大的远视度数，且在看清物像时需要较大的调节和相关的眼球集合运动（即双眼内收）。某些患者通过戴镜矫正远视可以缓解部分斜视，对于不能完全矫正的斜视，可以手术治疗。③非调节性内斜视：非调节性内斜视没有调节性因素，发病较晚，看远与看近斜视程度相当。另外，儿童时期的各种影响视力的疾病，如白内障、角膜白斑、眼外伤等，都可以引起知觉性的非调节性内斜视。

（2）共同性外斜视：①间歇性外斜视：强光下喜闭一眼，控制正位时有一定的双眼视功能，眼位偏斜时，偏斜眼可以有抑制，无明显屈光不正。②先天性外斜视：先天性外斜视在患儿出生后6个月以内发病，大角度外斜，双眼视功能很差，往往合并中枢神经系统异常和颅颌面异常。③知觉性外斜视（失用性外斜视）：较大儿童或者成人出现的单眼眼疾，造成视力低下，继而引起的外斜视。如白内障、无晶体眼、视网膜病变等。

3. 非共同性斜视

非共同性斜视其中一种是由于神经肌肉的麻痹引起，这部分患者通常合并了先天神经发育异常、产伤，或者后天的炎症、缺血、外伤、感染，临床上多见的是由糖尿病和脑血管病引起者。另一种为眼外肌的粘连、嵌顿、变形引起，这必将影响眼外肌的正常舒缩功能，如外伤、甲状腺相关眼病等。

4. 特殊类型的斜视

（1）Duane眼球后退综合征：患者展神经核异常，展神经缺损。外转时睑裂开大，内转时睑裂变小，眼球内陷，后退，有时伴有眼球上转和下转现象。

（2）垂直分离性斜视：垂直分离性斜视患者的双眼都具有交替上斜的趋势。交替遮盖时被遮盖眼上转合并外旋转，去遮盖后眼球缓慢回到正位并合并内旋转。通常双眼发病，但不一定具有对称的斜视程度。常可合并先天性内斜视，眼球震颤及弱视。

（3）先天性眼外肌广泛纤维化综合征：因为动眼神经、滑车神经核的发育不全，可见支配各眼外肌的神经纤细，引起各眼外肌功能障碍。临床表现包括上睑下垂，双眼下斜视、外斜视，眼球垂直及水平方向的运动障碍等。

（三）辅助检查

斜视在治疗时一般先询问病史，再做视力检查、眼球运动检查、斜视定量检查，如三棱镜检查、同视机检查。

（四）治疗原则

斜视与弱视患者的护理，斜视的治疗通常以药物治疗、戴镜矫正、治疗弱视、正为训练、手术治疗等手段综合进行。

【护理措施】

（一）基础护理

（1）心理护理：斜视患者通常为少年儿童，因为外观明显异常，常常受到同伴的奚落，这些患儿不仅惧怕和同龄人相处，而且不愿意上学，易形成孤僻、内向、敌对等不良心理状态。对于这部分患者应该制订较详细、长期的心理护理方案，耐心解释、鼓励患者接受有效的治疗，争取获得较为正常的外观，并能够恢复自信、建立融洽的同伴关系。

（2）生活护理：斜视的患者大部分不能形成有效的立体视，对于空间的深度、物体的远近的判别有一定困难。在生活中，应配合医生给患者进行合理的双眼视觉训练。指导并帮助患儿形成一定经验立体视，即通过阴影的形成、运动的速度和触摸感觉等来形成立体视的体验。叮嘱患者避免剧烈运动，注意所处环境的周围情况，不要跌倒或被撞伤。对于丧失立体视的成人患者，应该避免驾驶。

（二）专科护理

（1）视力辅助：斜视患者往往伴随一定的屈光不正，相当一部分患者的屈光不正非常严重。这部分患者应该每日佩戴眼镜，以获得较好的视力。应监督孩子全天佩戴眼镜，而并非上课时佩戴眼镜，帮助孩子逐渐克服戴眼镜带来的日常生活不便。顽皮好动的孩子易摔碎眼镜，应该注意安全教育，可以用加强的耳架和固定绳来预防出现这些问题。学龄前的儿童，应该督促每半年重新验光并更换眼镜，学龄期儿童至少每年重新验光1次。

（2）围手术期护理：①术前：手术前3天，应该用常规抗生素眼药水点双眼，每天4次，以清洁结膜囊。②手术当日：以无菌生理盐水冲洗双眼结膜囊，并叮嘱患者转动眼球，以彻底清洁穹隆部结膜，对于学龄前儿童不配合冲洗者，不必勉强。全麻手术者应该注意禁饮水时间，而局麻手术者，不应进食过多，以免手术时牵拉眼肌造成恶心呕吐（眼心反射），叮嘱患者，手术中所造成的恶心感觉通常持续不足1min，术中保持镇定，并适当做深呼吸。③术后：手术结束后通常以敷料覆盖手术眼，一般不必包扎。术后第一天，即拆除敷料。因幼儿遮盖眼部数日即可以造成弱视，故应敞开患眼。点抗生素眼药水，一般每天白天4次，夜间涂抗生素眼膏1次。可以用无菌生理盐水擦拭眼睑外的分泌物，并口服抗生素3天。局部用药通常持续3周。术后看护患儿，阻止患儿抓挠患眼，勿使不洁水进入眼内。

（3）长期护理：应告诫患者斜视术后只解决眼位问题，关于弱视治疗和双眼视觉的恢复依然需要长期随诊。应指导患者不断接受训练，巩固斜视手术的效果。不少患者术后可能因为个人肌肉的力量和融合功能的不同而出现病情变化，依然需要相应的治疗，不能一劳永逸。

（三）健康指导

（1）向公众进行相关知识宣传。斜视的表现多种多样，有的是眼位偏斜，有的喜欢歪头、斜颈、眯眼、怕光，并出现步态异常，应告诫父母如果孩子出现异常的姿势和视力低下的表现，应该到医院详细检查。

（2）斜视不仅仅影响外观，更严重是干扰了双眼协同工作的能力，影响判断物体的远近、深浅和立体感。治疗的目的首先是帮助患者恢复立体视，通常需要尽早手术，青春期以后的手术治疗只能改善患者的外观。

（3）斜视往往与弱视和屈光不正伴随，应该注意联合治疗方才能巩固疗效。嘱患者应该配合医生的医嘱，既不要急于求成，也不能放任自流，需要制订较长期的治疗方案。

（4）视力低下、眼位偏斜的患者往往上课、学习受到影响，还可能遭到同伴嘲笑，应进行客观有效的疏导，帮助他们回到正常的群体生活中。

（5）斜视手术后眼位的保持有许多制约因素，相当多的患儿需要 2 次或者多次手术，应向家长做好解释工作，并给患者做密切随诊。

（刘淑贤　韩　杰　黄叶莉）

第二节　弱视患者的护理

【概述】

弱视（amblyopia）是较为常见的儿童眼病，在我国青少年中的发病率为 1%~5%。一般认为，弱视是非器质性病变或者无法解释视力下降的器质性病变。中华眼科学会于 1996 年的弱视定义：凡眼部无明显器质性病变，以功能性因素为主所引起的远视力 <0.8 且不能矫正者均列为弱视。中华眼科学会斜视弱视学组于 2010 年的弱视定义：视觉发育期由于多种因素，引起的单眼或双眼最佳矫正视力低于相应年龄的视力，或双眼视力相差两行以上 。

（一）病因

弱视是一种单眼或双眼最佳矫正视力低于正常，而未能发现与该视力减退相对应的眼球器质性病变，是由于出生后早期斜视、屈光参差、屈光不正、形觉剥脱等异常视觉经验引起，主要是中心视力缺陷，周边视力可以正常。

（二）临床表现

（1）根据发病原因，可将弱视分为以下四种：①形觉剥夺性弱视：由于婴幼儿时期，白内障，角膜混浊，完全性眼睑下垂，甚至不恰当的遮盖一眼。使得光线不能充分进入眼内，使黄斑不能接受正常的光刺激，抑制了视功能发育。②斜视性弱视：患儿一般患有斜视或曾经患有斜视，同时伴有弱视，但无眼底异常。大脑为了消除一眼斜视引起的复视和视觉混淆，会主动抑制由斜视眼传入的视觉冲动，进而导致该眼黄斑部功能长期受抑制，从而导致弱视的形成。此类弱视中，斜视是因，弱视是果。③屈光参差性弱视：双眼的屈光状态不等叫做屈光参差。当双眼的屈光状态相差较大时，同一物体在双眼视网膜上的成像的清晰度和大小都有明显差异，导致双眼视觉融合困难。为了规避这种困难，大脑会主动抑制视觉模糊一眼（即屈光度较高眼）的视觉传导，从而导致该眼的黄斑部发育受抑制。使双眼的屈光不正矫正，当双眼视物大小之差超过 7% 时，视觉中枢也很难将其融为一体。④屈光不正性弱视：双眼在视觉形成的关键期和敏感期没有佩戴过矫正眼镜的高度屈光不正的患儿，视网膜上的物像总是模糊不清的，由于大脑视觉中枢长期接受这种不清的物像，久而久之即形成弱视，一般常见于中高度远视和散光。

（2）临床特征：①视力减退：视力不良是弱视的最重要的表现。按照最佳矫正视力可将弱视分为重度弱视（最佳矫正视力≤ 0.1）、中度弱视（最佳矫正视力 0.2~0.5）和轻度弱视（最佳矫正视力 0.6~0.8）。②低照度视力（暗光下视力）：低照度视力与普通照明下的视力相当。绝大多数人在暗光照下视力会较普通照明下差，但有些弱视眼的视力无明显改变。③拥挤现象：弱视眼对单个字体的识别能力，比对同样大小但排列成行的字体的识别力要高得多。④注视异常：注视异常指用黄斑中心凹以外的视网膜某一点去注视目标，与正常人用黄斑中心凹去注视目标明显不同。⑤立体视觉异常：立体视觉即双眼对三维空间中物体远近、前后和凹凸特征的感知能力。完善的立体视觉需要双眼具有接近的、较正常的视力和相同的注视方向，弱视患者因为视力低下，且双眼视力不完全匹配，故而丧失立体视觉。

（3）弱视患者日常生活中的异常表现：①不能稳定地注视物体，眼球出现震颤。②不能注视感兴趣的物体，眼球不能追随灯光转动。③对于较小的幼儿来说，家人试图遮盖其视力较差一眼无不安的表现，而遮盖较好一眼会不满，甚至哭闹。④视物眯眼。⑤视物皱眉、歪头、斜颈、偏头等异常姿势。⑥看东西时一眼注视，另一眼偏斜。⑦看东西距离很近。⑧学龄儿童，看不清黑板、经常抄错笔记，容易疲劳。⑨走路姿势不稳，易摔跤。

（三）辅助检查

弱视在治疗时一般可做视功能、眼位检查（角膜映光法、视野计法、交替遮盖加三棱镜测量法及同视机测量法）、散瞳检查、注视性质检查（光发射法、窥视镜检查方法）等检查。

（四）治疗原则

（1）矫正屈光不正：使用散瞳验光，佩戴合适的眼镜。

（2）遮盖疗法：屈光矫正后，遮盖较好的一眼，迫使弱视眼注视。

（3）辅助弱视训练。

【护理措施】

（一）基础护理

（1）心理护理：因为患儿年幼好动，自我约束力差，所以注意力难以集中和持久，往往起初不适应戴眼镜的生活。应针对患儿的心理特点进行心理指导，充分讲解弱视治疗的目的和意义，并多给予鼓励，帮助他们克服戴镜和遮盖治疗带来的耻辱感。

（2）饮食指导：指导患者家长注意患者的营养平衡、合理膳食，养成良好的饮食习惯，多给患者吃含蛋白质、维生素丰富的食物，如牛奶、豆制品、动物肝、牛肉、水果等；少吃含糖量高的食物。

（二）专科护理

（1）获得准确的视力情况：根据患儿年龄选择适合的视力表。对待患儿应态度和蔼，语气亲切，并多加鼓励，以取得患儿的配合。检查视力时，请家长协助完全遮挡另一只眼，防止患儿用双眼偷看。有些患儿在等候时背记视力表，护士应尽量在同一行打乱顺序指点。

（2）眼药护理：一般在验光检查前要点阿托品眼膏，嘱家长在点药后按压内眦 5min，避免药物被鼻泪管黏膜及鼻腔黏膜吸收，产生不良反应 。

（3）戴眼镜的护理：进行正确的屈光检查及合理地佩戴眼镜，眼镜腿用链子联结，以防患儿打碎镜片。应坚持患儿全天佩戴眼镜，监督患儿在弱视训练及上学时不要偷偷摘掉眼镜。

（4）遮盖疗法的护理：即遮盖主眼，强迫弱视眼注视的方法。对于主眼的遮盖一定要严格和彻底，避免患儿从空隙中偷看。并且为避免主眼产生遮盖性弱视，对患儿要遵医嘱进行部分时间遮盖或交替遮盖。指导患儿家长注意患儿眼罩的卫生，定期更换，避免眼部感染。

（5）弱视训练的护理：护士应耐心指导患儿在医院进行的弱视训练。教会家长使用家庭弱视训练仪的方法，并根据视力、年龄、智力发育、兴趣等加以精细目力训练（如串珠子、描图卅、插图版以及电脑训练软件）。嘱家长在治疗时监督陪同，使患儿精力集中，达到更好的治疗效果，并及时向医生反馈相关情况。

（三）健康指导

（1）向公众宣传相关卫生知识，向家长强调早发现早治疗的重要性。家长应细心观察孩子平时的表现，发现异常及时就诊。告诫家长儿童 2 岁以内为视力发育的关键期，2~5 岁为敏感期，5~12 岁为可塑期，12 岁以上弱视治疗很难取得效果。

（2）嘱家长带孩子到正规医院接受治疗，不要听信一些不法医疗机构的宣传，勿用看起来神奇、速效、昂贵的保健产品。

（3）告知家长弱视治疗是一项长期而且艰苦的过程，需要家长的积极配合。不要由于工作忙而放弃治疗，也不要急于求成，治疗一段时间后进步不大就失去信心或者略有提高就终止治疗，以免给孩子造成终身遗憾。

（4）应注意患者的人身安全。将健眼严格遮盖后，使用弱视眼来进行生活，给孩子带来很多不便，在视力未获得改善之前，不可让患儿单独行动，过马路和上体育课时应该暂时打开健眼遮盖，避免发生危险。

（5）嘱家长坚持门诊随访，以确认治疗方案是否有效，并定期调整眼镜度数。

（刘淑贤　韩　杰　黄叶莉）

第十二章

眼眶疾病患者的护理

第一节 眶蜂窝组织炎患者的护理

【概述】

蜂窝组织炎（cellulitis）是发生于眼眶内的急性化脓性炎症，如不及时治疗或治疗不充分，则组织坏死溶解，形成脓肿甚至较为严重的并发症。儿童期由于免疫功能发育不全，较成人易发生眶内感染。一般分为：眶隔前蜂窝织炎、眶深部蜂窝织炎、全眼眶蜂窝织炎。可引起视力永久性丧失，并通过颅内蔓延或败血症危及生命，常被视为危症。在抗菌药物应用以前死亡率达 19%，视力丧失达 33%。近年来，多种敏感抗菌药物的使用和诊断技术的进步，使眶蜂窝组织炎的预后大为改观，但严重并发症仍有发生。

（一）病因

本病是化脓性细菌感染或眶周围结构感染灶的眶内蔓延，最常见来源于鼻窦、口腔和牙齿、牙龈以及面部感染，病原体多为溶血性链球菌和金黄色葡萄球菌。在眶脓肿培养中还发现有类白喉杆菌、流感杆菌、大肠杆菌和厌氧菌等。全身的感染灶经血行传播，败血症或全身免疫力低下者更易引起眶蜂窝组织炎。

（二）临床表现

（1）眶隔前蜂窝组织炎：①发病特点：眶隔前蜂窝组织炎主要发生在眼睑，眶隔后组织无明显炎症反应，临床多见，发生率是眶深部蜂窝织炎的 5 倍。②临床表现：患者眼睑发热、肿胀和出现红斑，上睑下垂，睑裂变小，严重者睑裂完全闭合。部分患者红肿的皮肤上有黄白色局部隆起，出现“脓点”，一旦破溃即有脓液流出，眼睑炎症很快好转。结膜充血水肿，大部分患者角膜透明，少数患者有暴露性角膜炎、角膜溃疡。患者可有发烧、不适、耳前淋巴结肿大、白细胞增高等症状。

（2）眶深部蜂窝组织炎：①发病特点：眶深部蜂窝组织炎炎症主要集中在眶隔后组织中，眶前组织也有轻度受累，可引起眼球运动障碍，视力损害。②临床表现：患者眼痛，眼球突出，视力下降，瞳孔传入神经障碍，三叉神经眼支所支配的区域感觉减退；视网膜静脉充盈、视盘水肿；眼外肌受累，眼球运动障碍；结膜、眼睑充血水肿一般较眶前蜂窝织炎轻。部分患者有鼻塞、流涕和鼻根部压痛等鼻窦炎表现。患者可出现发热、不适等全身中毒症状，白细胞计数增高。

（3）全眼眶蜂窝组织炎：①发病特点：全眼眶蜂窝组织炎患者的眼睑、结膜明显红肿，眼球突出、运动障碍、视力下降或失明，晚期可形成眶脓肿。②临床表现：患者眼眶疼痛，上下眼睑严重红肿，活动度消失，眼眶肿胀、眶压增高，眼球明显突出、固定，重者眼前节结构破坏，视力失明。三叉神经眼支所支配的区域感觉减退。患者可出现发热，白细胞计数升高等症状，特别要注意全身中毒症状。

（三）辅助检查

眶蜂窝组织炎治疗时应做CT检查，细菌培养和药敏试验。

（四）治疗原则

眶蜂窝组织炎可用足量抗生素治疗，酌情给予激素治疗，脓肿形成后切开引流。若并发海绵窦血栓应在内科医生指导下进行抢救。

【护理措施】

（一）基础护理

（1）心理护理：由于患者症状明显，病情发展迅速，球结膜高度充血、水肿，突出睑裂，常出现焦虑、恐惧心理，患者担心是否患眼肿瘤，因此出现情绪低落、不思饮食、烦躁易怒、失眠等负面表现。应向患者及家属解释病情及药物治疗的目的、效果，多给予安慰、鼓励，可减轻患者的负面情绪，帮助患者树立战胜疾病的信心，使其积极配合治疗，争取早日康复。

（2）休息与活动：急性期应卧床休息，症状较轻的患者可适当活动。保持环境安静、清洁，减少声光刺激。眼部肿胀明显者可适当抬高床头，缓解症状。

（3）饮食护理：告知患者进食营养丰富、易消化的饮食，禁食辛辣刺激性食物，戒烟酒，少吃煎炸、烧烤类食品。

（二）专科护理

（1）病情观察：每4h测量生命体征1次。注意视力变化，了解视神经受累情况，同时询问和观察患者的全身情况，发现变化及时通知医生给予相应的处理，防止病情进展恶化。

（2）及时做结膜囊细菌培养及药物敏感试验，发热时抽血做血培养，检查血常规。

（3）用药护理：遵医嘱应用抗生素，大剂量静脉给药联合局部滴眼液，必要时可加用含激素眼药。合并角膜溃疡时应用扩瞳剂以减轻睫状肌反应，减缓疼痛。眶压高者可滴注20%甘露醇降低眶内压。用药过程中要注意观察药物的副作用。

（4）眼部护理：严格无菌操作，用无菌棉签抹去分泌物，保持眼周皮肤清洁。滴眼药时动作轻柔，避免给眼球加压引起角膜穿孔、破裂。眼球突出、眼睑闭合不全、角膜暴露明显的患者涂抗生素眼膏或人工湿房保护，预防暴露性角膜炎，必要时行颞侧睑缘缝合术。

（5）切开排脓的护理：局部“脓点”形成者，可切开排脓。切开部位选择脓肿最突出、局部触之波动点最明显或体位最低处，以尖刀刺入脓腔，沿着与皮肤纹路平行的方向挑开脓头，放置橡胶引流条。每日换药，逐日逐段拔除引流条，直至脓血完全排尽且切口愈合，注意保持引流通畅，敷料清洁、干燥。

（三）健康指导

（1）指导患者注意眼部卫生，避免交叉感染。

（2）积极治疗原发病灶，防止炎症扩散。

（3）教会患者及家属正确眼部用药，指导患者按医嘱用药，不可擅自停药，定期复查。

（4）避免挤压面部危险三角区的疖肿，以免引起海绵窦栓塞性静脉炎。

（刘淑贤　韩　杰　黄叶莉）

第二节　甲状腺相关性眼病患者的护理

【概述】

甲状腺相关性眼病（thyroid-associted ophthlmopthy,TAO）是伴有甲状腺内分泌机能异常的眼眶病变，眼眶炎症与甲状腺功能异常和免疫系统失调有关，单眼或双眼同时发病，病变主要累及眼眶的横纹肌、平滑肌、脂肪组织、泪腺及结缔组织。除具有眼部体征外，还可伴随不同程度的甲状腺症状，在成人眼眶疾病中约占20%，排在眼眶疾病的第一位。

（一）病因

其确切的发病机制尚不清楚。目前大量研究证实，它是一种器官特异性自身免疫性疾病，为细胞免疫和体液免疫在遗传因素、环境因素条件下共同作用的结果，但主要与细胞免疫反应有关。由于甲状腺相关性眼病存在家族倾向，提示此病的发病可能与遗传因素有关。

（二）临床表现

（1）眼睑退缩、下落迟缓：上睑缘升高，甚至达上方角巩缘以上，下睑缘在下方角巩缘以下，使角巩缘上方或下方巩膜暴露。当眼球向下看时，退缩的上睑不能随眼球下转而下移或下落缓慢，称其为上睑迟落。

（2）软组织受累：眼睑、结膜充血变红，眼睑、结膜、泪腺、眼眶软组织肿胀。急性期眼部软组织受累最为明显。

（3）眼球突出：眼球突出的原因是眼外肌肥大、眶脂肪增多，增加的眶内容物在骨性眼眶内向前移，推挤眼球向前突出。

（4）眼球不全脱位：眼球不全脱位是由于眶内脂肪容积迅速增加，致眼球向前移位，眼球的赤道部达眶缘，眼睑则向后退缩。

（5）眼外肌受累：眼外肌受累表现为眼外肌的肌腹扩大，肌附着处正常。显著受累者可出现复视，眼球运动受限，眼球移位等表现。

（6）角膜受累：患眼可有畏光、异物感、反复发作、上睑结膜弥漫充血、上角膜缘灰白色浸润、角膜点状上皮脱落、另外可伴丝状角膜炎。

（7）视神经病变：视神经病变的主要原因是眶尖处眼外肌肥大压迫视神经，其他原因有急性期眶内容物急剧增加，眶压升高，直接压迫视神经；急性期眶组织发炎，毒素伤害视神经。

（8）眼内压升高：眼内压升高与以下因素有关：眼眶充血，上眼静脉扩张致巩膜表面静脉压升高；眼球向限制性眼外肌作用相反的方向转动时，肥大的眼外肌压迫眼球；小梁网有黏多糖沉着，甲状腺毒性作用和遗传相关易感性。

（三）辅助检查

甲状腺相关性眼病在治疗时应做 CT 检查、超声波检查、MRI 检查、甲状腺功能检查等检查。

（四）治疗原则

甲状腺相关性眼病的治疗可采用药物治疗和手术治疗。

【护理措施】

（一）基础护理

（1）心理护理：甲状腺相关眼病最常出现的心理问题是自我形象紊乱。由于疾病所致不同程度的突眼致使外表形象改变，而且短时间内可能出现视力障碍甚至失明，影响患者的生活、工作及社交，尤其是女性患者或年轻患者会感到自卑、焦虑，伴有甲亢的患者可有性情急躁、失眠、易怒等情绪反应。对于激素及放射治疗，患者易产生紧张、恐惧的心理。护士应耐心细致地解答患者的疑虑，消除患者的不良情绪，向患者及家属介绍本病的相关知识、治疗与护理配合方法，合理地对患者进行心理疏导，安慰、鼓励患者，帮助患者树立战胜疾病的信心，使其积极配合治疗。

（2）饮食护理：嘱患者采用低碘饮食，补充足够热量和营养，以及糖、蛋白质和 B 族维生素，多吃新鲜水果、蔬菜，禁止吸烟、饮酒。

（3）休息与活动：嘱患者多休息，适当活动，睡眠时可抬高头部，减轻充血水肿。对失眠的患者可遵医嘱给予口服镇静催眠药治疗，同时夜间减少光线和声音刺激，为患者创造一个良好的休息环境。

（二）专科护理

（1）眼部护理：由于患者眼睑退缩严重，致眼睑闭合不全，常有暴露性角膜炎的危险，应注意保护角结膜，轻提上下眼睑，将肿胀的结膜还纳到结膜囊，使眼睑闭合，预防角膜炎。密切观察角膜情况，嘱患者保持眼部清洁，按时正确滴眼药水。睡前使用大量抗生素眼膏覆盖整个角膜，必要时使用湿房。

（2）用药护理：对于全身使用糖皮质激素的患者可引起严重的电解质紊乱、诱发或加重感染，应对患者详细讲解药物的治疗作用、常见不良反应的临床表现及注意事项。嘱患者严格遵医嘱服药，不可突然停药，应在医生指导下逐渐减量。密切观察患者血糖变化、精神变化、低钾表现、睡眠情况以及药物不良反应，发现问题及时汇报医生处理。

（3）手术护理：术后采取高枕卧位，有利于眼部静脉回流，改善供血，减轻眼部水肿。常规给予抗生素药物，预防感染。疼痛剧烈者给予局部冷敷，或给予止痛剂。眶压增高者遵医嘱给予 20% 甘露醇静脉滴注，注意降压效果。注意观察敷料有无渗血、渗液，绷带加压有无过松或过紧。

（三）健康指导

（1）必须坚持原发病的治疗。

（2）告知患者密切观察自身变化，定期复查。

（3）嘱患者注意保暖，避免受凉。保持大便通畅，预防便秘。

（4）嘱患者外出时戴墨镜，避免强光、粉尘、风沙的刺激。

（5）嘱患者注意用眼卫生，避免用眼过度。

（6）复视者可给予单眼覆盖，缓解症状。

（7）指导患者养成良好的生活习惯，注意休息，生活规律，避免各种不良刺激，保持心态乐观稳定。指导患者可适当进行体育锻炼，增强机体抵抗力。

（刘淑贤　韩　杰　黄叶莉）

第十三章

眼外伤患者的护理

眼外伤是致盲的主要原因之一，在眼科学中占有十分重要的地位。不仅因为其多发性，更由于其复杂性和即时性。眼外伤是机械性、物理性和化学性等因素直接作用于眼部，引起眼部结构和功能的损害。眼外伤多发于儿童和青壮年，以男性居多。由于眼球结构复杂、精细、脆弱，因此眼球遭受外伤后，会因处理的及时、正确与否，对眼球产生巨大影响，轻者造成视力下降，外观畸形，重者视力永久丧失，给个人、家庭及社会造成莫大的损失。作为医务工作者应积极预防和妥善治疗眼外伤，最大限度地恢复和保留患者视功能。

眼外伤十分常见，可发生于不同的场合中，如厂矿、体育运动、交通事故、家庭意外，暴力攻击等。在眼科急诊的就诊患者中约80%患者是眼外伤患者。临床根据致伤因素和性质的不同，可将眼外伤分为机械性眼外伤和非机械性眼外伤两大类。前者通常包括眼球钝挫伤、穿通伤、眼内异物伤；后者则包括热烧伤、化学伤、毒气伤和辐射伤。

第一节　眼球钝挫伤患者的护理

【概述】

眼球钝挫伤（blunt ocular trauma）是由于钝力作用于眼部引起的，占眼外伤总数1/3以上。如果钝器力量较轻，一般为震荡伤或包括眼附属器和眼球在内的广泛损伤。

（一）病因

眼球钝挫伤的常见原因：拳击、冲撞、较大的飞溅物、头部外伤等。由于钝力作用于眼部的面积较大，损伤的范围可以累及多个组织，引起直接或间接的组织损伤。例如，当拳击造成眼睑裂伤的同时，力的间接作用还可造成睫状体脱离、晶状体脱位、玻璃体积血、视网膜震荡、甚至眼球破裂等症状。

（二）临床表现

（1）眼睑、结膜挫伤：由于眼睑皮肤薄，皮下组织疏松，血管丰富，挫伤后容易发生眼睑水肿、出血。眼睑皮肤的撕裂伤多平行于睑缘，内眦部睑缘裂伤可造成泪小管断裂，严重者可致眼睑组织全层裂伤，出现眼睑畸形、流泪。结膜挫伤可出现结膜水肿、出血及撕裂。

（2）角膜挫伤：角膜上皮擦伤或角膜内皮及后弹力层裂伤，患者出现眼痛、畏光、流泪、视力下降等症状，引起角膜上皮剥脱、基质层水肿混浊及后弹力层皱折。暴力大者可致患者角膜破裂、虹膜嵌顿、瞳孔变形。

（3）虹膜睫状体挫伤：①前房积血：前房积血是由于虹膜、睫状体血管撕裂所致。患者视力不同程度下降，重者仅存光感。检查前房内可见浮游红细胞，出血较多时前房积血呈液平面；大量积血时可使前房内充满血液，将虹膜及瞳孔全部遮挡。角膜可出现水肿。长期前房积血可影响房水循环，致眼压升高发生继发性青光眼。前房大量积血伴高眼压时，可发生角膜血染，角膜中央基质层呈棕灰色盘状混浊，视力严重受损，不易恢复。②外伤性瞳孔散大：外伤性瞳孔散大是由于挫伤致瞳孔括约肌损伤，出现瞳孔中度散大的病症，常呈不正圆形，对光反射迟钝或消失。有时可发生瞳孔缘微小裂口，呈三角形切迹。③虹膜根部离断：挫伤后可致虹膜根部与睫状体连接处发生离断，多伴有前房积血。患者有畏光、单眼复视。检查见瞳孔呈"D"形或半月形，离断范围大者，可看到晶体赤道部和悬韧带。若虹膜根部完全离断，则形成外伤性无虹膜眼。④外伤性虹膜睫状体炎：外伤后眼疼、畏光流泪，检查见睫状充血，睫状区压痛、角膜后沉着物形成、房水混浊、虹膜纹理不清、瞳孔缩小，有时伴有眼压的改变。⑤外伤性房角后退：当眼球挫伤时，虹膜根部向后移位，使房角加宽、变深，称作房角后退。房角后退使小梁网受损、房水排出障碍，导致眼压升高，称房角后退性青光眼。

（4）晶状体挫伤：①晶状体囊膜破裂：挫伤致晶状体囊膜破裂，房水渗入，晶状体混浊，发生外伤性白内障。②晶状体脱位：挫伤致晶状体悬韧带部分或全部断离，使晶状体全脱位或不全脱位。若晶状体脱入前房或嵌顿在瞳孔区，则影响房水循环，引起急性眼压增高，继发性青光眼；晶状体脱入玻璃体，虹膜震颤，前房变深，呈远视状态；晶状体不全脱位，在瞳孔区可见到部分晶状体赤道部，前房深浅不一，相应区域的虹膜震颤，单眼复视；晶状体也可经破裂的角巩膜缘口脱入结膜下。

（5）玻璃体挫伤：挫伤引起视网膜、脉络膜或睫状体血管通透性增加或破裂，引起玻璃体混浊或积血，视力下降。这种渗出或出血引起玻璃体变性、液化，形成增殖性玻璃体视网膜病变，可引起视网膜脱离。

（6）脉络膜挫伤：①脉络膜出血：脉络膜的少量出血仅在脉络膜的层间，呈暗红色。脉络膜的大量出血可存于脉络膜与巩膜之间，引起脉络膜脱离，血液也可进入视网膜下，呈圆形暗红色扁平隆起。若同时伴视网膜破裂，出血进入玻璃体及前房，可引起继发性青光眼。②脉络膜破裂：脉络膜破裂多发生在后极部附近，呈弧形，凹面向视盘，开始只见暗红色出血，出血吸收后可以看见破裂处呈黄白色，两侧有色素或稍隆起。破裂若在黄斑与视盘之间，则发生严重视力障碍。

（7）视网膜挫伤：①视网膜震荡：挫伤后视网膜后极部灰白色水肿，以黄斑部明显，视力下降。数天后水肿吸收，视力恢复。②视网膜挫伤：伤后组织变性坏死，黄斑区色素紊乱，可伴有视网膜出血，视力不能恢复。挫伤后还可造成黄斑裂孔、锯齿缘离断，甚至发生视网膜脱离。

（8）视神经挫伤：钝挫伤可引起视神经损伤或视神经管骨折，导致视神经纤维受损或被压迫，引起视路传导障碍。临床表现为视力严重下降，瞳孔直接光反射消失，间接光反射存在。早期眼底检查可正常，晚期视盘苍白，发生视神经萎缩。

（9）眼球破裂伤：严重的钝挫伤可导致眼球壁全层破裂。破裂部位常在角膜缘或直肌下的巩膜，破裂处可有眼内容物脱出。伤口大时，晶状体也可脱出巩膜外，被覆盖于结膜下。因为球结膜富于伸展性，巩膜虽有破裂，但相应处的结膜仍可保持完整。临床表现为视力下降、眼压降低、玻璃体及前房积血、伤口处有眼内容物嵌顿或脱出。大量内容物脱出时可致眼球萎缩。由于结膜完整，常易漏诊而引起交感性眼炎的发生，甚至引起双目失明。

（三）辅助检查

眼球钝挫伤在治疗时可做眼科基本检查，如CT检查、眼B超检查等。

（四）治疗原则

眼球钝挫伤一般做急诊处理，药物治疗，手术治疗。

【护理措施】

（一）专科护理

（1）心理护理：眼外伤属于突然的意外伤害，容易影响视功能和眼外形，患者对突如其来的创伤打击，大多存在不同程度的焦虑和悲观心理。因此，应向患者耐心说明病情及治疗情况，消除紧张心理，使之保持良好心态，以配合治疗、检查和手术。给予与心理支持，减轻患者和家属的焦虑和恐惧心理。做好疾病相关知识的指导，增强患者的自我生活能力和战胜疾病的信心。加强护患之间的沟通，解除患者对医护的不信任、害怕等心理。给予良好的休养环境。

（2）治疗与用药护理：依据不同的眼挫伤部位和治疗方案给予不同的护理措施：①需要冷敷和热敷的患者，应教会患者或家属正确的冷、热敷方法。②教会患者滴眼药水和涂眼药膏的正确方法。③对前房积血的患者应密切观察眼压变化，协助患者采取半卧位，嘱其卧床休息，减少活动，双眼绷带包扎，以限制眼球活动，遵医嘱用药。④需手术治疗的患者，及时为患者做好术前各项准备，以保证手术的顺利进行，按眼科手术护理常规及相应的手术方法给予正确的护理。⑤眼外伤可伴有多部位的损伤，甚至危及生命，应严密观察患者的伤情变化及生命体征变化。遵医嘱及时给予止痛、止血、降眼压、抗感染、维生素类、糖皮质激素、破伤风抗毒素等药物治疗。

（二）健康指导

（1）严格执行安全操作规范，加强劳动保护的宣传指导，做好安全防护，避免眼外伤发生。若发生眼外伤，应及时就诊。

（2）指导用药：指导患者药物正确的使用方法及注意事项。

（3）卧位指导：做好手术前后的特殊体位指导。

（4）在患者出院前讲解一些潜在并发症的早期症状，如眼部突然疼痛、视力下降、眼前闪光感、视野突然缺损、健眼视力下降、充血等，帮助患者识别早期并发症，以便及时治疗。

（刘淑贤　韩　杰　黄叶莉）

第二节 眼球穿通伤患者的护理

【概述】

眼球穿通伤（perforating wounds of the eyeball）是由于尖锐的物体击穿眼球壁全层所致。眼球穿通伤包括穿通伤和贯穿伤。穿通伤是致伤物经眼球壁进入眼内，只有入口，没有出口；贯穿伤为致伤物在眼球壁上既有入口也有出口，这种损伤常合并眼内组织严重受损，易引起眼内感染。

（一）病因

眼球穿通伤的穿通物常见有锤子、锉子在敲击物体时溅出的碎屑或小块，高速击入眼球内；其次为刀、剪、改锥、树枝、铁丝刺伤或枪弹射击、雷管爆炸等击穿眼球壁。穿通伤的严重程度与致伤物的大小、形态、性质、击入速度、伤害部位、污染程度等有关。

（二）临床表现

眼球穿通伤多有不同程度的眼部刺激症状和视力障碍。与眼球穿通伤口大小、形态、部位及是否感染有关。

（1）角膜穿通伤：较常见。伤口位于角膜，伤口较小而且规则，常自行闭合，伤后遗留角膜点状或线状混浊。角膜伤口较大者常伴有虹膜脱出、嵌顿，前房变浅，瞳孔变形。致伤物刺入较深者，相应虹膜处有小孔，晶体囊膜穿孔或破裂，导致晶体混浊，引起外伤性白内障。如有晶状体皮质破碎或晶状体膨胀，阻塞房角还可引起继发性青光眼和葡萄膜炎。患者有明显的眼痛、流泪等刺激症状，并伴有视力下降。

（2）角巩膜穿通伤：角巩膜穿通伤伤口累及角膜和巩膜，可引起虹膜、睫状体、晶状体和玻璃体的损伤、脱出及眼内出血，伴有明显的眼痛和刺激症状。

（3）巩膜穿通伤：巩膜穿通伤伤口小、眼内无出血时，外层结膜的伤口闭合，仅在相应处结膜下有出血，容易造成漏诊。较大的巩膜伤口，常有脉络膜、玻璃体和视网膜脱出，玻璃体积血，眼压降低，视力明显下降等症状。

眼球穿通伤可并发感染性眼内炎、交感性眼炎和外伤性玻璃体视网膜增殖性病变，导致视功能严重受损。

（三）辅助检查

眼球穿通伤在治疗时应先询问患者的病史，然后做眼科基本检查，如 CT 检查、眼 B 超检查等。

（四）治疗原则

眼球穿通伤在治疗时应先及时缝合伤口，恢复眼球完整性，防止伤后感染和并发症。

【护理措施】

（一）专科护理

（1）心理护理：眼外伤属于突然的意外伤害，容易影响视功能和眼外形，患者对突如其来的创伤打击，大多存在不同程度的焦虑和悲观心理。因此应耐心向患者说明病情及治疗情况，消除紧张心理，使其保持良好心态，以配合治疗、检查和手术。给予心理支持，减轻患者、家属的焦虑和恐惧心理。做好疾病相关知识的教育，增强患者的自我生活能力和战胜疾病的信心。加强护患沟通，解除患者对医疗的不信任、害怕等心理。给予良好的休养环境。

（2）一般护理：稳定患者及家属的情绪，迅速安排急诊及抢救，耐心细致解释病情、治疗方法及预后，使患者能够面对现实，积极配合治疗与护理。根据视力障碍程度给予相应的帮助，满足患者合理需求，帮助患者制定和实施改变生活方式的计划，提高其自理能力。遵医嘱为患者进行相应治疗，如完善的术前准备和术后护理、抗感染、止血、止痛处理。注意急救护理时，切忌冲洗、挤压患眼。严密观察病情变化和生命体征，如患者出现发热、眼痛、头痛加剧、视力严重下降等症状，提示可能发生了化脓性眼内炎，应及时报告医生给予处理。遵医嘱给予止痛、止血、降眼压、抗感染、维生素类、糖皮质激素、破伤风抗毒素等药物治疗。

（二）健康指导

（1）向公众宣传安全知识，严格执行安全操作规范，加强劳动保护的宣传教育，做好安全防护，避免眼外伤发生。若发生眼外伤，应及时就诊。

（2）向患者及家属介绍眼球穿通伤有导致交感性眼炎的可能，并向其讲解交感性眼炎的早期表现，使患者能够自我察觉，一旦出现早期症状，及时就诊。

（3）对拟行眼球摘除的患者，应详细介绍手术的必要性及术后安装义眼等事宜。

（4）告知患者如视力突然下降或视野突然缩小，应立即就诊。

（5）指导患者用药，告知患者药物使用方法及注意事项。

（刘淑贤　韩　杰　黄叶莉）

第三节　眼异物伤患者的护理

一、角结膜异物

【概述】

常见的角膜、结膜异物有灰尘、金属碎屑、煤屑、昆虫、火药爆炸粉末和麦芒、谷壳等植物性异物。

（一）临床表现

角结膜内有异物的患者有不同程度的刺激症状，如畏光、流泪、眼睑痉挛、异物感、疼痛、视力下降。结膜异物多附着在睑板下沟、穹窿部，伴有结膜充血；在裂隙灯显微镜下可见异物的部位、大小及深度；另外，铁质异物在其周围有可见铁锈沉着及浸润区。

（二）辅助检查

角结膜异物的患者需要做裂隙灯、磁石、CT等检查。

（三）治疗原则

角结膜异物的治疗主要是取出异物，并做药物抗感染。合并感染时全身应用抗生素。

【护理措施】

（一）专科护理

（1）心理护理：向患者耐心说明病情、治疗情况及可能的预后，消除紧张心理，使其保持良好心态，以配合治疗、检查。

（2）结膜、角膜异物较多且分散时，先进行结膜冲洗。

（3）根据医嘱擦除或剔除结膜和角膜异物，操作要轻柔，严格无菌操作，使结膜、角膜损伤减少到最低程度；异物较深时，切忌一次性取净，可分次取出。

（二）健康指导

异物剔除后，告知患者切勿用手揉眼。教会患者滴眼药的正确方法。严格执行安全操作规范，加强劳动保护的公众宣传教育，特殊场所应做好安全防护，避免眼外伤发生。若发生眼外伤，应及时就诊。

二、眼内异物

【概述】

眼球穿通伤伴眼内异物是临床比较常见的眼外伤。根据异物的性质可分为金属异物和非金属异物两类。大多数异物为铁、钢等磁性金属异物，也有非磁性金属异物如铜和铅，另外还有玻璃、碎石及植物等非金属异物。眼内异物对眼的损害程度，取决于异物大小、形状、性质，异物击中眼球部位和异物冲击力的强弱，异物的化学毒性、继发感染以及由此造成的后遗症。

（一）临床表现

一般异物位于前房、晶状体和玻璃体内者反应轻，接触或嵌入视网膜、葡萄膜者反应大。较稳定的物质，如金、银、玻璃、石块等引起的反应小，可发生纤维素性渗出反应，将异物包裹。铜、铁在眼内引起的反应较重，易形成铜质沉着或铁质沉着，表现在角膜、晶状体、虹膜、视网膜内有棕黄色或棕色沉着物，称为铜质沉着症或铁质沉着症，对眼组织的损害大，视力难以恢复。

（二）辅助检查

眼内异物的患者需要做裂隙灯、磁石、X 线摄片、CT 等检查。

（三）治疗原则

眼内异物的患者应早诊断、早手术治疗。

【护理措施】

（一）专科护理

（1）心理护理：眼外伤属于突然的意外伤害，容易影响视功能和眼外形，患者对突如其来的创伤打击，大多存在不同程度的焦虑和悲观心理。因此，应向患者耐心说明病情及治疗情况，消除紧张心理，使其保持良好心态，以配合治疗、检查和手术。给予心理支持，减轻患者、家属的焦虑和恐惧心理。做好疾病相关知识的教育，增强自我生活能力和战胜疾病的信心。加强护患之间沟通，解除患者对医疗的不信任、害怕等心理。给予良好的休养环境。

（2）一般护理：稳定患者及家属情绪，迅速安排急诊及抢救，耐心细致解释病情、治疗方法及预后，使患者能够面对现实，积极配合治疗与护理。根据视力障碍程度给予相应的帮助，满足患者日常需求，并帮助患者制定和实施改变生活方式的计划，提高其自理能力。遵医嘱及时为患者进行相应治疗，如完善的术前准备和术后护理、抗感染、止血、止痛处理。注意急救护理时，切忌冲洗、挤压患眼。严密观察病情变化和生命体征，如发现患者有发热、眼痛、头痛加剧、视力严重下降等症状，提示可能发生了化脓性眼内炎，应及时报告医生给予处理。遵医嘱及时给予止痛、止血、降眼压、抗感染、维生素类、糖皮质激素、破伤风抗毒素等药物治疗。

（二）健康指导

（1）向公众宣传安全知识，严格执行安全操作规范，加强劳动保护的宣传指导，特殊场所应做好安全防护，避免眼外伤发生。若发生眼外伤，应及时就诊。

（2）向患者及家属介绍，眼球穿通伤有导致交感性眼炎的可能，并向其讲解交感性眼炎的早期表现，使患者能够自我察觉，一旦出现早期症状，能及时就诊。

（3）对拟行眼球摘除的患者，应详细介绍手术的必要性及术后安装义眼等事宜。

（4）告知患者，如视力突然下降或视野突然缩小，应立即就诊。

（5）指导患者用药，告知患者药物使用方法及注意事项。

（刘淑贤　韩　杰　黄叶莉）

第四节　化学性眼烧伤患者的护理

【概述】

化学性眼烧伤多见于工厂、农村、实验室，常见的化学物有酸、碱，以固体、气体、液体形式直接伤及眼部。致伤物中酸性物有硝酸、硫酸、盐酸；碱性者有氢氧化钠、氢氧化钾、氨水、石灰及农药等；战争时有化学毒气，如催泪弹、窒息性毒气等。

（一）病因

化学物品引起的眼部烧伤程度与其浓度、温度、压力、强度、作用方式、作用时间有关。碱性化学伤比酸性化学伤更为严重，因为酸性物质与眼组织接触后，使组织蛋白凝固，这种凝固蛋白不溶于水，有阻止酸性物质继续向深部组织渗透的作用。而碱性物质虽然也可使组织蛋白凝固，但同时对组织中的类脂质起溶解破坏作用，碱性物质可继续向深部组织渗透，对眼内组织破坏力大，甚至毁坏眼球而致盲。

（二）临床表现

化学性烧伤均有不同程度的畏光、流泪等刺激症状，同时伴有视力下降。根据烧伤程度可分为轻度、中度和重度。

（1）轻度：轻度烧伤眼睑皮肤潮红，结膜轻度水肿、充血，角膜上皮剥脱，角膜基质层水肿。

（2）中度：中度烧伤眼睑皮肤出现水泡或糜烂，结膜轻度缺血坏死，角膜上皮广泛剥脱，角膜明显水肿混浊。

（3）重度：重度烧伤眼睑高度肿胀，皮肤糜烂，眼睑畸形，结膜广泛缺血坏死，可引起睑、球粘连。房水混浊，角膜完全混浊，基质坏死脱落，角膜新生血管或形成永久性瘢痕。碱性烧伤者，碱性物渗入前房，损伤虹膜、睫状体、前房角等引起虹膜睫状体炎、继发性青光眼、并发白内障，或形成角膜溃疡、角膜穿孔及眼球萎缩。

（三）辅助检查

化学性眼烧伤的患者需要做眼科一般检查。

（四）治疗原则

化学性眼烧伤的治疗原则是立即脱离接触，争分夺秒进行冲洗，积极对症治疗。

【护理措施】

（一）专科护理

（1）心理护理：眼化学伤属于突然的意外伤害，容易影响视功能和眼外形，患者对突如其来的打击，大多有不同程度的焦虑和悲观心理。因此，应向患者耐心说明病情及治疗情况，消除紧张心理，使其保持良好心态，以配合治疗、检查和手术。给予心理支持，减轻患者、家属的焦虑和恐惧心理。做好疾病相关知识的教育，增强患者自我生活能力和战胜疾病的信心。加强护患沟通，建立良好的护患关系。给予良好的休养环境，避免不良刺激。

（2）治疗与用药护理：首先争分夺秒地在现场利用可得到的水源彻底冲洗眼部，冲洗时翻转眼睑，至少冲洗 30min，再送至医院，使损伤降至最小。到达医院后，用生理盐水冲洗结膜囊，迅速彻底清除化学物质，特别是穹隆部和睑板下沟处。也可根据致伤物质用中和液冲洗：酸性物质用 3% 碳酸氢钠溶液；碱性物质用 3% 硼酸溶液；石灰烧伤用 0.37% 依地酸二钠溶液。冲洗液不应少于 1000mL。结膜损伤严重者，做放射状球结膜切开，进行冲洗。根据医嘱局部给予抗生素滴眼液、1% 阿托品滴眼液或眼药膏充分扩瞳、球结膜下注射自体血清。根据手术适应证可行羊膜移植、黏膜移植或角膜移植术治疗，做好术前和术后相应护理。眼化学性烧伤可伴有全身的损伤，甚至危及生命，应严密观察患者的伤情变化及生命体征变化。遵医嘱及时给予对症治疗。

（二）健康指导

向公众宣传安全知识，严格执行安全操作规范，加强劳动保护的宣传指导，加强一线工人的安全防护，配备防护眼镜、衣服等，并指导如何进行化学烧伤的急救。

（刘淑贤　韩　杰　黄叶莉）

第十四章

眼部肿瘤患者的护理

第一节 脉络膜黑色素瘤患者的护理

【概述】

脉络膜黑色素瘤（choroidal melanoma）是成年人眼内原发性恶性肿瘤最常见的一种，具有高度的侵袭性和转移性，多发于50~60岁人群，单侧性。早期即可有视物变形或视力减退，易发生眼外和全身性转移，可转移至巩膜外、视神经、肝、肺、肾和脑等组织，预后甚差。眼球摘除术是最常用的治疗方法，虽可根治，但存在致残和美容缺陷的问题。

（一）病因

脉络膜黑色素瘤病因尚不清楚，可能与种族、家族及内分泌因素有关。肿瘤大多数始发于脉络膜大血管层，在致瘤因素作用下导致脉络膜内黑色素细胞产生恶性转变而形成瘤样结节。

（二）临床表现

因肿瘤所在部位而有不同临床表现。

（1）黄斑区：黄斑区脉络膜黑色素瘤早期有视物变形，视力减退。

（2）周边部位：周边部位脉络膜黑色素瘤可无自觉症状。

（3）肿瘤长大长高引起视网膜脱离，出现视力高度下降及明显的视野缺损。

（4）肿瘤侵及并破坏视网膜向玻璃体内生长，导致眼压增高，出现眼红、眼胀痛、头痛、恶心、呕吐等青光眼症状。

（5）肿瘤向巩膜浸润，或沿巩膜血管延伸至眼外时，可出现眼球疼痛及眼球萎缩。

（三）辅助检查

诊断脉络膜黑色素瘤患者需要做巩膜透照、B超、FFA、CT、MRI等检查。

（四）治疗原则

脉络膜黑色素瘤小的瘤可随访观察或行局部切除、激光光凝或放疗。眼球摘除术是本病主要的治疗方式，肿瘤已向眼外部蔓延者，应做眼眶内容物剜除术。

【护理措施】

（一）专科护理

（1）心理护理：脉络膜黑色素瘤为眼部恶性肿瘤，不仅可能致盲，还可能毁容甚至全身转移而致命。患者通常认为自己已患绝症，因而产生紧张、焦虑、恐惧的情绪。因此，应加强与患者沟通，建立良好的护患关系，介绍本病的治疗方法、治疗效果，介绍本病的成功病例，使患者能够正确认识本病，摆脱思想上认为肿瘤是“绝症”、“不治之症”的错误认识。耐心向患者解释手术过程和手术前后可能出现的问题及注意事项，并教会患者如何配合手术。做好家属的思想工作，多给患者鼓励与支持，帮助其树立战胜疾病的信心，积极主动配合各种检查和治疗。

（2）术前护理：术眼局部点抗生素滴眼液，协助患者作好眼部及全身检查，指导患者戒烟酒，预防感冒，避免术中、术后眼内出血及术后切口裂开。术前 1 天做好个人卫生，沐浴、剪指甲，更换清洁病号服，必要时遵医嘱给予镇静剂，保证充足睡眠。

（3）术后护理：①饮食护理：术后 1~2 天进食高蛋白、高维生素等营养丰富的软食，避免进食过硬的食物，减少咀嚼肌运动，以免加重眼部切口疼痛或影响伤口愈合，手术 3 天后可多食纤维素含量高的蔬菜，如芹菜、韭菜等，多食水果，以促进肠蠕动，防止便秘。②敷料的观察护理：术后给予绷带加压包扎 4~5 天，以达到眼球制动，预防切口裂开、眼内出血的目的。应保持绷带固定良好及眼部敷料清洁干燥，如绷带松脱、敷料渗湿应及时更换。③体位护理：对于术中使用眼内填充物的患者，在全麻清醒后应指导其采取俯卧位，给患者讲解俯卧位的目的及意义以取得合作。④疼痛的观察护理：术后因手术创伤，早期可有眼睑肿胀、结膜水肿、患眼疼痛及偶见恶心、呕吐等症状，向患者及家属做好解释工作，注意观察术后眼痛发生的时间、性质，评估疼痛是由于术中牵拉眼外肌、角膜上皮损伤、缝线触及角膜引起还是由于绷带加压包扎造成的不适，根据疼痛的原因及时调整绷带或应用止痛药物缓解疼痛。如手术 3 天后眼痛加剧，应警惕眼内出血等并发症，应及时报告医生、及时处理。⑤并发症的观察护理：嘱患者除进食、如厕及必要的检查外应多卧床休息，注意保护术眼，勿晃动头部、揉碰术眼及提重物，协助患者做好各项生活护理。如出现眼前固定黑影、闪光、视力急剧下降，应警惕继发性视网膜脱离的发生。

（二）健康指导

手术后定期行放疗、化疗是降低复发率及转移率的必要措施。告知患者术后放疗、化疗的必要性，并告知患者到医院进行放疗、化疗的具体时间。嘱患者注意术眼部卫生，勿碰撞术眼，1 年内避免剧烈运动及重体力劳动，若出现视力下降、眼前闪光、黑影要立即到医院就诊。术后随访至少不短于 5 年，最好能终身随访。

（刘淑贤　韩　杰　黄叶莉）

第二节 视网膜母细胞瘤患者的护理

【概述】

视网膜母细胞瘤（retinoblastoma，RB）是婴幼儿最常见的眼内恶性肿瘤，约75%均发生于3岁以前。它是起源于视网膜核层原始细胞的恶性肿瘤，预后不佳。患儿无性别差异，遗传性者占40%，非遗传性者占60%，为体细胞突变所致。目前，本病以摘除眼球为主要的治疗方法。

（一）病因

视网膜母细胞瘤分为遗传型和非遗传型。遗传型为常染色体显性遗传，非遗传型为基因突变。遗传性视网膜母细胞瘤患者体内的每一个细胞都有一个等位基因，当生长中的视网膜细胞的另一个等位基因发生自发性突变时就会形成肿瘤；非遗传性视网膜母细胞瘤患者，发展中的视网膜细胞的两个正常等位基因同时因为自发突变而被灭活，从而产生肿瘤。

（二）临床表现

家长发现患儿瞳孔内有黄白色反光或斜视而就诊。病程可分为四期：

（1）眼内生长期：可见黄白色或乳白色多发性隆起斑块，大小因就诊时间而异。

（2）青光眼期：肿瘤不断增长，眼内压逐渐升高，因幼儿角膜、巩膜富有弹性，所以在高眼压作用下，眼球缓慢扩大。此时可见角膜混浊、瞳孔散大固定、前房变浅。

（3）眼外蔓延期：肿瘤继续增长，破坏眼球壁向眼外蔓延，进入眶内，使眼球突出固定。巩膜溃破，肿瘤因失去眼球壁约束，迅速发展成巨大团块，暴露于睑裂之外，表面因瘤组织坏死及继发感染而有糜烂及出血。

（4）全身转移期：肿瘤细胞可由血循环或淋巴管向骨髓、肝、脾、肾等脏器转移，亦可经视神经纤维、视神经鞘膜间隙或视网膜血管向颅内转移。

（三）辅助检查

视网膜母细胞瘤患者需要做B超和CDI检查。

（四）治疗原则

视网膜母细胞瘤患者采用手术治疗、放射性治疗、化疗、经瞳孔温热疗法。

【护理措施】

（一）专科护理

（1）心理护理：许多视网膜母细胞瘤患儿及家属入院后感到陌生、焦虑和恐惧。护士应给予热情接待，做好环境介绍，经常巡视病房，多与患儿沟通。婴幼儿可以给予皮肤接触安抚，年龄稍大的患儿可用通俗易懂的语言表扬、鼓励、安慰，减少患儿对环境和手术的恐惧心理，保持稳定情绪，接受并配合手术。患儿家长对治疗的期望值常常很高，护士应多与患儿家长交谈，开导家长树立信心、面对现实、积极治疗。讲解视网膜母细胞瘤的相关知识，包括治疗方法与可能发生的治疗结果，让他们有心理准备，能理性地对待患儿视网膜母细胞瘤的治疗及治疗结果。介绍改善术后眼部外观缺陷的方法。通过医护人员的耐心讲解，尽可能缓解家长和患儿的紧张、焦虑的情绪。

（2）术前护理：术眼局部点抗菌生素滴眼液，配合医生完成术前各项检查，排除手术禁忌征。患儿在做检查、治疗时，常因恐惧、疼痛而拒绝检查，护士应鼓励患儿要勇敢，可以其心目中的英雄作为榜样鼓励患儿配合医护人员的治疗，必要时可给予口服水合氯醛溶液使其镇静，尽量使他们配合检查和治疗。指导患儿注意增减衣服，避免感冒。术前 1 天做好全身清洁，手术当天更换清洁病员服。术前禁饮水 6~8h。讲解术前禁饮水的重要性，以取得患儿及家属的配合。

（3）术后护理：①饮食护理：全麻清醒 4~6h 后方可进食，婴儿饮食以母乳及牛奶为主，少量多餐，避免过饱引起呕吐；幼儿以清淡易消化软食为主，多吃蔬菜水果以保持大便通畅。恢复期患儿宜进食高蛋白、高脂肪、高维生素且易消化食物，以增强免疫力，促进伤口愈合。②敷料的观察护理：术后予绷带包扎 48~72h，保持绷带固定良好及眼部敷料清洁干燥，如绷带松脱、敷料渗湿应及时更换。③眼部护理：眼部手术感染多发生于术后 48h 之内，应密切观察术眼敷料渗血、渗液情况。因患儿自制力差，且双眼或单眼包扎，眼前漆黑一片，加上疼痛不适，因此要防止患儿用手抓敷料。如敷料渗湿或污染要及时更换，以防切口感染。打开敷料后，给予抗生素眼药水滴眼，必要时全身应用抗生素。避免患儿长时间低头、剧烈活动，防止眼压升高。

（二）健康指导

指导患儿父母按时给患儿滴眼药水，遵医嘱用药，教会正确的滴眼药方法，注意术眼安全，避免发生意外碰撞及伤害。强调要定期带患儿到门诊复查，第 1 次复查时间为出院后 2 周，第 2 次复查时间为出院后 1~2 月，第 3 次复查时间为出院后 6~12 月。需要做二期义眼台植入术的患儿，门诊复诊后根据术眼及全身情况再入院治疗。提醒家长随时注意健眼情况，如发现异常，应及时就诊检查，做到早发现、早治疗，这样可以大大降低死亡率，提高生存率。指导家长给患儿进食高蛋白、高维生素、高热量的食物，保证营养物质摄入，以提高机体免疫力。保持患儿大便通畅，防止排便用力过猛。另外，摘除眼球会影响容貌，父母及亲属要关心爱护患儿，不歧视、不辱骂，以保证患儿身心健康。

（刘淑贤　韩　杰　黄叶莉）

第二卷第5篇《眼科临床护理》

参考文献

[1] 任重．眼耳鼻喉口腔科护理学．北京：人民卫生出版社，2002.

[2] 崔浩．眼科学．北京：北京大学医学出版社，2003.

[3] 葛坚．眼科学．北京：人民卫生出版社，2005.

[4] 管怀进．眼科学．北京：科学出版社，2009.

[5] 刘家琦，李凤鸣．实用眼科学．第3版．人民卫生出版社，2010.

[6] 刘英奇，赵亮．现代眼科学．北京：北京科学技术出版社，1996.

[7] 李凤鸿．眼科金书·中册．北京：人民卫生出版社，2002.

[8] 惠延年．眼科学．北京：人民卫生出版社，2004.

[9] 辛爱青．五官科护理学．太原：山西科学技术出版社，1995.

[10] 张振路．临床护理健康教育指南．广州：广东科学技术出版社，2002.

[11] 周旺红．眼耳鼻咽喉口腔科护理学．北京：高等教育出版社，2010.

[12] 韩杰，张洪君．实用眼科护理及技术．北京：科学出版社，2008.

[13] 叶旺娣，谭雁红，黄俏萍．视网膜中央动脉阻塞的急救护理体会．国际医药卫生导报．2009，15(8):89～90.

[14] 杨世杰．药理学．北京:中国协和医科大学出版社，2004.

[15] 崔浩，王宁利．眼科学．北京：北京大学医学出版社，2009.

[16] 刘家琦，李凤鸣．实用眼科学．第2版．北京：人民卫生出版社，2005.

[17] 王宁利，张铁民．眼科学．北京：北京大学医学出版社，2008.

[18] 席淑新．眼科护士手册．北京：人民卫生出版社，2009.

[19] 韩杰．眼科临床护理手册．北京：科学技术文献出版社，2009.

[20] 陈燕燕．眼耳鼻咽喉口腔科护理学．北京：人民卫生出版社，2006.

[21] 李凤鸣．中华眼科学．北京：人民卫生出版社，2004.

[22] 杨景存．眼外肌病学．郑州：郑州大学出版社，2003.

[23] 赫雨时．斜视．天津：天津科学技术出版社，1982.

[24] 刘家琪．实用眼科学．北京：人民卫生出版社，2010.

[25] 韩德民．眼科、耳鼻咽喉－头颈外科标准护理计划．北京 ：北京科学技术出版社，2002.

[26] 赵堪兴．眼科学．第7版．北京：人民卫生出版社，2009.

[27] John A. Patt-Johnson, Geraloline Tillson．斜视和弱视处理指南．王林农主译．北京：海洋出版社，2007.

[28] 阴正勤．弱视发病机制研究进展．中国斜视与小儿眼科杂志，2004，12（1）：45～48.

[29] 赵堪兴．早期发现和早期干预努力提高弱视的防治水平．中华眼科杂志，2002，38（8）：449～451.

[30] 阎洪禄，高建鲁．小儿眼科学．北京：人民卫生出版社，2002.

[31] 孔冬．实用眼科疾病护理．济南：山东科学技术出版社，2010.

[32] 宋国祥．眼眶病学．北京：人民卫生出版社，2010.

[33] 李凤鸣．眼科全书．北京：人民卫生出版社，1996.

[34] 赵丽．儿童眼眶蜂窝组织炎的治疗及护理．护士进修杂志，2010，25（19）：1815～1818.

[35] 吴素红．临床眼科护理学．北京：人民卫生出版社，2007.

[36] 罗清礼．甲状腺相关眼病．北京：人民卫生出版社，2005.

[37] 林晨．眼科耳鼻喉科联合手术治疗甲状腺相关眼病患者的护理．中华护理杂志，2010，45（3）：242～244.

[38] 刘淑贤．Graves病患者心理特点与眼眶脂肪减压术护理干预．护士进修杂志，2009，24（6）：547～548.

[39] 李美玉．眼科学．北京．北京大学医学出版社，2003.

[40] 黄叔仁，张晓峰．眼底病诊断与治疗．北京：人民卫生出版社，2003.

中华当代护理大全

第二卷

（中）

第6篇

耳鼻咽喉科临床护理

ERBIYANHOUKE LINCHUANG HULI

第 6 篇

第一章

耳科疾病患者的护理

第一节 外耳疾病患者的护理

一、弥漫性外耳道炎患者的护理

【概述】

弥漫性外耳道炎（diffuse external otitis）是指广泛发生于外耳道皮肤和皮下组织的炎症疾病。分为急性和慢性两类。

（一）病因

弥漫性外耳道炎为细菌或病毒感染所致。正常外耳道皮肤因耵聍、皮脂分泌及上皮角质层的保护，有较强抵抗微生物的能力。当挖耳时外耳道皮肤受损、外耳道进水、化脓性中耳炎长期脓液刺激等诱因致皮肤抵抗力下降时，致病微生物可侵入而发生炎症。耵聍缺乏也可致病，正常人耵聍呈弱酸性，具有抗感染作用，耵聍缺乏时，外耳道失去其抗菌的“酸性外衣”，故易致病。

（二）临床表现

急性弥漫性外耳道炎有耳痛、灼热，外耳道皮肤弥漫性红肿，有耳郭牵拉痛及耳屏压痛。慢性弥漫性外耳道炎外耳道发痒，有少量渗出物，外耳道皮肤增厚。坏死性外耳道炎是一种特殊的弥漫性外耳道炎，常引起外耳道骨髓炎和进行性坏死，可导致颞骨和颅骨骨髓炎，并发多发性神经麻痹，尤以面神经麻痹常见。

（三）辅助检查

弥漫性外耳道炎治疗时应做耳镜检查，可见外耳道局部的炎症反应。诊断弥漫性外耳道炎患者时，需要做外耳道细菌和真菌培养检查。

（四）治疗原则

（1）控制感染，全身或局部应用抗生素。

（2）保持外耳道清洁，定期清洗分泌物和痂皮。

（3）局部用药要注意剂型，渗出液多时用糊剂，当外耳道皮肤增厚并有结痂时，应选用软膏类药物。

【护理措施】

（一）基础护理

（1）保持皮肤清洁，洗头时勿使水进入外耳道，保持局部干燥。禁止在局部做过多过重的机械性摩擦（如挖耳等），以免损伤外耳道皮肤。

（2）饮食护理，注意食用清淡易消化食物，减少高热量、高脂肪、高胆固醇食物的摄入，多食用蔬菜水果，多饮水，保持大便通畅。

（二）专科护理

（1）嘱患者清理外耳道，保持外耳道的清洁与干燥。遵医嘱全身严格应用抗生素控制感染。外耳道红肿时，局部可敷用浸有抗生素的纱条。外耳道肿胀渗液较多者，可选用浸有敏感的抗生素水溶液做耳浴，也可用纱条浸湿这类药液后填塞入外耳道。

（2）疼痛护理时注意避免压、碰患耳，必要时遵医嘱使用索米痛片（去痛片）。

（3）对于坏死性外耳道炎患者，应尽早给予使用敏感抗生素，并纠正全身不良症状，必要时手术清创。

（三）健康指导

（1）嘱患者注意耳部卫生，不要养成挖耳的习惯，保持外耳道干燥、清洁，游泳时避免污水进入外耳道。

（2）提高机体免疫力，治疗原发病，如头面部疾病、糖尿病、贫血、维生素缺乏和内分泌功能紊乱等疾病。

二、先天性外耳及中耳畸形患者的护理

【概述】

先天性外耳及中耳畸形（congenital auricle and middle ear dysmorphia），先天性外耳及中耳畸形常同时发生，前者系第一、二鳃弓发育不良以及第一鳃沟发育障碍所致；后者伴有第一咽囊发育不全，导致鼓室内结构、咽鼓管甚至乳突发育畸形等。

（一）病因

部分患者有明显的家族病史。妊娠初期3个月内母体患风疹，或妊娠中期胎儿镫骨动脉堵塞导致局部缺血，均可引起耳部畸形。有些镇静剂的频繁使用，也可导致胎儿的耳部畸形。

（二）临床表现

先天性外耳及中耳畸形按畸形发生部位和程度分为3级。第1级：耳郭小而畸形，外耳道狭窄或部分闭锁，鼓膜存在，听力基本正常。第2级：耳郭呈条索状突起，外耳道闭锁，鼓膜及锤骨柄未发育，锤、砧骨融合者占半数，镫骨存在或未发育，呈传导性听力损失。第3级：耳郭残缺，外耳道闭锁，听骨链畸形，伴有内耳功能障碍，表现为混合性或感音神经性听力损失。

（三）辅助检查

先天性外耳及中耳畸形治疗时应做听力学检查，可估计中耳及内耳受累情况；CT 检查，可清楚显示外耳及中耳损伤的部位和程度。

（四）治疗原则

单侧耳郭畸形，或有耳道狭窄或闭锁，另一耳正常，不影响语言发育，可不急于手术，待患儿 12 岁后分期或一期完成耳郭、耳道及中耳成形术。双耳耳郭、外耳道、中耳畸形，影响语言发育者，应尽早行外耳道、鼓室成形术，患儿 12 岁后再进行耳郭成形术。

【护理措施】

（一）基础护理

（1）术前准备：术前避免患儿受凉、感冒，保护耳部及移植区皮肤，防止受伤。术前洗澡，手术部位周围皮肤清洗干净。理发，备耳部周围皮肤，女性患者梳理头发，暴露手术部位。全麻患者术前 8h 禁饮水，术前排去大小便，遵医嘱给术前药。

（2）卧位：全麻未清醒前给予去枕平卧位，头偏向健侧。全麻清醒后可垫枕，卧床休息。术后第一天无头晕可下地行走，不可做大幅度活动。

（3）饮食护理：术后给予半流质饮食，逐渐过渡到普食，避免坚硬、辛辣饮食，避免大便干燥。

（4）指导患者口腔护理 2 次 /d，餐后漱口，保持口腔清洁。

（二）专科护理

（1）病情观察：①观察负压引流是否通畅，是否呈负压状态。观察引流液的颜色、量。观察伤口渗血情况，渗血较多要及时报告医生处理。观察皮瓣的血运、颜色、温度。②观察患者有无嘴角偏向一侧等面神经损害现象。重视患者主诉，患者如有头晕则应保持卧床，避免自行下床引起意外损伤，遵医嘱用药。③观察体温变化，如体温在术后 3 天仍持续升高，应检查有无感染。

（2）防止感染：术后避免患者受凉感冒，保持切口清洁。术后不得洗头，避免水进入切口引起感染。拆线 1 周后方可洗头。

（三）健康指导

（1）因耳郭弹性较差，告诫患者避免碰撞、挤压，注意保暖，防止冻伤。

（2）嘱患者按医嘱要求定期门诊复查。

三、耳郭外伤患者的护理

【概述】

耳郭外伤（injury of auricle），耳郭为头部的外露部位，易受各种损伤，如不及时处理可使耳郭软骨发生畸形。继发感染形成化脓性耳郭软骨膜炎。

（一）病因

耳郭外伤是常因拳击、撞击、利器、器械、动物咬伤等各种原因所致的拉伤、锐气割伤、挫伤或咬伤，可以造成各种程度的耳郭撕裂、缺损，甚至完全撕脱。

（二）临床表现

耳郭外伤的临床表现有出血、皮下瘀血、血肿形成，切割伤可致软骨部分或全部断裂。皮肤缺损、血肿、裂伤、断离，烧烫伤、冻伤者可表现局部红肿、水泡、褐色干痂等，疼痛剧烈，易继发感染。

（三）治疗原则

耳郭外伤患者应立即清创缝合，缝合时应严格消毒。尤其当软骨裂伤时，患者应全身应用抗生素。

【护理措施】

（一）基础护理

（1）患者取平卧位，健耳向上，勿挤压、碰撞。房间的温度保持在22~26℃，避免低温引起血管痉挛，造成局部缺血，影响患耳的愈合。

（2）指导患者做口腔护理2次/d，保持口腔清洁，食后漱口。

（3）饮食护理。给予患者软食，避免咀嚼坚硬食品，以免引起伤口疼痛。多摄入蔬菜、水果，保持大便通畅。

（二）专科护理

（1）对轻度挫伤者，早期可用冷敷防止出血，减轻疼痛。挫伤引起的软骨膜下血肿，以注射器将积血抽出后加压包扎即可。有创面的损伤，应彻底清洗伤口，止血、清创、缝合。全耳断裂，应迅速行无菌纱布包扎止血，将断离耳清创，以生理盐水冲净，加以修复后置入复方氯化钠乳酸盐溶液中浸泡，并放置0~4℃低温冷藏、保存待用。

（2）全耳断裂者要迅速建立静脉通路，使用抗生素，控制感染。肌内注射抗破伤风毒素血清。

（3）全耳断离再植耳，局部用40~60W烤灯照射，距离35~40cm，持续照射1周。

（4）病情观察：再植耳每天观察并记录耳郭皮肤的颜色、温度、弹性、毛细血管的充盈度。术后1~2天常有皮肤水肿、充血、静脉瘀血、耳郭呈淡蓝色等现象。一般在术后第五天，血运逐渐建立，水肿消退。如出现皮肤颜色灰白、发绀，温度低于体温，弹性降低或肿胀，毛细血管充盈反应$<1s$，为静脉回流障碍，应报告医生以便及时处理。

（三）健康指导

（1）拆线一般在术后10天，如过早拆线，伤口可裂开。

（2）伤口保持清洁、干燥，拆线3天后方可洗头。

四、鼓膜外伤患者的护理

【概述】

鼓膜位于外耳道的深部，为一菲薄的膜性结构，受直接外力或气体压力冲击后可发生破裂，造成鼓膜外伤。

（一）病因

鼓膜外伤通常由多因直接或间接的外力损伤所致。可分器械伤、医源性损伤、烧伤、压力伤等，以外伤性鼓膜穿孔最多见。

（二）临床表现

（1）患者表现为耳痛、听力减退、耳鸣、外耳道少量出血、耳内闷塞感。

（2）压力致内耳损伤，出现短暂眩晕、恶心，外耳道可有血迹或血痂。

（3）鼓膜不规则或裂隙状穿孔，穿孔边缘可见少量血迹。

（4）合并脑脊液漏者，外耳道可见清亮液体。

（三）辅助检查

（1）电耳镜检查：可见外耳道损伤及鼓膜穿孔部位。

（2）CT 检查：可帮助对颞骨外伤及外耳道后上壁的骨折等的诊断。

（3）听力测试：可判断有无听骨链损伤。

（四）治疗原则

鼓膜外伤患者全身适当应用抗生素。鼓膜穿孔者，3 个月以上不愈合时可考虑手术治疗。

【护理措施】

（一）基础护理

（1）术前护理：术前一天备术耳周围皮肤 4~6cm，洗澡、洗头。术晨长发者要将头发编成小辫子，以充分暴露手术野。

（2）术后护理：患者术后取平卧位，患耳向上，可行轻微活动，如有眩晕需卧床休息。保持伤口清洁干燥，嘱患者术后 2 周内勿洗头，避免使污水进入外耳道。

（3）疼痛护理：可利用音乐转移患者注意力，严重疼痛时可给患者口服止痛片。

（二）专科护理

（1）预防感染：鼓膜穿孔者，用消毒棉球轻塞外耳道口，外耳道内忌用滴耳剂及冲洗，以免造成中耳继发感染。暂禁擤鼻，避免打喷嚏。

（2）病情观察：①观察患者伤口有无渗血，渗血较多时要报告医生。②观察患者有无眩晕，如出现眩晕、恶心呕吐等症状，绝对卧床休息。③观察外耳道有无清凉液体流出，如有清凉液体流出，可能为脑脊液漏，抬高床头 30°，以利于颅内静脉回流，降低颅内压力。严禁堵塞外耳道，禁用外耳道冲洗或滴药，外耳道口经酒精消毒后可放置消毒干棉球。禁擤鼻、喷嚏，咳嗽者给镇咳剂，便秘者给缓泻剂。外耳道周围用酒精消毒后，放置消毒棉球，禁止滴药或冲洗外耳道。合并颅内高压者，限制入水量，必要时可用脱水剂治疗，注意观察水和电解质平衡，防止酸中毒或碱中毒。限制摄入水和盐。禁忌行腰椎穿刺。

（三）健康指导

（1）禁用尖锐物挖耳，爆破、燃放爆竹等场合戴耳塞。

（2）嘱患者取外耳道异物或耵聍时避免损伤鼓膜。

（3）嘱患者术后半年内避免乘坐飞机，以免影响鼓膜愈合。

（4）嘱患者擤鼻时不要用力过猛，跳水时应掌握姿势，避免压力过大致鼓膜穿孔。

（5）鼓膜穿孔患者禁止游泳。

（6）手术时机的选择应为外伤性鼓膜穿孔持续3个月未愈者，可行鼓膜修补术。

（朱　为　黄叶莉）

第二节　中耳疾病患者的护理

一、分泌性中耳炎患者的护理

【概述】

分泌性中耳炎（secretory otitis media）是以鼓室积液及传导性听力损失为主要特征的中耳非化脓性疾病，可分为急、慢性两种，冬春季多发，是幼儿常见的致聋原因之一。

（一）病因

正常情况下，中耳内、外的气压基本相等。在生理状态下，中耳内的空气虽不断地被中耳黏膜交换和吸收，但通过咽鼓管的间断开放，新鲜的空气又不断地向中耳内输入而加以补充，使中耳内、外的气体压力保持平衡。如果咽鼓管的通气功能发生障碍，中耳内的空气被吸收后得不到相应的补充，即逐渐形成负压。负压可致中耳黏膜中的静脉出现扩张、管壁通透性增加、血清漏出形成积液。

（1）咽鼓管功能障碍，如腺样体增生、鼻咽癌等可导致咽鼓管阻塞，影响中耳通气。

（2）感染，常见于急性中耳炎和急性上呼吸道感染。

（3）免疫反应在本病中占重要位置。

（二）临床表现

分泌性中耳炎以耳内闷胀感或闭塞感、听力下降、耳鸣为主要症状，有轻微耳痛。可见鼓膜内陷、无光泽、光锥消失或变形，活动受限，有时透过鼓膜可见到液平面。

（三）辅助检查

（1）电鼻咽镜检查：可见鼻腔、鼻咽部或咽鼓管有无肿物、炎症等。

（2）纯音听阈测试：根据听力下降程度，判断病变病期。

（3）声阻抗测试：对本病诊断有重要价值。

（4）其他检查：乳突X线检查，咽鼓管功能检查。

（四）治疗原则

（1）治疗原则：病因治疗、抗生素治疗、抗过敏治疗、鼓室局部治疗及吹张治疗。外科治疗清除中耳积液，恢复咽鼓管通气引流功能，保持中耳鼓室正压状态。

（2）外科治疗方式的选择：①首先要积极治疗鼻咽、鼻腔疾病，如腺样体切除术、鼻中隔矫正术、下鼻甲手术、鼻息肉摘除术、扁桃体摘除术，解除阻塞、消除炎症、控制过敏等。②在严格无菌技术条件下行鼓膜穿刺，抽出积液。③积液黏稠不易吸出者可行鼓膜切开，排出积液。④病情反复发作、积液黏稠不易排出者，可行鼓膜置管术，以排出积液、改善通气、促进咽鼓管功能的恢复。

【护理措施】

（一）基础护理

（1）行鼓室穿刺或置管术后，嘱患者头部勿剧烈运动，勿用棉签擦拭外耳道，以免置管脱出。

（2）术后嘱患者保持外耳道清洁，勿游泳及淋浴，以免水进入外耳道。禁用滴耳剂以防感染。

（3）饮食护理，嘱患者进高蛋白、高维生素软食，多补充蛋白、蔬菜、水果等维生素类食品，以利于伤口恢复。

（二）专科护理

（1）遵医嘱使用抗生素，抗过敏治疗，可用类固醇激素类药物做短期治疗。

（2）保持鼻腔及咽鼓管通畅。①咽鼓管吹张：可采用捏鼻鼓气法、波氏球法或导管法作咽鼓管吹张。成人还可经导管向咽鼓管咽口吹入泼尼松，隔日 1 次，每次每侧 1ml，共 3~6 次。②伴有鼻塞症状时，可用 1% 麻黄碱等减充血剂喷（滴）鼻。收缩鼻腔黏膜，改善咽鼓管通气，利于引流。鼓励患者多做吞咽动作，口含薄荷喉片，遵医嘱口服阿托品等，可助咽鼓管开放。红外线、超短波治疗可促液体吸收。③骨膜按压，用手指按压耳屏，随压随放，连续施行，使外耳道内空气压力忽高忽低，借以震动鼓膜。

（三）健康指导

（1）预防为主：正常情况下，中耳内、外的气压基本相等，相当于大气的压力。在生理状态下，中耳内的空气虽不断地被中耳黏膜交换和吸收，但通过咽鼓管的间断开放，新鲜空气又不断地向中耳内输入而加以补充，从而使中耳内、外气体压力保持平衡。如果由于某种原因使咽鼓管的通气功能发生障碍，中耳内的空气被吸收以后得不到相应的补充，即逐渐形成负压。由于负压的影响，中耳黏膜中的静脉出现扩张，管壁通透性增加，血清漏出并积聚于中耳，便开始形成积液。因此对反复发作的分泌性中耳炎，除积极进行疾病本身的治疗外，更重要的是仔细寻找原因，进行病因治疗。本病急性期应及早、彻底治愈，以免迁延成慢性，或遗留中耳粘连等病。

（2）增强体质：锻炼身体，提高机体抵抗力，预防上呼吸道感染。

（3）掌握正确的擤鼻方法：鼻塞流涕时，不宜用力过猛，以免分泌物闭塞咽鼓管。做自行咽鼓管吹张时，应先排清鼻腔分泌物。

二、急性化脓性中耳炎患者的护理

【概述】

急性化脓性中耳炎（acutes uppurative otitis media），又称作细菌性中耳炎，是指细菌直接侵入中耳引起的中耳黏膜及鼓膜的急性感染性炎症改变。

（一）病因

急性化脓性中耳炎多继发于上呼吸道感染，鼻、鼻窦、腺样体、扁桃体炎症或急性传染病，如麻疹、猩红热等。婴幼儿因抵抗力低下，中耳解剖生理特点，以及喂奶姿势不当，均为患中耳炎的因素及诱因。游泳、跳水、不正确的擤鼻、咽鼓管吹张、鼻腔冲洗及鼻咽部填塞时，致病菌可由鼻咽管侵犯中耳。主要致病菌为肺炎球菌、流感嗜血杆菌、溶血性链球菌、葡萄球菌等，多发于婴幼儿及儿童。

（二）临床表现

（1）耳痛、听力减退、耳鸣和耳道流脓，常伴全身症状，可有畏寒、发热、怠倦及食欲减退，幼儿全身症状较成人严重。

（2）鼓膜穿孔，前鼓膜充血、膨出，穿孔后见脓液由小穿孔处搏动涌出，乳突部有轻度压痛。

（三）辅助检查

（1）耳镜检查：耳镜检查有鼓膜急性感染及穿孔的表现。

（2）听力检查：听力检查呈传导性耳聋。

（3）血常规检查：血常规检查有急性感染的血象变化。

（四）治疗原则

急性化脓性中耳炎患者治疗时应做全身及局部使用抗生素，条件成熟时行鼓膜切开引流。

【护理措施】

（一）基础护理

（1）嘱患者注意休息，术后无眩晕可下地活动，头部不可剧烈摆动。避免感冒、咳嗽。

（2）嘱患者食用富含高蛋白、高维生素的软食，多食用蔬菜、水果，避免辛辣等刺激性食物，多饮水，保持大便通畅。

（二）专科护理

（1）耳部用药护理：嘱患者遵医嘱严格按时间使用抗生素，根据鼓膜穿孔与否选用滴耳液。鼓膜未穿孔者可用2%苯酚甘油滴耳，可消炎、止痛。因该药遇脓液即释放苯酚，可腐蚀鼓膜及鼓室黏膜 鼓膜穿孔后应立即停药。慢性化脓性中耳炎忌用此药。鼓膜穿孔后用0.3%氧氟沙星（泰利必妥）滴耳液、0.25%~1%氯霉素液、复方利福平液、0.5%金霉素液等滴耳液中选择一种滴耳。炎症完全消退后，穿孔多可自愈。

（2）鼻部护理：减充血剂滴鼻4次/d，鼻咽部雾化2次/d，可减轻鼻咽部黏膜肿胀，有利于恢复咽鼓管功能。

（3）手术时机的选择：脓液引流不畅者，在无菌操作下行鼓膜切开术，可通畅引流，有利于炎症的迅速消散，使全身及局部症状迅速减轻。穿孔长期不愈者，可做鼓膜修补术。

（三）健康指导

（1）嘱患者防止上呼吸道感染，注意通风，保持空气新鲜，避免受凉，有感染症状时要积极治疗，控制其发展。

（2）掌握正确的游泳换气姿势，避免呛水。一旦耳部进水，将头偏向进水侧，原地单腿蹦跳，及时将水控出。禁止鼓膜穿孔及手术者游泳，洗浴时防止水流入耳内。

（3）嘱患者擤鼻时一定要捏住一侧鼻孔，避免同时捏住双侧鼻腔不正确的擤鼻方法而导致细菌经咽鼓管侵入中耳。

（4）向公众宣传哺乳的要点，掌握正确的哺乳姿势，哺乳时应将婴儿抱起，使头部竖立。乳汁过多时应适当控制其流出速度，防止婴幼儿因咽鼓管管腔短、鼓室口位置低而导致乳汁经咽鼓管进入中耳。

三、慢性化脓性中耳炎患者的护理

【概述】

慢性化脓性中耳炎（chronics uppurative otitis media）是中耳黏膜、鼓膜甚至骨质的持续性或复发性化脓感染的疾病，可累及乳突或咽鼓管，部分患者可发展为胆脂瘤。

（一）病因

慢性化脓性中耳炎多由急性化脓性中耳炎迁延而来，上呼吸道感染是引起中耳感染反复发作的重要因素。全身或局部抵抗力下降，如猩红热、麻疹、肺结核等传染病，营养不良，全身慢性疾病患者也易诱发本病。其致病菌多为变形杆菌、绿脓杆菌、大肠杆菌、金黄色葡萄球菌等。

（二）临床表现

慢性化脓性中耳炎表现为患者有耳溢液，耳内流脓可为间歇性或持续性，脓量多少不等。同时并发有上呼吸道感染或经外耳道再感染时，流脓发作或脓液增多，可伴有耳痛。脓液为黏液性、黏液脓性或全脓性。听力下降的程度与骨膜穿孔的大小、位置、听骨链是否受损，以及迷路正常与否有关。骨疡型病变深达骨质，局部有肉芽组织或息肉形成。流脓液多为持续性，可有臭味，传导性耳聋较重。胆脂瘤型耳炎长期流脓，有特殊恶臭，属较重传导性耳聋。

（三）辅助检查

耳镜检查可见穿孔部位，鼓室炎症活动期的表现；纯音听力检查、骨导听阈测试，有助于确定听力减退的程度和耳聋的性质；CT 检查，颞骨 CT 检查有较高辅助诊断价值。

（四）治疗原则

慢性化脓性中耳炎的治疗原则为消除病因，控制感染后行手术治疗。

【护理措施】

（一）基础护理

（1）给患者取平卧位，头偏向一侧，患耳向上。嘱患者术后 10 天内不能擤鼻及打喷嚏，起床时要逐渐适应活动，可避免眩晕引起意外伤害。

（2）口腔护理：嘱患者保持口腔清洁，漱口水含漱 4 次 /d。

（3）术前准备：①耳部有脓液者须做细菌培养并药敏试验，每日清洁外耳道，滴入有效抗生素溶液。②术耳周围备皮，预定植皮时，植皮处要备皮，手术前 1 天洗澡、洗头。③头发长者，术前将头发辫成辫子，以充分暴露手术野。

（二）专科护理

（1）病情观察：①观察切口处敷料有无渗血及渗液，渗血较多时及时报告医生，必要时加压包扎。②观察患者有无头晕、眼球震颤及面瘫的发生，一般麻醉引起的面瘫6~8h可自行恢复，若超过8h仍未恢复时，应及时使用血管扩张剂和改善细胞代谢的药物。如手术结束，包扎后即出现眩晕，可能为外耳道填塞过紧，压迫镫骨所致，拉松填塞物后，症状即可缓解。③观察体温变化，如术后3天体温仍在38℃以上，应检查有无感染。

（2）术后感染的预防：①遵医嘱应用抗生素7~10天。②术后第一天更换外敷料，观察切口，包括取筋膜处的切口、乳突骨膜或耳屏软骨膜处伤口有无血肿或触痛。以后每2~3天更换敷料，观察耳道渗液的质和量。术后5~7天拆线,7~10天取出填塞物。

（3）咽鼓管吹张：术中消毒液和手术刺激等因素常引起鼓室和咽鼓管黏膜肿胀，加上明胶海绵排入咽鼓管，可造成患者的暂时通气不良。如鼓膜内陷，应及时报告医生，并协助吹张，否则日久易形成鼓室粘连。医生捏紧患者两侧鼻孔，嘱其闭口轻轻呼气，同时用耳镜观察鼓膜，一见鼓膜运动，立即放松鼻孔。一般吹张后听力即可提高。吹张1次/d，直至鼓膜内陷消失。

（三）健康指导

（1）积极治疗易发感染病灶：如有慢性扁桃体炎、鼻窦炎和过敏性鼻炎等的患者首先要积极治疗。鼻中隔偏曲、腺样体肥大等影响咽鼓管咽口的通气功能，需手术矫正。影响机体抵抗力的慢性疾病，如营养不良、过敏、糖尿病等应于手术前首先纠正。

（2）用药护理：①抗生素溶液或抗生素与糖皮质激素混合液，如3%氧氟沙星（泰利必妥）滴耳液、利福平滴耳液（利福平滴耳液瓶口开启3天后药液即失效）、2%氯霉素滴耳液等，用于鼓室黏膜充血、水肿，分泌物较多时。②3%~4%硼酸甘油、3%~4%硼酸酒精等，适用于脓液少，鼓室潮湿时。③硼酸粉、磺胺噻唑与氯霉素粉（等量混合）等，仅用于穿孔大，分泌物少，或乳突术后换药等情况。④用药前，应彻底清洗外耳道及鼓室内的脓液。可用3%双氧水溶液或硼酸水清洗，再用棉签拭净或以吸引器吸净脓液，方可滴药。⑤含氨基苷类抗生素的滴耳液或各种溶液（如复方新霉素滴耳剂、庆大霉素等）用于中耳，局部可引起内耳中毒，忌用。⑥水溶液易经小穿孔进入中耳为其优点，但易流出；甘油制剂比较黏稠，接触时间较长，却不易通过小穿孔。⑦粉剂宜少用，一次用量不宜过多，穿孔小、脓液多者忌用粉剂，因可堵塞穿孔，妨碍引流，甚至引起危及生命的并发症。⑧避免使用有色药液，以免妨碍对局部的观察。⑨忌用腐蚀剂（如酚甘油）。

（3）嘱患者手术后半年内禁止游泳，3个月内禁乘飞机，1~2个月内禁患侧咀嚼食品。锻炼身体，提高机体抵抗力，避免上呼吸道感染。

四、中耳癌患者的护理

【概述】

中耳癌（cancer of middle ear）可原发于中耳，或由外耳道、鼻咽、颅底或腮腺等处的癌肿侵犯中耳而来，亦可由乳腺、胃肠道等处肿瘤原处转移所致。

（一）病因

中耳癌患者中有慢性中耳炎史的占80%~85%。因此，其发生可能与炎症有关。中耳炎症反复刺激引起鼓室黏膜上皮血液循环及营养发生障碍，使鼓室黏膜上皮转变成复层鳞状上皮。

（二）临床表现

（1）耳内出血或血性分泌物为中耳癌早期最常见的症状。后期肿瘤侵袭骨质、破坏血管，可发生致命性大出血。

（2）早期耳内有发胀感，晚期有明显的疼痛。其特点是持续性耳深部疼痛、刺痛或跳痛，并向颞骨和枕部放射。

（3）多数患者因原有中耳炎所致耳聋，故往往较少引起重视。

（4）早期因炎症、疼痛而反射性地引起下颌关节僵直，晚期多因癌肿侵犯颞肌、三叉神经或直接侵犯颞颌关节而导致张口困难。

（5）早期可出现面瘫。晚期可因迷路受侵犯而出现眩晕、复视、吞咽困难、声嘶、软腭麻痹、抬肩无力、伸舌偏斜等症状。

（三）辅助检查

中耳癌患者在治疗时应做CT检查和MRI检查，不但可以了解肿瘤侵犯的范围，还可以预测能否手术切除肿瘤。病理切片检查，是确诊中耳癌的可靠方法。

（四）治疗原则

中耳癌患者治疗手段有手术治疗和放射治疗。

【护理措施】

（一）基础护理

（1）术前护理：生理盐水冲洗外耳道及中耳腔并局部滴药，术前备皮，清洁耳郭、外耳道及术区周围皮肤。患者术前一天洗澡洗头。术前8~12h禁食。

（2）术后护理：全麻手术清醒后加枕健侧卧位，24h后可下床活动。有头疼、眩晕、恶心、呕吐的患者应绝对卧床休息，尽量避免其他人员倚靠床、摇床架及搬动患者头部。有脑脊液漏的患者要卧床，并抬高床头30°以借助重力作用压闭漏口，减少脑脊液流出。移植皮瓣的患者护理时动作要轻柔，避免挤压皮瓣。

（3）口腔护理：嘱患者保持口腔清洁，漱口液漱口，4次/d。

（4）饮食护理：患者有张口困难时，可进软食或流质饮食。注意补充高蛋白、高维生素、高热量的饮食。手术全麻清醒后给予流质饮食，3~5天后逐渐改为普通饮食，禁食辛辣等刺激性食品。

（5）疼痛护理：最先以增加无痛性睡眠为目标，其次以解除休息时疼痛为目标，最后以解除站立或活动时疼痛为目标。在医生指导下使用三阶梯镇痛方法。

（二）专科护理

（1）病情观察：①注意观察术腔引流管是否通畅，引流量、引流液颜色，初期引流液为全血混有组织液，颜色逐渐变为淡黄色，48h后降至50ml/d既可拔管，如有活动性出血，及时报告医生处理。②观察患者的瞳孔、神志，有无嗜睡、剧烈头疼、喷射性呕吐、颈强直及肢体感觉障碍，防止发生脑水肿。③观察术侧切口有无透明液体外流、鼻腔是否流清水样涕、有否出现异样呛咳、胸腹压增加的情况下上述液体是否增加，防止发生脑脊液漏。④观察有无眩晕、恶心、呕吐。观察植皮瓣的颜色、弹性、皮温等变化，术后3天体温仍呈持续性升高，要检查是否有感染，及时采取措施。

（2）治疗护理：遵医嘱给予大剂量抗生素预防及控制感染，根据情况静脉滴注甘露醇以缓解脑水肿，若出现中枢性高热，应用人工冬眠。

（3）耳部护理：保持外耳道周围皮肤的清洁，及时用盐水棉球将分泌物擦拭干净。嘱患者洗头时勿使水流入耳内。手术后保持切口敷料的清洁干燥。

（4）放疗护理：放疗期间，注意局部皮肤的保护，皮肤出现红、皮温增高、痛时，可涂烫伤膏，减轻皮肤损伤。放疗可致张口困难，可能与纤维化有关，嘱患者从开始放疗即进行张大口训练，200次/d，可减轻此症状。

（三）健康指导

（1）避免意外伤害：嘱患者家属，眩晕患者外出检查治疗时，一定要有人陪送，防止摔伤。

（2）注意营养均衡：嘱患者张口困难时，饮食要软、要细、要少量多餐。

（朱　为　黄叶莉）

第三节　内耳疾病患者的护理

一、梅尼埃病患者的护理

【概述】

梅尼埃病（Meniere's disease）是特发性耳疾病，基本病理改变为膜迷路积水，临床表现具有反复发作的旋转性眩晕、耳聋、耳鸣和耳胀满感等基本特征的内耳疾病，是由于膜迷路积水所致的一种内耳疾病。

（一）病因

目前，多认为梅尼埃病与免疫、病毒感染或离子交换障碍所致的膜迷路积水有关。主要学说有：内淋巴吸收障碍、免疫反应、自主神经功能紊乱、内淋巴生成过多、病灶及病毒感染、内分泌障碍等。

（二）临床表现

（1）患者突然发生剧烈地旋转性眩晕，睁眼与转头时加重，神志清醒，眩晕持续15~30min或数小时后减轻，直至消失。

（2）感音性耳聋，波动性，早期低频下降，可有复听现象，但多数恢复不全。

（3）发作期间患侧耳内胀满感、压迫感，继则耳鸣，听力下降，伴有恶心、呕吐、面色苍白等自主神经反射症状。

（4）发作期间伴随眩晕可出现自发眼震，呈水平旋转型或水平型，早期向患侧，后转向健侧，最后又转向患侧。

（三）辅助检查

（1）纯音电测听：患者呈感应神经性听力下降。

（2）耳蜗电图：耳蜗电图主要用于膜迷路积水的诊断。

（3）其他：甘油试验、前庭功能检查阳性结果可提示梅尼埃病，但阴性结果并不能排除诊断，因此未能作为辅助参考。

（四）治疗原则

梅尼埃病多以药物治疗，可选用抗晕剂、血管扩张剂、脱水剂及激素。多次反复发作、眩晕重、药物治疗无效时可考虑手术治疗。

【护理措施】

（一）基础护理

（1）嘱患者绝对卧床休息，病室保持安静、光线要暗；及时更换污被服，保证无污迹、无异味。

（2）口腔护理：嘱患者保持口腔清洁，及时漱口，去除异味，口腔护理 2 次 /d。

（3）饮食护理：嘱患者限制盐的摄入，宜少于 1g/d，适当短期限水，切忌一次性过量喝汤、饮水，以免加剧或再次引起迷路水肿而发病。避免摄入咖啡，避免饮酒、吸烟。适当多食香蕉或橙汁以增加 K^+ 的摄入，限制碳水化合物的过食对防止梅尼埃的发作有重要意义。

（二）专科护理

（1）治疗护理：急性期（发病 48h 内）首先要控制眩晕发作及相关症状，可用抗组织胺药，如倍他司汀。若需前庭镇静作用，则可用异丙嗪；过度焦虑患者可用安定；剧烈呕吐者加用其他止吐药，如甲氧氯普胺肌内注射，此类药物不能与异丙嗪合用，以免增加引起锥体外系症状的危险。同时遵医嘱使用扩张血管、改善脑及耳部微循环的药物。

（2）体位疗法：指导患者闭眼，从平卧位到侧卧位，当眩晕消失后坐起，30s 后再向另一侧卧位，两侧交替进行直至症状消失为止，每 3h 交换体位 1 次，一般 7~10 天症状可消失。

（三）健康指导

（1）鼓励患者合理安排工作与休息的时间，学会放松情绪，避免激动。

（2）嘱患者锻炼身体，提高机体抵抗力。流感季节避免到人员聚集的场所，防止病毒感染。

（3）嘱患者保护听力，避免去噪音场所，每日做耳保健操 1 次。

（4）嘱患者每月定期检查前庭功能和听力，间歇期治疗应每 3 个月评估疗效，症状完全缓解即可停药。

二、耳硬化症患者的护理

【概述】

耳硬化症（otosclerosis）是骨迷路原发性病变，骨迷路因局灶性吸收并被富含血管和细胞的海绵状新骨所代替，继而血管减少，骨质沉着，形成骨质硬化病灶。发病年龄 20~40 岁多见，且女性多于男性。

（一）病因

本病原因不明确，可能与内分泌、迷路骨壳的营养障碍、遗传有关。耳硬化症各个时期的变化并非是按一定顺序进行，在病灶内往往反复交替出现骨质破坏吸收和新骨形成。

（二）临床表现

耳硬化症表现为渐进性耳聋，两耳先后受累，早期为传导性。耳蜗受累则出现混合型耳聋，晚期则为感音性耳聋，伴耳鸣。在嘈杂的环境中，患者自觉听力反而较在安静环境中为佳，这种现象称“韦氏错听”。耳蜗受累后，这种现象消失，部分患者可出现眩晕症状。

（三）辅助检查

（1）纯音测听：早期气导以低频下降为主，骨导在耳蜗未受累时可正常，镫骨全固定时气道呈水平型听力下降曲线。耳蜗受损可出现混合型耳聋的听力曲线。如耳蜗某一部受损，可出现气导和骨导深谷型曲线。

（2）音叉检查：为传导性聋。

（3）CT 检查：可以清晰地检查出颞骨耳硬化灶的部位。

（四）治疗原则

耳硬化症通常以药物治疗，配助听器。手术治疗要慎重考虑。

【护理措施】

（一）基础护理

（1）术前准备：按耳科手术常规。

（2）术后术耳向上，绝对卧床 5~7 天，头部用纱带固定。患者第一天下地活动时，护士要协助其逐渐增加活动量，避免因眩晕而摔伤。

（3）口腔护理：嘱患者口腔护理 2 次 /d，进餐后漱口，保持口腔清洁。

（4）饮食护理：嘱患者进高蛋白、高维生素的半流食，多食用水果蔬菜，促进切口恢复，保持大便通畅。

（二）专科护理

（1）治疗护理：①药物：氟化钠 10~20mg，口服 3 次 /d，可以减少和防止听力下降。②配用助听器：凡不宜手术或不愿意接受手术的患者，不论其为传导性聋、混合性聋或感音神经性聋，均可试配助听器。

（2）病情观察：①观察有无眩晕、呕吐、眼震的发生。如出现以上现象，术耳向上绝对卧床即可较快恢复。②观察听力，如术后短期内或头部碰撞后出现听力时好时差者，要极度怀疑有外淋巴瘘管形成可能，应尽快手术探查。③观察面肌运动，如出现面瘫要及时处理。

（3）康复功能训练：面瘫的患者除进行针灸、理疗外，还应鼓励患者坚持面对镜子进行强化功能训练。嘱患者多用患侧嚼口香糖，可促进面肌运动。

（三）健康指导

（1）嘱患者术后半年不参加重体力活动，及大运动量的体育活动，尤其应注意保护头部。半年内不游泳、不乘坐飞机。

（2）嘱患者防止感冒，避免到人员聚集的场所，避免噪音刺激。

（3）嘱患者 1 个月、半年、1 年各复查 1 次并定期检查听力。

三、听神经瘤患者的护理

【概述】

听神经瘤（acoustic tumor）是原发于第Ⅷ对脑神经（耳蜗－前庭神经）的鞘膜瘤，由胚原性施凡细胞异常增生而成，因此是一种典型的神经鞘瘤。

（一）病因

听神经瘤可起源于位听神经分支的任何神经干上，肿瘤通常发生于听神经在内耳门附近的神经胶质细胞与施凡细胞交接处的神经膜上。早期，肿瘤位于内耳道底部，逐渐长大后可充满内耳道，还可向桥小脑角方向扩展。随着瘤体的增大，脑桥、延脑可受到压迫，逐渐可出现颅内高压，最终患者可不治而死亡。

（二）临床表现

（1）耳鸣、感音神经聋、发作性眩晕。

（2）一侧渐进性听力减退至全聋。

（3）走路不稳或瞬间头晕、眼球水平震颤、肢体运动共济功能失调。

（4）可因颅内压增高和肿瘤侵入颅后窝，出现三叉神经损害，同侧面部感觉迟钝和角膜反射减退。晚期可出现同侧周围性面瘫。颅内压升高时，出现持续性头疼，可伴有恶心、呕吐、视盘水肿，亦可出现视力障碍。

（三）辅助检查

（1）纯音听阈测试：结果显示两耳呈不对称的以高频听力下降为主的感音神经性聋。

（2）脑干诱发电位：脑干诱发电位可为鉴别诊断提供非常有价值的信息。

（3）脑核磁检查：脑核磁检查能清晰显示肿瘤的大小和边界及其与邻近结构的关系。

（4）脑血管造影：脑血管造影可见病变的特征。

（四）治疗原则

听神经瘤患者须尽早手术。

【护理措施】

（一）基础护理

（1）手术后全麻清醒后，患者的头应抬高 15°~30°，以减轻脑水肿。避免头部突然转动，以免引起眩晕。根据患者情况逐渐抬高床头，呈半卧位，防止肺部感染。注意活动下肢，以免形成血栓。严格卧床休息 3~5 天后可下床活动，但须有人协助，逐渐增加活动量。

（2）饮食护理：全麻清醒后给予全流或半流饮食，注意补充蛋白及维生素。有颅神经麻痹的患者，给予鼻饲饮食，加强营养、防止误吸，嘱患者做吞咽动作，进行口咽肌肉功能训练。

（3）口腔护理：嘱患者口腔护理 2 次 /d，餐后漱口，保持口腔清洁。

（4）预防肺部感染：对术前已存在或考虑术后可能出现麻痹症状者，应延迟至患者完全清醒后再拔出气管插管。放置胃管以避免呕吐物或饮食呛咳进入气道引起肺部感染。

（二）专科护理

（1）预防颅内出血：嘱患者勿用力咳嗽、擤鼻、打喷嚏，以免颅压增高，引起颅内出血。

（2）保护眼睛：三叉神经损伤，如合并面神经损伤的患者，应注意眼睛的保护。轻者眼部用氯霉素眼液滴眼 4 次 /d，睡前涂红霉素软膏，并用护眼罩遮盖患眼。

（3）病情观察：①严格观察生命体征变化，如血压、脉搏、呼吸、瞳孔、意识的变化；观察切口敷料、引流液的颜色；观察有无颅内出血及血肿；观察有无颅内压增高的表现，如有异常应及时报告医生进行 CT 检查。②观察患者有无面神经损伤，如额纹消失、眼睑闭合不全、鼻唇沟变浅或消失、鼓腮漏气、不能露齿等；观察患者表情、肌张力及肢体活动情况。③注意患者的脑脊液耳鼻漏，若患者低头和或咳嗽时有清亮的液体从前鼻孔溢出，要立即抬高患者头部，嘱患者避免做增加颅内压的行为，如擤鼻、咳嗽等，予低盐饮食及限制饮水量、预防感染等。

（三）健康指导

（1）嘱患者洗头、洗澡时应以干棉球堵住外耳道口，以防水进入术腔而继发感染。

（2）嘱患者 2 周内勿用力擤鼻，以免分泌物经耳咽管进入中耳，引发术后感染。

（3）嘱患者 1 个月内注意休息，3 个月内勿从事重体力劳动。

（4）嘱患者 1 个月、3 个月、半年各复查 1 次，如出现异常及时到医院就诊。

（朱　为　黄叶莉）

第四节　突发性耳聋患者的护理

【概述】

突发性突聋（idiopathic sudden hearing loss）是指突然发生的，原因不明的感应神经性听力损失，患者的听力一般在数分钟或数小时内下降至最低点，少数患者可在 3 天之内。可同时或先后伴有耳鸣及眩晕。

（一）病因

血管痉挛、血液流变的异常，血栓和栓塞等都是引起内耳血流障碍的原因，病毒感染可能是其突发聋的重要原因。

（二）临床表现

（1）听力下降一般在数分钟或数小时内下降至最低点，少数患者在3天内达到最低点。听力损失为感应神经性，眩晕为首发症状，患者由于严重的眩晕和耳鸣，耳聋可被忽视，待眩晕减轻后，方发现患耳已聋。

（2）患者突然发生一侧耳鸣，音调很高，同时或相继出现听力迅速下降。

（3）约半数患者在听力下降前或听力下降发生后出现眩晕，多为旋转性眩晕，大多伴有恶心、呕吐、出冷汗、卧床不起。常于夜间睡眠时突然发生。

（4）部分患者患耳有堵塞、压迫感等症状。

（三）辅助检查

（1）纯音听阈测试，突发性耳聋多为中、重度感音神经性聋，甚至全聋。

（2）耳蜗电图、听力脑干诱发电位及耳声发射检查可用于了解耳聋性质，判断预后。

（3）增强核磁扫描检查，可发现大多数以突发性耳聋形式出现的听神经瘤和多发性硬化等疾病。

（四）治疗原则

突发性耳聋的治疗原则一般是先扩张血管，改善患者的内耳代谢，然后应用糖皮质激素，再进行高压氧治疗。

【护理措施】

（一）基础护理

（1）嘱患者保持良好的卫生习惯，避免噪声的打扰，保证充足的休息和睡眠。有眩晕者，嘱其严格卧床休息。

（2）低钠饮食，可有利于减轻可能的膜迷路积水；多食用蔬菜、水果，少食高胆固醇、高脂肪的食物。

（二）专科护理

（1）用药护理：尽可能早期治疗，一般在24h内经初步筛查后立即进行。①10%低分子右旋糖酐500ml静脉滴入，可增加血容量，降低血液黏稠度，改善内耳微循环。合并心功能衰竭及出血性疾病者禁用。②血管扩张药可选择以下1种，至多不超过两种：钙通道拮抗剂如尼莫地平或氟桂利嗪（西比灵），有扩张血管、降低血液黏稠度、改善内耳微循环的作用。组胺衍生物如倍他啶。活血化瘀中药，如复方丹参、银杏叶制剂等。③应用糖皮质激素。④应用溶栓抗凝药。⑤应用维生素。⑥改善内耳代谢的药物，如都可喜，吡拉西坦，辅酶A等。用血管扩张药时应注意血压的变化；用抗凝药时密切观察有无出血情况，如皮肤有无出血点、腰部有无疼痛等，如有出血倾向立即停药，并报告医生重新处理。

（2）混合氧或高压氧舱治疗：混合氧是一种95%氧气、5%二氧化碳的混合氧，又称作碳和氧、卡波金。混合氧吸入可提高内耳供氧，增加外淋巴液中氧的含量。高压氧可以提高血氧分压和氧含量，增加弥散距离，有抗水肿作用，有缩血管效应，因此可降低毛细血管压力、加快血管外组织液重吸收，这样减轻了局部损伤组织水肿，改善组织缺氧。高压氧有助于改善微循环，有抗血小板凝集作用，降低血液黏滞度，有助于改善突发性耳聋患者耳蜗微循环，同时对病毒有抑制作用。

（三）健康指导

（1）嘱患者坚持锻炼身体，增强机体抵抗力，防止病毒性感冒。保持良好的心情，避免激动，戒烟酒。

（2）教会患者做耳保健操：①手握空拳，以拇、食指，沿耳轮上下来回推拿 10 次，直至耳轮发红、发热。②用手食、中指分别搓摩耳郭腹背两面，上下反复搓摩 10~15 次。③将耳郭稍向前折，用手食指对耳背进行上下按摩，反复 10 次。④按压耳屏，一按一放，反复 20 次。⑤用手掌小鱼际按摩耳周，按耳前 – 耳上颞部 – 耳后枕部的顺序，反复 10 次。⑥拇、食指捏揉耳垂 1min。

（3）老年聋应佩带适当的助听器。嘱患者家属，老年聋患者在过马路时要有人陪同，家中最好安装叫门的指示灯。

（朱　为　黄叶莉）

第二章

鼻科疾病患者的护理

第一节 鼻腔炎症患者的护理

一、急性鼻炎患者的护理

【概述】

急性鼻炎（acute rhinitis）是由病毒感染引起的鼻黏膜急性炎症性疾病，俗称“伤风”、“感冒”。最常见的是鼻病毒，后期可合并细菌感染。

（一）病因

当机体抵抗力下降或鼻黏膜防御功能受到破坏时，病毒乘虚侵入鼻黏膜并生长繁殖，引起鼻黏膜的急性炎症。引起急性鼻炎的病毒主要以飞沫传播。

（二）临床表现

（1）初期患者有鼻内灼热、痒感、少量喷嚏等症状，随即出现鼻塞、水样鼻涕，继发细菌感染后鼻涕发展为黏液性、黏脓性，进而脓性。

（2）患者嗅觉减退及闭塞性鼻音。

（3）患者大多有全身不适、发热（37~38℃）和头痛等较重症状，多有高热（39℃以上），甚至惊厥。

（三）辅助检查

诊断急性鼻炎需要做前鼻镜、分泌性细胞学检查等。

（四）治疗原则

急性鼻炎的治疗原则为解热镇痛，支持全身疗法。可通过鼻腔充分引流，不主张随意使用抗生素。

【护理措施】

（一）基础护理

（1）休息与环境：嘱患者患病期间要注意休息，保持居室空气流通，可用1份食醋、2份水在室内加热熏蒸。

（2）饮食护理：嘱患者多饮水，进食清淡易消化的食物，勿进食刺激性辛辣的食物。

（二）专科护理

（1）可给予患者口服解热镇痛药，如复方阿司匹林等，可用生姜、葱白加红糖煎服，有发汗作用。

（2）给予患者局部用1%麻黄碱液滴鼻，可使鼻黏膜消肿。

（3）给予患者鼻腔雾化吸入，2次/d，可减轻鼻黏膜水肿，改善通气引流；无雾化条件的情况下，可用一杯热水对鼻部进行熏蒸。

（三）健康指导

（1）指导患者掌握正确的擤鼻方法：擤鼻时压住一侧鼻翼擤出，或吸至咽部吐出。不正确的擤鼻可引起鼻窦炎、中耳炎等并发症。

（2）增强体质：向患者提倡冷水洗脸，也可用冷生理盐水冲鼻，可以防止感冒。洗热水浴，避免寒冷刺激。同时嘱患者要注意劳逸结合，经常进行户外锻炼，戒烟酒，锻炼身体增强体质。

（3）避免交叉感染：感冒流行期间，嘱患者避免去人多的公共场所。患者感冒也要注意防止传染他人，必要时戴口罩。

二、慢性鼻炎患者的护理

【概述】

慢性鼻炎（chronic rhinitis）是鼻黏膜和黏膜下层的慢性炎症，与鼻腔局部病变、职业、环境因素、全身因素及烟酒嗜好等有关。临床分为慢性单纯性鼻炎和慢性肥厚性鼻炎两种类型。

（一）病因

急性鼻炎反复发作、鼻中隔偏曲或鼻腔粘连、慢性化脓性鼻窦炎、慢性扁桃体炎、慢性喉炎等使鼻黏膜长期受刺激，可引起慢性鼻炎。长期滴用血管收缩剂，可引起药物性鼻炎。鼻黏膜受有害气体和粉尘的长期刺激及损害，环境温度和湿度的急剧变化均可引起慢性鼻炎。维生素缺乏、内分泌紊乱、贫血、糖尿病、结核等也可诱发慢性鼻炎。

（二）临床表现

慢性单纯性鼻炎表现为间隙性、交替性鼻塞。患者多涕，常为黏液涕或脓涕。慢性肥厚性鼻炎表现为鼻塞较重，多为持续性，鼻涕不多，为黏液性或黏脓性，不易擤出。若肥大的下鼻甲后端压迫咽鼓管咽口，患者可出现耳鸣，听力减退。经常张口呼吸及鼻腔分泌物的长期刺激，易引起慢性咽炎、喉炎。患者还可有头痛、头昏、失眠、精神萎靡等。

（三）辅助检查

诊断慢性鼻炎需要做前鼻镜检查。

（四）治疗原则

（1）治疗原则：去除病因，改善全身状况，使用抗过敏药减轻症状。要保持鼻腔局部通畅，利于引流。

（2）肥厚性鼻炎可采用的治疗方法：①下鼻甲黏膜下注射硬化剂，如5%苯酚甘油、5%鱼肝油酸钠等。②行黏膜下电凝，使肥厚组织产生瘢痕而收缩。③采用冷冻疗法，使肥厚的黏膜坏死脱落。④采用激光治疗，对肥大的下鼻甲做表面凝固。

【护理措施】

（一）基础护理

（1）预防感冒：嘱患者保持空气新鲜，每日通风，冬季尤其要定时通风，保持空气流通。避免受凉，锻炼凉水洗脸冲鼻，增加室外运动，增强机体抵抗力。

（2）饮食护理：嘱患者进清淡易消化的饮食，避免进刺激性的食物，戒烟酒，因饮酒后鼻黏膜会充血、水肿，可使鼻塞加重。

（二）专科护理

（1）遵医嘱给予鼻腔滴用1%麻黄碱，收缩血管，减轻鼻黏膜水肿。保持鼻腔通畅，以利引流。

（2）遵医嘱给予生理盐水冲洗鼻腔，2次/d，消除鼻腔黏稠分泌物。

（3）指导患者掌握正确的擤鼻方法，即压住一侧鼻翼擤出，或吸至咽部吐出。

（三）健康指导

（1）积极治疗原发病，急性鼻炎要及时治疗，防止转为慢性。如有鼻中隔偏曲、鼻息肉、化脓性鼻窦炎等疾病的也要先积极治疗，避免引流不通畅，分泌物反复刺激鼻黏膜。

（2）慢性肥厚性鼻窦炎经保守治疗无效的，可考虑手术治疗，以免肥大的下鼻甲压迫咽鼓管咽口，引起耳鸣、听力减退；阻塞鼻泪管开口，可引起溢泪、或继发泪囊炎、结膜炎；长期鼻塞、经常张口呼吸，以及鼻腔分泌物长期刺激，易继发慢性鼻窦炎、咽炎、喉炎。

三、变异性鼻炎患者的护理

【概述】

变异性鼻炎（Variability rhinitis）是发生在鼻黏膜的变态反应性疾病，以鼻痒、阵发性喷嚏、大量清水样涕、鼻黏膜肿胀为主要特点，人群患病率为10%~40%，分为常年性变应性鼻炎和季节性变应性鼻炎。本病属于I型变态反应。

（一）病因

黏膜易感性和遗传是机体发病的内在因素。机体接触了变应原，刺激产生相应的IgE抗体，使机体致敏，当同一变应原再次进入机体时，就会引发本病。吸入性变应原有动物的皮屑、螨、真菌、羽毛和尘土等；食入性变应原有牛奶、蛋类、鱼虾、某些蔬菜、水果、药物等；接触性变应原有化妆品、油漆、氨水、酒精等；物理性变应原与冷热变化、阳光和紫外线的刺激等有关。

（二）临床表现

变异性鼻炎的常见临床表现有鼻痒、阵发性喷嚏、大量清水样涕、鼻塞和嗅觉减退。

（三）辅助检查

诊断变异性鼻炎需要做鼻镜检查、鼻腔分泌物细胞学检查、变应原皮肤试验。

（四）治疗原则

变异性鼻炎的治疗原则为去除病因、对症处理及避免并发症。采用以鼻内皮质类固醇和抗组胺药为主的综合治疗。也可试用免疫疗法，在查清变应原的基础上，避免与之接触。

【护理措施】

（一）基础护理

（1）预防感冒：嘱患者避免受凉，感冒流行期要避免去人员聚集的场所，加强锻炼以增强体质。禁食生冷、寒凉的食物。维持室内通风，保持房间洁净。被褥要经常在日光下曝晒。

（2）切断过敏原：嘱患者避免与变应原接触，如花粉、灰尘、刺激性气体及动物的羽毛，要严格避免接触某些食物引起过敏。常年性变应性鼻炎的致敏物大多为常年存在的吸入性致敏物，有时难以避免，故行特异性免疫治疗至关重要。

（二）专科护理

（1）治疗护理：遵医嘱使用减充血剂。

（2）微波治疗的护理：微波治疗后，当日会有鼻塞、流涕及涕中带血的表现，告诉患者这些表现属于正常现象，嘱患者注意多饮水，定期复查。术后 3 天内不要从事重体力劳动及大运动量活动，避免鼻出血。

（三）健康指导

（1）告知患者不可长期用药，糖皮质激素鼻喷雾剂长期应用可引起鼻出血和鼻黏膜萎缩；减充血剂长期应用可引起药物性鼻炎。

（2）告知季节性发作的患者，在发作前可在医生指导下预防性用药。

（朱　为　黄叶莉）

第二节　鼻息肉患者的护理

【概述】

鼻息肉（nasal polyp）以极度水肿的鼻黏膜在中鼻道形成鼻息肉为临床特征，发病率高。好发于鼻腔外侧壁，特别是前筛区，是单侧或双侧发病的鼻窦黏膜的慢性炎性疾病。部分患者合并有支气管哮喘、阿司匹林耐受不良及囊性纤维化等病症。

（一）病因

鼻息肉与多种因素有关，其中与鼻腔、鼻窦的变态反应和慢性炎症关系最为密切。由于组织胺、白细胞三烯等化学介质的作用，或由于鼻腔炎症分泌物的长期刺激，引起鼻腔黏膜高度水肿，受重力作用逐渐下垂而形成息肉。

（二）临床表现

（1）鼻塞，主要以持续性鼻塞为主，可伴有嗅觉减退或消失。

（2）息肉较大时，鼻根部增宽，双眼分离过远，鼻侧向两旁扩展，形成“蛙鼻”。

（3）闭塞性鼻音、打鼾。

（4）鼻息肉阻塞还可引起鼻窦炎、分泌性中耳炎。

（三）辅助检查

鼻息肉的治疗通常需做前鼻镜检查、鼻内窥镜检查、CT 检查，单侧病变还需取组织行病理检查。

（四）治疗原则

鼻息肉治疗以手术切除为主要手段。

【护理措施】

（一）基础护理

（1）术前指导：嘱患者不得抽烟饮酒，避免受凉，防止感冒。

（2）饮食护理：嘱患者术后饮食以清淡、温凉为主，避免进刺激性、过热的饮食，戒烟酒，以免引起黏膜血管扩张致出血。

（3）口腔护理：嘱患者术后用漱口液漱口，4 次 /d，饭后漱口，保持口腔清洁。

（二）专科护理

（1）术前剪鼻毛、剃胡须，清洁面部，用生理盐水冲洗鼻腔。局部麻醉患者可进少量食物，全麻患者按全麻护理常规准备。

（2）术前教会患者控制咳嗽、打喷嚏的方法：压住人中穴、舌尖抵住上腭深吸气，或张大嘴，使气流从口腔喷出，吞咽后立即张口呼吸。教患者掌握冲洗鼻腔的方法，术前开始冲洗鼻腔，术后拔出填塞物后继续冲洗，每天 2~3 次。血压高的患者，术前要控制血压，避免术中及术后出血，长期服用降压药患者，术晨继续服用。告知患考术后鼻腔填塞需 24~48h，此期间会有头胀痛感、流泪等症状，主要由填塞物所致，拔去填塞物后不适感即可减轻或消失，不必担心。

（3）术后取半卧位，全麻患者清醒后取半卧位，利于鼻腔分泌物的引流，6h 内行鼻背部冰敷，可达到止血止痛的目的。鼻腔填塞可致患者经口呼吸，易造成口腔干燥、口唇干裂，口唇可用湿纱布覆盖，嘱患者少量多次饮水。

（4）术后有少量血性分泌物从鼻腔流出，嘱患者将分泌物吐出勿咽下，以观察鼻腔出血的量及颜色，如果量逐渐增多，颜色鲜红，要及时给予处理。防止患者将血性分泌物咽下，掩盖病情，贻误治疗时机。高血压、动脉硬化患者术后出血，除应内科处理外，主要采取局部压迫措施。鼓励全麻患者咳痰，可有效预防肺部并发症。观察患者术后体温，术后 3 天仍有体温增高、血象增高的患者，要检查切口是否有感染。

（5）术后 48h 拔出填塞物后，即行鼻腔冲洗，3 次 /d，鼻腔雾化吸入，2 次 /d，遵医嘱鼻腔喷药、滴药，但都应在鼻腔冲洗后进行。

（三）健康指导

（1）手术的选择：鼻息肉影响鼻呼吸及鼻窦引流者。

（2）告诉患者手术后局部用药的目的：滴鼻剂的应用，主要指减充血剂，不提倡长期使用，以免引起鼻黏膜萎缩；鼻内气雾剂的应用，鼻息肉手术后适量应用类固醇鼻内气雾剂，以控制变态反应症状发作，减轻术腔炎症及黏膜水肿，而达到防止鼻息肉复发的目的。

（3）全身治疗：①术后抗生素应用时间应因人而异。②黏液促排剂。以吉诺通为代表的新型黏液促排剂，采用植物提取物制成，不良反应轻微，具有抗炎、促进浆液腺分泌和纤毛摆动的作用，对促进术腔分泌物的排出和黏膜纤毛系统功能的改善有积极作用。沐舒坦也是促进黏液稀化而易于排出的药物。③鼻息肉初发期可用激素治疗，如雷诺考特（布地奈德鼻喷剂）、辅舒良（丙酸氟替卡松鼻喷雾剂）等，可阻止息肉生长甚至使息肉消失。术前查有明显变态反应因素者，皮质类固醇及抗组胺药的应用尤为重要。每天泼尼松 1mg/kg，晨起空腹顿服，持续用药≤ 14 天。停药时可迅速停药，无需减量，肾上腺素轴的功能可迅速恢复。伴发感染者需配合使用抗生素。

（4）告诉患者复查时间及意义：①由于手术造成的创面或黏膜损伤，纤维素渗出，可有大量的干血痂形成。②由于手术创伤和慢性炎症的影响，鼻腔黏液纤毛清除系统和功能受到严重破坏，致使陈旧性血液及分泌物潴留。③手术创伤致局部组织反应明显，即水肿和渗出，囊泡样改变。④黏膜水肿和不良肉芽生长造成黏膜上皮的增生性变化，如不积极处理则可能造成术腔内细菌繁殖而继发感染，导致黏膜水肿和不良肉芽生长，从而影响到术腔黏膜的愈合，使得术后的治疗过程延长。因此，告诉患者术后要定期复查。术后 2 周是创面干痂易于形成及术腔内分泌物较多的阶段,1 个月内复查 1 次 / 周；手术后的 3~6 周是黏膜恢复较快时期，病变特点有：黏膜的水肿、囊泡样变、肉芽组织过度增生、鼻腔或中鼻道瘢痕粘连，针对以上恢复期病变特点,3 个月内每 2 周复查 1 次，主要是清理术腔增生组织，加强术腔药物治疗，促进黏膜上皮化；4~6 周后水肿多可逐渐消退。对水肿黏膜或囊泡的过分处理，会造成新的创伤，导致黏膜修复过程中的再次水肿或囊泡增生，因此 3 个月后每月可复查 1 次。

（5）嘱患者保持室内环境清洁，室内温度维持在 24~26℃，湿度 50%~60%。注意通风换气，加强身体锻炼，预防感冒。避免挤压、碰撞鼻部。半年内禁止游泳。

（朱　为　黄叶莉）

第三节　鼻中隔偏曲患者的护理

【概述】

鼻中隔偏曲（deviation of nasal septum）是指鼻中隔偏向一侧或两侧，或局部有突起，并引起鼻腔通气功能障碍或产生症状者。偏曲一般呈“C”形或“S”形，若呈尖锶样突起，则称为骨棘或矩状突；若呈由前向后的条形山嵴样突起，则称为骨嵴。

（一）病因

直接和间接的外伤是引起鼻中隔偏曲的最常见原因，发育失衡也是较多见的因素。青少年时期因长期鼻阻塞或增殖体肥大、经常张口呼吸，日久则可形成硬腭高拱，逐渐形成鼻中隔偏曲。鼻腔的肿瘤、息肉或其他异物的长期压迫，均为本病诱因。

（二）临床表现

患者可单侧或双侧鼻塞，常发生在偏曲侧。患者有鼻出血、头痛等症状，继发鼻窦炎。

（三）辅助检查

鼻中隔偏曲治疗需做鼻镜、鼻内镜、水平位及冠状位的 CT 鼻窦扫描等检查。

（四）治疗原则

无症状或无功能障碍的轻度鼻中隔偏曲，无须治疗。中重度鼻中隔偏曲，有临床症状并妨碍生理功能者，应采用手术矫正治疗。

【护理措施】

（一）基础护理

（1）术前剪鼻毛、剃胡须，清洁面部，用生理盐水冲洗鼻腔，每天 2 次。

（2）嘱患者术后取半卧位，以利于引流。术后 6~8h 内给予前额部冰敷，可止血止痛。

（3）嘱患者术后用漱口液漱口，4 次 /d，餐后漱口，保持口腔清洁，预防咽炎。

（4）嘱患者多食用蔬菜、水果、粗纤维的食品，多饮水，避免进食辛辣刺激性的食品，防止大便干燥。

（二）专科护理

（1）病情观察：①出血：鼻腔血性分泌物，脉搏加快。嘱患者将分泌物吐出，不得咽下，观察分泌物的量及颜色，量多色鲜红要及时报告医生给予处理。②鼻中隔穿孔：表现为鼻腔干燥、疼痛、结痂、瘙痒、出血或头痛等不适。③鼻中隔血肿：患者常有单侧或双侧持续性鼻塞，逐渐加重，前额部痛伴鼻梁部发胀。发现此症状应报告医生及时在局麻下重新切开，吸出血液，充分止血，放入引流条。两侧鼻腔充分加压填充。④鼻中隔脓肿：患者头痛寒战、发热、鼻塞、鼻中隔红肿、触痛、有波动感，鼻梁部红肿压痛。术后 3 天体温仍持续增高时，有感染的可能，应及时报告医生，切开排脓，同时行全身治疗。

（2）并发症的预防与护理：①鼻中隔穿孔的预防：术后鼻腔填塞时，切勿压迫过紧，以防影响血运，引起感染。术后应避免填塞时间过长、过紧致使发生黏膜血液循环障碍。鼻中隔局部结痂应及早清除，以防再次结痂引致痂下感染。②鼻中隔血肿的预防：术后换药抽纱条时要缓慢，确认无出血时方可回病房。③鼻中隔脓肿的预防：减少麻醉液中肾上腺素的含量，防止鼻黏膜因血供障碍液化坏死。术前彻底治疗全身原发病。④通气过渡的预防：拔除纱条后，有些患者会感觉鼻通气过大，可将一棉球放置在鼻孔，遮挡住部分气流，减少通气量，避免干燥，待患者逐渐适应后拿掉。拔除纱条后，遵医嘱向鼻腔内滴液状石蜡等药物。

（三）健康指导

（1）术后 24h 抽出填塞物，嘱患者 5~7 天内禁剧烈咳嗽、打喷嚏，擤鼻等，以免填塞物移位，引起出血。

（2）患者选择手术：各型鼻中隔偏曲；有碍鼻呼吸和鼻窦以及中耳等引流者。鼻中隔偏曲，虽不严重，但鼻腔窄，仍有必要矫正，以使鼻腔通畅引流和呼吸。鼻中隔偏曲或畸形引起反射性头疼或神经官能症。对于少年儿童的鼻中隔手术应慎重，尽量保守治疗。

（3）嘱患者养成良好的卫生习惯，不要用手挖鼻。

（朱　为　黄叶莉）

第四节 鼻窦炎患者的护理

一、急性鼻窦炎患者的护理

【概述】

急性鼻窦炎（acute sinusitis）多继发于急性鼻炎，其病理改变主要是鼻窦黏膜的急性卡他性和化脓性改变，严重者可累及骨质，并可引起周围组织和邻近器官的并发症。

（一）病因

身体过度疲劳、受凉、营养不良、维生素缺乏、睡眠不佳、情绪忧郁以及贫血、糖尿病、结核、急性鼻炎、鼻中隔偏曲、鼻甲肥大、鼻腔的肿瘤和异物、鼻腔内填塞物留置过久、冲洗鼻腔压力过大、游泳方法不正确、外伤等因素都是鼻窦炎的诱因。

（二）临床表现

患者的全身症状可有畏寒、发热、精神萎靡和嗜睡等。局部症状主要有鼻塞、流脓涕、嗅觉障碍和鼻出血。局部痛和头痛：急性鼻窦炎最常见的疼痛症状可表现为神经痛、弥漫性疼痛或局限性疼痛。前组鼻窦炎者，其疼痛多在额部和颌面部，并伴有局部皮肤痛觉过敏；后组鼻窦炎者，其疼痛多位于头颅深部或枕部。咽喉部症状：尤其是后组鼻窦炎者，其鼻涕向后流入咽、喉部，易引起咽痒、咳嗽、咳痰和恶心。急性上颌窦炎表现为颌面红肿压痛；急性额窦炎表现为额部及眶内上角红肿压痛；急性筛窦炎在鼻根和内眦处有红肿压痛。

（三）辅助检查

（1）血常规检查：白细胞总数增高。

（2）X 线检查：鼻窦片示患侧鼻窦区广泛模糊，黏膜水肿，窦壁的骨皮质线消失，有时检查到液平面。

（四）治疗原则

（1）治疗原则：消炎，促进鼻窦通气引流。

（2）积极治疗原发病：上呼吸道感染、急性鼻炎。

（3）解除鼻腔鼻窦引流和通气障碍：鼻内使用麻黄碱类减充血剂和皮质类固醇激素，可抗炎、减轻水肿。

（4）控制感染和预防并发症：可选择广谱抗生素，明确致病菌。

（5）强力稀化粘素：口服强力稀化粘素可促进分泌物稀化，便于引流，促进黏膜纤毛功能恢复。

【护理措施】

（一）基础护理

（1）嘱患者注意休息，保证睡眠，勿疲劳。嘱患者保持室内空气新鲜，冬季要定时通风。

（2）嘱患者食入清淡、易消化饮食，避免辛辣等刺激性的食物，多食用水果等含丰富维生素的食品。多饮水，保持大便通畅。

（二）专科护理

（1）局部热敷、红外线照射或短波透热，可减轻疼痛、促进分泌物引流及加速炎症消退。

（2）用鼻腔冲洗液冲洗鼻腔，2次/d，可清除鼻腔内分泌物，改善窦口引流。

（3）根据炎症窦口的部位，给患者选择适宜的体位，使患病窦口处于低位，促进鼻窦内分泌物的引流。

（4）给患者鼻腔雾化吸入2次/d，可稀化分泌物，促进分泌物排出。

（三）健康指导

嘱患者注意锻炼身体，提高机体抵抗力，做到劳逸结合，防止过度疲劳。嘱患者流感季节避免到人员聚集的场所，室内注意开窗通风。

二、慢性鼻窦炎患者的护理

【概述】

慢性鼻窦炎（chronic sinusitis）多因急性鼻窦炎反复发作未彻底治愈迁延而致，可单侧或单窦发病，但双侧或多窦发病更常见。

（一）病因

慢性鼻窦炎大多是由急性鼻窦炎反复发作，未彻底治愈所致。也可因机体抵抗力低下、各种引起鼻塞和鼻窦通气引流受阻的病变、鼻窦外伤、牙病未获根治、变态反应性鼻窦炎等诱因所致。

（二）临床表现

（1）全身症状：轻重不一，有时则无明显症状。

（2）流脓涕：流脓涕为主要症状之一，量多少不定，色黄或黑绿。若脓涕有腐臭气味，多为牙源性上颌窦炎。

（3）鼻塞：鼻塞为主要症状。

（4）嗅觉障碍：嗅觉障碍表现为嗅觉减退、失嗅。

（5）鼻塞头痛及其他：头部有沉重压迫感，或仅有钝痛或闷胀痛。

（三）辅助检查

（1）鼻窦X线检查：X线检查显示鼻窦腔模糊、混浊、密度增高、黏膜增厚，有时见液平面或息肉阴影。

（2）上颌窦穿刺：上颌窦穿刺可了解窦内积脓性质、量，并可做细菌培养和药物敏感试验，对制订治疗方案有积极的参考作用。

（四）治疗原则

病因治疗，治疗过程中重视变态反应与疾病的关系。手术治疗主要是去除病灶、改善通气引流，尽量保留鼻及鼻窦的生理功能。

【护理措施】

（一）基础护理

（1）术前准备：术前一天剪鼻毛，剃胡须，冲洗鼻腔。术前清洁口腔、刷牙，并检查上磨牙龋齿情况。

（2）术后给予半卧位，利于鼻腔分泌物的引流。前额置冰袋 6h，可减少出血及疼痛。由于鼻腔填塞，用口呼吸，致口腔黏膜干燥，嘱患者可少量多次饮水。康复新液漱口 4 次 /d，保持口腔清洁，1 周内不刷牙。

（3）嘱患者进清淡、易消化、半流质饮食，多食蔬菜水果，避免食入刺激性的食物，保持大便通畅。

（二）专科护理

（1）充分引流：根据炎症窦口的位置，选择适宜的体位，使患病的窦口处于低位，促进窦内分泌物的引流，减轻刺激症状；用鼻腔冲洗液冲洗鼻腔，2 次 /d，可以及时将分泌物冲洗掉，避免形成干痂，促进切口的愈合。

（2）鼻腔护理：术后 24~48h 鼻腔填塞物取出后，行鼻腔冲洗，用 2 次 /d，应用类固醇激素和稀释鼻腔分泌物的药物行鼻腔雾化吸入，2 次 /d，可减轻术腔水肿，促进鼻腔分泌物排出。拔除纱条后用 1% 麻黄碱溶液滴鼻，4 次 /d。

（3）病情观察：术后嘱患者将分泌物吐出，勿咽下，以利观察出血情况。少量出血，量逐渐减少，颜色逐渐变浅属正常现象；出血多、色鲜红要及时报告医生进行处理。术后 3 天体温仍在 38℃以上，要观察有无感染，采取相应措施。

（三）健康指导

（1）告诉患者复查意义及时间：鼻内镜手术后 2 周，由于手术的创面或黏膜损伤，术腔内可有纤维素渗出而形成纤维素膜，并可有大量的干血痂形成。手术创伤和慢性炎症可使黏液纤毛清除系统和功能受到严重破坏，造成暂时性黏膜纤毛功能障碍，手术部位的黏膜水肿和渗出。手术可使大的鼻窦内（尤其是上颌窦）陈旧血液及分泌物潴留。上述情况如不积极处理则可能造成术腔内细菌繁殖而继发感染，造成手术已开放窦口的阻塞、引流不畅而导致黏膜水肿和不良肉芽组织生长，造成黏膜上皮的增生性变化，从而影响到术腔黏膜的愈合。因此术后 1 月内每周复查 1 次。手术后的 3~6 周是黏膜恢复较快时期，最常见的是窦腔内所保留黏膜的水肿，囊泡样变，肉芽组织过度增生，鼻腔或中鼻道瘢痕粘连和已开放的窦口的狭窄和闭锁，针对以上恢复期病变特点，告诉患者 3 个月内 2 周复查 1 次，主要是清理术腔增生组织，保持已开放鼻窦的通畅引流，促进黏膜上皮化。黏膜水肿发生原因与局部炎性刺激、变态反应、黏膜纤毛功能不全有关，此时加强术腔药物治疗及清洗即可，4~6 周后多可逐渐消退。对水肿黏膜或囊泡的过分处理，势必造成新的创伤，导致黏膜修复过程中的再次水肿或囊泡增生，因此，3 个月后可每月复查 1 次。

（2）告诉患者保持室内环境清洁，室内温度维持在 24℃~26℃，湿度在 50%~60%，注意通风换气，预防感冒，加强身体锻炼，戒烟酒。半年内禁止游泳。禁止挖鼻及用力擤鼻的不良习惯。嘱有过敏史的患者注意切断过敏原。

（朱　为　黄叶莉）

第五节　鼻出血患者的护理

【概述】

鼻出血（epistaxis，nosebleed）又称作鼻衄，是指血液从鼻腔黏膜流出。出血部位多在鼻中隔前下方的 Little 区。中年以后，鼻顶和下鼻道后端、近鼻咽处也易出血。

（一）病因

鼻腔黏膜血管较表浅，尤以鼻中隔黏膜组织较薄，血管一旦受损，不易收缩至黏膜下层。常见原因：高血压和血管硬化；老年人因便秘而用力大便；血液病，影响血液凝固机制；妇女经前或经期，因血中雌激素水平降低，使鼻黏膜血管扩张；化学药品或药物中毒致造血功能障碍；局部原因鼻外伤、鼻腔鼻窦的炎性病变；鼻腔鼻窦的肿瘤表面糜烂或侵及大血管等。

（二）临床表现

（1）多为单侧，亦可双侧。可呈间歇性，亦呈可持续性。

（2）出血量多少不一，轻者仅鼻涕带血或倒吸血涕；重者可大量出血，甚至休克。反复出血时则可导致贫血。

（三）辅助检查

鼻出血治疗需做出凝血时间、血小板计数、毛细血管脆性试验等检查。

（四）治疗原则

鼻出血的治疗原则为迅速止血、纠正血容量、治疗原发病。

【护理措施】

（一）基础护理

（1）生活护理：取半卧位，出血性休克者，要平侧卧位。吸氧，及时补液、补血，注意保暖。保持室内空气流通、新鲜，冬天室内通风，3 次 /d，30min/ 次，室内湿度要保持在 60% 左右。备好吸痰器，及时吸除流入呼吸道的血液。

（2）口腔护理：嘱患者保持口腔清洁，进餐后及时漱口，保证口腔无异味。及时清除血迹，保持皮肤清洁干净。

（3）饮食护理：嘱患者进高热量、粗纤维、易消化的食物，鼻腔填塞者可进流质饮食。嘱患者多饮水，多吃蔬菜、水果，防止便秘，避免大便用力引起鼻腔再出血。

（二）专科护理

（1）病情观察：①密切观察患者血压、脉搏、呼吸、体温变化；观察患者的出血量。②嘱患者将鼻部出血吐出，不要咽下，以利于观察出血量及有无活动性出血。避免大量出血经咽部流入胃内，刺激胃黏膜引起呕吐，此时易发生出血性休克。③对于意识不清的患者，需观察有无频繁的吞咽动作，有怀疑此行为者行口咽部检查，判断出血是否经咽部进入胃内。④患者应注意观察心率、呼吸、意识的变化，以免发生心、肺、脑功能损伤。⑤注意患者的主诉，如有头部发热、发胀或其他不适的预兆，要立即测血压，并报告医生，提前做好防止出血的处理。⑥对因外伤引起的鼻出血，要注意观察患者有无颅脑损伤的症状。

（2）治疗护理：①指压法：压迫鼻翼向内、上方，观察出血是否停止，若出血停止，则继续压迫 10~15min，同时冷敷前额及后颈部，可达到减少或止血目的。②局部止血法：局部放置 1% 麻黄素或 0.1% 肾上腺素、蛇凝血素酶（立止血）、凝血酶原棉片 5min 至 2h。③烧灼法：用药物（铬酸、硝酸银或三氯醋酸等）或电烧灼出血点，也可用射频、微波止血。④填塞法：对出血较剧、出血部位不明或渗血面较大，经以上处理仍然出血不止者可采用填塞法。行前鼻孔填塞止血，填塞物一般需在 24~48h 内取出，如预防填塞时间达 5~6 天者，应采用碘仿或抗生素油膏纱条作填塞材料。填塞期内应给予抗生素。后鼻孔填塞物不可置留太久，一般不超过 72h，以免发生颅骨骨髓炎、脑膜炎、中耳炎、鼻窦感染等，这些疾病可引起血氧分压下降、二氧化碳分压上升。对老年患者或有心血管系统、呼吸系统功能下降者，可经面罩给氧，避免缺氧造成脑或心肌的损害。⑤全身治疗：出血量大时要迅速建立静脉通路，补血、补液，填塞时间长者要给予抗感染治疗。

（三）健康指导

找出出血诱因，针对诱因进行处理。血压高的患者一定要遵医嘱降压，保持血压的稳定。嘱白血病患者避免挖或抠鼻腔。

（朱　为　黄叶莉）

第六节　鼻腔鼻窦肿瘤患者的护理

一、内翻性乳头状瘤患者的护理

【概述】

内翻性乳头状瘤（inverting papilloma）是鼻腔及鼻窦临床上最常见的良性真性上皮源性良性肿瘤，以被覆上皮过度增生，呈乳头状突向基质内面而命名为内翻性乳头状瘤。内翻性乳头状瘤多见于 40 岁以上人群，单侧发病。本病具有局部破坏性和易复发的临床特点，手术后极易复发，甚至有癌变的可能，是一种真正的上皮组织边缘性肿瘤。

（一）病因

本病病因和发病机理尚不清楚，可能与变态反应、吸入毒性气体、慢性鼻窦炎和人乳头状瘤病毒感染有关。

（二）临床表现

患者可表现为单侧鼻塞、黏性脓涕或血涕、反复鼻出血、嗅觉减退、甚至失嗅。随肿瘤的生长和侵入邻近器官，可出现相应的症状和体征。

（三）辅助检查

（1）病理检查是确诊的依据。

（2）X 线、CT 检查，必要时可通过 MRI 检查了解肿瘤范围，对于有无骨质破坏的判断及手术方式的选择有帮助。

（四）治疗原则

内翻性乳头状瘤须手术切除。

【护理措施】

（一）基础护理

（1）术前一天剪鼻毛，剃胡须，清洁皮肤。防止患者感冒，戒烟酒。术晨刷牙、洗必泰液漱口，冲洗鼻腔，术前排净尿便。其他按全麻护理常规。

（2）术后给予全流或半流质饮食，避免辛辣、刺激性的食品，进清淡、高蛋白、高维生素的饮食。

（3）患者全麻清醒后，给予半卧位，利于切口引流。嘱患者不要用力咳嗽、打喷嚏，不要用力擤鼻，防止因用力过大导致敷料移位，引发出血。

（4）告诉患者用洗必泰漱口，4 次 /d，进食后漱口，保持口腔清洁。

（二）专科护理

（1）嘱患者将分泌物吐出，不得咽下，以便观察分泌物的颜色及量，量多色鲜红要报告医生及时处理。术后 24h 解除外敷料，创腔纱条可放置 1 周左右，观察引流液颜色，视无活动性出血时再抽出，有感染、发烧时宜提前抽纱条。体温 3 天后仍持续升高时，要检查有无感染。

（2）术后 24h 内患者有头疼、溢泪等不适，与术腔填塞、加压包扎有关，解除敷料，痛苦可减轻；术后 8h 前额部放置冰袋，可止血、止痛。

（三）健康指导

（1）定期检查：乳头状瘤尤其是内翻型乳头状瘤经手术治疗后容易复发，嘱患者术后 1 个月复查，以后半年至 1 年复查 1 次。

（2）告诉患者讲究个人卫生，不吸烟、饮酒，有变应性鼻炎及慢性鼻窦炎的患者要积极治疗。

二、鼻咽纤维血管瘤患者的护理

【概述】

鼻咽纤维血管瘤（angiofibroma of nasopharynx）好发于血管分布较丰富的头面部，鼻腔、鼻窦是好发部位之一，是易发生于青年男性的鼻咽良性肿瘤。

（一）病因

与慢性炎症、创伤、内分泌功能紊乱有关。鼻中隔血管瘤系胚胎性血管瘤。

（二）临床表现

为反复发作性鼻出血，可引起贫血，严重大出血可引起休克。瘤体较大时，可致鼻中隔偏曲、鼻塞。瘤体凸向后鼻孔，压迫咽鼓管咽口，可造成咽鼓管堵塞而出现耳闷、耳鸣、听力下降等分泌性中耳炎症状。海绵状血管瘤发生在鼻窦时，可使窦腔扩大，破坏骨质侵入鼻腔。肿瘤向外发展时患者可出现面部畸形、眼球移位、复视和头疼等表现。

（三）辅助检查

（1）X 线检查：X 线检查可见鼻咽部、鼻腔、鼻窦阴影，重者可见蝶骨体、蝶鞍、眶壁、颅底等骨质破坏。

（2）CT 检查：CT 检查可以更好地发现肿瘤的范围和骨质破坏的情况、肿瘤的分期。CT、MRI 检查和核磁共振检查是最重要的参考依据，现已作为常规检查。

（3）PSA 检查：可以准确显示肿瘤的范围及肿瘤的血供来源。

（四）治疗原则

鼻咽纤维血管瘤需要进行放疗、手术切除。

【护理措施】

（一）基础护理

（1）PSA 检查及瘤体供血动脉栓塞手术前，须做生命体征监测，观察有无高血压、发热等疾病；双侧腹股沟备皮，做碘过敏试验。

（2）血管造影术后，患者绝对卧床 24h，呈仰卧位，穿刺点用沙袋持续压迫 12h。

（3）血管瘤切除术术前准备：术前一天剪鼻毛，侧鼻切开者需备皮，清洁皮肤。术前 2~3 天冲洗鼻腔，术晨漱口液漱口。全麻患者按全麻护理常规。

（4）血管瘤切除术后，全麻患者清醒后给予半卧位，利于引流。嘱患者将分泌物吐出，不得咽下，以免影响观察而贻误病情。前额放置冰袋，可减少出血、止痛。

（5）口腔护理：嘱患者术后漱口液漱口，4 次 /d，进食后漱口，保持口腔清洁。

（6）饮食护理：嘱患者进高蛋白、高维生素的清淡饮食，避免进辛辣等刺激性的饮食。防止大便干燥，以防用力引起小血管破裂出血。

（二）专科护理

（1）血管造影术后，严密观察患者的血压、脉搏、肢体血运情况，30min/ 次摸足背动脉搏动，观察皮肤的颜色、温度、感觉及肢体运动情况；观察体温变化，若体温 ＜38℃时，可能是栓塞剂引起，对症处理后2~7天即可恢复；轻微的头痛是局部短暂缺血引起的，如头痛剧烈应报告医生行CT检查并处理，如无颅内栓塞可给予热敷。

（2）血管瘤切除术后，密切监测血压、脉搏、呼吸、心率的变化，观察鼻部分泌物的颜色、量，量逐渐增多呈鲜红色，要及时报告医生处理。术后3天体温仍呈增高趋势时，应检查是否感染。

（3）嘱患者不做剧烈活动，避免用力咳嗽、打喷嚏，不用力擤鼻，以免小血管破裂出血。

（三）健康指导

（1）嘱患者定期到门诊复查，及时清除鼻腔分泌物、痂皮，保持引流通畅，促进上皮细胞增生。

（2）嘱患者积极治疗鼻炎、鼻窦炎，避免挖鼻，减少上呼吸道感染的机会。

（朱　为　黄叶莉）

第七节　鼻外伤患者的护理

【概述】

鼻外伤（fracture of nasal bone），鼻突出面部中央，易遭受创击而发生鼻骨骨折。可由工伤、交通事故或拳击等原因引起。

（一）病因

鼻骨上部厚而窄，较坚固，下端宽而薄，又缺乏支撑，故骨折多累及鼻骨下部。严重者常伴有鼻中隔骨折、软骨脱位、面部明显畸形、眶壁骨折等。鼻骨骨折的类型及其程度主要取决于暴力的性质、方向和程度。

（二）临床表现

鼻部外伤的主要症状为外鼻肿胀和畸形、鼻出血、鼻部疼痛、头痛、头晕等。鼻骨骨折还可引起外鼻畸形，如外鼻歪斜或下塌，外鼻平坦；软组织挫伤，鼻部和眼睑部瘀斑；有皮下气肿时，外鼻触诊可有捻发音；鼻腔内流清水样分泌物可能为脑脊液鼻漏；鼻腔内检查可见鼻黏膜损伤、鼻出血、鼻中隔偏曲及血肿，鼻漏及休克症状；鼻窦骨折咀嚼时可感到病侧上列牙痛。

（三）辅助检查

鼻部X线检查有助于判断骨折部位、性质和移位程度。

（四）治疗原则

根据损伤部位、程度，采取不同方法复位。

【护理措施】

（一）基础护理

（1）复位后取半卧位，受伤后24h内给予鼻面部冰敷，以减轻肿胀和疼痛，减少出血。24h以后改为热敷，促进肿胀吸收及瘀血消退。有脑脊液鼻漏者，按照脑脊液鼻漏护理。

（2）复位后患者可进温凉饮食，勿进辛辣刺激性的食物。

（二）专科护理

（1）病情观察：前组鼻窦外伤多与颌面部创伤同时发生；后组鼻窦骨折多与颅底外伤同时存在；筛窦上壁损伤可发生脑脊液鼻漏；蝶窦骨折的处理复杂。因此注意观察有无颅脑损伤和脑脊液鼻漏等现象，如病情危及患者生命，应让神经外科先行抢救。密切观察患者的血压、脉搏、呼吸、瞳孔等生命体征变化。

（2）治疗护理：鼻中隔血肿和脓肿的处理，需早期手术清除，以免发生软骨坏死。发生外鼻畸形者，须在肿胀发生前或消退后进行手术复位，最好在受伤后 2~3h 内或 10 天内进行，以免影响鼻腔的生理功能或后遗难治畸形；骨折超过 2 周者，则因骨痂形成而使复位发生困难，有时需行开放式复位；如伴有上牙槽骨骨折，复位后应行牙间固定。鼻内填塞纱条可在 48~72h 取出，填塞物取出后，每天清除鼻腔内痂皮，并用 1% 麻黄碱生理盐水滴入或喷入鼻腔，2~3 次 /d，以收缩鼻黏膜、改善通气，防止鼻腔粘连和预防感染；皮肤或黏膜有伤口者，应注射破伤风抗毒素。

（三）健康指导

保护受伤部位，嘱患者鼻骨骨折复位后 1 个月内切勿碰撞、压迫、手捏鼻部，洗脸时勿用毛巾擦拭面颊，避免触摸受压等影响创伤愈合的动作，也不宜戴较重的眼镜。告诉患者睡眠时取仰卧位，以保持复位后的位置，预防骨折片移位。鼻黏膜有撕裂伤并有皮下气肿者，禁止擤鼻。

（朱　为　黄叶莉）

第三章

咽喉科疾病患者的护理

第一节 咽炎患者的护理

一、急性咽炎患者的护理

【概述】

急性咽炎（acute pharyngitis）是咽黏膜、黏膜下组织的急性炎症，常继发于急性鼻炎或急性扁桃体炎，亦可单独发生。

（一）病因

急性咽炎主要由细菌及病毒感染所致，环境因素如高温、粉尘、烟雾、刺激性气体等均可引起本病。疲劳、烟酒过度、营养不良、内分泌紊乱、慢性全身性疾病以及物理、化学性刺激，如高温和寒冷、腐蚀性气体、刺激性食物等都可为发病诱因。

（二）临床表现

（1）咽部干燥、灼热，有明显咽痛，可放射至耳部。全身症状一般较轻，可有发热、头痛、食欲缺乏和四肢酸痛等。若无并发症，病程一般在1周左右。

（2）检查可见咽黏膜急性充血、肿胀，咽后壁淋巴滤泡肿大，有黄白色点状渗出物，悬雍垂及软腭水肿。

（3）常有下颌角淋巴结肿大、压痛。

（三）辅助检查

诊断急性咽炎需要做间接喉镜检查、血常规检查。

（四）治疗原则

急性咽炎发作时应做抗生素治疗。

【护理措施】

（一）基础护理

（1）一般护理：嘱患者卧床休息，进清淡、易消化、流质饮食，注意添加蔬菜，避免刺激性食物，多饮水，可添加果汁，保持大便通畅，戒烟酒。

（2）口腔护理：嘱患者复方硼砂液漱口 4 次 /d，饭后漱口，保持口腔清洁。

（二）专科护理

对无全身症状或症状较轻者，口服抗生素及抗病毒药，含碘喉片、西瓜霜含片有局部抗菌作用，亦可酌情选用中成药。全身症状较重，伴有高热者，遵医嘱给予抗生素及抗病毒药，可经静脉给药，并给予物理降温，头部置冰袋，温水擦浴。庆大霉素、糜蛋白酶及地塞米松混悬液行超声雾化吸入可有消炎、止痛、止咳作用。

（三）健康指导

注意适当隔离患者，餐具分开。室内空气保持新鲜，冬季注意通风，室内温度和湿度要适宜。嘱患者注意锻炼身体，提高机体抵抗力。

二、慢性咽炎患者的护理

【概述】

慢性咽炎（chronic pharyngitis）是咽黏膜、黏膜下组织的慢性弥漫性炎症，常为上呼吸道炎症的一部分，多见于成年人。

（一）病因

慢性咽炎可因急性咽炎反复发作、各种鼻病、慢性扁桃体炎、口腔疾病及呼吸道慢性炎症等局部因素引起，也可因饮酒过度、辛辣食物等不良生活习惯引起，长期接触有害气体及粉尘的刺激易导致本病。根据病理变化，慢性咽炎可分为慢性单纯性咽炎，慢性肥厚性咽炎和萎缩、干燥性咽炎三种类型。

（二）临床表现

慢性咽炎常见症状为咽部异物感、痒感、灼热感、干燥感或微痛感。咽部分泌物增多、黏稠，晨起时多出现刺激性咳嗽。咽反射敏感，对咽部的细小刺激易引起恶心。萎缩性咽炎患者有时可咳出带臭味的痂皮，并以咽部干燥为突出症状。

（三）辅助检查

慢性咽炎的检查有间接喉镜检查、血常规检查。

（四）治疗原则

慢性咽炎治疗原则为应对全身病因采取的局部与全身综合治疗。

【护理措施】

（一）基础护理

嘱患者注意口腔护理，可用复方硼砂溶液、呋喃西林溶液等含漱，4 次 /d。

（二）专科护理

局部治疗护理：含服草珊瑚含片、银黄含化片、西瓜霜含片等中成药片。也可使用咽炎冲剂，效果较好。雾化吸入，2 次 /d。对于肥厚性咽炎，还可用激光、冷冻、电凝等方法治疗，但治疗应适度。萎缩性咽炎与干燥性咽炎，可用 2% 碘甘油咽部涂敷，口服维生素 A、维生素 B2、维生素 C、维生素 E，可促进萎缩性咽炎患者咽部黏膜的上皮生长。

（三）健康指导

积极治疗鼻炎、鼻窦炎、鼻中隔偏曲、口腔炎症及其他全身性疾病。嘱患者坚持户外活动，戒烟酒等不良嗜好，养成良好的生活习惯，避免过度劳累，保证充足睡眠。室内空气要湿润，注意多饮水，避免口腔干燥，勿食用刺激性食物，戒烟酒。

（朱　为　黄叶莉）

第二节　扁桃体炎患者的护理

一、急性扁桃体炎患者的护理

【概述】

急性扁桃体炎（acute tonsillitis）是腭扁桃体的急性非特异性炎症，常伴有不同程度的咽黏膜和淋巴组织炎症，多发生于春秋季节更替时的儿童及青年中。急性扁桃体炎具有一定的传染性。

（一）病因

急性扁桃体炎的主要致病菌为乙型溶血性链球菌，细菌与病毒混合感染也较常见。感染主要来源于扁桃体隐窝，或通过飞沫感染和直接接触等途径由外界传染引起。

（二）临床表现

（1）咽痛为主要症状，常放射至耳部，可有畏寒、发热、头痛、食欲下降、四肢乏力、腰酸不适等。儿童可因高热引起抽搐、呕吐及昏睡。

（2）幼儿还可因扁桃体显著肿大而引起呼吸困难。

（3）下颌角淋巴结肿大。

（三）辅助检查

诊断急性扁桃体炎需要做间接喉镜检查和血常规检查。

（四）治疗原则

急性扁桃体炎发作时需做抗感染治疗。

【护理措施】

（一）基础护理

（1）高热护理：嘱患者卧床休息，遵医嘱给予抗生素及糖皮质激素，可服用解热镇痛药。头部置冰袋，温水擦浴，多饮水。室内空气保持流通，室内温度保持在 22~26℃，湿度 55%~60%。本病有一定的传染性，要适当隔离患者。

（2）饮食护理：嘱患者用流质饮食，如鸡蛋羹、面条、稀饭等。加强营养，食物中注意添加青菜汁。避免刺激性食物，保持大便通畅。戒烟酒。

（3）口腔护理：告诉患者保持口腔清洁，可用复方硼砂溶液或 1∶5 000 呋喃西林液漱口，4 次 /d。

（二）专科护理

（1）病情观察：①扁桃体周炎或脓肿，主要由扁桃体隐窝或实质内脓肿穿破至扁桃体旁组织引起，表现为扁桃体急性发炎 3~4 天后，发热仍持续不退或加重，体温上升到 39℃以上，体质虚弱，咽痛加剧，吞咽时尤甚，常限于患侧，可放射至耳及颈部。其特点为吞咽疼痛、吞咽困难、唾液外流、张口困难、语言不清、音调改变、病情加重时患者头偏向患侧、不易转动。舌腭弓及软腭高度红肿，颌下淋巴结肿大，有时颈部活动受限。②扁桃体周围脓肿，在脓肿形成后，应采取穿刺抽脓，1 次 /d，一般 2~3 次后能痊愈。③咽旁脓肿、咽后脓肿，患者颌下区及下颌角后方肿胀，婴幼儿多见咽后脓肿，起病急，有畏寒、低热，头向后仰或偏向一侧，因咽痛剧烈吞咽困难而拒食，可伴有吸入性呼吸困难。④同时还可伴发急性中耳炎、急性鼻炎、鼻窦炎、急性喉炎、气管炎以及肺炎等。也可引起全身并发症，如急性风湿热、急性心脏病、急性关节炎、急性泌尿生殖器疾病、败血症、急性骨髓炎、结节性红斑、丹毒、紫癜等。

（2）治疗护理：遵医嘱给予抗感染、消除水肿的药物，并注意观察有无药物反应。

（三）健康指导

（1）嘱患者预防感冒，加强户外运动，增强体质、注意劳逸结合，保证充足睡眠。

（2）嘱患者注意饮食及个人卫生，注意口腔清洁，饭后漱口。

（3）告诉患者本病如反复发作，特别是已有并发症者，应在急性炎症消退后施行扁桃体切除术。

二、慢性扁桃体炎患者的护理

【概述】

慢性扁桃体炎（chronic tonsillitis）多由急性扁桃体炎反复发作或因扁桃体隐窝引流不畅，隐窝内细菌、病毒滋生感染而演变为慢性炎症。患猩红热、麻疹、流感、白喉等病后也可引起慢性扁桃体炎。

（一）病因

当患者过度疲劳、受凉、营养不良时，机体抵抗力降低，咽隐窝内的细菌大量繁殖，导致炎症急性发作。每次发作后，由于形成瘢痕而影响隐窝引流，逐渐形成慢性炎症的病变基础。

（二）临床表现

（1）有急性扁桃体炎反复发作史的患者，常有咽痛，易感冒。

（2）平时自觉症状少，可有咽干、咽痒、咽异物感、刺激性咳嗽等症状。

（3）扁桃体隐窝见干酪样腐败物滞留。有厌氧菌感染，可出现口臭。

（4）儿童扁桃体过度肥大，可能出现呼吸不畅、睡眠打鼾、吞咽或言语共鸣障碍。

（5）可导致消化不良、头痛、乏力、低热等。

（6）下颌角淋巴结肿大，常可引起风湿性关节炎、风湿热、心脏病、肾病等疾病。

（三）辅助检查

慢性扁桃体炎治疗时应做间接喉镜、血常规、血沉、细胞学检查和心电图检查。

（四）治疗原则

手术治疗是慢性扁桃体炎主要的治疗方法。

【护理措施】

（一）基础护理

（1）术前2周要停用类固醇激素及水杨酸制剂，术前三天给予抗生素，防止感冒、咳嗽。全麻患者术前8~12h禁食、6h禁饮水，局麻术前3~4h内不进食。术前30min皮下注射阿托品0.5mg，以减少唾液分泌。

（2）全麻者术后平卧，头偏向一侧，清醒后取半坐位。24h内疼痛明显，吞咽时加重，可放射到耳部，引起耳痛。颈部冰袋冷敷6h，同时口含冰块可止痛、止血，1周左右疼痛逐渐消退。

（3）术后4h、全麻后6h可进冷流食，如牛奶、米汤等，可适当吃些冰激凌止血止痛；术后3天进半流食，如面片、菜粥等；术后7天进软食，饮食要求软而不烫，避免生硬、过热、刺激性的食物；2周后进普食。

（4）嘱患者术后第一天，用复方硼砂漱口液漱口4次/d，每餐后漱口，保持口腔清洁，漱口时不要用力过猛，防止因痂皮脱落出血。

（二）专科护理

（1）术后嘱患者将口中分泌物吐出，勿咽下，以便观察出血的量及颜色，若出血量逐渐增多，颜色鲜红，及时报告医生迅速止血。对睡眠及全麻未清醒的患者，尤其是儿童，应观察有无频繁的吞咽动作，如发现有此情况要及时报告医生，检查口咽、扁桃体窝内有无出血及凝血块，并做好止血准备。原发性出血是在术后24h内发生的出血，主要是由术中止血不善，或术中麻药所加肾上腺素引起的血管扩张作用所致；其次为咽部活动过甚，如咳嗽、吞咽等。继发性出血常发生于术后5~6天，此时白膜开始脱落，若进食不慎擦伤创面可致伤口感染。小量出血可用肾上腺素棉球或纱布压迫止血，如血管破裂，应予结扎或电凝止血。失血过多时应输液、输血，有休克时应抗休克治疗。

（2）若手术后3天体温突然升高或体温一直持续在38℃以上，咽腭弓、舌腭弓肿胀明显，扁桃体隐窝伪膜污秽或无膜生长，患者咽痛加剧，下颌角淋巴结肿大疼痛，应及时抗感染治疗。

（3）肺部并发症多由于误吸血或分泌物，引起吸入性肺炎、肺脓肿、肺不张等。给予足量抗生素，必要时行支气管镜检查，吸出分泌物、血或异物。

（4）如创面瘢痕形成过多会影响口腔运动，对歌唱家、教师等职业尤为重要。因此，术后第一天应鼓励患者用语言表达意愿。术后1周左右，鼓励患者做适当的口腔运动，例如咀嚼、吞咽、张口，有意识地读书、说话，以预防瘢痕形成。

（三）健康指导

（1）手术时机的选择：①复发性扁桃体炎：复发标准以1年内发作7次，2年内每年发作5次，或3年内每年发作3次为准。②扁桃体过度肥大：引起吞咽和呼吸困难。③扁桃体良性肿瘤及恶性肿瘤早期。④引起邻近器官疾病，或全身性疾病，如肾炎、关节炎、心肌炎、风湿热、低热等，待其病情稳定后可试行手术。

（2）禁忌证：①上呼吸道感染或扁桃体急性炎症期，因为急性炎症期手术易引起炎症扩散及出血。②心、肝、肾疾病或凝血机制障碍和药物过敏者。③3~4岁儿童和60岁以上老人、体弱者要慎重。④妇女月经期或妊娠期。⑤干燥性或萎缩性咽炎，除非特别需要，否则不宜手术，以免手术加重咽炎症状。急性脊髓灰质炎流行季节不宜做手术。

（3）出院指导：嘱患者手术后2周内不做剧烈的运动，防止感冒。凉盐水漱口，坚持1个月。

（朱 为 黄叶莉）

第三节 急性会厌炎患者的护理

【概述】

急性会厌炎（acute epiglottitis）是一种危及生命的严重感染，可在发病后4~6h引起喉阻塞而窒息死亡。成人、儿童均可患本病，全年都可发生，以冬春季节多见。

（一）病因

细菌感染是最常见原因，身体抵抗力低下、喉部外伤及婴幼儿、年老体弱者均易感染发病，病毒感染、变态反应也是发病因素。病理分为急性卡他型、急性水肿型、急性溃疡型三型。常见致病菌为乙型流感杆菌、葡萄球菌等。

（二）临床表现

（1）起病急，常在夜间突然发生，患者畏寒发热、精神萎靡、面色苍白。

（2）患者吞咽困难，剧烈的咽喉痛，吞咽时加重，语音含糊不清。

（3）患者呼吸困难，会厌明显充血、肿胀，严重时会厌可呈球形，室带、声带等喉部结构不易被看到，有时可见会厌脓肿形成。严重者可引起吸气性呼吸困难，甚至窒息。

（三）辅助检查

急性会厌炎的治疗需做间接喉镜检查、直接喉镜检查、血常规检查。

（四）治疗原则

急性会厌炎的治疗原则为抗感染、消肿及保持呼吸道通畅。

【护理措施】

（一）基础护理

嘱患者多休息，多饮水，避免劳累。限制患者发声。

（二）专科护理

（1）控制感染，全身应用足量抗生素和糖皮质激素。激素有治疗、预防会厌及杓状隆突等水肿的作用。

（2）如有会厌脓肿形成，可在喉镜下切开排脓。

（3）保持呼吸道通畅，轻度呼吸困难者给予低流量吸氧，同时用抗生素加糖皮质激素蒸馏水雾化吸入4~6次/d，可消炎消肿、保持呼吸道湿润、稀化痰液。如重度呼吸困难时，应及时行气管切开或气管插管术。

（三）健康指导

（1）向公众宣传卫生知识，避免因常识而延误病情。本病通常起病急骤，病史很少有超过6~12h者，多数患者入睡时尚正常，于半夜突感咽喉剧痛或呼吸梗阻而惊醒。病情进展非常迅速，幼儿症状常甚危重。因此，发现异常要及时就诊，避免发生窒息或中毒性休克。会厌舌面黏膜较松弛，其炎症常从此开始，引起会厌高度充血、肿胀，使其厚度增加6~7倍。

（2）避免到人员聚集场所，防止交叉感染。嘱患者加强户外运动，提高机体的免疫力及耐寒能力。在季节交替、气温变化较大时，应注意保暖，避免受凉。

（3）嘱患者合理膳食，勿食肉类过多。

（4）嘱患者维持室内通风，保持空气新鲜。

（5）嘱舌扁桃体肥大及有炎症反应者，应行手术切除以预防急性会厌炎的发作。

（朱 为 黄叶莉）

第四节 气管支气管异物患者的护理

【概述】

气管支气管异物（foreign bodies in the trachea and bronchi）有内源性和外源性两类，一般所指的属外源性，即外界物质误入气管、支气管所致的疾病，多见于5岁以下幼儿，重者可致窒息死亡。

（一）病因

当口内含有食物或物品时哭闹，或嬉笑后深吸气，易将口中之物吸入气道。幼儿牙齿发育不完善，不能将食物碾碎，加上防御性反射不健全，故易把食物误吸入气道。昏迷患者如护理不当，可吸入呕吐物或松动的义齿。

（二）临床表现

（1）异物吸入期：患者立即发生剧烈的痉挛性咳嗽，颜面潮红，并有憋气表现。较大异物阻塞声门、主气管或隆突时，可立即发生窒息死亡。

（2）安静期：异物相对固定于气管内某一部位时，患者仅偶有咳嗽，其他症状轻微。

（3）刺激或炎症期：由于异物，特别是植物性异物对气管、支气管黏膜的刺激，患者常有剧咳、喘鸣、发热及不同程度的呼吸困难等症状。

（4）根据异物的性质、大小、形状的不同，支气管和肺部发生程度不一的继发性病变，常见的有支气管炎、肺炎、肺气肿、肺不张、肺脓肿等。

（三）辅助检查

诊断气管支气管异物需要做胸部 X 线检查。X 线检查可有效确定异物的形状、大小及所在部位。

（四）治疗原则

气管支气管异物的患者须直接通过喉镜、支气管镜取出异物。

【护理措施】

（一）基础护理

（1）嘱患者勿害怕、紧张，放松情绪，尤其要转移患儿的注意力，避免哭闹，以免加重异物引起的痉挛、阻塞而导致呼吸困难。

（2）全麻未清醒前给予去枕平卧位，清醒后取半卧位；体力许可时，可下床活动。给予雾化吸入，2 次 /d，促进呼吸道水肿的消退。

（3）术后可进温凉全流饮食，术后第二天可进半流，以后根据个体状况逐渐过渡为普食。

（二）专科护理

（1）呼吸道异物可致气管黏膜炎症，时间越长影响越大。异物吸收水分会变得松软，不利于钳取，有危及生命的可能。因此要尽快做好准备工作，及早手术。

（2）术后遵医嘱肌注激素能有效防止喉水肿。

（3）患者不得离开病房，应密切观察血压、脉搏、呼吸变化，发现呼吸异常和患者自感憋气时，立即进行处理。防止喉水肿、气胸、纵隔气肿、肺水肿等并发症的误诊。

（三）健康指导

（1）婴幼儿监护人要注意看管婴幼儿，勿给 3~5 岁的儿童食用豆类食物，如黄豆、花生、瓜子等，同时禁止食用吸入性食品，如：果冻。

（2）向公众宣传卫生常识，尤其是儿童进食时不要嬉笑、哭闹、打骂，以免深吸气时误把食物吸入气道。

（3）向公众宣传卫生常识，尤其是儿童不要养成口中含食物的习惯。

（4）要将昏迷患者的义齿取下，头偏向一侧，防止呕吐物误吸入下呼吸道。

（朱　为　黄叶莉）

第五节　食管异物患者的护理

【概述】

食管异物（foreign bodies in the esophagus），食物或其他物质停留在食管狭窄区，不能顺利通过的均称食管异物。

（一）病因

食管异物常因吞咽过大或带刺食物引起；食管本身疾病，如食管狭窄或食管癌，也是食管异物的常见原因。儿童口含食物时嬉笑、哭闹，成人饮食过急，老年人牙齿脱落、感觉不灵敏等均可造成误吸。食管异物种类以动物骨最多，其次为金属类，还有化学合成类物品和植物类。食管异物位置最常见于食管入口，其次为食管中段第二狭窄处。

（二）临床表现

（1）异物嵌顿于环后隙及食管入口时，吞咽困难明显。儿童及幼儿患者常伴有流涎症状。

（2）吞咽疼痛；异物位于食管上段，疼痛多在颈根部或胸骨上窝处；异物位于食管中段时，常表现为胸骨后疼痛并可放射至背部。

（3）呼吸道症状：异物较大时压迫气管后壁，可出现呼吸困难，甚至窒息死亡。

（三）辅助检查

X 线检查有助于确立异物的位置、大小。可用钡剂检查透光异物。怀疑有食管穿孔时，需做碘油造影。

（四）治疗原则

食管异物的患者须做食管镜取出术。

【护理措施】

（一）基础护理

（1）机体观察及护理：术前严密观察患者的摄入量及尿量，低于机体需要量时要通过静脉及时补充，避免出现电解质紊乱。术前 4~6h 禁食。

（2）障碍物处理：取下患者的义齿和饰物。

（3）饮食护理：取出异物后当天即可进流质，2 天后改软食，有黏膜损伤者，应禁食 1~2 天。疑有食管穿孔时，应鼻饲饮食，加强支持疗法，应用大量抗生素。拔出胃管前最好做碘油食管造影，肯定无食管穿孔再拔出鼻饲管。

（二）专科护理

（1）严密观察血压、脉搏、呼吸变化，注意有无呕血。不规则异物未及时取出，或钳取不当可致食管破裂；食管周围感染化脓累及主动脉可引起致命性大出血。观察有无皮肤捻擦音，警惕皮下气肿的发生。注重患者的主诉，如胸骨后疼痛、进食疼痛等，防止食管周围炎、食管周围脓肿、气管食管瘘的发生。

（2）遵医嘱给予抗感染、抗水肿治疗。

（三）健康指导

（1）向公众宣传卫生常识，食用带骨或带刺食物时，注意不要着急、不要说话更不要大笑。

（2）向公众宣传卫生常识，老年人经常检查牙齿，有活动性牙齿时，避免食带骨、带刺食物。不要养成口含、口叼物品的习惯，以免误咽。

（朱　为　黄叶莉）

第六节 咽喉部肿瘤患者的护理

一、鼻咽癌患者的护理

【概述】

鼻咽癌（carcinoma of nasopharynx）是我国高发肿瘤之一，多见于我国广东、广西、湖南、福建和台湾等省市。鼻咽癌患者中男性多于女性，40~50 岁为高发年龄组。

（一）病因

鼻咽癌的发病原因不确定，可能与遗传因素、病毒因素、地理环境和卫生习惯等有关。

（二）临床表现

鼻咽癌患者的鼻涕带血，鼻阻塞。早期可引起一侧耳鸣、耳闭及听力下降，可见鼓室积液，颈淋巴结肿大，头痛；侵犯颅神经引起面部麻木、眼外肌麻痹、复视、上睑下垂、眼球固定或失明、软腭麻痹、吞咽困难、声嘶、耸肩无力、伸舌偏斜等症状；侵入口咽和喉咽，引起吞咽困难和呼吸困难；晚期鼻咽癌可发生肺、肝、骨等处转移，并出现相应症状。

（三）辅助检查

（1）EB 病毒血清学检查，对鼻咽癌的早期诊断极为重要。

（2）活组织检查是鼻咽癌确诊的依据。

（3）CT 检查或核磁扫描检查，不仅能清楚地显示鼻咽软组织情况，而且对鼻咽癌向外周扩展的范围显示更清楚、准确。

（4）纤维鼻咽镜检查、肝脏 B 超检查、胸部 X 线摄片检查以及全身 ECT 骨扫描检查对早期诊断骨转移具有一定参考价值。

（四）治疗原则

鼻咽癌大多对放射治疗具有中度敏感性，放射治疗是鼻咽癌的首选治疗方法。但是，对较高分化癌、病程较晚以及放疗后复发的病例，手术切除和化学药物治疗亦属不可缺少的手段。

【护理措施】

（一）基础护理

（1）饮食护理：放疗全身反应有食欲减退、恶心、呕吐，因此要保证治疗的进行，应鼓励患者进食，放疗期间饮食不忌口、不挑食，均衡营养，多吃水果，蔬菜。口腔出现溃疡、进食疼痛者，可改为半流质饮食或软食；进食困难者，可进行鼻饲或静脉补充营养。放疗前几天，尽量不要吃任何可能导致唾液分泌增加的食品（如辣椒、带酸味的水果、西红柿、醋等）或饮料（橙汁、苹果汁、山楂汁等），可防止唾液分泌增多而引发放射性腮腺炎。

（2）口腔护理：①放疗前有口腔疾患的要进行治疗，其中包括清除牙垢、修补龋齿、去除金属牙套、拔除残根或无法保留的患齿。放疗后应尽量避免拔牙，在出现牙齿或牙龈疾患时，应积极保守治疗，在所有保守治疗均失败的情况下，迫不得已再考虑拔牙。在拔牙前一定要告诉牙科医生既往接受放射治疗的病史。有条件者可每年洁齿1次。②放射性口腔黏膜炎一般在放射治疗后1~2周，涎腺（包括腮腺、颌下腺、舌下腺、口腔口咽的小涎腺）受到不同程度的损伤，唾液分泌减少，其变得黏稠。口腔内的pH也同时发生变化，其原有的冲洗杀菌作用随之减弱，因此餐后应及时漱口或用软毛刷刷牙。告诉患者用复方硼砂液或1：5 000呋喃西林液、1%碳酸氢钠、0.5%的双氧水口4次/d，同时做鼓颊和吸允动作交替进行漱口，以清除松动的牙垢。③口腔溃疡处可用金喉健喷雾剂、口腔溃疡散喷于口腔。金喉健喷雾剂具有祛风解毒、消肿止痛、清咽利喉的作用；口腔溃疡散起到消炎止痛、促进创面愈合的作用。④重者形成溃疡继而有脓性分泌物，疼痛明显甚至进食困难，可给予生理盐水30ml、庆大霉素16万U、地塞米松5mg（雾化吸入），可起到湿润口腔黏膜、减轻充血水肿、缓解疼痛、预防感染和促进溃疡愈合的作用。口腔溃疡疼痛不能进食者，可用2%利多卡因局部喷涂或含漱止痛，也可用1：1的维生素B_2漱口液含漱，促进溃疡修复。

（二）专科护理

（1）放疗可引起鼻腔黏膜的充血肿胀。鼻腔分泌物黏稠，干燥，内有痂皮阻塞，可用薄荷液状石蜡与1%氯麻合剂交替点鼻，3~4次/d，保持鼻腔黏膜湿润，局部毛细血管收缩，减少渗出、水肿，从而使鼻腔通畅。生理盐水冲洗鼻腔，2次/d，既可清除肿瘤表面脱落的坏死组织，又可及时冲洗渗出的炎性分泌物，防止鼻腔粘连，预防感染，增强癌细胞对放射线的敏感性。告诉患者冲洗后不可用力擤鼻，防止鼻咽腔出血和继发其他部位的感染。鼻咽部出血者禁忌鼻腔冲洗。

（2）放射线可引起鼻腔黏膜的组织损伤，加之鼻咽部本身有溃疡，极易出血，告诉患者勿挖鼻、用力擤鼻。

（3）皮肤护理：放疗后受照射区域软组织纤维化，皮肤丧失正常的弹性，会出现皮肤干燥、变薄、血管及淋巴管壁增厚甚至闭塞、皮肤的愈合能力下降等表现，此时应注意保持放疗区皮肤清洁，避免化学（局部涂抹或敷贴刺激性化学药物、清洁剂、化妆品等）及物理（冷风刺激和烈日暴晒、热敷、领摩擦、搔抓等）的不良刺激因素。放射性皮肤反应根据程度可分为Ⅲ度。Ⅰ度放射性皮肤反应一般不用处理，如瘙痒可用3%薄荷淀粉局部使用。Ⅱ~Ⅲ度皮肤反应可外用氢地油，同时局部使用促进表皮生长的药物。Ⅲ度皮肤反应必要时停止放疗，要预防感冒，防止发生急性蜂窝织炎。如果局部组织发生反复感染，则会加重软组织纤维化，导致张口困难及颈部活动受限等，严重时还会出现喉头水肿、呼吸困难等，影响患者的生存质量。

（三）健康指导

（1）功能锻炼：放疗可引起颞颌关节功能障碍，出现张口受限。从放射治疗开始，应指导患者进行张口训练，每天张嘴叩齿200次，并按摩颞颌关节，可促进功能恢复。放疗结束后两年内不宜做颌面部外科处理，以免诱发骨髓炎。

（2）定期复查：鼻咽癌治疗后为终身随诊，如鼻咽癌放疗后局部或颈部淋巴结有肿瘤残存，或怀疑骨、肺、肝等部位转移，或严重的早期放射损伤需要密切观察者，应在治疗后每个月至少复查1次；如果放疗后没有上述问题，一般在治疗后第1~3年内，每3个月复查1次，最长不超过4个月，每年做3~4次全面检查，第4~5年内每4~5个月复查1次，最长不超过半年，每年至少做1~2

次全面检查，5 年后每年复查 1 次。

（3）自我检查：告诉患者在 2 次复查间隔中进行自查，注意有无异常感觉和表现。摸颈部有无肿块，是否有异常的固定骨压痛点且进行性加重，是否有原发肿瘤的症状，如鼻塞、回缩血涕、面麻、头痛等。如有这些发现要及时就诊。

二、喉癌患者的护理

【概述】

喉癌（carcinoma of larynx）是指原发于喉部的癌肿，以鳞状细胞癌多见，是头颈部常见的恶性肿瘤，发病率仅次于鼻咽癌，在我国北方发病率较高，年发病率约每 10 万人中 0.3~2.03 人次。

（一）病因

喉癌的发病原因不详，可能和吸烟、饮酒、空气污染、病毒感染、癌前病变、性激素等因素有关。

（二）临床表现

根据肿瘤发生的部位，分为声门上型、声门型和声门下型。因肿瘤生长部位及侵犯的范围不同，症状表现不一。主要有以下几点：

（1）声嘶是喉癌最常见症状，是声门型喉癌的早期表现。

（2）咽喉疼并放射至耳部，吞咽时加重。

（3）痰中带血、咳嗽。

（4）呼吸困难。

（5）颈前软组织肿块：声门下癌多见。

（6）颈淋巴结转移：声门上癌、声门下癌多见。

（三）辅助检查

（1）喉镜或纤维喉镜、电子喉镜检查，可以依次检查声带、杓区、杓会厌皱襞、梨状窝、声门下以及会厌的喉面、舌面、会厌谷，并观察声带的运动情况。

（2）活组织检查，是目前确诊喉癌的主要依据。

（3）X 线检查、CT 检查、MRI 检查，可精确了解肿瘤侵犯的范围、肿瘤的大小，对实施手术方式选择有重要意义。

（四）治疗原则

早期喉癌可单纯手术或单纯放疗，单纯手术疗效优于单纯放疗，但对Ⅲ及Ⅳ期患者，应采取综合治疗方法。在综合治疗中，手术加放疗是最有效的治疗方法，其疗效明显优于单纯手术或单纯放疗。

【护理措施】

（一）基础护理

（1）术前准备：常规血液和体液检查，包括血常规、生化全项、肝功能、梅毒、艾滋病抗体、尿和大便常规等检查；胸片检查、心电图检查、腹部脏器的 B 超检查；颈部 CT 检查；备皮；全麻手术常规准备。

（2）口腔护理：术前2~3天进行口腔清洁，硼砂漱口液漱口，4次/d；刷牙，3次/d。术后第一天口腔护理，2次/d，以后漱口、刷牙同术前。

（3）气道准备：有慢性支气管炎患者，术前应做痰细菌培养。术前2~3天静脉应用敏感抗生素及黏液促排剂（沐舒坦、吉诺通等），同时期雾化吸入，湿化气道促进分泌物排出。

（4）卧位：喉部分切除加成形术、水平半喉切除术术后，取平卧位，头前倾度在30°~45°，嘱患者勿左右摆动，避免增加吻合口的张力而影响切口的愈合。全麻清醒后给予半卧位，头仍保持前倾位。

（5）饮食护理：术后次日鼻饲流质饮食，全喉切除术患者需鼻饲饮食10~12天。拔出鼻饲后经口进流质饮食，逐渐过渡为半流食、普食。

（二）专科护理

（1）病情观察：①出血：术后严密监测生命体征，测血压、脉搏、呼吸，1次/30min，6h后生命体征平稳，改为每1h至24h测1次。严密观察引流液的颜色、量，观察颈部敷料有无渗血，渗血量逐渐增多，或吸痰时血性分泌物逐渐增多，要报告医生给予处理。②喉前皮下感染：手术后要观察引流管是否通畅，避免引流管折曲，保证充分引流是预防感染的关键。一旦感染要尽快拆开切口缝线，用双氧水溶液冲洗，放置碘仿纱条引流。每天换药，多可自愈。③肺部感染：手术后第一天鼓励患者下地活动，鼓励患者咳痰，减少深部吸痰。④呼吸道再梗阻：凡呼吸时气管内传出痰鸣声，则表示气管内有黏稠不宜咳出的分泌物，需及时经套管吸出，同时要经鼻腔、口腔将分泌物吸干净。术后分泌物黏稠，易形成痰痂难以排出，患者可出现呼吸困难，应立即更换气管套管。术后给予雾化吸入，4次/d，痰液黏稠者可滴4%碳酸氢钠稀释分泌物，以利排出。气管内套管应每隔6h清洗、消毒1次，从拔出内管到重新放回，每次间隔时间不宜超过30min。⑤脱管：术后气管套管脱出，易引起窒息。为防止脱管，气管套管系带应打结牢固，松紧度以能插入1指为度。⑥误吸：大部分声门上喉部分切除的患者有误吸现象，经锻炼后多能适应，开始应进黏稠食物，如香蕉、油条、馒头等，勿食用带渣食品，少量多餐。嘱患者将食物咀嚼成团后，头向前略倾、或吞咽时向上推喉体、或侧头位咽下。⑦咽瘘：较常见，原因有切口感染、黏膜缝合欠佳、术前气管切开或放疗、患者营养不良、低蛋白血症、合并糖尿病等。咽瘘早期表现有切口皮肤色泽发暗甚至变黑，切口渗出物较多，出现唾液，体温升高等。

（2）康复护理：术后给予吸氧至患者清醒、血氧饱和度正常。术后第一天协助患者下地，在床旁椅子上坐5min，扶患者围床走1圈后，再坐5min。术后第二天协助患者在室内或走廊行走约50m后上床休息，2次/d。患者活动范围应无障碍物、地面不滑，防止患者受伤。做好晨晚间护理，保持被褥、衣裤清洁平整。房间的温度最好保持在22~26℃，湿度为60%。

（3）发音训练：指导患者在喉部分切除术后7~10天进行发音训练。用一指堵住气管套管，然后深吸一口气，利用呼出气流冲击部分喉，发出声音，反复练习可使发音质量提高。

（三）健康指导

（1）随诊时间为第3个月、第6个月、第12个月各复诊1次，以后1次/年，随诊5年。进行肝、肾功能、头部CT、胸片等检查，了解有无癌细胞转移。嘱患者发现以下异常情况及时就诊：气管造口局部红肿、溢饭；不明原因的呼吸困难，清洗内套管后不缓解；颈部出现包块；不明原因痰中带血；气管套管脱落引起呼吸困难。

（2）全喉切除带气管套管出院患者的自我护理方法：①气管内套管消毒法：清洗消毒内套管 2 次 /d；患者对准镜子将内套管取出，观察内套管有无痰液或干痂形成，取下的内套管，用小毛刷刷洗干净后放入沸水中煮 5~10min，凉后擦干重新插入。②敷料更换法：更换喉垫，1 次 /d。具体方法：对着镜子将污染的喉垫取出，观察造口局部皮肤。以酒精棉签擦拭造口周围皮肤，放置消毒喉垫。③预防感染：用单层纱布覆盖气管口，以防止灰尘进入。嘱患者少去人多的地方，避免交叉感染。戒烟、酒，少食辛辣食物及刺激性食物。嘱患者劳逸结合，增强体质，预防感冒，以提高抵抗疾病的能力。

（朱　为　黄叶莉）

第七节　阻塞性睡眠呼吸暂停综合征患者的护理

【概述】

阻塞性睡眠呼吸暂停综合征（obstructive sleepapnea-hypopnea syndrome,OSAHS）是指成人在 7h 的睡眠时间内，至少有 30 次呼吸暂停。每次发作时，口、鼻气流停止流通至少 10s 以上；或呼吸暂停指数（apneaindex,AI），即每小时睡眠中呼吸暂停的平均次数 >5 次。

（一）病因

任何上呼吸道的狭窄或阻塞性病变均可导致本病，如肥胖者的气道周围脂肪组织沉积，管腔变小、气道易塌陷；鼻中隔偏曲、鼻窦炎、鼻肿瘤等病变，由于鼻气道阻塞，需要增加过多的吸气力量，致咽部负压增加，造成气道塌陷；悬雍垂过长或肥大、扁桃体肥大、咽部肿瘤、咽部狭窄、咽部肌肉松弛等，是该病的最为常见原因。本病的特点是长期缺氧和二氧化碳饱和度增加对各项生理功能所致的病理改变，尤其以呼吸、循环系统和中枢神经系统受害为甚。

（二）临床表现

（1）患者有睡眠时打鼾、呼吸暂停及白天嗜睡三大症状，呼吸暂停时可突然被憋醒。

（2）患者可伴高血压、心律失常、心肺功能衰竭等疾病。

（三）辅助检查

（1）纤维鼻咽镜检查：详细观察有无阻塞性病变、病变部位与阻塞程度。

（2）多导睡眠监护仪：记录睡眠的深度、眼运动和相应肌肉的活动、心率和心律的变化。并全息记录血氧饱和度、口鼻腔气流、胸腹腔呼吸运动等各种参数，分析本病严重程度，比较治疗前后各项指标的改变。

（3）CT 检查或 MRI 检查。

（四）治疗原则

阻塞性睡眠呼吸暂停综合征的治疗原则为减轻体重，辅以药物治疗、器械疗法和手术疗法。

【护理措施】

（一）基础护理

（1）指导患者用压舌板压舌，避免术中恶心。术前1天告诉患者洗澡、刮胡子、漱口；测体温、脉搏、呼吸、血压，询问药物过敏史，遵医嘱做药物过敏试验并向患者交代手术名称、目的、麻醉方式，术前晚保证患者睡眠。术前6h禁饮水。全麻患者按照全麻护理常规。

（2）全麻清醒后给予半卧位，持续低流量吸氧，至血氧饱和度正常。颈部冰敷6~8h，可止血止痛。监测体温，4次/d，连续3天，3天后仍有体温增高时，要检查原因。嘱患者预防感冒，避免咳嗽，防止因剧烈咳嗽引起局部小血管破裂出血。禁服镇静药，以免抑制呼吸。

（3）全麻术后6h、切口无明显渗血时鼓励患者进冷流食，可少量多餐；手术后3天内进温凉的全流食，以后进半流软食；术后第7天可改为普食，嘱患者勿食用辛辣、坚硬、带刺的食物，防止局部出血。

（4）口腔护理：嘱患者术后当天勿漱口，术后1天始用复方硼砂溶液漱口4次/d，每餐后保证漱口，保持口腔清洁。术后抗生素加氢化可的松口腔雾化吸入2次/d，可促进水肿消退。

（二）专科护理

（1）治疗护理：嘱患者可调整睡眠姿势，尽量采用侧卧位或俯卧位。告诉体重超重者应减轻体重。鼻腔持续正压通气治疗(CPAP)，能有效消除呼吸阻塞。自主呼吸时，在整个呼气和吸气过程中施以一定压力，防止气道萎陷、增加功能残气、改善肺的顺应性，从而达到保持上气道开放、纠正严重低氧血症的良好效果。经鼻双水平气道正压通气治疗，具有同步、分别调节吸气末正压及呼气末正压的功能，从而达到控制通气的目的。

（2）病情观察：①气道阻塞、窒息是围手术期最严重的并发症，最常见于全麻手术拔管后。由于麻醉未完全清醒、气道扩张肌张力未完全恢复、术中长时间压迫舌体造成的肿胀、术中高血氧饱和度对呼吸中枢的麻醉作用引起上气道阻塞，患者甚至可因缺氧而死亡。术中出血、咽部凝血块停留也是引起气道阻塞的重要因素。因此术后要严密观察呼吸、血氧饱和度，如患者出现烦躁不安，呼吸急促，脉搏加快，血氧饱和度低于90%时，要立即报告医生进行处理。一旦出现呼吸抑制，应迅速抬起下颌，插入鼻咽通气道，避免使用呼吸抑制剂。②有出血时，嘱患者不得将口中分泌物咽下，吐入一次性口杯中，以便观察出血量，出血量逐渐增多、色泽鲜红时要及时报告医生，立即进行处理。③如有心律失常，一般为患者术前有心律失常病史，因手术负荷、失血加重心肌缺血而诱发。因此对合并冠心病的患者，术中、术后要控制心率，尽量减少出血机会，密切观察心电监护。④有短暂的腭咽关闭功能不全时，一般由于术中要去除部分悬雍垂及软腭组织，而引起患者主要表现为术后进食鼻腔返呛。出现此情况可向患者解释，这种情况是短暂的，无需特殊治疗，一般可自行恢复。

（3）可选择手术的患者：白天过度嗜睡，影响工作学习者；夜间严重打鼾，影响其他人的患者；出现心血管或肺部并发症者；有上呼吸道阻塞者；明确下颌骨发育不良者。

（三）健康指导

（1）一般术后 1~2 个月局部水肿消失，疗效最为明显；术后 3~4 个月随着瘢痕软化，有轻微反复；6 个月至 1 年疗效稳定。嘱患者要定期复查，对疗效不完全者可辅以鼻腔持续正压通气治疗（NCPAP）治疗或二期手术。

（2）嘱患者戒烟酒，避免饮酒过量导致中枢神经受到抑制，肌肉松弛、张力下降、反应迟钝、舌根后坠、吸气时咽部软组织内陷，使上气道狭窄而出现睡眠呼吸暂停。

（3）嘱患者术后要控制体重，超重的患者要减轻体重，改善饮食结构，控制脂肪的摄入，多食用蔬菜、水果，可避免复发。

（朱　为　黄叶莉）

第二卷第6篇《耳鼻咽喉科临床护理》

参考文献

[1] 胡绍．耳鼻喉、眼、口腔诊疗要点．武汉：武汉出版社，2009.

[2] 田从哲．眼耳鼻喉疾病的诊疗与护理．天津：天津科学技术出版社，2009.

[3] 韩德民．耳鼻咽喉头颈外科学．武汉：华中科技大学出版社，2008.

[4] 马燕兰，韩杰．实用耳鼻咽喉-头颈外科护理及技术．北京：科学出版社，2008.

[5] 孙海燕，李翔宇．耳鼻喉科疾病诊疗常规.北京：军事医学科学出版社，2008.

[6] 马义宾，刘爱琴，蔡婉婷，等．现代眼耳鼻咽喉口腔科学．天津：天津科学技术出版社，2008.

[7] 高黎，徐国镇．鼻咽癌．北京：北京大学医学出版社，2007.

[8] 王家东．耳鼻咽喉头颈肿瘤外科．上海：上海交通大学出版社，2007.

[9] 黄玮．眼耳鼻咽喉口腔科护理学．郑州：郑州大学出版社，2007.

[10] 张慧玲，贾乃伟，梁俊薇，等．眼、耳鼻咽喉、口腔科学．赤峰：内蒙古科学技术出版社，2006.

[11] 刘明军，陈立．耳聋耳鸣自我按摩图解．长春：吉林科学技术出版社，2004.

[12] 王正敏，陆书昌．现代耳鼻咽喉科学．北京：人民军医出版社，2001.

第7篇

口腔科临床护理

KOUQIANGKE LINCHUANG HULI

第 7 篇

第一章
牙体牙髓疾病患者的护理

第一节　龋病患者的护理

【概述】

龋病（caries）是以细菌为主的多种因素影响下，牙体硬组织发生慢性进行性破坏的一种疾病。龋病是人类的常见病、多发病之一，在各种疾病的发病率中，龋病位居前列。但由于其病程进展缓慢，一般情况下不危及患者生命，因此不易受到重视。实际上龋病给人造成的危害甚大，特别是病变向牙体深部发展后，可引起牙髓病、根尖周病、颌骨炎症等一系列并发症，严重影响全身健康。

（一）病因

目前被口腔学术界普遍接受的龋病病因学说为致龋四联因素理论。致龋四联因素理论将龋病的发生归结为微生物、食物、宿主和时间共同作用的结果。

（1）微生物：大量证据表明，细菌的存在是龋病发生的先决条件。口腔中的主要致龋病菌是变形链球菌，其次为某些乳酸杆菌属和放线菌属。牙菌斑是牙面菌斑的总称，可视为细菌的微生态环境。

（2）食物：食物与龋病的关系密切，蔗糖和糖类为细菌提供生存营养，其终末产物可造成牙的破坏。

（3）宿主：主要包括牙和唾液。牙的形态、结构、排列和成分在龋病发病过程中起到重要作用，而这些又受到遗传、环境与生活习惯等因素的影响。唾液对维护口腔正常 pH 值，保持牙面完整性，促进已脱矿牙的再矿化具有重要作用。

（4）时间：龋病的发生需要一定的时间。从牙面上清除所有附着物到获得性膜开始产生，从获得性膜附着到菌斑形成，从细菌代谢糖类产酸到釉质脱矿等过程均需要一定的时间，这对预防龋病有着重要的意义。

目前对龋病发病机制的认识可归纳为：在釉质表面有唾液蛋白质形成的获得性膜，口腔中的致龋菌吸附至获得膜上形成牙菌斑。在适宜的碳水化合物存在的条件下，菌斑中的致病菌产生有机酸。有机酸导致牙中的矿物质发生溶解，即脱矿。若菌斑细菌不断产酸，则釉质表面下脱矿继续进行，而修复过程不能与之同步，最终导致晶体结构广泛损伤、崩溃，龋洞形成。

（二）临床表现

龋病的临床特征是牙体硬组织在色、形、质各方面均发生变化。初期时牙龋坏部位的硬组织发生脱矿，微晶结构改变，牙透明度下降，致使釉质呈白垩色。继而病变部位有色素沉着，局部可呈黄褐色或棕褐色。随着无机成分脱矿、有机成分破坏分解的不断进行，釉质和牙本质疏松软化，最终发生牙体缺损，形成龋洞。龋洞一旦形成，则缺乏自身修复能力。

（1）按发病情况和进展速度分为急性龋、慢性龋。急性龋中有一种类型，其病程进展很快，多数牙在短期内同时患龋病。

（2）从形态学角度，按损害的解剖部位分为颈部龋、根面龋、线形釉质龋、隐匿性龋。

（3）按病变程度可分为浅龋、中龋和深龋。

（三）辅助检查

（1）温度刺激试验：当龋洞深达牙本质时，患者对冷、热或酸、甜刺激敏感甚至难忍的酸痛，可用冷热等刺激进行检查，亦可使用电活力测定。

（2）X线检查：邻面龋、继发龋或隐匿龋不易用探针查出，可摄X线牙片进行检查。

（四）治疗原则

龋病治疗目的是终止病变发展，保护牙髓，恢复牙齿的形态与功能，维持与邻近软硬组织的正常生理解剖关系。龋病治疗原则是针对龋损的不同程度，采用不同的治疗方法。主要的治疗方法有：

（1）药物治疗：采用化学药物治疗龋坏，终止或消除病变。常用的药物有氟化物、硝酸银等。

（2）再矿化治疗：采用人工方法使脱矿的釉质或牙骨质再次矿化，恢复其硬度，终止或消除早期龋损。

（3）窝沟封闭：窝沟封闭是窝沟龋的有效防治方法。含氟封闭剂有屏障和持续释放氟，促进再矿化的双重作用。

（4）充填：治疗龋病常用的方法是充填术。其方法是清除龋坏的牙齿组织，制备一定洞形，隔湿、消毒、干燥，然后选用适当材料充填，修复缺损部分，以恢复其外形和生理功能。

【护理措施】

（一）基础护理

（1）询问患者的健康状况：有无急、慢性疾病及传染病史，有无药物过敏史。

（2）治疗前的护理配合准备：引导患者上椅位，备好检查盘、调节椅位及光源。根据治疗方法准备药物及用物。

（二）专科护理

（1）垫底料调拌技术：①用物准备：调拌刀、玻璃板、棉条、酒精棉球。②检查充填料的有效期及各种物品的灭菌期及失效期：视龋洞大小取适量的粉和液体，置于洁净的玻璃板上，将粉分成3等份，用调拌刀将粉逐次逐量加入液体中，调拌均匀，调拌应在1min内完成。③掌握正确的调拌手法：一般采用旋转推开法，调拌时应向同一方向匀速旋转推开；尽量增加拌刀与玻板的接触面，调拌时只能将粉逐次加入液体中，而不能加液体于粉剂中。严格按照材料的粉液比例进行调拌，调拌速度不可过快，以免加速其结固时间。④调拌后整理：应立即用酒精棉球将所有用过的器械擦拭干净，以免材料凝固后不易去除。

（2）银汞合金调拌术：①用物准备：银汞合金调拌机，按需选取银汞合金胶囊、保护性手套、一次性橡胶片。②操作方法：将银汞合金胶囊两端加压，使汞与银合金粉之间的隔膜破裂，置胶囊于调拌机的调拌卡环上，设置调拌时间，一般为10s。按启动键，经高速震荡后，取出胶囊内的银汞合金，放在橡胶片里，充填前用手指揉捻至有握雪感或捻发感。

（3）橡皮障隔离术：①用物的准备：口腔基本检查器械、橡皮障布、橡皮障支架、橡皮障定位模板、橡皮障夹、打孔器、橡皮障夹钳、牙线、楔线、剪刀1把。②打孔的位置及数目：将橡皮障布放在定位模板上（麻面朝上），根据需隔离的牙位，用笔在橡皮障布确定打孔位置。用打孔器在橡皮障布上打出合适直径的孔洞。打孔的数目应按照牙位、治疗的牙数和龋洞的部位决定，多个后牙隔离时，打孔数目由治疗牙远中的一颗牙齿延伸至中线；在单颗牙的治疗时，仅包括治疗牙，有时包括远中牙。③后牙常用的放置方法：先将橡皮障布用支架固定（金属架应固定在橡皮障布的麻面，塑料架应固定在橡皮障布的光面），选择合适的橡皮障夹穿过橡皮障布上的洞孔，露出橡皮障夹弓部。翻转橡皮布，然后用橡皮障夹钳撑开橡皮障夹，连同橡皮障布一起固定在牙颈部上，再将橡皮障夹翼部的橡皮障布拉下套入牙颈部，用牙线帮助橡皮障布通过邻接，并结扎固定，再用剪刀剪去多余的牙线，使用钝头器械或者稳定的气流，将橡皮障的边缘压、吹入牙龈沟内，达到牙完全暴露及牙颈部周围隔湿封闭。橡皮障布光面与麻面不能弄错，橡皮障布不能盖住患者鼻孔，以免影响呼吸。④前牙常用的放置方法：先将橡皮障布用支架固定（金属架应固定在橡皮障布的麻面，塑料架应固定在橡皮障布的光面），再将橡皮障布上的孔对准治疗牙，套在牙上（牙临面不易套入时，用牙线帮助橡皮障布通过邻接，再用楔线固定，用剪刀剪去多余的楔线），使用钝头器械或者稳定的气流，将橡皮障的边缘压、吹入牙龈沟内，达到牙完全暴露及牙颈部周围隔湿封闭。

（三）健康指导

（1）康复指导：向患者说明治疗结束后可出现牙齿轻度不适，一般会在治疗后1~2天消失，如出现较明显不适，如咬合高点等情况，应及时复诊。

（2）生活指导：嘱患者注意口腔卫生，保持口腔清洁。嘱患者治疗后2h内禁食，24h内进软食并用健侧咀嚼，避免用患牙咀嚼硬物。

（郝宝莲　黄叶莉）

第二节　非龋性疾病患者的护理

一、氟牙症

【概述】

氟牙症（dental fluorosis）又称作氟斑牙或斑釉，具有地区性分布特点，为慢性氟中毒早期最常见且突出的症状。

（一）病因

水中氟含量过高时本症的病因。氟主要损害釉质发育期牙胚的成釉细胞，因此，过多的氟只有在牙发育矿化期进入机体，才能发生氟牙症。当氟浓度过高时，可抑制碱性磷酸酶的活性，从而造成牙釉质发育不良、矿化不全和骨质变脆等骨骼疾患。

（二）临床表现

氟牙症患者在同一时期萌出牙的釉质上有白垩色或褐色的斑块，严重者还并发釉质的实质缺损；多见于恒牙，发生在乳牙者甚少程度亦较轻；严重的慢性氟中毒患者，可有骨骼增殖性变化，骨膜、韧带等均可钙化。

（三）预防和治疗

氟牙症最理想的预防方法是选择新的含氟量适宜的水源。对已形成的氟牙症可用以下方法处理：

（1）磨除、酸蚀涂层法：适用于无实质性缺损的氟牙症。

（2）复合树脂修复：适用于有实质缺损的氟牙症。

【护理措施】

（一）专科护理

复合树脂是目前较为理想的牙色修复材料，最突出的优点是美观，可提供与牙最佳的颜色匹配。复合树脂修复术的护理配合：①遵医嘱准备酸蚀剂、黏结剂、光固化灯、小毛刷、酒精棉球、复合树脂等用物。②协助暴露术野，及时吸唾液，保持术野清晰干燥。③酸蚀：夹棉卷隔湿，及时吸唾。医生持三用枪吹干患牙后，递送酸蚀剂处理牙面，涂布约 lmin 后冲洗患牙，及时吸干冲洗液。递镊子更换棉卷，重新隔湿，及时吸唾，保持干燥。④黏结：用一次性小毛刷蘸适量黏结剂递送给医生涂布，轻吹黏结剂使其均匀涂布，递光固化灯进行固化。⑤复合树脂充填：用充填器一次取足量材料，从一侧送入，以排除空气，防止气泡形成。

（二） 健康指导

（1）治疗结束后如出现牙齿轻度不适，可能是对复合树脂轻度敏感，一般不适情况会在治疗后 2~3 天消失，如出现较明显不适，应及时复诊。

（2）治疗后即可进食，但应避免用患牙咀嚼硬物，避免进食过冷或过热的刺激性食物。

二、釉质发育不全

【概述】

釉质发育不全（hypoplasia of enamel）是指在牙发育期间，由于全身疾患、营养障碍或严重的乳牙根尖周感染而导致釉质结构异常。根据致病性质的不同，有釉质发育不全和釉质矿化不全两种类型。釉质发育不全临床表现常有实质缺损，釉质矿化不全临床表现一般无实质缺损。

（一）病因

（1）严重营养障碍：维生素 A、维生素 C、维生素 D 以及钙磷的缺乏，均可影响成釉细胞分泌釉质基质和矿化。

（2）婴儿和母体的疾病：婴儿的一些疾病，如水痘、猩红热等均可使成釉细胞发育发生障碍。孕妇患风疹、毒血症等也可能使胎儿在此期间形成的釉质发育不全。

（3）局部因素：常见于乳牙根尖周严重感染，导致后继恒牙釉质发育不全。这种情况往往见于个别牙，以前磨牙居多。

（二）临床表现

釉质发育不全根据釉质发育不全的程度可将其分为轻症和重症。

（1）轻症：釉质形态基本完整，仅有色泽和透明度的改变，形成白垩状釉质，一般无自觉症状。

（2）重症：牙面有实质性缺损，即在釉质表面出现带状或窝状的棕色凹陷。

（三）预防和治疗

釉质发育不全系牙在颌骨内发育矿化期间所留下的缺陷，而在牙萌出以后被发现，并非牙萌出后机体健康状况的反映。由于这类牙发育矿化较差，往往容易磨耗，患龋后发展较快，应进行防龋处理。牙齿发生着色、缺陷的可通过光固化复合树脂修复、烤瓷冠修复等方法进行治疗。

【护理措施】

（一）专科护理

（1）复合树脂修复同氟牙症的专科护理。

（2）烤瓷冠修复专科护理同固定义齿基牙牙体预备、制取印模、试戴及黏固暂时桥、黏固金属烤瓷桥的护理。

（二）健康指导

（1）烤瓷冠修复初期，告诉患者最好不吃硬食，也不宜咬切食物，先吃较的软食物，以便逐渐适应。

（2）嘱患者注意口腔清洁，保持口腔卫生。

三、楔状缺损

【概述】

楔状缺损（wedge-shaped depression）是指牙唇、颊侧颈部硬组织发生缓慢消耗所致的缺损，因其常呈楔形而得名。

（一）病因

（1）刷牙：用力横刷牙是造成楔状缺损的主要原因。

（2）牙颈部的结构：牙颈部釉牙骨质处结构比较薄弱，容易被磨损。

（3）酸的作用：龈沟液偏酸性易导致牙质缺损，龈缘下牙体硬组织的缺损常常与此有关。

（二）临床特点

（1）典型楔状缺损：由两个平面相交而成。缺损边缘整齐，表面坚硬光滑，一般均为牙组织本色，有时可有程度不等的着色。

（2）根据缺损程度可分：浅形、深形和穿髓形三型。浅形和深形可无症状，也可发生牙本质过敏症。穿髓形可有牙髓病、根尖周病症状，甚至发生牙横折。

（3）好发于前磨牙：尤其是第一前磨牙，位于牙弓弧度最突出处，刷牙时受力大，次数多，一般有牙龈退缩。

（三）预防和治疗

（1）首先应改正刷牙方法，避免横刷，并选用较软的牙刷和磨料较细的牙膏。

（2）组织缺损少，且无牙本质过敏症者，不需做特别处理。

（3）有牙本质过敏症者，应用脱敏疗法。

（4）缺损较大者可用充填法，用玻璃离子黏固剂或复合树脂充填，洞深或有敏感症状者，充填前应先垫底。

（5）有牙髓感染或根尖周病时，可做牙髓病治疗或根管治疗术。

（6）如缺损已导致牙横折，可根据病情和条件，行根管治疗术后，予以桩核冠修复。无保留价值者则拔除。

【护理措施】

（一）专科护理

（1）根据所采用的不同治疗方法行相应的护理。

（2）指导患者学会正确的刷牙方法。常用的刷牙方法有旋转法、巴斯法、圆弧法和竖刷法。竖刷法适用于大多数人。方法是：将刷毛与牙长轴平行，紧贴牙面。毛刷尖端对牙龈缘，转动牙刷。使刷毛进入牙间隙；上颌牙从上向下刷动，下颌牙从下向上刷；动作宜慢，每个部位重复刷 7~10 次，以清除前牙唇腭（舌）面和后牙颊腭（舌）面的菌斑；咬合面左右来回刷。

（二） 健康指导

（1）采用正确的刷牙方法，避免横刷。刷牙时不要过分用力，并选用较软的牙刷和磨料较细的牙膏。

（2）定期进行口腔检查，早期发现和治疗缺损。

四、牙本质过敏症

【概述】

牙本质过敏症（hypersensitive dentin）是指牙受到外界，如温度、化学物质以及机械作用等所引起的酸痛症状，多伴有磨损，楔状缺损，牙折，龋病，牙隐裂等牙体疾病，或牙龈萎缩致牙颈部暴露。

（一）病因

使牙本质暴露的各种牙体疾病均可引发牙本质过敏症。发病机制目前有 3 种学说，被广为接受的是流体动力学说。该理论认为，作用于牙本质的外部刺激引起了牙本质小管内容物向内或向外流动，这种异常的流动刺激了牙本质小管内或邻近牙髓组织中的神经末梢，导致疼痛。

（二）临床特点

牙本质过敏发作迅速，疼痛尖锐，时间短，刺激痛为其主要症状，当受到刷牙，咬硬物，酸、甜、冷、热等刺激时均可引起酸痛，对机械性刺激尤为敏感。

（三）治疗原则

对牙本质过敏的有效治疗是必须封闭牙本质小管，以减少或避免牙本质内的液体流动。常用治疗方法有：

（1）氟化物：有多种形式的氟化物局部使用可用来处理牙本质过敏症。常用的有0.76%单氟磷酸钠凝胶、75%氟化钠甘油及2%氟化钠液离子透入法。

（2）氯化锶：局部涂擦用75%氯化锶甘油或25%氯化锶液。

（3）氟化氨银：38%氟化氨银涂擦患处。

【护理措施】

（一）专科护理

（1）涂擦法：①遵医嘱准备选用脱敏剂等用物。如75%氟化钠甘油、38%氟化氨银、小棉棒或数个小棉球。②用镊子挟持棉卷递给医师行患牙隔湿、吹干，用小棉棒或用镊子夹住小棉球蘸上脱敏剂递给医师反复涂擦过敏区1~2min。及时吸唾液，保持术区干燥。最后递棉球擦去药液，嘱患者彻底漱口。

（2）电离子透入法：①遵医嘱准备2%氟化钠液、直流电疗器。②嘱患者手握电疗器正极，负极以氟化钠液湿润，接触过敏区，电流强度调节为0.5~1mA，以患者无不适感觉为限度，通电时间10min。

（二） 健康指导

（1）避免进食过热，过冷或酸甜的食物。

（2）采用正确的刷牙方法，选用防酸或脱敏牙膏。

（郝宝莲　黄叶莉）

第三节　牙髓病患者的护理

【概述】

牙髓病（pulp diseases）是指发生在牙髓组织的疾病，牙髓组织一旦受到损伤难以恢复，并易产生疼痛。

（一）病因

牙髓炎主要由细菌感染所致，深龋是引起牙髓感染的主要途径。龋洞内的细菌及毒素可通过牙本质小管侵入牙髓组织或经龋洞直接进入牙髓而引起牙髓炎。其次是牙周组织疾病，其细菌经根尖孔进入髓腔引起的逆行感染。另外，化学药物及物理因素，如温度、电流刺激亦可引起牙髓炎。

（二）临床特点

根据牙髓病的临床表现和治疗预后可分为：

（1）可复性牙髓炎：可复性牙髓炎主要表现为患牙受冷、热、酸、甜刺激时，立即出现短暂的疼痛，尤其对冷刺激更为敏感，刺激去除疼痛随即缓解，无自发痛。

（2）不可复性牙髓炎：①急性牙髓炎：急性牙髓炎的主要症状为剧烈疼痛，深龋者尤为显著。疼痛特点为自发性阵发性疼痛、夜间痛、温度刺激加剧、疼痛不能定。②慢性牙髓炎：慢性牙髓炎一般不发生剧烈的自发痛，几乎所有患者均有长期冷热刺激痛的病史，患牙常有咬合不适或轻度扣痛，且患者多能定位患牙。③牙髓坏死：患者一般无自觉症状，主要表现为牙冠变色，呈暗黄色或灰色，无光泽，牙髓活力试验无反应。④牙内吸收：牙内吸收是指正常的牙髓组织肉芽性变。⑤牙髓钙化：牙髓钙化一般不引起临床症状。

（三）治疗原则

（1）保存活髓：牙髓组织具有形成牙本质和营养硬组织的功能，对外来刺激能产生一系列防御反应。因此，应注意保存活髓，维护牙髓的功能，尤其是牙髓病变还处于早期阶段的恒牙和根尖孔尚未形成的年轻恒牙。

（2）保存患牙：由于牙髓的增龄性变化和血液循环的特殊性，其修复再生能力有限，牙髓炎症不易治愈。对患有牙髓病而不能保存活髓的牙，应去除病变牙髓，保存患牙，以维持牙列完整，维护咀嚼功能。常用的治疗方法有盖髓术、牙髓切断术、根管治疗术和牙髓塑化治疗等。

【护理措施】

（一）基础护理

（1）询问患者的健康状况：询问患者有无急、慢性疾病及传染病史，有无药物过敏史。

（2）治疗前的护理配合准备：引导患者上椅位，备好检查盘、调节椅位及光源。根据治疗方法准备药物及用物。

（二）专科护理

根据所采用的不同治疗方法行相应的护理。

（1）调拌盖髓剂：粉液体积比例 2：1，将粉剂分为 3 份逐次加入，用旋转推开法调拌成糊状。注意忌与油性物质（如丁香油）接触，防材料变性。

（2）盖髓：严格执行无菌操作，避免发生感染。

（3）切除冠髓：递生理盐水冲洗窝洞、吹干，切除冠髓，用小棉球止血。

（4）调配塑化剂：根据塑化剂产品使用说明书的配置要求，按比例调配塑化剂，用一次性 1ml 注射器抽吸备用。因塑化剂在体外的凝固时间为 5~l5 min，需现配现用。

（5）封失活剂：递棉卷进行隔湿，告知患者封药的目的和药物的毒副作用，嘱按时复诊，使用多聚甲醛一般 2 周左右复诊，三氧化二砷封药后 24~48 h 复诊。

（6）永久充填或暂封：遵医嘱盖髓后即行永久充填，或氧化锌丁香油糊剂暂封后观察 l~2 周。若无不适，再行永久充填。

（三）健康指导

（1）康复指导：告知患者治疗后如有明显疼痛、肿胀等，应及时就诊。如有不适或封药脱落，随时复诊。

（2）生活指导：封药后 2h 内不能进食，封药期间避免患侧咀嚼，防止暂封物脱落。

（郝宝莲　黄叶莉）

第四节　根尖周病患者的护理

【概述】

根尖周病（periapical disease）是指发生于根尖周组织包括牙骨质、牙周膜、牙槽骨的炎症。多数是牙髓炎的继发病。

（一）病因

根尖周炎多由感染的牙髓通过根尖孔刺激根尖周组织，引起急性感染。其次，创伤和牙髓治疗时如使用砷剂失活用量过大，封药时间过长，药物渗出根尖孔也能引起化学性根尖周炎。

（二）临床特点

（1）急性根尖周炎：①根尖脓肿：患牙可出现剧烈的继发痛，持续性跳痛，特别是咬合时疼痛加重，根尖部牙龈潮红，但无明显肿胀。②骨膜下脓肿：患牙更加剧烈的持续性、自发性、搏动性跳痛，并逐渐加剧影响患者的饮食和睡眠。③黏膜下脓肿：自发痛和咬合痛较前轻，可查及患牙松动，有明显的球形隆起，搏动感明显。

（2）慢性根尖周炎：患者一般无自觉症状，患牙可查及深龋，大面积充填物或其他牙体疾患，牙冠变色，无光泽，牙髓活力测试无反应,X 线检查显示患牙根尖区骨质发生变化。

（三）治疗原则

常用的治疗尖周病的方法是根管治疗术，包括根管预备、根管消毒、根管充填三个步骤。应急处理常用方法有开髓引流、切开排脓、安抚治疗、调合磨改和消炎止痛。

【护理措施】

（一）基础护理

（1）询问患者的健康状况：询问患者有无急、慢性疾病及传染病史，有无药物过敏史。

（2）治疗前的护理配合准备：引导患者上椅位，备好检查盘、调节椅位及光源。根据治疗方法准备药物及用物。

（二）专科护理

（1）根管充填术的护理：①根管预备器械：选用时应检查根管挫或扩大针有无弹性，螺纹是否松懈等，若有以上折断迹象应立即更换。②协助医生进行根管工作长度的测量：根据根管挫工作长度做好标记并逐号排放在治疗盘中。③及时吸唾液：每更换一次不同型号的根管器械，配合用3%的双氧水与生理盐水交替冲洗根管1次，并及时吸唾。④根管充填遵医嘱：选用并调拌合适的根管充填糊剂。⑤牙胶尖准备遵医嘱：根据根管的工作长度和根管预备后主尖挫的型号选择相应型号的主牙胶尖，测量长度并做好标记，同时准备数根副牙胶尖。⑥充填配合：按诊疗步骤传递光滑髓针、根管糊剂主、副牙胶尖及根充侧压器。根管充填完成后，协助医生切断多余的牙胶尖。

（2）根管显微镜治疗的护理：根管显微镜是将显微镜技术应用于牙髓治疗的一项较新技术。主要用于根管内异物的取出、根管再处理、钙化根管再通、根折及根管侧穿的诊断与修补、寻找并定位根管口以及进行根尖手术等。①用物准备：显微镜、压电陶瓷超声治疗仪、带柄根管挫、超声机手柄及工作尖、强吸管、纸尖、显微镜专用口镜和探针以及橡皮障、简易开口器等。②调整根管显微镜：调整目镜镜体，将显微镜的关节旋钮锁好，以固定视野。将信号输出端接入录像机或计算机，供术中观察和拍摄图片。③安置橡皮障：协助医师安置橡皮障，隔离患牙和唾液，保持术野清晰。可在患牙对侧磨牙上放置简易开口器，固定开口度，减轻患者面部肌肉和关节的疲劳。④保持术野清晰：及时吸唾液。⑤使用超声手柄：将超声工作尖固定好并调整到恰当的功率范围。不同的工作尖所需的功率不一样，更换工作尖应同时对功率进行调整。⑥术后整理：将根管显微镜光源、机身开关和电源关闭，各臂回到自然状态。显微器械应分类进行消毒灭菌待用。

（三）健康指导

告知患者治疗后如有明显疼痛、肿胀等症状时，应及时就诊。根管充填后约1周复诊进行牙体修复。

根管治疗后牙体组织变脆，嘱患者避免用患牙咬硬物，防止牙体崩裂。避免食用刺激性食物，注意口腔卫生。

（郝宝莲　黄叶莉）

第二章

口腔修复患者的护理

口腔修复学是研究用符合生理的方法修复口腔及颌面部各种缺损的一门学科。口腔修复的基本治疗手段是采用制作修复体的方法来恢复因缺损、畸形而丧失的形态与功能，使之达到正常水平。

第一节 牙列缺损患者的护理

【概述】

牙列缺损（dentition defect）是指在上、下颌牙列内的不同部位有不同数目的牙齿缺失，牙列内同时有不同数目的天然牙存在。牙列缺损后破坏了咀嚼器官的完整性，如未及时修复，可造成缺隙的邻牙倾斜移位，影响口腔功能，或引起龋疾、牙周病、颞颌关节功能紊乱等疾患。牙列缺损后采用义齿修复进行治疗。

（一）病因

（1）龋病：若龋病未得到及时治疗，可导致牙齿硬组织不断破坏，形成残冠或残根，牙齿因无法治疗而被拔除，从而造成牙列缺损。

（2）牙周病：患牙周病后，因牙周组织逐渐破坏形成牙周袋，牙槽骨吸收，牙齿松动、脱落或被拔除，形成牙列缺损。

（3）外伤：突如其来的暴力或跌伤，可导致前牙或后牙受伤折断或脱落，造成牙列缺损。

（4）颌骨疾病：如颌骨骨髓炎、上下颌骨的各种肿瘤等也是导致牙列缺损的原因之一。

（5）发育障碍：儿童在生长发育期，因内分泌障碍、疾病、遗传、营养不良等原因，可影响颌骨及牙齿的发育，使牙齿钙化或萌出过程发生障碍，因此可能不形成牙胚，或形成牙胚后又因钙化、萌出障碍而使牙不能萌出，或发育畸形在颌骨内不稳固而过早的自行脱落或被拔除形成牙列缺损。

（二）不良影响

（1）咀嚼功能减退：如后牙缺失或失牙的数目较多时，对咀嚼功能影响较大。有时虽然个别牙缺失，但若长时间不做修复，会造成邻牙向缺牙区倾斜，缺牙间隙变小，对颌牙伸长引起合干扰，从而导致咬合功能紊乱，使牙列的有效功能接触面积相应减少，也可使咀嚼功能减退。

（2）发音功能障碍：前牙缺失对发音功能影响很大，特别是发齿音、唇齿音和舌齿音。患者表现为发音不清，清晰度差。

（3）美观影响：如多数前牙缺失，唇部失去支持，表现为唇部内陷。如上、下牙列缺损，余留牙无对颌牙接触，使面部下 1/3 距离缩短，鼻唇沟加深，面部皱纹增加，面容衰老，对患者面容的美观影响更大。

（三）修复原则

（1）牙列缺损后是否应该修复：应根据患者主观要求和客观检查结果综合考虑。一般地说，当患者有全身疾病，无法耐受修复过程，或者患者口腔内有未经治愈的恶性肿瘤及黏膜病，一旦修复会促使疾病发展恶化者，可不考虑进行修复。第三磨牙或其他个别牙缺失长久未修复者，缺牙间隙缩窄，对咀嚼及发音功能、面容美观等均无显著影响者，可不考虑修复。除上述患者外均应考虑及时予以修复。

（2）义齿修复的原则：不但要求符合机械学原理，而且要重视生理学的原则，设计制作的义齿要能恢复缺损牙列的形态及生理功能，要求义齿不能损害口腔组织，对口腔组织增加的负荷不能超过其生理适应范围，否则会引起口腔组织的病理改变。

（四）修复方法

牙列缺损采用义齿进行修复。按照其固位方式不同，分为固定义齿和可摘局部义齿两种。固定义齿和可摘局部义齿修复的目的都是为了恢复缺失牙的生理功能和形态，但各有优缺点相适应范围，应根据患者的具体情况和患者的意愿进行选择。

（1）固定义齿：固定义齿是利用缺牙间隙相邻两侧或一侧的天然牙或牙根作为基牙，通过其上的固位体将义齿粘固于天然牙上，患者不能自行取戴，称为固定义齿，也称为固定桥。此外，由于种植技术的应用，也可利用种植体作为桥基进行固定义齿修复。

（2）可摘局部义齿：可摘局部义齿是利用天然牙与黏膜作为支持，通过固位体卡环和基托将义齿固定在牙列内，患者可以自行取戴，故称为可摘局部义齿，又称为活动义齿。

【护理措施】

（一）基础护理

（1）询问患者的健康状况：询问患者有无急、慢性疾病及传染病史，有无药物过敏史。

（2）治疗前的护理配合：引导患者上椅位，备好检查盘、调节椅位及光源。治疗常规物品的准备。

（二）专科护理

1. 固定义齿基牙牙体预备及制取印模的护理

（1）告知注意事项：告知患者在医生制备牙体时，如有不适，举手示意，切勿乱动，以免牙钻损伤口腔黏膜组织。

（2）协助牙体制备：医生开始基牙制备时，按四手操作配合法进行护理配合。在医生切割牙体组织时，备好吸唾器，及时吸出唾液，避免吸唾器触及患者敏感区，引起恶心。协助牵拉口角，压住舌体，用气枪及时吹去口镜上的雾气，为医生提供清晰的操作视野。

（3）观察患者反应：因固定桥至少需要预备2个或2个以上的基牙，医生在患者口内操作时间较长。在操作过程中，应随时观察患者的反应，如患者感觉不适，应告知医生立即停止操作。

（4）选择托盘：根据患者牙弓大小，选择合适的托盘。如用间接法制作暂时桥，则应多备一个工作印模托盘。

（5）调拌印模材料：为使固定桥的固位体与基牙之间密合度达到要求，应选用精密印模材料取工作模，如硅橡胶印模材料或琼脂印模材料与藻酸盐印模材料联合应用。为保证能制取到清晰的颈缘及牙体印模，临床常采用以下几种取模方法：①用高黏度和低黏度硅橡胶印模材料取复合印模：应先将低黏度高弹性的硅橡胶印模材料按要求调拌成稀糊状，盛于专用注射器内由医生注入基牙邻面及颈缘处，同时调拌高黏度低弹性硅橡胶印模材料，并将其盛放于托盘内，供医生取工作模。待材料凝固后，取下完成复合的印模。②藻酸盐粉剂印模材料与琼脂材料取复合印模：将用玻璃管包装的琼脂材料插入专用加热恒温器中，待溶化处于恒温状态，取出置于专用注射器内。医生沿颈缘及邻面注入琼脂材料的同时，应立即调拌藻酸盐粉剂印模材料，将调拌完成的材料盛入托盘内供医生取工作模。材料凝固后，取下完成的复合印模。③藻酸盐粉剂印模材料取工作印模：如用该印模材料制取工作印模时，按照要求的水粉比例严格取量。调拌完成后，先用调拌刀递少许材料给医师涂于基牙颈缘及牙间邻面，再将材料盛入托盘，医生用相同方法制取工作模。

（6）灌注模型：印模制取完成后用清水冲洗，消毒后立即用人造石或超硬石膏灌注，暂时桥用普通石膏灌注。

（7）协助选色：结合患者的肤色、年龄、邻牙颜色，应征得患者同意，在自然光线下选择合适的烤瓷牙颜色。将选择确定的色号记录于设计卡上，作为制作烤瓷牙依据。

2. 试戴及黏固暂时桥的护理

牙体制备后立即戴入暂时桥，可暂时恢复患者的美观和功能，并可保护活髓牙及维持预备后的间隙。

（1）用物准备：除常规用物外，另备咬合纸、玻璃板、调拌刀、氧化锌丁香油黏合剂。

（2）暂时桥试戴：根据需要备砂石针、咬合纸，必要时使用强力吸引器，吸去医生磨削时的树脂碎渣，防止碎屑掉入患者眼内。

（3）调拌黏合剂：调拌氧化锌丁香油黏合剂并将其置于暂时桥组织面，递给医生，戴入患者口内，完成黏固。注意调拌的氧化锌丁香油黏合剂应稍稀薄，量不可过多。该黏合剂既可起到保护牙髓的作用，也易于在试戴烤瓷桥时摘除。

（4）告知注意事项：嘱患者勿用该修复体咬硬食物及黏性食物，以免咬坏及脱落。为患者预约复诊时间。

3. 试戴及黏固金属烤瓷桥的护理

（1）查看患者病历，核对设计卡姓名及制作完成的修复体与病历记录是否相符。

（2）协助医师用去冠器取下暂时桥，备温热水给患者漱口，清洁口腔。切勿用冷水，以免刺激切磨过的活髓牙而产生疼痛。

（3）黏固前，让患者通过面镜查看，征求患者对修复体的意见，对其颜色、形态是否满意，待满意后再用永久黏合剂黏固。黏固时，备纱团或防水橡皮障，协助医生隔湿。备75%酒精小棉球供医师消毒基牙、修复体，并用气枪吹干。遵医嘱调拌黏固材料，将调拌完成的黏合剂均匀放置于固位体组织面，并递给医生，戴入患者口内。

4. 可摘局部义齿的护理

（1）牙体预备的护理：①治疗前准备：引导患者上椅位，并给患者戴上胸巾，调节椅位及光源。医生进行牙体预备前，向患者解释磨牙的目的，以取得患者合作。②协助牙体预备：医生根据修复设计的需要，对支托凹、隙卡沟进行预备时，协助选择、更换砂石针及金刚砂车针，协助牵拉口角、吸唾、暴露术区。

（2）制取印模的护理：可摘局部义齿必须在口外模型上制作，因此必须首先取得反映口腔软硬组织的印模，灌注成与口腔形态完全一致的模型，才能保证义齿的精确性。①选择托盘：牙体预备完成后，取印模前要按患者牙弓的大小、形状、高度，缺牙的数目、部位，以及印模材料的不同来选择托盘。如无合适的成品托盘，可为患者制作个别托盘。要求托盘与牙弓内、外侧应有3~4 mm间隙，以容纳印模材料。其翼缘不能过长或超过黏膜转折，在唇颊系带应有相应切迹。上颌托盘后缘应盖过最后一个磨牙后垫区。如托盘的高度及长度不足，可用蜡添加。托盘还应选择有孔及边缘有倒凹的托盘，防止印模材料与托盘剥脱。如果使用平底无孔托盘，应在边缘加蜡或者贴一圈胶布形成倒凹。如无合适的托盘，也可为患者制作个别托盘。②印模材料选择：根据可摘局部义齿制作要求选择藻酸盐印模材料或硅橡胶印模材料。③取印模体位要求：取上颌印模时，让患者坐直或微仰，避免印模材料向后流动刺激患者软腭，取下颌印模时患者头稍向前倾。④调拌印模材料：取适量藻酸盐印模材料粉剂放于橡皮碗内，按比例加适量清水，用调拌刀调匀。为避免材料与托盘分离，有的材料要求取模前在托盘组织面及边缘涂上黏合剂，然后取适量的硅橡胶糊剂及催化剂于调拌纸上，用塑料调拌刀调和，调匀后放人托盘。⑤取印模的方法：将调拌好的印模材料盛入托盘中，取上颌印模时，右手持托盘，以旋转方式从左侧口角斜行旋转放入口内，使托盘的后部先就位，前部后就位，可使过多的印模材料从前部排出。托盘柄要对准面部中线，也可以将托盘由前向后轻轻加压，使印模材料由后部排出。以同样方法制取下颌印模，嘱患者轻微抬舌并前伸和左右摆动，切勿过分抬高舌尖，以免影响舌侧口底部印模边缘的准确度。

（3）义齿试戴护理配合：①核对患者病历、姓名及义齿，安排患者于治疗椅上。将已完成的义齿放人检查盘内，备齐所需用物。②医生调磨义齿基托倒凹及过长的边缘时，应用强力吸引器吸去磨除的碎屑。个别卡环需要调整，按医嘱传递所需牙用钳。医生在试戴调磨过程中，及时添加咬合纸，协助更换砂石针。③若义齿基托与组织面不密合或咬合过低，用自凝树脂直接法在口内重衬或恢复咬合接触时，调拌牙托粉或造牙粉。做重衬时，用棉签蘸取液体石蜡供医师涂于患者口腔黏膜的重衬区域，待自凝树脂呈黏丝状时涂于基托组织面或需增加咬合的合面，将义齿戴入患者口内就位。备温热水，医生将树脂尚未完全凝固的义齿取下后放入其中，加速自凝树脂的聚合。④义齿经试戴合适后，将义齿在布轮上进行抛光、消毒后交患者戴用。初次戴用可摘局部义齿者，常会感到佩戴困难，应耐心教会患者取戴方法，直到患者掌握为止。

（三）健康指导

（1）心理护理：多数患者对固定义齿修复需进行必要的牙体预备不了解，对磨牙产生恐惧，怕磨牙疼痛，担心磨坏好牙。治疗前，应耐心向患者进行解释，让患者了解固定义齿修复的原理和方法，修复后能达到的效果，并告知患者治疗计划，使其确信自己接受的是正确的治疗方法，消除患者的紧张、恐惧心理，主动积极地配合医生操作。

（2）康复指导：①向患者解释初戴义齿常有异物感、发音不清、咀嚼不便、恶心或呕吐等，但经耐心戴用1~2周后，即可习惯。②向患者解释初戴后可能有黏膜压痛现象，如压痛严重，出现黏膜溃疡时，可暂时将可摘义齿取下浸入冷水中，复诊前2~3h应戴上义齿，以便医生能准确地找到痛点，便于修改。③向患者解释可摘戴义齿不宜强力摘戴，以免卡环变形。戴义齿时不要用牙咬合就位，以免卡环变形或义齿折断。

（3）生活指导：①初戴义齿时，告诉患者最好不吃硬食，也不宜咬切食物，先练习吃软食物，以便逐渐适应。②嘱患者注意口腔清洁，保持口腔卫生。③嘱患者应养成保持义齿清洁的习惯，在饭后及睡前应取下可摘义齿刷洗干净。可用清水蘸肥皂刷洗，也可用牙膏刷洗，以免食物残渣沉积于义齿上。夜间应将义齿取出放入冷水杯中，但切忌放入沸水或酒精等药液中。

（郝宝莲　黄叶莉）

第二节　颌面缺损患者的护理

【概述】

颌面缺损（maxillofacial defect）修复是口腔修复学的一个组成部分，是运用一般口腔修复的原理和方法，综合颌面部缺损的特点，修复颌面部软硬组织的缺损和畸形。

（一）病因

根据缺损部位不同，颌面缺损可分为颌骨缺损和面部缺损两大类。颌骨缺损包括上颌骨缺损和下颌骨缺损。面部缺损有耳、鼻、眼等器官的缺损和面部组织缺损。有的患者会有联合缺损。

缺损的原因可由先天性和后天性因素造成。先天性因素中，以唇裂和腭裂最为常见，此外还有先天性耳缺损、鼻缺损以及面裂等，其中以耳缺损者较多见。后天性因素中可由外伤和疾病造成，外伤中最常见的是工伤、烧伤、爆炸伤以及交通事故等，战时可由火器伤造成。疾病引起的缺损多为颌骨肿瘤手术切除所致。

（二）不良影响

颌面部是人体暴露在外面的一个最重要的部分，不但构成人的容貌特征和外形，而且还担负着极为重要的生理功能。因此，颌面部缺损给患者所带来的不良影响远比一般牙列缺损和牙列缺失患者影响大。

（1）咀嚼功能方面：咀嚼功能不仅要依靠牙齿完成，而且还必须有唇、颊、舌的协同配合动作。当唇、颊部有缺损或穿孔时，不但不能很好咀嚼，还易将咀嚼好的食物流出口外。颌骨缺损一般都伴有大量牙的缺失，因而咀嚼功能减退更为明显，且下颌缺损后，由于瘢痕组织牵拉，常使下颌向缺损侧倾斜，使上、下牙列失去正常咬合关系。因此，有时虽然是部分下颌骨及牙列缺损，但咀嚼功能严重丧失，这对患者全身健康造成很大的影响。

（2）语音功能方面：颌面部缺损后，共鸣腔遭到破坏，发音也随之改变，使原来清晰可辨的语言变得模糊不清。下颌骨缺损者，由于缺损侧颊部组织内陷，健侧又向缺损侧偏移，大大地缩小了口腔范围，使舌的正常功能受到阻碍，对语音功能造成很大的影响。

（3）吞咽功能方面：上颌骨、腭部、面颊或唇部缺损或穿孔时，由于口、鼻、腭贯通或口内外穿通，食团难以形成，即使部分形成也不能沿着正常的途径进入咽部，往往通过缺损处流入鼻腔或流向口外，使患者难以下咽，或者只能咽下部分食物。

（4）吮吸功能方面：上颌骨、腭部、面颊或唇部有缺损穿孔时，口腔封闭环境被破坏，当吸气时，口腔内不能产生负压，从而影响吮吸功能。

（5）呼吸功能方面：上颌骨缺损者，口、鼻腔已成为一体，吸气时外界混浊的冷空气得不到过滤、润湿和加温，而直接抵达咽喉进入肺部，使患者易患气管炎、肺炎等疾病。

（6）面部容貌方面：上颌骨缺损使面、颊、唇部组织塌陷，患者面部失去正常的对称性；下颌骨缺损可引起颌骨偏移或畸形；面部如出现大面积缺损，畸形将会更为严重，严重影响患者，也使他人难以接受。

（三）颌面缺损的修复原则

（1）早期修复：颌面部缺损不仅使患者的口腔功能受到不同程度的影响，面部也会产生不同程度的影响，给患者带来很大的痛苦，如能及时进行修复，对患者心理上会起到一定的安慰作用。手术后立即制作修复体，还可起到保护手术创面、防止瘢痕收缩、减轻畸形的作用。同时，也有利于恢复患者的语言、吞咽和呼吸功能。

（2）尽可能地恢复生理功能和外形：颌骨缺损应以尽量恢复咀嚼、语音、吞咽、吮吸以及呼吸生理功能为主；面部缺损应以恢复外形为主。修复体形态应逼真，修复体表面颜色及透明度力求自然。

（3）保护余留组织：除必须拔除的残根和过度松动牙，修整骨尖、骨突及妨碍修复的瘢痕组织需切除外，应尽量保留剩余组织。

（4）要有足够的支持和固位：颌骨缺损的修复体往往大而重，修复效果在很大程度上取决于固位设计。因此在修复设计前，医生需对患者进行仔细的检查，周密考虑，尽量利用现有组织以获得足够的固位。

（5）轻巧、使用方便、舒适耐用：修复体重量对固位不利，因此在取得足够的固位和支持的要求下，修复体必须设计得轻巧，不能过厚，在组织缺损区的阻塞部分采用中空的形式以减轻重量。修复体还应容易摘戴，使用方便，易于清洁，舒适耐用。

（四）修复原则

（1）上颌骨缺损的修复原则：目前临床主要采用义齿修复的方法恢复缺损。临床较为多见的是一侧上颌骨缺损。由于缺损的部位、范围以及缺牙的多少和分布情况不一样，修复体类型也不相同。一种是部分牙槽骨和牙齿缺失，咬合关系正常，口鼻不穿通，采用可摘局部义齿的修复方法即可。另一种是一侧上颌骨包括牙齿、硬腭、牙槽骨缺损，口鼻腔穿通，通常采用一种腭修复体修复缺损部位。由于腭修复体的体积大，较重，故将堵塞腭穿孔部制成“空壳状”以减轻重量，这种修复体称为中空式义齿。

（2）下颌骨缺损的修复原则：下颌骨缺损的范围大小不等，可以从部分牙槽骨缺损，直至两侧下颌骨全部缺损。任何部位的下颌骨体部缺损都会引起下颌骨偏移，失去咬合关系。因此，下颌骨缺损修复比上颌骨缺损修复难度大，可采用不同的方法进行缺损部位的修复。如移植骨组织、软组织、皮肤黏膜组织修补下颌骨缺损变形处。

【护理措施】

颌面缺损患者修复的护理措施以上颌骨缺损患者的修复为例说明。

（一）基础护理

（1）心理指导：颌骨缺损后，对患者容颜造成不同程度的损害，使其咀嚼、语言、吞咽、吮吸及呼吸等功能受到严重影响，尤其是面部外形严重破坏，言语功能基本丧失的患者，极易产生悲观失望及厌世情绪。因此要给予患者同情和关爱，并以高度的责任感和成熟的技术，最大可能地恢复患者的生理功能和外貌，减轻其心理压力。

（2）询问患者的健康状况：询问患者有无急、慢性疾病及传染病史，有无药物过敏史。

（3）治疗前的护理配合：引导患者上椅位，备好检查盘、调节椅位及光源。治疗物品的准备。

（二）专科护理

（1）牙体制备及制取印模的护理：医生牙体预备完成后，协助制取印模。由于颌骨缺损范围大，口腔各部分高低差度大，唇部弹性差及张口受限等情况，使印模制取的难度增大，需采取特殊的印模方法，主要有以下几种方法。①个别托盘印模法：此法用于张口度受限不大的患者。首先选择合适的托盘，将烫软的印模膏或蜡片堆放在缺损区的托盘内，根据口腔情况反复调试，合适后调拌印模材料制取印模。取模前应在患者口鼻穿孔处用凡士林纱布覆盖，防止印模材料进入鼻腔。如缺损范围大，难以一次获得完整的印模时，可先将初印模灌注石膏模型，然后在石膏模型上加蜡修整，用自凝树脂涂塑个别托盘，再进行印模的制取。②注射印模法：适用于张口度小，一般托盘无法进入口内的患者。先选择一个能进入口内的托盘，将一部分调拌好的印模材料堆放在托盘内，另一部分灌入特制的注射器内。待托盘进入口内时，推动注射器，将印模材料从口角处压入缺损区，材料凝固后取出。③分段印模法：如果患者口裂很小，又缺乏弹性，采用以上方法仍不能取得完整的印模时，可采用分段印模法。即先取一侧印模，待印模材料凝固后再取另一侧印模，分别从口内取出后，拼成整体后灌注模型。印模通常由两部分组成，取出后黏合成一完整印模。

（2）初戴中空义齿的护理：其护理配合与可摘局部义齿相同。应特别注意的是，由于缺损区黏膜组织较薄，很易被损伤，修复体表面及边缘必须经过高度磨光才能试戴。

（三）健康指导

（1）康复指导：初戴修复体时，因体积较大，患者可能会不适应，发音不清楚。告知患者，坚持戴用后会适应，发音可以恢复到正常或接近正常。

（2）生活指导：初戴合适后，让患者先练习使用，但颌骨缺损侧不宜咀嚼食物，以免损伤组织。

（郝宝莲　黄叶莉）

第三章

口腔错殆畸形与种植义齿患者的护理

第一节 口腔错殆畸形患者的护理

【概述】

错殆畸形（wrong jaw deformity）是指儿童在生长发育过程中，由于先天的遗传因素或后天的环境因素，如疾病、口腔不良习惯、替牙异常等，导致的牙齿、颌骨、颅面的畸形。

（一）病因

错殆畸形的病因大体分为先天因素和后天因素两大类。这些因素影响或作用于颌面部骨骼、牙列、神经肌肉和咀嚼系统软组织的生长发育，使其发生异常改变，继而形成错殆畸形发生的机制是牙量与骨量、牙齿与颌骨、上下牙弓、上下颌骨、颌面与颅面之间的不协调。因而，近代错殆畸形的概念不只是牙齿错位和排列不齐，而是指由牙颌、颅面间关系不协调而引起的各种畸形。世界卫生组织把错殆畸形定为"牙面异常"。

（二）不良影响

（1）局部影响：①影响殆颌面的发育：在儿童生长发育过程中，由于错殆畸形将影响殆颌面软硬组织的正常发育。如前牙反殆不及时治疗则下牙弓限制了前颌骨的发育，而下颌没有上下牙弓的协调关系而过度向前发育，这样形成颜面中 1/3 的凹陷和下颌前突畸形，随着错殆畸形的严重，颜面呈现新月状面型，一侧后牙反殆或错殆造成面部发育不对称。②影响口腔的健康：错殆的牙齿拥挤错位由于不易自洁而易发龋病及牙龈、牙周炎症，同时常因牙齿错位而造成牙周损害。③影响口腔功能：严重的错殆畸形可以影响口腔正常功能，如前牙开殆造成发音的异常，后牙锁殆可影响咀嚼功能，严重下颌前突则造成吞咽异常，严重下颌后缩则影响正常呼吸。严重的错殆畸形可影响口颌系统的功能，如前牙或后牙的开合等可降低咀嚼效能。错殆畸形可造成舌的位置异常，改变了舌与牙位置关系而使吞咽功能异常。前牙开殆，下颌前突可影响发音。④影响容貌外观：各类错殆畸形可影响容貌外观，可呈现开唇露齿、双颌前突、长面或短面等畸形。

（2）全身影响：错殆畸形不但对牙殆颅面局部造成影响，并且对全身也可造成危害，如因咀嚼功能降低引起的消化不良及胃肠疾病，此外，由于颜面的畸形也会对患者造成严重的心理和精神障碍。

（三）矫治方法

（1）预防矫治：在牙𬌗颅面的胚胎发育和后天发育过程中，各种先天后天环境因素均可影响其发育而造成错𬌗畸形，而采用各种预防措施来防止各种错𬌗畸形的发生，是预防矫治的主要内容。因此，可向公众进行相应的卫生知识宣传，如母亲妊娠期注意营养，防止过量放射线照射及注意药物的使用以防止影响胚胎的不良发育；婴儿期和儿童期萌牙后要定期进行口腔检查，早期发现问题早期防治，如龋的早期治疗，口腔不良习惯的早期破除，乳牙早失的缺隙保持以及滞留牙多生牙的及时拔除等，通过这些预防可防止错𬌗畸形的发生。

（2）阻断矫治：在错𬌗畸形发生的早期，通过简单的方法进行早期矫治，阻断错𬌗畸形向严重发展，将合颌面的发育导向正常称阻断矫治。如早期发现牙列严重拥挤采用顺序拔牙治疗；早期牙源性前牙反𬌗使用简单合垫舌簧矫正器矫治，防止向严重骨骼畸形发展。

（3）一般矫治：一般矫治是口腔正畸矫治中最多见的，根据不同牙𬌗面畸形选用各类矫治器，如可摘矫治器、固定矫治器、功能矫治器等。

（4）外科矫治：外科矫治是指对生长发育完成后的严重的骨源性错𬌗畸形需采用外科手术的方法来矫正其错𬌗，称为正颌外科或外科正畸。

（四）矫治器

（1）固定矫治器：固定矫治器是指矫治器通过黏固剂将一些矫正附件黏固于牙面，通过矫正弓丝与牙齿上的矫正附件发生关系而来矫正牙齿。这种矫治器是患者不能自行摘戴。目前世界上应用最为广泛的是方丝弓系列矫治器，其他还有 Begg 细丝弓矫治器等，固定矫治器的矫治功能较完善。

（2）可摘矫治器：可摘矫治器由固位装置的卡环，邻间钩、基托、矫正弹簧等组成。患者可自行摘戴。这类矫治器目前较多用于预防性矫治及阻断性矫治，其矫治功能较单纯。

（3）功能性矫治器：功能性矫治器的主要特点是其矫治牙齿的矫治力主要来源于患者的口颌系统的肌力。

（五）辅助检查

X 线检查，包括口内牙摄片、咬𬌗摄片、全颌曲面断层摄片、颞下颌关节开闭口侧位摄片等，显示全口牙齿发育情况及上、下颌骨发育情况；手腕骨摄片主要了解生长发育情况，是否处于生长发育的快速期，以决定错颌畸形矫治最好的时期及矫治方法。

【护理措施】

（一）基础护理

（1）调整椅位：引导患者上椅位，调节光源，围好胸巾，让患者处于舒适的体位。

（2）清洁口腔：嘱患者佩戴矫治器前进行牙齿清洁，并教会患者佩戴矫治器后使用软毛牙刷刷牙的方法，防止因不便于清洁而发生牙龈炎、龋病及矫治器附件的损坏。

（3）根据治疗需要准备用物：向患者解释清楚每一项具体治疗中的注意事项及配合。

（二）专科护理

（1）治疗中护理：①治疗过程中的护理配合：按“四手操作”方法传递材料、器械和调拌各种黏合剂。②矫治器治疗：佩戴活动矫治器时协助加力、调磨；协助佩戴固定矫治器的患者黏结带环、托槽及其他附件。③治疗后的护理：包括为患者进行诊治后的整理、交代注意事项。如不能自行扳动、调整矫治器；勿食过硬、过黏的食物；不做啃咬的动作；保持口腔卫生；遵医嘱佩戴橡皮圈及按预约时间复诊等。

（2）复诊护理：①协助检查口腔情况，了解佩戴后的反应。②拆除弓丝后嘱其彻底刷牙以清除食物残渣、软垢，并清洗弓丝备用。③协助黏固脱落的带环、托槽等。

（三）健康指导

（1）康复指导：嘱佩戴固定矫治器的患者禁啃食物，忌太硬、太黏的食物，忌温差太大的食物或饮料。

（2）生活指导：指导患者正确的刷牙方法，保持良好的口腔卫生习惯对正畸患者非常重要。建议患者选择刷毛中等硬度、刷头稍小的牙刷；尽量用含氟牙膏；采用沿托槽周围旋转刷牙或 Bass 法刷牙；每次餐后及早晚刷牙。

（郝宝莲　黄叶莉）

第二节　种植义齿患者的护理

【概述】

种植义齿是以牙种植体为支持及固位基础所完成的一类缺牙修复体。与常规义齿相比，种植义齿具有支持、固位和稳定功能的优点，避免了常规固定基牙预备引起的牙体组织损伤，义齿无基托或基托面积较小，具有良好舒适度。目前，种植系统已达 100 多种，包括 1 300 多种种植体和 1 500 多种基台，广泛应用于牙列缺损和牙列缺失的修复。目前，种植系统已达 100 多种，包括 1 300 多种种植体和 1 500 多种基台，广泛应用于牙列缺损和牙列缺失的修复。

（一）种植材料应具备的条件

（1）种植材料：应选择生物安全性好，对机体组织无毒，无刺激以及不会引起变态反应的材料。作为终身植入材料，其本身应不受生理环境的影响，在体内稳定，不发生物理化学变化，对体液有充分的抗腐蚀性，与相邻的骨组织能产生正常的生理反应，形成牢固地结合，以发挥种植牙应有的咀嚼功能。

（2）适宜的机械和理化能力：作为种植义齿要能行使天然牙的功能，应具有足够的强度，并能适应这些应力的大小和频率的变化，具备所替代组织相似的物理化学特性，并能与骨组织形成化学键结合形式的骨性结合。

（二）种植材料的种类

（1）金属：目前临床广泛使用的牙种植体的材料基本为纯钛或钛金属。

（2）生物陶瓷：用于口腔种植牙的生物陶瓷主要分为生物活性陶瓷和生物惰性陶瓷。生物活性陶瓷主要包括生物活性玻璃陶瓷和磷酸钙玻璃陶瓷等，生物惰性陶瓷主要指单晶氧化铝。

（3）复合种植体：复合种植体指陶瓷与金属的复合体。

（4）其他材料：用作种植义齿的材料还有主要包括玻璃碳和高分子聚合体等。

（三）种植义齿的分类

（1）按固位方式分类分为固定式种植义齿和可摘式种植义齿。

（2）按缺牙数目和修复方式分类分为单个牙种植义齿、多个牙种植义齿、全颌种植义齿。

（3）按上部结构与基桩的连接形式分类分为杆卡附着式种植义齿、套筒冠附着式种植义齿、球类附着式种植义齿、磁性固位种植义齿等。

（四）种植义齿的构成

种植义齿在组成上分为牙种植体和上部结构；在结构上分为植入体（体部）、基桩、愈合帽、牙龈成型器、中央螺栓等构件。

（1）植入体：植入体系植入骨组织内替代天然牙根的部分，具有支持、传导牙合力的作用。

（2）基桩：基桩为植入体上方穿过牙龈暴露于口腔中的结构。基桩包括三部分，分别是与上部结构连接部分，与植入体连接部分，穿龈部分。

（3）愈合帽：又称作愈合帽或愈合螺丝，是封闭植入体上方预留衔接基桩的孔。

（4）牙龈成型器：又称作牙龈成型器，在第2次手术中安装，以保证种植体周围龈软组织愈合。

（5）中央螺栓：又称作中央螺丝、中心螺丝或中央螺杆。中央螺栓起着固定作用，是连接种植体与基桩的杆形螺丝，贯穿基桩，与种植体连接为一体。

（五）种植义齿修复设计原则

正确恢复牙的形态和功能，良好的固位，支持和稳定，有益于口腔软硬组织健康，美观耐用是种植义齿修复设计的原则。

（六）选择种植义齿患者的条件

在患者自愿，全身情况良好，缺牙区软硬组织无严重病变和不良咬合习惯的前提下，患者缺牙区有理想的骨量和骨密度，或通过特殊外科手术解决了骨量不足的问题，可考虑种植义齿修复。

（1）游离端缺失不能制作固定义齿或戴用可摘义齿可能损伤局部组织者。

（2）多个牙缺失不愿接受可摘义齿修复或戴用固定义齿可能损伤基牙者。

（3）由于牙槽嵴严重吸收以至过分低平或呈刀刃状，肌附着位置过高，舌体积过大或活动度过大等，影响全口义齿固位的牙列缺失者。

（4）因心理或生理原因，不习惯戴用可摘义齿或因基托刺激出现恶心、呕吐反应者。

（5）颌骨缺损后常规修复方法不能获得良好固位者，或需要用种植体做义鼻、义耳固定者。

（6）缺乏天然牙支抗，而需要用种植义齿做支抗单位进行正畸治疗的患者。

（七）禁忌证

（1）患有全身性疾病，如心脏病、血液病、糖尿病、高血压、肾病、代谢障碍等，不宜施行手术或不能忍受手术创伤者。

（2）缺牙区有颌骨囊肿、骨髓炎、鼻窦炎及有严重牙周病者。

（3）因咬合力过大或咬合不平衡可能造成种植体周围骨组织创伤吸收而导致种植修复失败的严

重错䶬、紧咬合、夜磨牙症、偏侧咀嚼等不良咬合习惯者。

（4）缺牙区骨量和骨密度不理想，并估计通过特殊种植外科手术不能满足其要求者。

（八）辅助检查

（1）X线检查：拍摄牙片、曲面断层片，了解患者牙槽骨的骨密度，骨量的多少以及上颌窦、下颌管、颏孔、鼻底等重要解剖结构的位置，避免引起并发症。

（2）实验室检查：血常规、凝血酶原时间、血糖、乙型肝炎等。

【护理措施】

（一）基础护理

（1）询问患者的健康状况：询问患者有无急、慢性疾病及传染病史，有无药物过敏史。

（2）治疗前的护理配合准备：引导患者上椅位，备好检查盘、调节椅位及光源。根据治疗方法准备药物及用物。

（二）专科护理

（1）种植取模护理：①根据取模方法不同分别准备：取模柱、替代体或基台、基台扳手、棘轮扳手、印模帽、定位杆、保护帽等。②清洗消毒并拧出种植体愈合帽。③按医生要求采取开窗式取模和闭合式取模并待硅橡胶印模材凝固后脱模。④调拌藻酸盐印模材制取对颌模型，所有印模送模型室灌注。

（2）种植手术的护理：①种植手术的术前准备：准备种植体，根据患者种植牙植入区的情况，确定种植体的数量、类型、直径及长度；准备种植机，微型电动马达及手机头用高温高压消毒5%酒精注入冷却水道消毒，手术前须用生理盐水将冷却水道冲洗干净，再注入无菌生理盐水，供手术冷却种植窝使用。术前将消毒好的种植机各部分按要求连接好，接通电源，检查机头运转及喷水情况。②种植术中的护理配合：安装好种植机及接好冷却水道，检查种植机运行情况，根据手术需要随时调节转速，主动配合传递各种器械和材料。在医生切开、分离黏骨膜时，协助牵开口角、吸唾液，协助暴露术区；在种植窝制备过程中，及时吸去冷却液，充分暴露手术区域，以便医生操作，制备完成后，用生理盐水彻底冲洗窝洞。

（3）种植戴牙护理：①将种植义齿从模型上取下，超声清洗。②拧下愈合帽，涂眼药膏，安装基台，基台加力至35 N。③安装牙冠，用固定小螺丝将基台与牙冠连接。④调邻接咬合，抛光上釉，固定小螺丝加力至15N。⑤香油水门汀或封口膏封口。

（三）健康指导

（1）康复指导：种植牙修复后应定期复诊，分别在修复后3个月、6个月和1年复诊，以后每年复诊1次，种植牙若出现疼痛等不适应尽快去医院复诊。

（2）生活指导：指导患者用正确的方法刷牙，使用牙线、牙间刷、冲牙器等保持口腔卫生；种植牙修复完成当天即可正常饮食，但应避免食用过黏过硬食物；种植牙避免外力撞击，避免暴力咬合（硬物）以免损伤种植体；种植活动义齿睡前需取下刷洗干净放入凉水中，不能放入开水或酒精等以免义齿变形。

（郝宝莲　黄叶莉）

第四章

口腔颌面部疾病患者的护理

第一节 口腔颌面部感染性疾病患者的护理

口腔颌面部位于消化道与呼吸道的起端，通过口腔和鼻腔与外界相通。由于口腔、鼻旁窦的腔隙，牙、牙龈、扁桃体的特殊解剖结构和这些部位的温度、湿度均适宜细菌寄居、滋生与繁殖，因此，正常时即有大量的微生物存在。此外，颜面皮肤的毛囊、汗腺与皮脂腺也是细菌最常寄居的部位，在这些部位遭受损伤、手术或全身抵抗力下降等因素影响下，均可导致正常微生物生态失调的内源性或外源性感染的发生。

一、智齿冠周炎患者的护理

【概述】

智齿冠周炎（wisdom tooth pericoronitis）是指智齿（第三磨牙）萌出不全或阻生时，牙冠周围软组织发生的炎症。临床以下颌智齿冠周炎多见，上颌第三磨牙冠周炎发生率较低，且临床症状较轻，并发症少，治疗相对简单。

（一）病因

人类进化过程中，随着食物种类的变化，带来咀嚼器官的退化，造成颌骨长度与牙列所需长度的不协调。下颌第三磨牙是牙列中最后萌出的牙，因萌出位置不足，可导致程度不同的阻生。牙萌出过程中，牙冠可部分或全部为龈瓣覆盖，龈瓣与牙冠之间形成较深的盲袋，食物及细菌极易嵌塞于盲袋内，加之冠部牙龈常因咀嚼食物而损伤而形成溃疡。当全身抵抗力下降，局部细菌毒力增强时可引起冠周炎的急性发作。

（二）临床特点

（1）炎症初期：患者自觉患侧磨牙后区胀痛不适，咀嚼、吞咽、开口活动时疼痛。一般全身无明显反应。若有全身表现，可见不同程度的畏寒、发热、头痛、全身不适，以及白细胞总数增高，中性粒细胞比例上升。

（2）局部疼痛：可呈自发性跳痛或沿耳颞神经分布区产生反射性痛。

（3）炎症侵及咀嚼肌时：出现不同程度的张口受限，甚至出现牙关紧闭。

（4）龈袋有分泌性口臭。

（三）治疗原则

急性期应以消炎、镇痛、切开引流、增强全身抵抗力的治疗为主。炎症消退后，对下颌智齿牙位不正、无足够萌出位置、相对的上颌第三磨牙位置不正或已拔除，以及为避免冠周炎的复发，均可予以拔除。

【护理措施】

（一）基础护理

（1）心理指导：根据患者的治疗，了解患者的感受，并作相应的解释工作，缓解患者的心理紧张。

（2）询问患者的健康状况，有无发热，有无药物过敏史。

（3）治疗前的护理配合准备：引导患者上椅位，协助患者采用正确的治疗体位，备好检查盘、调节椅位及光源。根据治疗方法准备药物及用物。

（二）专科护理

（1）局部冲洗上药：协助医生对冠周炎盲袋用 3% 的双氧水和生理盐水冲洗，擦干局部，用探针蘸 10% 碘合剂放入龈袋内，1 次 /d。

（2）切开引流：脓肿形成时，协助医生切开引流。

（3）智齿拔除术护理：①治疗体位：协助患者采用坐位，也可采用卧位。拔上颌牙时，患者头后仰，使张口时上颌牙的合平面约与地面呈 45° 。拔除下颌牙时，应让患者大张口使下颌牙的合平面与地面平行，下颌与术者的肘关节在同一高度或稍低。②术区的准备：嘱患者取出口内的活动义齿，协助患者用 0.25% 洗必泰溶液含漱。③器械准备：根据所拔牙的位置选择拔牙器械包，包括牙钳、牙挺、牙龋分离器和刮匙等。④拔牙过程中：严格遵守和执行无菌技术操作，准确、及时传递器械，抽吸唾液、血液、协助保护颞颌关节。⑤观察病情：在拔牙过程中应认真观察患者病情的变化，如意识、面色、呼吸，有无抽搐等，发现异常，及时汇报医生，配合处理。⑥拔牙后：应观察患者的病情约 30min，无不适方可让患者离开。观察拔牙区有无出血，嘱患者咬紧无菌小纱球压迫止血 30min，若出血较多时可延长至 1h。

（三）健康指导

（1）康复指导：指导患者拔牙后不要用舌舔吸伤口或反复吐唾、吸吮，以免因增加口腔负压，破坏血凝块而引起出血。若术后有明显的大出血、疼痛、肿胀、发热、开口困难等，应及时复诊。伤口有缝线者，嘱术后 5~7 天拆线。拔牙术后 2~3 天唾液中可有少量血性液体，为正常现象。若唾液中含大量血凝块或鲜红血液，应及时复诊。

（2）生活指导：嘱患者保持口腔清洁，用高渗盐水或含漱剂漱口，每日数次。拔牙患者当天不能刷牙只能轻轻用漱口液含漱，以免冲掉血凝块，影响伤口愈合；嘱患者休息，进流食，不吃刺激性食物，治疗期戒烟戒酒；对病灶牙遵医嘱拔除，防止复发。拔牙后 1h 可进温软食物或流质饮食，不宜吃太热、太硬的食物，以免造成出血。

二、口腔颌面部间隙感染患者的护理

【概述】

口腔颌面部间隙感染（oral and maxillofacial space infection）是颜面、颌周及口咽区软组织化脓性炎症的总称，是皮下、黏膜下、肌间和筋膜间组织的急性弥漫性化脓性炎症。根据解剖结构和临床感染常表现的部位，将其分为不同名称的间隙，如咬肌间隙、翼下颌间隙、颞下间隙、颊间隙、口底间隙等。因病原菌的不同，口腔颌面部感染可分为化脓性和特异性（结核、梅毒、放线菌等引起的）两大类。

（一）病因

口腔、颜面、颈部深面解剖结构均有致密的筋膜包绕，这些筋膜之间又有数量不多而彼此连续的疏松结蹄组织或脂肪组织填充。由于感染常沿这些阻力薄弱的结构扩散，故将其视为感染发生和扩散的潜在间隙。临床上根据解剖结构和感染部位，将其分为不同名称的间隙，如咬肌间隙、翼下颌间隙、颞下间隙、颊间隙、口底间猄等。口腔颌面部间隙感染均为继发性，常见为牙源性或腺源性感染扩散所致，损伤性、医源性、血源性较少见。感染多为需氧和厌氧菌引起的混合感染，也可为葡萄球菌、链球菌等引起的化脓性感染，或厌氧菌等引起的腐败坏死性感染。感染可累及潜在筋膜间隙内结构。

（二）感染的途径

（1）牙源性：病原菌通过病变牙或牙周组织进入体内发生感染者称为牙源性感染。

（2）腺源性：面颈部淋巴结既可继发于口腔、上呼吸道感染，引起炎症改变，淋巴结感染又可穿过淋巴结被膜向周围扩散，引起筋膜间隙的蜂窝织炎。

（3）损伤性：继发于损伤后发生的感染。

（4）血源性：机体其他部位的化脓性病灶通过血液循环形成的口腔颌面部化脓性病变。

（5）医源性：医务人员行局麻、手术、穿刺等操作未严格遵守无菌技术所造成的继发性感染称为医源性感染。

（三）临床特点

口腔颌面部间隙感染常表现为急性炎症过程。感染局部出现红、肿、热、痛，功能障碍。初期表现为蜂窝织炎，在脂肪结缔组织变性坏死后，则可形成脓肿。化脓性炎症可局限于一个间隙内，也可波及相邻的几个间隙，形成弥散性蜂窝织炎或脓肿，甚至可沿神经、血管扩散，引起海绵窦血栓性静脉炎、脑脓肿、败血症、纵隔炎等严重并发症。在感染发生、发展过程中表现出程度不同的化脓性感染的全身症状。

（四）治疗原则

（1）全身应用抗生素。

（2）脓肿形成应及时切开引流。

（3）炎症处理后应及时治疗病灶牙。

【护理措施】

（一）基础护理

（1）心理指导：向患者耐心解释病情发展、治疗计划，减轻患者的思想负担，引导患者正确应对疾病的发生、发展以及预后，消除焦虑，积极配合治疗。

（2）注意休息：为患者提供安静舒适环境，嘱患者保持充分的休息。感染较轻者应适当休息，严重感染的患者急性期应卧床休息。

（3）饮食护理：给予高热量、高蛋白、营养丰富易消化的流质或半流质饮食。张口受限者可采用吸管吸吮方式进食。

（4）心理指导：向患者耐心解释病情发展、治疗计划，减轻患者的思想负担，引导患者正确应对疾病的发生、发展以及预后，消除焦虑，积极配合治疗。

（二）专科护理

（1）观察病情：严密观察患者生命体征的变化，炎症是否向邻近组织扩散，有无呼吸困难和并发症发生，高热、休克患者给予对症治疗。肿胀严重引起呼吸困难，必要时行气管切开术。

（2）观察药物反应：遵医嘱应用止痛剂，给予全身应用抗生素，注意观察用药反应，详细记录。病情严重者给予全身支持疗法，输血输液，维持电解质平衡。

（3）保持口腔清洁：病情轻者嘱患者漱口，病情重者行口腔冲洗。

（4）切开引流：脓肿形成后协助医生切开引流，观察引流是否通畅，脓液的性状、颜色、气味等。

（三）健康指导

（1）康复指导：感染控制后，嘱患者及时治疗病灶牙，对不能保留的患牙及早拔除。

（2）生活指导：保持口腔清洁，防止感染；注意休息，少说话，减少局部活动，避免不良刺激。

（郝宝莲　黄叶莉）

第二节　口腔颌面部损伤患者的护理

【概述】

口腔颌面部损伤平时多因工伤、运动损伤、交通事故和生活中的意外伤害所致，战争时期则以火器伤为主。随着汽车和交通事业的飞速发展，交通事故伤已成为平时颌面伤的主要损伤原因，占30%~40%，根据北京大学口腔医学院和第四军医大学口腔医学院近几年颌面创伤的伤因调查结果，交通事故引起的口腔颌面部损伤所占比例已经达到60%。

（一）分类

（1）口腔颌面部软组织一般损伤包括擦伤、挫伤、撕脱伤、咬伤等。

（2）牙损伤包括有牙挫伤、牙脱位、牙折等。

（3）颌骨骨折。

（4）全面部骨折。

（二）临床特点

面型改变，咬合错乱，张口疼痛，开口受限，影响进食和口腔卫生，易发生窒息，易并发颅脑损伤；可伴有其他解剖结构的损伤，如伴有腮腺损伤、面神经损伤等。

（三）治疗原则

（1）口腔颌面部软组织一般损伤的治疗：清洗创面，除去附着的异物，清创后视伤口情况复位缝合。

（2）牙损伤的处理原则：根据牙损伤的程度进行牙髓治疗和修复治疗。

（3）颌骨骨折和全面部骨折的处理原则：①先救命，后治伤。②尽早进行骨折段的切开复位与内固定，恢复正常的咬合关系及面型，促进骨折愈合。③功能和外形兼顾，局部治疗与全身治疗相结合。④合并软组织损伤的处理：先行软组织清创并关闭口内伤口，再行骨折固定，最后缝合口外伤口。⑤骨折线上牙齿应尽量保存。

【护理措施】

（一）基础护理

（1）心理指导：根据患者的表现、主诉，加以疏导，鼓励其表达感受。

（2）做好收治患者的准备抢救工作：协助医生进行抢救和伤口清创缝合术。

（3）严密观察患者损伤部位的出血情况：采用相应的止血方法，常用的止血方法有压迫止血、结扎止血和药物止血。

（4）严密观察患者有无颅脑损伤症状：观察瞳孔、神志、血压、脉搏、呼吸的变化，有脑脊液鼻漏和耳漏的患者，禁止填塞和冲洗，以免引起颅内感染。

（5）休克的急救：迅速恢复组织灌注量。创伤性休克处理原则为安静、镇痛、止血和补液，可用药物协助维持血压。失血性休克应快速输液、输血。

（6）饮食护理：营养支持，嘱患者采用高热量高蛋白高营养的全流或半流饮食。根据患者损伤的部位和伤情的不同，采用不同的饮食种类和进食方法，口内无法进食的患者可给予鼻饲。

（二）专科护理

（1）呼吸道护理：保持呼吸道通畅，及时吸出口鼻腔内的分泌物。舌后坠的患者，可带舌牵引线，如有需要可将舌牵出口外。颌间牵引的患者应注意呼吸，特别是在术后3~5天伤口肿胀明显，床旁应备负压吸引器。

（2）口腔护理：保持口腔清洁，对于昏迷患者或不能配合口腔冲洗的患者，应采用擦拭法进行口腔护理，2~3次/d。口内有伤口且能配合的患者，应给予口腔冲洗2~3次/d。口内伤口较大，口腔卫生差，鼻饲的患者可增加冲洗次数。

（3）伤口护理：观察口内伤口愈合情况，口内固定装置是否移位或松脱，是否损伤牙龈、唇、颊黏膜等软组织。

（三）健康指导

（1）康复指导：在骨折固定期（术后2~4周），骨折部位制动，禁忌用力咀嚼，在此期间不能吃坚硬食物，以免复折。拆除固定装置后，按循序渐进的原则指导患者练习张口，以加强肌肉、关节的活动，避免术后张口受限。

（2）生活指导：全身状况良好者，鼓励其早期下床活动，3个月内避免剧烈活动、挤压碰撞患处。嘱患者保持口腔清洁，进食后清洁口腔。颌间固定患者可用儿童牙刷清洁口腔。嘱颌间牵引的患者，在2~3周后，进食前将牵引圈取下，饭后漱口后将牵引圈挂上，维持牵引状态。

（郝宝莲　黄叶莉）

第三节　口腔颌面部肿瘤患者的护理

【概述】

口腔颌面部肿瘤按其生物学特性和对人体的危害可分为良性与恶性两大类。良性肿瘤和恶性肿瘤的区别是相对的，有的肿瘤病程虽较长，但有局部浸润性，其生物学行为介于良性与恶性之间，称为临界瘤，如唾液腺多形性腺瘤、成釉细胞瘤等。有的良性肿瘤，在一定条件下，可以转变成恶性，如乳头状瘤等。

口腔颌面部的恶性肿瘤以癌为最常见，肉瘤较少，其中又以鳞状细胞癌为最多见，其次为腺癌及未分化癌，基底细胞癌及淋巴上皮癌较少见。口腔颌面部恶性肿瘤可发生于任何年龄，成人易发，40~60岁人群患病率最高，男性高于女性。以舌、颊、牙龈、腭、上颌窦为常见，常向区域淋巴结转移，晚期可发生远处转移。发生于黏膜或皮肤的鳞状上皮癌，一般可分为Ⅲ级：Ⅰ级分化较好，Ⅲ级分化最差；未分化癌的恶性程度最高。恶性肿瘤一般无胞膜，因此边界不清，肿块固定，与周围组织粘连而不能移动。临床可表现为溃疡型、外生型及浸润型三种类型。

（一）病因

口腔颌面肿瘤和全身肿瘤一样，其致病因素与发病条件至今仍被认为是一个较复杂的问题。可能的病因很多，但只有病因没有发病条件，也还不能形成肿瘤。多种病因与各种发病条件又常常是相互作用的。影响口腔颌面部恶性肿瘤发病的因素范围很广泛，包括物理、化学、生物性、营养等外来因素和神经精神、内分泌、机体免疫状态、遗传、基因突变等内在因素，此外，年龄、地区、民族、环境、风俗、生活习惯等与口腔颌面部肿瘤的发生也有密切的关系。

（二）辅助检查

（1）影像学检查：X线、B超、MRI以及放射性核素显像等检查。主要用以了解骨组织肿瘤的性质及其侵犯范围。

（2）病理学检查：病理学检查可确定病变性质，肿瘤的类型及分化程度等，常采用穿刺、活检等方法。

（3）肿瘤标记：肿瘤标记可以辅助诊断。

（三）治疗原则

根据发生部位不同采取不同的治疗原则：

（1）舌癌：以综合治疗为主，放疗、手术、化疗综合进行。

（2）牙龈癌：以外科手术为主，可同时综合治疗。

（3）颊黏膜癌：以外科手术为主，小的肿瘤可采用放疗，大的肿瘤术前术后均可用化疗药物。

（4）唇癌：早期行手术、放疗、激光治疗或低温治疗均有良好效果，晚期应行手术治疗。

（5）腭癌：晚期应先行化疗，再手术切除。

（6）口底癌：早期放疗，晚期手术治疗。

（7）上颌窦癌：早期诊断是治疗的关键，采用放疗、手术、化疗的综合治疗。

（8）中央性颌骨癌：手术治疗是为了防止远处转移，术后可配合化疗。

（9）软组织肉瘤：局部根治性广泛性切除手术，术后放疗及化疗。

（10）骨源性肉瘤：术为主的综合治疗。

（11）恶性淋巴瘤：放疗和化疗综合进行治疗。

（12）皮肤癌：早期行手术、放疗、化疗、激光治疗或低温治疗治疗效果均好，多数可痊愈。药物治疗主要是采用博来霉素。

【护理措施】

（一）基础护理

（1）心理指导：解释手术的必要性、疾病相关知识及术后注意事项，可有效缓解患者的焦虑、恐惧心理。告知患者及家属切口愈合后的外观和愈合过程，正确评估其对身体形象改变的看法，并适当引导患者及家属适应新面形。

（2）完善术前各项检查：做好手术区域皮肤准备，备皮范围应大于手术区 5~10cm。

（3）饮食护理：对不能进食者遵医嘱静脉给予补充必要营养。术前 8h 禁食、禁饮。全麻患者清醒 6h 后无呕吐者可给少量温开水或糖水，以后视手术情况遵医嘱改用鼻饲、流质或半流质饮食。

（二）专科护理

（1）严密观察：密切观察患者的神志、生命体征、心电图及病情变化，发现异常，及时处理。

（2）呼吸道护理：密切观察患者呼吸的速率、节律及深浅度，有无鼾声、喘鸣、面色发绀等；保持呼吸道通畅，留置人工气道的患者应维持其良好的通气状态。

（3）口腔护理：术前常规口洁素漱口液漱口。口内有手术伤口的患者，术前 2~3 天给予洁牙。

（4）伤口护理：保持伤口的清洁、干燥，密切观察伤口肿胀情况及敷料包扎松紧度。

（5）负压引流护理：保持各种引流管的通畅，观察各种引流液的量、色、性质，并做好记录正确连接负压引流装置，保持管道畅通。维持负压吸引力为 100~120mmHg，吸力过大或过小均影响伤口的愈合。注意保持负压状态，并观察有无漏气，若有异常应及时更换。

（6）避免引流管的扭曲、折叠及受压：从伤口处至引流瓶之间的引流通道应保持从高到低，以利于最佳引流，随时检查引流管内有无血凝块阻塞。防止引流瓶内容物逆流，引流瓶内的引流量不应超过引流瓶的 2/3。

（7）游离组织移植术后护理：术后患者保持正中平卧位，两侧沙袋固定头部，需要制动 3~7 天。

①密切观察皮瓣的颜色、温度、皮纹、质地、血液充盈情况、针刺出血状况等。②术后 15~30 min 监测 1 次，稳定后 1h 监测 1 次，做好记录，持续 5~7 天，发现异常情况及时处理。③术后可应用扩血管药物及抗凝药，注意出血时间和凝血时间的变化。

（三）健康指导

（1）康复指导：①切口护理：用柔软的牙刷刷牙，每次餐后漱口，保持切口处干燥，洗脸洗头时勿触及伤口，避免水污染切口。②出院后出现下列情况之一者应立即返院检查：呼吸困难，切口出血、裂开、肿胀。③出现任何与疾病有关的异常症状或持续不愈症状应及时复诊，定期复诊和进行相应的化疗、放疗。④教会患者康复训练方法：教会患者进行肢体锻炼，语言功能的训练，吞咽功能的锻炼的方法，使患者尽快适应新的生活方式，提高生活质量。

（2）生活指导：①术前指导患者练习术后平卧位时床上大小便、有效呼吸和咳痰的方法等。②教会患者术后沟通方法，如疼痛的表述、个人的需求等；③避免压迫、撞击术区，适当抬高头部；④出院 1 个月内避免进食腥、辣、硬的饮食，进食高营养、高维生素、高蛋白质的饮食。

（郝宝莲　黄叶莉）

第五章

先天性唇腭裂患者的护理

唇裂和腭裂是口腔颌面部最常见的先天性畸形，其患病率约为 1∶1 000。据调查统计，唇腭裂男女性别比为 5∶1，男性多于女性。唇腭裂患者常有不同程度的功能障碍和外貌缺陷，对这类患者的治疗，主要采用手术整复的方法，以达到恢复外形和重建功能的目的。

第一节　唇裂患者的护理

【概述】

唇裂（harelip）是颌面部最常见的一种先天性畸形，除常与腭裂伴发外，其中少数人还有身本其他部位的畸形。唇裂可造成唇部外形缺陷以及吸吮、咀嚼、吞咽、语言、表情等功能障碍。唇裂通过手术治疗可恢复接近正常的外形和功能。

（一）病因

唇裂是胎儿在发育过程中，特别是胎儿发育的前 12 周，受到某种因素的影响，而使各胚突的正常发育及融合受到阻挠，就有可能使胎儿发生各种畸形。如一侧上颌突未能在一侧与内侧鼻突融合，则在上唇一侧产生单侧唇裂，如在两侧发生，则形成双侧唇裂。导致胚胎发育障碍的因素较多，可能与遗传和妇女妊娠期的营养、感染、损伤、内分泌、药物、物理、烟酒等因素有关。

（二）唇裂分类

（1）按裂隙部位分类：①单侧唇裂：不完全裂、完全裂。②双侧唇裂：不完全裂、完全裂、混合型裂（一侧完全、另一侧不完全）。

（2）按裂隙程度分类：

Ⅰ度唇裂：Ⅰ度唇裂仅限于红唇部裂开。

Ⅱ度唇裂：Ⅱ度唇裂为上唇部分裂开，但未裂至鼻底。

Ⅲ度唇裂：Ⅲ度唇裂为整个上唇至鼻底完全裂开。

（三）临床特点

（1）上唇裂开，唇红缘不齐。

（2）患侧鼻翼外展、塌陷。

（3）双侧鼻孔不对称，鼻小柱歪斜。

（四）治疗原则

（1）手术修复：为治疗唇裂的重要手段。

（2）序列治疗：即近年来国际上公认的唇腭裂治疗方法，包括早期的唇粘连、唇裂整复前的牙槽突矫治复位、唇裂整复术、腭裂整复术、牙槽突裂植骨术、鼻畸形矫正术、正颌外科术以及相关的术前术后正畸治疗、语音治疗、心理治疗等。

【护理措施】

（一）基础护理

（1）术前护理：完善各项检查，防止上呼吸道感染，以免延误手术。

（2）饮食护理：入院起停止母乳和奶瓶喂养患儿，改用汤匙喂养。1 岁以内的患儿可术前 4h 禁奶、水，1 岁以上患儿术前 6h 禁食、水。禁食、禁水前患儿需足量进食，避免因禁食、水时间过长造成患儿哭闹。术后 6h 完全清醒的患儿可给予少量清水，无呛咳、呕吐时方可进流食。

（3）心理指导：向患儿家长介绍唇裂治疗情况，术后与患者及家属交流，增强治疗信心。

（二）专科护理

（1）全麻术后护理：患儿 6h 内禁饮水，专人监护。术后 6h 内需去枕平卧，头偏向一侧，注意观察患儿的呼吸，保持呼吸道通畅。

（2）唇弓减张护理：对于裂隙较宽的患儿或双侧唇裂的患儿，可使用唇弓进行唇部切口减张，应观察唇弓固位情况，观察患儿对固位胶布是否过敏。应避免婴幼儿哭闹，减少切口张力。

（3）切口护理：保持唇部切口的清洁，先使用 3% 双氧水去除切口的血痂，再使用 4% 的硼酸酒精消毒切口，最后可在切口处涂金霉素眼膏，2 次 /d 唇部切口护理。术后第七天拆除唇部切口缝线。

（三）健康指导

（1）康复指导：嘱出院后加强切口护理，保持切口干燥、清洁；约束患儿双手活动，以免自行损伤或污染切口；防止患儿外伤以免导致切口裂开；唇裂术后 3 个月复诊。

（2）生活指导：术后 1 个月方可使用普通奶瓶。

（郝宝莲　黄叶莉）

第二节 腭裂患者的护理

【概述】

腭裂（cleft palate）是颌面部常见的一种先天性畸形，可单独发生，也可与唇裂同时伴发，腭裂不仅有软组织畸形，更重要的是骨组织畸形。腭裂患者的吸吮、进食、语言等功能障碍及面容畸形比唇裂更为严重，对患者的生活、学习、工作均带来一定的影响。

（一）病因

腭裂与唇裂一样，是胎儿在发育过程中，因某些因素的影响，使腭突未能融合或融合不全而发生裂隙，常与唇裂伴发。可能与遗传和妇女妊娠期的营养、感染、损伤、内分泌、药物等因素有关。此外，妇科疾病或经常接触放射线等，也可能导致胎儿发生畸形。

（二）腭裂分类

按裂开程度可分以下几种类型：

（1）软腭裂：仅软腭裂开，有时只限于腭垂。不分左右，一般不伴唇裂。

（2）不完全性腭裂：软腭完全裂开伴有部分硬腭裂，但牙槽突完整，也无左右之分。

（3）单侧完全性腭裂：软硬腭全部裂开，常伴有牙槽嵴裂及同侧完全性唇裂。

（4）双侧完全性腭裂：常与双侧完全性唇裂同时发生。鼻中隔、前颌突及前唇部分孤立于中央。

（三）临床特点

（1）吸吮功能障碍：由于患儿腭部裂开，使口、鼻相通，口腔内不能或难以产生负压，因此患儿无力吸母乳，或乳汁从鼻孔溢出。

（2）腭裂语音：腭裂患者发元音时气流进入鼻腔，产生鼻腔共鸣，发出的元音很不响亮而带有浓重的鼻音（过度鼻音）。发辅音时，气流从鼻腔漏出，口腔内无法或难以形成一定强度的气压，使发出的辅音很不清晰而且软弱（鼻漏气）。

（3）口鼻腔卫生不良：由于腭裂使口、鼻腔直接相通，鼻内分泌物流入口腔。患者在进食时，食物往往也容易逆流到鼻腔和鼻咽腔。

（4）牙列错乱：由于裂隙两侧牙弓前部缺乏应有的骨架支持而致牙错位萌出，由此导致牙列紊乱和错颌。

（5）听力降低：腭裂造成的肌性损害，其活动量降低，使咽鼓管开放能力较差，影响中耳气流平衡，易患分泌性中耳炎。同时由于不能有效地形成腭咽闭合，吞咽进食时常有食物反流，易引起咽鼓管及中耳的感染。腭裂患儿中耳炎的发生率较高，部分患儿常有不同程度的听力障碍。

（6）上颌发育障碍：有相当数量的腭裂患者常有上颌骨发育不足，随年龄增长而越来越明显，导致反合或开合，以及面中部凹陷畸形。

（四）治疗要点

手术修复腭裂是序列治疗的关键。除手术修复外还需采用一些非手术治疗，如正畸治疗、缺牙修复、语音训练以及心理治疗等。

【护理措施】

（一）基础护理

（1）完善各项检查，防止上呼吸道感染，以免延误手术。

（2）饮食护理：入院起停止患儿的母乳和奶瓶喂养，改用汤匙喂养。婴幼儿术前 4 ~6h 禁饮水，成人禁饮水 8h。术后 2 周内进全流食，以后逐渐改进半流食,1 个月后可进普食。

（3）心理指导：向患儿家长介绍腭裂治疗情况，与术后患者交流，增强治疗信心。鼓励患者参与社会活动和人际交往。

（二）专科护理

（1）全麻术后：去枕平卧，头偏向一侧，以免口内切口渗血或胃内容物吸入呼吸道。6h 内禁饮水，专人监护，密切观察病情变化。

（2）呼吸道护理：保持呼吸道通畅，及时清理口鼻腔分泌物。雾化吸入每天 2~3 次，减轻因气管插管及手术创伤造成的咽部水肿。

（3）伤口护理：严密观察口内切口有无出血，及出血量，如有异常及时报告医生。给予腭护板固位，保护腭部切口。减少婴幼儿哭闹，减少切口张力。正常愈合切口术后第 7 天拆腭护板。

（4）口腔护理：保持口腔卫生，术后多饮水。

（三）健康指导

（1）康复指导：1 个月后开始进行语音训练。术后 3 个月建议患儿吹口琴、吹气球等加强腭咽闭合功能。

（2）生活指导：指导患者或患儿家长在患儿出院后注意保持口腔卫生，腭裂术后 1 个月复诊，如有不适，门诊随诊。

（郝宝莲　黄叶莉）

第六章

颞下颌关节疾病患者的护理

颞下颌关节是颌面部具有转动和滑动运动的左右联动关节，其解剖和运动都是人体最复杂的关节之一。颞下颌关节具有咀嚼、语言、吞咽和表情等重要生理功能，其解剖结构既稳定又灵活。颞下颌关节疾病影响颞下颌关节的正常生理功能和颌面部正常发育，造成口腔颌面部畸形，是口腔颌面部较为常见的疾病。

第一节　颞下颌关节紊乱患者的护理

【概述】

颞下颌关节紊乱病（temporomandibular joint disorder）是口腔颌面部常见的疾病之一，在颞下颌关节疾病中颞下颌关节紊乱最为多见。国内外统计资料患病率在28%~88%之间，好发于青、中年，以20~30岁患病率、就诊率最高。颞下颌关节紊乱病并非指单一疾病，它是一类病因尚未完全清楚而又有相同或相似临床症状的一组疾病的总称。

（一）病因与发病机制

颞下颌关节紊乱病的发病原因目前尚未完全阐明，病因学说很多。一般认为与心理社会因素、咬合因素、免疫因素、关节负荷过重、关节解剖因素及其他因素有关。

颞下颌关节紊乱病的发病机制目前尚未清楚，多数学者认为是在多因素相互作用下发生。

（二）临床表现

颞下颌运动异常，开口和咀嚼运动时关节区或关节周围肌肉群疼痛。颞颌关节运动时出现弹响和杂音，患者还伴有许多其他症状，如头痛、各种耳症、各种眼症、吞咽困难、语言困难以及慢性全身疲劳等。

（三）治疗原则

颞下颌关节紊乱以保守治疗为主。治疗程序应先用可逆性保守治疗。如服药、理疗、封闭合板等；然后用不可逆性保守治疗，如调合、正畸矫治等；最后选用关节镜外科和手术治疗。

（四）辅助检查

（1）X 线、CT 检查：X 线检查和 CT 检查可见关节间隙改变和骨质改变。

（2）关节内窥镜：关节内窥镜可直接获取颞下颌关节的组织结构图像，对颞下颌结构紊乱进行确诊。可见关节盘和滑膜充血、渗出、粘连等。

（3）MRI 检查：MRI 检查可见关节移位、穿孔及关节附着改变等。

【护理措施】

（一）基础护理

（1）心理指导：由于患者张闭口受限，语言、咀嚼和吞咽困难，口腔颌面部畸形，影响了正常的生活及社交往来。应做好患者的心理疏导，讲清治疗的方法以及手术的目的和必要性，消除患者的顾虑、紧张、烦恼等情绪，使患者及家人对疾病有正确认识，有信心积极配合治疗护理。

（2）进食困难的患者，可给营养丰富的软食或流食。取坐位或半坐位进流食或半流食，防止发生食物自鼻腔呛出。

（二）专科护理

（1）口腔护理：保持口腔清洁，用含漱液漱口，可采用棉球擦洗或注射器冲洗口腔，每天 3~4 次，预防切口感染。

（2）术后卧位：患者取半卧位，头偏向一侧，以利于分泌物的引流和减轻局部肿胀、充血。

（3）呼吸道护理：保持呼吸道通畅，床边备吸引器，及时将患者咽部分泌物或血液吸除。

（4）切口护理：术后 1 周内，使用吊颌绷带加磨牙橡皮垫或颌间牵引患者，应限制下颌运动，拆线后开始做张口训练。

（三）健康指导

（1）康复指导：张口训练应持续 6 个月以上，以巩固效果。

（2）生活指导：嘱患者术后禁烟、酒及刺激性食物，纠正不良生活习惯。

（郝宝莲　黄叶莉）

第二节　颞下颌关节强直患者的护理

【概述】

颞下颌关节强直（ankylosis of the TMJ）是指因器质性病变导致长期开口困难或完全不能开口。临床上分两类：关节内强直（真性关节强直），关节外强直（假性关节强直）。

（一）病因

关节内强直多数发生在 15 岁以前的儿童，常见原因是关节损伤，多数在儿童期由于下颌骨损伤，尤其是对颏部的对冲性损伤造成关节损伤引起；另一个原因是炎症，多由于邻近器官的化脓性炎症扩散而来。关节外强直的常见病因是损伤，损伤可在上下颌间形成挛缩的瘢痕，瘢痕导致张口受限。

（二）治疗原则

关节内强直和关节外强直的治疗一般都需采用外科手术治疗。多采用颞颌关节成形术或正颌外科手术。

（三）辅助检查

X 线检查、CT 检查可明确关节强直的性质、界限。

【护理措施】

（一）基础护理

（1）心理指导：解释手术的必要性、手术方式、注意事项，鼓励家属和朋友给予患者关心和支持，鼓励患者表达自身感受。

（2）进食困难的患者，可视情况给营养丰富、易消化的软食或流食。术前晚 22:00 开始禁饮食，术后进流食，关节内有组织填入的患者，术后应给予鼻饲饮食。

（二）专科护理

（1）术后卧位：患者取半卧位，头偏向一侧，利于分泌物的排出、引流和减轻切口局部肿胀。

（2）呼吸道护理：保持呼吸道通畅，严密观察呼吸状况，应注意防止因术后肿胀或舌后坠等引起的呼吸道梗阻；带气管插管者应给予气道湿化液持续滴入，及时清除呼吸道内的分泌物。

（3）口腔护理：术前使用含漱剂漱口，术后保持口腔清洁，口腔冲洗 3 次 /d。

（4）伤口护理：术后 1 周内使用吊颌绷带加磨牙橡皮垫或颌间牵引的患者，应限制下颌运动，拆线后开始做张口训练。

（三）健康指导

（1）康复指导：拆线后进行，指导患者练习自动张口运动和咀嚼运动，促进功能恢复。可使用丁字形开口器进行训练，至少坚持 6 个月以上，以巩固效果，防止复发。

（2）生活指导：嘱患者术后 1 个月后复查,3 个月内避免挤压碰撞患处。

（郝宝莲　黄叶莉）

第二卷第7篇《口腔科临床护理》

参考文献

[1] 赵佛容，陈佩珠．口腔科护理手册．北京：科学出版社，2011．

[2] 赵佛容，陈经由．口腔护理学．上海：复旦大学出版社，2009.

[3] 赵铱民，陈吉华．口腔修复学．北京：人民卫生出版社，2008.

[4] 邱蔚六，张震康，张志愿．口腔领面外科学.北京：人民卫生出版社，2008.

[5] 樊明文，周学东．牙体牙髓病学．北京：人民卫生出版社，2008.

中华当代护理大全
第二卷
（中）

第8篇
皮肤科临床护理

PIFUKE LINCHUANG HULI

第 8 篇

第一章
临床常见皮肤病患者的护理

第一节　银屑病患者的护理

【概述】

银屑病（psoriasis）是一种常见的慢性复发性炎症性皮肤病，特征性损害为红色丘疹或斑块上覆有多层银白色鳞屑，好发于四肢两侧、头皮和背部，严重皮损可泛发全身，并可出现高热、脓疱、红皮病样改变以及全身大小关节病变。根据皮损的特点，临床将银屑病分为四种类型，即寻常型、关节病型、红皮病型和脓疱型。

（一）病因

国内外对病因及发病机制进行了不少研究，虽然取得了一些成绩，但至今尚不十分清楚。目前认为，本病是在多基因遗传的基础上受内外各种因素激发所致的丘疹鳞屑性皮肤病。可能与以下原因有关：遗传因素、感染因素（细菌、真菌、病毒）、代谢障碍、内分泌因素、免疫因素、神经精神因素（精神紧张、应激事件），生活习惯、药物因素、环境因素等。

（二）临床表现

1. 寻常型银屑病

寻常型银屑病是最常见的临床类型。初期典型损害为红色丘疹或斑丘疹，针头至绿豆大小，边界清楚，上覆多层银白色鳞屑，鳞屑容易刮除，刮除后基底可见一层发亮的淡红色薄膜即薄膜现象，继续下刮红斑表面出现小出血点，即点状出血，又称为 Auspitz 征。薄膜现象和 Auspitz 征为寻常型银屑病特征性表现。

2. 红皮病型银屑病

红皮病型银屑病是银屑病的一种少见的特殊类型炎症，常累及体表 75% 以上，全身皮肤弥漫大片红斑、水肿、脱屑，以红斑最为明显，常有边界清楚的小片正常皮肤存在。红皮病型银屑病往往伴有发热、寒战、疲乏、情绪低下等系统症状。

3. 脓疱型银屑病

（1）泛发性脓疱型银屑病：急性起病，常伴有持续数天的高热、全身不适和关节肿胀，随后出现全身皮肤红斑、水肿，泛发性密集黄白色浅在性的无菌性针头至粟粒大小的脓疱。脓疱一般位于明显发红的皮肤上，开始为小片状，以后融合成脓糊。患者指甲萎缩、碎裂和溶解，重者可出现系统性病变、充血性心衰、继发性感染。

（2）掌跖脓疱型银屑病：皮损局限于手足部，多发生于掌趾，为对称性红斑，斑上出现密集的无菌性脓疱，疱壁不易破，1~2周自行干涸、结痂。痂脱落可见小片鳞屑，鳞屑下可出现小出血点及新脓疱。皮损感疼痛、瘙痒。指（趾）甲常被侵犯，全身症状少见。

4. 关节病型银屑病

除有银屑病皮损外，80%以上的患者表现为周围性非对称性关节炎，大小关节均可累及，亦可见于脊柱。受累关节可红肿、疼痛，重者关节活动受限，久之关节强直、肌肉挛缩。患者发热等全身症状少见。

（三）辅助检查

（1）皮肤专科检查：皮损的外观形态及分布的部位评估。

（2）组织病理：表皮角化不全伴角化过度。角质层内可见 Munro 微脓肿，颗粒层变薄或消失，棘层肥厚，真皮中有轻至中度淋巴细胞浸润。

（四）治疗原则

目前对银屑病的各种治疗均只能达到近期疗效，不能防止复发。寻常型银屑病对身体健康危害不大，不必盲目追求彻底治愈而采用强烈的治疗方法，如全身使用皮质类固醇激素、免疫抑制剂，反而可使病情恶化，转化为脓疱型或红皮病型银屑病。急性进行期应禁用刺激性强的外用药及紫外线照射。皮损少者单独使用外用药治疗即可，皮损广泛严重者给予综合治疗。

【护理措施】

（一）基础护理

（1）保持床单位整洁，及时清扫皮屑，保持室内空气新鲜，定期消毒。

（2）银屑病患者大量鳞屑脱落，蛋白丢失多，消耗大，宜采用低脂、高热量、高蛋白、高维生素饮食，忌食牛羊肉、海鲜、辛辣、烟、酒等刺激性食物。

（3）洗澡时水温应以稍感温热为宜，一般应为35~39℃，有条件者宜每天洗澡，一般以20~40min为宜。洗澡应以浸浴为宜，不可过度搔抓，不能使用浴巾用力搓擦。总之，洗浴应以不刺激皮损、不感觉疲劳、无不适感为度。

（4）选择纯棉类衣物，及时修剪指趾甲，避免搔抓皮肤，为避免夜间入睡后搔抓皮肤，可戴纯棉手套。

（5）心理护理：近年国内外研究表明，银屑病属于心身性疾病的范畴，银屑病发生、发展、治疗结果与复发情况除与患者的自身状况有关外，也与患者的情绪、心情密切相关，心理因素是该疾病症状发作的重要因素。所以，做好患者的心理护理尤为重要。首先，在患者入院时进行心理评估，初发患者对疾病缺乏认识，恐惧心理严重。再次复发者除对疾病担忧外，在经济上有顾虑且担心拖累家人，心情焦虑。这些感觉已经成为疾病带给患者的继发性的压力源，对患者造成重大影响。因而应做好沟通交流，了解每个患者及家属的文化风俗背景、受教育的程度、自信心等情况，以利提供个体化健康教育。同时请家属积极参与疾病的治疗和预防，有利于提高患者的治疗信心，使其身心处于最佳状态接受治疗和护理。患者病情好转即将出院时，常表现为既高兴又担心，担心出院后病情复发，怕出院后家人、朋友的疏远而感到不安，护理人员与患者交谈时，要有同情心，在安慰的同时，给予科学的解释和鼓励，使患者正确认识疾病，消除其紧张与不安的情绪。

（二）专科护理

（1）外用药物的护理：告知患者擦药的方法，一般每天 2 次，范围略大于皮损，洗剂应先摇匀药液，再用毛刷轻涂于皮损表面；膏剂应使用压舌板稍用力揉擦，擦药厚度为触之有药，能透露一定的皮色；接触新药之前应选小片皮损擦拭，安全后才能使用；毛发部位剃毛后用药；不要大面积使用糖皮质激素制剂；抹药时调节室内温度，注意保暖，防止受凉感冒加重病情。

（2）中药药浴的护理：药浴是皮肤科常用的辅助治疗方法。药浴时温度一般为 34~40℃或者自我感觉适度为宜，药浴时间每次 20~40min，药浴前先进行清洁洗浴，但切勿使用肥皂清洗；药浴时注意保暖，避免受风寒，注意防滑；药浴中若出现头晕、胸闷、全身不适等反应，应立即停止药浴；若是全身浴，药水用量应维持在胸部以下，药浴完毕一般勿用清水冲洗身体，可用干毛巾拭干汗液及药液，也可用清水湿毛巾擦干皮肤；药浴结束后多有疲乏的感觉，应稍作休息，出浴时切忌突然站立，以防直立性低血压；空腹或者饱餐后不宜泡药浴，高血压、主动脉瘤、严重心脏病、传染病及有出血倾向、年老体弱及妇女月经期、孕妇一般不宜泡药浴。

（3）紫外线治疗的护理：紫外线治疗包括宽谱中波紫外线（BB-UVB）、窄谱中波紫外线（NB-UVB）、光化学疗法（PUVA）和 308nm 准分子激光。目前临床应用较多的是 NB-UVB，此疗法目前在国内使用已较为普及。无规则地间断地接受紫外线治疗可能会产生刺激、加重银屑病皮损的蔓延，达不到应有的治疗效果。因此，必须在医生指导下，有计划地进行紫外线照射；紫外线治疗期间应注意眼睛的防护，包括患者和工作人员，应佩戴防护眼镜，以预防白内障的发生；男性生殖器部位、面部等非照射部位应尽量注意防护；联合治疗的患者如口服光敏剂，照射当天应避免日晒，减少户外活动，防止光毒反应；反复接受紫外线照射后，正常部位的皮肤可产生光老化、干燥、瘙痒，户外活动时应使用防晒霜。

（三）健康指导

（1）知识指导：患者存在严重的心理负担，并对银屑病缺乏全面的了解，从而容易有病乱投医、滥用药，导致病情更加加重。因此，在临床工作中要实施新医学模式观点，多加解释，教育患者正确认识疾病，消除患者的盲目性，鼓励他们解除精神顾虑、增强战胜疾病的信心。

（2）出院指导：对于将要出院的患者，需提前 1~2 天做好出院指导，发给书面指导书同时要反复强调正确认识所患疾病。此病容易复发需长期乃至终身治疗，重要的是调整好心态，消除精神负担，避免过度劳累，注意保暖，避免受凉，减少呼吸道感染，保持皮肤完整性。切勿擅自减药、停药，应遵医嘱用药，定期复查；不可盲目听信小广告，滥用药物；出院后不定期手机短信随访或电话联系，以便患者在院外能得到及时的提醒和指导；如果病情复发需选择正规医院就诊。

（郭丽英 陈 静 王 莹 苏 迅）

第二节 湿疹患者的护理

【概述】

湿疹（eczema）是由多种内外因素引起的一种常见多发的变态反应性炎症性皮肤病，其临床特点为多形性皮疹，倾向渗出，对称分布，反复发作，病程迁延而趋向慢性化，自觉剧烈瘙痒。

（一）病因

湿疹的发病机制复杂，多认为是在内因和外因的基础上引起的一种迟发型变态反应，目前推测其发病机制与Ⅳ型和Ⅱ型变态反应有关。

（1）外因：包括各种物理和化学因素如生活环境、日光、紫外线、寒冷、湿热、干燥、搔抓、摩擦、接触丝织品、人造纤维、化妆品、香料、清洁剂、肥皂、皮毛、植物、染料及皮肤的细菌性感染等均可诱发湿疹。

（2）内因：患者具有过敏性素质是本病的主要因素，可能与遗传有关，可随年龄、环境而改变。神经精神因素如精神紧张、失眠、过度劳累、情绪激动、自主神经功能紊乱等。此外内分泌，代谢或消化道功能障碍，肠寄生虫，病灶感染及食用某些食物如鱼、虾、蛋等也与发病有关。

从发病机制上看，湿疹主要是由复杂的内外激发因子引起的一种迟发型变态反应，但其病因与变应原的性质、免疫反应的特点以及与IgE介导的迟发相反应是否有关，尚未完全阐明。

（二）临床表现

按皮损表现可分为急性、亚急性、慢性三期。

（1）急性湿疹：发病较为迅速，皮疹为多形性，初起为弥漫性红斑，常伴水肿，很快其上出现多数密集粟粒大小的丘疹、丘疱疹或水疱，疱破形成糜烂、渗出、结痂，常数种皮损同时并存。损害逐渐扩大且融合成片，可发生于身体任何部位，而以头、面、四肢远端、阴囊多见，常呈对称性，严重者可泛发全身。

（2）亚急性湿疹：当急性湿疹炎症减轻之后，或急性期未及时适当处理，拖延时间较久而发生亚急性湿疹。皮损以小皮疹、鳞屑和结痂为主，仅有少数丘疱疹或小水疱及糜烂，亦可有轻度浸润，自觉仍有剧烈瘙痒。

（3）慢性湿疹：常局限于某一部位，如手背、小腿、肘窝、阴囊、会阴等处，皮损境界明显，炎症不显著。患部皮肤肥厚粗糙，嵴沟明显，呈苔藓样变。颜色为褐色或褐红，表面常覆有糠状鳞屑。伴有色素沉着、抓痕、血痂等。部分皮损上仍可出现新的丘疹或水疱，抓后有少量浆液渗出。

（三）辅助检查

（1）组织病理：湿疹与接触性皮炎的病理表现相同。急性期组织病理变化在表皮，显示细胞间及细胞水肿，乃至海绵形成，棘层内及角层下水疱，疱内含少数淋巴细胞、中性粒细胞及崩解的表皮细胞。慢性期棘层增厚，表皮突显著延长，并有角化过度及角化不全，在表皮内可能尚有轻度的细胞间水肿。

（2）皮肤专科检查：皮损分布的部位评估，皮损的面积评估，皮损的外观形态的评估，皮损发生的时间及周期评估等。

（3）实验室检查：白细胞增高，嗜酸性粒细胞增高等。

（四）治疗原则

（1）一般治疗：湿疹是时常减轻、加重或者反复的常见皮肤病之一，最好的治疗法是寻找及移除各种可能致病的因素，为了寻找病因，应详细询问患者的生活环境和习惯，已往的过敏史及治疗经过，并要检查患者全身的状态，是否有精神系统、内分泌、消化道及其他内脏器官的障碍，体内是否有病灶感染或寄生虫，患者对花粉或者某种食物是否过敏，有时须做皮肤试验或食物排除实验以证实致敏物质，找到可疑的病因后对症处理。

（2）内用疗法：选用抗组胺类药物以止痒，必要时可用两种配合或交替使用，或配服镇静药。因湿疹多在晚间瘙痒剧烈，故最好晚餐或睡前服用。有广泛继发感染者配合应用有效的抗生素治疗。此外，维生素B族、维生素C以及调整神经功能的药物亦有帮助。

（3）外用疗法：根据皮损情况选用适当剂型和药物。对小范围慢性湿疹应用糖皮质激素霜剂，及配合焦油类制剂外用效果较好。局部免疫调节药物如0.03%、0.1%他克莫司软膏或1%匹美莫司霜用于治疗湿疹有很好的效果，可减少糖皮质激素长期应用而引起的不良反应。

【护理措施】

（一）基础护理

（1）人体感觉最舒适的环境，室温维持在20℃左右，湿度保持在40%以上。夏季开空调的时间不宜过长，洗澡不宜过勤，尤其是北方城市，气候干燥，洗浴后一定要涂抹护肤露或者护肤油。

（2）保持床单干燥、柔软、平整无褶皱，随时清除床上的皮痂、皮屑和药痂，以保持床单的干净，减少刺激。嘱患者穿宽松棉质衣服，经常更换，防止皮肤感染。内衣裤、鞋袜应宽大、透气、清洁、柔软，不用毛、丝、人造纤维等物品。

（3）局部瘙痒剧烈、皮肤温度高，可使用冷湿敷（冰袋或者冰块）。这不仅能降低局部皮肤温度，还可以起到镇静的作用。分散患者注意力，如提供有兴趣的书报，听音乐、看电视，或者与亲友聊天等。如患者感觉瘙痒难忍，可用手掌按压、拍打、按摩，代替抓、搔。

（4）足量的营养和合适的热量在疾病转归过程中至关重要。给予患者以高热量、高蛋白、高维生素、易消化饮食，促进机体代偿功能，促进患者康复，避免腥、辣、酒、鱼、虾等易过敏与刺激性食物。

（5）夜间瘙痒感觉甚于白天，服药时间应选在睡觉前1h，睡前不要看刺激情绪的电视、书籍等。避免接触易致敏的物质。在为患者输液时，要用脱敏胶布。

（6）心理护理：湿疹患者因病程长、反复发作，故心理负担重，对治疗缺乏信心，且剧烈的瘙痒使患者心情烦躁、坐立不安，故应关心体贴患者，同情患者的痛苦，耐心讲解湿疹发病的有关因素，介绍治疗成功病例，以解除患者的顾虑，增强信心，以良好稳定的心理状态接受治疗。

（二）专科护理

（1）皮肤护理：保持皮肤不受损伤和感染是护理成败的关键。严格按医嘱用药，详细交代防护措施，避免各种外界刺激，如抓、烫、肥皂擦洗等，以减少创伤、出血。换药时尽量不使用胶带，以免加重或引起新的皮损，为患者做冷湿敷治疗时注意保暖。口唇干裂时予以液状石蜡或红霉素软膏，眼睑周围如有分泌物或药痂，可用盐水棉签轻轻擦洗。保护局部避免搔抓，不用碱性强的肥皂及热水烫洗，保持局部清洁，以免感染。

（2）用药护理：局部使用类固醇药膏时，只要涂抹薄薄一层即可，用量太多会引起皮肤变薄、表皮血管扩张及皮肤出现皱褶等副作用。面部、外生殖器或皮肤皱褶处的皮疹只能用低效类固醇药膏，而强效类固醇药膏禁用此处。长期口服类固醇不可突然停药，要严格遵医嘱用药。局部使用炉甘石洗剂涂抹，同时配合内服湿毒清颗粒，外用小檗碱氧化锌软膏对治疗湿疹都是特效药。另外患处使用生物活性敷料进行冷湿敷，能有效缓解患处病情。

（三）健康指导

患者除需戒烟戒酒外，生活要规律，不要熬夜，不可劳累，注意锻炼身体，养成良好的生活习惯，饮食清淡，营养均衡，不喝浓茶、咖啡等刺激性饮料；洗澡不要太勤，洗澡后涂润肤油，使皮肤处于良好状态以抵御疾病的侵袭，保持良好的心态；遵医嘱用药，如果病情反复，要及时到正规医院就诊。

（郭丽英　汪郭亮　王　莹　苏　迅）

第三节　荨麻疹患者的护理

【概述】

荨麻疹（urticaria）俗称“风疹块”，是由于皮肤、黏膜小血管扩张及渗透性增加引起的一种局限性水肿反应。通常在2~24h内消退，但反复发生的新的皮疹。迁延数日至数月。15%~20%的人一生至少发作过一次荨麻疹。

（一）病因

引起的因素甚多，病因较复杂，约75%患者找不到发病原因，尤其是慢性荨麻疹。常见发病原因有食物、药物、感染、吸入物，各种物理因素如冷、热、日光、摩擦及压力等物理和机械性刺激，精神因素，遗传因素以及内脏疾病。

变态反应性荨麻疹属于第Ⅰ型，即IgE依赖型反应，此型抗体为IgE，与相应的吸入或食入抗原在肥大细胞和嗜碱性细胞表面结合，促其释放组胺，从而引起一系列临床症状，急性荨麻疹大多数由此引起。非变态反应性荨麻疹，是由化学物质、药物、某些物理因素，以及皮肤胆碱能神经末梢产生的乙酰胆碱等，均可不经免疫机制，直接刺激肥大细胞而释放组胺，引起荨麻疹。

（二）临床表现

（1）寻常性荨麻疹：按病期可分为急性与慢性荨麻疹。急性荨麻疹多突然发病，常先有瘙痒，很快出现大小不等淡红色或苍白色风团，呈椭圆形、圆形不规则，风团数目不定，可局限，可泛发全身，可融合成片状。风团速来速去，消退后不留痕迹，但可反复发作，有时 1 天可发作多次。消化道黏膜受累时，可导致喉头水肿，出现胸闷、气喘、呼吸困难，甚至窒息。慢性荨麻疹常反复发作，持续发病 >3 个月为慢性荨麻疹。全身症状较轻，风团时多时少，很少融合呈片状，风团可每天连续发作，或不定时发作，有时在睡前或晨起时发作或加重。病程长短不定，常达数月至数年。大多患者找不到病因。

（2）胆碱能性荨麻疹：皮损 2mm 左右风团，周围明显红晕，互不融合，分布于躯干上部和上肢，不累及掌跖。有时仅有瘙痒，皮损可于 0.5~1h 消退。部分患者可伴有对乙酰胆碱的全身反应症状，如头痛、头晕、出汗、呕吐、腹泻等。

（3）冷性荨麻疹：多见于青年女性，可分为家族性和获得性两型。家族性寒冷性荨麻疹：一般于遇冷后发生非瘙痒性风团，局部可有烧灼感，可伴发热、头痛、关节痛，肌肉痛等全身症状。获得性寒冷性荨麻疹：常从儿童开始发病，在气温突然变冷、浸冷水或接触冷物后，于暴露部位发生风团，可持续 0.5~4h。患者可伴有全身症状，如头痛、心悸、晕厥。

（4）日光性荨麻疹：多见于女性，发生暴露部位，在暴露后数秒至数分钟发病，皮损初起为红斑，迅速变为风团，自觉瘙痒，可持续 1~2h。

（5）热性荨麻疹：热性荨麻疹可分为两型，局限性热荨麻疹和延迟性家庭性局限性热荨麻疹。局限性热荨麻疹：局部皮肤受热（43℃）后可在数分钟内出现发红、肿胀发硬，有烧灼刺痒感，并反复发生。少数患者可泛发全身，并伴有无力、潮红、多涎和虚脱，热脱敏有效。延迟性家族性局限性热荨麻疹：在受热后 2h 发生，边缘锐利，于 4~6h 最明显，持续 12h。幼年开始发病。被动转移试验阴性。

（6）血清病性荨麻疹：患者有发热、关节痛、淋巴痛、淋巴结肿大症状。皮损以风团最多见，尤其是多环形风团。亦可有中毒性红斑、结节红斑样表现。

（三）辅助检查

根据皮损为风团，无固定形态，发生和消退迅速，消退后不留痕迹，伴有剧烈瘙痒发作，不难诊断，其他各型可根据其特点诊断。

（1）皮肤过敏原试验：做特异性 IgE、斑贴实验寻找病因，详细询问病史，做仔细的体格检查，综合分析病情，做过敏原皮试或吸入实验、放射 / 酶联免疫吸附试验测定以找到病因。

（2）实验室检查：血沉、抗核抗体与血清补体测定。皮肤活检对补体活化所致的荨麻疹诊断有帮助。

（四）治疗原则

（1）抗组胺药：第一代抗组胺药因其嗜睡镇静作用对治疗荨麻疹发生晚间影响睡眠者有帮助。第二代抗组胺药不仅有组胺拮抗的作用，而且可通过其反向激动剂的作用，而抑制其他抗炎介质等的释放，故具有系统性抗过敏，多用于慢性荨麻疹的治疗。

（2）糖皮质激素：为荨麻疹治疗的二线药物，一般用于严重急性荨麻疹、荨麻疹性血管炎、压力性荨麻疹对抗组胺药无效时，慢性荨麻疹严重继发时应用静脉滴注或口服，但应避免长期应用。

（3）降低血管通透性的药物：如维生素 C、维生素 P、钙剂等常与抗组胺类同用。

【护理措施】

（一）基础护理

（1）心理护理：荨麻疹病情重、易复发，患者易产生消极的情绪。应给予极大的关心、体贴和鼓励，耐心疏导，细心护理，使患者保持良好的心态，心情舒畅，积极配合治疗。

（2）床单位保持整洁，床单、被套、枕套等定期消毒，及时更换。忌食鱼、虾海味，酒等刺激性食物。病室保持一定的温度和湿度，温度一般在 20~22℃，湿度以 50%~60% 为宜，保持病室空气清新，注意随气候变化增减衣服，紫外线消毒病室早晚各 1 次。

（二）专科护理

（1）口腔溃疡的护理：口腔黏膜有糜烂、溃疡时，饭前、饭后可用 3% 碳酸氢钠溶液漱口，可清洁口腔，预防真菌感染。创面真菌感染时制霉菌素片口含，2 次／d，疼痛时贴敷口腔溃疡贴膜。

（2）用药护理：因药物所致者，应禁止再服用。

（3）皮肤护理：保持皮肤不受损伤和感染是护理成败的关键。严格按医嘱用药，详细交代防护措施，避免各种外界刺激，如抓、烫、肥皂擦洗等，以减少创伤、出血。换药时尽量避免使用胶带，以免加重或引起新的皮损，嘱患者穿宽松棉质衣服，经常更换，防止皮肤感染。保护局部避免搔抓，不用碱性强的肥皂及热水烫洗，保持局部清洁，以免感染。内衣裤、鞋袜应宽大、透气，不用化纤物品。

（三）健康指导

禁食海鲜、刺激、辛辣及患者过敏的食物。向患者解释药物的作用、不良反应及可能出现的并发症，告知患者坚持服药的重要性，按医嘱服药，不要突然停药，以防病情复发或加重。加强营养，保持心情舒畅，劳逸结合。

（郭丽英　王　莹　杨　颖　苏　迅）

第四节　过敏性紫癜患者的护理

【概述】

过敏性紫癜（allergic purpura）是一组各种致敏原引起的累及毛细血管及细小动脉的白细胞碎裂性血管炎的综合征，可表现为非血小板减少性紫癜，有时会伴有关节损害、痉挛性腹绞痛、胃肠道出血和肾脏病变。好发于儿童和青少年，一般男性多于女性，春秋季多见。

（一）病因

病因不明，发病前多有上呼吸道感染等症状，也可能与药物、食物、支原体感染、昆虫叮咬、化学毒物、物理因素、妊娠、其他变应原或淋巴瘤等有关。亦有报道有家族中同患本病。

IgA 在本病的发病机制中起到了重要作用，患者血清 IgA 升高，IgA 循环免疫复合物升高，血管壁和肾小球系膜中有 IgA 沉积。白三烯 E4 可能亦起作用。有报道本病血清中 IgE 水平增高，可能 IgE 在本病的发病中起作用。推测在有 IgA 循环免疫复合物存在的情况下，通过特异性抗原刺激 IgE 敏感性肥大细胞释放血管活性物质，造成毛细血管通透性增加和血管周围 IgA 免疫复合物的沉积。

（二）临床表现

多数病例在病前 1~3 周有上呼吸道感染史。发病急骤，以皮肤紫癜为首发表现，也可累及肾脏、关节、胃肠道、心血管、神经系统等。临床依受累的部位、广泛性和程度不同可分为五型。

（1）皮肤型紫癜：皮肤型紫癜又称作单纯性紫癜，即仅有皮肤可触性紫癜。典型皮疹为对称性的好发于臀部及四肢，尤以双下肢伸侧的多数疏散的针尖大至黄豆大的瘀点或瘀斑，也可为红斑、斑丘疹、水疱或风团样损害，甚至血疱、坏死，出现溃疡。皮疹常成批出现。皮疹一般 1~2 周逐渐转为棕色，不留下痕迹而消退。也可迁延数周或数月。

（2）关节型紫癜：关节型紫癜又称作风湿性紫癜，为非游走性多关节受累，较常见，发生率约占 50%。大多在紫癜后发生，在膝、踝、肘、腕等关节出现疼痛和肿胀，不引起关节畸形，可反复发作。

（3）胃肠型紫癜：胃肠型紫癜又称作腹型紫癜，在儿童中较为常见，90% 儿童在病程中出现。以突发的痉挛性腹痛为特点，压痛较轻，无反跳痛和肌紧张。多在皮疹之后发作，随皮疹增多而加重。腹腔痛无固定性，常位于脐周，也可向腹部其他部位放散，常伴恶心、呕吐、腹泻和黏液性便，重者有呕血、便血、肠套叠和肠梗阻等急腹症征象，偶有肠穿孔。

（4）肾型紫癜：通常在紫癜后 4~8 周有 20%~60% 患者伴肾脏损害。表现为镜下或肉眼血尿、蛋白尿、高血压、水肿和肾功不全，可持续 1~6 周，也可复发转为慢性。

（5）混合型紫癜：除单纯皮肤型外伴有符合上述其他 3 型中的 2 型或以上者。

（三）辅助检查

（1）皮肤专科检查：皮肤紫癜为首发表现。

（2）组织病理检查：基本病变为真皮毛细血管及小动脉的白细胞碎裂性血管炎，以浅层血管为主。管壁可见有纤维素样物质的沉积，血管周围有嗜中性粒细胞、淋巴细胞，少许嗜酸性粒细胞浸润，间有核尘及红细胞外渗透。

（四）治疗原则

治疗原则以消除病因、抗过敏及对症治疗为主。单纯型紫癜可选用抗组胺药物及降低血管通透性药物，如有明显感染灶，应早期给予有效的抗生素药物控制感染，可缩短病程，防止复发。重症紫癜或复杂性紫癜（指除单纯型外的其他型紫癜）可加用糖皮质激素或免疫抑制剂，腹型紫癜并发有肠穿孔或肠套叠者，须做紧急外科手术治疗。

【护理措施】

（一）基础护理

（1）急性发作期应绝对卧床休息，保持皮肤清洁干燥，衣着宽松，柔软，避免用刺激性强的肥皂或粗糙的毛巾擦洗皮肤，勤剪指甲，避免抓伤皮肤。

（2）避免再次接触诱发疾病的食物和药物，消除感染病灶，禁用粗纤维和不易消化的食物，禁食牛奶、鸡蛋、鱼虾和辛辣刺激性食物。

（3）由于患者及家属对本病的认知程度不够，常有恐惧心理，应热情接待患者，以通俗易懂的语言向患者及家属介绍本病的病因、临床表现、治疗方法及预后等有关知识，以便患者更好地配合治疗和护理。

（二）专科护理

（1）观察紫癜分布的部位、性状、数量及消退进展情况。

（2）关节肿痛可遵医嘱口服止痛药物，尽量避免搬动患者。各种治疗、护理需集中进行，各种操作应轻柔，减少因活动引起的关节肿痛，忌热敷，关节肿痛消失后方可逐渐增加活动量。

（3）胃肠型紫癜患者腹痛时不能热敷，用热敷可使局部血管扩张，增加脏器血流量和血管通透性，加重出血。观察腹痛性质、部位、持续时间，密切观察呕吐物及排泄物的性质、量，如伴柏油样便，应及时送检大便。确诊有出血的患者应密切观察脉搏、血压变化，嘱患者暂时禁食，绝对卧床。

（4）严密观察尿量及尿色的变化，必要时留尿送检，评估水肿的情况，准确记录24h尿量，定时测量血压和体重，尿液恢复正常以前嘱患者安静卧床，注意保暖。

（5）遵医嘱准确及时给予糖皮质激素治疗，密切观察用药后的反应，如向心性肥胖、满月脸、水牛背及是否有精神状态的改变等。

（三）健康指导

嘱患者保持情绪稳定，勿食致敏性食物和辛辣刺激性食物，如鱼、虾、蛋、奶、葱、姜、蒜等，多食富含维生素C、维生素K类食物，如新鲜蔬菜、水果，特别是西红柿、黄瓜、橘子等；生活有规律，不要熬夜，避免过度劳累。巩固治疗期间应遵医嘱坚持正确用药，定期复查，特别是服用激素期间不得自行停药以免病情反复。禁止剧烈运动，充分休息，及时增减衣服，防止感冒。

（郭丽英　陈　静　梁　斌　苏　迅）

第二章

临床重症皮肤病患者的护理

第一节 红皮病患者的护理

【概述】

红皮病（erythroderma）是一种严重的炎症性皮肤病，炎症性红斑面积达到体表面积的90%以上，皮肤潮红肿胀、脱屑，有发热等全身症状。本病又称剥脱性皮炎，可发生于任何年龄，以40岁以后居多。

（一）病因

引起红皮病的病因很多，常见有以下疾病：皮炎、湿疹、银屑病、淋巴瘤、白血病、内脏恶性肿瘤、药疹、先天性鱼鳞病样红皮病、毛发红糠疹、落叶型天疱疮及其他皮肤病。

部分病例原因不明，称特发性红皮病，占25%~30%。病程长，治疗反应差，病情反复波动不定，其中有部分病例可能为早期淋巴瘤或被忽略的药疹，因此要详细询问病史和系统地进行体格检查，寻找原因。

（二）临床表现

（1）皮肤、黏膜、毛发、指甲改变：急性期皮肤潮红、肿胀、渗出，尤其腋部、肘部、会阴部和肛门周围渗液更显著，鳞屑呈片状结痂。亚急性期：渗液减少，肿胀减轻，鳞屑增多。慢性期：皮肤浸润增厚，鳞屑反复剥脱，鳞屑干燥呈细小糠状、片状。恢复期：鳞屑减少，红斑颜色转暗，有色素沉着，亦可见色素脱失。其中口腔黏膜损害最为常见，还可出现脱发，指甲可增厚，失去光泽、变色。

（2）内脏损害：多数病例有淋巴结肿大，1/3~1/2病例有肝、脾大，严重者发生肝衰竭、急性肾衰竭，部分患者可有心功能障碍、肠病变及内分泌功能障碍。

（3）基础代谢紊乱：红皮病皮肤病病变广泛，皮肤炎症充血，大量鳞屑脱落，皮肤屏障功能遭到破坏，可造成基础代谢率升高、蛋白质代谢紊乱、水和电解质紊乱和体温调节障碍。

（三）辅助检查

（1）皮肤专科检查：皮损的外观形态及分布的部位评估。

（2）组织病理：表皮角化不全伴角化过度。角质层内可见Munro微脓肿，颗粒层变薄或消失，棘层肥厚，真皮中有轻至中度淋巴细胞浸润。

（四）治疗原则

病因明确者，针对病因治疗，药物过敏要及时停用致敏药物，积极进行抗过敏治疗。补充液体，保持水与电解质平衡，补充营养和多种维生素，特别是保证足够的蛋白质和足够热量。皮肤病变外用药物以保护、止痒、消炎为原则，避免应用刺激性药物，重症病例可系统应用糖皮质激素口服或静脉滴注。有继发感染时，及时进行相关检查，明确感染源，积极控制感染。

【护理措施】

（一）基础护理

（1）保持床单位干燥、整洁，定时开窗通风，减少探视。

（2）红皮病患者大量鳞屑脱落，蛋白丢失多，宜采用低脂、高热量、高蛋白、高维生素饮食，忌食牛羊肉、海鲜、辛辣、烟、酒等刺激性的食物。

（3）嘱患者不可用手撕扯尚未脱落的皮屑，以防损伤新生上皮及继发感染。

（4）红皮病患者由于毒素吸收和皮肤散热机能的失常，不能保持恒定体温，引起寒战、发热与低体温交替出现。应密切观察体温的变化，高热时慎用解热镇痛药，尽量采用物理降温，避免采用擦浴，以免刺激皮肤。降温过程中注意保暖，保持床单及衣物干燥。

（5）选择纯棉类衣物并及时更换，及时修剪指甲，避免搔抓皮肤，为避免夜间入睡后搔抓皮肤，可戴纯棉手套。

（6）心理护理：患者对疾病缺乏认识和信心，患者常情绪低落、烦躁、自卑甚至厌世。医护人员与患者沟通时应注意自己的言行，及时发现患者的心理变化，给予关心、疏导，使其解除顾虑，配合治疗和护理，以期早日康复。

（二）专科护理

（1）外用药物的护理：告知患者擦药的方法，一般每天2次，范围略大于皮损，洗剂应先摇匀药液，再用毛刷轻涂于皮损表面；膏剂应使用压舌板稍用力揉擦，擦药厚度为触之有药，能透露一定的皮色；接触新药之前应选小片皮损擦拭，安全后才能使用；毛发部位剃毛后用药；不要大面积使用糖皮质激素制剂；抹药时调节室内温度，注意保暖，防止受凉感冒，加重病情。

（2）口腔、眼、会阴等黏膜部位的护理：嘱患者进食前后用强氧化离子水漱口，保持口腔清洁，或将地塞米松7.5mg溶于500ml水中漱口，3次/d，达到消炎，促进创面愈合的目的。合并眼部感染时，眼结膜充血、水肿，分泌物较多，可用0.9%生理盐水擦洗后氧氟杀星滴眼液滴眼，每6次/d；金霉素眼膏睡前涂。每次大小便后，及时清洗会阴并用纱布擦干，有会阴部黏膜损害者外用碘伏后用电磁波谱治疗仪照射30min。

（3）静脉护理：红皮病患者病情严重者每天需大量补液，以保持水电解质平衡，因此，建立良好的静脉通道对治疗尤为重要。红皮病患者急性期皮肤炎症充血伴肿胀渗出，外周静脉血管条件较差，可选用PICC（peripherally inserted central catheter）穿刺置管，避免频繁穿刺给患者带来的痛苦。置管成功后，须做好导管的标准化维护，日常参与维护和使用PICC的护士，必须经过专业理论与操作技能培训，具备资质后方可参与换药及维护。

（三）健康指导

保持乐观向上的心情，树立战胜疾病的信心；饮食合理化，忌烟、忌酒，可多食用豆类、粗粮、新鲜蔬菜、水果等低脂肪、富含维生素的食品；注意劳逸结合，增强体质，提高机体抗病能力。出院后遵医嘱服药，定期复查，不可自行停药减药。

（郭丽英　汪郭亮　陈　静　苏　迅）

第二节　药疹患者的护理

【概述】

药疹（drug eruption）又称作药物性皮炎，是药物通过内服、注射、使用栓剂或吸入等途径进入人体，在皮肤黏膜上引起的炎症反应。其特点是发病前有明确的服药史，有一定的潜伏期，皮疹突然发生，表现为多种形式，严重者可造成脏器损害，甚至危及生命。

（一）病因

引起药疹的药物种类很多，常见的致敏药物有以下五类：解热镇痛药；磺胺类；安眠镇静药；抗生素类；中草药。药疹的发病机制非常复杂，可以是免疫性或非免疫性机制。

免疫性机制：药物的种类可由复杂的蛋白制品到简单的低分子量化学品。多数属于后者。低分子量的药物属半抗原，必须首先与某些大分子物质相结合，形成半抗原载体结合物才能引起机体对该种药物的特异免疫反应。药物过敏反应的变态反应分型：Ⅰ型药物过敏反应，即IgE介导的药物过敏反应，可引起瘙痒、荨麻疹、血管性水肿、潮红、恶心、呕吐、腹泻、喷嚏、流涕以及严重的过敏性休克等；Ⅱ型药物过敏反应可引起溶血性贫血及氨苯磺胺引起的血小板减少；Ⅲ型药物过敏反应可引起血清病样反应、药疹、血管炎等；Ⅳ型药物过敏反应可引起药物接触性皮炎、剥脱性皮炎、大疱性表皮坏死型及湿疹型药疹等。

非免疫性机制：免疫效应途径的非免疫性活化；药物的积聚或过量；药物副作用及菌群失调；药物的相互作用；药物使已存在的皮肤病激发。

（二）临床表现

发病急剧，常伴高热，烦躁不安、呕吐、腹泻等全身中毒症状。皮疹起始于腋部、腹股沟部，为大片鲜红或紫红色斑，自觉灼痛，迅速扩大融合，1~2天内遍布全身，表面出现大小不等的松弛性水疱、大疱，形成皱纹纸样外观，尼氏症阳性，大疱极易破裂，破裂后形成深红色糜烂面，似Ⅱ度烫伤。口腔、鼻腔、眼结膜、呼吸道、消化道黏膜也可糜烂、溃疡。严重者常因继发感染、肝肾功能障碍、电解质紊乱或内脏出血及蛋白尿甚至氮质血症等而死亡。

（三）辅助检查

（1）有明确的服药史。

（2）有一定的潜伏期，初次用药后4~20天，平均7天。重复用药常在数分钟至24h内发生。

（3）皮疹形态不一，除固定型药疹及荨麻疹型外，多对称分布，进展较快，1~2 天或 5~6 天遍布全身，重症型可有黏膜损害、畏寒、发热、全身不适等全身症状。

（四）治疗原则

治疗原则是立即停用致敏药物，促进致敏药物排泄，及时抗过敏治疗。病情危重者，如重症多形红斑型、中毒性表皮坏死松解型、剥脱性皮炎型药疹，有广泛皮肤或黏膜损害伴重要脏器受累，患者高热，全身中毒症状明显，应尽早足量短期使用糖皮质激素。

【护理措施】

（一）基础护理

（1）生活护理：病室保持一定的温度和湿度，温度一般在 20~22℃，湿度以 50%~60% 为宜。保持病室空气清新，应将患者单独安排房间，含氯消毒液擦拭消毒，1 次 /d。对重症药疹及全身泛发的患者，应加强对皮损的清洁护理，避免瘙痒，防止继发感染。保持床单位整洁，床单、被套、枕套等定期消毒，及时更换。患者选择宽松、质软的衣服。

（2）饮食护理：患者丢失大量水分及蛋白质，患者应进食高蛋白、高纤维、高热量、易消化、低盐饮食，如牛奶、瘦肉、水果等。因大量使用激素易致胃穿孔，应避免粗硬、辛辣、刺激性食物，少量多餐。对于病情较重而进食较少时，体重严重减轻者可按医嘱给予能量合剂，必要时给予白蛋白、输血，以补充能量增强身体抵抗力。

（3）心理护理：病程长、病情重、易复发，患者易产生悲观、消极的情绪。应给予极大的关心、体贴和鼓励，耐心疏导，细心护理，使其保持良好的心态，心情舒畅，积极配合治疗。

（二）专科护理

（1）口腔的护理：对于口腔黏膜损害，要及时采取措施。口腔内可用金银花、酸性氧化电位水或 2% 碳酸氢钠溶液交替漱口，保持清洁，以免发生后遗症。

（2）眼部皮损的护理：眼部可每 2~3h 用皮质类固醇激素眼药水滴眼或抗生素眼膏，加以保护，同时指导患者注意用眼卫生，不可用眼过度，不可揉捏眼睛。

（3）皮肤护理：应用无刺激性，具有保护性，有一定收敛、消炎作用的药物。红斑、丘疹渗出减少或停止后，改用氧化锌油或 2% 糠馏油等。对于大疱性表皮松解型药疹，松懈的表皮及大疱的疱壁应尽可能保持完整，疱液可在无菌技术操作下用无菌注射器抽取，对糜烂面以暴露皮损、保护创面干燥为宜，可暴露于温度适宜而干燥的红外线灯照射下，外用紫草油或用含地塞米松和有效抗生素的气溶胶喷洒。对干燥、脱屑的皮损，可用新霉素膏或红霉素膏外涂。

（4）用药护理：详细询问病史，禁用致敏药物，并在病历卡上标明过敏药的名称。在用药过程中，有警告症状出现，如局部红斑或皮肤瘙痒时，应立即停用可疑药物。

（三）健康指导

（1）向患者解释药物的作用、不良反应及可能出现的并发症，告知患者避免滥用各种药物或反复多次大剂量的应用某药物，以防病情复发或加重。

（2）加强营养，保持心情舒畅，劳逸结合，避免紫外线直接照射皮肤。

（3）定期随访，及时就诊，避免非正规治疗。

（4）掌握皮肤护理的方法，注意个人卫生，坚持长期、规则用药及提高遵医嘱用药依从性等。

（5）告诫患者远离药物、植物、挥发性油类和燃料等物质。

（郭丽英　杨　颖　陈　静　苏　迅）

第三节　皮肌炎患者的护理

【概述】

皮肌炎（dermatomyositis，DM）是一种原因不明的以累及皮肤、横纹肌的炎症性结缔组织疾病。主要皮损表现为红斑、水肿伴有肌无力、肌肉炎症和变性，以及关节、心肌等多器官的损害，也可只侵犯肌肉而无皮肤症状，称为多发性肌炎（polymyositis，PM）。

（一）病因

确切病因尚不够清楚，可能为病毒感染、也可能是机体免疫异常对自我的异常识别以及血管病变，亦可能三者间有相互联系。

（1）自身免疫异常：本病临床可检测到某些器官非特异性自身抗体，如类风湿因子、抗 Mi 抗体、抗 PM-1 抗体、抗 Jo-1 抗体等，此外，还发现多发性肌炎患者可存在体液性免疫缺陷，而致疾病发生。

（2）感染学说：部分患者可能与病毒感染有关，如科萨奇病毒、腺病毒、EB 病毒等。

（3）遗传：患者中某些 HLA 抗原，尤其是 HLA 位点 B8 与 DR3 的频率高有密切关联。尽管本病的家族聚集发病现象非常少，但仍可认为在皮肌炎和多发性肌炎的发病中可能有遗传倾向的存在。

（二）临床表现

皮肌炎临床也认为是一种自身免疫系统弥漫性疾病，不同患者的临床表现和症状都不相同，临床根据损害的器官不同分为四种病变症状：

（1）皮肤病变：面部皮损：面部特别是眼睑、上额部、额部对称性水肿性红斑，可有毛细血管扩张，亦可累及颈部以及上胸部三角区；指（趾）关节皮损：指（趾）关节伸侧有紫红色斑或扁平隆起丘疹，覆细小鳞屑，称为 Gottron 丘疹；皮肤异色症：同一部位可出现色素沉着、点状色素脱失、点状角化、毛细血管扩张等，自觉瘙痒，多见于面部、颈和躯干部；甲周皮损：甲周皱襞弥漫发红、毛细血管扩张以及不规则扭曲，可伴有色素沉着和脱失。

（2）肌肉病变：主要变现为对称性近端肌无力。任何部位的横纹肌均可发病，但以四肢近端肌肉、颈部屈肌、肩胛带肌、咽部肌肉等受累最常见，出现上肢上举无力、握力下降、上台阶困难、抬头困难、吞咽困难以及声音嘶哑等。

（3）伴发恶性肿瘤：约 10% 的患者合并恶性肿瘤，尤其是 40 岁以上的患者应特别注意，且各种肿瘤均可发生。

（4）其他表现：可有不规则发热、消瘦、贫血、关节肿胀疼痛等。因间质性肺炎、肺纤维化而致肺功能下降，呼吸困难，少数患者有心包炎、胸膜炎等。

（三）辅助检查

（1）免疫学检查：可有 α2 球蛋白和 γ 球蛋白升高，血清 IgG、IgA、IgM 和免疫复合物增高。

（2）血清肌酶检查：肌酸磷酸激酶（CPK）、谷草转氨酶（GOT）、谷丙转氨酶（GPT）、乳酸脱氢酶（LDH）和醛缩酶（ALD）显著增高者都是肌肉损伤的敏感指标，其中肌酸磷酸激酶和醛缩酶是横纹肌受损的早期特异指标。

（3）尿肌酸检查：尿肌酸排泄量每天 >200mg，伴肌酐排泄量减少。

（4）肌电图检查：表现为肌源性萎缩肌电图。

（5）组织病理学检查：皮损病理改变与 SLE 类似，但真皮浅层水肿更明显。肌肉病变早期为肌纤维肿胀，横纹肌消失，胞浆变性，严重时呈颗粒空泡变性；晚期纤维化、钙化、肌膜附近细胞核增多。

【护理措施】

（一）基础护理

（1）生活护理：保持室内空气清新，定时通风换气，保持床单位整洁干燥，定时翻身，防止褥疮及肺炎。在病情活动期，减少活动，绝对卧床休息以免损伤肌肉。向患者解释清楚卧床的必要性，使之树立信心，更好地配合治疗。

（2）心理护理：介绍有关疾病知识，关心体贴患者。告诉患者经治疗本病可恢复，解除患者思想顾虑。

（3）呼吸道护理：患者出现呛咳、呕吐及口腔分泌物较多时，取平卧位，头偏向一侧，以利口腔分泌物的外流，并及时清除口腔分泌物，必要时使用吸痰器吸除，保持呼吸道通畅。

（二）专科护理

（1）皮肤护理：保持皮肤清洁、干燥，嘱患者勿用手抓挠，勿用刺激性肥皂及化妆品，保持皮肤完整，预防感染。病房应挂厚窗帘以免阳光直射，患者外出时要做好防晒措施，如穿长衣长裤以及戴保护性眼镜等。

（2）饮食护理：给予患者清淡、易消化、高热量、高蛋白、高维生素食物，禁辛辣刺激性食物，少量多餐，多食用新鲜蔬菜、水果等保证充足的营养。吞咽肌受累严重进食困难者，可予留置胃管，鼻饲饮食，口服药也可研碎后经胃管注入。必要时可根据病情需要遵医嘱输新鲜血、血浆或白蛋白，以提高患者的整体状态。

（3）用药护理：糖皮质激素：在用药过程中应注意监测血压、血糖，根据病情使用降压药、降糖药；认真观察有无感染征象，做好口腔和会阴的清洁护理，预防感染；注意观察患者有无腹痛、黑便，判断有无消化道出血；用药期间给予低盐、高蛋白以及含钾、钙丰富的饮食，补充钙剂及维生素 D，加用胃黏膜保护剂以减少胃肠道的不良反应；遵医嘱用药，不得自行停药或过快减量。免疫抑制剂：在用药过程中应鼓励患者多饮水，促进药物排泄；加强营养，应嘱育龄女性患者在用药期间避免怀孕，定期复查血常规、肝肾功能等，必要时行骨髓穿刺检查。

（4）并发肿瘤的护理：皮肌炎患者常发生恶性肿瘤，如胃癌、鼻咽癌、肺癌等。在护理过程中，注意有无这些肿瘤迹象，如发现及时与医生联系，行进一步检查并确诊。

（三）健康指导

（1）避免过度日晒，禁食有光敏作用的食物和药物，多食用营养丰富易消化的饮食，戒烟、戒酒。

（2）适当锻炼，增强体质，但不宜过度劳累，尤其病情尚未控制时，嘱患者不要过早活动。

（3）养成良好的个人卫生习惯，防止受凉，避免感染。

（4）皮质类固醇激素及免疫抑制剂在医生指导下使用，不能自行停药或减药。

（5）出院后定期复诊，防止病情反复及并发症的发生，有不适及早就诊。避免非正规治疗。

（郭丽英　汪郭亮　梁　斌　苏　迅）

第四节　天疱疮患者的护理

【概述】

天疱疮（pemphigus）是一种严重的累及皮肤和（或）黏膜的大疱性自身免疫性疾病。其皮损广泛，典型皮损为正常皮肤上发生水疱或大疱，或在红斑基础上出现松弛性大疱，疱壁薄，已破溃形成广泛糜烂面，渗液多，蛋白质大量丢失，易继发感染。

（一）病因

天疱疮是一种自身免疫性疾病。其发生是由于患者体内产生桥粒自身抗体（主要为IgG），干扰了角质形成细胞间的连接，导致棘层松解，从而形成疱性病损。因此，本病是由器官特异性自身抗体——抗天疱疮抗体介导的器官特异性自身免疫病。

天疱疮抗原的CDNA序列与钙黏蛋白有明显的同源性，因此天疱疮抗体也损害了表皮细胞间的粘连功能，导致棘刺松解。

（二）临床表现

天疱疮是少见的皮肤病，30~50岁发病者占半数，无性别差异。临床主要分为四型：寻常型天疱疮、增殖性天疱疮、落叶型天疱疮、红斑型天疱疮。各型中以寻常型、落叶型和红斑型天疱疮较常见，增殖性天疱疮较少见。

（1）寻常型天疱疮：好发于全身而以受压及摩擦部位为主。在正常的皮肤表面，出现豌豆至黄豆大或更大的水疱，初起疱液清亮，继而混浊。水疱初起紧张丰满，很快松弛、破裂，形成红色湿润的糜烂面，易出血，结黄褐色痂，常有腥臭。用指压水疱顶部，其疱向四周扩展，或用手指轻擦疱周正常皮肤时，表皮发生剥离，即尼氏呈阳性。黏膜损害较皮肤损害出现为早，一般不形成水疱，多呈大片糜烂面。以口腔最常见，其次为口唇、眼结膜、鼻、咽、喉、外阴等处。

（2）增殖性天疱疮：好发于腋窝、腹股沟、肛门、外阴、乳房下、脐周处。早期损害与寻常型相同，但其特点为糜烂面上出现蕈状及乳头状增殖，周围绕有炎性红晕，表面结污秽厚痂，散发腥臭气味。周围常出现新水疱。黏膜损害与寻常型相同为尼氏征阳性。病程缓慢，自觉症状轻微，经过中常有长期缓解。

（3）落叶型天疱疮：初发多在颜面、头部、胸部及背上方，皮损日渐扩大，逐渐遍及全身。尼氏征阳性。皮损开始为小而松弛的水疱，疱壁薄，易破裂，破后形成浅在性糜烂面。以后水疱较少发生，主要以表皮浅分离和剥脱为特征。表面有叶状鳞痂，中央黏着，边缘游离，基底潮红湿润。黏膜损害较少见，多呈浅在性糜烂面，症状轻微。自觉灼热疼痛，兼有严重瘙痒。损害可长期存在而不影响健康，也有缓解期，但可复发。尼氏征阳性。

（4）红斑型天疱疮：主要发生在头、面、躯干及上肢等处，黏膜及下肢一般不受侵犯。鼻及颊部出现蝶形红斑，表面被有角化及脂溢性鳞屑，类似红蝴蝶疮或面游风，除去痂皮可见浅在性糜烂面。胸、背、四肢等处可见在红斑基础上，出现松弛性薄壁小疱，破裂后形成鳞屑。病程缓慢，可自然缓解，但常复发，一般不影响健康。尼氏征阳性，组织病理学检查与落叶型相似。

（三）辅助检查

天疱疮的基本病理变化为棘层松解、表皮内裂隙和水疱，疱腔内有棘层松解细胞，后者较正常棘细胞大，圆形，胞质呈均匀嗜酸性，核大而深染，核周有浅蓝色晕。

直接免疫荧光显示棘细胞间有 IgG 以及补体 C3 的沉积，呈网状分布，少数患者可见 IgM 沉积，尤其在面部等暴露部位。应取红斑边缘或水疱周围“正常”皮肤进行检查，阳性率几乎为 100%。

间接免疫荧光显示 80%~90% 的患者的血清中存在天疱疮抗体，大都为 IgG，抗体与底物结合的位置与直接免疫荧光相似。

【护理措施】

（一）基础护理

（1）生活护理：病室保持一定的温度和湿度，温度一般在 20~22℃，湿度以 50%~60% 为宜，保持病室空气清新。由于患者皮损处糜烂面积大，易发生感染，患者应安排单独房间，含氯消毒液擦拭消毒，每天 1 次。紫外线照射消毒每日 2 次，保持床单位整洁，床单、被套、枕套等定期消毒，及时更换。患者皮损糜烂，衣服易与创面接触黏在一起，因此应去除内衣，选择宽松、质软的衣服。

（2）饮食护理：根据患者口腔黏膜损伤程度选择不同饮食，按照流质 – 半流质 – 软食 – 普食的顺序选择不同饮食。患者丢失大量水分及蛋白质，给予进食高蛋白、高纤维、高热量、易消化、低盐饮食，如牛奶、瘦肉、水果等。因大量使用激素易致胃溃疡，应避免粗硬、辛辣、刺激性食物，少量多餐。对于进食较少且体重严重减轻者，可按医嘱给予能量合剂，必要时给予白蛋白、输血，以补充能量增强身体抵抗力。

（3）心理护理：天疱疮病程长、病情重、易复发，患者易产生悲观、消极的情绪。应给予极大的关心、体贴和鼓励，耐心疏导，细心护理，使患者保持良好的心态，心情舒畅，积极配合治疗。

（二）专科护理

（1）口腔溃疡的护理：口腔黏膜有糜烂、溃疡时，饭前、饭后可用 3% 碳酸氢钠溶液漱口，可清洁口腔，预防真菌感染。创面真菌感染时制霉菌素片口含，2 次 /d，疼痛时贴敷口腔溃疡贴膜。

（2）眼部皮损的护理：眼部有痂皮和分泌物时，可用生理盐水冲洗眼睛，清洗后外用眼药膏和抗生素眼药水，同时指导患者注意用眼卫生，不可用眼过度，不可揉捏眼睛。

（3）皮肤护理：采取暴露疗法，患者裸露，将被套用支被架撑起，以防创面与被褥摩擦。清创时严格无菌操作，用生理盐水棉球清除皮损部位的污垢。对于疱壁未破且疱液清或疱小者可不予特殊处理，而疱液浑浊或疱较大者在碘伏消毒后行低位穿刺抽吸。如水疱破溃糜烂伴有渗液，可用强氧化离子水湿敷，2 次 /d，每次 30min，频谱仪照射 2 次 /d，每次 15min。创面可涂抹抗生素软膏后覆盖银离子敷料，外用纱布包裹，每天换药 1 次。坏死组织及痂皮不可剪除或撕脱，外涂液状石蜡待痂皮软化后处理。协助患者翻身，每 2h 翻身 1 次，防止压疮的形成。

（4）用药护理：长期大剂量应用糖皮质激素后，会引起骨质疏松、消化道溃疡、血压升高、电解质紊乱等症状，如水钠潴留、四肢水肿，同时机体防御机能降低，易诱发感染或加重感染。应指导患者注意安全，防跌倒，以防骨折，同时适当补充钙剂，多吃含钙高的食物，补充保护胃黏膜的药物。注意观察大便颜色，定期做大便潜血检查，应用利尿剂，定期复查电解质，适当补钾。还应严密观察血压的变化，适当给予降压，同时加用抗生素或抗真菌药物以预防或治疗感染。应用免疫抑制剂治疗后，嘱患者加强营养，多饮水以促进药物排泄，育龄女性患者在用药期间应避免怀孕，定期复查血常规、肝肾功能等，必要时行骨髓穿刺检查。

（三）健康指导

（1）向患者解释药物的作用、不良反应及可能出现的并发症，告知患者坚持服药的重要性，按医嘱服药，不要突然停药，以防病情复发或加重。

（2）加强营养，保持心情舒畅，劳逸结合，避免紫外线直接照射皮肤。

（3）定期随访，避免非正规治疗，一旦发现有新发水疱及时就诊。

（郭丽英　汪郭亮　陈　静　东　迅）

第三章

临床皮肤肿瘤患者的护理

第一节 恶性黑色素瘤患者的护理

【概述】

恶性黑色素瘤（malignant melanoma）简称“恶黑”，是由黑色素细胞引起的一种高度恶性的肿瘤，多发生于皮肤，痛痒等症状不明显，它具有和其他症状一样的生物学特性，具有易复发、易淋巴转移的特点。且预后不良，死亡率高。

（一）病因

本病致病因素主要有高强度的紫外线照射、种族与遗传、痣恶变、创伤刺激、病毒感染、免疫等。易发人群为：皮肤白皙，有强度日晒的个体；有多个不典型的黑色素细胞痣或大的先天性黑素细胞痣者；有恶黑病史或直系亲属中有患黑素瘤的个体。

恶性黑色素瘤的细胞免疫也引起了人们的注意，一般认为细胞免疫反应可限制肿瘤的局部扩散。在体外已证实恶性黑素瘤细胞的免疫吞噬现象，噬黑素细胞不仅是对已杀死的肿瘤有清除作用，而且对肿瘤细胞有直接作用。

（二）临床表现

可分为浅表播散型恶黑、恶性雀斑样痣型恶黑、肢端雀斑样痣型恶黑和结节型恶黑。早期表现多为在正常皮肤上出现黑色斑或原有色素细胞痣皮损扩大，颜色加深，以后皮疹不断增大，出现斑块、结节状，表面易破溃、出血，周围可有不规则色素异常。

（三）辅助检查

临床怀疑本病时须经皮肤镜检或组织病理进行诊断。

（四）治疗原则

恶性黑色素瘤对放疗和化疗均不敏感，早期手术最重要，术后可用免疫治疗，通常为卡介苗或白介素及干扰素治疗。

（1）外科治疗：手术治疗是本病的首选方法。

（2）化学治疗：化疗对晚期及有转移的患者是一项重要的治疗措施，常用药物卡莫司汀（BCNU）、洛莫司汀（CCNU）、羟基脲（HU）、沙可来新（溶肉瘤素）等。众多化疗药品中，最有效的是 DTIC，它是唯一被美国国家食品药品监督管理局（FDA）批准为治疗恶黑的药品。DTIC 治疗晚期恶黑的有效率为 20%。目前，治疗恶黑多采用联合化疗。

（3）生物治疗：目前已认识到宿主的免疫系统状态对黑色素瘤预后很重要，基于这个理论，生物反应调节剂已被用于黑色素瘤的治疗中，其中主要药物是干扰素（Interleukin-2,Il 2），它们通过强化宿主的免疫系统或影响细胞的增殖与分化起作用。生物反应调节剂与化疗联合在某些试验中亦可达到 50%~60% 的缓解率，但最有效的剂量用法与联合用药方式尚未确定。

（4）抗雌激素受体治疗：最新研究发现芦丁和 TAM 可抑制恶黑细胞生长，而且芦丁和 TAM 联合高温治疗可治疗复发和（或）转移性恶黑。

【护理措施】

（一）基础护理

（1）向患者及家属介绍手术计划及有关疾病情况，签署手术知情同意书，让患者认同治疗疾病后的角色，以最佳心理状态接受治疗。

（2）术前注意休息，避免受凉，防止感冒。

（3）术前禁烟、酒、浓茶及刺激性食物，以防影响术后恢复进程。

（4）保证营养、热量供给，多吃蔬菜和水果，保持大便通畅。

（5）术前 1 日禁食和禁水，摘掉全身带有金属的物品。

（6）基底细胞癌术后，手术区域制动，面部基癌术后禁止大笑，以防伤口裂开。

（二）专科护理

（1）全麻患者入院即予 3% 双氧水溶液、庆大霉素生理盐水清洗肿瘤病变部位，手术当天剪掉毛发，并用温水清洗。用 75% 酒精消毒供皮处皮肤。面部手术者需用强氧化离子水清洁鼻腔及口腔。

（2）全麻患者术后平卧，头偏向一侧,6h 后改半卧位，行持续心电监护。

（3）密切观察转移皮瓣的颜色、温度、质地、皮纹情况，一般术后 1~2 天皮瓣颜色逐渐恢复，可用棉签轻压皮瓣，压后在 5s 内颜色恢复正常，若出现异常情况及时报告医生。

（4）术后进流食，静脉补液及加强营养支持。

（三）健康指导

（1）日光防护：避免在上午 10:00 至下午 15:00 外出，日光中的中波紫外线（UVB）最强烈时在阳光下活动，工作时用衣服保护皮肤，在暴露部位涂防晒霜。紫外线可反射和散射，并可被沙地、水泥地和雪地反射，因而在荫凉处也需要保护。

（2）了解皮肤的危险征兆：有长期不愈合的溃疡时，要进行检查，必要时做病理。皮疹或溃疡皮损持续瘙痒、烧灼感、刺痛、有结痂出血者，应引起重视。色素痣或褐色斑的大小、厚度或质地发生变化，或边缘变得不规则，要进行检查。

（3）皮肤自检：经常对皮肤的自身进行检查，包括颜色的改变，有无皮损，色素痣的变化，有无长期不愈的溃疡，以及皮肤的变化情况，有异常时及时到医院进行检查治疗。

（4）加强防护：因工作需要和与焦油、石油等化学物品接触者，应注意加强防护。

（5）定期体检：对长期X线接触者，除加强防护措施外，要定期进行体检。

（郭丽英 汪郭亮 杨 颖 苏 迅）

第二节 基底细胞癌患者的护理

【概述】

基底细胞癌（basal cell carcinoma）是一种皮肤表层的非鳞状细胞癌，也称基底细胞上皮瘤，好发于颜面部，据统计85%位于颜面部，也可发生于身体的任何部位，通常单发或多发。呈缓慢发展。有珍珠状色泽的边缘，可严重毁坏局部组织，发生在面部时可以侵蚀鼻和眼窝内，甚至累及脑组织。

（一）病因

可能从原始上皮性胚芽细胞衍生而来，主要由间质依赖性多潜能基底样细胞组成，向表皮或附属器分化的低度恶性肿瘤。本病发生虽无明显原因，但与几个因素有关，好发于头皮、面部等暴露部位以及多见于户外工作和浅色皮肤者，与长期日光暴晒有关；往往可发生于慢性放射性皮炎基础上，在长期X线接触的部位发生放射性皮炎处易产生基底细胞癌；长期摄入无机砷或含砷较高的饮水、食物等亦可发生此肿瘤；在烧伤瘢痕和其他瘢痕，以及某些错构瘤，如皮脂腺痣、疣状表皮痣等亦可作为基底细胞癌的发生处。

（二）临床表现

本病常分四型：

（1）结节溃疡型：最常见，初为蜡样光泽小结节，逐渐扩大，形成盘状斑块，后皮损破溃形成溃疡，溃疡周围绕以珍珠色卷曲边缘，并不断向四周扩展，触之稍硬。

（2）色素型：表现与结节溃疡型相似，但有明显的黑褐色的色素沉着。

（3）硬斑样或纤维化型：呈淡黄色扁平斑块，境界不清，表面光滑发亮，可有毛细血管扩张。

（4）浅表型：表现为红斑浸润性斑块，表面脱屑，缓慢扩大，表面常有浅表溃疡与结痂，皮损周围可见细小珍珠状边缘或线条样堤状。

（三）辅助检查

临床怀疑本病时，须经皮肤镜检或组织病理进行诊断。

（四）治疗原则

本病如早期诊断，进行手术切除效果良好，一般不会发生转移。其他治疗方法有放射治疗、二氧化碳激光治疗、冷冻治疗、免疫疗法（如干扰治疗），以及光动力学治疗等。

【护理措施】

基底细胞癌的护理措施同"恶性黑色素瘤护理"。

（郭丽英　汪郭亮　杨　颖　苏　迅）

第三节　蕈样肉芽肿患者的护理

【概述】

蕈样肉芽肿（mycosis fungoides），又称蕈样霉菌病（MF），是一种原发于皮肤的低度恶性T细胞淋巴瘤，晚期可侵犯淋巴结和内脏。

（一）病因

病因及发病机制尚不明了，研究提示遗传、环境、免疫因素等参与了本病的发生。

遗传因素：染色体结构异常可引起癌基因的激活和抑癌基因的失活，这是肿瘤发生的重要分子基础。肿瘤细胞中某些基因启动子的高甲基化所导致的基因表达障碍也参与了本病的发生。

环境因素：持续抗原刺激参与多种恶性淋巴瘤的发生。有研究表明，有些化学致癌剂的职业暴露与本病发生相关，但也有研究不支持该论点。

免疫因素：大多数蕈样肉芽肿病例的肿瘤细胞起源于记忆性辅助性T淋巴细胞，蕈样肉芽肿细胞通过与真皮血管内皮细胞相互作用归巢至皮肤。

（二）临床表现

根据皮损形态一般分为三期，即红斑期、斑块期、肿瘤期，但三期皮损可部分重叠或同时出现。

（1）红斑期：红斑期又称作斑片期或湿疹样期。皮损可表现为红斑、丘疹、斑片、苔藓样等多种多样的损害特征，常有明显的瘙痒，临床表现类似银屑病、副银屑病、鱼鳞病、神经性皮炎、湿疹等。按上述疾病治疗时均不见效，皮损不断增加。此期一般持续2~5年，甚至长达20年。

（2）斑块期：斑块期又称作浸润期。全身皮肤出现局限性圆形、椭圆形坚实的扁平、浸润性斑块，形状不规则，大小不等，可伴有小结节，表面光滑，皮损颜色为褐红色或暗红色，部分可自行消退。皮损异常瘙痒，近卫淋巴结肿大。持续时间不等，平均经过2年左右进入肿瘤期（蕈样期）。斑块期极少累及淋巴结血液系统及内脏。

（3）肿瘤期：肿瘤期又称作蕈样期。肿瘤一般发生在浸润斑块，也可发生在正常皮肤，向表面隆起如蕈状，也可向下浸润增生。皮损特点为褐红或棕红色、大小不等、形状不一的结节，早期可破溃。形成深在性卵圆形溃疡，边缘卷曲，好发于躯干部和头面部。随病情发展，疼痛加重，全身症状逐渐恶化，可有体温升高、内脏转移、并发感染等。一般浸润至死亡的时间平均为4年左右。

（三）辅助检查

（1）实验室检查：早期损害为嗜酸性粒细胞增加及不正常的单核样细胞。晚期常有白血病样血象及骨髓象。细胞免疫及体液免疫明显抑制。

（2）组织病理：红斑期真皮可见非特异性炎症，其主要特征为亲表皮现象，此种现象常提示为早期蕈样肉芽肿；斑块期表皮内有单核细胞积聚的微脓肿，真皮上部密集的多形性细胞浸润，主要为淋巴细胞、组织细胞、中性粒细胞、嗜酸性粒细胞，且向表皮内游走，后期可侵及整个表皮，基底液化更明显，真皮浸润明显，并出现蕈样肉芽肿细胞；肿瘤期浸润细胞中可见大量的蕈样肉芽肿细胞，深达皮下组织，异型性明显，核呈分裂象。

（四）治疗原则

治疗目的是控制或减轻病情，保护机体正常的免疫机能，尽量减少副作用。主要方法：

（1）干扰素肌肉或皮内注射，转移因子、胸腺素等肌内注射。

（2）局部外用 2.5% 5– 氟尿嘧啶软膏或新鲜配制的氮芥酒精（10mg）及维 A 酸类软膏。

（3）早期应用光化学疗法，晚期损害肿瘤可应用浅层 X 线、镭、小剂量电子束照射等，亦可采用联合疗法，慎用强烈化学药物、放疗及皮质类固醇激素，可试用口服芳香维 A 酸类、口服或静滴复方甘草类。

（4）如皮损局限，可考虑手术切除。蕈样肉芽肿预后主要与皮损的分期与范围有关晚期患者皮肤以外系统侵犯程度对预后影响较大。

【护理措施】

（一）基础护理

（1）保持床单位整洁，及时整理，保持室内空气新鲜，及时通风，定期消毒。

（2）给予患者饮食指导，加强营养支持，进清淡、易消化、高蛋白、富含维生素的食品，多饮水，多吃新鲜水果蔬菜，避免辛辣刺激性食物。

（3）心理护理：由于蕈样肉芽肿是一种极为罕见的特殊类型的淋巴瘤，病程一般较长，患者无论在精神上、经济上、还是肉体上都要承受着巨大的痛，患者面对种种困境，医护人员要以更大的耐心、爱心安慰和关爱患者，要给患者以和蔼可亲的言语，用认真、平和以及理解的心态倾听患者的主诉。在治疗中注意工作中的每一个细节，输液时争取一针成功，想方设法减轻患者痛苦，组织护理会诊讨论，确定最佳护理方案。针对患者易产生焦虑、恐慌的心态，根据具体情况，耐心、细致地向患者讲解关于该病的病因和可加重的诱因以及目前正在采取的检查、治疗、护理方案，使患者对本病有一定的认知和了解，以消除其心理障碍，增强战胜疾病的信心。从而提高疗效，提高生命质量。

（二）专科护理

用药的护理：除同一般外用药的用法外，还要注意在外用氮芥酒精治疗时，一定要注意观察患者的皮肤反应，部分患者可能有刺激性或过敏反应。

（1）静脉的选择：一般采用深部静脉置管术，避开患者的皮损，准时、按量、正确给药，加强巡视，防止化疗药物外渗，以保证化疗顺利进行。

（2）并发症的观察与护理：化疗药大多是毒副作用较强的药物，可引起全血细胞减少。患者易发生各种并发症。常见并发症包括：感染、消化道反应（如恶心、呕吐、口腔炎等）、脱发、心脏毒性等。针对这些情况，采取相应措施：操作时要严格无菌；病室定时开窗通风、紫外线消毒病房；

注意自身清洁卫生，勤洗手，勤漱口；密切观察脉搏的节律，速率，体温和呼吸情况，以及有无内脏出血或颅内出血的先兆等。如发生这些情况，及时报告医生处理。

（3）光化学疗法的护理：紫外线治疗期间，患者必须在医生指导下，有计划地进行照射；尽量避免阳光或额外紫外线照射，联合治疗的患者如口服光敏剂出现恶心时，可与牛奶或食物同服，避免饮酒或进食无花果等光敏性食物，照射当日应避免日晒，减少户外活动，防止光毒反应；检查和协助患者做好照射期间的防护工作，患者和工作人员都应佩戴防护眼镜，以预防白内障的发生；应注意防护男性生殖器部位、面部等非照射部位；反复接受紫外线照射后，正常部位的皮肤可发生光老化、干燥、瘙痒等症状，户外活动时应使用防晒霜。

（三）健康指导

出院后，嘱患者继续保持良好的心态，正确认识此病容易复发需长期乃至终身治疗；避免过度劳累，注意保暖，避免受凉；少去人多的场所，减少接触性感染；坚持温水擦浴，避免用刺激性沐浴产品；勤换内衣，最好选用棉质用品；增加营养提高抵抗力，应遵医嘱继续用药，切勿擅自减药、停药；定期复查。同时，嘱家属多关心体贴患者，让患者体验亲情的温暖，树立战胜疾病的信心，以积极的心态面对生活。

（郭丽英　汪郭亮　梁　斌　苏　迅）

第二卷第8篇《皮肤科临床护理》

参考文献

[1] 赵辨．中国临床皮肤病学．南京：江苏科学技术出版社，2011.

[2] 杨雪琴．心身性皮肤病概述．临床皮肤科杂志，2004，33（3）：190.

[3] 杨雪琴．银屑病患者必读．第2版．北京：人民卫生出版社，2009.

[4] 于晓静，李春阳．红皮病型银屑病52例临床分析．临床皮肤科杂志，2006，35（8）：494～496.

[5] 乔爱珍，苏迅．外周中心静脉导管技术与管理．北京：人民军医出版社，2010.

[6] 朱学骏，顾有守，沈丽玉．实用皮肤病性病治疗学．北京：北京大学医学出版社，2006.

[7] 郭丽娟．过敏性紫癜的护理与出院指导．全科护理，2009，7（7）：1837.

[8] 刘惠娟，孙珍．护理干预对过敏性紫癜患儿舒适度的影响．护理研究，2008，22（20）：1838～1840.

[9] 徐敏，纪岩文．特应性皮炎基因位点及基因治疗进展．国际皮肤性病学杂志，2007，33（2）：98～100.

[10] 郝飞．特应性皮炎发病机制及治疗研究进展．中华皮肤科杂志，2002，35（1）73～75.

[11] 刘辅仁．实用皮肤科学，第3版．北京：人民卫生出版社，2005.

[12] 郑一宁，吴欣娟，丁炎明．实用皮肤性病科护理及技术，北京：科学出版社，2008.

[13] 方洪元．朱德生皮肤病学．第3版．北京：人民卫生出版社，2009.

[14] 张信江，张合恩．实用皮肤性病治疗学．北京：人民军医出版社，2003.

[15] 张学军，刘维达，秦建中．现代皮肤性病学进展．合肥：安徽科学技术出版社，1997.

[16] 蔡维云．皮肌炎25例的护理．中国误诊学杂志，2006，6（22）：4463～4464.

[17] 刘彤，许峰．青少年与成人皮肌炎/多发性肌炎的比较分析．临床皮肤科杂志，2007，36（5）：275～277.

[18] 郑建娣，裘小平．重症皮肌炎的护理体会．现代中西医结合杂志，2007，16（25）：3743～3744.

[19] 陈吉辉，汪盛．皮肤性病科护理手册．北京：科学出版社，2010.

[20] 李桂菊．皮肌炎患者的临床特征及护理措施．中国医药指南，2008，6（15）：169.

[21] 张振东，杨森．天疱疮临床治疗进展．中国皮肤性病学杂志，2010，24（6）：576～578.

[22] 华红，闫志敏．寻常型天疱疮诊断和治疗的研究进展．现代口腔医学杂志，2010，24（2）：81～85.

[23] 袁越．大疱性类天疱疮36例护理．山西医药杂志，2011，40（1）：101～102.

[24] 王光超．皮肤病及性病学．北京：科学出版社，2002.

[25] 金英花．15例寻常型天疱疮的护理．山东医药，2010，50（2）：39.

[26] 吴在德．外科学．第5版．北京：人民卫生出版社，2002.

[27] 钟飞，王红．恶性黑色素瘤误诊误治1例报告．实用癌症杂志，2005，20（1）：105.

[28] 冯颖，吴玉梅．延长原发性宫颈恶黑患者生存期的综述．中国初级卫生保健，2008，22（3）：91.

[29] 连利娟，林巧稚．妇科肿瘤学．北京：人民卫生出版社，2006.

[30] 代铁荣，任建容，黄静．鼻部基底细胞癌手术治疗及护理．护士进修杂志，2010：（4）376～377.

[31] 王大章，口腔颌面外科手术学．北京：人民卫生出版社，2003.

[32] 徐敏，纪岩文，张理涛，等．蕈样肉芽肿诊断研究进展．中国麻风皮肤病杂志，2007，23（12）：1084～1086.

[33] 刘洁，王宝玺，渠涛，等．51例蕈样肉芽肿临床特征．中国医学科学院学报，2007，29（2）：174～180.

[34] 张玉珍，冯燕君，马红梅，等．1例蕈样肉芽肿肿瘤期患者的护理．中华护理杂志，2008，43（9）：846～847.

[35] 黎玉芬．23例蕈样肉芽肿的护理．华夏医学，

2008, 21 (4) : 805～807.

[36] Kirklin JW, Banett-Boyes BG. Cardiac Surgery. 3rd edition. New York: John Willey & Sons Inc., Elsevier Science. 2003.

[37] KIMBALL AB, JACOBSON C, WEISS S, et al. The psychosocial burden of psoriasis. Am J Clin Dermatol, 2005, 6 (6) : 383.

[38] Robert L. Rietschel, Joseph F.Fowler. Fisher's Contact Dermatitis 2010. People's Medical Publishing House, 2010.

[39] Weinstock MA. Malignant melanoma of the vulua and vagina in the United States patterns of incidence and population-based estimates of survival. Am J obetet Gynecol, 1994, (171) : 1225～1230.

第9篇

传染科临床护理

CHUANRANKE LINCHUANG HULI

第 9 篇

第一章

传染病概述

由病原微生物、寄生虫感染人和（或）动物所产生的疾病称为感染性疾病（infectious diseases）。病原微生物包括病毒、细菌、螺旋体、立克次体等，寄生虫包括原虫、蠕虫等。感染性疾病中具有传染性，并可导致不同程度流行的疾病称为传染病（communicable diseases）。

目前我国传染病的防治工作，随着科学技术的发展取得了新成就，但依然是一项长期艰巨的任务。多种传染病仍然危害人类的生命和健康，防治形势十分严峻。一方面，病毒性肝炎、结核病、感染性腹泻等传统常见传染病仍长期威胁着人类的健康，其中最典型的结核病及性传播疾病，原本已经得到基本控制，但由于多种原因如耐药菌株的形成、人口流动性增大等，现在其发病率均呈上升趋势。另一方面，一些新的病原微生物不断出现，导致新发传染病如传染性非典型肺炎（SARS）、人感染高致病性禽流感、甲型H1N1流感的暴发和流行，严重危害人类的生命和健康。因此，传染病防治工作任重而道远。

第一节　传染病流行的基本环节与影响因素

传染病的流行过程指在复杂的自然因素和社会因素的影响下，传染病在人群中发生、发展和转归的过程。构成这一过程必须具备三个条件，即传染源、传播途径和易感人群，缺少其中任何一个环节或阻断它们之间的联系，流行过程就不会产生。这三个条件一般称为传染病流行过程的基本环节，也称为感染链。

一、传染病流行过程的基本环节

1. 传染源

传染源是指病原体能在体内生长、繁殖并能将其排出体外的人和动物。传染源包括患者、病原携带者、受感染的动物等。

（1）患者：患者是主要的传染源，不同传染病的传染期有明显差别，大部分传染病以临床症状期为主要传染期，隔离期限是依据传染期而制订。

（2）病原携带者：某些传染病患者恢复后在一段时间内仍继续排出病原体，也有些健康人携带某种致病菌，由于没有明显的临床症状，不易被发现，有重要的流行病学意义。如脑膜炎奈瑟菌常有健康带菌者，伤寒沙门菌、乙型肝炎病毒等均可有恢复期带菌者。

（3）受感染的动物：以动物为传染源的疾病有鼠疫、狂犬病、流行性乙型脑炎、流行性出血热、血吸虫病等。

2. 传播途径

传播途径是指病原体离开传染源后到达易感者体内的途径，常见的传播途径包括呼吸道、消化道、血液与体液，以及与虫媒接触等。

（1）呼吸道传播：病原体主要存在于患者或病原携带者的呼吸道，通过空气、飞沫以及尘埃，经易感者吸入而引起感染，如甲型 H1N1 流感、人感染高致病性禽流感、麻疹、白喉、流行性脑脊髓膜炎、肺结核等。

（2）消化道传播：消化道传播又称作粪－口途径，病原体主要存在于患者或病原携带者的消化道中，它们随粪便排出体外，污染水、食物、食具，易感者进食、饮水时获得感染，如痢疾、霍乱、伤寒等。

（3）接触传播：病原体直接或间接经体表皮肤侵入人体，易感者接触被病原体污染的物体（如水、土壤）时引起感染，如破伤风、血吸虫病、钩端螺旋体病等。

（4）虫媒传播：虫媒指节肢动物，如蚊、蚤、虱、蜱及恙虫等，这些媒介昆虫可以通过叮咬、吸血活动传播某些传染病，如疟疾、流行性乙型脑炎、流行性斑疹伤寒等。虫媒传播的传染病根据节肢动物的生活习性，有明显的季节性，有些疾病的传播则与地区和患者的职业有关。

（5）血液、体液传播：病原体存在于患者或病原携带者的血液或体液中，易感者通过输入血制品、性接触或分娩等获得感染，如乙型肝炎、丙型肝炎、艾滋病、淋病、梅毒等。

3. 易感人群

易感人群是指对某种传染病缺乏特异性免疫力的人群。人群作为一个整体，对某种传染病容易感染的程度称为人群易感性。新生儿的增加、免疫人口减少、易感人群的流入、病原体变异等因素可使人群易感性增加，预防接种、免疫人群迁入、传染病流行后等因素可使人群易感性下降。当易感者的比例在人群中达到一定水平，又有传染源和合适的传播途径时，传染病就容易流行。某些病后免疫力很巩固的传染病，发生一次流行后要待几年后，当易感者比例再次上升至一定水平，才会发生再次流行，这种现象被称为流行的周期性，如流行性乙型脑炎、麻疹。在普遍推行人工主动免疫的干预下，可把易感者比例降至很低，才能有效地阻止传染病流行周期性的发生。

二、影响传染病流行过程的因素

（1）自然因素：自然因素是指地理、气象、生态等条件，对传染病流行过程的发生和发展有着重要影响。如冬季寒冷、干燥，可降低呼吸道黏膜的抵抗力，同时人们多聚集在室内活动，接触频繁，因而有利于呼吸道传染病的传播流行。而夏秋季节气温高、雨水多，有利于蚊蝇大量滋生，水源易被污染，经消化道和蚊虫传播的传染病的发病率呈季节性升高。地理条件可利于某些传染病的传播媒介生长，如南方多河流湖沼，利于钉螺的滋生，促成血吸虫病的流行，长江以北的某些地区又利于白蛉的繁殖，使黑热病能够传播蔓延。某些自然生态环境为传染病在野生动物之间的传播创造了有利条件，如鼠疫、钩端螺旋体病等，人类进入这些地区也可受到感染，称为自然疫源性传染病或人畜共患疾病。

（2）社会因素：社会制度、经济状况、文化水平、风俗习惯、卫生医疗条件等，对传染病流行过程有决定性的影响。战争、灾荒、地震等也可促使传染病的发生和流行。

（李春梅）

第二节　传染病的基本特征和临床特点

一、传染病的基本特征

（1）特异性：每一种传染病都有它的特异性病原体，病原体种类概括起来分为微生物和寄生虫两大类。前者包括病毒、衣原体、立克次体、细菌、螺旋体及真菌等，后者包括原虫及蠕虫等。

（2）传染性和流行性：传染病患者排出的病原体通过一定的传播途径使其他易感者患病的特性，称为传染性。传染病能在人群中传播蔓延的特性，称为流行性。不同传染病的传染性强弱不同，传染期有长有短，传播的途径也各不相同。在一定条件下，传染病可在人群中广泛蔓延，引起不同程度的流行。

（3）地方性和季节性：某些传染病由于中间宿主、地理条件及人群生活习惯等原因，只能在一定地区内发生，称为地区性传染病，如长江流域的血吸虫病。某些传染病的传播受气候条件或媒介昆虫的生活习性影响，发病表现出季节性，如呼吸道传染病多见于冬春，流行性乙型脑炎则主要发生在蚊虫活跃的夏秋季。

（4）不同程度的免疫性：免疫性指人体在病原体入侵后，主动积极地做出对抗性防御反应，消灭病原体，破坏并排泄其毒性产物。不同传染病的免疫持续时间长短和强弱程度各有不同，免疫性持久的如鼠疫、天花、麻疹、百日咳等（即所谓的终生免疫）；免疫性短暂的如细菌性痢疾、流行性感冒等。

二、传染病的临床特点

1. 病程发展的阶段性

传染病尤其是急性传染病，从发生、发展到恢复具有一定的阶段性，一般分四个阶段。

（1）潜伏期：从病原体侵入人体直到出现临床症状，这段时期称为潜伏期。寄生虫性传染病的潜伏期是从病原体侵入人体到出现幼虫或虫卵的时间。不同的传染病其潜伏期长短各异，短至数小时，如细菌性食物中毒；长至数月乃至数年，如狂犬病、艾滋病。每种传染病的潜伏期均有一定范围，并呈正态分布，是检疫工作观察、留验接触者的重要依据。

（2）前驱期：前驱期亦称侵袭期，从起病至症状明显开始为止的时期称为前驱期。通常有一些非特异性的症状和体征，如头痛、发热、乏力、食欲缺乏和肌肉酸痛等，为许多传染病所共有，一般持续1~3天。起病急骤者可无此期。

（3）进展期：又称作极期，病情逐渐或急剧加重而达到高峰，并出现该病所特有的症状和体征。例如呈现一定的热型、不同中毒症状等。

（4）恢复期：病程中机体免疫力增加到一定程度，体内病理过程基本终止，患者症状、体征基本消失，临床上称为恢复期。但有些传染病患者在恢复期亦可出现复发或再燃。

2. 常见症状与体征

（1）发热：发热是传染病最常见的一种症状。依据热度的高低，可分为低热、中等热、高热和过高热四种。按照每天记录的体温曲线波动情况，又可分为不同热型，如稽留热、间歇热、波浪热、不规则热等。

（2）出疹：出疹是许多传染病的重要体征，包括皮疹和黏膜疹。了解出疹的种类、形态、出现的日期、分布、出疹顺序以及消退情况等，在诊断和鉴别诊断时具有重要的作用。如水痘、风疹出疹多发生于病程第一天，猩红热于第二天，天花于第三天，麻疹于第四天，斑疹伤寒于第五天，伤寒于第六天。水痘皮疹呈向心性分布，多集中于躯干部位；天花皮疹则为离心性分布，多见于四肢及头面部；麻疹的出疹顺序为自耳后及颈部开始，然后自上而下蔓延全身，最后到四肢，同时有黏膜疹（科氏斑）。

（3）全身中毒症状：病原体及其代谢产物进入血循环，导致的多脏器功能紊乱及中毒性病理变化称为毒血症状。轻者症状有发热、疲乏、全身不适、厌食、头痛、关节肌肉痛等，也可出现单核－吞噬细胞系统反应，临床表现为肝、脾及淋巴结肿大；严重者可有意识障碍、谵妄、脑膜刺激征、中毒性脑病、呼吸和（或）循环衰竭等表现。

3. 临床类型

同一种传染病，临床表现的轻重差别可能很大，一般将具有典型临床经过的传染病称为普通型，其他分为轻型、重型及暴发型。此外，尚可按病情发展划分急性期、亚急性期及慢性期。

（李春梅）

第三节　传染病的护理原则

传染病护理需根据其传染病特点，严格掌握消毒隔离技术；在工作流程上时刻注意三区（清洁区、半污染区、污染区）的划分和限制，严格遵守消毒隔离流程。

【护理措施】

（一）消毒隔离

严格按照不同传染病病种的传播途径选择不同隔离方式，防止传染病的传播和医院内交叉感染。采用物理或化学消毒方法，消除或杀灭人体表面和周围环境中的病原体，包括患者的排泄物、生活用具，并对医护人员的手和医疗器械进行消毒处理。

（二）基础护理

保持病室空气新鲜，定时通风换气，光线充足，温度一般以 18~20℃为宜，湿度以 50%~60% 为宜。传染病的急性期应绝对卧床休息，休息可减少机体消耗，减轻病损器官的负担，防止并发症的发生。还应做好患者生活护理，保持其口腔和皮肤清洁，防止发生口腔炎和压疮。传染病患者多伴有高热，且新陈代谢快而食欲减退，因此饮食护理十分重要，可根据患者的饮食习惯，根据病情要求给予流质、半流质、软饭或普食，少量多餐，保证热量的摄入；同时，鼓励患者多饮水，维持水、电解质平衡，促进患者体内毒素的排泄；对于昏迷不能进食者，可鼻饲或通过静脉给予营养支持。

（三）专科护理

传染病病情进展快，变化多，特别是婴幼儿和老年人。护士应掌握常见传染病的临床表现及发病规律，严密监测患者生命体征及神志的变化，仔细观察病情变化、服药反应、治疗效果及特殊检查后的情况，做出正确的护理评估，及时报告医生，采取相应的处理措施。及时完成各项治疗操作，准确地完成治疗方案，同时确保医疗护理安全。

（四）健康指导

做好患者及家属的心理护理和心理疏导。传染病患者住院常需要单独隔离，患者常心情紧张、急躁不安，严重者甚至表现为恐惧、悲哀、抗拒治疗及逃跑等。护理人员应及时了解患者的心理状态，关心照顾之余耐心劝导患者配合治疗，树立其战胜疾病的信心。对恢复期患者进行疾病知识宣教和出院指导，积极预防并发症的发生，促使患者康复。同时进行预防传染病的知识宣传，指导患者和家属掌握消毒隔离的方法，做好家庭和社区的预防消毒工作。

（李春梅）

第四节　传染病的预防措施

传染病的预防是临床医务工作者的一项重要任务，做好传染病的预防工作，对减少传染病的发生及流行，最终达到控制和消灭传染病具有重要意义。针对传染病流行过程的基本环节及各种传染病的特点采取相应的预防措施。

一、管理传染源的措施

1. 对患者的管理

应严格管理传染病患者，做到早发现、早诊断、早报告、早隔离、早治疗。建立健全的医疗卫生防疫机构，开展传染病卫生宣传教育，提高人群对传染病的识别能力，对早期发现、早期诊断传染病有重要意义。一旦发现传染病患者或疑似患者，应立即予以隔离治疗。隔离期限按各种传染病的传染期或化验结果而定。条件许可时，应在临床症状消失后进行 2~3 次病原学检查（每次间隔 2~3

天），结果为阴性时方可解除隔离。对目前还不能做病原学检查的部分传染病，可在临床症状消失后，再经一定时间观察才能出院或解除隔离。还有的传染病患者出院后，应通知当地卫生机关加以后续管理。根据《中华人民共和国传染病防治法》，目前我国甲、乙、丙三类法定传染病共有 39 种。

（1）甲类：甲类为强制管理的传染病，共 2 种，包括鼠疫、霍乱。城镇要求发现后 2h 内上报，农村不超过 6h。

（2）乙类：乙类为严格管理的传染病，共 26 种，包括传染性非典型肺炎、艾滋病、病毒性肝炎、脊髓灰质炎、人感染高致病性禽流感、甲型 H1N1 流感、麻疹、流行性出血热、狂犬病、流行性乙型脑炎、登革热、炭疽、细菌性和阿米巴痢疾、肺结核、伤寒和副伤寒、流行性脑脊髓膜炎、百日咳、白喉、新生儿破伤风、猩红热、布鲁氏菌病、淋病、梅毒、钩端螺旋体病、血吸虫病、疟疾。城镇要求发现后 6h 内上报，农村不超过 12h。

（3）丙类：丙类为监测管理的传染病，共 11 种，包括流行性感冒（简称“流感”）、流行性腮腺炎、风疹、急性出血性结膜炎、麻风病、流行性和地方性斑疹伤寒、黑热病、包虫病、丝虫病、手足口病，以及感染性腹泻病（除霍乱、细菌性和阿米巴痢疾、伤寒和副伤寒以外的感染性腹泻病）。

2. 对接触者的管理

与传染病患者密切接触的易感者，可能受到感染而处于疾病的潜伏期，有的可能成为传染源。对接触者采取的措施称为检疫，检疫期限由最后接触之日算起至该病最长潜伏期。可对接触者分别采取医学观察、留验或卫生处理，包括测量体温、发现早期症状、做有关化验检查等，以便早期做出诊断。可根据具体情况进行紧急免疫接种和药物预防。

3. 对病原携带者的管理

对传染病接触者、有传染病史者、流行区居民和服务行业、托幼机构、供水行业的工作人员，应定期普查，有重点地进行定期病原学检查，可根据情况分别采取粪便、鼻咽分泌物、血液等送检。对发现的病原携带者，应酌情给予隔离治疗，消除其病原携带状态，必要时应调整工作。

4. 对动物传染源的管理

应根据动物所患的病种和经济价值，与兽医配合，给予隔离和彻底治疗，对无经济价值且危害性大的家畜应宰杀后焚化或深埋。在流行地区对动物如家畜、家禽进行预防接种，可降低发病率。

主要传染病的潜伏期、传染期、隔离期及接触者观察期见表 9–1。

表9–1 主要传染病的潜伏期、传染期、隔离期及接触者观察期

病名		潜伏期		传染期	隔离期	接触者观察期
		最短至最长	常见			
鼠疫	腺鼠疫 肺鼠疫	2~8天 数小时~3天	3~6天 1~3天	自发病起直至痊愈为止的整个病程	腺鼠疫隔离至淋巴结痊愈，肺鼠疫应在临床症状消失后，痰培养连续6次阴性方能出院	留验9天同时接种鼠疫菌苗
霍乱		数小时~6天	1~3天	潜伏期末即可排菌，临床症状期传染性最大，病后带菌自数天至4周不等，少数可数月至1年以上	临床症状消失后，隔日大便培养，连续2次阴性或症状消失后14天解除隔离	留验5天，并连续作粪便培养2次，阴性者解除隔离

续表

病名		潜伏期		传染期	隔离期	接触者观察期
		最短至最长	常见			
病毒性肝炎	甲型	15~50天	3~4周	潜伏期末至发病2周内传染性最大，少数在病后某段时期仍可排病毒	临床症状消失，肝功能恢复正常，但不少于病后30天，幼托机构要隔离40天	密切接触者医学观察45天，接触后2周内注射正常人免疫球蛋白可防止发病或减轻症状
	乙型	50~180天	100天左右	潜伏期末即有传染性，长者可达1年以上	急性期应隔离到HbsAg阴转，恢复期仍不阴转者按HBsAg携带者处理	HBsAg，抗HBc 抗HBs，HBeAg，抗HBe检测，均阴性者接种乙肝疫苗
	丙型	2~26周	7.4周	潜伏期末即有传染性，临床症状期传染最大，慢性病患者亦有传染性，最长达6年	急性期隔离至病情稳定，慢性病例按病原携带者处理	目前无法定措施
	丁型	2周~6个月	6~12周	急性感染后HDAg血症可持续25天，慢性感染者在HDAg与抗-HD消失前均有传染性	同乙型肝炎	目前无法定措施
	戊型	2~9周	6周	发病前2周至发病后2周从粪便中排出	自发病起隔离3周	医学观察45天
细菌性痢疾		数小时~7天	1~3天	潜伏期末即可排出病原体，临床症状期传染性最大，病后带菌常见，多为间歇排菌，绝大部分在病后1~2周停止，少数可长达数年	临床症状消失后，连续2年至3次粪检阴性或大便正常后1周可解除隔离	医学观察7天，饮食行业人员观察期间应送粪便培养1次，阴性者方可复工
流行性脑脊髓膜炎		1~10天	3~4天	潜伏期末即有传染性，普通型患者之传染性可持续6~7周	临床症消失后3天，但不少于病后7天	医学观察7天，可服利福平预防发病
流行性感冒		数小时~3天	1~2天	潜伏期末出现退热时止，传染期约1周	退热后2天	在大流行时，集体单位应进行检疫，出现发热等症状者，应早期隔离
麻疹		6~21天，被动免疫后可延至28天	10~11天	潜伏期末至出疹后5天	隔离至出疹后5天	医学观察21天，如接受过被动免疫者应延至28天
百日咳		2~21天	7~10天	潜伏期的最后1~2天至发病2~3周内传染性最大，一般在病后4周即无传染性	发病起40天或自痉挛性咳嗽后30天	医学观察21天
白喉		1~7天	2~4天	潜伏期末至整个病程均有传染性，部分患者在恢复期仍继续排菌	症状消失后鼻咽分泌物2次（间隔2天）培养阴性或症状消失后30天可解除隔离	医学观察7天
猩红热		1~12天	2~5天	潜伏期末至整个病程均有传染性，至皮肤脱屑阶段则无传染性	症状消失后咽拭培养3次阴性，可解除隔离，一般不少于病后1周	医学观察7~12天
水痘		10~21天	15天	潜伏期末至皮肤发疹和水泡时传染性最强	隔离至脱痂为止，但不得少于发病后2周	医学观察21天

续表

病名		潜伏期 最短至最长	潜伏期 常见	传染期	隔离期	接触者观察期
流行性腮腺炎		8~30天	14~21天	腮腺肿大前7天至肿大后9天	从发病起至腮腺肿大完全消退	成人一般不检疫；托幼机构儿童医学观察21天
流行性乙型脑炎		4~21天	10~14天	病毒血症时间短，一般在发病后5天内	隔离至体温正常为止，室内做好防蚊、灭蚊	不检疫
疟疾	间日疟	10天~数月	14天	疟疾现症患者和无症状带虫者，当其周围血液中有成熟配子体时就有传染性	不需隔离，但患者应给以系统治疗，居室内应做好防蚊、灭蚊	不检疫
	三日疟	10~45天	30天			
	恶性疟	5~12天	10天			
登革热		3~15天	5~7天	潜伏期末至病后3天，少数至病后6天	起病后7天	不检疫
布鲁氏菌病		3天~1年左右	7~14天	发病后第2周可在尿中发现病原体，可保持2~3个月	临床症状消失后解除隔离	不检疫
流行性出血热		5~46天	7~14天	急性期血液、尿液中有病原体具有传染性，可经破损皮肤感染	隔离至急性症状消失时止	不检疫
钩端螺旋体病		1~30天	7~13天	发病后第2周可在尿中发现病原体，可保持2~4个月，个别1年以上，但作为传染源意义不大	隔离至症状消失，应注意尿的消毒处理，防止接触传播	不检疫
炭疽病		12小时~12天	1~3天	主要为动物病，人经动物感染，人与人之间亦可经分泌物而受感染，但较少见，肺炭疽可经呼吸道传染	皮肤炭疽隔离至创伤口痊愈、痂皮脱落为止，其他类型患者在症状消失后细菌培养2次阴性后取消隔离	医学观察8天，与患者和病者接触之物品应进行消毒
狂犬病		12天~1年或长至5年	30~60天	个别情况下，可从唾液中分离到病毒，但未见人传人之事例	患者须住院隔离	不检疫
阿米巴痢疾		4天~数月或更长	10~18天	从发病早期排出滋养体到晚期粪便中含有大量包囊都有传染性	隔离至症状消失，大便连续三次检查滋养体及包囊阴性解除隔离	对饮食行业从业人员进行包囊检查、阳性者停止工作进行治疗
伤寒和副伤寒		伤寒3~42天，副伤寒2~15天	12~14天 8~10天	潜伏期末即可排菌；患者从大、小便排菌，相当一部分患者在恢复期仍可继续排菌2~3周，少数在1年以上，甚至终身	体温正常15天可解除隔离，可热退后5天和10天作2次大便培养，阴性者可解除隔离	医学观察21天，副伤寒为15天，饮食行业人员观察期间应送大便培养1次，阴性者方可工作
脊髓灰质炎		3~35天	7~14天	发病前10天至病后4周均有传染性，少数可达4个月	隔离期不少于病后40天	医学观察20天，对5岁以下儿童注射胎盘球蛋白或丙种球蛋白，可防止发病或减轻症状
艾滋病		6个月~10年以上	9~10年	血中检出HIV抗体起即有传染性	应立即采取隔离措施，并送卫生行政部门指定单位治疗	严密观察，长期追踪，在观察的6个月及1年时采血检测

二、切断传播途径的措施

（1）卫生措施：可根据各种传染病的传播途径采取措施，如消化道传染病，应着重加强饮食卫生、个人卫生及粪便管理，保护水源，消灭苍蝇、蟑螂、老鼠等。对呼吸道传染病，应注重空气消毒，提倡流行期间减少到公共场所的次数，外出时戴口罩，不随地吐痰，咳嗽和打喷嚏时用手帕捂住口鼻。加强血源和血制品的管理，预防血源性传染病。

（2）消毒：利用各种物理或化学方法，消除和杀灭存留在传播因素上的病原体，以切断传播途径，防止传染病的传播流行。在医院内正确、严格地消毒，可有效地防止院内交叉感染。

（3）杀虫：人类传染病有相当一部分是通过昆虫传播的，其中有些传染病（如昆虫）是唯一的传播途径。应大力开展卫生运动，灭鼠、灭蟑，农村采取灭虱子、灭蚤、灭钉螺等防虫、驱虫和杀虫的有效手段。

三、保护易感人群的措施

1. 增强人体非特异性免疫力

非特异性免疫力是机体对进入体内的异物的一种清除机制，是生物个体生来即有的，能遗传后代，不涉及免疫识别和免疫反应增强。非特异性免疫力的功能主要包括各种屏障作用、血液中吞噬细胞和粒细胞的吞噬作用，以及补体、溶酶体对病原体的清除作用。非特异性免疫力是产生特异性免疫力的基础。增加人体非特异性免疫力的主要措施包括积极开展各项体育活动，锻炼身体，做到因人而异、循序渐进，注意饮食起居及生活规律，避免过度劳累等。

2. 增强人体特异性免疫力

人体可通过隐性感染、显性感染或预防接种获得对该种传染病的特异性免疫力，其中预防接种起着关键的作用。按免疫性质的不同，可分为人工自动免疫和人工被动免疫。

（1）人工自动免疫：将减毒或灭活的病原体、纯化的抗原和类毒素制成菌（疫）苗接种到人体内，使人体于接种后1~4周产生抗体，称为人工自动免疫。免疫力可保持数月或数年。

（2）人工被动免疫：将制备好的含抗体的血清或抗毒素注入易感者体内，使机体迅速获得免疫力的方法，称为人工被动免疫。人工被动免疫其免疫力持续时间一般2~4周，常用于治疗或对易感者的紧急预防。常用的制剂有白喉抗毒素、破伤风抗毒素、人血丙种球蛋白、胎盘球蛋白和特异性高价免疫球蛋白等。

3. 药物预防

对某些尚无特异性免疫方法或免疫效果尚不理想的传染病，在流行期间可给易感者口服药物进行预防，对降低发病率和控制流行有一定作用。如口服磺胺药物预防流行性脑脊髓膜炎，口服乙胺嘧啶预防疟疾等。

（李春梅）

第二章

呼吸道传播的传染病护理

第一节 麻疹患者的护理

【护理措施】

麻疹（measles）是由麻疹病毒引起的急性呼吸道传染病，临床以发热、上呼吸道症状、结膜炎、口腔麻疹黏膜斑（koplik spots）及全身斑丘疹为主要特征。此病好发于儿童，传染性极强，但愈后大多获得终生免疫。目前流行的特点呈轻症、不典型者增多，发病年龄后移。麻疹病毒属于副黏液病毒科麻疹病毒属，麻疹病毒体外抵抗力弱，在空气飞沫中保持传染性不超过 2h。对热、紫外线及一般消毒剂敏感，日光照射或在空气流通中 20~30min 即失去致病力。55℃时 15min 即可灭活，但耐寒及耐干燥。

（一）发病机制

当易感者接触麻疹患者鼻、口咽等处分泌物或吸入含有病毒的飞沫后，麻疹病毒在局部黏膜短期繁殖，同时有少量病毒侵入血液（初次病毒血症）。此后病毒在远处器官的单核－巨噬细胞系统中复制活跃，在感染后 5~7 天，大量进入血液（第二次病毒血症），病毒由白细胞携带播散至全身各组织器官，主要经过呼吸道、眼结膜、皮肤、胃肠道等，引起全身广泛性损伤，此期为临床前驱期，传染性最强。皮疹出现后，病毒复制即减少，第 3~4 天后，血清内 IgM 抗体几乎 100% 阳性，临床症状也开始明显改善。由于此时全身及局部免疫反应受抑制，部分患者可继发肺炎、心肌炎、喉炎等。

（二）流行病学

（1）传染源：麻疹患者是唯一传染源。发病前 2 天至出疹后 5 天眼结膜、鼻、口咽和气道等分泌物中均含有病毒，具有传染性，前驱期传染性最强，出疹后逐渐减低。如合并肺炎，传染期可延长至出疹后 10 天。

（2）传播途径：经呼吸道飞沫传播。主要通过打喷嚏、咳嗽和说话等，排出的病毒经口、咽、鼻或睑结膜侵入易感者。

（3）人群易感性：此病传染性极强，人群普遍易感。易感者接触后 90% 以上发病。其中以 6 个月至 5 岁的儿童发病率最高，男女无差异。愈后获得持久免疫。

（4）流行特征：麻疹一年四季均可发病，以冬春季多见。近年来随着麻疹减毒活疫苗的广泛接种，麻疹的流行在世界范围内已得到较好的控制，但在流动人口较多和未普及接种疫苗的地区易发生局部麻疹的暴发流行。

（三）临床表现

潜伏期一般为6~21天，平均10天左右，曾接受免疫者可延长至3~4周。潜伏期末可有低热、精神差等全身不适症状。

1. 典型麻疹

（1）前驱期（出疹前期）：从发热到出疹一般为3~4天。这一期的主要表现类似上呼吸道感染症状：①发热：多为首发症状，中度以上发热，随着体温的升高可出现全身中毒症状，如全身不适、食欲减退、精神不振、呕吐、腹泻等。②急性卡他症状：在发热的同时出现咳嗽、流涕、流泪、咽部充血等症状。③眼部症状：患者表现为结膜炎、眼睑水肿、眼泪增多、畏光、下眼睑边缘有一条明显的充血横线（stimson 线），对诊断麻疹极有帮助。④口腔麻疹黏膜斑（koplik spots）：在起病2~3天后，约90%的患者口腔两侧正对第一臼齿的颊黏膜上出现直径为0.5~10mm的灰白色小点，外有红色晕圈，起初仅数个，1~2天迅速增多并融合成片，一般在麻疹出现后2~3天消失，对麻疹的早期诊断具有特殊意义。

（2）出疹期：多在发热后3~4天出现皮疹。体温可突然升高至40~40.5℃，3~5天皮疹出齐。始见于耳后发际，渐及面、颈部，然后自上而下蔓延至胸、背、四肢，最后到达手掌和足底，标志皮疹已出齐。皮疹初为淡红色斑丘疹，大小不等，直径为2~4mm，高出皮肤，压之褪色。皮疹数量逐渐增多，可融合成片，皮疹颜色由淡红色、鲜红色到暗红色，疹间皮肤正常。高热时患者常有谵妄、嗜睡，多为一过性，退热后消失。

（3）恢复期：一般为3~5天。皮疹出齐后，体温开始下降，全身症状明显减轻。皮疹按出疹顺序依次消退，消退时有糠麸状脱屑，留有浅褐色色素沉着，1~2周完全消失。

2. 非典型麻疹

（1）轻症麻疹：多见于机体有一定免疫力者，症状较轻，口腔麻疹黏膜斑不明显，皮疹稀疏，无并发症。

（2）重症麻疹：见于体弱或有严重感染者，病死率高。包括三种类型：①中毒性麻疹：起病即高热，持续在40~41℃，早期出现大片紫蓝色融合性皮疹，伴气促、心率加快、发绀，常有谵妄、昏迷、抽搐。②休克性麻疹：出现循环衰竭或心力衰竭，有高热，面色苍白，肢端发绀、四肢厥冷、心音变弱、心率快、血压下降等，患儿皮疹色暗淡、稀少，出疹不透或皮疹刚出又突然消退。③出血性麻疹：皮疹为出血性，压之不褪色，同时可有内脏出血。

（3）异型麻疹：为接种灭活疫苗后引起。表现为高热、头痛、肌痛，无口腔麻疹黏膜斑。皮疹从四肢远端开始延及躯干、面部，呈多形性，常伴随水肿及肺炎。

（四）辅助检查

（1）血常规检查：出疹期白细胞、中性粒细胞计数下降，淋巴细胞相对增多。若白细胞增多常提示继发细菌感染。

（2）病原学检查：早期从鼻咽部、眼等分泌物中分离到麻疹病毒均可确诊。

（3）血清抗体检测：皮疹出现1~2天内用酶联免疫检测法从血中检出特异性IgM抗体，对该病有早期诊断价值。

（五）治疗原则

对麻疹病毒目前尚无特异性抗病毒药物，主要是对症治疗、加强护理、预防和治疗并发症。

【护理措施】

（一）基础护理

（1）隔离：按呼吸道传染病的要求进行隔离。轻症麻疹患者以家庭为单位隔离为宜，由社区医生负责进行家庭访视。重症麻疹且伴随并发症的患者，应住院隔离治疗。麻疹需隔离至出疹后5天，有并发症者则酌情适当延长隔离期限，如并发肺炎者，可延长至出疹后10天。

（2）环境与休息：保持室温18~22℃，湿度50%~60%，经常开窗通风或保持空气流通，但要避免患者直接吹风以防受凉，保持床单位整洁、干燥。患者的衣物、被褥及玩具等可置于紫外线或日光下照射消毒1~2h。

（3）饮食护理：应根据患者的病情和年龄，给予流质或半流质饮食。饮食应富于营养且易消化，如牛奶、豆浆、蛋羹、稀饭或面条等，少量多餐。多补充水分，促进血液循环，加速体内毒素的排出，利于解热、透疹。进入恢复期后，应给予患者高蛋白、高维生素食物。频繁腹泻、不能进食或进食过少者，应予以静脉输液，注意患者体内的电解质及酸碱平衡。

（4）高热的护理：护理高热的麻疹患者需兼顾透疹，若患者没有并发症，发热不超过39℃，不宜退热，尤其忌冷敷及酒精擦浴，以免体温骤降引起末梢循环障碍而影响出疹。体温超过40℃的患者，可给予小剂量退热剂，亦可温水擦浴。注意药物降温应使体温维持在38℃左右，不可过低，避免急骤退热而致患者虚脱。高热时患者的衣褥应适宜，出汗后需及时擦干，更换衣褥。

（5）皮肤的护理：在保温的情况下，每天用温水擦浴。腹泻患者注意臀部清洁。脱屑可引起皮肤瘙痒，要勤剪指甲，以防其抓伤皮肤引起继发感染。

（6）口腔、眼、耳、鼻咽部的护理：每天可用生理盐水或2%硼酸溶液含漱2~3次，嘴唇干裂者局部涂润唇膏。发现患者患有眼结膜炎时，每天用生理盐水或2%硼酸溶液冲洗2~3次，冲洗后滴入眼药水，保持室内光线柔和，避免强光刺激眼睛。防止呕吐物或眼泪等流入耳道引起中耳炎。麻疹患者鼻腔分泌物较多，易形成鼻痂堵塞鼻腔，影响呼吸，如发现有鼻痂应用温水轻轻擦拭，避免强行抠出而损伤黏膜。

（二）专科护理

（1）严密观察病情变化：观察患者发热的程度、持续时间及热型。轻症仅为中度发热，重症体温可超过40℃，多数患者体温逐渐升高。注意观察出疹时间、顺序，疹子的颜色、形状，是否出齐及皮疹消退的情况。

（2）肺炎：肺炎为麻疹最常见并发症，多见于5岁以下的患儿，占麻疹患儿死因的90%以上。若患者咳嗽加重、气喘、呼吸困难、面色发绀时，应高度警惕并发症的发生，立即给予患者氧气吸入，改善患者缺氧状况，可采取侧卧位，平卧位时头偏向一侧，定时翻身拍背，参考药敏试验给予抗菌治疗。

（3）喉炎：喉炎以3岁以下儿童多见，继发细菌感染时致喉部组织水肿，分泌物增多，极易引起喉梗阻。出现声音嘶哑、吸气性呼吸困难，甚至出现犬吠样咳嗽，应考虑喉炎的可能。应及时雾化吸入稀释痰液，使用抗生素，喉梗阻严重时及早行气管切开。

（4）心肌炎：2 岁以下幼儿易致心肌病变，表现为气促、烦躁、面色苍白、发绀，听诊心音低钝，心率快。此并发症应警惕皮疹不能发透或突然隐退的患儿，给予绝对卧床休息，出现心力衰竭者应及早给予强心药物治疗。

（5）脑炎：脑炎可发生于出疹后 2~6 天，大多认为系麻疹病毒直接侵犯脑组织所致，但也不排除免疫机制的作用。表现为嗜睡或烦躁、头痛、剧烈呕吐甚至惊厥昏迷。当出现惊厥或抽搐时，将患者置于仰卧位，头偏向一侧，保持呼吸道通畅，及时清除口咽部分泌物，如吸痰等。

（三）健康指导

（1）做好麻疹的预防接种宣传，让家长了解给孩子接种麻疹疫苗的重要性。

（2）在麻疹流行期间避免让易感者去公共场所，以减少感染机会。

（3）轻症麻疹患者可在家中隔离，如出现皮疹透发不好或持续高热、咳嗽加重、鼻翼扇动、发绀等情况应及时到医院就诊。

（刘小冬）

第二节　水痘患者的护理

【概述】

水痘（chickenpox）是水痘－带状疱疹病毒所引起的常见的急性传染病。临床以全身分批出现的皮疹为特点，皮疹以斑疹、丘疹、疱疹、结痂为其演变过程，一般预后良好，多见于儿童。水痘痊愈后，病毒继续潜伏在感觉神经节内，经再次激活即可引起带状疱疹，临床表现为沿身体一侧周围神经分布的成簇出现的疱疹，多见于成年人。水痘－带状疱疹病毒属疱疹病毒科，呈球形。此病毒仅有一个血清型，人是唯一的宿主。人群普遍易感，但学龄前儿童发病最多，6 个月以下的婴儿较少见，以冬春季多见，传染性很强，易感者接触患者后发病率约 90%。此病毒在体外生活能力较弱，不耐热，不耐酸，不能在痂皮中存活，易被消毒剂灭活。

（一）发病机制

病毒侵入机体后，首先在呼吸道黏膜细胞中增殖，2~3 天后进入血液，形成病毒血症，并在单核－吞噬细胞系统内增殖后再次进入血液循环，形成第二次病毒血症，病毒侵犯皮肤及内脏引起发病。临床水痘皮疹的分批出现与病毒间歇性播散有关。水痘痊愈后，病毒潜伏于脊髓后根神经节及颅神经节内，当人体免疫力下降或某些诱因激活病毒时，即可发生带状疱疹。

（二）流行病学

（1）传染源：水痘患者为唯一传染源，自水痘出疹前 1~2 天至皮疹干燥结痂，均有传染性。易感儿童接触带状疱疹患者，也可发生水痘，但少见。

（2）传播途径：主要通过飞沫和直接接触传播，亦可通过接触被污染的用具传播。

（3）人群易感性：普遍易感，但学龄前儿童发病最多。6个月以内的婴儿由于获得母体抗体，发病较少。孕妇患水痘可感染胎儿。病后获得持久免疫，但以后可发生带状疱疹。

（4）流行特征：全年均可发生，冬春季多见。此病传染性很强，易感者接触患者后发病率约90%，故幼儿园、小学等场所易引发流行。

（三）临床表现

水痘的潜伏期10~24天，多为2周。

（1）前驱期：婴幼儿常无症状，或症状轻微，皮疹、低热、全身不适等表现常同时出现，年长儿童或成人可有发热、头痛、全身不适、食欲减退及上呼吸道症状，持续1~2天后出疹。

（2）皮疹期：皮疹先见于躯干、头部，后延及全身。皮疹发展迅速，开始为红色斑疹，数小时内变为丘疹，再形成疱疹。皮疹常呈椭圆形，3~5mm，周围有红晕，疱疹壁薄易破，疱液初为透明，后混浊，疱疹处常伴有瘙痒，1~2天后疱疹从中心开始干结成痂，如无感染，1~2周后痂皮脱落，一般不留瘢痕。继发感染时，疱液可呈脓性，结痂时间延长并可留有瘢痕。皮疹呈向心分布，躯干部皮诊最多，其次为头面部，四肢相对较少。皮疹分批出现，同一部位可见斑疹、丘疹、疱疹和结痂同时存在，是水痘皮疹的重要特征。口腔、外阴、眼结合膜等处黏膜可发生浅表疱疹，易破溃形成浅表性溃疡，有疼痛感。

（3）预后：水痘为自限性疾病，一般10天左右自愈。免疫功能低下的患儿全身中毒症状较重，皮疹分布广泛，易出现播散型水痘，可融合形成大泡型疱疹或出血性水痘，可继发感染甚至引起败血症，病死率高。妊娠期感染水痘，可致胎儿畸形、早产或死胎；产前数日内如感染水痘，可发生新生儿水痘，病情常较危重。

（四）辅助检查

（1）血常规检查：白细胞总数正常或稍增高，分类计数正常。

（2）疱疹刮片：刮取新鲜疱疹基底组织涂片，用瑞氏染色可发现多核巨细胞，用苏木素－伊红染色可查见细胞核内包涵体。

（3）病毒分离：在起病3天内取疱疹液做细胞培养，其病毒分离阳性率高。

（4）血清抗体检测：可用补体结合试验等方法测定血清特异性抗体。

（五）治疗原则

（1）一般治疗与对症治疗：发热期注意水分和营养的补充，嘱患者卧床休息，保持皮肤清洁，避免搔抓。皮肤瘙痒者可用炉甘石涂抹，疱疹破裂后可涂抗生素软膏，以预防感染。

（2）抗病毒治疗：阿昔洛韦是治疗水痘－带状疱疹病毒感染的首选药物。如皮疹出现24h内进行治疗，则能控制皮疹发展，促进病情好转。此外，也可试用阿糖胞苷和干扰素。

（3）防治并发症：有继发细菌感染时应及早选用有效的抗毒素。脑炎出现脑水肿者应采取脱水治疗。治疗水痘期间不宜使用肾上腺皮质激素类药物，以免引起病毒播散。

【护理措施】

（一）基础护理

（1）隔离：按呼吸道传染病隔离。水痘患者应隔离至疱疹全部结痂，或出疹后7日。托幼机构中接触患儿的易感者应检疫3周。水痘出疹前1~2天至疱疹结痂均有传染性，易感儿童接触后90%发病，故传染性很强。收治水痘并发症的病室，在未进行终末消毒前，不可接纳新入院的水痘患者。免疫功能低下的患儿，除按要求呼吸道隔离外还应实施保护性隔离。

（2）环境与休息：保持室温18~22℃，湿度50%~60%，经常开窗通风，但要避免患儿直接吹风以防受凉。室内安静，减少不必要的人员探视。患儿需卧床休息至疱疹全部结痂、体温恢复正常。

（3）饮食护理：应根据患者的病情和年龄，给予母乳、流质或半流质饮食。饮食应富有营养且易消化，少量多餐，注意补充水分，多饮热水、果汁及热汤，促进血液循环，加速患者体内毒素的排出，进入恢复期后，应给予高蛋白、高维生素食物。

（4）发热的护理：发热时应卧床休息，密切观察患者体温的变化，患儿多有中低度发热，不必用药物降温。如患者有高热，可采用物理降温，如温水擦浴、冰袋、冰水灌肠等，禁用酒精擦浴，以免对皮肤产生刺激。给予患者药物降温时，避免大量出汗引起虚脱。

（5）皮疹护理：观察患者出疹情况，即疱疹有无破裂或继发感染。皮肤瘙痒者应避免搔抓，注意剪短患儿指甲，防止损伤皮肤引起感染。患者每天清洁消毒皮肤2次，如有皮肤继发感染需增加清洁消毒的次数。发生小面积破溃时可以遵医嘱涂抗生素软膏，大面积破溃用无菌纱布包扎，被服经高压灭菌后再使用。防止继发感染，如有感染应遵医嘱定时换药。

（二）专科护理

（1）严密观察患者的病情变化：观察体温、皮疹发展情况和有无继发感染，应注意观察患者有无咳嗽、胸痛、呼吸困难、发绀等肺炎表现；观察患者有无意识改变，有无头痛、颅压升高等症状，及早发现脑炎症状。

（2）药物的护理：发热的患儿禁用阿司匹林，避免诱发瑞氏综合征。同时避免使用肾上腺皮质激素类药物（包括激素类软膏），以防病毒在患者体内增殖和扩散，使病情恶化。因其他疾病应用激素治疗的患者，感染水痘后，应争取在短期内递减药量，逐渐停药。免疫力低下者、正在使用免疫抑制剂者、孕妇等易感人群一旦接触了水痘患者，应立即肌内注射较大剂量的丙种球蛋白0.4~0.6ml/kg或带状疱疹免疫球蛋白0.1ml/kg，以减轻病情。

（三）健康指导

（1）儿童患水痘后首先应隔离在家，不要去学校、幼儿园及公共场所，以免传染他人，需隔离至皮疹全部干燥结痂为止。

（2）在水痘流行期间应宣传水痘防治的注意要点，家长应避免让易感儿去公共场所，避免与水痘患儿接触，以减少感染机会。

（3）宣教：向患者及其家属讲解水痘的临床过程、治疗护理要点，保证患者充分的休息、饮食营养，多饮水，指导其做好皮肤护理，预防皮肤感染。

（刘小冬）

第三节 猩红热患者的护理

【概述】

猩红热（scarlet fever）是由A组β型溶血性链球菌感染引起的急性呼吸道传染病。临床以发热、咽峡炎、全身弥漫性鲜红色皮疹和疹后脱屑为主要特征，少数患者病后可出现变态反应性心、肾、关节损害。猩红热主要经空气飞沫传播，人群普遍易感，冬春季多见，5~15岁儿童发病率高。A组β型溶血性链球菌也称化脓性链球菌，革兰染色阳性，其致病力来源于细菌本身及其产生的毒素和蛋白酶类。链球菌能产生抗原性不同的致热性外毒素，即红疹毒素，均能致发热和猩红热皮疹，并可抑制吞噬系统和T淋巴细胞功能，触发内毒素出血性坏死反应。链球菌还能产生链球菌溶血素，溶血素分为“O”和“S”两种，有溶解红细胞、杀伤白细胞、血小板和损伤心脏的作用。该菌外界生命力较强，在痰液及脓液中可生存数周，但对热及干燥较敏感，加热至56℃持续30min及一般消毒剂均可将其杀灭。

（一）发病机制

病原体侵入机体后主要产生三种病变：

（1）化脓性病变：病原体从咽部和扁桃体侵入后，通过M抗原黏附于咽部黏膜，并依靠其抵抗机体白细胞的吞噬作用，使局部产生化脓性炎症，引起咽喉炎和扁桃体炎。在透明质酸酶、链激酶溶血素作用下使炎症扩散和组织坏死。

（2）中毒性病变：病原菌产生的红疹毒素及其产物经咽部的血管侵入血流，引起发热等全身中毒症状。红疹毒素使皮肤和黏膜充血、水肿、上皮细胞增生和白细胞浸润，以毛囊周围最明显，形成典型的猩红热皮疹。恢复期表皮细胞死亡，形成脱屑；肝、脾、淋巴结可有不同程度的充血及脂肪变性，心肌可有混沌肿胀和变性，严重者可坏死；肾脏可有间质性炎症改变。

（3）变态反应性病变：在病程第2~3周，少数患者可在心、肾、关节滑膜等组织出现变态反应性病变。

（二）流行病学

（1）传染源：患者及带菌者是主要传染源。自发病前24h至疾病高峰传染性最强。A组β型溶血性链球菌引起的咽峡炎患者，排菌量大且不易被重视，是重要的传染源。

（2）传播途径：主要通过空气飞沫传播，亦可经皮肤伤口或产道等传播，称“外科型猩红热”或“产科型猩红热”。由于此病毒不耐热、对干燥抵抗力弱，故间接接触传染可能性小。

（3）人群易感性：人群普遍易感，感染猩红热后可产生抗菌免疫和抗毒免疫。抗红疹毒素的免疫力较持久，但由于其有5种血清型，其间无交叉免疫，故不同类型的猩红热病毒可交叉感染。

（4）流行特征：此病全年可发病，但以冬、春季为高峰期，主要见于5~15岁儿童。

（三）临床表现

猩红热潜伏期 1~7 天，一般 2~3 天。

1. 普通型猩红热

流行期间大多数患者属于此型，典型临床表现有：

（1）发热：多为持续发热，可达 39℃左右，伴有头痛、全身不适、食欲缺乏等一般中毒性症状，发热持续 1 周，发热体温的高低及热程均与皮疹的多少及其消长相一致。

（2）咽峡炎：表现有咽痛、吞咽痛，咽及扁桃体充血并覆有脓性渗出物。腭部有充血或出血性黏膜疹，可先于皮疹出现，颌下及颈淋巴结呈非化脓性炎症病变。

（3）皮疹：发热后 24h 内开始发疹，始于耳后、颈部及上胸部，24h 内迅速蔓延至全身。典型皮疹是在全身皮肤弥漫性充血的基础上，均匀分布针尖大小的丘疹，压之褪色，伴有痒感。少数患者可见带黄白色脓头且不易破溃的皮疹，称为“粟粒疹”。严重者可见出血性皮疹。在皮肤皱褶处，支疹密集或因摩擦出血而呈紫红色线状，称为“线状疹”（亦称 Pastia 线，帕氏线）。如颜面部位仅有充血无皮疹，而口鼻周围充血不明显，与面部充血相比之下显得发白，则称为“口周苍白圈”。与发疹同时出现舌乳头肿胀，初期舌覆白苔，肿胀的舌乳头凸出白苔之外，称为“草莓舌”。2~3 天后舌苔脱落，舌面光滑呈绛红色，舌乳头凸起，称为“杨梅舌”。皮疹多于 48h 达高峰，继之依出疹顺序开始消退，2~3 天内退尽，重者可持续 1 周左右。疹退后皮肤开始脱屑，皮疹越多、越密则脱屑越明显，以粟粒疹最重，可呈片状脱皮，面部及躯干常为糠屑状，手、足掌、指（趾）处由于角化层较厚，片状脱皮常完整，呈手套或袜套状。

2. 非典型猩红热

（1）轻型：近年来多见，表现为轻至中度发热，咽峡炎轻微，皮疹亦轻且仅见于躯干部，疹退后脱屑不明显，病程短，但仍有可能发生变态反应并发症。

（2）中毒型：病死率高，近年来少见。主要表现为毒血症，高热、头痛、出血性皮疹，甚至神志不清，可有中毒性心肌炎及感染性休克。

（3）脓毒型：罕见。主要表现为咽部严重的化脓性炎症、坏死及溃疡，常可波及邻近组织引起颈淋巴结炎、中耳炎、鼻窦炎等，亦可侵入血液循环引起败血症及迁延性化脓性病灶。

（4）外科型和产科型：病原菌经伤口或产道侵入而致病，故没有咽峡炎。皮疹始于伤口或产道周围，然后波及全身，中毒症状较轻。

（四）辅助检查

（1）血常规检查：白细胞总数增高，多在（10~20）$\times 10^9$/L，中性粒细胞常在 80% 以上，严重患者可出现中毒颗粒。出疹后嗜酸性粒细胞增多，占 5%~10%。

（2）尿常规检查：无明显异常，若发生肾脏变态反应并发症时，则尿蛋白增加并出现红细胞、白细胞和管型。

（3）血清学检查：免疫荧光法检测咽拭涂片可以快速诊断。

（4）病原学检查：可用咽拭子或其他病灶分泌物培养溶血性链球菌。

（五）治疗原则

（1）一般治疗：卧床休息，减少身体的消耗和心、肾、关节的负担，预防并发症。保持水、电解质及酸碱平衡，必要时静脉补液。

（2）病原治疗：多数A组链球菌对青霉素仍较敏感，故青霉素为首选药物，早期应用可缩短病程、减少并发症。病情严重者可增加剂量并延长疗程。对青霉素过敏者可用红霉素、罗红霉素或阿奇霉素。

（3）对症治疗：中毒型或脓毒型猩红热，除应用大剂量青霉素外，还可给予肾上腺皮质激素。若发生休克，应积极抗休克治疗，补充血容量，纠正酸中毒，加用血管活性药物等。对已化脓的病灶，必要时给予切开引流或手术治疗。

【护理措施】

（一）基础护理

（1）隔离：按呼吸道传染病隔离。近年来，猩红热以轻型多见，患者可在家中治疗及护理，由社区医生负责进行家庭访视，并指导做好隔离，重者及有并发症时及时住院隔离治疗。隔离期限为症状消退后1周或每天1次咽拭子培养连续3次阴性。有化脓性并发症者，应隔离至治愈为止。密切接触者医学观察7天，发现咽峡炎症状者应立即隔离治疗。

（2）环境与休息：室内安静，减少不必要的人员探视。发热期嘱患者卧床休息2~3周，并发心肌炎患者应绝对卧床休息。病房通风换气，每天2~3次，或紫外线照射空气消毒，被患者鼻咽分泌物污染的物品，如食具、玩具、书籍、衣物被褥等应随时消毒，接触及护理患者时应戴口罩。

（3）饮食护理：给予急性期患者高热量、营养丰富、清淡易消化的流质饮食。恢复期应逐渐过渡到高蛋白、高热量的半流质饮食。供给充足的水分，以利散热及排出毒素，鼓励患者进食富含维生素C的食物。并发肾炎患者应进食低盐、低蛋白质、半流质的饮食。患者病情好转后，可给予软食，但仍应进食少油腻及无辛辣刺激的食物。

（4）高热的护理：给予适当物理降温，可头部冷敷、温水擦浴或遵医嘱服用解热镇痛剂，忌冷水及酒精擦浴。高热时患者衣褥穿盖应适宜，忌捂汗，出汗后需及时擦干更换衣褥。

（二）专科护理

（1）严密观察病情变化：密切观察患者生命体征的变化，尤其要监测体温，观察皮疹及咽部症状，观察有无其他化脓性病灶。病程中注意观察血压变化，有无眼睑水肿、尿量减少及血尿等，每周尿常规检查2次，警惕出现急性肾小球肾炎。

（2）皮肤护理：患者的衣着应宽松，内衣裤勤换洗，床褥应保持清洁、松软、平整、干燥。注意保持患者的皮肤清洁，每天用温水轻擦皮肤，禁用肥皂水、酒精。有皮肤瘙痒者应避免搔抓，勤给患儿修剪指甲，若其自制能力差，可将其双手包起来，防止抓伤皮肤造成感染。瘙痒严重者，用炉甘石洗剂涂擦局部。疹退后若皮肤干燥可涂以润肤露保护皮肤。皮肤脱皮时让其自行脱落，不可强行撕脱，翘起的部分可用消毒剪刀剪去。

（3）咽部护理：注意患者的口腔卫生，常规口腔护理，咽痛明显者可用2%硼酸溶液漱口，口含溶菌酶含片。

（4）用药护理：应用青霉素治疗时，注意观察疗效及过敏反应。红霉素则应饭后服，以减轻恶心、呕吐等胃肠道反应。

（三）健康指导

（1）在流行期间应避免儿童前往公共场所，室内注意通风换气。

（2）向患者及其家属进行猩红热相关知识宣教，指导患者家属给患儿进行皮肤、口腔护理。

（3）在病程第2~3周易出现并发症，其中以急性肾小球肾炎最常见，嘱患者定期检查尿常规，若出现眼睑水肿、高热不退等，及时到医院检查，以便及早治疗。

（刘小冬）

第四节　流行性腮腺炎患者的护理

【概述】

流行性腮腺炎（mumps）是由腮腺炎病毒所引起的急性呼吸道传染病。临床特征为腮腺非化脓性炎症、腮腺区肿痛。腮腺炎病毒除侵犯腮腺外，亦可侵犯其他腺体组织及神经系统，引起脑膜炎、脑膜脑炎、睾丸炎、卵巢炎和胰腺炎等。腮腺炎病毒属副黏液病毒，呈球形，是单链RNA病毒，只有一个血清型，人是唯一的宿主。此病为自限性疾病，大多预后良好。人群普遍易感，90%病例发生于1~15岁，尤其5~9岁儿童为最，无免疫力的成人也可发病，病后可获较持久的免疫力。以冬、春两季好发。腮腺炎病毒抵抗力弱，紫外线、甲醛和56℃温度均可灭活。

（一）发病机制

腮腺炎病毒从呼吸道侵入人体后，在局部黏膜上皮细胞和淋巴结中大量繁殖，然后进入血液循环，形成第1次病毒血症。病毒经血流侵入腮腺等腺体和中枢神经系统，引起腮腺炎和脑膜炎。病毒在受累部位进一步繁殖，并再次进入血流，形成第2次病毒血症，可侵犯第1次病毒血症未受累的腺体和器官，如舌下腺、颌下腺、睾丸、胰腺等，因此临床出现不同器官相继发生病变。流行性腮腺炎的病理特征是受累组织的非化脓性炎症。

（二）流行病学

（1）传染源：流行性腮腺炎的传染源为早期患者和隐性感染者。腮腺肿大前7天至肿大后9天可从唾液中分离出病毒，此时患者具有高度传染性。无腮腺肿大仅有其他器官受累者亦可从唾液和尿中排出病毒。

（2）传播途径：腮腺炎病毒主要通过飞沫传播。

（3）人群易感性：普遍易感，感染后一般可获得持久免疫力。患者主要为儿童，1岁以下婴幼儿从母体获得特异性抗体而很少发病，无免疫力的成人亦可发病。

（4）流行特征：此病呈全球性分布，全年均可发病，以冬、春季为高峰，呈散发性或流行性。

（三）临床表现

腮腺炎病毒的潜伏期14~25天，平均18天。部分患者有发热、畏寒、头痛、食欲缺乏等前驱症状，但大部分患者无前驱症状。发病 1~2 天后出现颧骨或耳部疼痛，然后腮腺逐渐肿大，体温随之上升，可达 40℃以上，腮腺肿胀最具特征性。一般以耳垂为中心，向前、后、下发展，状如梨形，边缘不清。同时伴周围组织水肿使局部皮肤紧张，发亮但不发红，肿痛明显，言语、咀嚼（尤其进酸性饮食）时促进唾液分泌增加使疼痛加剧，触之坚韧有弹性，有轻触痛。通常一侧腮腺肿胀后 2~4 天累及对侧，双侧肿胀者约占 75%。腮腺管开口处早期可有红肿，挤压腮腺无脓性分泌物溢出。腮腺肿胀大多于 2~3 天到达高峰，持续 4~5 天逐渐消退而恢复正常，全程为 10~14 天。颌下腺和舌下腺可同时被累及，或单独出现，颌下腺肿大，表现为颈前下颌肿胀并可触及肿大的腺体。

（四）辅助检查

（1）血常规检查：白细胞计数正常或稍低，后期淋巴细胞相对增多。有睾丸炎者白细胞计数可以增高。

（2）尿常规检查：肾脏受累时尿中可出现蛋白尿、红细胞、白细胞等，甚至类似肾炎的尿液检查的改变。

（3）血清和尿淀粉酶测定：90% 的患者的血清淀粉酶有轻度和重度增高，有助于诊断。淀粉酶增高程度往往与腮腺肿胀程度呈正比，无腮腺肿大的脑膜炎患者，尿中淀粉酶也可升高。怀疑并发胰腺炎时除检测淀粉酶外，血清脂肪酶测定有助于明确诊断。

（4）脑脊液检查：有腮腺炎而无脑膜炎症状和体征的患者，约有 50% 脑脊液中白细胞计数轻度增高，并能从脑脊液中分离出腮腺炎病毒。

（5）血清学检查：血清或脑脊液中特异性 IgM 抗体增高可做早期诊断。

（6）病毒分离：可在早期患者的唾液、血液、尿液及脑膜炎患者的脑脊液中分离到腮腺炎病毒。

（7）心电图检查：合并心肌炎时心电图示心律不齐、T 波低平、ST 段压低。

（五）治疗原则

此病无特效治疗，除对症治疗外，应加强并发症的防治。

（1）一般治疗：嘱患者卧床休息，保持水、电解质及酸碱平衡，必要时静脉补液。

（2）抗病毒治疗：发病早期可用利巴韦林，成人 1g/d，儿童 15mg/（kg·d）静脉滴注，疗程 5~7 天。成人腮腺炎合并睾丸炎者可使用干扰素治疗。

（3）对症治疗：用醋调如意金黄散或青黛散，局部外涂，可减轻局部胀痛，必要时给予镇痛药。高热者给予物理降温或药物降温。

（4）并发症治疗：睾丸炎可用丁字带托起阴囊，局部冷敷减轻渗出和疼痛。脑膜脑炎可加强支持疗法，除对高热、头痛、呕吐等进行对症治疗外，可静脉滴注 20% 甘露醇进行脱水降颅压。重症患者可短期使用肾上腺皮质激素治疗。

【护理措施】

（一）基础护理

（1）隔离：按呼吸道传染病隔离。患者应隔离至腮腺肿胀完全消退。对于密切接触者应医学观察 3 周。

（2）环境与休息：病室需定时开窗通风换气，保持空气新鲜，患者的衣物被褥等可置于紫外线或日光下消毒1~2h。发热伴有并发症者应卧床休息，热退及轻症患者可于室内活动，避免劳累。

（3）饮食护理：给予患者富有营养、易消化的半流质或软食，如稀粥、软饭、软面条等；患者多饮温开水或淡盐水，保证充足的水分，以促进腮腺管口炎症消退。禁食酸、辣、硬的食物。

（4）高热的护理：鼓励患者多饮水。可采用头部冷敷、酒精擦浴等物理降温法或服用适量退热剂。保持患者皮肤清洁、干燥。指导和协助患者常用生理盐水或复方硼酸溶液漱口，以清除食物残渣。

（二）专科护理

（1）严密观察病情变化：观察患者生命体征，尤其是对体温的监测。注意患者腮腺肿痛的表现及程度、腮腺管开口有无红肿和分泌物。及早发现并发症，脑膜脑炎多于腮腺肿大后1周左右发生，应警惕患者出现持续高热、剧烈头痛、呕吐、颈强直、嗜睡、烦躁或惊厥。注意观察患者睾丸有无肿大、触痛，有无睾丸和阴囊水肿。及时了解血常规和血、尿淀粉酶等检查结果。

（2）腮腺肿痛的护理：用醋调如意金黄散或青黛散敷于患处，每天1~2次。腮腺肿痛较剧烈者，可在腮腺局部间歇冷敷，使血管收缩，以减轻炎症充血程度及疼痛。

（3）用药的护理：遵医嘱给予抗病毒药物，观察药物疗效及不良反应。利巴韦林可能导致部分患者出现腹泻、头痛，长期用药可致白细胞减少及可逆性贫血，孕妇禁用。

（4）神经系统并发症：多发生在腮腺炎发病后4~5天，少数亦可发生在腮腺肿胀前。其中，15%的患者脑膜炎症状明显，患者出现头痛、呕吐、嗜睡和脑膜刺激征。头痛不严重者无需处理，可告知患者头痛的原因，较重者遵医嘱给予止痛药或进行脱水治疗。患者呕吐时应取侧卧位，防止误吸，呕吐后及时清理口腔，并观察有无水、电解质平衡紊乱表现。

（5）睾丸炎：睾丸炎常见于腮腺肿大开始消退时患者又出现发热，睾丸明显肿胀和疼痛，可并发附睾炎、鞘膜积液和阴囊水肿。急性症状持续3~5天，10天内逐渐好转。有睾丸炎者用棉垫和丁字带将肿胀的睾丸托起，注意避免束缚过紧影响血液循环，卧床休息，减少活动摩擦。

（6）胰腺炎：胰腺炎常于腮腺肿大数日后发生，可伴有恶心、呕吐、中上腹疼痛和压痛。腮腺炎合并胰腺炎的发病率低于10%。并发胰腺炎患者应密切观察腹痛的表现，并禁食。

（三）健康指导

（1）积极宣传预防接种的重要性，尤其要做好儿童的预防接种工作。

（2）在腮腺炎流行期间不要带儿童到人群聚集的公共场所，居室要常开窗通风，保持室内空气清新。

（3）指导患儿家长降温、提出减轻患儿腮腺炎疼痛的护理措施，发现并发症及时就诊。

（刘小冬）

第五节 流行性感冒患者的护理

【概述】

流行性感冒（influenza）简称“流感”，是由流感病毒引起的一种急性呼吸道传染病。临床以发热及全身中毒症状突出而上呼吸道症状较轻为特征。此病传染性极强，主要通过飞沫传播。流感病毒属于正黏液病毒科，呈球形或细长形内含单链 RNA。根据其内部及外部抗原结构的不同，分为甲、乙、丙三型，三型间无交叉免疫。抗原变异是流感病毒独特和显著的特征，其中甲型流感病毒最易发生变异，可感染人和多种动物，为人类流感的主要病原体，20 世纪发生的 4 次世界性流感大流行均由甲型流感病毒引起。乙型次之，丙型流感病毒的抗原性非常稳定，且仅感染人类。流感病毒具有较强传染性，人群普遍易感，一般多发生于冬春两季。流感病毒不耐热，100℃持续 1min、56℃持续 30min 可灭活，对紫外线及常用消毒剂均敏感。但对干燥及寒冷相当有耐受力，真空干燥或 -20℃以下的环境仍可存活。

（一）发病机制

流感病毒经呼吸道吸入后，侵犯纤毛柱状上皮细胞，正常人呼吸道黏膜上存在分泌型 IgA 抗体，可以清除吸入的病毒。当机体免疫力下降或病毒数量多、毒力较强时，其包膜上的血凝素与黏膜上皮细胞膜的糖蛋白结合，病毒进入细胞内复制，并逐渐扩散而不断侵袭上皮细胞，从而引起上呼吸道炎症。由于患者上皮细胞变性、坏死后排出较多病毒，并随呼吸道分泌物排出而引起传播流行。

（二）流行病学

（1）传染源：流感患者及隐性感染者为主要传染源，发病后 1~7 天有传染性，2~3 天传染性最强。

（2）传播途径：主要是通过呼吸道飞沫传播，接触污染的物品也可引起传播。

（3）人群易感性：人群对流感普遍易感，病后虽然有一定的免疫力，但维持时间短且各型之间无交叉免疫力。病毒变异后，人群无免疫力，可重新感染而反复发病。

（4）流行特征：流感病毒有较强传染性，加之以呼吸道飞沫为主要传播方式，极易引起流行和大流行。一般多发生于冬、春季，乙型流感可引起局部流行，而丙型流感多为散发性。

（三）临床表现

潜伏期一般为 1~3 天，最短者仅为数小时。

（1）单纯型流感（典型流感）：起病急，突起畏寒、发热，伴有全身酸痛、头痛、乏力及食欲下降等中毒症状，上呼吸道卡他症状（如流涕、鼻塞、咽痛和咳嗽等症状）相对较轻，病程 4~7 天，但咳嗽和乏力可持续数周。轻症者类似其他病毒性上呼吸道感染，1~2 天即愈，易被忽略。

（2）肺炎型流感：多发生于老年人、婴幼儿、慢性病患者及免疫力低下者。病初类似典型流感，1 天后病情迅速加重，表现为高热持续不退、咳嗽、咳痰、剧烈胸痛、气急、发绀及咯血等症状，病程可延长 3~4 周。体检双肺闻及干湿啰音，X 线检查双侧肺呈散在性絮状阴影；可伴有心、肝、肾衰竭，少数患者因呼吸衰竭或循环衰竭而死亡。

（3）中毒型和胃肠型流感：中毒型流感以中枢神经系统及心血管系统损害为特征，可有高热、休克、弥散性血管内凝血、惊厥、脑膜刺激征等严重表现，病死率高，但临床少见。胃肠型流感表现为腹泻、腹痛、呕吐等，易与急性胃肠炎相混淆。

（四）辅助检查

（1）血常规检查：白细胞数下降，淋巴细胞相对增多，若继发细菌感染时，白细胞及中性粒细胞增多。

（2）病毒分离：为确诊此病的主要依据。在发病3天内取患者鼻咽部、气管分泌物，接种于鸡胚中分离出可疑病毒，再用已知免疫血清进行血凝抑制试验，做出鉴定。

（3）血清学检查：取急性期和2周后双份血清，用血凝抑制试验、补体结合试验及酶联免疫吸附实验检测相应抗体，血清抗体效价4倍或4倍以上增长，则为阳性。

（五）治疗原则

（1）一般治疗及对症治疗：嘱患者卧床休息、多饮水，给予营养丰富、易消化的食物。高热患者使用解热镇痛药，但患儿应避免使用阿司匹林，以免诱发瑞氏综合征。对继发细菌感染者，选用敏感抗生素控制感染。

（2）抗病毒治疗：目前尚无特效抗病毒药物。利巴韦林对各型流感均有一定疗效；金刚烷胺和甲基金刚烷胺可阻断病毒吸附于宿主细胞，抑制病毒复制，早期应用可缩短病程，但只对甲型流感病毒有抑制作用，后者副作用较轻；奥司他韦能特异性抑制甲、乙型流感病毒的神经氨酸酶，从而抑制病毒释放，减少病毒传播，应及早应用。

【护理措施】

（一）基础护理

（1）隔离：呼吸道隔离至退热后48h。在流感流行时，尽可能隔离患者，将患者安置在单人病房，室内注意通风换气，照料和护理患者时应戴口罩、洗手，防止交叉感染。

（2）环境与休息：协助患者采取舒适体位，高热患者卧床休息。保持环境安静，室温在16~18℃，湿度60%左右，房间通风良好。

（3）饮食护理：嘱患者多饮水，给予易消化、营养丰富、富含维生素的清淡流质或半流质食物，忌食辛辣刺激性强的食物。

（4）高热的护理：嘱患者卧床休息，多饮温开水，4h测体温1次。体温39℃以上者采取头部冷敷、酒精擦浴等物理降温措施或遵医嘱酌情使用退热剂，退热时应注意防止患者因出汗过多而虚脱。进食和饮水较少的患者，应遵医嘱给予静脉补液，以维持患者的体液平衡。

（5）咳痰的护理：及时清除呼吸道分泌物，定时帮助患者翻身、拍背、鼓励有效咳嗽，痰液黏稠者多饮水，或遵医嘱给予超声雾化吸入以稀释痰液。

（二）专科护理

（1）严密观察病情变化：密切观察患者发热的程度及持续时间，发热可高达39~40℃，单纯型流感3~4天内退热，肺炎型流感可持续发热3~4周。

（2）并发症的观察：观察患者上呼吸道症状及全身中毒症状。流感患者如合并慢性心肺疾病者，应密切观察发热的程度、持续时间，有无剧烈咳嗽、血性痰或脓性痰、呼吸困难、发绀、双肺干湿啰音等，警惕细菌性肺炎和急性支气管炎的发生。监测生命体征，及早发现中毒性休克，注意患者有无面色苍白、心慌气短、乏力多汗等心肌炎的表现。

（三）健康指导

（1）向患者介绍流感的诱因、传播途径、临床特征和隔离方法等。

（2）嘱患者经常开窗通风，保持病室空气新鲜。

（3）嘱患者秋冬季节根据气候变化加减衣褥，尽量避免去人群密集的公共场所。

（4）告知患者加强户外体育锻炼，提高抵抗力，食用营养丰富、清淡、易消化的食品，多饮水。

（刘小冬）

第六节 流行性脑脊髓膜炎患者的护理

【概述】

流行性脑脊髓膜炎（epidemic cerebrospinal meningitis），简称“流脑”，是由脑膜炎双球菌引起的一种经呼吸道传播的急性化脓性脑膜炎。突发高热、剧烈头痛、频繁呕吐、皮肤黏膜瘀点、瘀斑及脑膜刺激征为其主要临床表现，严重者出现败血症休克和脑实质损害，常危及生命。此病呈全球分布、散发或流行。化脓性脑膜炎居儿童发病率首位，6个月至2岁婴幼儿发病率最高。感染后60%~70%为无症状带菌者，约30%为上呼吸道感染型和出血型，仅约1%出现典型临床表现。脑膜炎双球菌属奈瑟氏菌属，革兰染色阴性，肾形，多成对排列，或四个相联。该菌只能从人类转铁蛋白和乳铁蛋白中获取生长必需的铁，因此仅存于人体。可在带菌者鼻咽部和患者的血液、脑脊液、皮肤瘀斑中检出，在脑脊液中的细菌多见于中性粒细胞内，仅少数在细胞外。本菌裂解后可释放出内毒素，是致病的重要因子。该菌可产生自溶酶，致其在体外极易溶解死亡。脑膜炎双球菌在体外生活力及抵抗力很弱，对寒冷、干燥、热较敏感，在体外低于30℃、加温至50℃或一般的消毒剂处理中极易死亡。

（一）发病机制

脑膜炎双球菌在机体免疫力低时从鼻咽部进入血液循环，形成短暂菌血症，表现为皮肤黏膜出血点。少数患者发展为败血症，病原菌可通过血脑屏障侵犯脑脊髓膜，导致化脓性脑脊髓膜炎。败血症期间，细菌侵袭皮肤血管内皮细胞，迅速繁殖并释放内毒素，作用于小血管和毛细血管，引起局部出血、坏死、细胞浸润及栓塞，临床可见皮肤黏膜瘀点、瘀斑，重者出现休克。内毒素引起脑血管痉挛、缺氧、酸中毒，血管通透性增加，血浆渗出而形成脑水肿、颅内压增高，引起惊厥、昏迷等症状，严重者可发生脑疝，出现瞳孔改变及呼吸衰竭。

（二）流行病学

（1）传染源：带菌者和患者。患者从潜伏期末开始至发病10天内具有传染性。此病隐性感染率高，流行期间人群带菌率可达 50% 以上，病原菌寄生于正常人的鼻咽部，但无任何临床症状。带菌者数量多，不易被发现，是造成此病流行的重要传染源。

（2）传播途径：此病经呼吸道传播，病原菌主要经咳嗽、喷嚏、说话等，由飞沫直接在空气中传播，因其在体外生活力极弱，故通过日常用品间接传播的机会极少。但患者与 2 岁以下小儿密切接触，如同睡、怀抱、喂乳、接吻等可传播此病。

（3）人群易感性：人群普遍易感，与其免疫水平密切相关。6 个月以内的婴儿及成人很少发病，6 个月至 2 岁发病率最高，以后随年龄增长逐渐下降。新生儿有来自母体的杀菌抗体故发病少见。人感染后产生持久免疫力，各菌群之间有交叉免疫，但不持久。

（4）流行特征：此病呈全球分布、散发或流行。全年均可发病，但有明显季节性，多见于冬春季，3~4 月份达高峰。

（三）临床表现

潜伏期一般 2~3 天，最短 1 天，最长 7 天。

1. 普通型流脑

普通型最常见，占全部病例的 90% 以上。

（1）前驱期（上呼吸道感染期）：多数患者无明显症状，部分患者可有低热、鼻塞、咽痛、咳嗽等上呼吸道感染的表现，持续 1~2 天，多数患者发病急、进展快，此期常被忽略。

（2）败血症期：多数患者起病后迅速出现此期表现。患者突发寒战高热，体温迅速达到 40℃左右，伴有头痛、肌肉酸痛、食欲减退及精神萎靡等毒血症症状。幼儿则有哭闹、皮肤感觉过敏、拒抱、惊厥等。70%~90% 的患者有皮肤黏膜瘀点或瘀斑，大小为 1~2mm 或 1~2cm，开始为鲜红色，后变为紫红色，病情严重者瘀点或瘀斑迅速扩大，中央呈紫黑色坏死或大疱形成，皮疹以肩、肘、臀处多见。多数病例于 1~2 天后进入脑膜炎期。

（3）脑膜炎期：除败血症期的毒血症症状外，还可出现神经系统症状，表现为剧烈头痛、频繁呕吐、烦躁不安、惊厥、意识障碍及脑膜刺激征阳性。患者通常在 2~5 天内进入恢复期。

（4）恢复期：体温逐渐降至正常，皮肤瘀点、瘀斑消失，症状逐渐好转，神经系统检查正常，患者在 1~3 周内痊愈。10%~40% 的患者病后 2 天左右在口唇周围可出现单纯疱疹。

2. 爆发型流脑

爆发型多见于儿童，起病急骤，病情凶险，如果不及时治疗 24h 内可危及生命，病死率高。临床可分为三型：

（1）败血症休克型：突起寒战、高热，短期内全身皮肤及黏膜出现广泛性瘀点、瘀斑，并迅速融合成大片伴中央坏死。循环衰竭为本型的重要特征，表现为面色苍白、四肢厥冷、皮肤呈花斑状、口唇及指（趾）发绀、脉搏细速、血压下降、尿量减少，大多数患者脑膜刺激征缺如，本型易并发弥散性血管内凝血。

（2）脑膜脑炎型：以脑实质损害为主要临床表现。患者除高热、瘀斑外，还可有剧烈头痛、频繁呕吐、意识障碍等颅内压增高的表现，脑膜刺激征阳性，锥体束征阳性。严重者可发展为脑疝，以枕骨大孔疝最为常见，也可有天幕裂孔疝。

（3）混合型：兼有败血症休克型与脑膜脑炎型的临床表现，常同时或先后出现，是此病最严重的类型，病死率极高。

3. 轻型流脑

轻型多见于流脑流行后期。轻型流脑病变轻微，临床表现为低热、轻微头痛及咽痛等上呼吸道症状，皮肤可有少数细小出血点和轻微脑膜刺激征。脑脊液多无明显变化，咽拭子培养可有病原菌。

4. 慢性型流脑

慢性型罕见，多见于成人。慢性型流脑表现为间歇性发热，反复出现皮肤瘀点或皮疹，关节痛，少数患者脾大，但一般状态良好。个别病例可发生脑膜炎或心内膜炎导致病情恶化。本型易漏诊或误诊。

（四）辅助检查

（1）血常规检查：白细胞总数明显升高，多在 20×10^9/L 左右，中性粒细胞也明显升高，并发弥散性血管内凝血患者血小板减少。

（2）脑脊液检查：脑脊液检查是明确诊断的重要方法。早期或败血症休克型患者，仅有脑脊液压力增高，外观正常。典型的脑膜炎期，可见脑脊液压力增高，外观混浊，白细胞数明显升高，在 $1\ 000\times10^6$/L 以上，以中性粒细胞升高为主，蛋白质含量增高，糖及氯化物明显降低。

（3）细菌学检查：①涂片：取瘀斑处组织液涂片染色镜检，简便易行，阳性率高达 80%。脑脊液沉淀后涂片的阳性率为 60%~70%。②细菌培养：细菌培养是临床诊断的金标准。应在使用抗生素前进行，取血液或脑脊液培养，但阳性率较低。若为阳性，则必须进行菌株分型和药敏试验。

（4）免疫学检查：可协助诊断，多应用于已使用抗生素而细菌学检查阴性者。检测患者早期血液和脑脊液中的特异性抗原，可用于早期诊断。

（五）治疗原则

1. 普通型流脑治疗

（1）一般治疗：嘱患者卧床休息，保持病室安静、空气流通。维持患者水、电解质平衡，保持呼吸道通畅，预防并发症。给予患者流质饮食，昏迷者可行鼻饲，密切观察病情。保持患者口腔、皮肤清洁，防止形成角膜溃疡。经常变换患者体位以防生褥疮，防止呕吐物吸入，必要时给氧。

（2）对症治疗：高热时可用酒精给患者擦浴，可予头痛剧烈者镇痛或脱水剂脱水。惊厥时可用 10% 水合氯醛灌肠，成人每次 20mg，儿童每次 60~80mg/kg，或用氯丙嗪、安定等镇静剂。

（3）病原治疗：①青霉素 G：青霉素在脑脊液中的浓度为血液浓度的 10%~30%，大剂量注射使脑脊液达有效杀菌浓度，迄今未发现耐青霉素脑膜炎奈瑟菌菌株。儿童的青霉素 G 剂量为（15~20）万 U/（kg·d），成人每天（1 000~1 200）万 U/（kg·d），分次静脉滴注或肌内注射，1 个疗程 5~7 天。青霉素 G 可引起发热、肌肉抽搐、惊厥、脑膜刺激征、呼吸困难、循环衰竭等严重反应，因此不宜做鞘内注射。②第三代头孢菌素：如头孢曲松或头孢噻肟。③磺胺类药物：磺胺类药物多用于普通型的患者，在脑脊液中的浓度可达血液浓度的 50%~80%。磺胺嘧啶同时给予等量碳酸氢钠。用磺胺药时应给予足量液体，保证患者每天的尿量在 1 200~1 500ml，注意血尿、粒细胞减少、药物疹及其他毒性反应的发生。④氯霉素：脑膜炎双球菌对氯霉素很敏感，且其在脑脊液中的浓度为血液浓度的 30%~50%。使用氯霉素应密切注意其副作用，尤其是对骨髓的抑制，新生儿、老人慎用。

2. 暴发型流脑治疗

（1）败血症休克型：①病原治疗：大剂量青霉素钠盐静脉滴注，剂量为（20~40）万 U/（kg·d），以迅速控制败血症；亦可应用氯霉素。②抗休克治疗：经扩充血容量和纠正酸中毒后，如果休克仍未纠正，可应用血管活性药物。③肾上腺皮质激素：激素可增强心肌收缩力，减轻血管外周阻力。休克纠正后应迅速减量停药，用药不得超过 3 天，早期应用效果更好。④抗弥散性血管内凝血治疗：如皮肤瘀点、瘀斑不断增加且融合成片，并有血小板明显减少者，应及早应用肝素治疗。纠正高凝状态后，应输入新鲜血液、血浆及维生素 K，以补充被消耗的凝血分子。⑤保护重要脏器功能：注意心、脑、肾、肝和肺功能，必要时进行相应治疗。

（2）脑膜脑炎型：①病原治疗：抗生素的应用同休克型的治疗。②减轻脑水肿，防止脑疝：治疗关键是及早发现患者颅压升高，及时进行脱水治疗，防治脑疝及呼吸衰竭。③肾上腺皮质激素的应用：肾上腺皮质激素有减轻脑水肿、降低颅压的作用。④防治呼吸衰竭：应以预防脑水肿为主。保持呼吸道通畅，必要时做气管插管，吸出痰液和分泌物，辅以人工辅助呼吸，直至患者恢复主动呼吸。

【护理措施】

（一）基础护理

（1）隔离：按呼吸道传染病隔离。隔离至症状消失后 3 天，一般不少于发病后 7 天，接触者医学观察 7 天。

（2）环境与休息：保持室内的清洁，空气流通，减少不必要的人员探视。嘱患者卧床休息，发现休克症状者立即将其置于平卧位或抗休克位，并采取保暖措施。

（3）饮食护理：给予高热量、高蛋白、高维生素、易消化的流质、半流质饮食。鼓励患者少量多次饮水，保证每天摄入水量 2 000~3 000ml。频繁呕吐不能进食及意识障碍者应按医嘱静脉输液，注意维持患者的水、电解质平衡。

（4）高热的护理：体温超过 39℃者给予头部冷敷，或遵医嘱给予解热镇痛药。高热造成反复惊厥者，遵医嘱给予亚冬眠疗法。

（5）头痛的护理：轻者无需处理，较重者可按医嘱给予止痛药或进行脱水治疗，并向患者说明头痛的原因。

（6）呕吐的护理：呕吐时患者应取侧卧位，呕吐后及时清洗口腔，并更换脏污的衣服、被褥，创造清洁环境，呕吐频繁者可给予镇静剂或脱水剂，并观察患者有无水、电解质紊乱等表现。

（二）专科护理

1. 严密观察病情变化

流脑可从普通型转为暴发型，病情急剧恶化，此阶段密切观察病情十分重要。监测患者的生命体征，观察皮肤颜色、温度及湿度，准确记录 24h 出入量，如发现面色苍白、四肢厥冷、发绀、皮肤呈花斑状、血压下降或瘀点、瘀斑迅速融合成片，提示有休克的可能。观察患者的意识障碍是否加重，有无抽搐先兆，瞳孔对光反射是否迟钝，眼球是否固定，及早发现颅内高压或脑疝征象，注意有无呼吸快慢深浅不匀等中枢呼吸衰竭表现。

2. 循环衰竭的护理

一旦发生循环衰竭应立即通知医生紧急处理。使患者处平卧位或抗休克体位，保暖、给氧，迅速建立静脉通道，备齐各种抢救药物和物品，遵医嘱用药。

3. 皮肤护理

流脑患者可出现大片瘀斑甚至坏死，因此应注意患者的皮肤护理。

（1）对有大片瘀斑的皮肤应注意保护，定时进行皮肤消毒，翻身时应避免拖、拉、拽等动作，防止皮肤擦伤，也可使用保护性措施，如海绵垫、气垫等，尽量不使其发生破溃。

（2）皮肤发生破溃后应注意及时处理，小面积破溃可涂抗生素软膏，大面积破溃用消毒纱布包扎，防止继发感染，如发生感染应定时换药，医务人员操作前后注意洗手。

（3）患者内衣应宽松、柔软，并应勤换洗。患者床褥应保持干燥、清洁、松软、平整，必要时被服可高压消毒后使用。

4. 药物治疗的护理

（1）抗菌药：应用青霉素应注意给药剂量、间隔时间、疗程及青霉素过敏反应；应用磺胺类药物应注意其对肾脏的损害，需观察患者尿量、尿液性状，每天查尿常规，鼓励患者多饮水，以保证足够的入量，或给予口服（静脉）碱性药物；应用氯霉素者应注意观察患者皮疹情况、胃肠道反应，定期查血象。

（2）脱水剂：应用脱水剂治疗时应注意按规定时间输入药物，准确记录出入量，注意观察有无水、电解质和酸碱平衡紊乱表现，注意监测患者心功能。

（3）抗凝剂：应用肝素进行抗凝治疗时应注意用法、剂量、间隔时间，并注意观察有无自发性出血征象，如皮肤及黏膜出血、注射部位渗血、血尿、便血等，一经发现应立即通知医生。

（三）健康指导

（1）嘱患者卧床休息，进食富含营养、易消化的流质或半流质饮食，多饮水。

（2）向患者及家属讲解隔离的方法和时间、病情观察内容、治疗及用药的知识、皮肤自我护理方法等。

（3）对留有神经系统后遗症的患者，应指导其实施功能锻炼、按摩等措施，促使其早日康复。

（刘小冬）

第七节　百日咳患者的护理

【概述】

百日咳（pertussis）是由百日咳杆菌引起的儿童呼吸道传染病，传染性很强。临床特征为咳嗽逐渐加重，呈阵发性痉挛性咳嗽，咳嗽终止时伴有鸡鸣样吸气吼声为特征。此病病程较长，未经治疗，病程可持续2~3月，故名“百日咳”。病原菌是鲍特菌属的百日咳鲍特菌，又称作百日咳杆菌，为革兰染色阴性和两端着色较深的短杆菌，该菌为需氧菌。本菌对理化因素抵抗力弱，56℃持续30min或干燥3~5h可死亡，对紫外线和一般消毒剂敏感。

（一）发病机制

百日咳发病机制尚不清楚。百日咳杆菌侵入易感者呼吸道后，首先附着在呼吸道上皮细胞的纤毛上繁殖，并产生各种毒素和毒素性物质，引起纤毛运动障碍和纤毛细胞的破坏以及全身反应。支气管黏膜弥漫性炎症，黏液分泌物增多，纤毛损伤，积聚的分泌物不断地刺激呼吸道神经末梢，刺激传入至大脑皮层，反射性引起痉挛性咳嗽。在大脑皮层咳嗽中枢形成了兴奋灶。因此在恢复期或病愈数月后，由于患儿哭闹等因素仍可诱发百日咳样咳嗽。

（二）流行病学

（1）传染源：百日咳患者、隐性感染者和带菌者是此病的传染源。从潜伏期开始至病后6周均有传染性，尤以潜伏期末到病后卡他期传染性最强。

（2）传播途径：主要通过呼吸道飞沫传播，咳嗽、说话、打喷嚏时分泌物散发在空气中形成气溶胶，通过吸入传染。家庭内传播较多见，间接传播的可能性小。

（3）人群易感性：人群普遍易感，病后可获持久免疫力。5岁以下儿童易感性最高，由于母体缺乏足够的保护性抗体传给胎儿，故6个月以下婴幼儿发病率较高，新生儿亦可发病。近年来，国外报告了多例成人百日咳患者。

（4）流行特征：百日咳是全球性疾病，多见于温带和寒带地区。该病一年四季都可发病，但以冬、春多见。一般为散发，在托幼机构可引起流行。

（三）临床表现

此病轻重和病程长短个体差别很大，潜伏期3~21天，临床可分为三期。

（1）前驱期：从发病至出现阵发性痉挛性咳嗽，持续7~10天。此期可见咳嗽、打喷嚏、低热等上呼吸道症状。3~4天后，上述症状减轻，低热消失，咳嗽日见加剧，逐渐发展至阵发性痉挛性咳嗽期，以夜晚为甚，本期传染性强。

（2）痉挛性咳嗽期：一般为2~6周或更长，特点为阵发性痉挛性咳嗽。发作时频频短促咳嗽呈呼气状态，伴1次深长吸气，此时产生高音调鸡啼声或吸气性吼声，然后又是1次痉挛性咳嗽，如此反复多次，直至咳出大量黏稠痰或呕吐为止。痉挛性咳嗽时面红、唇发绀，舌外伸，颈静脉怒张，躯体弯曲作团状。可有眼睑水肿、眼结合膜出血、鼻出血，重者可发生颅内出血。因摩擦舌系带而有溃疡，病情轻者，多数痉挛性咳嗽后一般情况尚好，神态、活动及饮食均正常。新生儿及幼儿病情多表现严重，因呼吸肌和胸廓软弱，无力咳嗽，也可无吸气性音调吼声，因气管及支气管狭窄，痰不易咳出，易致堵塞，往往发生阵发性屏气、发绀、窒息，需及时做人工呼吸帮助呼吸恢复，并易发生脑缺氧而惊厥。早期出现上述症状、严重窒息者，预后不佳。

（3）恢复期：阵发性痉挛性咳嗽逐渐减轻，吼声消失至咳嗽停止，精神、食欲恢复正常。一般持续2~3周，闻烟味、上呼吸道感染等情况，痉挛性咳嗽可再次出现，但较轻。上呼吸道感染和支气管炎愈后，痉挛性咳嗽随之消失。若有并发症，病程可长达数周。

（四）辅助检查

根据接触史及症状可做临床诊断，而病原学诊断需及时行痰细菌培养。此外，特异性血清学检查、双份血清凝集试验及补体结合试验，若抗体效价递升也有助于确诊。

（1）血常规检查：白细胞计数及淋巴细胞分类自发病第1周末开始升高，痉挛性咳嗽期增高最为明显，白细胞总数可达（20~40）× 10^9/L 或更高，由于淋巴细胞促进因子的作用，淋巴细胞分类一般为 60%~90%。

（2）细菌学检查：鼻咽试培养法是目前常用的方法。培养越早，阳性率越高，卡他期培养阳性率可达 90%，发病第 3~4 周阳性率为 50%。

（3）血清学检查：应用酶联免疫吸附试验（ELISA 法）监测百日咳患者血清中特异性抗体 IgM。阳性结果有助于早期诊断。

（五）治疗原则

（1）一般治疗：按呼吸道隔离。保持空气清新和环境安静，注意患者的营养，给予患者良好的护理，避免刺激、哭泣而诱发痉挛性咳嗽。

（2）对症治疗：婴幼儿痉挛性咳嗽时可采取头低位，轻拍背。咳嗽较重者睡前可用镇静剂，有利睡眠，减少阵咳。患儿发生窒息时应及时做人工呼吸、吸痰和给氧。重者可适当加用镇静剂如苯巴比妥或安定等。痰稠者可给予祛痰剂或雾化吸入。

（3）抗生素治疗：应用抗生素可减短卡他期咳嗽时间或阻断痉挛性咳嗽的发生。预防继发感染，但不能缩短病程。首选红霉素 30~50mg/（kg·d），连用 7~10 天，也可用罗红霉素、阿奇霉素。

（4）肾上腺皮质激素与高价免疫球蛋白治疗：重症患儿可给予肾上腺皮质激素以减轻炎症。对年小体弱有接触史的患儿可进行被动免疫，予以高效价特异性免疫球蛋白。

（5）并发症治疗：肺不张并发感染者应用抗生素治疗，同时行体位引流，必要时用纤维支气管镜清除阻塞分泌物。患儿发生惊厥时可给予苯巴比妥钠，并发脑水肿时给予甘露醇脱水。

【护理措施】

（一）基础护理

（1）隔离：按呼吸道传染病隔离。确诊患者应及时隔离，一般隔离至病后 40 天，或痉挛性咳嗽开始后 30 天。

（2）环境与休息：室内保持空气新鲜，保持室温 18~22℃，湿度 50%~60%，定时开窗通风，但应避免空气寒冷时通风，以免诱发痉挛性咳嗽。痉挛性咳嗽频繁、体弱、年龄小、病重的患儿应卧床休息。6 个月以下患儿常突然发生窒息，应安排专人看护。

（3）饮食护理：适当多饮水，选择易消化、营养丰富、维生素含量高的食物，少量多餐。进食时特别注意防止患者呛咳，饮食不宜过饱。

（二）专科护理

（1）严密观察病情变化：注意观察患者痉挛性咳嗽次数，痰液的颜色、量、性状以及体重变化等，及时发现发作诱因。观察并记录体温、脉搏、呼吸。观察患儿有无并发症，持续高热、气促、发绀、肺部啰音为并发肺炎的表现。患儿出现高热、惊厥或抽搐、昏迷为百日咳脑病的表现。

（2）痉挛性咳嗽的护理：在患儿痉挛性咳嗽发作时，协助其坐起或抱起，轻拍背部，帮助痰液排出，遵医嘱应用祛痰药，痰液黏稠者予以雾化吸入。并发窒息或抽搐的患儿应专人守护，遵医嘱及时吸痰、给氧、给予镇静剂；避免痉挛性咳嗽的诱发因素，如进食、饮水、寒冷、烟尘刺激、情绪激动等。

（3）支气管肺炎：支气管肺炎为最常见的并发症，多为继发感染所致，可发生在病程中任何时期，但以痉挛性咳嗽期多见。发生支气管肺炎时，阵发性痉挛性咳嗽可暂时消失，护理时要注意定时测量体温，体温高时注意做好高热护理。黏稠分泌物部分堵塞气道时做好雾化治疗，给予拍背。

（三）健康指导

（1）保持居室空气清新，保持室内卫生。

（2）向患儿的家长讲解该病的主要表现、治疗及注意事项。指导家长给予患儿正确的饮食，并注意休息、适当活动。

（3）告知家长痉挛性咳嗽诱发的原因，并设法避免，减少发作次数。

（刘小冬　程　宏）

第八节　白喉患者的护理

【概述】

白喉（diphtheria）是由白喉杆菌引起的急性呼吸道传染病，其临床特征为咽、喉、鼻部黏膜充血、肿胀并有不易脱落的灰白色假膜形成。由细菌产生的外毒素而导致全身中毒症状，如发热、乏力、恶心呕吐、头痛等，严重者可并发心肌炎和末梢神经麻痹。白喉杆菌具明显的多形性，呈杆状或稍弯曲，一端或两端稍肥大，两端常见异染颗粒。按细菌的形态、生化特性、菌落及毒力的不同，白喉杆菌可分为重型、中间型和轻型，其出现的频率在不同地区、不同时期各异。此病呈全球性分布，儿童多见，成人也可患病，病死率高，愈后可获得终生免疫。白喉杆菌侵袭力较弱，但能产生强烈的外毒素，为致病的主要因素。白喉杆菌外毒素不稳定，以0.3%~0.5%甲醛处理后可制成无毒性而保持其抗原性的类毒素，可用于预防接种或制备抗毒素血清。白喉杆菌在外界生活能力较强，耐寒、耐干燥，在干燥假膜中可生存12周，在各种物品（包括食品、衣服）上可生存数月，对热及一般消毒剂抵抗力弱，58℃持续10min或阳光下直射数小时即可灭活。

（一）发病机制

白喉杆菌侵袭上呼吸道黏膜后，在局部黏膜表层组织内迅速繁殖，造成局部组织炎症，并分泌外毒素。白喉杆菌外毒素为主要致病因素，因外毒素对黏膜的损害，导致纤维蛋白、坏死细胞及炎症细胞、白喉杆菌凝结而形成特征性假膜。假膜呈灰白色，与黏膜粘连较紧，不易脱落，用力剥脱时可发生出血。喉、气管、支气管处形成的假膜可脱落引起窒息。假膜范围越大，毒素吸收越多，临床症状越重。外毒素吸收可引起全身毒血症症状，可并发休克、心肌炎、神经麻痹、中毒性肾病、支气管肺炎以及肝脏、肾上腺皮质等脏器损害。

（二）流行病学

（1）传染源：白喉杆菌是严格寄生于人体的细菌，传染源为患者和带菌者。白喉患者在潜伏期末即有传染性；不典型及轻症患者对白喉传播更具危险性，健康带菌者一般在总人口的1%以下，流行时可达10%~20%。

（2）传播途径：主要通过呼吸道飞沫传播，可通过被污染的手、玩具、文具、食具及手帕等传播，也可通过破损的皮肤和黏膜受染。

（3）人群易感性：一般人群对白喉普遍易感，患病后可获得持久性免疫，2~10岁发病率最高，新生儿通过胎盘及母乳获得免疫力，易感性的高低取决于体内抗毒素的量。由于白喉预防接种的广泛开展，疾病发病年龄后移。

（4）流行特征：白喉为全球性分布，四季均可发生，以秋、冬季为多发季，居住拥挤、卫生条件差的地区则更易造成流行。目前我国已少见白喉。

（三）临床表现

白喉杆菌潜伏期1~7天，多数为2~4天。

1. 咽白喉

咽白喉最常见，占白喉患者的80%，又可分为四型：

（1）轻型：症状较轻，可有咽部轻微疼痛及红肿。假膜局限于扁桃体，其一侧或两侧有点状或小片状假膜。全身症状为低热、乏力。

（2）普通型：起病较缓。有咽部疼痛或不适感，咽部中度红肿，扁桃体有片状假膜，呈灰色，周缘充血，假膜不易剥脱，用力擦去周围有渗血。常有颌下淋巴结肿大、压痛，全身症状为轻度发热、乏力、食欲减退。婴幼儿表现为不活泼、哭闹和流涎。

（3）重型：普通型未及时治疗，假膜迅速扩大，由扁桃体扩展至悬雍垂、软腭、咽后壁、鼻咽部和喉部。重型白喉的假膜厚，边界清楚，呈灰黄色或黑色，周围黏膜红肿明显，患者扁桃体明显肿大。颈部淋巴结肿大、压痛，周围组织可水肿。全身症状严重，有高热、面色苍白、高度乏力等，常并发心肌炎和周围神经麻痹。

（4）极重型：极重型白喉起病急。极重型白喉假膜范围广泛，多因出血而呈黑色。患者扁桃体和咽部高度肿胀，阻塞咽门，影响呼吸；或因有坏死形成溃疡，有腐臭气息；患者颈部淋巴结肿大，软组织水肿明显，形如“牛颈”；患者全身中毒症状极重，有高热、面色苍白、呼吸困难、脉细速、血压下降、皮肤黏膜出血等表现，患者可出现心脏扩大、心律失常、奔马律等，治疗不及时可导致死亡。

2. 喉白喉

喉白喉占白喉患者的15%~20%，多为咽白喉向下蔓延所致，原发性少见。主要表现为进行性梗阻症状，有声音嘶哑或失音、呼吸困难、犬吠样咳嗽等，呼吸时有蝉鸣音。梗阻严重者吸气有三凹征，并有惊恐不安、大汗淋漓、发绀或昏迷。如未及时做气管切开，常因窒息缺氧和衰竭而死。假膜也可向下延至气管、支气管，形成气管、支气管白喉，此时呼吸困难更重，气管切开后一度缓解的呼吸困难短期内再度加重，假膜如被吸出或咳出后，呼吸困难立即减轻或缓解。

3. 鼻白喉

鼻白喉可见于婴幼儿，多与咽、喉白喉同时发生，单纯性鼻白喉很少见，主要表现为鼻塞、流黏稠的浆液性鼻涕，鼻孔周围皮肤发红、糜烂、结痂，经久不愈，鼻中隔前部有假膜，张口呼吸等。继发性鼻白喉，除上述表现外，中毒症状较重。

4. 其他部位白喉

皮肤白喉见于热带地区，表现为经久不愈的慢性溃疡，表面覆有灰色膜状渗出物，病灶多在四肢，无中毒症状。其他部位如眼结膜、耳、口腔前部、女性外阴部、新生儿脐带、食管和胃等也可发生白喉，但极少见。

（四）辅助检查

（1）血常规检查：白细胞总数可升高，中性粒细胞增加。

（2）咽拭子涂片：取患者假膜与黏膜交界处分泌物涂片，镜检可查到白喉杆菌。

（3）细菌培养：取假膜与黏膜交界处分泌物进行细菌培养，有利于确诊。

（4）荧光抗体法：分泌物中的白喉杆菌可与荧光素标记的特异性抗体相结合，在荧光显微镜下白喉杆菌呈现荧光染色。本法特异性强，阳性率高，可作为早期诊断手段。

（五）治疗原则

主要是抗毒素和抗生素的联合治疗及加强护理，预防和治疗并发症。

（1）一般治疗：注意休息，保持室内空气新鲜，温度适宜；眼、鼻、口腔保持清洁，多饮水。

（2）病原治疗：应联合应用白喉抗毒素与抗生素，以抗毒素为主。白喉抗毒素宜早期、足量应用，以中和局部或血液中的游离毒素。剂量应根据假膜范围大小、中毒症状轻重及治疗的早晚而定，与患者年龄无关。早期轻、中型可用3~5万U，晚期重型可用6~10万U，并常需静脉缓慢滴注。抗生素首选青霉素80~160万U，肌内注射，2~4次/d；青霉素过敏者可用红霉素。

（3）并发症治疗：中毒症状严重的患者斟酌使用皮质激素；喉白喉有梗阻或假膜脱落阻塞气道者，立即行气管切开取出。

【护理措施】

（一）基础护理

（1）隔离：按呼吸道传染病隔离。患者假膜脱落后2次咽拭子培养阴性方能解除隔离，隔离时间以咽拭子培养阴性为准。

（2）环境与休息：病室定时开窗通风。轻者卧床休息2~3周，重者及合并心肌炎患者应绝对卧床休息6周以上，病情好转后应逐渐恢复日常活动，避免劳累。保持病室安静，减少人员探视；烦躁不安者，可给予镇静剂。

（3）饮食护理：急性期给予高热量、高蛋白、高维生素、易消化、刺激性小的流食与半流食，如牛奶、豆浆、蒸蛋羹等，供给大量维生素B和维生素C；不能进食者给予鼻饲或静脉输液；恢复期增加蛋白质和热量的供给。

（4）口腔护理：保持口腔清洁，可给予雾化吸入防止继发感染。注意适当多饮水，定时用生理盐水行口腔护理，动作应轻柔，注意观察假膜情况，禁擦抹、强行剥离假膜，防止假膜出血和脱落引发窒息。

（二）专科护理

（1）严密观察病情变化：监测患者生命体征，观察中毒症状的变化，喉炎、心肌炎、脑炎是白喉较常见的并发症。观察假膜增减情况，对喉白喉患者应严密观察有无喉梗阻表现。观察中毒性心肌炎的表现，为及时治疗提供依据。

（2）卧床休息：中毒性心肌炎早期，合理的休息极为重要，可使发生炎性病变的心肌尽快修复，防止病情进一步恶化。除绝对卧床休息外，还应注意患者饮食不可过饱，保持大便通畅。对心功能不全的患者进行心功能不全常规护理。对合并软腭麻痹、有吞咽困难者，应给予鼻饲。及时清除呼吸道分泌物，防止吸入性肺炎。

（3）药物治疗的护理：白喉患者使用抗毒素治疗时，因抗毒素注射后假膜很快脱落，有阻塞气道造成窒息的危险，故应密切观察用药后假膜脱落情况；注射抗毒素前应询问患者的过敏史，并做皮肤过敏试验，如过敏试验阳性应作脱敏注射；备好抢救药品，如肾上腺素等。

（三）健康指导

（1）进行预防教育，说明接种百白破疫苗对预防白喉的重要作用。

（2）讲解疾病知识，强调并发症与预后的关系，指导患者进行治疗及预防并发症。

（3）患者出院后，应对其营养及活动安排给予具体指导，并说明理由。对心肌炎患者强调休息的重要性，严重心肌炎患者在一年内禁止剧烈活动，以防发生意外，并定期复查。

（刘小冬　程　宏）

第九节　肺结核患者的护理

【概述】

肺结核（pulmonary tuberculosis）是由结核杆菌引起的一种主要经空气传播的慢性呼吸道传染病，是人类历史上最古老的疾病之一。我国是全世界 22 个结核病高疫情国家之一，患者总数仅低于印度，居全球第二。结核病可侵及全身各系统、各脏器，肺结核为最常见的类型。肺外结核以淋巴结结核、结核性胸膜炎、骨关节结核、泌尿生殖系统结核等较为多见。临床结核性脑膜炎、脑结核、全身血行播散型结核病为结核病中的急重症，如治疗不及时或不规律，不仅直接影响预后导致严重的后遗症，甚至危及生命。

结核杆菌有四种，即：人型结核菌、牛型结核菌、非洲分枝杆菌和田鼠分枝杆菌，使人致病的是前两型结核杆菌，以牛型结核菌为主。结核杆菌为抗酸分枝杆菌，是需氧菌，属革兰染色阳性细菌，适宜生长温度为 37℃，生长缓慢，需要 2~4 周才能在固体培养基长成菌落。经抗结核药作用后细菌活力显著减弱，需 6~8 周，甚至 20 周才出现菌落。结核杆菌对有害物影响的抵抗力大于其他大多数细菌。结核杆菌在干燥的痰中可存活 6~8 个月，在阴暗处可存活数年，随尘土飞扬可保持传染性 8~10 天，书、报、玩具等日用品上的结核杆菌可存活数月。

为便于临床应用、研究观察其发展规律及转归，各国制订了各自的临床分类法，目前，国际尚无统一完善的分类。我国现行结核病可分为原发性肺结核、血行播散型肺结核、继发性肺结核、结核性胸膜炎和其他肺外结核五类。

结核病控制的三大对策包括：病例发现、化学治疗和卡介苗接种，出生时接种卡介苗能较好地预防结核病的发生。

（一）发病机制

结核病由感染到发病往往有一个长期、慢性的过程，短则 3 个月，长则几年甚至几十年。人体感染结核杆菌之后往往只有少数人（5%~10%）发病，这主要取决于所感染结核菌的毒力、数量、对结核杆菌的易感程度及个体免疫力的差异等。人体对结核杆菌的免疫主要是细胞免疫，结核杆菌首次侵入人体后，局部有充血、水肿及中性多核白细胞浸润为主的炎症，以后白细胞连同所含的结核杆菌逐渐被单核细胞及吞噬细胞所吞噬，毒力强的结核杆菌还可以在细胞内继续繁殖。在结核杆菌抗原的刺激下，人体逐渐形成对结核杆菌的免疫和变态反应。被结核杆菌抗原致敏的淋巴细胞活化、增生，已致敏的淋巴细胞再次受到相应抗原（结核杆菌或其代谢产物）的刺激时，产生各种淋巴因子，如趋化因子、移动抑制因子、转移因子等，使大量单核细胞或巨噬细胞渗出，移动并聚集停留在病灶局部，使其发育成熟、分裂繁殖和活化，致使巨噬细胞吞噬、消化、杀死细菌的能力大大增加，其结果为抗结核感染的获得性免疫力增加。当致敏机体再次接触结核杆菌所释放的抗原物质时，即出现变态反应，由于致敏淋巴细胞释放的某些淋巴因子的作用，使抗原侵入部位的炎症反应加剧，造成组织损伤，变态反应剧烈时可造成大片组织干酪样坏死。人体对结核杆菌所产生的变态反应称为迟发型变态反应。

（二）流行病学

（1）传染源：开放性肺结核患者是肺结核的主要传染源。某些地区，灵长类、牛、獾、猪等其他哺乳类动物也可为传染源。巴氏消毒法发明和推广前，被结核杆菌污染的牛乳也是肺结核的重要传染源。

（2）传染期：理论上，只要结核患者痰中排出活的结核杆菌，就有传染性。一些未治疗或治疗不当的患者可在多年内呈现间歇性痰菌阳性。传染性的大小取决于排菌量的多少，细菌的毒力，有无适当通风，结核杆菌是否受到阳光、紫外线照射，有无咳嗽、打喷嚏、大声说话、唱歌等形成气溶胶的可能性。有效的抗结核治疗可在 2~4 周内使患者居室内的传染性消失。自感染至出现原发病变或呈现明显的结核菌素反应，需 2~10 周。原发感染后的 1~2 年，发生继发性、进行性肺结核或肺外结核的危险性最大，潜隐性感染可持续终生。无论是否治疗，结核菌素反应都可持续存在。HIV 感染可使感染结核杆菌后发生结核的危险性增加、间隔时间缩短。

（3）传播途径：结核杆菌主要通过空气传播。易感人群吸入在空气中的、肺结核患者在咳嗽、打喷嚏、大声说话时排出的飞沫核（直径 1~5μm）中的结核杆菌后，病菌进入肺泡，被巨噬细胞吞噬，引起感染。结核病患者排菌量愈多、与结核病患者接触时间愈长，危害愈大。含结核杆菌的痰液干燥后随尘埃飞扬亦可造成吸入感染，但非主要传播方式，也可通过摄入结核杆菌浸染的牛奶或奶制品，结核杆菌直接侵入呼吸道黏膜、皮肤伤口而感染。医务人员进行支气管镜检查、气管插管或在解剖结核病患者的尸体时，亦可导致感染。长期、反复接触传染性结核病患者（无防护的情况下）可导致接触感染。患结核病的孕妇经胎盘感染胎儿罕见，经结核病患者的污染物传播概率甚少。

（4）易感性：人对结核杆菌普遍易感，感染后婴幼儿、青少年及老年人发病率较高。感染结核杆菌的危险性与暴露程度直接相关，与遗传或其他宿主因素无关。感染后的前 12~24 个月是发生临床结核病的最危险时期，3 岁以下的儿童危险性最高。既往从未接触过结核杆菌的人群对结核杆菌感染和发生结核病的易感性较大。老年人群中的结核病多为长期隐性感染。生活贫困、居住拥挤、营养不良等都是结核病的易感因素。患有消耗性疾病、低体重或营养不良者（如慢性肾衰竭、癌症、糖尿病、矽肺、胃大部切除患者）或药物滥用者，对结核病的易感性也明显增加。麻疹、百日咳和免疫抑制性疾病常易合并结核杆菌感染，接受糖皮质激素和免疫抑制剂治疗者尤其好发结核病。合并HIV 感染者，其结核病的易感性明显增加。如果得不到很好的控制与治疗，产生多重耐药结核菌的危险性大大增加。

（5）流行特点：结核病发病无季节性。随着结核病学科的逐渐建立和完善，尤其在 20 世纪中叶，结核病细胞免疫概念的明确，卡介苗免疫接种的广泛应用和现代化疗学的建立，对结核病的控制已取得了巨大成就。但随着 HIV 感染蔓延，耐药性结核菌普遍出现，耐多药结核病的流行、流动人口剧增等问题逐渐显露。目前结核病仍然是威胁人类健康的主要杀手之一。为此世界卫生组织再次向全世界发出“世界仍处于结核病严重威胁之中”的紧急呼吁，紧急开展结核病的诊断、治疗、预防工作，对结核病基础学进行全面深入研究。

（三）临床表现

肺结核的临床症状多种多样，轻重不等，20% 的患者可无症状或症状轻微而易被忽视。结核病是慢性传染性疾病，半数乃至 80% 的患者可有长期低热或高热，并伴有疲乏、无力、盗汗、消瘦等慢性结核中毒症状以及所累及脏器的有关表现。肺结核患者还可产生与其他呼吸系统疾病相似的症状，如咳嗽、咳痰、咯血、咳血痰、胸痛、呼吸困难等。活动性肺结核的临床症状有如下几种：

（1）发热：发热是结核病最常见的症状，有 37%~80% 的结核病患者有不同程度的发热，常缓慢起病，无明确发病时间，长期或较长期午后或傍晚低热或中度发热，俗称“午后潮热”，以后逐渐退热并伴有盗汗、疲乏、无力、面颊潮红、消瘦等。发热可不规则，表现为劳累后发热或女性患者月经期前发热，病变急剧进展或全身播散时可呈中度发热或弛张性高热，但发热前常无寒战、畏寒。

（2）咳嗽、咳痰：早期轻症肺结核患者可无咳嗽或仅有轻微干咳或伴有少量白黏痰；病变活动、空洞形成、并发支气管结核、支气管扩张时则咳嗽剧烈并伴有大量白黏液痰，有时为血痰，继发感染时则有脓性痰；当并发支气管淋巴结结核、淋巴结支气管瘘、支气管结核时则常有频繁的刺激性咳嗽或喘鸣；当并发脓气胸、胸膜支气管瘘时，则为阵发性剧咳伴多量脓痰或脓血痰。咳嗽咳痰持续 3 周以上，对症及抗感染治疗无效，痰普通培养阴性者应考虑有肺结核的可能。

（3）咯血：咯血是支气管肺部疾病常见症状，咯血常易引起患者重视而及时就诊。当肺部结核病变进展，侵蚀邻近血管时则可发生咯血，咯血量因累及的血管大小，系动脉、静脉或毛细血管而不同。空洞性病变较易发生咯血，纤维后壁空洞内拉斯穆森动脉瘤（Rasmussen 动脉瘤）或支气管动脉破损时，咯血量大，甚至可引起失血性休克或窒息。肺内陈旧性结核灶，由于继发性结核性支气管扩张或钙化灶脱落、纤维灶的牵引，也可引起咯血。

（4）呼吸困难：当肺部病变广泛，如纤维厚壁空洞伴支气管播散、大片胸膜增厚、膈肌粘连、余肺代偿性肺气肿或并发肺叶或全肺肺不张时，常有明显的限制性肺功能障碍，支气管结核所致的气管、支气管管腔狭窄包括瘢痕性狭窄以及肿大的支气管旁淋巴结压迫也可引起呼吸困难，但多数患者表现为慢性渐进性呼吸困难。并发结核性胸膜炎、心包炎、肺源性心脏病、心功能不全时可有明显呼吸困难症状。当发生张力性气胸、纵隔气肿时，则多呈急性发作性呼吸困难并伴有锐性胸痛、明显发绀等表现。

（5）结核超敏感症候群：包括结核风湿性关节炎、疱疹性结膜角膜炎及结节性红斑，发生概率为10%~20%。青年女性患者多见，常有四肢关节痛、低热、血沉增快，但抗链球菌溶血素“O”及类风湿因子阴性，关节无明显肿胀畸形，抗风湿治疗无效，PPD试验常呈强阳性或阳性，抗结核治疗有效。进一步检查可发现肺门、纵隔、腹腔淋巴结结核或盆腔结核病。有些患者还反复发生结节性红斑或环形红斑，多见于下肢胫前伸侧面或踝关节附近，常表现为多发性、易于融合、周围组织水肿等特点。有些患者还有疱疹性结膜角膜炎，在排除寄生虫、病毒感染所致的变态反应后，应考虑为结核超敏感反应的表现。

（6）血液学变化：结核病患者血象检查正常或有轻度白细胞增多、淋巴细胞比例较高及轻度贫血，少数患者可有类白血病反应，或白细胞减少、单核细胞或嗜酸性粒细胞增多，有时还可出现全血细胞减少，常提示骨髓受侵。有报道，急性血行播散型结核病可导致继发骨髓纤维化。还有研究者发现，11%的患者可有低钠血症，可能与肺内病变组织内产生抗利尿激素样物质有关，有些老年结核病患者及重症患者伴有低蛋白血症。

（四）辅助检查

1. 胸部X线检查

胸部X线检查是肺结核的主要诊断手段之一，但需密切结合临床及实验室检查进行综合分析。

2. 病原学检查

结核杆菌的检出是结核病病原学诊断的直接证据，是临床确诊、疗效判定、病程进展和流行病学监控的重要依据。

（1）痰涂片染色显微镜检查：收集患者气管深部24h痰液进行集菌可提高检出率。痰中检出结核杆菌可确诊结核，但阳性率较低，并且痰涂片阳性还需考虑非结核杆菌感染的可能。一般3~6次痰结核杆菌检查可提高检出率。

（2）分离培养法：分离培养法是高灵敏的结核杆菌的检查方法，其灵敏性可达每毫升10^1~10^2个细菌。经典的方法为改良罗氏培养法（L-J固体培养基），但培养时间较长，为4~8周，不能满足临床需要。BACTEC－46 0检测系统及多种以其他生长指示剂取代放射性核素的液体培养基相继问世，如MGIT系统（Mycobacterial Growth Indicator Tube）、MB-Redox系统以及双向培养基系统（Septi-9000系统，Biphase系统）、ESP培养系统Ⅱ等，由于液体培养基有利于结核杆菌的早期生长，可缩短报告时间，但污染率较高。

3. 纤维支气管镜检查

纤维支气管镜检查有助于支气管腔内结核病变、咯血和肺不张的诊断和治疗，也有助于鉴别中心型肺癌、支气管腺瘤。需注意的是，对痰结核杆菌阳性者不应行支气管肺泡灌洗，以免引起结核杆菌向支气管扩散。

4. 活检

根据不同病变部位，可行浅表淋巴结、纵隔淋巴结经皮或经纤维支气管镜的肺活检，可为疑难病例的诊断提供可靠的组织学和细菌学证据。近年来关于经纵隔镜或胸腔镜进行纵隔淋巴结或胸膜肺活检的报道增多，证明其对诊断及鉴别诊断的价值。

5. 结核菌素（或结核菌素纯蛋白衍生物，PPD）皮肤试验

结核菌素皮肤试验阳性常作为结核感染的指标，也常用于卡介苗接种后效果评价的指标，对儿童结核的诊断有一定的辅助意义。但我国城市人口结核病感染率高达 80%，又是普种卡介苗的国家，因此，单纯结核菌素皮肤试验阳性对成人结核诊断意义不大。

10%~20% 的活动性结核病患者，包括感染早期（4~8 周）变态反应尚未形成的患者，其皮肤试验阴性反应；老年结核病患者或粟粒性肺结核，HIV 感染，尿毒症，结节病，恶性肿瘤患者接受放、化疗，以及应用免疫抑制剂者的皮肤试验也可呈阴性。我国结核菌素皮肤试验采用国际通用的皮内注射法：将 5 个国际单位的 PPD（0.1ml）于左前臂内侧上、中三分之一交界处皮内注射，使局部形成皮丘。48~96h（一般 72h）后观察反应，以局部硬结作为诊断依据（表 9–2）。

表9–2　结核菌素皮肤试验

硬结	＜ 5mm	阴性	–
	5~9mm	一般阳性	+
	10~19mm	中度阳性	++
	＞ 20mm 或不足 20mm 有水疱或坏死	强阳性	+++

6. 分子生物学诊断方法

聚合酶链式反应（PCR）是由一对特定寡核苷酸引物介导的检测结核杆菌核酸中特异的序列片段的体外酶促扩增技术，结核杆菌特异的靶序列在体外，通过 20~30 次在三个不同温度中循环，进行变性、复性、延伸，可使待检拷贝数达数百万倍扩增而便于检出。但 PCR 要求严格的技术质量和试剂，多年临床观察证明 PCR 对临床诊断仍存在着假阳性率较高的问题，其临床意义尚需进一步研究。

7. 血清学诊断

血清学诊断可对难以获取检测标本的肺外结核、儿童结核提供有意义的参考信息，即在保证 90%~95% 的特异性基础上达到临床上可接受的敏感性。

（五）治疗原则

1. 一般治疗

注意休息，重症患者需卧床休息。加强饮食营养，保持水、电解质及酸碱平衡，必要时静脉补液。适当锻炼身体，提高机体抵抗力。

2. 化学疗法

（1）结核病化疗原则：早期、规律、全程、联合、适量。在世界卫生组织提倡的全程督导管理（DOT）下完成化疗。严格遵循化疗原则治疗，否则易造成治疗效果不好或无效，甚至导致复发，并产生耐药性。

（2）常用抗结核药：目前国际上通用药物有 10 余种，可分为基本抗结核药物（一线抗结核药物）和次要抗结核药物（二线抗结核药物，复制药物）两大类。世界卫生组织提倡常用的 6 种抗结核药，在药源充足、经济条件较好的地区可视为主要抗结核药，即一线抗结核药，主要包括：异烟肼（H）、利福平（R）、吡嗪酰胺（Z）、链霉素（S）、乙胺丁醇（E）、氨硫脲（T）。其中，氨硫脲副作用较多，目前已很少应用。二线抗结核药包括：卡那霉素（KM）、阿米卡星（AK）、卷曲霉素（CPM）、对氨柳酸（PAS）、乙硫异烟胺（ETH）、丙硫异烟胺（PTH）、环丝氨酸（CS）。

（3）常用抗结核药物的剂量和副作用（表 9–3）。

表9–3 常用抗结核药物的剂量和副作用

药物名称	每天给药（g/d）	间歇给药（g/d）	副作用
INH	0.3~0.4	0.6	肝毒性、末梢神经炎
RFP	0.45~0.6	0.6	肝毒性、胃肠反应、过敏反应
PZA	1~1.5	2~3	肝毒性、胃肠反应、痛风样关节炎
SM	0.75	0.75~1	听力障碍、眩晕、肾功能障碍、过敏反应
EMB	0.75~1	1.5	视力障碍、视野缩小
PAS	8~12	10~12	肝毒性、胃肠反应、过敏反应

（4）化疗方案：制订化疗方案，应在保证化疗疗效的同时，考虑患者的安全性、耐受性和依从性。

3. 外科治疗

因各种原因延误诊断和治疗：早期可以治愈的患者转为复治、难治甚至更为严重的肺结核；内科化疗效果差，久治不愈，成为严重的结核病传染源，以至于产生更多的原发耐药患者。随着普胸外科技术的发展，肺切除手术技术的不断成熟，在确保肺断面内无活动病灶存在的情况下，小范围切除病灶或肺叶已成为外科治疗肺结核的首选方法，基本取代了肺萎陷疗法。

4. 耐药、耐多药结核病治疗

合理化疗必须贯彻执行 DOTS–Plus 治疗策略，即化疗在完全督导下进行。对耐多药结核病（MDR–TB）患者可采用提高疗效的综合性治疗措施，对具备手术条件或介入条件者在充分化疗的基础上予以实施，亦可开展血药浓度监测，及时调整药量以获得更好的疗效，最大限度减少毒副反应的发生。

在保证质量的条件下进行痰结核杆菌培养和药物敏感试验。以此耐药检测作为基础，执行正确管理，选择二线抗结核药物、制订治疗方案的策略。对于肺结核的并发症须积极治疗。

（1）以药敏试验结果为指导，依照耐药种类和程度选择含 3 种或 4~5 种以上敏感药物组成新方案。

（2）未获药敏试验结果前或无条件做药敏试验时，需根据患者既往用药历史和本地耐药情况选择可能敏感药组成新方案，获得药敏结果后再以此为依据予以调整。

（3）耐一线药或耐多药的患者，选择采用尚敏感的一线药、未曾用过的二线药和可能敏感药。

（4）强化期 3~6 个月，巩固期 18 个月，总疗程 24 个月。

（5）注意选择新药、敏感药。在对每一类别药物进行挑选时，需注意选择级别较高的药物。药物的品种多达 5~6 种。

【护理措施】

（一）基础护理

（1）隔离：按呼吸道传染病隔离。病区相对独立，环境布局合理，收治患者数量与建筑面积相匹配。进入患者环境的医务人员、家属等需戴防护口罩。

（2）休息：指导患者注意合理休息。肺结核活动期或咯血时应卧床休息，恢复期患者可以参加户外活动和适当锻炼。保证充足睡眠和休息的时间，做到劳逸结合。

（3）病室环境：保持病室安静、舒适，经常通风，维持病房适宜的温度、湿度，室温为 18~20℃，湿度 55%~60%。

（4）饮食：维持足够营养，肺结核病是一种慢性消耗性疾病，进食高热量、高蛋白、富含维生素的食物，如牛奶、豆浆、鸡蛋、鱼、肉、豆腐、水果、蔬菜等，能增强机体抗病能力。向患者解释加强营养的重要性，每周测体重 1 次并记录，观察患者进食情况及营养状况。

（5）发热护理：密切监测体温，高热时可物理降温，必要时遵医嘱给予药物降温；做好患者的口腔护理。患者应以休息为主，以减少耗氧量，缓解头痛、肌肉酸痛等；患者出汗时，及时协助擦汗、换衣，注意保暖，避免其受凉。

（二）专科护理

1. 咳嗽、咳痰护理

指导患者做有效的咳嗽、咳痰，协助患者排痰，必要时遵医嘱给予抗生素或止咳、祛痰、化痰药物。肺结核患者咳嗽、咳痰与病情密切相关，早期轻症肺结核患者可无咳嗽或仅有轻微干咳或伴有少量白黏液痰；病变活动、空洞形成、并发支气管结核、支气管扩张时则咳嗽剧烈并伴有多量白黏痰，有时为血性痰，继发感染时则有脓性痰。

2. 咯血护理

咯血量的多少与疾病严重程度不完全一致，少量间断咯血，不致造成严重后果，但可能是严重疾病或肿瘤的早期信号。一次大量咯血，可导致窒息。一次或 24h 内咯血量在 100ml 以内为小量咯血；一次咯血量在 100ml 以上，或 24h 内咯血量在 300ml 以内者，反复多次少量咯血，持续数日，为中量咯血；一次咯血量在 200ml 以上，或 24h 内咯血量在 600ml 以上者，为大量咯血。

（1）咯血患者需卧床休息，避免不必要的交谈，以减少肺部活动度。一般静卧休息能使小量咯血自行停止。大量咯血时应绝对卧床休息，减少翻动，协助患者取患侧卧位，有利于健侧通气，可防止结核病灶扩散。

（2）指导患者咯血期间宜进凉或温的流质饮食，避免饮用浓茶、咖啡、酒等刺激性饮料；多饮水及富含纤维素的食物，以保持大便通畅。

（3）对烦躁不安的患者常应用镇静剂，如安定 5~10mg，肌内注射，注意观察患者的生命体征。禁用吗啡、哌替啶，以免抑制呼吸。大量咯血伴剧烈咳嗽时常用可待因口服或皮下注射，年老体弱、肺功能不全者慎用。

3. 窒息的预防和抢救配合

（1）窒息的预防：咯血时注意观察病情变化，准确记录咯血量，定时监测呼吸、血压、脉搏，了解双肺呼吸音的变化等。应指导患者进行有效咳嗽，嘱患者身心放松，不宜屏气，防止声门痉挛。禁用呼吸抑制剂、镇咳剂，以免抑制咳嗽反射及呼吸中枢，使血块不能咳出而发生窒息。准备好抢救用品，如吸痰器、鼻导管、气管插管、气管切开包等。对年老体弱、咳嗽无力、心肺功能不良的患者应注意其有无窒息先兆，若一旦出现应立即用手指套上纱布将患者的咽喉、鼻部血块清除；如效果不明显，可使用张口器将舌牵出，清除积血，或用导管将呼吸道分泌物和血液吸出；严重者立即做气管插管或气管切开，以吸尽积血，保持呼吸道通畅。

（2）窒息的抢救配合：立即置患者于头低足高位，轻拍其背部以利于血块排出。清除口、鼻腔内血凝块，或迅速用鼻导管接吸引器插入气管内抽吸，以清除呼吸道内积血。必要时立即行气管插管或气管镜直视下吸取血块。气管血块清除后，若患者自主呼吸未恢复，应行人工呼吸，给高流量吸氧或按医嘱应用呼吸中枢兴奋剂，同时仍需密切观察病情变化，监测血气分析和凝血时间，警惕再窒息的可能。

（3）观察患者呼吸变化：如呼吸频率、深浅度及发绀的情况。根据患者的病情给予不同流量氧气吸入，并观察用氧效果。同时了解患者血气指标。

4. 呼吸困难护理

轻度呼吸困难患者常有疲乏、情绪紧张、失眠等现象；重症者由于缺氧、二氧化碳潴留，会出现烦躁不安、意识模糊、嗜睡甚至昏迷等现象。给予患者吸氧，保持呼吸道通畅，气道分泌物较多者，应协助患者充分排出，以增加肺泡通气量。采取半卧位或端坐位，必要时设跨床小桌，以便患者休息，减轻其呼吸困难。

5. 用药护理

（1）抗结核药物合理应用对结核病的控制起决定性作用，强调早期、联合、适量、规律、全程化学治疗的重要性。有计划、有目的地向患者及家属介绍有关抗结核病药物知识，督促患者遵医嘱按时服药。

（2）向患者及家属告之药物的不良反应，强调药物的治疗效果，鼓励患者坚持全程化学治疗，防止治疗失败而产生耐药结核病，增加治疗的困难和经济负担。

（3）应注意观察抗结核药物的副作用，定时查肝功能、肾功能、血常规等，观察患者有无不良反应。如出现不良反应要及时与医生联系，不得自行停药。

（4）耐药、耐多药肺结核护理：耐多药结核病的治疗更应坚持早期、联合、适量、规律、全程的原则。尤其是要向患者宣传不规则治疗的危害性及对预后的影响，使患者在今后的治疗中能积极主动地接受治疗、配合治疗、规则治疗、完成治疗。嘱患者及家属切记服药要求和谨遵医嘱，做到按时按量，不自行增减量或更改药物种类，不能漏服。对年龄偏大或记忆力减退的患者，应让家属全面了解所用药物的治疗作用及副作用，以做好监督工作。由于临床患者对结核药物的耐受性不同、肝肾功能损害程度不同，以及耐药性结核杆菌的存在，因此治疗方案应个体化，要注意观察药物的不良反应，确保化疗的完成及提高耐药结核痰菌阴转率。

6. 心理护理

患者因对结核病往往缺乏正确认识，病后怕影响生活和工作，又因结核病是慢性传染病，住院隔离治疗阻碍其与家人、朋友的接触，再加上疾病带来的痛苦，常出现多虑、悲观等情绪。因此，应做好耐心细致的解释工作，并告诉患者结核病是可以治愈的，向患者介绍有关病情的治疗、护理知识，使患者建立信心。选择适合患者的娱乐消遣方式，丰富患者的生活。急性期患者则需多休息，同时做好患者及家属的工作，保证家属既能做到消毒隔离，又能关心爱护患者，给予患者精神和经济上的支持。

（三）健康指导

（1）宣传结核病的知识，预防传染。控制传染源，及早发现患者并登记管理，监督用药。切断传播途径，提高大众对结核病病因、传播途径、治疗和预防的认识，养成不随地吐痰的习惯。让耐药结核病患者了解耐药、耐多药结核的相关知识，增强患者战胜疾病的信心。

（2）宣传消毒隔离的方法，预防传染。严禁患者随地吐痰，避免对着他人咳嗽或打喷嚏。结核病患者应尽可能和家人分餐、分床、分碗、分筷、分毛巾等，物品定时消毒。

（3）向患者及家属解释病情，坚持正确服药。介绍服药方法、药物的剂量、副作用；详细说明坚持规律用药、全程用药的重要性，以取得患者及家属的主动配合。

（4）嘱患者定期复查，检查肝功能和X线胸片，便于了解病情变化，有利治疗方案的调整。

（5）指导患者合理安排生活、保证充足的睡眠和休息时间。注意营养搭配和饮食调理，增加其机体抗病的能力，避免复发。

（王丽娟）

第十节　甲型H1N1流感患者的护理

【概述】

2009年，世界卫生组织宣布将甲型H1N1流感大流行警告级别提升为6级，全球进入流感大流行阶段。此次流感为一种新型呼吸道传染病，其病原体为新甲型H1N1流感病毒株，病毒基因中包含有猪流感、禽流感和人流感三种流感病毒的基因片段。大多数人群对该病毒没有免疫力，病毒感染部分患者后侵袭感染下呼吸道，导致迅速进展的病毒性肺炎，造成部分患者死亡。甲型H1N1流感病毒属于正黏液病毒科（orthomyxoviridae），甲型流感病毒属（influenza virus A）。典型病毒颗粒呈球状，直径为80~120nm，有囊膜。病毒对酒精、碘伏、碘酊等常用消毒剂敏感，对热敏感，56℃条件下30min可灭活。

（一）发病机制

人感染各类流感病毒后，病毒粒子多在呼吸道上皮细胞内增殖，因此，临床表现以局部呼吸道症状为主。感染流感病毒后其临床症状及病理变化与流感病毒的毒力有关，非致病力或低致病力的流感病毒只在局部黏膜（主要呼吸道黏膜和消化道黏膜）上皮细胞内增殖，不表现或只表现轻微的临床症状。而高致病力毒株能侵入机体各个组织器官，产生严重的临床症状及病理变化，并导致多脏器功能衰竭，甚至死亡。

（二）流行病学

（1）传染源：甲型H1N1流感患者为主要传染源，无症状感染者也具有传染性。目前尚无动物传染人类的证据。病毒存在于患者的鼻涕、口涎和痰液中，随咳嗽、打喷嚏排出体外。病后1~7天内有传染性，以病初2~3天的病毒传染性最强。

（2）传播途径：甲型H1N1病毒主要通过飞沫经呼吸道传播，也可通过口腔、鼻腔、眼睛等处黏膜直接或间接接触传播，接触患者的呼吸道分泌物、体液和被病毒污染的物品亦可能引起感染，通过气溶胶经呼吸道传播有待进一步确证。传播速度、广度与人口密度有关。

（3）人群易感性：人群普遍易感，但60岁以上的老年人、体弱多病的人以及青少年最容易得流感。这部分人群由于身体条件的原因，对流感病毒异常敏感，而且引起并发症的概率相对更大。流感死亡病例中，95% 的患者年龄在 60 岁以上。感染或接种疫苗后 1 周出现抗体，2~3 周达高峰，1~2 个月后开始下降，1 年左右降至较低水平，流感病毒 3 个型别之间无交叉免疫。病毒变异后，人群重新感染而发病。

下列人群出现流感样症状后，易发展为重症病例。① 妊娠期女性。② 伴以下疾病或状况者：慢性呼吸系统疾病、心血管系统疾病（高血压除外）、肾病、肝病、血液系统疾病、神经系统及神经肌肉疾病、代谢及内分泌系统疾病、免疫功能抑制（包括应用免疫抑制剂或 HIV 感染等致免疫功能低下）、19 岁以下长时间服用阿司匹林者。③ 肥胖者：体重指数 ≥ 40 危险度高，体重指数在 30~39 可能是高危因素。④ 年龄：年龄 < 5 岁的儿童（年龄 < 2 岁更易发生严重并发症）；年龄 ≥ 65 岁的老人。

（4）流行特征：易发生流行和大流行。甲型流感流行多发生在冬季，于 2~3 周内达到高峰，主要发生在人群聚集的地方，一次流行持续时间为 6~8 周。甲型流感从散发—高发—中小流行—大流行，过程连续。人类感染流感病毒后能够获得对相应毒株的免疫力，可维持 2~4 年。但流感病毒有甲、乙、丙三型，其中甲型病毒最容易发生变异，根据血凝素 H 和神经氨酸酶 N 又可以分为很多亚型，不同亚型还会变异出更多的病毒株。各病毒分型、病毒亚型之间没有交叉免疫力，所以感染后易引起大规模流行。

（三）临床表现

甲型 H1N1 流感潜伏期一般为 1~7 天，多为 1~4 天。

通常表现为流感样症状，包括发热、咽痛、流涕、鼻塞、咳嗽、咳痰、头痛、全身酸痛、乏力，部分病例出现呕吐和（或）腹泻，少数病例仅有轻微的上呼吸道症状，无发热。体征主要包括咽部充血和扁桃体肿大。危重症甲型 H1N1 流感病死率较高。流感样症状出现后的 2~7 天（平均 4 天）病情迅速加重，出现高热、剧烈咳嗽、咳脓痰、咳粉红色泡沫痰或血痰、胸痛、肌肉酸痛、呼吸困难、呼吸急促、神志异常等，部分患者 24h 内迅速出现急性呼吸衰竭、肺出血、休克及多脏器功能障碍，因严重的急性呼吸窘迫综合征、肺出血，迅速导致死亡。因此，早期识别危重症病例和积极救治是降低病死率的关键。

（四）辅助检查

（1）血常规检查：白细胞总数一般不高或降低。重症患者多有白细胞总数及淋巴细胞减少，并有血小板降低。

（2）血清学检查：可使用间接 ELISA、抗原捕捉 ELISA、荧光免疫法等。

（3）反转录 – 聚合酶链式反应（RT–PCR）：由于 PCR 技术具有简便、快速、灵敏、特异性强等特点，已用于流感病毒基因的检测和分子流行病学调查等。

（4）病毒分离：从患者呼吸道标本中（咽拭子、口腔含漱液、鼻咽或气管吸出物、痰或肺组织）分离流感病毒。常用的方法有鸡胚接种法和细胞培养法。现有的诊断方法中，病毒分离法是较敏感的，但需要 2~3 周时间。

（5）胸部 X 线检查：合并肺炎时肺内可见片状影像。严重病例片状影像范围广泛。

（五）治疗原则

1. 一般治疗

保证患者休息，多饮水，密切观察其病情变化，对高热病例可给予退热治疗。

2. 抗病毒治疗

甲型H1N1流感病毒目前对神经氨酸酶抑制剂奥司他韦、扎那米韦（zanamivir）敏感，对金刚烷胺和金刚乙胺耐药。对于临床症状较轻且无并发症、病情趋于自限的甲型H1N1流感患者，无需积极应用神经氨酸酶抑制剂。对于发病时病情严重、发病后病情呈动态恶化的患者，以及感染甲型H1N1流感的高危人群应及时给予神经氨酸酶抑制剂进行抗病毒治疗。开始给药时间应尽可能在发病48h以内（以36h内为最佳）。对于较易成为重症病例的高危人群，一旦出现流感样症状，不一定要等待病毒核酸检测结果，即可开始抗病毒治疗。孕妇在出现流感样症状之后，宜尽早给予神经氨酸酶抑制剂治疗。

（1）奥司他韦：成人口服用量为75mg，2次/d，疗程为5天。对于危重或重症病例，奥司他韦剂量可酌情加至150mg，2次/d。对于病情迁延患者，可适当延长用药时间。1岁及以上的患儿应根据体重给药，体重不足15kg者，口服30mg，2次/d；体重15~23kg者，口服45mg，2次/d；体重23~40kg者，口服60mg，2次/d；体重大于40kg者，口服75mg，2次/d。对于吞咽胶囊有困难的患儿，可口服奥司他韦混悬液。

（2）扎那米韦：扎那米韦用于成人及7岁以上儿童。成人用量为10mg，2次/d，疗程为5天。7岁及以上儿童用法同成人。

3. 危重症甲型H1N1流感治疗

（1）呼吸支持：低氧血症或呼吸衰竭的患者，应及时给予相应的治疗措施，包括氧疗、机械通气和体外膜肺氧合（ECMO）。①鼻导管或面罩吸氧：保持SpO_2在93%以上（血气分析：PaO_2> 60mmHg，SaO_2 > 90%）。合并妊娠及冠心病等情况，SpO_2应维持95%以上。氧疗不能维持上述SpO_2水平者，尽早考虑机械通气。②机械通气：呼吸窘迫、辅助呼吸肌参与做功、腹部运动反常、呼吸频率 > 25次/min，并且没有无创通气禁忌证者，应进行无创通气。无创通气1h以上无好转者、氧合指数（PaO_2/FiO_2）< 200者或存在无创通气禁忌证者，应尽早进行有创机械通气。有创通气按照肺保护性通气原则进行，必要时进行肺复张手法、高频通气或俯卧位通气。患儿胸片出现多叶受累或明显低氧（不吸氧时PaO_2< 60mmHg），应尽早开始无创通气治疗，并根据治疗反应考虑有创通气。③体外膜肺氧合（ECMO）：常规机械通气难以维持基本氧合状态者，可以考虑体外膜肺氧合支持。

（2）循环支持：有休克表现的患者应给予适当扩容，必要时可应用血管活性药物。休克合并急性呼吸衰竭者，扩容过程中应注意观察患者肺部体征和氧合状况的变化，以防止液体潴留导致肺水肿加重和呼吸衰竭。

（3）糖皮质激素的应用：不建议常规全身大剂量应用糖皮质激素。怀疑有皮质功能低下，经扩容和血管活性药物治疗效果不佳的感染性休克、肺炎快速进展者，可以考虑糖皮质激素应用3~5天。建议静脉输注氢化可的松200~300mg/d（儿童5mg/kg），或甲强龙40~80mg/d（儿童1~2mg/kg）。

（4）其他情况的处理：合并弥散性血管内凝血的患者给予相关替代治疗及抗凝治疗（肝素、血浆等）。合并嗜血综合征者，可静脉滴注丙种球蛋白、肾上腺皮质激素等。

（5）积极治疗患者的原有基础疾病。

【护理措施】

（一）基础护理

（1）隔离：仅有一般性流感症状的患者，可以实行居家隔离治疗。患者尽量单间居住，减少与共同居住者的接触机会；住院患者主要采取飞沫隔离与接触隔离的措施，将患者安置在有通风条件的隔离病房内，流感疑似患者和确诊患者应当分开放置，并进行单间隔离，不设陪护。

（2）环境与休息：病室宜空气新鲜，发热期应卧床休息，保持鼻咽、口腔的清洁，预防细菌感染。对进食和饮水较少者，必要时给予静脉输液。

（3）饮食护理：嘱患者多饮水，给予富含维生素、清淡的流质或易消化的半流质饮食，保证足够的水分摄入。

（4）发热护理：对发热的患者可给予物理降温，对头痛及全身酸痛者，遵医嘱给予退热药物或中药治疗，注意观察患者体温、脉搏、呼吸、血压及神志精神状态等病情变化。

（二）专科护理

（1）监测患者的生命体征，重点观察神志、呼吸变化。观察患者有无呼吸困难、发绀，明显气促者应半卧位并给予氧气吸入，及时清除呼吸道分泌物，保持呼吸道通畅。如出现低氧血症或呼吸衰竭，应给予氧疗或机械通气。

（2）注意观察休克的早期征象，如面色苍白、脉搏增快、手足发凉及出冷汗等，此时血压可正常，一般采取平卧位或下肢稍抬高，适当保暖。观察患者的尿量和呼吸变化，并详细记录每小时尿量，必要时留置导尿。

（3）对于气管插管或气管切开的患者，给予人工呼吸监护，加强术后护理，并向患者说明目的，减少其焦虑或恐惧。

（4）用药护理时，注意观察抗病毒药物的副作用，如消化道不适、眩晕、头痛、失眠等中枢神经系统的不良反应，使用糖皮质激素或抗生素时注意预防耐药性交叉感染。

（三）健康指导

（1）宣教公众勤洗手，养成良好的个人卫生习惯。避免随地吐痰，咳嗽或打喷嚏时用纸巾遮住口鼻。

（2）嘱患者保证充足睡眠，多饮水，加强体育锻炼，经常坚持户外运动，以增强身体抵抗力。

（3）宣传健康知识，室内经常通风，流感流行期应尽量避免前往不通风、人群密集的地方。

（4）一旦出现流感样症状（发热、咳嗽、流涕等）应尽早服药对症治疗，居家休息，减少与他人接触的机会。

（5）指导患者家属注射流感疫苗。

（刘小冬　李春梅）

第十一节　人感染高致病性禽流感患者的护理

【概述】

人感染高致病性禽流感是由甲型流感病毒某些感染禽类亚型中的毒株引起的一种人畜共患的急

性呼吸道传染病，又称作“人禽流感”（avian influenza）。根据禽流感病毒的致病性和毒力的不同，可分为高致病性、低致病性和非致病性三大类。禽流感病毒属正黏液病毒科甲（A）型流感病毒属，可分为16个HA亚型和9个NA亚型，由H5和H7亚型毒株（以H5N1和H7N7为代表）所引起的疾病称为高致病性禽流感（HPAI）。因其在禽类中传播快、危害大、病死率高，被世界动物组织列为A类动物疾病，高致病性禽流感病毒可以直接感染人类，主要表现为高热、咳嗽和呼吸急促。人类感染H5N1可出现毒血症、感染性休克、多脏器功能衰竭以及瑞氏综合征等多种并发症而致人死亡。

禽流感病毒很容易被乙醚等有机溶剂以及常用消毒剂灭活，对热也较敏感，56℃条件下30min或100℃条件下2min可使该病毒灭活。禽流感病毒可以在自然环境中，特别是凉爽和潮湿的条件下存活很长时间。病毒对低温抵抗力较强，粪便中病毒的传染性在4℃条件下可以保持长达30~50天。病毒对酸性环境有一定抵抗力，在pH为4的条件下也具有一定的存活能力。裸露的病毒在阳光直射下，40~48h即可灭活，如果用紫外线直接照射，可迅速破坏其活性。

（一）发病机制

人禽流感的发病机制与普通流感的发病机制基本一致。病毒经呼吸道黏膜等感染人体后，在人体中快速复制，使得人体免疫偏移出现呼吸系统炎症，从而出现免疫抑制而继发感染。

（二）流行病学

（1）传染源：主要为患禽流感或携带禽流感病毒的鸡、鸭、鹅等禽类。野禽在禽流感的自然传播中起着非常重要的作用。目前尚无人与人传播的确切证据。

（2）传播途径：经呼吸道传播，也可通过密切接触感染的家禽分泌物和排泄物、受病毒污染的水和物品等被感染，直接接触病毒毒株也可被感染。

（3）人群易感性：一般认为，人类对禽流感病毒并不易感。尽管任何年龄均可被感染，但在已发现的H5N1感染病例中，12岁以下儿童所占比例较高，病情较重。高危人群有从事家禽养殖业者及其同地居住的家属，在发病前1周内到过家禽饲养、销售及屠宰等场所者，接触禽流感病毒感染材料的实验室工作人员，与可疑禽流感家禽有密切接触的人员等。

（4）流行特征：禽流感病毒感染一年四季均可发生，但以冬春两季多发。人禽流感病毒感染与鸡禽流感流行地区一致，通常呈散发。但由于H5N1亚型流感病毒对禽类具有高致病性，自1959年来，已多次暴发流行。

（三）临床表现

人禽流感潜伏期一般在7天以内，通常2~4天。不同亚型的禽流感病毒感染人体后可引起不同的临床症状。

（1）H9N2：一般仅有轻微上呼吸道感染综合征。

（2）H7N7亚型：表现为结膜炎。

（3）H5N1亚型：病情严重，起病急，早期与流感相似，症状以发热、流涕、咳嗽、咽痛、全身疼痛等为主。发热一般在39℃以上，持续1~7天。部分病例有恶心、腹痛、腹泻、稀水样便等消化道症状。重症患者可出现高热不退，病情迅速发展为急性呼吸窘迫综合征（ARDS），还可出现肺炎、肺出血、全血细胞减少、多脏器功能衰竭、败血症、休克及瑞氏综合征等多种并发症。可继发细菌感染，发生败血症。重症患者可有肺部实变体征。

（四）辅助检查

（1）血常规检查：白细胞总数一般不高或降低，重症患者多有白细胞总数及淋巴细胞减少，并有血小板降低。

（2）病毒抗原及基因检测：取患者呼吸道标本采用免疫荧光法（或酶联免疫法）检测甲型流感病毒核蛋白抗原（NP）或基质蛋白（M1）、禽流感病毒 H 亚型抗原。还可用 RT-PCR 法检测禽流感病毒亚型特异性 H 抗原基因。

（3）病毒分离：从患者呼吸道标本中（如鼻咽分泌物、口腔含漱液、气管吸出物或呼吸道上皮细胞）分离出禽流感病毒，可确诊。

（4）血清学检查：发病初期和恢复期双份血清禽流感病毒亚型毒株抗体滴度 4 倍以上升高，有助于回顾性诊断。

（5）胸部影像学检查：H5N1 亚型病毒感染者可出现肺部浸润，可表现为肺内片状影。重症患者肺内病变进展迅速，呈大片状毛玻璃样及肺实变影像，病变后期为双肺弥漫性实变影，可合并有胸腔积液。

（五）治疗原则

1. 对症治疗

可应用解热药、缓解鼻黏膜充血和止痰祛咳药等。患儿忌用阿司匹林等水杨酸类药物降温，避免引起瑞氏综合征。对于疑似病例、临床诊断病例和确诊病例都应进行隔离治疗。

2. 抗病毒治疗

应在发病 48h 内使用抗流感病毒药物。

（1）神经氨酸酶抑制剂：奥司他韦，为新型抗流感病毒药物，一般成人剂量 150mg，分 2 次口服，连续 5 天；超过 1 岁的患儿按照体重调整每天剂量，分 2 次口服，一般服用 5 天。在治疗严重感染时，可以考虑适当加大剂量，治疗 7~10 天。

（2）离子通道 M2 阻滞剂：金刚烷胺（Amantadine）可抑制禽流感病毒毒株的复制，早期应用有助于阻止病情发展，减轻病情，改善预后。成人剂量 100~200mg，儿童每天 5mg/kg，分 2 次口服，连续 5 天。

3. 氧疗

保证患者 PO_2>60mmHg。如常规氧疗后不能纠正患者的低氧血症，应及时进行机械通气治疗，治疗应按照急性呼吸窘迫综合征的治疗原则，可采取低潮气量（6ml/kg）并加用适当呼气末正压（PEEP）的保护性肺通气策略。

4. 糖皮质激素

使用糖皮质激素可减轻炎症反应或纤维化，但大剂量激素常导致病毒复制增加或继发感染其他病原菌，以及骨骼肌肉的不良反应，不推荐大剂量的激素使用。

5. 加强支持治疗和预防并发症

嘱患者多休息，多饮水，增加营养，给患者提供易于消化的食物，抗菌药物应在有充分证据提示继发细菌感染时应用。

【护理措施】

（一）基础护理

（1）隔离：甲类传染病实施严密隔离，有负压病房条件的应收入负压病房隔离至体温正常，临床症状消失持续 7 天以上才能离开负压病房。疑似患者和确诊重症患者应单间隔离，避免交叉感染。患者在传染期间不得离开病室，严禁探视和陪住。

（2）环境与休息：凡疑诊或确诊 H5N1 感染的患者均需住院隔离，进行临床观察和抗病毒治疗，卧床休息。保持环境安静，室温在 16~18℃，湿度 60% 左右。

（3）饮食护理：给予患者易消化、营养丰富、高热量和富含维生素的食物，多饮水。

（4）高热护理：体温 39℃以上的患者可采取物理降温，或遵医嘱酌情使用退热剂，退热时应注意防止患者出汗过多而虚脱。患者进食和饮水较少者，应遵医嘱给予静脉补液，以维持体液平衡。

（二）专科护理

1. 密切观察病情变化

严密观察患者的意识、瞳孔、生命体征变化，持续动态监测心电图、经皮血氧饱和度，并做好记录。

2. 保持呼吸道通畅

呼吸困难时及时清除呼吸道分泌物，护士应协助明显气急患者取半卧位，并给予吸氧。及早纠正低氧血症可避免组织器官缺氧。鼻导管可用于轻症患者，重症低氧血症患者吸氧流量为 10L/min，建议使用面罩吸氧，对合并急性呼吸窘迫综合征的患者使用有创机械通气作为氧疗方式，选择合适的吸氧浓度和呼吸末正压。

3. 加强对重要脏器功能的监护

定期监测血常规、肝功能及凝血时间，注意患者皮肤黏膜有无瘀血或出血不止现象，谨防弥散性血管内凝血，密切注意患者的尿量及肾功能变化，记录每小时尿量及出入量。

4. 人工气道护理

（1）妥善固定气管插管，适当约束患者双手，防止意外拔管。

（2）根据病情设置合理的呼吸机报警范围，准确记录呼吸机参数，呼吸机使用过程中逐步提高呼吸末正压，严密监测患者气道压力水平，听诊双肺呼吸音，注意有无气压伤的发生。

（3）根据患者双肺呼吸音、气道压力、血氧饱和度、咳嗽等情况，适时吸痰。吸痰时密切观察血氧饱和度的降低幅度。

（4）预防感染，给患者吸痰时严格遵守无菌操作，吸痰管和手套严格无菌、一次性使用并采取密闭式气管内吸痰，除测量中心静脉压或需要平卧操作外，均给予床头抬高 30°。鼻饲时注意床头抬高 30°~45°，维持 1h。

5. 神经系统功能监测

加强对患者意识、瞳孔、肢体活动及肌张力等方面评估，密切观察患者瞳孔大小及对光反射，判断是否缺氧引起脑水肿。根据 Ramsay 镇静评分标准，镇静程度维持在 2~5 级，每 15~30 分评估 1 次并进行药物剂量的调整，避免镇静剂不足或过量。

6. 心理护理

人禽流感感染后，病情进展迅速，超越患者心理承受能力，患者通常表现紧张、焦虑、恐惧等不良情绪，应稳定患者情绪，积极配合治疗。

7. 营养支持

患者行机械通气不能经口进食，以肠内营养支持为主，肠外营养支持为辅。每4h检查胃残余量，用温水2ml注入鼻饲管后观察患者有无反流、恶心、呕吐、腹胀及便秘等症状。

（三）健康指导

（1）对公众进行预防教育，尽可能减少与禽类的不必要接触，尤其是病死禽类。

（2）嘱患者注意个人卫生。禽蛋类食品煮熟，厨房用具生熟分开。

（3）嘱患者加强锻炼，增强体质，在医生的指导下接受其他流感疫苗接种。

（4）保持居室空气清新，定时开窗通风。

（刘小冬　李春梅）

第十二节　传染性非典型肺炎患者的护理

【概述】

传染性非典型肺炎（infectious atypical pneumonia）是一种由新冠状病毒引起的急性呼吸系统传染病，又称为严重急性呼吸综合征（severe acute respiratory syndrome，SARS），主要通过飞沫、呼吸道分泌物及与患者密切接触传播。临床以发热、头痛、肌肉酸痛、乏力、干咳少痰为特征，严重者出现气促或呼吸窘迫。此病是一种新的呼吸道疾病，其临床表现与其他非典型肺炎类似，但具有传染性强的特点，故将其命名为传染性非典型肺炎。SARS是冠状病毒，属于冠状病毒科，是一种单股正链RNA病毒。其病毒基因和蛋白与已知的人类和动物冠状病毒差异较大，完全属于新一类的冠状病毒。SARS病毒对外界的抵抗力和稳定性要强于其他人类冠状病毒，在干燥塑料表面最长可活4天，尿液中至少能存活1天，腹泻患者粪便中至少存活4天，4℃温度下存活21天，-80℃保存稳定性佳。但当暴露于常用的消毒剂或固定剂后即失去感染性，56℃加热90min或75℃加热30min即可灭活此病毒。

（一）发病机制

发病机制尚不清楚。SARS- COV通过与细胞膜融合进入人体细胞，在呼吸道黏膜上皮细胞内复制，进一步出现病毒血症。肺细胞是SARS-COV作用的主要靶细胞之一。此外，细胞免疫功能可能受损。

（二）流行病学

1. 传染源

此病患者是主要传染源。急性期患者体内病毒含量高，通过打喷嚏、咳嗽等方式经呼吸道分泌物排出病毒。少数患者有腹泻，排泄物含有病毒。部分重症患者因为频繁咳嗽或需要气管插管、呼吸机辅助呼吸等，呼吸道分泌物多，传染性强。

2. 传播途径

（1）呼吸道传播：近距离呼吸道飞沫传播是此病的主要传播途径。SARS病毒存在于呼吸道黏液或纤毛上皮脱落细胞里，当患者咳嗽、打喷嚏或大声讲话时，形成气溶胶颗粒，喷出后被易感者吸入而感染。飞沫在空气中停留的时间短，移动的距离为 2m，故仅造成近距离传播。

（2）接触传播：密切接触患者的呼吸道分泌物、消化道排泄物或其他体液，或者接触被患者污染的物品，亦可导致感染，可能造成局部流行。实验室检验技术人员或研究人员，在缺乏生物安全防护措施情况下，处理或接触人体标本或病毒株时，可造成感染，故应引起重视，重点防控。

3. 人群易感性

人群普遍易感。发病者以青壮年居多，儿童和老人较少见，患者家庭成员和收治患者的医务人员属高危人群。患者康复后无再次发病的报告，患病后可能获得一定程度免疫。

4. 流行特征

此病流行发生于冬末春初，有明显的家庭和医院聚集发病现象，社区发病以散发为主，偶见点状暴发流行。主要流行于人口集中的大都市，农村地区甚少发病。

（三）临床表现

SARS 潜伏期 1~16 天，常见为 3~5 天。

（1）早期：病程 1~7 天。典型患者起病急，以发热为首发症状，可有畏寒，体温常超过 38℃，呈不规则热或弛张热、稽留热等，热程为 1~2 周；伴有头痛、肌肉酸痛、全身乏力，部分患者有腹泻。常无鼻塞、流涕等上呼吸道症状。

（2）进展期：起病 3~7 天后出现干咳、少痰，偶有血丝痰，肺部体征不明显，部分患者可闻少许湿啰音。病情于 10~14 天达到高峰，发热、乏力等感染中毒症状加重，并出现频繁咳嗽、气促和呼吸困难，略微活动则气喘、心悸，被迫卧床休息。这个时期易发生呼吸道的继发感染。

（3）恢复期：病程进入 2~3 周后，发热渐退，其他症状与体征减轻乃至消失。肺部炎症的吸收和恢复则较为缓慢，体温正常后仍需 2 周左右才能完全吸收和恢复正常。

轻型患者临床症状轻，病程短；重症患者病情重，进展快，易出现呼吸窘迫综合征。儿童的病情较成人轻。有少数患者不以发热为首发症状，尤其是有近期手术史或有基础疾病的患者。

（四）辅助检查

（1）血常规检查：病程初期到中期白细胞计数正常或下降，淋巴细胞常减少，部分病例血小板减少。T 淋巴细胞亚群中 $CD3^+$、$CD4^+$ 及 $CD8^+$T 淋巴细胞均显著减少。疾病后期多能恢复正常。

（2）血液生化检查：丙氨酸氨基转移酶（ALT）、乳酸脱氢酶（LDH）及其同工酶等均有不同程度升高。血气分析可发现血氧饱和度降低。

（3）血清学检测：应用间接荧光抗体法（IFA）和酶联免疫吸附法来检测血清中 SARS 病毒特异性抗体。

（4）分子生物学检测：以反转录聚合酶链反应法，检测患者血液、呼吸道分泌物、大便等标本中 SARS 病毒的 RNA。

（5）细胞培养分离病毒：将患者标本接种到细胞中进行培养，分离到病毒后，还应以 RT-PCR 法或免疫荧光法鉴定是否为 SARS 病毒。

（6）影像学检查：绝大部分患者在起病早期即有胸部 X 线检查异常，多呈斑片状或网状改变。起病初期常呈单灶病变，短期内病灶迅速增多，常累及双肺或单肺多叶。部分患者病情进展迅速，肺部影像学检查可见大片状阴影。

（五）治疗原则

1. 一般治疗

卧床休息，避免剧烈咳嗽，咳嗽剧烈者给予镇咳，咳痰者给予祛痰药。发热超过38.5℃者，可使用解热镇痛药。儿童忌用阿司匹林，因可能引起瑞氏综合征。有心、肝、肾等器官功能损害，应该做相应的处理。

2. 氧疗

出现气促或 PaO_2<70mmHg 或 SpO_2<93%者，应给予持续鼻导管或面罩吸氧。

（1）鼻导管或鼻塞给氧：鼻导管或鼻塞给氧是常用而简单的方法，适用于低浓度给氧，患者易接受，缺点是吸入氧浓度不稳定，当吸氧浓度 >5L/min 时，患者常不能耐受。

（2）面罩给氧：面罩上有调节装置，可调节罩内氧浓度，能产生24%~50%的吸入氧浓度，且不受通气比率、呼吸类型和通气量的影响，不需湿化，耗氧量较少。

（3）气管插管或切开：经插管或切开处射流给氧，效果好，且有利于呼吸道分泌物的排出，保持气道通畅。

（4）呼吸机给氧：呼吸机给氧是最佳的氧疗途径和方法，但技术要求高，且易产生并发症。常用于重症患者的抢救。

3. 糖皮质激素

应用糖皮质激素的治疗应有下列指征之一：①有严重中毒症状，高热持续3天不退。②48h内肺部阴影面积扩大超过50%。③有急性肺损伤或出现急性呼吸窘迫证。大剂量的应用时间不宜过长，注意糖皮质激素的不良反应，尤其是大剂量应用时警惕血糖升高和真菌感染等，儿童慎用。

4. 并发和（或）继发细菌感染

根据临床情况，选用适当的抗感染药物，如大环内酯类、氟喹诺酮类、去甲万古霉素等。

5. 抗病毒药物

早期可试用抗病毒药物。目前推荐使用利巴韦林，其疗效仍有争议。有研究显示，甘草甦苷在体外有抗SARS病毒作用。

6. 增强免疫力

重症患者可试用增强免疫功能的药物。恢复期患者血清疗法只对个别患者使用过，其疗效和风险尚无文献评估。丙种球蛋白对继发感染者有一定功效。

7. 重症病例的处理

（1）加强对患者的动态监护，有条件的医院，尽可能收入重症监护病房。

（2）使用无创正压机械通气（NIPPV），模式通常使用持续气道正压通气（CPAP），压力水平一般为4~10cmH_2O，或压力支持通气＋呼气末正压（PSV+PEEP），呼气末正压水平一般4~10cmH_2O，吸气气压水平一般10~20 cmH_2O，调节吸氧流量和氧浓度，维持血氧饱和度 >93%。正压机械通气应持续应用（包括睡眠时间），减少暂停时间，直到病情缓解。

（3）正压机械通气治疗后，若氧饱和度的改善不满意者，或对正压机械通气不能耐受者，应及时进行有创正压机械通气治疗。

（4）对出现急性呼吸窘迫综合征的患者，直接应用有创正压机械通气治疗；对出现休克或多器官功能障碍综合征者，应予相应支持治疗。

【护理措施】

（一）基础护理

（1）隔离：按甲类传染病实施严密隔离，有负压病房条件的应收入负压病房隔离至体温正常。体温正常持续 7 天以上，呼吸系统症状明显改善，X 线胸片有明显吸收可考虑出院。对医学观察者或与患者密切接触者需观察 14 天。疑似患者和确诊重症患者单间隔离，避免交叉感染。患者在传染期间不得离开病室，严禁探视和陪住。医护工作人员在严密防护后可接触患者，严格执行防护程序。N–95 口罩应遮住口鼻，并压好鼻型不漏气。患者分泌物、排泄物及污染物均需随时予以严密消毒处理，患者出院或死亡后，严格执行终末消毒。

（2）环境与休息：保持病室安静、空气清新。嘱患者卧床休息，保证充足睡眠，避免疲劳，注意保暖。

（3）饮食：患者在高热期、极期应给予高热量、高维生素、易消化、半流质或流质饮食。鼓励患者多饮水，以补充足够的液体，有利于咳嗽、排痰。在给患者使用皮质激素过程中应给予低脂、纤维素含量高的食物，减少脂肪摄入。病情较重者、不能经口进食者，可遵医嘱给予静脉营养支持。

（4）发热的护理：定时测量患者体温并做好记录，鼓励患者多饮水，建议饮水量大于 1 500ml。在药物降温的同时，适时使用物理降温，注意降温效果。

（5）口腔护理：生活能自理的患者鼓励其保持口腔卫生，不能自理的患者，可协助其完成口腔清洁。观察患者口腔内有无口腔溃疡、出血或假膜形成，及时做好相应护理，必要时可遵医嘱进行口腔分泌物的检查和培养。对于昏迷及插管的患者，将口腔内义齿取出，及时清除口腔分泌物，避免感染、窒息及吸入性肺炎。

（6）皮肤护理：定时给患者翻身，按摩骨突部位，及时清理患者的大小便，便后做好局部皮肤的清洗。放取便器时避免用力推拉，轻取轻放。对于因发热出汗较多的患者，及时更换被褥，保持床单清洁干燥。

（二）专科护理

1. 病情观察

此病具有病情变化快、病情危重的特点，治疗的关键在于及早发现和预防急性呼吸窘迫综合征、多器官功能障碍综合征。密切观察体温的变化，观察患者有无低氧症状及在用氧情况下低氧症状是否改善，如低氧症状不缓解，及时查找原因。必要时使用心电监护仪，做好危重患者血压的检测。保持患者的体液和电解质平衡，密切观察并发症。

2. 呼吸异常的护理

（1）保持患者绝对卧床休息，限制活动，减少耗氧。

（2）密切观察患者呼吸的节律、频率的变化，动态检测血氧饱和度及动脉血氧分压。

（3）鼓励并协助患者咳嗽咳痰，保持呼吸道通畅。

（4）对使用呼吸机的患者，应注意随时检查氧气的压力、氧流量、管路衔接、湿化瓶液体及设备的消毒，预防交叉感染。

（5）对使用无创呼吸机的患者，应注意面罩是否严密、患者能否适应，有无面罩皮肤压痕。

（6）对使用有创呼吸机的患者，应注意呼吸机的参数是否与患者的呼吸匹配、有无人机对抗，熟练掌握呼吸机的性能和操作。

（7）给患者使用呼吸机通气。医务人员极易受SARS病毒感染，故应注意医护人员的防护。气管插管宜采用快速诱导药物，谨慎处理呼吸机废气，在气管护理过程中吸痰、冲洗导管等均应小心对待。

3. 心率异常的护理

（1）保持患者绝对卧床休息，限制活动，减少耗氧，协助完成全部生活护理，做好患者的保护工作。

（2）认真观察和记录心电监护仪的各项参数，如有病情变化立即通知医生，做好抢救准备。

（3）注意脉搏的频率、节律及强弱，同时还要注意心率与脉搏的同步变化。

4. 康复护理

恢复期给予高蛋白、高维生素、低脂肪饮食。适当补钙预防骨质疏松。指导患者适当活动，循序渐进、量力而行，逐渐增加活动量。

（三）健康指导

（1）进行预防呼吸道传染病的知识普及，提高公众防卫意识。做好“病从手入”“病从口入”、科学洗手、戴口罩的公众宣传 。

（2）保持良好的工作与生活习惯，室内通风，室外活动，均衡饮食，戒除不良习惯等。

（李国英　任　珍）

第三章

消化道传播的传染病护理

第一节 甲型病毒性肝炎患者的护理

【概述】

病毒性肝炎（viral hepatitis）是由多种肝炎病毒引起的以肝脏损害为主的一组全身性传染病。按病原学分类，目前已确定的病毒性肝炎共有五型：甲型肝炎（hepatitis A）、乙型肝炎（hepatitis B）、丙型肝炎（hepatitis C）、丁型肝炎（hepatitis D）、戊型肝炎（hepatitis E）。病毒性肝炎临床以疲乏、食欲减退、肝脏肿大、肝功能异常为主要表现，部分病例出现黄疸，无症状感染常见。

（一）发病机制

甲型肝炎病毒（HAV）经口进入体内后，由肠道黏膜进入血液，引起短暂的病毒血症，约1周后进入肝细胞并在其内复制，2周后由胆汁排出体外。目前认为甲型肝炎病毒引起肝细胞损伤，是由于感染早期HAV大量增殖，使肝细胞受到轻微破坏，随后细胞免疫起了重要作用。在感染后期体液免疫亦参与其中，抗甲型肝炎病毒产生后可能通过免疫复合物机制破坏肝细胞。

（二）流行病学

（1）传染源：传染源为急性期患者和隐性感染者，后者数量远较前者多。患者在起病前2周和起病后1周粪便中排出甲型肝炎病毒的量最多。当血清抗甲型肝炎病毒出现时，粪便排毒基本停止。

（2）传染途径：甲型肝炎病毒主要经粪－口途径传播。粪便污染饮用水源、食物、蔬菜、生活用品等均可引起流行。水源或食物污染可致暴发流行，日常生活接触多为散发性发病。

（3）易感人群：抗甲型肝炎病毒阴性者。人类对甲型肝炎病毒普遍易感，儿童易感性较高，感染后可获得持久免疫力。6个月以下的婴儿有来自母亲的甲型肝炎病毒的抗体，因此不易感；6个月以后，血中甲型肝炎病毒抗体逐渐消失而成为易感者。我国人群多在幼儿、儿童、青少年时期感染，以隐性感染为主，成年时抗甲型肝炎病毒IgG的检出率达80%。甲型肝炎的流行率与居住条件、卫生习惯及教育程度有密切关系，农村高于城市，发展中国家高于发达国家。随着社会发展和卫生条件的改善，有感染年龄后移的趋向。

（三）临床表现

潜伏期为 2~6 周，平均 4 周。

不同类型病毒引起的肝炎，其临床表现具有共同性，按临床表现将病毒性肝炎分为急性肝炎（包括急性黄疸型肝炎和急性无黄疸型肝炎）、慢性肝炎、重型肝炎、淤胆型肝炎、肝炎肝硬化。甲型肝炎大多表现为急性肝炎。

（1）急性黄疸型：总病程 2~4 个月。临床经过的阶段性较为明显，可分为三期。①黄疸前期：甲型肝炎起病较急，可有畏寒、发热，约 80% 的患者有发热、体温在 38~39℃之间，一般不超过 3 天。少数患者以头痛、发热、四肢酸痛等症状为主，类似感冒。此期主要症状有全身乏力、食欲减退、恶心、呕吐、厌油、腹胀、肝区痛、尿色加深等，肝功能改变主要为丙氨酸转氨酶（ALT）升高。本期可持续 1~21 天，平均 5~7 天。②黄疸期：自觉症状好转，发热消退，尿色加深，巩膜和皮肤出现黄疸，1~3 周内黄疸达高峰。肝脏肿大，质软、边缘锐利，有压痛及叩痛，部分病例有轻度脾大。肝功能检查转氨酶和胆红素升高，尿胆红素阳性。本期持续 2~6 周。③恢复期：症状逐渐消失，黄疸消退，肝、脾回缩，肝功能逐渐恢复正常。本期持续 2 周至 4 个月，平均 1 个月。

（2）急性无黄疸型：起病较缓慢，症状较轻，主要表现为全身乏力、食欲下降、恶心、腹胀、肝区痛、肝大、有轻度压痛及叩痛。恢复较快，病程大多在 3 个月内。有些病例无明显症状，易被忽视，实际病例中无黄疸型发病率远高于黄疸型。

（四）辅助检查

1. 血常规检查

急性肝炎初期白细胞总数正常或略高，一般不超过 $10 \times 10^9/L$，黄疸期白细胞总数正常或稍低，淋巴细胞相对增多。

2. 尿常规检查

尿胆红素和尿胆原的检测是早期发现肝炎的简易有效方法，肝细胞性黄疸时两者均呈阳性。黄疸或发热患者，尿中除胆红素阳性外，还可出现蛋白质、红细胞、白细胞或管型。

3. 肝功能检查

（1）血清酶测定：①丙氨酸转氨酶：丙氨酸转氨酶是目前临床上反映肝细胞功能的最常用指标。丙氨酸转氨酶在肝细胞损伤时释放入血流。急性肝炎患者丙氨酸转氨酶明显升高，黄疸出现后开始下降。②天冬氨酸转氨酶（AST）：天冬氨酸转氨酶升高与肝病严重程度呈正相关。急性肝炎患者如果天冬氨酸转氨酶持续在高水平时，有转为慢性肝炎的可能。③乳酸脱氢酶（LDH）：肝病患者可显著升高，但心肌病患者亦可升高，须配合临床加以鉴别。④ γ-谷氨酰转肽酶（γ-GT）：肝炎和肝癌患者可显著升高，在胆管阻塞的情况下更明显，γ-谷氨酰转肽酶活性变化与肝脏病理改变有相关性。⑤胆碱酯酶：由肝细胞合成，其活性降低提示肝细胞已有较明显损伤，其值愈低，提示病情愈重。⑥碱性磷酸酶（ALP 或 AKP）：正常人血清中碱性磷酸酶主要来源于肝和骨组织，碱性磷酸酶测定主要用于肝病和骨病的临床诊断。

（2）胆红素：急性或慢性黄疸型肝炎患者血清胆红素升高。一般情况下，肝脏损害程度与胆红素含量呈正相关。

4. 血液凝固酶原活动度（PTA）

PTA < 40%是诊断重型肝炎的重要依据，亦为判断重型肝炎预后的敏感指标。

5. 血氨

肝衰竭时清除氨的能力减退或丧失，导致血氨升高，常见于重型肝炎、肝性脑病患者。

6. 其他生化指标检测

电解质、血糖、血浆胆固醇等。

7. 病原学检查

（1）抗甲型肝炎病毒 IgM：抗甲型肝炎病毒 IgM 在发病后数天即可出现阳性反应，3~6 个月转阴，是早期诊断甲型肝炎最简便而可靠的血清学标志，抗甲型肝炎病毒 IgM（+）提示为近期感染。

（2）抗甲型肝炎病毒 IgG：出现稍晚，于 2~3 个月达到高峰，持续多年或终身。属于保护性抗体，是具有免疫力的标志。在急性后期和恢复期可有抗甲型肝炎病毒 IgM 和抗甲型肝炎病毒 IgG 同时阳性。若急性期或恢复期血清抗甲型肝炎病毒 IgG 滴度 4 倍以上增长，亦是诊断甲型肝炎的依据。

8. 影像学检查

B 超能够反映肝脏表面变化，门静脉、脾静脉直径，脾脏大小，胆囊异常变化，腹水等。

（五）治疗原则

病毒性肝炎目前尚缺乏特效治疗方法。治疗时应根据不同病原、不同临床类型及组织学损害区别对待。各型肝炎的治疗原则均以足够的休息、营养为主，辅以适当药物，避免饮酒、过劳和损害肝脏的药物。

甲型肝炎预后良好，一般为自限性，多可完全康复。通常不采用抗病毒治疗。以一般治疗及对症支持治疗为主。急性期应进行隔离，症状明显及有黄疸者应卧床休息，恢复期可逐渐增加活动量。患者应选用清淡易消化食物，适当补充维生素，蛋白质摄入争取达到每天 1~1.5g/kg，食欲差、热量不足者应静脉补充葡萄糖。

【护理措施】

（一）基础护理

1. 隔离

甲型肝炎患者按消化道传染病的要求隔离 3 周，密切接触者应观察 6 周。

2. 休息

急性肝炎患者早期应强调卧床休息至症状明显减轻，以 1 个月为宜，以减轻肝脏负担，有利于肝功能恢复。肝功能正常 1~3 个月后可恢复正常工作。

3. 饮食护理

（1）指导患者合理安排饮食：急性期饮食宜清淡，热量和蛋白质要足够，适当补充维生素 B 和维生素 C，不宜进高糖和高脂肪饮食。应予以适合患者口味的清淡、易消化、营养丰富的饮食，多吃水果，多饮水，忌烟酒，可少食多餐。

（2）补充维生素和营养：食欲差且呕吐频繁者，应记录出入量，酌情进行饮食调配；严重呕吐不能进食者应及时与医生联系，给予静脉输液，以补充维生素和营养物质。

（二）专科护理

1. 病情观察

（1）观察患者的体温、脉搏、呼吸、血压变化，注意体温变化规律，并注意热型及其伴随症状。

（2）观察患者皮肤和巩膜黄染情况，有无皮肤瘙痒等症状。

2. 对症护理

（1）患者发热期间做好口腔、皮肤护理，应尽量使患者舒适，防止发生并发症。

（2）有腹泻者应给予少渣、少纤维素、低脂肪、易消化的流食、半流食。忌食生冷及刺激性食物。

（3）对有皮肤瘙痒者，可协助患者每天温水擦浴 1~2 次，并告知患者不可抓伤皮肤，严重者可给予涂抹止痒药物。

（三）健康指导

（1）宣传、普及甲型肝炎的预防知识，以减少甲型肝炎的发病机会。儿童、青少年等易感人群可进行甲肝疫苗注射。

（2）强调急性肝炎彻底治愈的重要性，宣传肝炎迁延对人体的危害。对于休息、饮食、用药等问题要给予具体指导，叮嘱患者按时复查。

（3）急性肝炎患者痊愈出院后仍应休息 1~2 个月，恢复工作后应定期复查 1~2 次。

（汪巧娅）

第二节 戊型病毒性肝炎患者的护理

【概述】

（一）发病机制

戊型肝炎病毒（HEV）是经肠道传播的肝炎病毒。发病机制尚不清楚，可能与甲型肝炎相似。戊型肝炎病毒经消化道侵入人体后，在肝脏内复制，从潜伏期末始，戊型肝炎病毒即在胆汁中出现，并随粪便排出体外，可持续至起病后 1 周左右。同时病毒进入血流导致病毒血症，病毒血症持续时间，因不同个体存在较大差异，可以是短暂一过性，亦可持续至发病后 3 个月以上。

（二）流行病学

我国是病毒性肝炎的高发区，戊型肝炎约占 17%。戊型肝炎传染源和传播途径与甲型肝炎相似，但有不同与甲型肝炎的特点：

（1）暴发流行均由粪便污染水源所致。

（2）隐性感染多见，显性感染主要发生于成人。

（3）原有乙型肝炎病毒（HBV）感染者或晚期孕妇感染戊型肝炎病毒（HEV）后病死率高。

（4）冬春季为戊型肝炎高发期。

（5）戊型肝炎病毒可在短期内消失，少数可持续 1 年以上，抗戊型肝炎病毒不是保护性抗体。

（三）临床表现

戊型肝炎病毒的潜伏期 2~9 周，平均 6 周。戊型肝炎临床表现与甲型肝炎相似，主要以急性肝炎表现为主。黄疸前期较长，平均 10 天，症状较重，自觉症状至黄疸出现后 4~5 天方可缓解，病程较长。晚期妊娠妇女患戊型肝炎时，易发生肝衰竭，可能与血清免疫球蛋白水平低下有关。乙型肝炎病毒慢性感染者重叠戊型肝炎时病情较重，死亡率增高。一般认为戊型肝炎无慢性化过程，也无慢性携带状态，但临床观察、流行病学调查和肝组织检查均发现 3%~10% 的急性戊型肝炎患者，可有病程超过 6 个月的迁延现象。

（四）辅助检查

1. 常规检查

实验室检查及影像学检查同甲型肝炎。

2. 病原学检查

（1）戊型肝炎病毒：HEAg 主要定位于肝细胞浆，血液中检测不到 HEAg。抗戊型肝炎病毒为非保护性抗体，多在短期内消失，少数可持续 1 年以上。抗戊型肝炎病毒 IgM 在发病初期产生，大多数在 3 个月内转阴性，因此，阳性是近期戊型肝炎病毒感染的标志。抗戊型肝炎病毒 IgG 的持续时间不同病例差异较大，多数于发病后 6~12 个月转阴性，但亦有持续几年甚至十多年者。抗戊型肝炎病毒 IgG 在急性期滴度较高，恢复期则明显下降。如果抗戊型肝炎病毒 IgG 滴度较高，或由阴性转为阳性，或由低滴度升为高滴度，均可诊断为戊型肝炎病毒感染。

（2）戊型肝炎病毒 RNA：戊型肝炎患者发病早期，粪便和血液中存在戊型肝炎病毒，此时用 RT-PCR 法可检测到戊型肝炎病毒 RNA，但持续时间不长。在患者粪便和血液标本中检测到戊型肝炎病毒 RNA，可明确诊断。

（五）治疗原则

戊型肝炎患者预后良好，多可完全康复。治疗措施同甲型肝炎。

【护理措施】

（一）基础护理

1. 隔离

按消化道传染病的要求隔离 3 周，密切接触者应观察 6 周。

2. 休息

急性肝炎患者早期应强调卧床休息至症状明显减轻，以 1 个月为宜，以减轻肝脏负担，有利于肝功能恢复。肝功能正常 1~3 个月后可恢复正常工作。

3. 饮食护理

（1）指导患者合理安排饮食：急性期患者的饮食宜清淡，热量和蛋白质摄入足够量，适当补充维生素 B 和维生素 C，不宜进食高糖和高脂肪饮食。应予以适合患者口味的清淡、易消化、营养丰富的饮食，多吃水果，多饮水，忌烟酒，可少食多餐。

（2）补充维生素和营养：食欲差且呕吐频繁者，应记录出入量，酌情进行饮食调配。严重呕吐不能进食者应及时与医生联系，给予静脉输液，以补充维生素和营养物质。

（二）专科护理

1. 病情观察

（1）观察患者的体温、脉搏、呼吸、血压变化，注意体温变化规律，并注意热型及其伴随症状。

（2）观察患者皮肤和巩膜黄染情况，有无皮肤瘙痒等症状。

（3）严密监测老年人、孕妇、重度乙型肝炎慢性感染者病情变化，及早发现重症化病例。

（4）观察患者有无恶心、呕吐等消化道症状，以及经治疗后食欲恢复情况。

2. 症状护理

（1）发热期间做好患者口腔、皮肤的护理，使患者舒适，防止发生并发症。

（2）有腹泻者应给予少渣、少纤维素、低脂肪、易消化的流食、半流食。忌食生冷及刺激性食物。

（3）对有皮肤瘙痒者，可协助患者每天温水擦浴 1~2 次，并告诉患者不可抓伤皮肤，严重者可给予涂抹止痒药物。

（4）向患者讲明戊型肝炎的传播途径、治疗过程及预后。告知患者及家属经过及时、系统的治疗和护理，急性肝炎可以治愈，可缓解患者和家属的不安心理。

（三）健康指导

（1）宣传、普及经消化道传播肝炎的预防知识，以减少人群发病机会。

（2）强调急性肝炎彻底治愈的重要性，宣传肝炎迁延对人体的危害。对休息、饮食、用药等问题要给予具体指导，叮嘱患者按时复查。

（3）急性肝炎患者痊愈出院后仍应休息 1~2 个月，恢复工作后应定期复查 1~2 次。

（汪巧妃）

第三节　细菌性痢疾患者的护理

【概述】

细菌性痢疾（bacillary dysentery）简称"菌痢"，是由痢疾杆菌（志贺菌属为主）引起的肠道传染病，以直肠、乙状结肠的炎症及溃疡为主要特征。各种痢疾杆菌均能产生内毒素，这是引起全身毒血症的主要因素。痢疾杆菌还产生外毒素（志贺毒素），这种毒素具有神经毒、细胞毒和肠毒素作用，能引起更严重的临床症状。主要临床表现为腹痛、腹泻、里急后重和脓血便，可伴有发热及全身毒血症状，严重者可有感染性休克和（或）中毒性脑病。此病急性期一般数日即愈，少数患者病情迁延不愈转变为慢性或反复发作。

（一）发病机制

痢疾杆菌进入人体后是否发病，取决于细菌数量、致病力和人体抵抗力。痢疾杆菌经口进入消化道后，大部分可被胃酸杀死，少量进入下消化道的细菌亦可因正常菌群的拮抗作用，或由于肠道分泌型 IgA 阻断其对肠黏膜的吸附而无法致病。如人体因营养不良、暴饮暴食、胃酸缺乏等因素导致抵抗力低下，则细菌可侵入结肠上皮细胞，对大肠黏膜上皮有吸附力和侵袭力，并在黏膜上皮细胞和固有层中繁殖、释放毒素，造成黏膜的炎症、坏死和脱落而形成溃疡，因而产生腹痛、脓血便等肠道症状。细菌的肠毒素使肠壁通透性增加，引起此病初期的水样腹泻。严重腹泻可引起代谢性酸中毒，电解质紊乱、脱水等。痢疾杆菌释放的内毒素进入血液后，不但可引起发热及毒血症，还可引起急性微循环障碍，进而发生感染性休克、弥散性血管内凝血以及重要脏器功能衰竭。脑组织病变严重者，可因脑水肿及（或）脑疝，而出现昏迷、抽搐与呼吸衰竭等中毒性菌痢（脑型）表现。

（二）流行病学

（1）传染源：急、慢性患者和带菌者。

（2）传播途径：经粪－口途径传播。痢疾杆菌随患者粪便排出体外，污染食物、水、生活用品或手，经口使人感染；亦可通过苍蝇污染食物而传播。流行季节如果食物和水被污染，则可引起食物型或水型流行暴发。

（3）人群易感性：人群普遍易感，患病后可获得一定的免疫力，但持续时间较短，且不同菌群型之间无交叉免疫，易反复感染。

（4）流行特征：菌痢终年可散发，但有明显季节性，通常 5 月份开始上升，8~9 月达高峰，10 月逐渐减少。此病夏秋季节发病率升高可能与降雨量多、苍蝇密度高以及进食生冷瓜果有关。菌痢年龄分布有两个高峰，第一个高峰为学龄前儿童，第二个高峰为青壮年期，与这两类人群日常活动中接触病原菌机会较多有关。

（三）临床表现

菌痢潜伏期：数小时至 7 天，平均 1~2 天。

1. 急性菌痢

（1）普通型（典型）：起病急，患者有畏寒、发热，体温可达 39℃，可伴头痛、乏力、食欲缺乏，继而出现腹痛、腹泻及里急后重，每天排便十余次至数十次，量少，开始为稀便或水样便，1~2 天后转为黏液脓血便，里急后重更为明显，可有左下腹压痛及肠鸣音亢进。早期治疗，1 周左右病情逐渐恢复而痊愈，少数可病程迁延转为慢性。

（2）轻型（非典型）：全身毒血症状和肠道症状均较轻，可无发热或仅有低热，表现为急性腹泻，每天不超过 10 次，大便有黏液但无脓血，可有轻微腹痛但无明显里急后重。易误诊为肠炎，大便培养有痢疾杆菌生长则可确诊。病程 3~7 天痊愈，少数患者亦可转为慢性。

2. 中毒型菌痢

儿童多见。中毒型菌痢起病急，突起畏寒、高热，体温可达 40℃以上，伴有全身毒血症症状，表现为精神萎靡、四肢湿冷、烦躁、嗜睡、昏迷及抽搐，可迅速发生循环及呼吸衰竭。临床以严重全身毒血症、休克和（或）中毒性脑病为主要表现，而消化道症状多不明显，患者初期可无腹痛、腹泻，可于发病数小时后出现痢疾样大便。按其临床表现可分为以下三型：休克型（周围循环衰竭型）、脑型（呼吸衰竭型）和混合型。

（1）休克型（周围循环衰竭型）：此型较为多见，以感染性休克为主要表现，由于全身微循环障碍，可出现面色苍白、四肢湿冷、脉搏细速、血压下降、皮肤花斑、发绀，还可出现心、肾功能不全的表现。

（2）脑型（呼吸衰竭型）：中枢神经系统症状为其主要临床表现，由于脑血管痉挛导致脑缺血、脑水肿甚至脑疝，患者可出现烦躁不安、惊厥、昏迷、瞳孔不等大、对光反射消失等，发生中枢性呼吸衰竭变化后出现呼吸停止。此型较为严重，病死率高。

（3）混合型：兼具有休克型与脑型的临床表现，通常先出现高热、惊厥，如未及时抢救，则迅速发展为呼吸衰竭及循环衰竭。此型最凶险，病死率极高。

3. 慢性菌痢

急性菌痢反复发作或迁延不愈，病程超过2个月者，即为慢性菌痢。大多由于急性期治疗不及时、抗生素用药不彻底，或为耐药菌株感染、患者营养不良及免疫功能低下，或原有慢性胃肠道疾病、肠道分泌性IgA减少等原因。主要症状为腹痛、腹泻、脓血便，可伴有乏力、营养不良及贫血等症状。根据临床表现可分为三型，其中以慢性迁延型最常见，急性发作型次之，慢性隐匿型较少见。

（1）慢性迁延型：急性菌痢发作后，迁延不愈，常有腹痛、腹泻、黏液或脓血便，亦可有便秘和腹泻交替出现，左下腹可有压痛，患者常表现为营养不良、贫血及乏力等。

（2）急性发作型：有慢性菌痢病史，常因进食生冷食物、受凉或劳累等因素而诱发急性样症状，但发热等全身毒血症症状不明显。

（3）慢性隐匿型：一年内有菌痢病史，近期（2个月以上）无明显腹痛、腹泻等临床症状，结肠镜检查有肠黏膜炎症甚至溃疡等病变，大便培养可检出痢疾杆菌。

（四）辅助检查

1. 常规检测

（1）血常规检查：急性期白细胞总数和中性粒细胞增高，慢性患者可有贫血表现。

（2）粪便检查：粪便量少，外观多为黏液脓血便，常无粪质。镜检可见大量红细胞、白细胞、脓细胞和少量吞噬细胞；白细胞 > 15个/高倍视野，有红细胞即可诊断。

2. 病原学检测

大便培养检出痢疾杆菌有助于菌痢的确诊及抗菌药物的选用。在抗菌药物使用前采集新鲜标本，取脓血部分及时送检以及早期多次送检，均有助于提高细菌培养阳性率。

3. 乙状结肠镜检查

慢性患者行此检查有利于诊断。

（五）治疗原则

1. 急性菌痢

（1）一般治疗：按消化道隔离至临床症状消失、大便培养连续2次阴性方可解除隔离。毒血症症状严重者须卧床休息。提供患者少渣、易消化的流质或半流质饮食为宜，忌食生冷、油腻及刺激性食物。注意患者的水、电解质、酸碱平衡，脱水轻且不呕吐者可给予口服补液盐治疗，不能进食者可予以静脉补液治疗。

（2）病原治疗：喹诺酮类（诺氟沙星、环丙沙星、氧氟沙星）抗菌活性强，口服吸收好，耐药菌株产生相对较少，毒副作用小，不能口服者可静脉滴注，但实验显示本药可影响骨骼发育，故儿童、孕妇及哺乳期妇女禁用或慎用。

（3）对症治疗：高热患者以物理降温为主，必要时适当使用退热药；腹痛剧烈者可用解痉剂；毒血症症状严重者可给予小剂量肾上腺皮质激素。

2. 中毒型菌痢

病情凶险、变化迅速，故须密切观察病情变化，采取对症治疗为主的综合抢救措施。

（1）病原治疗：应用有效药物静脉滴注，成人可选用环丙沙星、左氧氟沙星及加用头孢三代抗菌药物。

（2）对症治疗：①降温止惊：高热可引起惊厥而加重脑缺氧及脑水肿，故应积极给予物理降温，必要时予退热药，将体温降至38.5℃以下；高热伴烦躁、惊厥者，可采用亚冬眠疗法。②休克型相关治疗: 迅速扩充血容量，纠正酸中毒; 改善微循环障碍，改善重要脏器的血流灌注; 保护重要器官功能，有心力衰竭的患者可给予毛花苷C；短期使用肾上腺皮质激素，有弥散性血管内凝血早期表现者可予肝素抗凝治疗。③脑型相关治疗：给予20%甘露醇快速静脉滴注，每4~6h静脉滴注1次以减轻脑水肿。应用血管活性药以改善脑部微循环，同时给予肾上腺皮质激素，有助于改善病情。防治呼吸衰竭，保持呼吸道通畅，予以吸氧，如出现呼吸衰竭可使用呼吸兴奋剂，必要时应用人工呼吸机。

3. 慢性菌痢

由于慢性菌痢病因复杂，可采用全身与局部相结合的治疗原则，应用长期、全面、系统的治疗方法。

（1）一般治疗：注意生活节律，进食易消化、吸收的饮食，忌食生冷、油腻及刺激性的食物，积极治疗并存的慢性消化道疾病或肠道寄生虫病。

（2）病原治疗：选用未曾用过或对此病较敏感药物，交替使用，重复2~3个疗程，并配合药物保留灌肠，每晚1次，10~14天为1个疗程。灌肠液中添加小剂量肾上腺皮质激素可提高疗效。

（3）对症治疗：有肠道功能紊乱者可用镇静或解痉药物。

【护理措施】

（一）基础护理

1. 隔离

按消化道传染病的要求进行隔离。隔离至临床症状消失，大便培养连续2次阴性方可解除隔离。

2. 休息

急性期应卧床休息，恢复期逐渐增加活动量。

3. 饮食护理

（1）给予高热量、少渣、易消化的流质或半流质饮食，忌食可引起胀气和刺激性的食物。

（2）告知患者少量多餐，待大便镜检正常后可恢复正常饮食。

（二）专科护理

1. 病情观察

（1）观察患者腹泻的次数、性质、量，有无里急后重表现。

（2）观察患者有无发热以及热型变化。

（3）观察患者有无腹痛，腹痛的时间、性质、部位。

（4）慢性患者注意其有无贫血、营养失调表现。

（5）观察患者循环变化，并注意其面色、口唇、四肢端皮肤颜色和神志变化，并详细记录出入量，及早发现休克症状。

（6）注意患儿是否存在烦躁不安、惊厥、昏迷等表现。

（7）观察患者的呼吸节律、频率变化，是否存在瞳孔大小不等、对光反射。

2. 症状护理

（1）保证患者足够的液体入量，鼓励患者多饮水；不能进食、呕吐、腹泻严重者给予静脉输液，并补充电解质，以维持水电平衡。

（2）向患者讲明隔离、补液、抗菌治疗的重要性，督促患者按时、按量服药，以消除肠道炎症。

（3）患者腹痛时按医嘱给予解痉剂，并予热水袋热敷腹部。

（4）有里急后重者，嘱其排便时不要用力过度，以免脱肛。如发生脱肛可用手垫纱布轻柔以助回纳。每天用 1∶5 000 高锰酸钾溶液坐浴，保持肛周皮肤清洁，避免感染。同时，肛周涂以凡士林，以防糜烂。

（5）采集大便标本时，应取脓血部分，立即送检。

（6）遵医嘱予以药物及物理降温，保持皮肤清洁及室内通风。

（7）如有惊厥发生应保持患者平卧位，头偏向一侧，及时清理呼吸道分泌物，上、下齿间垫以牙垫以防舌咬伤。

（8）发现异常及时报告医生，保持休克患者平卧位，注意保暖，及时吸氧，记录每小时尿量。

3. 预防

（1）管理传染源：急性、慢性患者和带菌者应隔离或定期进行访视，并给予彻底治疗直至大便培养呈阴性。对餐饮、托幼机构工作人员应定时行粪培养，发现带菌者，应调离岗位，进行治疗。

（2）切断传播途径：做好个人及环境卫生，注意饮食及饮水卫生，做好三管一灭（管水、管粪、管饮食，灭苍蝇）。

（3）保护易感人群：向公众宣传搞好个人及环境卫生的重要性，注意饮食及饮水卫生。痢疾杆菌“依链”株的 FS 双价活疫苗，能刺激肠黏膜产生特异性分泌型 IgA，对同型痢疾杆菌攻击保护率约为 80%，免疫力可维持 6~12 个月。其他各菌型间无交叉免疫。

（三）健康指导

（1）向公众宣传卫生知识，养成良好的个人卫生习惯，消灭苍蝇。

（2）向患者和家属介绍家庭隔离措施，餐具每天煮沸消毒 15min，便器、排泄物、呕吐物及时用消毒液消毒，饭前、便后用消毒水泡手 5min 并以流动水冲洗干净。

（3）嘱患者加强体质，慢性患者避免诱发因素，饮食、生活规律，减少复发，复发时及时治疗。

（汪巧娅）

第四节　细菌性食物中毒患者的护理

细菌性食物中毒（bacterial food poisoning）是指由于进食了被细菌或细菌毒素所污染的食物而引起的急性感染中毒性疾病。根据临床表现分为胃肠型食物中毒和神经型食物中毒。此病在5~10月份发生较多，尤易于7~9月份发生，与夏季气温高、细菌易于在食物中大量繁殖相关。常因食物不新鲜、食物保存不当与加热时间短而引起。病例可散发，亦可因聚餐而集体发病。潜伏期短，病情轻重与进食量有关，发病不分年龄。

一、胃肠型食物中毒

【概述】

胃肠型食物中毒以夏秋季较多见，通常表现为恶心、呕吐、腹痛、腹泻等急性胃肠炎症状。引起胃肠型食物中毒的细菌种类很多，常见有沙门菌属、副溶血性弧菌、大肠埃希菌、金黄色葡萄球菌和蜡样芽孢杆菌。

（一）发病机制

细菌及其毒素随污染的食物进入人体后，发病与否及病情轻重与摄入食物中毒素污染的程度、进食量的多少及个体抵抗力强弱等有关。最基本的致病因素是细菌的侵袭力及其释放的毒素。

（1）侵袭性损害：沙门菌、副溶血性弧菌、变形杆菌等进入肠道后繁殖、侵袭肠黏膜上皮细胞及黏膜下层，引起黏膜充血、水肿，上皮细胞变性、坏死、脱落并形成溃疡，大便可见黏液和脓血。

（2）肠毒素：葡萄球菌、产毒大肠杆菌、蜡样芽孢杆菌等产生的肠毒素，可激活肠黏膜细胞的腺苷酸环化酶而引起一系列酶反应，抑制肠上皮细胞对水和钠的吸收，促进肠液和氯离子的分泌，导致腹泻。

（3）内毒素：细菌菌体裂解后释放的内毒素，能引起发热、胃肠黏膜炎症、消化道蠕动加快，促进呕吐、腹泻等发生。

（4）过敏反应：变形杆菌能使蛋白质中的组氨酸脱羧产生组胺，引起过敏反应。

由于发病后吐泻症状明显，细菌和毒素大多被迅速排出体外，故较少引起败血症或严重的毒血症，病程较短。

（二）流行病学

（1）传染源：被致病菌感染的动物和人是此病的主要传染源。

（2）传播途径：通过进食被细菌或其毒素污染的食物而传播，苍蝇和蟑螂等是主要传播媒介。

（3）人群易感性：人群普遍易感，病后通常无明显免疫力，由于致病菌血清型多，故可致反复感染而发病。

（4）流行特征：此病在夏秋季节多发，病例集中，潜伏期短，共同进食同一种食物引起集体发病。

（三）临床表现

细菌性食物中毒潜伏期短，常在进食后数小时发病。临床症状大致相似，以急性胃肠炎症状为主，起病急，有恶心、呕吐、腹痛、腹泻等；腹痛以上、中腹部持续或阵发性绞痛为多见，呕吐物多为进食之食物；常先吐后泻，腹泻轻重不一，每天数次至数十次，多为黄色稀便、水样或黏液便。葡萄球菌、蜡样芽孢杆菌食物中毒呕吐较剧烈，呕吐物含胆汁，有时带血和黏液。侵袭性细菌引起的食物中毒，可有发热、腹部阵发性绞痛，里急后重和黏液脓血便。鼠伤寒沙门菌食物中毒的粪便呈水样或糊状，有腥臭味，也可见脓血便。部分副溶血性弧菌食物中毒病例大便呈血水样。变形杆菌还可导致颜面潮红、头痛、荨麻疹等过敏症状。病程短，多在1~3天恢复，极少数可达1~2周。腹泻严重者可导致脱水、酸中毒，甚至休克。

（四）辅助检查

（1）血常规检查：沙门菌感染者白细胞计数多在正常范围内；副溶血性弧菌及金黄色葡萄球菌感染者，白细胞数可增高达 10×10^9/L 以上，中性粒细胞比例增高。

（2）粪便检查：大便呈稀水样，镜检可见少量白细胞，血水样便镜检可见多数红细胞，少量白细胞；血性黏液便则可见到多数红细胞及白细胞，与痢疾样便无异。

（3）细菌培养：将患者的呕吐、排泄物以及进食的可疑食物做细菌培养，如能获得相同病原菌有利于确诊。

（4）血清学检查：早期及病后2周的双份血清特异性抗体4倍升高者可明确诊断。

（五）治疗原则

（1）一般治疗：嘱患者卧床休息，早期饮食应为易消化的流质或半流质饮食，病情好转后可恢复正常饮食。沙门菌食物中毒应床边隔离。

（2）对症治疗：呕吐、腹痛明显者可应用解痉剂。能进食者应给予口服补液盐；剧烈呕吐不能进食或腹泻频繁者，给予葡萄糖生理盐水静脉滴注；脱水严重甚至休克者，应积极补充液体，保持电解质平衡及给予抗休克处理。

（3）病原治疗：一般不用抗菌药物。伴有高热的严重患者，可按病原菌选用抗菌药物。如沙门菌、副溶血性弧菌可选用喹诺酮类抗菌药物。

【护理措施】

（一）基础护理

（1）隔离：感染性食物中毒应采取消化道隔离。患者自起病日起至少隔离40天，密切接触者应医学观察20天，对于病毒携带者应按患者的要求隔离。

（2）休息：保持环境安静，保持患者绝对卧床休息。

（3）饮食护理：鼓励患者多饮淡盐水以补充液体，可促进毒素的排泄。吐泻、腹痛剧烈者暂禁食，呕吐停止后可给予易消化的流质或半流质饮食，剧烈呕吐不能进食或腹泻频繁者，可静脉补液。恢复期逐渐过渡到正常饮食。

（4）肛周皮肤护理：患者的大便次数多，应注意肛门周围的清洁、干燥，必要时涂油脂给予保护。

（二）专科护理

（1）密切观察病情：观察患者的生命体征；观察患者的呕吐、腹泻情况，即呕吐及腹泻的次数、量及性状的变化；观察有无伴随症状，如畏寒、发热、恶心、腹痛等；记录24h出入量；吐、泻严重者应密切注意有无脱水、电解质紊乱及酸碱平衡失调的表现。

（2）呕吐的护理：呕吐有助于清除胃肠道内残留的毒素，一般不予止吐处理。但应注意及时清理呕吐物，保持口腔及床单位的清洁卫生。呕吐频繁者，可遵医嘱给予止吐剂，利于患者休息。

（3）腹泻护理：观察大便情况，保护肛门周围皮肤，便后用温水清洗。

（4）腹痛护理：注意腹部保暖，禁食冷饮。剧烈腹痛者可遵医嘱给予解痉剂。

（三）健康指导

（1）向公众宣传饮食卫生的重要性，严把“病从口入”关。做好卫生宣教，不吃不洁、腐败、变质的食品。

（2）进行有关细菌性食物中毒的知识教育活动，感染性食物中毒患者的呕吐物和排泄物可携带病菌，有传染性，应注意消毒隔离。

二、神经型食物中毒（肉毒中毒）

【概述】

神经型食物中毒又称肉毒中毒（botulism），是因进食含有肉毒杆菌外毒素的食物而引起的中毒性疾病。临床以中枢神经系统症状为主要表现，如眼肌及咽肌瘫痪，如不及时抢救，病死率较高。肉毒杆菌广泛存在于自然界，以芽孢形式存在于土壤或海水中，可存在于牛羊、猪等的粪便中，也可附着于蔬菜、水果上，极易污染食物。本菌芽孢体外抵抗力极强，干热180℃持续15min、湿热100℃持续5h、高压灭菌120℃持续20min则可灭活，20%甲醛24h才能将其杀灭。肉毒素对胃酸有抵抗力，但不耐热。肉毒素在干燥、密封和阴暗的条件下，可保存多年。此毒素的毒性强，且无色、无臭、无味、不易察觉。

（一）发病机制

人摄入肉毒素后，胃酸及消化酶均不能将其破坏。毒素由上消化道吸收入血后，主要作用于脑神经核、外周神经、肌肉接头处及自主神经末梢，抑制胆碱能神经传导递质乙酰胆碱的释放，使肌肉收缩运动障碍，发生软瘫。

（二）流行病学

（1）传染源：携带肉毒杆菌的动物为传染源，患者无传染性。肉毒杆菌存在于动物的肠道中，随粪便排出体外，芽孢污染食品且可在缺氧环境下大量繁殖肉毒杆菌，并产生外毒素。

（2）传播途径：主要通过进食被肉毒杆菌外毒素污染的食物传播。

（3）人群易感性：肉毒素致病力高，人群普遍易感，病后不产生免疫力。

（三）临床表现

神经型食物中毒潜伏期一般为12~36h，可短至2h，最长可达10天。潜伏期的长短与外毒素的量有关，潜伏期越短，病情越重。临床症状轻重不一，轻型仅有轻微不适，重者可于24h内死亡。一般起病突然，以神经系统症状为主。病初可有头痛、头昏、眩晕、乏力、恶心、呕吐，继而出现眼内外肌瘫痪的眼部症状，如视力模糊、复视、眼睑下垂、瞳孔散大或两侧瞳孔不等大、光反应迟钝或对光反射消失等。当胆碱能神经的传递作用受损时，可出现便秘、尿潴留及唾液、泪液分泌减少，重症者腭、舌、呼吸肌呈对称性弛缓性轻度瘫痪，出现咀嚼困难、吞咽困难、语言困难、呼吸困难等脑神经损害症状。四肢肌肉弛缓性瘫痪表现为深腱反射减弱和消失，但不出现病理反射，肢体瘫痪较少见，感觉正常，意识清楚。可于4~10天内逐渐恢复，但全身乏力及眼肌瘫痪持续较久。重症患者可在36天内死于呼吸衰竭或继发感染。

（四）辅助检查

（1）细菌培养：将可疑食物、呕吐物或排泄物做厌氧培养，可检出肉毒杆菌。

（2）动物试验：取可疑食物渗出液做动物实验，动物出现外毒素所致的肢体瘫痪且迅速死亡时，可确诊。

（五）治疗原则

（1）一般治疗及对症治疗：嘱患者卧床休息，并予适当镇静剂，以避免瘫痪加重。应尽早（进食可疑食物4h内）用5%碳酸氢钠或1：4 000高锰酸钾溶液洗胃。对没有肠麻痹者，可服导泻剂或灌肠以清除未吸收的毒素，但不能用镁剂。吞咽困难者宜用鼻饲及输液补充每天必需的营养及水分。呼吸困难者应予吸氧，及早做气管切开，给予人工呼吸机。加强监护、密切观察病情变化，防止发生肺部感染，继发肺炎时给予抗菌药物治疗。

（2）抗毒素治疗：早期用多价抗毒素血清（A、B、E型）对此病有特效，在起病后24h内或瘫痪发生前注射最为有效，剂量每次5~10万U。静脉滴注或肌内注射（先做血清敏感试验，过敏者先行脱敏处理），必要时6h后重复给予同样剂量1次。

【护理措施】

（一）基础护理

（1）隔离：消化道隔离。患者自起病日起至少隔离40天，与患者密切接触者应医学观察20天，对于病毒携带者应按患者的要求隔离。

（2）环境与休息：保持安静，绝对卧床休息。

（3）饮食护理：胃肠道症状较轻者，可进普通饮食，以满足机体对营养和液体的需要。有进食困难者可鼻饲或静脉输液。

（4）肛周皮肤护理：患者的大便次数多，嘱患者注意肛门周围的清洁、干燥，必要时涂油脂保护。

（二）专科护理

（1）严密观察病情变化：定时测量患者的体温、脉搏、呼吸、血压和意识状态，注意有无呼吸困难或继发感染的表现。观察患者眼肌麻痹的表现及进展情况，特别是视觉功能的改变。注意有无咽肌麻痹的表现，如吞咽困难、咀嚼困难、发音困难等。注意有无胃肠道症状。

（2）眼肌麻痹的护理：患者可因眼肌麻痹而影响视觉功能，应注意环境安全，并协助患者进行日常活动，以防受伤。

（3）咽肌麻痹的护理：有咽肌麻痹者易致口腔分泌物积聚于咽喉部而引起吸入性肺炎，应及时吸出。给予呼吸困难者吸氧，做好气管切开的抢救准备。

（三）健康指导

（1）注意患者的饮食卫生，杜绝“病从口入”。做好公众卫生宣教，不吃不洁、腐败、变质食品。

（2）进行有关神经性食物中毒的公众知识教育，神经性食物中毒的预后与摄入毒素的量及治疗早晚有关，宜及早治疗。

（李国英　任　珍）

第五节　霍乱患者的护理

【概述】

霍乱是由霍乱弧菌引起的烈性肠道传染病，曾引起七次世界大流行。发病急，传播快，是亚洲、非洲大部分地区人群腹泻的重要原因，属国际检疫传染病。我国《中华人民共和国传染病防治法》将其列为甲类传染病。霍乱弧菌为短小弯曲的杆菌，运动极为活泼，在悬滴镜检时呈穿梭状运动。近来新发现的引起流行的非 O1 群血清型，定名为“O_{139} 霍乱弧菌”，主要是由霍乱弧菌产生的肠毒素所引起的分泌性腹泻。临床表现轻重不一，大多数患者只有轻度腹泻，少数重症者可有剧烈的腹泻、呕吐，以及由此引起的脱水、电解质紊乱、酸碱平衡失调及周围循环衰竭。

（一）发病机制

霍乱弧菌进入人体后发病与否取决于机体胃酸分泌量和霍乱弧菌的致病力。经口感染的霍乱弧菌，在正常情况下，可被人体胃酸杀灭，但当胃酸分泌减少或被高度稀释时，或因入侵的弧菌数量较多，未被胃酸杀灭时，则霍乱弧菌可通过胃进入小肠并保持其活力。借助鞭毛运动作用，霍乱弧菌穿过肠黏膜上的黏液层并黏附于肠黏膜表面，其后迅速大量繁殖，从而产生外毒素性质的霍乱肠毒素。

由于以霍乱肠毒素为主的致病物质对小肠黏膜和肠腺上皮细胞的作用，引起肠液的过度分泌，同时抑制绒毛细胞对钠的正常吸收，以致出现大量水分和电解质聚集在肠腔，形成此病特征性的剧烈水样腹泻。

（二）流行病学

（1）传染源：患者和带菌者是霍乱的主要传染源。患者在发病期间，可连续排菌，时间一般为5天，也有长达2周者。尤其是中、重型患者，排菌量较大，每毫升粪便含有弧菌 10^7~10^9 个，污染面较广。轻型患者易被忽视，常得不到及时隔离和治疗，健康带菌者多不易检出，因此，这两者在传播疾病上也起着重要的传染源作用。

（2）传播途径：霍乱为胃肠道传染病。患者及带菌者的粪便或排泄物污染水源或食物后引起传播，其中水的作用最为突出，日常的生活接触和苍蝇也起着传播作用。

（3）人群易感性：人群对霍乱弧菌普遍易感。缺乏免疫力的人，不分种族、年龄和性别对两型霍乱弧菌均普遍易感。由于胃酸具有强大的杀弧菌作用，只有在大量饮水、进食、胃酸缺乏，并有足够量的霍乱弧菌进入胃肠道时，才可发病。患霍乱后，可获得一定程度的免疫力，能产生抗菌抗体和抗肠毒素抗体两种，但持续时间短，可再次感染。

（三）临床表现

潜伏期一般为1~3天，短者3~6h，长者可达7天。典型患者多为突然发病，少数患者在发病前1~2天有疲乏、头昏、腹泻等先驱症状。

1.病程分期

典型患者病程可分三期：

（1）泻吐期：本期持续数小时或1~2天，先泻后吐，一般无发热（O_{139}型除外）。

①腹泻：腹泻为发病的最初症状，继以呕吐。多无腹痛（O_{139}型除外），亦无里急后重，少数有腹部隐痛，个别可有阵发性绞痛。每天大便十数次或更多，少数重型患者粪便从肛门直流而出，无法计数。大便性状初为稀便，后即为水样便，以黄水样或清水样为多见，少数为米泔样。肠道出血者排出洗肉水样便，无粪臭，镜检无脓细胞。O_{139}血清型霍乱的特征是发热、腹痛较常见，并且可并发菌血症等肠外感染。②呕吐：一般发生在腹泻后，多为喷射状，次数不多。呕吐物初为食物残渣，继为水样，严重可呕出米泔水样液体，患者少有恶心。

（2）脱水虚脱期：此期一般为数小时或2~3天，由于严重泻吐引起水电解质丢失，可出现脱水和周围循环衰竭。①脱水：轻度脱水可见皮肤黏膜稍干燥，皮肤弹性略差，一般失水1 000ml；中度脱水皮肤弹性差，眼窝凹陷，血压下降及尿量减少，丧失水分3 000~3 500ml；重度脱水者出现皮肤干皱，两颊深凹，腹呈舟状，神志淡漠或不清，患者极度乏力，尿量减少，血压下降，指纹干皱，酷似“洗衣工”手，失水约4 000ml。②代谢性酸中毒：表现为呼吸增快，并可有意识障碍。碳酸氢根离子大量丧失可产生代谢性酸中毒。③肌肉痉挛：严重泻吐使大量电解质丢失，低钠可引起腓肠肌及腹直肌痉挛，表现为痉挛部位的疼痛和肌肉的强直状态。④低血钾：频繁腹泻使钾离子大量丢失，低钾可引起全身肌肉张力降低，腱反射消失，甚至心律失常。⑤循环衰竭：循环衰竭是严重失水所致的低血容量性休克，表现为四肢厥冷、脉搏细速、血压下降，继而出现脑低氧所致意识障碍、烦躁不安、嗜睡甚至昏迷。

（3）反应期及恢复期：纠正脱水后，大多数患者的症状消失，尿量增加，体温回升，血压逐渐恢复正常。约1/3的患者出现发热性反应，体温可达38~39℃，以儿童多见，其原因可能是循环改善后大量肠毒素被吸收所致。发热持续1~3天可自行消退。

2.临床分型

霍乱病情轻重不一，感染后可无任何症状，仅呈排菌状态，称为接触带菌者或健康带菌者，其排菌期一般为5~10天。有临床症状者按脱水程度、血压、脉搏及尿量等可分为轻、中、重三型。

（1）轻型：患者稍感不适，每天腹泻数次，一般不超过10次，大便稀薄，无脱水表现，血压、脉搏正常，尿量无明显减少。

（2）中型：泻吐次数较多，每天腹泻10~20次，大便呈水样或米泔水样，无粪质，脱水程度相当于体重的4%~8%，血压降低，收缩压为70~90mmHg，脉搏细速，24h尿量在400ml以下。

（3）重型：患者极度虚弱，脱水严重，脱水程度在体重的8%以上，休克状态，血压低或测不出，收缩压在70mmHg以下；脉搏细速常无法触及；24h尿量在50ml以下，或无尿。

3. 并发症

（1）急性肾衰竭：发病初期由于剧烈呕吐、腹泻导致脱水，出现少尿。若脱水进一步加重可引起肾供血不足、肾小管缺血性坏死、无尿，为最常见的严重并发症。

（2）急性肺水肿：代谢性酸中毒可导致肺循环高压和肺水肿，可有胸闷、呼吸困难或端坐呼吸、发绀、咳粉红色泡沫状痰、颈静脉怒张及肺底湿啰音等。

（3）低钾综合征：霍乱患者为等渗性脱水，由于血液浓缩，虽然测定血钾正常或偏高，但实际体内缺钾已很严重，表现为全身肌张力减低，甚至肌肉麻痹、鼓肠、心律失常、心电图改变等。

（四）辅助检查

1. 血常规及生化检查

患者失水引起血液浓缩，红细胞及血红蛋白增高。白细胞可达 10×10^9/L，中性粒细胞及单核细胞增多。失水期间血清钾、钠、氯可降低。

2. 尿常规

尿液检查可见少量蛋白，镜检可有红、白细胞和管型。

3. 大便检查

（1）粪常规：可见黏液和少许红、白细胞。

（2）涂片染色：涂片染色能见到排列呈鱼群状的革兰阴性弧菌。

（3）动力试验和制动试验：采用粪便悬滴镜检，可见到运动力强、呈穿梭状快速运动的弧菌，即为动力试验阳性；能被特异性抗血清所抑制，则称为制动试验阳性。

4. 细菌培养

所有疑似霍乱患者的粪便除做显微镜检外，均要进行大便的细菌培养，以便进一步确诊和明确致病菌型。

5. 血清学检查

霍乱弧菌感染者，可产生抗菌抗体和抗肠毒素抗体。血清免疫学检查主要用于流行病学的追溯诊断和大便培养阴性疑似患者的诊断。若抗菌抗体中的抗凝血素抗体双份血清滴度在 4 倍以上，即有诊断意义。

6. 分子生物学检查

应用 PCR 技术，从患者泻吐物或已初步增菌的标本中检出霍乱弧菌编码肠毒素的基因序列。本法快速，敏感性与特异性均较高。

（五）治疗原则

1. 严密隔离

患者应及时严格隔离至症状消失 6 天后，大便培养致病菌每天 1 次，连续 3 次阴性，可解除隔离出院。慢性带菌者，大便培养连续 7 天阴性，胆汁培养每周 1 次，连续 2 次阴性，可解除隔离出院，但需进行流行病学观察。

2. 补液疗法

（1）静脉补液：适合于重度脱水、不能口服的中度脱水及极少数轻度脱水患者。补液原则是：早期、迅速、足量，先盐后糖，先快后慢，纠酸补钙，见尿补钾，对老人、婴幼儿及心肺功能不全的患者补液不可过快，补液的同时观察治疗反应。输液量和速度应视病情轻重、脱水程度而定。轻、中、重型成人患者24h的补液量分别为3 000~4 000ml、4 000~8 000ml、8 000~10 000ml。轻、中型患者还可予以口服补液治疗。

（2）口服补液：霍乱患者肠道对葡萄糖的吸收能力较好，葡萄糖的吸收能带动水的吸收，水的吸收又带动等量的Na^+、K^+等电解质的吸收。口服补液不仅适用于轻、中度脱水患者，重度脱水患者在纠正低血容量性休克后，也可给予口服补液。以口服补液为主，纠正部分累积丢失量、继续丢失量和生理需要量；静脉补液只起辅助作用，以维持血管的开放，这对年老体弱患者、心肺功能不良患者以及需要及时补钾的患者尤为重要。

3. 抗菌药物治疗

作为补液疗法的辅助治疗。抗菌药物能减少腹泻量，并可缩短泻吐期及排菌期，但不能替代补液措施。常用药物有环丙沙星（0.25~0.5g，2次/d）、诺氟沙星（0.2~0.4g，3次/d），可选择其中一种，连服3天。另外，可应用抑制肠黏膜分泌药，如小檗碱、吲哚美辛等。

4. 并发症治疗

重症患者补足液体后，血压仍较低，可加用肾上腺皮质激素及血管活性药物。患者出现急性肺水肿及心力衰竭时应暂停输液，给予镇静剂、利尿剂及强心剂。严重低钾血症者应静脉滴注氯化钾。应纠正急性肾衰竭者的酸中毒及电解质紊乱，必要时可采用透析治疗。

【护理措施】

（一）基础护理

（1）隔离：按甲类传染病进行隔离，及时上报疫情。确诊患者和疑似病例应分别隔离。患者症状消失6天后，每天便培养1次，连续3次粪便培养阴性方可解除隔离。慢性带菌者，大便培养连续7天阴性，胆汁培养每周1次，连续2次阴性，可解除隔离出院。患者在隔离期间的排泄物应彻底消毒。

（2）环境与休息：吐、泻期间应绝对卧床休息，以减少体力消耗。恢复期要逐渐增加活动量。做好患者晨、晚间的护理，协助患者完成日常活动。

（3）饮食护理：对腹泻、呕吐严重者，应暂时停止进食。以高热量、高维生素、易消化流食或半流食为主。轻、中型患者要鼓励其进行口服补液治疗。应让口服补液的患者饮用富含钾与钠的液体。恢复期进食时，饮食应清淡、少油质，从流食、半流食到逐渐恢复普食。

（4）皮肤护理：防止患者肛周皮肤破损，大便后应用软纸擦净并用温水清洗，必要时可涂凡士林软膏以保护皮肤。

（二）专科护理

（1）病情观察：观察并记录患者腹泻、呕吐的次数，大便和呕吐物的性质、颜色及量。观察患者皮肤黏膜情况，判断其脱水程度。观察患者的体温、脉搏、呼吸、血压、尿量及神志变化，及时发现并发症。

（2）保持静脉通路的畅通，选择较大静脉进行输液：准确、及时进行各种补液及抗感染治疗，保证液体及电解质的补充与输注。患者出现烦躁不安、皮肤弹性差、眼窝凹陷等严重脱水症状时，应遵医嘱予以快速补液治疗。输注原则：先快后慢，见尿补钾。

（3）肌肉痉挛：有腹直肌及腓肠肌痉挛者，可用局部热敷、按摩、针灸的方法止痛，或按医嘱给予药物治疗。

（三）健康指导

（1）向患者及家属讲明霍乱的病因、传播途径及隔离消毒措施。

（2）向患者及家属宣传霍乱的预防措施：加强公共卫生，保护水源，做好饮水卫生，加强粪便管理，防止其污染水源，搞好饮食卫生，养成良好的个人卫生习惯，不吃腐败变质食品，不吃生或半熟水产品，不喝生水，饭前便后洗手。

（汪巧娅）

第六节　伤寒和副伤寒患者的护理

【概述】

伤寒是由伤寒杆菌引起的急性肠道传染病。病理组织改变主要是全身单核－吞噬细胞系统的增生性反应，尤其以回肠下段淋巴组织病变最为明显。临床特征为患者持续发热、相对缓脉、全身中毒症状与消化道症状、玫瑰疹、肝脾肿大及白细胞减少等，主要并发症为肠出血和肠穿孔。全年均可发病，但以夏秋季为多。病后可获得持久免疫力。

副伤寒的临床表现与伤寒较难鉴别，需依靠细菌培养及反应才能确诊。治疗方法与伤寒相同。并发脓肿病灶形成者，在应用足量有效的抗生素的同时行外科手术治疗。护理措施同胃肠道感染、腹泻、败血症。

（一）发病机制

伤寒的发病主要取决于伤寒杆菌的数量、毒力以及个体的免疫能力。伤寒杆菌内毒素是重要的致病因素。伤寒杆菌随污染的水或食物进入消化道后，一般可被胃酸杀灭，若入侵病菌数量较多或胃酸缺乏时，致病菌可进入小肠，在肠道和肠系膜的淋巴组织中繁殖，细菌入侵肠黏膜，经淋巴管进入肠道及肠系膜淋巴结继续繁殖，再经胸导管进入血流，出现第 1 次菌血症。此期患者无症状，为潜伏期。伤寒杆菌随血流进入肝、脾、胆囊和骨髓等组织器官中继续大量繁殖，再次进入血流，引起第 2 次菌血症，释放内毒素，产生临床症状。此时相当于病程的第 1~2 周，毒血症症状逐渐加重，血培养常为阳性，骨髓中伤寒杆菌最多，持续时间较长，故培养阳性率最高。在病程第 2~3 周，伤寒杆菌继续随血流播散全身，经胆囊进入肠道，大量细菌随大便排出，经肾随尿液排出，此时粪便、尿液培养可为阳性。经胆管进入肠道的伤寒杆菌，部分穿过小肠黏膜再度侵入肠壁淋巴组织，在原已致敏的肠壁淋巴组织中产生严重的炎症反应和单核细胞浸润，引起坏死、脱落而形成溃疡，若波及病变部位血管可引起出血，若侵及肌层与浆膜层则可引起肠穿孔。病程第 4 周开始，人体产生的免疫力逐渐加强，表现为体液免疫和细胞免疫功能增强，吞噬细胞作用加强，细胞内伤寒杆菌逐渐被消灭，病变亦逐渐好转，患者随之恢复健康。

（二）流行病学

（1）传染源：患者与带菌者。患者在潜伏期即可由粪便排菌。从病程第1周末开始尿排菌，故整个病程中均有传染性，起病后2~4周排菌量最多，传染性最大。排菌期限在3个月内称暂时带菌者，3个月以上称慢性带菌者，为此病不断传播或流行的主要传染源。以胆囊带菌居多，原有慢性肝胆管疾患（如胆囊炎、胆石症）的伤寒患者则易成为慢性带菌者。

（2）传播途径：伤寒杆菌随患者或带菌者的粪、尿排出后，可通过污染的水或食物、日常生活接触、苍蝇与蟑螂等传播。水源污染是此病传播的重要途径，也是引起暴发流行的主要原因。

（3）人群易感性：人对此病普遍易感，多发生于儿童及青壮年，病后免疫力持久。

（4）流行特征：此病全球都有发生，以温带和热带地区多见。夏秋季多发，全年均有散发病例。

（三）临床表现

伤寒潜伏期7~23天，一般10~14天，其长短与感染细菌的数量有关。

1. 临床分期

典型的临床表现可分为四期：

（1）初期：发病的第1周。大多数缓慢起病，发热是最早出现的症状，常伴有全身不适、食欲减退、咽痛与咳嗽等。体温呈阶梯形上升，在起病第1周末，发热高峰可达40℃。发热前可有畏寒而少寒战，发热时出汗不显著。

（2）极期：发病的第2~3周。常有伤寒的典型表现，肠出血、肠穿孔等并发症多在本期出现。①高热：为持续性高热，多呈稽留热型，持续10~14天。②循环系统症状：相对缓脉，脉搏与发热不呈比例上升。这是由于内毒素的作用，使迷走神经兴奋性增高，而交感神经兴奋性受抑制所致。③神经系统中毒症状：与疾病的严重程度成正比，由伤寒杆菌的内毒素作用于中枢神经系统所致。患者可有耳鸣、听力减退、表情淡漠、反应迟钝，重者可有谵妄、昏迷，多数随体温下降而逐渐恢复。④消化系统症状：患者食欲减退、腹部不适、胀气、便秘，部分患者可有腹泻，重者可有中毒性肠麻痹。⑤玫瑰疹：病程第6~12天，在胸腹部及背部可见玫瑰疹，如大头针针头大小、淡红色、稍隆起、压之褪色，经2~5天消退。⑥肝脾大：大多数患者有脾脏肿大，在病程第6天开始，至极期明显，质软。部分患者有肝脏肿大，重者出现肝功能明显异常及黄疸，是由全身网状内皮系统增生所致。

（3）缓解期：发病后的第4周，体温波动较大，并逐日下降，症状逐渐减轻，但有大量出汗。患者的食欲逐渐恢复，腹胀逐渐消失，脾脏开始回缩，但仍有发生肠出血或肠穿孔的危险。

（4）恢复期：发病后的第5周，体温降至正常，症状消失，食欲好转。

2. 临床类型

（1）普通型：具有前述典型临床表现者。

（2）轻型：发热38℃左右，病程短，全身毒血症症状轻，1~2周内痊愈。多见于发病初期应用过有效抗菌药物治疗者及儿童患者。

（3）迁延型：起病初与典型伤寒相似，发热持续不退，呈弛张热型或间歇热型，病程可延长1~2个月，甚至数月之久，肝脾大明显，常见于合并慢性血吸虫病或其他慢性疾病患者。

（4）逍遥型：病情轻微，患者可照常工作。部分患者可因突然肠出血或肠穿孔而被发现。

（5）暴发型：起病急骤，毒血症症状严重，有畏寒、高热、肠麻痹、中毒性脑病、中毒性肌炎、中毒性肝炎、弥散性血管内凝血等表现。如未能及时抢救，常在1~2周内死亡。

（6）儿童伤寒：一般年龄越大的患儿，临床表现越似于成人；年龄小，症状则不典型。学龄儿童症状与成人相似，但多属轻型，病程较短，肠出血、肠穿孔等并发症较少。婴幼儿伤寒不典型，病情较重，起病急，伴有呕吐、惊厥、不规则高热、脉快、腹胀、腹泻等，玫瑰疹少见，白细胞计数增多，常并发支气管炎或肺炎。

（7）老年伤寒：体温多不高，症状多不典型。神经系统及心血管系统症状严重，易并发支气管肺炎与心功能不全，常有持续的胃肠功能紊乱和记忆力减退，病程迁延、恢复慢，病死率较高。

（8）复发与再燃：复发是指有些病例在退热后1~2周再次出现临床症状，与初次发作相似，血培养再度为阳性。其原因是病灶内的细菌未完全清除，当机体抵抗力下降时，细菌再繁殖，再次侵入血流。偶可复发2~3次，复发的症状较轻，病程较短，并发症较少。再燃是指部分患者在进入恢复期前，体温尚未下降至正常时重新升高，5~7天后正常，血培养常呈阳性。再燃时症状加剧，其原因与菌血症尚未完全控制有关。

3. 并发症

（1）肠出血：肠出血为伤寒常见并发症。出现于病程的第2~3周，出血量较大时有出血性休克表现，暗红色血便。腹泻、饮食不当、排便时用力过度及治疗性灌肠等均可为肠出血诱因。

（2）肠穿孔：肠穿孔为最严重的并发症。发病率为3%~4%，在病程的第3周多见，穿孔部位多在回肠末端，表现为突然右下腹剧痛，伴有恶心、呕吐、冷汗、脉细数、呼吸急促、体温与血压下降、急性腹膜炎等表现。诱因与肠出血基本相同。

（3）中毒性肝炎：中毒性肝炎常见于病程第1~2周。主要特征为肝大，可伴有压痛，丙氨酸转氨酶升高，少数出现轻度黄疸。

副伤寒：包括副伤寒甲、副伤寒乙、副伤寒丙三种，分别由副伤寒甲、副伤寒乙、副伤寒丙型沙门菌引起。

1. 副伤寒甲、副伤寒乙

（1）副伤寒甲、副伤寒乙可引起肠黏膜层炎症性改变，溃疡少而表浅，肠出血、肠穿孔较少发生，但炎症病变广泛，可累及肠道较大范围，以胃肠炎或结肠炎的临床表现较多；副伤寒丙主要表现为败血症型，可引起骨、关节、脑膜、心包、软组织等处的化脓性迁延。

（2）副伤寒甲、副伤寒乙潜伏期为8~10天。大多急性起病，先有呕吐、腹泻等急性胃肠炎症状，数日后出现伤寒临床表现，继而胃肠炎症状减轻。患者的体温波动大，多见弛张热型及不规则热型，全身中毒症状较轻，玫瑰疹出现较早、较多、较大、颜色较深，并发症较少；副伤寒甲多复发，副伤寒乙多见明显胃肠炎症状，易形成胆囊带菌。

2. 副伤寒丙

副伤寒丙主要表现为败血症型及胃肠炎型，起病急，体温上升快，不规则热型，热程平均2~3周，常伴寒战，患者全身多处组织器官均可发生化脓性病变。病情严重，多有皮疹、肝脾大，易出现黄疸。肠出血、肠穿孔少见。

（四）辅助检查

1. 一般检查

（1）血常规检查：白细胞可正常或偏低，中性粒细胞则减少，嗜酸粒细胞减少甚至消失，血小板计数一般正常或稍低。

（2）尿常规检查：可有轻度尿蛋白，偶见少量管型。

（3）便常规检查：肠出血时潜血试验阳性。

2. 细菌学检查

（1）血培养：病程第 1 周阳性率可达 90%，第 3 周降为 30%~40%，第 4 周时常阴性。已使用抗生素者，血培养阳性率降低。

（2）骨髓培养：阳性率较血培养高，全病程均可获较高的阳性率，第 1 周可高达 90%，且较少受抗菌药物的影响。

（3）粪便培养：从潜伏期起可获阳性结果，第 3~4 周可高达 80%，病后 6 周阳性率迅速下降，患者排菌可超过 1 年。

（4）尿培养：第 3~4 周培养阳性率较高，但应避免粪便污染所致。

3. 免疫学检查

（1）伤寒血清凝集试验（肥达反应）：一般从病程第 2 周开始阳性率逐渐增加，至第 4 周可达 90%。“O”抗体的效价在 1∶80 以上，“H”抗体效价 1∶160 以上，才有诊断价值。应多次重复检查，一般每周检查 1 次，如凝集效价逐渐递增，则其诊断意义更大。

（2）其他免疫学检查：可用于血清中伤寒特异性抗原或抗体的检测。

（五）治疗原则

1. 一般治疗

发热期患者必须卧床休息。给予患者易消化、少纤维的营养丰富的饮食。恢复期患者饮食恢复必须循序渐进，切忌过急，防止诱发肠出血、肠穿孔。高热时宜用物理降温，不宜大量使用退热药，以免虚脱。若患者烦躁不安可用安定等镇静剂；便秘时以生理盐水低压灌肠，或开塞露塞肛，禁用泻药；腹胀时给予少糖低脂饮食，必要时可用松节油涂腹部及肛管排气。

2. 病原治疗

（1）喹诺酮类：如诺氟沙星、氧氟沙星、环丙沙星等。

（2）头孢菌素类：第二代、第三代头孢菌素。

3. 并发症治疗

（1）肠出血：暂禁食，观察患者的生命体征、神志变化、大便及腹部体征，及早发现，迅速予以止血治疗。

（2）肠穿孔：早发现，禁食、胃肠减压、补液、抗感染，必要时行手术治疗。

（3）中毒性心肌炎：严格卧床休息，加用肾上腺皮质激素、三磷腺苷等。如出现心力衰竭，应积极处理，可使用洋地黄和呋塞米并维持至临床症状好转。

【护理措施】

（一）基础护理

（1）隔离：患者体温正常后 15 天或体温正常后连续大便培养 2 次（间隔 3~5 天）阴性后可解除隔离。

（2）环境与休息：卧床休息至热退 1 周，随后逐渐增加活动量。应协助恢复期患者下床活动，循序渐进，每次活动时间不宜太长，先床边坐、站，然后再下地行走。

（3）饮食护理：鼓励患者多饮水、温热饮料和果汁，可利于通便。给予高热量、易消化、营养丰富、少渣、少纤维的流质、半流质饮食，热退 1 周后可吃少渣软食。进入恢复期后可逐渐增加纤维含量多的食物，如新鲜蔬菜和水果，并观察大便颜色。嘱恢复期患者应特别注意饮食，食量应逐渐增加，切忌进食不当致肠出血、穿孔。

（4）高热护理：严密监测患者的体温变化，高热持续不退时，遵医嘱及时补液，鼓励患者多饮水，以利于毒素排泄。采取物理降温疗法，避免使用退热药，以免大量出汗，导致虚脱。

（二）专科护理

1. 病情观察

（1）观察患者体温、热型变化，测量体温、脉搏、呼吸、血压，每 4h 测量 1 次。特别注意有无相对缓脉表现。

（2）记录患者大便的次数、性质、颜色和量。

（3）观察患者有无皮疹，记录出疹时间、皮疹颜色、形态。

（4）观察患者的面部表情、精神、意识状态。

（5）观察有无肠穿孔发生，记录腹痛的时间、部位、性质。

2. 对症护理

（1）体温 39℃以上者予以物理降温，观察降温效果。

（2）药物降温后要注意患者的反应，防止虚脱。

（3）为患者提供生活护理，协助其排便，排便时避免用力过度。

（4）便秘者遵医嘱予以开塞露或生理盐水低压灌肠，禁用泻剂。

（5）保证患者足够的液体量，入量不足者给予静脉补液，并补充电解质，以保证机体需要，促进毒素排泄。

（6）患者发生肠出血时，遵医嘱予以止血治疗，严密观察大便的颜色及量。

（7）患者出现肠穿孔时，给予半卧位，使感染局限于盆腔。禁食、胃肠减压、抗炎补液治疗，做好手术的准备。

（三）健康指导

（1）向公众宣传普及卫生知识，注意饮食、饮水卫生，把住“病从口入”关，提高个人卫生意识，勤洗手。向患者和家属宣传饮食管理的重要性，按规定进食，以减少并发症。

（2）告知患者在病程的第 2~3 周最易发生并发症，并讲解有关知识，当出现症状时，立即报告医护人员，以便及时处理。

（汪巧娅）

第四章 血液及体液传播的传染病护理

第一节 乙型病毒性肝炎患者的护理

【概述】

乙型肝炎主要表现为慢性肝炎，少数病例可发展为肝硬化、肝细胞癌。传染源主要为急、慢性乙型肝炎患者和病毒携带者，其传染性与病毒复制或体液中乙型肝炎病毒 DNA 含量成正比关系。乙肝传播途径主要有母婴传播和血液、体液传播。我国乙肝表面抗原（HBsAg）阳性率为 9.75%。有家族聚集现象，此现象与母婴传播及日常生活密切接触传播有关。乙型肝炎病毒感染者中，约 25% 的患者死于重症慢性肝病、肝硬化及肝癌。

（一）发病机制

乙型肝炎的发病机制较为复杂，肝细胞病变主要取决于机体的免疫状况。免疫应答既可清除病毒，也可导致肝细胞损伤，甚至发生病毒变异。乙型肝炎病毒侵入人体后，未被单核－吞噬细胞系统清除的病毒可到达肝脏或肝外组织。乙型肝炎病毒并不直接导致肝细胞病变，肝细胞病变主要由细胞免疫反应所致，机体免疫反应不同，导致临床表现各异。当机体处于免疫耐受状态，不发生免疫应答，多成为无症状携带者；当机体免疫功能正常时，多表现为急性肝炎症状，成年人感染 HBV 者常属于这种情况，大部分患者可彻底清除病毒而痊愈；当机体免疫功能低下、不完全免疫耐受、自身免疫反应产生、乙型肝炎病毒基因突变逃避免疫清除等情况下，可导致慢性肝炎；当机体处于超敏反应，大量抗原－抗体复合物产生并激活补体系统，以及在肿瘤坏死因子、白细胞介素－Ⅰ、白细胞介素－Ⅱ、内毒素等参与下，导致大片肝细胞坏死，发生重型肝炎。乙型肝炎的肝外损伤主要由免疫复合物引起。乙型肝炎慢性化的发生机制还未充分明了，有证据表明，免疫耐受是关键因素之一。免疫抑制亦与慢性化有明显关系。另外，慢性乙肝表面抗原携带者的发生机制可能与年龄、遗传等因素有关。初次感染乙型肝炎病毒的年龄越小，慢性携带率越高。成人急性乙型肝炎恢复后长期携带乙肝表面抗原则可能与遗传因素有关。

（二）流行病学

1. 传染源

传染源主要是急、慢性乙型肝炎患者和病毒携带者。急性患者在潜伏期末及急性期有传染性，但不超过 6 个月。慢性患者和病毒携带者为其主要的传染源，其传染性与病毒复制或体液中乙型肝炎病毒 DNA 含量成正比关系。

2. 传播途径

人类由含乙型肝炎病毒的体液或血液经破损皮肤和黏膜进入机体而感染，具体传播途径主要有下列几种：

（1）母婴传播：母婴传播包括宫内感染、围生期传播、分娩后传播。宫内感染主要经胎盘获得，感染率约占乙型肝炎病毒阳性母亲的 5%，可能与妊娠期胎盘轻微剥离有关。经精子或卵子传播的可能性尚未证实。围生期传播或分娩过程是母婴传播的主要方式，婴儿因破损的皮肤或黏膜接触母血、羊水或阴道分泌物而传染。分娩后传播主要由于母婴间密切接触。虽然母乳中可检测到乙型肝炎病毒，但有报告显示人工喂养与母乳喂养对婴儿乙型肝炎病毒感染差别不大。在我国，母婴传播为其主要感染因素，人群中乙型肝炎病毒携带者中 40%~50% 是由其传播积累而成。

（2）血液、体液传播：血液中乙型肝炎病毒含量很高，微量的污染血进入人体即可造成感染，如输血及血制品、注射、手术、针刺、共用剃刀、共用牙刷、血液透析、器官移植等均可传播。现已证实唾液、汗液、精液、阴道分泌物、乳汁等体液含有乙型肝炎病毒。因此，密切的生活接触、性接触等亦是获得乙型肝炎病毒感染的可能途径。

（3）其他传播途径：包括消化道、呼吸道、昆虫传播等方式。虽然经破损的消化道、呼吸道黏膜或昆虫叮咬传播在理论上有可能发生，但实际上非常少见。

3. 易感人群

抗 -HBs 阴性者。婴幼儿时期是获得乙型肝炎病毒感染最危险的时期，随着年龄的增长，发生乙型肝炎病毒感染的概率逐渐减少。高危人群包括乙肝表面抗原阳性母亲的新生儿、乙肝表面抗原阳性者的家属、反复输血及血制品者（如血友病患者）、血液透析患者、多个性伴侣者、静脉药瘾者、接触血液的医务工作者等。新生儿通常不具有来自母体的先天性抗 -HBs，因而普遍易感。随着年龄增长，通过隐性感染获得免疫的比例亦随之增加，我国接近半数的人于 30 岁以后可检出抗 -HBs。感染后或疫苗接种后出现抗 -HBs 者具有免疫力。

4. 流行特征

（1）有地区性差异：按流行的严重程度，分为低、中、高度三种流行程度地区。低度流行区乙肝表面抗原携带率在 0.2%~0.5%，以澳大利亚、北美、西欧为代表的国家和地区。中度流行区乙肝表面抗原携带率为 2%~7%，以日本、俄罗斯、地中海沿岸为代表的国家和地区。高度流行区乙肝表面抗原携带率 8%~20%，以中国、热带非洲、东南亚为代表的国家和地区。据 1992 年全国性肝炎流行病学调查，我国乙型肝炎病毒总感染率（包括曾经感染和现症感染）为 57.6%，HBsAg 阳性率为 9.75%。乡村高于城市，南部高于北部，西部高于东部。

（2）有性别差异：男性高于女性，男女比值约为 1.4 : 1。

（3）无明显季节性。

（4）以散发为主。

（5）有家族聚集现象：此现象与母婴传播及日常生活接触传播有关。

（6）婴幼儿感染多见。

（三）临床表现

乙型肝炎临床可以急性肝炎、慢性肝炎、重型肝炎、肝炎肝硬化为表现。潜伏期 1~6 个月，平均 3 个月。其中，急性肝炎可分为急性黄疸型肝炎和急性无黄疸型肝炎，慢性肝炎可分为急性黄疸型肝炎和急性无黄疸型肝炎，重型肝炎可分为急性、亚急性、慢性三型。

1. 急性乙型肝炎

各型病毒均可引起急性乙型肝炎，成年急性乙型肝炎患者约 10% 转为慢性。

（1）急性黄疸型肝炎：乙型肝炎起病相对较缓，仅少数有发热。黄疸前期、黄疸期、恢复期临床表现同甲型肝炎。

（2）急性无黄疸型肝炎：临床表现同甲型肝炎。

2. 慢性乙型肝炎

慢性乙型肝炎临床分为轻、中、重度。

（1）轻度：病情较轻，可反复出现乏力、食欲减退、厌油、尿黄、肝区不适、睡眠不佳、肝脏稍大有轻触痛，可有轻度脾大。部分患者无症状与体征。肝功能指标仅一项或两项轻度异常。

（2）中度：症状、体征、实验室检查居于轻度和重度之间。

（3）重度：有明显或持续的肝炎症状，如乏力、食欲缺乏、腹胀、尿黄、腹泻等，伴肝病面容、肝掌、蜘蛛痣、脾大，丙氨酸转氨酶和（或）天冬氨酸转氨酶（AST）反复持续升高，白蛋白（A）降低或 A/G（白蛋白 / 球蛋白）比值异常、丙种球蛋白明显升高。凡 A≤32g/L，血清胆红素（Bil）> 正常上限 5 倍，血液凝固酶原活动度（PTA）40%~60%，血浆胆固醇（CHE）< 2 500U/L，四项中有一项者，可诊断为重度慢性肝炎。

3. 重型肝炎（肝衰竭）

重型肝炎是病毒性肝炎中最严重的一种类型，占全部肝炎的 0.2%~0.5%，病死率高。重型肝炎发生的病因及诱因复杂，包括重叠感染（如乙型肝炎重叠戊型肝炎）、机体免疫状况、妊娠、乙型肝炎病毒前 C 区突变、过度疲劳、精神刺激、饮酒、应用损害肝脏的药物、合并细菌感染、有其他并发症（如甲状腺功能亢进、糖尿病）等。

（1）急性重型肝炎：急性重型肝炎又称作暴发型肝炎，发病多有诱因。以急性黄疸型肝炎起病，但病情发展迅猛，2 周内出现极度乏力、严重消化道症状以及神经、精神症状，表现为嗜睡、性格改变、烦躁不安、昏迷等，体检可见扑翼样震颤及病理反射，肝性脑病在Ⅱ度以上（按Ⅳ度划分）。黄疸急剧加深，酶胆分离，肝浊音界进行性缩小，有出血倾向，PTA < 40%，血氨升高，出现中毒性腹胀、肝臭、急性肾衰竭（肝肾综合征）。本型病死率高，病程不超过 3 周。

（2）亚急性重型肝炎：亚急性重型肝炎以急性黄疸型肝炎起病，15 天至 24 周出现极度乏力、食欲缺乏、频繁呕吐、腹胀等中毒症状，黄疸进行性加深，胆红素每天上升，≥17.1 μmol/L 或大于正常值 10 倍，腹胀明显，肝性脑病Ⅱ度以上，有明显出血现象，血液凝固酶原时间显著延长及 PTA < 40%。亚急性重型肝炎晚期可有难治性并发症，如脑水肿、消化道出血、严重感染、电解质紊乱及酸碱平衡失调（低钠、低钾、低镁、碱中毒） 等。实验室检查显示白细胞升高，血红蛋白下降，低血

糖，低胆固醇，低胆碱酯酶。一旦出现肝肾综合征，预后极差。本型病程较长，常超过 3 周至数月，容易转化为慢性肝炎或肝硬化。

（3）慢性重型肝炎：有慢性肝炎或肝硬化病史及症状，本型发病严重，临床表现同亚急性重型肝炎。

（四）辅助检查

1. 血常规检查

急性肝炎初期白细胞总数正常或略高；重型肝炎时白细胞可升高，红细胞下降，血红蛋白下降。肝炎肝硬化伴脾功能亢进者可有血小板、红细胞、白细胞减少的"三少"现象。

2. 尿常规检查

肝细胞性黄疸时尿胆红素和尿胆原均阳性。

3. 肝功能检查

（1）丙氨酸转氨酶：目前丙氨酸转氨酶是临床反映肝细胞功能的最常用指标。丙氨酸转氨酶在肝细胞损伤时释放至血流。慢性肝炎和肝硬化时丙氨酸转氨酶轻度或中度升高或反复异常。重型肝炎患者可出现丙氨酸转氨酶快速下降，胆红素不断升高的酶、胆分离现象，提示肝细胞大量坏死。

（2）天冬氨酸转氨酶：肝病时血清天冬氨酸转氨酶升高与肝病严重程度呈正相关。

（3）γ－谷氨酰转肽酶：肝炎和肝癌患者可显著升高，γ－谷氨酰转肽酶 γ–GT 活性变化与肝脏病理改变有相关性。

（4）胆碱酯酶：由肝细胞合成，其活性降低提示肝细胞已有较明显损伤，其值愈低，提示病情愈重。

（5）碱性磷酸酶：当肝内或肝外胆汁排泄受阻时，碱性磷酸酶不能排出体外而回流入血，导致血清碱性磷酸酶活性升高。

（6）血清蛋白：血清蛋白主要由白蛋白（A），α、β、γ 球蛋白组成。慢性肝炎中度以上、肝硬化、重型肝炎时出现白蛋白下降，γ 球蛋白升高，白蛋白 / 球蛋白（A/G）比值下降甚至倒置。

（7）胆红素：急性或慢性黄疸型肝炎时血清胆红素升高，活动性肝硬化时亦可升高且消退缓慢，重型肝炎常超过 171mmol/L。一般情况下，肝脏损害程度与胆红素含量呈正相关。

4. 血液凝固酶原活动度（PTA）检测

PTA ＜ 40%是诊断重型肝炎的重要依据，亦为判断重型肝炎预后的敏感指标。

5. 血氨检测

肝衰竭时清除氨的能力减退或丧失，导致血氨升高，常见于重型肝炎、肝性脑病患者。

6. 其他生化指标检测

（1）电解质：重型肝炎常见低 k^+、低 Na^+、低 $C1^-$，亦可有低 Ca^{2+}、低 Mg^{2+}、低 P^{2-} 等。肝肾综合征时可出现高钾。

（2）血糖：超过 40% 的重型肝炎患者有血糖降低，临床应注意鉴别低血糖昏迷与肝性脑病。

（3）血浆胆固醇：肝细胞严重损伤时，胆固醇在肝内合成减少，故血浆胆固醇明显下降，胆固醇愈低，预后愈差。

7. 甲胎蛋白（AFP）检测

乙型肝炎病毒感染与肝细胞癌（HCC）的发生有明显相关性，甲胎蛋白含量的检测是筛选和早期诊断肝细胞癌的常规方法。肝炎活动和肝细胞修复时甲胎蛋白有不同程度的升高，应进行动态观察。急性重型肝炎甲胎蛋白升高时，提示有肝细胞再生，为预后良好的标志。

8. 病原学检查

（1）乙肝表面抗原与抗 –HBs：人感染乙肝表面抗原 2 周后即可呈阳性，阳性可诊断 HBV 感染。抗 –HBs 为保护性抗体，阳性表示对乙肝表面抗原有免疫力，见于乙型肝炎恢复期、过去感染及乙肝疫苗接种后。

（2）HBeAg 与抗 –HBe：急性乙肝表面抗原感染时 HBeAg 的出现时间略晚于乙肝表面抗原，在病变极期后消失。HBeAg 与 HBV–DNA 有良好的相关性，HBeAg 阳性者 90% 左右可检测到 HBV–DNA，因此，HBeAg 的存在表示病毒复制活跃且有较强的传染性。长期抗 –HBe 阳性者并不代表病毒复制停止或无传染性，研究显示 20%~50% 仍可检测到 HBV–DNA，部分可能由于前 C 区基因变异，导致不能形成 HBeAg。

（3）HBcAg 与抗 –HBc：游离 HBcAg 在血清中含量极少，常规方法不能检出。HBcAg 与 HBV–DNA 呈正相关，HBcAg 阳性表示血清中存在 Dane 颗粒，乙肝表面抗原处于复制状态，有传染性。抗 –HBc IgM 是乙肝表面抗原感染后较早出现的抗体，持续时间差异较大，多数在 6 个月内消失。高滴度的抗 –HBc IgM 对诊断急性乙型肝炎或慢性乙型肝炎急性发作有帮助。抗 –HBc IgG 在血清中可长期存在，高滴度的抗 –HBc IgG 表示现症感染，常与乙肝表面抗原并存；低滴度的抗 –HBc IgG 提示过去感染，常与抗 –HBs 并存。单独抗 –HBc IgG 阳性者可认为是过去感染。

（4）HBV–DNA：HBV–DNA 是病毒复制和传染性的直接标志。可用定量方法进行检测，目前已成为临床上最常用的手段，HBV–DNA 定量对于判断病毒复制程度、传染性大小、抗病毒药物疗效等有重要意义。

9. 影像学检查

B 超检查有助于鉴别阻塞性黄疸、脂肪肝及肝内占位性病变。对肝硬化有较高的诊断价值，能够反映肝脏表面变化，门静脉、脾静脉直径，脾脏大小，胆囊异常变化，腹水等，彩色超声检查可观察到血流变化。B 超检查有助于动态观察重型肝炎肝脏的大小变化等。

10. 肝组织病理检查

肝组织病理检查是明确诊断，衡量肝脏炎症活动度、纤维化程度及评估疗效的金标准，还可在肝组织中原位检测病毒抗原或核酸，以协助确定病毒复制状态。

（五）治疗原则

1. 急性乙型肝炎

急性期应进行隔离，症状明显及有黄疸者应卧床休息，恢复期可逐渐增加活动量。予患者以清淡易消化的食物，适当补充维生素，蛋白质摄入争取达到每天 1~1.5g/kg，食欲差、摄入热量不足者应静脉补充葡萄糖；辅以药物对症治疗及恢复肝功能，药物不宜太多，以免加重肝脏负担。

2. 慢性乙型肝炎

（1）一般治疗：根据患者具体情况采用综合性治疗方案，包括合理的休息和营养，改善和恢复肝功能。

（2）药物治疗：①改善和恢复肝功能：非特异性保肝药，包括维生素类（维生素 B 族、维生素

C 等），还原型谷胱甘肽，葡醛内酯，肌苷，ATP，辅酶 A，氨基酸，1,6– 二磷酸果糖等。降酶药包括甘利欣、甘草酸、垂盆草等。部分患者停药后有 ALT 反跳现象，故应在有疗效后逐渐减量至停药。退黄药物包括丹参、茵栀黄、门冬氨酸钾镁、苯巴比妥、皮质激素等。作用机制各有不同，如改善微循环、扩张外周血管、疏通肝内微小胆管、促进胆红素运输等。应用皮质激素时须慎重，如肝内瘀胆严重、症状较轻、其他退黄药物无效、无禁忌证时方可使用。②免疫调节：胸腺素、转移因子、特异性免疫核糖核酸等。③抗肝纤维化：丹参、冬虫夏草、γ – 干扰素等。④抗病毒治疗：干扰素、拉米呋啶、阿德福韦等。目的是抑制病毒复制，减少传染性；改善肝功能，减轻肝组织病变；提高生活质量，减少或延缓肝硬化和肝细胞癌的发生。符合适应证者应尽可能进行抗病毒治疗。

3. 重型肝炎

（1）治疗原则：以支持和对症疗法为基础的综合性治疗，促进肝细胞再生，预防和治疗各种并发症。对于难以恢复的病例，必要时可采用人工肝支持系统，争取行肝移植。

（2）一般支持疗法：嘱患者绝对卧床休息，实施重症监护，密切观察病情，防止院内感染。尽可能减少饮食中的蛋白质，以控制肠内氨的来源。进食不足者，可静脉滴注 10%~25% 葡萄糖溶液。保持患者每天热量 2 000kcal 左右，液体量 1 500~2 000ml，补充足量维生素 B、维生素 C 及维生素 K，可输注新鲜血浆、白蛋白或免疫球蛋白以加强治疗。注意维持电解质及酸碱平衡。禁用对肝、肾有损害的药物。

（3）促进肝细胞再生：①胰高血糖素 – 胰岛素疗法：胰高血糖素 1 mg 和胰岛素 10U 加入 10% 葡萄糖溶液 500ml 缓慢静脉滴注。②肝细胞生长因子（HGF）：静脉滴注 160~200mg/d。

（4）并发症的防治：①肝性脑病：给患者低蛋白饮食；保持患者大便通畅，可口服乳果糖；给患者口服诺氟沙星抑制肠道细菌以减少氨的产生和吸收。静脉滴注醋谷胺、谷氨酸钠、精氨酸等，可有一定降血氨的作用。出现脑水肿表现者可用 20% 甘露醇和呋塞米快速滴注。治疗肝性脑病的同时，应积极消除其诱因。②上消化道出血：预防出血可使用组胺 H2 受体拮抗剂，如雷尼替丁、法莫替丁、西咪替丁，有消化道溃疡者可用奥美拉唑；输注凝血酶原复合物、新鲜血液或血浆、浓缩血小板、纤维蛋白原等；降低门静脉压力，如普萘洛尔等。出血时可口服血液凝固酶、去甲肾上腺素或云南白药，应用垂体后叶素、生长抑素，必要时在内镜下直接止血（血管套扎、电凝止血、注射硬化剂等）。肝硬化门脉高压引起出血还可行外科手术治疗。③继发感染：重型肝炎患者极易合并感染，部分来自院内感染，因此必须严格消毒隔离。感染多发生于胆道、腹腔、呼吸道、泌尿系统等。患者一旦出现继发感染，应及早应用抗菌药物，根据细菌培养结果及临床经验选择抗生素。胆道及腹腔感染以革兰阴性杆菌多见，可选用头孢菌素类或喹诺酮类，腹腔感染者尚可应用腹腔内注射抗生素。肺部感染怀疑革兰阳性球菌时可选用去甲万古霉素。厌氧菌可用甲硝唑。严重感染可选用强效广谱抗生素如头孢他啶、头孢曲松、亚胺培南或联合用药，但要警惕二重感染的发生；有真菌感染时，可选用氟康唑。④肝肾综合征：避免肾损药物，避免引起血容量降低的各种因素。目前对肝肾综合征尚无有效治疗方法，可试用多巴胺、呋塞米等。

（5）人工肝支持系统：非生物型人工肝支持系统已应用于临床，主要作用是清除患者血中毒性物质及补充生物活性物质，治疗后可使血胆红素明显下降，血液凝固酶原活动度升高，但部分病例几天后会恢复到原水平。非生物型人工肝支持系统对早期重型肝炎有较好疗效；对于晚期重型肝炎，亦有助于争取时间让肝细胞再生或为肝移植做准备。

（6）肝移植：肝移植技术在我国多家医疗单位实施，并已取得一定成效，为重型肝炎终末期患者带来希望。核苷类抗病毒药物的应用，可明显降低移植肝的 HBV 再感染概率。

4. 慢性乙型肝炎病毒携带者

慢性乙型肝炎病毒携带者可照常工作，但应定期检查，随访观察，可做肝脏穿刺活组织检查，以便进一步确诊和治疗。

【护理措施】

（一）基础护理

1. 隔离

采取血液、体液接触隔离。乙型肝炎急性期最好隔离至 HBeAg 转阴。恢复期 HBeAg 仍阳性者按慢性携带者进行观察。密切接触者观察 6 周，并进行乙肝疫苗注射。有复制标志的患者不得献血、从事托幼职业。

2. 休息

急性肝炎早期应强调卧床休息至症状明显减轻，以 1 个月为宜，以减轻肝脏负担、增加肝血流量，有利于肝脏恢复。肝功能正常 1~3 个月后可恢复正常工作。慢性肝炎则宜采用动静结合的原则，活动期以卧床休息为主，静止期可从事力所能及的轻型工作，适当进行体育活动，但要避免过劳。对乏力明显及活动耐力下降者，应与其共同制订活动计划，循序渐进地增加活动量，以患者活动后不感到疲劳为宜。重型肝炎则应强调绝对卧床休息，使患者尽量减少体力消耗。

3. 饮食护理

（1）急性期饮食宜清淡，热量和蛋白质要足够，适当补充维生素 B 和维生素 C，不宜进高糖和高脂肪饮食。应予以适合患者口味的清淡、易消化、营养丰富的饮食，多吃水果，多饮水，忌烟酒，可少食多餐。

（2）食欲差且呕吐频繁者，应记录出入量，酌情进行饮食调配。严重呕吐不能进食者应及时与医生联系，给予静脉输液，以补充其体内的维生素和营养物质。

（3）重症肝病患者限制蛋白质含量高的食物，以减少肠道内氨的产生。昏迷者可遵医嘱予以鼻饲或静脉滴注高渗葡萄糖、电解质和其他营养物质。

（4）有腹水者给予低盐饮食；腹泻者应给予少渣、少纤维素、低脂肪、易消化的流食和半流食；忌食生冷及刺激性食物。

（5）出血期间应暂禁食，并遵医嘱静脉补充营养物质。输液速度要适宜。

（二）专科护理

1. 病情观察

（1）观察患者生命体征的变化，观察其有无呕血、黑便等出血倾向以及量、色、性质、次数，备好抢救用品和药品。

（2）观察患者皮肤和巩膜黄染情况，有无皮肤瘙痒及大便颜色灰白等伴随症状。

（3）密切观察患者的精神、神经症状，有无自我照顾能力下降、嗜睡、扑翼样震颤等肝性脑病表现。

（4）观察患者腹水消长情况，每天准确测量腹围，详细记录尿量和体重。并注意观察有无发热、腹痛等腹腔感染的症状。

2. 症状护理

（1）患者发热期间做好口腔、皮肤护理，尽量使患者舒适，防止并发症发生。

（2）腹泻者应给予少渣、少纤维素、低脂肪、易消化的流食、半流食，忌食生冷及刺激性食物。

（3）皮肤瘙痒者，可协助患者每天温水擦浴 1~2 次，并告知患者避免抓伤皮肤，严重者可给予涂抹止痒药物。

（4）患者发生腹胀时，应予以半卧位，禁食产气多的食物，严重者可遵医嘱给予药物治疗。

（5）予大量腹水患者以半卧位，以使其膈肌下降，增加其肺活量，有利于患者的呼吸，可改善其呼吸困难。轻度腹水者尽量取平卧位，以增加肝血流量。

（6）预防肝性脑病的发生，保持患者的大便通畅，导泻或灌肠可清除肠道内积血和蛋白质，可用生理盐水或弱酸性溶液灌肠，禁肥皂水灌肠。消除诱因，慎用止痛、麻醉、安眠、镇静等类药物。上消化道出血时要及时处理，避免大量放腹水和快速利尿。

（7）患者发生肝性脑病时，即刻遵医嘱准确、及时应用降氨药物，并观察用药效果及不良反应。意识不清者进行常规昏迷护理。

（8）为防止患者继发感染，应每天对病室的空气、地面、物品清洁消毒 1~2 次，要保持患者服装、被褥的清洁。严格控制家属探视，防止交叉感染。

（9）患者消化道出血时要及时清理呕血及便血，以减少和消除对患者的不良刺激，稳定情绪，保证患者卧床休息。

（10）做好患者的心理护理，向患者讲明乙型肝炎的传播途径、治疗过程及预后，告知患者及家属经过及时、系统的治疗和护理，可以治愈急性肝炎，减轻患者和家属的不安心理。

（11）主动与患者交谈，多巡视病房，减轻患者对环境的陌生感，增加患者对医务人员的信赖。

（12）鼓励家属在探视时间内来医院看望患者，使患者感到家庭的支持与关怀；关心、体贴患者，使患者增强治疗信心，配合医疗护理工作，以取得更好的治疗效果。

3. 预防

（1）控制传染源：慢性患者和携带者可根据病毒复制的指标来评估其传染性大小。复制活跃者尽可能予抗病毒治疗，凡现症感染者皆不能从事托幼保育等工作，对献血员进行严格筛选，不合格者不得献血。

（2）切断传播途径：加强托幼保育单位及其他服务行业的监督管理。理发、美容、洗浴等用具应按规定进行消毒处理。医疗单位应使用一次性注射用具，各种医疗器械及用具遵循一用一消毒原则。对带血及体液污染物应严格消毒处理；加强血制品管理，每个献血员和每个单元血液都要经过最敏感方法检测 HBsAg，阳性者不得献血，阳性血液不得使用。对 HBsAg 阳性的孕产妇应采取主动和被动免疫来阻断母婴传播。

（3）保护易感人群：①乙型肝炎疫苗：易感者均可接种，新生儿应进行普种。与感染者密切接触者、医务工作者、同性恋者、药瘾者等高危人群及从事托幼保育等职业的人群亦为主要的接种对象。现普遍采用的 0 个月、1 个月、6 个月的接种程序经证实是有效的，每次注射 5μg（基因工程疫苗），高危人群可适量加大剂量，抗 -HBs 出现率可达 90% 以上。接种后随着时间的推移，部分人抗 -HBs 水平会逐渐下降，如果少于 10mIU/ml，最好加强注射 1 次。慢性感染母亲的新生儿出生时注射 1 次，生后 1 个月和 6 个月时再分别注射 1 次，每次 10μg，采用此方案保护率亦可达 80% 以上；并加用高效价乙肝免疫球蛋白（HBIG），即生后立即注射高效价乙肝免疫球蛋白及乙肝疫苗，生后1个月和6个月时分别注射1次乙肝疫苗，保护率可达95%以上；如母亲为HBsAg和HBeAg双阳性的新生儿，采用此方案保护率亦可达90%以上。目前，接种乙型肝炎疫苗是我国预防和控制乙型肝炎流行最关键的措施。②高效价乙型肝炎免疫球蛋白（HBIG）：属于被动免疫，由人血液制备。目前主要用于新生儿及意外感染者，应及早注射，保护期约3个月，必要时可在此期限后重复注射。

（三）健康指导

（1）宣传、普及肝炎的预防知识，以减少公众肝炎的发病率。儿童、青少年等易感人群应进行乙肝疫苗注射。

（2）强调急性肝炎彻底治愈的重要性，宣传肝炎迁延对人体的危害。对患者的休息、饮食、用药等问题要给予具体指导，叮嘱患者按时复查。

（3）慢性肝炎症状消失，肝功能正常3个月以上者，可恢复其原工作，但仍需随访1~2年。

（4）要使慢性肝炎患者了解复发的诱因，如酗酒、劳累、不合理用药、不良情绪等，应尽量避免，以减少复发的机会。在病情稳定期，适当加强体格锻炼，增强体质。

（5）教育患者认识改进饮食、增加营养的重要性，通过教育，帮助患者了解每天的营养需要量，各类食物的营养价值及营养成分。

（6）鼓励患者保持乐观、稳定的情绪，培养良好的生活、作息习惯。

（汪巧娅）

第二节　丙型病毒性肝炎患者的护理

【概述】

（一）发病机制

丙型肝炎病毒（HCV）进入人体后，首先引起病毒血症。病毒血症间断地出现于整个病程。在第1周即可从血液或肝组织中检出丙型肝炎病毒RNA。第2周开始，可检出抗丙型肝炎病毒。目前研究认为丙型肝炎病毒致肝细胞损伤有下列因素的参与：丙型肝炎病毒直接杀伤作用，宿主免疫因素，自身免疫因素，细胞凋亡。其中免疫应答起更重要作用。丙型肝炎病毒感染后易慢性化，超过50%的丙型肝炎病毒感染者可转为慢性。丙型肝炎病毒与HCC的关系也很密切，从丙型肝炎病毒感染到HCC的发生通常要经过慢性肝炎和肝硬化的阶段。现在认为，慢性炎症导致肝细胞不断的破坏和再生是HCC发生的重要因素。

（二）流行病学

1. 传染源

本病的传染源为急性、慢性患者和无症状病毒携带者。无黄疸型急性患者的流行病学意义大于黄疸型。慢性患者的流行病学意义大于急性患者。相对于急、慢性患者，病毒携带者有更重要的传染源意义。

2. 传播途径

此病的传播途径类似乙型肝炎，但由于体液中丙型肝炎病毒含量较少，且为 RNA 病毒，外界抵抗力较低，其传播方式较乙型肝炎局限，主要通过肠道外途径传播。

（1）输血及血制品传播：血制品传播曾是最主要的传播途径，在 20 世纪 80 年代后期至 90 年代中期，输血后肝炎 70% 以上是丙型肝炎。随着供血员筛查方法的改进，此传播方式已得到明显控制，但抗 – 丙型肝炎病毒阴性的丙型肝炎病毒携带供血员尚不能筛除，输血仍有传播丙型肝炎的可能，特别是反复输血、血制品者。

（2）注射、针刺、器官移植、血液透析传播：国内报道 80% 以上静脉毒瘾者为抗丙型肝炎病毒阳性，血液透析者及骨髓移植者亦是高危人群。

（3）生活密切接触传播：散发的丙型肝炎病毒感染者中约 40% 无明确的输血及血制品注射史，其中的大部分由生活密切接触传播。

（4）性传播：精液和唾液中存在丙型肝炎病毒，性接触传播不容忽视，多个性伴侣及同性恋者为高危人群。

（5）母婴传播：母亲为丙型肝炎病毒感染者的婴儿，感染丙型肝炎病毒的概率约为 10%。

3. 易感人群

人类对丙型肝炎病毒普遍易感，抗丙型肝炎病毒并非保护性抗体，感染后对不同病毒株无保护性免疫。

（三）临床表现

丙型肝炎潜伏期为 2 周至 6 个月，平均 40 天。

（1）急性丙型肝炎：急性丙型肝炎的临床表现一般较轻，多无明显症状或症状很轻，无黄疸型占 60% 以上。多数病例无发热，血清谷氨酸转氨酶呈轻、中度升高，即使是急性黄疸型病例，血清总胆红素一般不超过 52 μmol/L。成年急性丙型肝炎超过 50% 转为慢性。

（2）慢性丙型肝炎：急性肝炎病程超过半年，或原有丙型肝炎再次出现肝炎症状、体征及肝功能异常者。发病日期不详或虽无肝炎病史，但根据肝组织病理学或临床症状、体征、化验及 B 超检查综合分析符合慢性肝炎表现者。其临床表现同慢性乙型肝炎。

（四）辅助检查

1. 血常规检查

急性肝炎初期白细胞总数正常或略高。出现重型肝炎时白细胞可升高，红细胞下降，血红蛋白下降。肝炎肝硬化伴脾功能亢进者可有血小板、红细胞、白细胞减少的“三少”现象。

2. 尿常规检查

发生肝细胞性黄疸时尿胆红素和尿胆检查原均阳性。

3. 肝功能检查

（1）丙氨酸转氨酶（ALT）：慢性肝炎和肝硬化时丙氨酸转氨酶轻度或中度升高或反复异常。重型肝炎患者可出现丙氨酸转氨酶快速下降，胆红素不断升高的酶、胆分离现象，提示有肝细胞大量坏死。

（2）天冬氨酸转氨酶（AST）：肝病时血清天冬氨酸转氨酶升高与肝病严重程度呈正相关。

（3）γ 谷氨酰转肽酶（γ-GT）：肝炎和肝癌患者可显著升高，γ 谷氨酰转肽酶活性变化与肝脏病理改变有相关性。

（4）胆碱酯酶：胆碱酯酶由肝细胞合成，其活性降低提示肝细胞已有较明显损伤，其值愈低，提示病情愈重。

（5）碱性磷酸酶（ALP 或 AKP）：当肝内或肝外胆汁排泄受阻时，肝组织表达的碱性磷酸酶不能排出体外而回流入血，导致血清碱性磷酸酶活性升高。

（6）血清蛋白：主要由白蛋白（A）、α 球蛋白、β 球蛋白、γ 球蛋白组成。慢性肝炎中度以上、肝硬化、重型肝炎时出现白蛋白下降，γ 球蛋白升高，A/G（白蛋白／球蛋白）比例下降甚至倒置。

（7）胆红素：急性或慢性黄疸型肝炎时血清胆红素升高，活动性肝硬化时亦可升高且消退缓慢，一般情况下，肝脏损害程度与胆红素含量呈正相关。

4. 甲胎蛋白（AFP）

丙型肝炎病毒感染与 HCC 的发生有明显相关性，AFP 含量的检测是筛选和早期诊断 HCC 的常规方法。肝炎活动和肝细胞修复时 AFP 有不同程度的升高，应进行动态观察。

5. 病原学检查

（1）HCVAg 与抗 -HCV：血清中的 HCVAg 含量很低，检出率不高。HCVAg 检测对于丙型肝炎病毒感染的早期诊断及药物疗效的评估有一定意义。丙型肝炎病毒抗体不是保护性抗体，是丙型肝炎病毒感染的标志。抗 -HCV IgM 阳性提示 HCV 感染，如果抗 -HCVIgM 持续阳性，提示病毒持续复制，易转为慢性。抗 -HCV IgG 阳性提示现症感染或既往感染。抗 -HCV IgG 低滴度提示病毒处于静止状态，高滴度提示病毒复制活跃。

（2）HCV-RNA：感染丙型肝炎病毒后第 1 周即可从血液或肝组织中用 RT-PCR 法检出 HCV-RNA，但其含量少，并随病程波动。HCV-RNA 阳性是病毒感染和复制的直接标志。HCV-RNA 可定量，定量测定有助于了解病毒复制程度、抗病毒治疗的选择及疗效评估等。

6. 影像学检查

B 超检查有助于鉴别阻塞性黄疸、脂肪肝及肝内占位性病变，对肝硬化有较高的诊断价值，能够反映肝脏表面变化，门静脉、脾静脉直径，脾脏大小，胆囊异常变化，腹水等，彩色超声可观察到血流变化。B 超检查在重型肝炎的诊察中还可动态观察肝脏大小变化等。

7. 肝组织病理检查

肝组织病理检查是明确诊断、衡量肝脏炎症活动度、纤维化程度及评估疗效的金标准。还可在肝组织中原位检测病毒抗原或核酸，以协助确定病毒复制状态。

（五）治疗原则

1. 急性丙型肝炎

急性丙型肝炎容易转为慢性，早期应用抗病毒药，可减少转为慢性的概率。可选用干扰素或长效干扰素，疗程为 24 周，可同时加用抗病毒药物治疗。

2. 慢性丙型肝炎

对于慢性肝炎给予综合性治疗方案，改善和恢复肝功能，调节机体免疫、抗病毒、抗纤维化治疗等。

（1）一般治疗：根据患者具体情况采用综合性治疗方案，包括合理的休息和营养，改善和恢复肝功能。

（2）药物治疗：同乙型肝炎。

3. 慢性丙型肝炎病毒携带者

慢性丙型肝炎病毒携带者可照常工作，但应定期检查，随访观察，可做肝脏穿刺活组织检查，以便进一步确诊和治疗。

【护理措施】

（一）基础护理

1. 隔离

采取血液、体液接触隔离。

2. 休息

急性丙型肝炎早期应强调卧床休息至症状明显减轻，以 1 个月为宜。以减轻肝脏负担，增加肝血流量，有利于肝脏恢复。肝功能正常 1~3 个月后可恢复正常工作。慢性丙型肝炎则宜采用动静结合的原则，病毒活动期以卧床休息为主，病毒静止期可从事力所能及的轻工作，适当进行体育活动，但要避免劳累。对乏力明显及活动耐力下降的患者应与其共同制订活动计划，循序渐进地增加活动量，以患者活动后不感到疲劳为宜。重症肝炎患者则应强调绝对卧床休息，使其尽量减少体力消耗。

3. 饮食护理

（1）指导患者合理安排饮食。急性期患者的饮食宜清淡，摄入足量的热量和蛋白质，适当补充维生素 B 和维生素 C，不宜进高糖和高脂肪饮食。应予以适合患者口味的清淡、易消化、营养丰富饮食，多吃水果，多饮水，忌烟酒，少食多餐。

（2）食欲差且呕吐频繁者，应记录出入量，酌情进行饮食调配。严重呕吐不能进食者应及时与医生联系，给予静脉输液，以补充维生素和营养物质。

（二）专科护理

（1）病情观察：观察患者肝功能、影像学检查结果，慢性化的进程及症状。

（2）对症护理：腹泻者应给予少渣、少纤维素、低脂肪、易消化的流食、半流食。忌食生冷及刺激性食物。皮肤瘙痒者，可协助其每天进行温水擦浴 1~2 次，并告之患者避免抓伤皮肤，严重者可给予止痒药物涂抹。患者发生腹胀时，予以半卧位，并禁食产气多的食物；严重者可遵医嘱给予药物治疗。做好心理护理，向患者讲明丙型肝炎的传播途径、治疗过程及预后，告知患者及家属，经过及时、系统的治疗和护理，可以治愈急性肝炎，以减轻患者和家属的不安心理。主动与患者交谈，多巡视病房，减轻患者对环境的陌生感，增加其对医务人员的信赖。鼓励家属在探视时间内来医院看望患者，使患者感到家庭的支持与关怀，关心、体贴患者，使患者增强治疗信心，配合医疗护理工作，以取得更好的治疗效果。

（3）预防：暂无特异性免疫预防措施。注意高危人群血液、体液、母婴垂直传播的预防。

（三）健康指导

（1）控制传染源：慢性患者和携带者可根据病毒复制的指标来评估其传染性大小。对献血人员进行严格筛选，不合格者不得献血。

（2）切断传播途径：医疗单位应使用一次性注射用具，各种医疗器械及用具实行一用一消毒措施。对带血及体液污染物应严格消毒处理。加强血制品管理，每一个献血人员和每一个单元血液都要经过最敏感方法检测抗丙型肝炎病毒，有条件时应同时检测丙型肝炎病毒 RNA，阳性者不得献血，阳性血液不得使用。

（3）保护易感人群：对丙型肝炎尚缺乏特异性免疫预防措施。

（汪巧娅）

第三节　艾滋病患者的护理与职业暴露的预防

一、艾滋病患者的护理

【概述】

艾滋病全称为获得性免疫缺陷综合征（acquired immune deficiency syndrome，AIDS），艾滋病不是单一定位性疾病，其临床表现复杂，表现为机体免疫被破坏后导致多系统合并感染的综合性症状，缺乏特异性特征。临床分为三期，急性感染期、潜伏期和艾滋病期。在有抗病毒治疗药前，艾滋病常见的并发症有 25 种。1996 年，抗病毒药开始用于临床治疗，使常见的并发症明显减少。抗病毒药物的使用有效控制了病毒的复制，使患者的生命得以延续。艾滋病病毒（HIV）是通过血液、性接触和母婴三条途径在人与人之间进行传播的。艾滋病病毒对外界抵抗力较弱，离开人体后不易存活；对热敏感，加热至 60℃以上可迅速被杀死，56℃ 持续 30min 可被灭活，许多化学物质都可以使艾滋病病毒迅速被灭活，如 0.2% 次氯酸钠、50% 酒精、0.1% 漂白粉、2% 戊二醛及 4% 甲醛液等。

（一）发病机制

艾滋病病毒进入人体血液后，可进入多种细胞，包括淋巴细胞、巨噬细胞、朗格汉斯细胞及中枢神经系统中的细胞。其主要靶细胞是表面有 $CD4^+$ 表位的辅助 T 淋巴细胞及其前体细胞。$CD4^+$ 表位是对病毒包膜糖蛋白有亲和力的受体，可使艾滋病病毒穿入细胞。一旦艾滋病病毒进入细胞内，即释放 RNA，并在反转录酶的作用下转录成 DNA，形成前病毒 DNA，与宿主细胞的染色体 DNA 整合。此后病毒 DNA 被宿主细胞的 RNA 多聚酶Ⅱ转录成病毒 mRNA，并翻译合成病毒所需的结构蛋白。RNA 与结构蛋白在细胞膜上重新装配新的病毒颗粒，通过芽生而释放。艾滋病病毒在宿主细胞中复制，导致宿主细胞死亡。此过程周而复始。在艾滋病病毒感染的初期，外周血中 $CD4^+$ 细胞数目保持正常，随着体内病毒载荷的增加，$CD4^+$ 细胞计数进行性或不规则地下降。感染者免疫功能遭到严重破坏，导致免疫缺陷，各种机会性感染和继发性恶性肿瘤的发生率急剧增加。

（二）流行病学

1. 传染源

直接传染源是艾滋病患者及艾滋病病毒（AIDS）感染者，目前已知从艾滋病患者的血液、精液、阴道分泌物、宫颈黏液、唾液、眼泪、脑脊液、肺泡液、乳汁、羊水和尿液中都可分离出艾滋病病毒，但流行病学只证明血液和精液有传播作用，乳汁可以使婴儿受感染。

2. 传播途径

（1）性接触传播：性接触传播包括同性与异性之间的性接触。单次无保护性性接触传播艾滋病病毒的概率为0.1%~1%，但如同时患有其他性传播疾病（如梅毒、生殖器溃疡等），可使单次性接触的危险性增加2~10倍，男性传给女性的概率大于女性传给男性的概率；肛交的被动方受感染的概率大于主动方；性伴侣数愈多，受感染的概率愈高；无保护性性接触受感染概率高于保护性性接触。此外，处于血清阳性早期者及艾滋病发病期的患者传染性较强。

（2）血液传播：血液传播包括输入污染艾滋病病毒的血液、成分血或血制品（例如第Ⅷ因子等），与静脉药瘾者共用艾滋病病毒污染的针头、注射器，移植或接受艾滋病病毒感染者的器官、组织或精液，医疗器具消毒不严等。

（3）母婴传播：母婴传播即感染艾滋病病毒的母亲通过胎盘、产道、产后母乳喂养时传染给新生儿。

不同传播途径的感染概率见表9-3。

表9-3 不同传播途径的感染概率

传播方式	行为模式	感染概率
血液传播	输血	95%
	针刺伤	0.3%
	妊娠期	17%
	分娩中	8%
	分娩后母乳喂养	10%
	药物预防	2%
性传播	男传女	0.3%
	女传男	0.1%
	肛　交	0.3%~0.5%

3. 易感人群

性活跃男性同性性行为者、静脉药瘾者和性服务人群为艾滋病病毒的易感人群。

4. 流行特征

1985年，在杭州一名血友病患者中发现我国第一例获得性免疫缺陷综合征病例。此后，我国各地陆续发现艾滋病病毒感染者和获得性免疫缺陷综合征患者，现在已遍及全国31个省、自治区和直辖市。我国现阶段的HIV/AIDS流行特征可以概括为：总人群感染率低，局部地区和重点人群呈高度流行趋势，流行涉及面广，地区分布不均，农村青壮年是主要受害对象。

（三）临床表现

艾滋病的临床表现多种多样，可出现局部的或系统的感染症状。

1. 艾滋病病毒感染的皮肤表现

艾滋病病毒感染者皮肤表现高达90%。许多患者具有皮肤损害，而且症状和表现较一般患者为重。皮损可分三大类：感染、炎症性皮肤病和肿瘤。有些特殊皮损可以作为艾滋病病毒感染在某一特殊阶段的标记。

（1）急性艾滋病病毒皮疹：30%~50% 的艾滋病病毒原发性感染者伴有皮疹和黏膜疹。皮疹多为斑疹和丘疹，可为几个或几百个。2~5mm 大小，不融合，伴瘙痒，常见于躯干，面部及上肢。可出现脱屑和玫瑰疹样皮疹，伴有出血或坏死，受累与梅毒疹相似。皮疹原因可能是宿主对艾滋病病毒感染的一种反应。

（2）口腔毛状黏膜白斑：20% 的艾滋病患者伴发口腔毛状黏膜白斑，是艾滋病病毒感染特异性相当高的早期体征，表现为稍隆起的白斑，表面呈毛状，可查出 EB 病毒、疱疹病毒等。

（3）脂溢性皮炎：脂溢性皮炎发生率 20%~80%，为艾滋病病毒感染最初表现，较正常人严重，黄色油腻性厚屑堆积成片，双颊或颧部成红斑狼疮样蝶形皮疹。

（4）银屑病：银屑病发病率 5%，可作为艾滋病病毒感染首发体征，也是预后差的标志之一。

（5）毛细血管扩张症：几乎所有艾滋病病毒感染者中均可见到，毛细血管扩张呈新月状，上胸、肩、锁骨区多见，常伴有轻度和弥漫性散在红斑。

（6）卡波西肉瘤（Kaposi'sarcoma，KS）：皮损开始为分红色斑疹，常与皮纹方向一致，以后颜色变暗，形成淡紫色或棕色的斑疹或斑块，最后变为出血性皮损和结节。卡波西肉瘤常见于躯干、四肢、鼻尖、口腔黏膜等处。

（7）其他：包括带状疱疹、单纯疱疹、巨细胞病毒感染、尖锐湿疣等。口腔念珠菌感染，真菌感染，铜绿假单胞菌感染，隐球菌病，嗜酸性脓疱性毛囊炎，分枝杆菌感染，杆菌性血管瘤病，结痂疥等。

2. 艾滋病病毒感染的系统表现

（1）肺部：肺孢子菌肺炎是的艾滋病患者的主要致死原因。除此之外，还有肺结核、巨细胞病毒性肺炎及其他细菌、真菌感染。

（2）消化道：腔、食管、肛周念珠菌病，肠道细菌感染（沙门氏菌、致贺菌等），病毒（巨细胞病毒）、原虫（隐孢子虫属）等感染，导致腹泻、体重减轻、吸收不良。

（3）中枢神经系统：20%~40% 的感染者出现神经系统病变。亚急性脑炎是艾滋病痴呆的基础疾病，出现认知、行动和行为不能的症状。

（四） 辅助检查

（1）艾滋病病毒实验室检查：包括病毒分离培养，抗体检测，抗原检测；病毒核酸检测又包括聚合酶链反应（PCR）扩增法和基因探针等。

（2）$CD4^{+}T$ 细胞检测：血液中 $CD4^{+}T$ 细胞数测定是衡量机体免疫功能的一个重要指标。

（3）条件致病菌感染的病原体检查：几乎每例艾滋病患者都至少有一种条件致病菌感染，应根据临床表现进行相应病原体检查。

（五）治疗原则

1. 抗艾滋病病毒治疗

（1）治疗原则：检测血浆病毒浓度和 $CD4^{+}$ 细胞计数，$CD4^{+}$ 细胞计数 <350 开始实施抗病毒治疗。治疗采用的是联合用药，也称“鸡尾酒疗法”。

（2）抗病毒治疗用药：抗病毒治疗用药包括两种核苷类反转录酶抑制剂（NRTI）和一种非核苷类反转录酶抑制剂（NNRTI）或一种蛋白抑制剂。核苷类反转录酶抑制剂（NRTI）包括拉米夫定

（3TC）、齐多夫定（AZT）、替诺福韦酯（TDF）、司坦夫定（D4T）、去羟肌苷（DDI）；非核苷类反转录酶抑制剂（NNRTI）包括依非韦仑（EFV）、奈韦拉平（NVP）；蛋白酶抑制剂（PI）包括茚地那韦（IDV）、克力芝。

2. 促进免疫功能

目前用于临床的有 γ 干扰素、IL-2、丙种球蛋白、粒细胞 - 巨噬细胞集落刺激因子及粒细胞集落刺激因子等。

3. 机会性感染治疗

（1）肺孢子菌肺炎（PCP）：复方新诺明（TMP-SMZ）是首选药，每天可用 TMP15~20mg/kg，SMZ75~100mg/kg，分 3~4 次，静脉滴注或口服，连续 14~21 天。

（2）鹅口疮或念珠菌感染：用制霉菌素，氟康唑或伊曲康唑治疗。

（3）卡波西肉瘤治疗：皮损内注射长春碱，或者放射治疗和联合化疗。

（4）中医药治疗：近年来实验研究发现多种中草药对抗病毒药物引起的副作用和艾滋病病毒引起的一些临床症状有较明显的改善作用，部分已试用于临床。

【护理措施】

（一）基础护理

1. 隔离

对艾滋病病毒感染者需采取血液、体液接触隔离。护理操作中严格执行相关技术操作规范，采取标准预防。

（1）有相同感染的患者可同室收治，不同感染的单独收治。

（2）病室门上应有隔离标志，如血液、体液接触隔离的标志；如果患者同时患有活动性肺结核，还需加有呼吸道隔离的标志。

（3）针头用过后不再套回盖内，存放利器的硬壳容器需摆放在方便操作的位置，最好使用能让针头连同注射器一起直接抛入的容器。

（4）对血液及其他标本应贴上“血清危险”等醒目的标志，放标本的容器应具防渗性，同时避免有裂痕，若容器上沾有血迹污物，可以用 1% 漂白水消毒液试除，拿标本时应戴手套并将送检容器置在袋子或盒子内，以免标本落掉或破裂。

2. 休息

艾滋病病毒感染的早期，有些患者会出现感冒样综合征，和通常的病毒性感冒区别不大，此时应多喝水，注意营养和休息，避免劳累、熬夜和大量饮酒等影响机体免疫力的行为；有些患者会出现各种皮疹，应去医院就诊，在医生的指导下用药，以减少皮肤的损伤。急性期过后，机体的免疫系统会逐渐恢复，病程进入潜伏期，这一阶段机体恢复到常态，注意生活的规律性，减少不良的生活习惯，要做到均衡饮食、适当锻炼，保持良好心情。

（二）专科护理

进入艾滋病期后，一般情况下艾滋病患者不需要住院治疗，只需要每天口服抗病毒药物，这时护理的首要任务是给患者以药物依从性的指导，应注意以下几个方面。

1. 用药护理

（1）按时、按量服药：对于开始服药的患者来说，按时足量服药是非常重要的，要使患者知道服药的依从性应保证在95%以上，否则治疗的疗效会降低，并且产生耐药的危险性会很高。

（2）漏服药的补救：在服药中可能会遇到一些问题，如出现漏服时间在2h之内，应及时补服1次，如超过2h的可就此调整服药时间或少服1次，不能1次吃2次剂量的药。如因呕吐使药物不能按量摄入，须及时补服。

（3）减少耐药性：如果经常延误服药或忘记，须与医生商量停药，等到做好准备时再开始服药，以减少耐药的产生。

（4）观察药物的不良反应：患者的胃肠道症状表现食欲减退、恶心呕吐、腹部疼痛；消化道副作用主要与AZT、DDI、D4T和NVP有关；神经系统症状主要包括：四肢疼痛、麻木、头痛、多梦。服用DDI和D4T的患者常会出现外周神经症状；皮疹多为服用非核苷类药物者，尤其是服用NVP后；多为轻、中度斑丘疹，位于颜面和躯干部，伴有瘙痒，大多表现为自限性。脂肪代谢异常主要为接受核苷类类药物治疗者，尤其是D4T、DDI和蛋白酶抑制剂（PI）治疗的患者。中毒不良反应包括中毒性肝损害、骨髓抑制、急性胰腺炎、乳酸酸中毒和Stevens-Johnson综合征等。一般发生在治疗2~3个月以后，持续用药过程中。

2. 发热护理

艾滋病发展到晚期，由于患者免疫力极其低下，会出现多种不同的机会性感染，症状由于部位和系统的不同而多种多样，发热是最常见的症状，各种感染都会引起发热，无论诱因如何，对发热的护理要遵循以下要点：

（1）保持病室空气清新，室温应维持为18~22℃，湿度为50%~60%。

（2）每4h监测1次体温，体温过高应及时报告医生。

（3）给予物理降温：可予以温水、酒精擦浴和放置冰袋，遵医嘱给予退热处理。

（4）供给足够水分和有营养的食物，防止体液丢失和电解质紊乱。

（5）做好口腔护理，预防口腔感染。

（6）应保持皮肤干燥，汗多时随时更换浸湿的衣服及床单、被罩，以防感冒。

3. 肺部感染的护理

肺部感染最常见的有肺孢子菌肺炎、肺结核、巨细胞病毒性肺炎及其他细菌、真菌感染性肺炎。

（1）经常开窗通风，保持病室空气清新，但要避免冷空气直接刺激，引起或加重咳嗽。

（2）患者应采取轻缓活动，以减少耗氧量。

（3）协助患者采取舒适的体位，呼吸困难时可取端坐位或半卧位，平躺时可抬高头部；有大量胸水时，患者应采取患侧卧位；有肺炎时，采取健侧卧位；胸痛时，可给予胸部按摩，胸痛伴有咳嗽时，可按压胸部痛处以减轻胸痛；对吸烟患者要鼓励其戒烟。

（4）痰液黏稠不易咳出时，除遵医嘱给予雾化吸入或祛痰镇咳药外，还可轻拍患者背部，手掌成中空状，从下往上，以利于痰液排出。监测痰液的性质，颜色，鼓励患者将痰液排出，必要时随时吸痰。

（5）肺孢子菌性肺炎，使肺功能降低，用力咳嗽可造成气胸，要密切监测动脉血液气体分析值的变化，必要时给予氧气吸入或使用呼吸器进行辅助呼吸。

（6）病情观察要监测患者呼吸的频率、节律、深度及有无胸痛；观察患者皮肤及指甲颜色；患者呼吸困难时有无血压低，脉搏快，呼吸急促表浅；有无发绀、四肢冰冷、皮肤潮湿、少尿等症状；观察患者神志的变化，是否发生不安、混乱、易怒、神志不清、躁动等现象。

（7）避免使用镇静剂及麻醉剂，以防抑制患者的呼吸。

4. 消化道感染的护理

口腔、食管、肛周念珠菌病，肠道细菌感染（沙门菌、致贺菌等），病毒（巨细胞病毒）、原虫（隐孢子虫属）等感染，都会导致消化道的症状，主要有恶心呕吐和腹泻，临床感染性腹泻最常见。

（1）对恶心呕吐的患者要做到及时清除呕吐物，开窗通风换气，以保持病室空气的清新。

（2）做好患者口腔护理，保持口腔卫生，不仅可以除去呕吐异味引起的不适感，还可以预防口腔感染。

（3）对于呕吐频繁者，应先禁食 2h，呕吐后，指导患者放松，若呕吐不能缓解，遵医嘱餐前 30min 给予止吐药；若呕吐能缓解或减轻，要鼓励患者尽量摄入多种类有营养的食物；如食欲很差，可先选择患者平时喜欢吃的食物。

（4）对腹泻患者的护理，每次排便后，须用温水清洗，必要时涂抹护肤油剂。防止因大便次数过多造成肛周皮肤、黏膜损伤。嘱患者穿柔软舒适的棉质内衣，以减少摩擦。腹泻严重者，遵医嘱给予止泻药。

（5）饮食要注意每天补充水分，如果汁、汤及含电解质的饮料，防止液体丢失和电解质紊乱。避免牛奶制品，高纤维、高脂肪和生冷、辛辣刺激及油腻的食物。

（6）观察是否出现脱水征象和症状，每天记录患者的出入量，记录呕吐物及大便的形状、性质、颜色、次数和量；有无便血、呕血；观察有无腹痛，有腹痛的要判断疼痛性质，随时联系医生。

5. 神经系统感染的护理

有 20%~40% 的患者可出现神经系统病变。除艾滋病病毒病毒本身引起亚急性脑炎出现艾滋病痴呆，导致认知、行动和行为无能外，隐球菌、巨细胞病毒等的神经系统感染，也会引起脑炎和脑膜炎，出现头痛、视力下降甚至失明等症状。

（1）对出现神经系统改变的患者，提供安全的环境非常重要。做好预防患者坠床、跌倒、划伤等防护，将物品放在伸手可及之处，移除环境中的障碍物，活动区内设置安全扶手等，护理中加强巡视。

（2）对头痛患者的观察，如呼吸的节律，瞳孔的变化，血压和神志的变化，随时联系医生。对神志不清、躁动严重的患者必要时予以约束。对患者定向力的观察，如人、时、地、物等。可放置大型日历、时钟等，以帮助患者定向感的恢复，记录患者的精神状态，必要时专人看护。对患者感觉的观察，如四肢有无麻木感，手脚等处有无刺痛感，可行按摩以减轻不适感或遵医嘱给予维生素 B 组药物。对患者记忆力的观察，可使用时钟及日历强化时间认知，张贴指示牌，指明浴室、病房、活动室等强化地点认知，提供阅读材料、录音带等，以帮助恢复记忆。对肌肉运动功能的观察，如有无吞咽困难，面部麻痹，表情呆滞、平衡或协调能力失调等，指导患者功能锻炼，鼓励坚持适当的活动。对情绪状态的观察，如有无情绪低落或高涨，紧张或无动于衷的现象，睡眠状况和做事情的兴趣，与人的交流情况等，鼓励患者交流，并认真倾听患者的主诉，给予适当的回应，发现患者的问题，根据具体情况，进行疏导、解释、支持，指导患者学会放松技术，尽量取得家属的配合。

6. 皮肤感染的护理

各种感染包括带状疱疹、单纯疱疹、巨细胞病毒感染、真菌感染、分枝杆菌等感染都会引起皮肤的病变。

（1）保持皮肤的清洁卫生，尤其疱疹有渗出液时，要经常更换衣物、被褥；内衣、裤要选择柔软舒适的棉质类，减少摩擦，保护皮肤的完整，预防皮肤破损造成多重感染。

（2）对长期卧床的患者，要预防压疮，至少每 2h 协助翻身，必要时可使用减压贴贴于易受压处，保持皮肤完整。当皮肤出现破损时可根据情况选择渗液吸收贴或清创贴。

（3）经常给患者剪指甲，以免抓伤皮肤；洗澡时使用沐浴液或中性皂，并需将残留皂液洗净，以防刺激皮肤。

（4）给予患者营养指导，如进食高蛋白、胶质类及含维生素 E 的食物补充营养，多饮水，以增加抵抗力及伤口愈合的能力。

（5）观察患者皮肤颜色、湿度、完整性，对感染的皮肤，应遵医嘱给予药物治疗或涂抹外用消毒剂。

7. 心理护理

这对艾滋病病毒患者非常重要，应在病程的不同阶段，根据患者的不同需求给予解释、疏导、支持和帮助，以满足患者的需要，解决患者现存和潜在的心理问题。

（1）建立良好的护患关系：通过良好的语言、神情、态度和行为去影响患者的感受与认知，改变其不良的心理状态和行为，并帮助患者建立起有利于治疗和康复的最佳心理状态。能够给患者提供全面完整的医学上的支持和帮助，是建立信任关系的前提。另一方面，护理过程中的亲切、耐心、体贴会对护理效果产生巨大作用。

（2）尊重患者的人格：在护理过程中，对患者所表现出的反常行为和语言不要嘲笑，不管患者表现如何均应认真寻找原因。只有对患者尊重，才能取得患者的信任和配合，达到预期的目标。

（3）发挥患者的主观能动性：在心理护理实施的过程中，护士要充分调动患者的主观能动性，鼓励患者主动参与，防止患者过多依赖医护人员。当患者取得进步时，应指出这是患者积极配合和正确努力的结果。在分析患者问题制订护理计划时，也应尽可能让患者参与，以取得更好的合作，顺利达到心理护理目的。

（4）争取家属和亲友的配合：家属和亲友的言谈举止直接影响患者的心理状态。良好的家庭、亲友关系能给患者以安慰和支持。因此，护士在护理患者过程中，也应对其家属和亲友进行教育，使之懂得自己的情绪可以影响患者的情绪，懂得自己在解决患者心理问题过程中的重要作用。

（5）促进患者间良好的情绪交流：患者之间的情绪可以相互影响，带来正反两方面的作用。护士在进行护理的过程中，要对良好的情绪交流加以鼓励，防止不良情绪的相互影响，使患者从病友处得到帮助和关心，这样即增加了友谊，又有利于解决患者的心理问题。现在“同伴教育”在艾滋病患者中开展得比较广泛。

（6）尊重患者隐私：护士在为患者提供心理护理时，常涉及个人隐私、人际关系和家庭矛盾等问题，患者不希望病情被别人知道。必须严守秘密，不要随便谈论患者病情。在做心理护理时一定要注意保守秘密原则，这也是取得患者信任的一个方面。

（7）创造优美舒适的环境：环境可直接影响患者的心理活动。优美舒适的环境对患者的心理会产生一定影响，能使患者心情舒畅。护士要根据病房的条件，使患者的环境尽可能地舒适，要尽量避免不良刺激。

（三）健康指导

（1）艾滋病是慢性传染病，是可以预防的。目前尚无有效疫苗和治愈的药物，但已有较好的治疗方法，可以延长生命，改善生活质量。

（2）艾滋病有性接触、血液和母婴传播三条传播途径。与艾滋病病毒感染者或患者的日常生活和工作接触不会传染，如握手、拥抱、蚊虫叮咬 、共同进餐。

（3）尽量避免不必要的注射、输血和使用血制品，必须使用时，选择正规渠道的血液和血制品。不使用毒品，不与他人共用注射器、针头，如需要，使用一次性注射器或经过严格消毒的针具，不与他人共用剃须刀。

（4）洁身自爱，采取安全性行为，正确使用质量合格的安全套。

（5）及早治疗并治愈性病，可以减小感染和传播艾滋病、性病的危险。

（6）感染艾滋病病毒者，应将感染情况告知性伴侣，同时监测抗体 1~3 个月。

（7）感染艾滋病病毒者，仍需采取防护措施，避免交叉及多重感染。如身体出现症状，需尽早积极治疗。定期进行 CD4 细胞和病毒载量监测，服用抗病毒药物时，药物依从性要在 95% 以上。

（8）艾滋病病毒感染者的饮食，应以高蛋白质及较高热量的食物为主，并遵循“多样、少量、均衡”的饮食原则，但艾滋病患者可以适当多补充。多吃新鲜蔬菜和水果，注意补充维生素和矿物质，特别是富含胡萝卜素、维生素 C、维生素 E 及含锌、硒的食物。一次进食量过多容易引起消化不良，损伤脾胃，对病情不利；进食过少又会造成营养素摄入不足，营养更加匮乏。所以，艾滋病感染者和患者应少食多餐，可以将三餐的量适当分配，一般以一天 5~6 餐为宜。

（9）艾滋病病毒感染者可根据自己以前的生活习惯，选择喜爱的活动方式，进行适度的锻炼（如游泳、跑步、骑车、打球），以不感到疲劳为宜。

（10）艾滋病病毒感染者一定要保持良好心态，积极面对，主动与关怀组织保持联系，获得更多的支持和帮助。

二、艾滋病职业暴露与暴露后预防

（一）艾滋病职业暴露

艾滋病病毒职业暴露是指工作人员，如实验室技术员、医生、护士、护理员、警察、监狱管理人员等，在从事艾滋病防治工作及有关工作中，意外地被艾滋病病毒感染者或艾滋病患者的血液、体液污染了破损的皮肤或非胃肠道黏膜，或被含有艾滋病病毒的血液、体液污染了的针头及其他锐器刺破皮肤，而导致有被艾滋病病毒感染可能性的情况。

常见的职业暴露包括：

（1）护理人员在给艾滋病病毒感染者和艾滋病患者抽血、注射时，被针头刺伤；或其伤口接触到感染者或患者的血液或体液等。

（2）血库或化验室的工作人员被带有艾滋病病毒的针头或玻璃损伤，或有伤口的部位接触到被艾滋病病毒污染的血液或体液。

（3）外科或妇产科医生在为艾滋病病毒感染者和艾滋病患者进行手术时，被手术刀割伤或被缝合针刺伤，接触到带有病毒的血液或体液。

（4）口腔医生在为艾滋病病毒感染者和艾滋病患者拔牙或镶牙时，被患者的牙齿刮伤或被医疗器具损伤，接触到带有病毒的血液或体液。

（5）尸检人员在为艾滋病病毒感染者和艾滋病患者做尸检时，被手术刀割伤；接触到带有病毒的血液或体液；

（6）血液透析人员的伤口接触到艾滋病病毒感染者和艾滋病患者的血液或体液。

（二）艾滋病职业暴露后预防

职业暴露后预防（post-exposure prophylaxis，PEP）是指人体暴露于病原污染的体液、血液等，处于感染高危状态，所应采取的预防措施。

（1）暴露发生后，首先对暴露的局部进行紧急的处理。如果是血液、体液等溅洒于皮肤黏膜表面，应立即使用洗手液清洗，再用清水或生理盐水冲洗；如果溅入口腔、眼睛等部位，应用清水或生理盐水长时间彻底冲洗。如果发生皮肤黏膜针刺伤、切割伤、咬伤等出血性损伤，应立即挤出损伤部位的血液，然后用清水或生理盐水进行彻底冲洗，再用碘伏、75% 酒精、0.2% 次氯酸钠、0.2%~0.5% 过氧乙酸、3% 双氧水等消毒液中的一种消毒创面。

（2）完成暴露部位的紧急处理之后，应立即抽取暴露者的血样进行艾滋病病毒抗体检测，以排除是否有既往的感染。同时向本单位或地区的主管部门报告。

（3）主管部门应联系专业人员，对暴露的级别和暴露源的级别进行评估，确定危险程度，并提出是否需要预防性用药。预防用药开始的时间越早，效果越好。很多专家推荐在暴露后 1~2h，最长不超过 24h 内用药，用药的疗程一般为 28 天。

（4）用于暴露后预防的药物基本上是目前被普遍采用的三类抗反转录病毒药物，核苷类药、非核苷类药和蛋白酶抑制剂。预防用药存在着一定的风险，例如：药物对肝、肾、胰腺、骨髓等脏器都有一定的毒性不良反应，部分个体可能反应很大。此外，个体能否耐受、能否坚持服药 28 天、药物预防效果可能不佳等因素都提示应对预防用药应持慎重态度。对于那些危险性较低的暴露，在选择是否用药时，必须仔细分析感染的危险性与药物潜在毒性之间的关系，权衡利弊，再做出决定。

（5）暴露者应定期接受艾滋病病毒血清学监测和随访。职业暴露发生后，如检测结果阴性，经过危险性评估后不论是否选择暴露后预防用药，均应在事故发生后的第 4 周、3 个月、6 个月和 12 个月时分别抽取血样检测艾滋病病毒抗体，以明确是否发生感染。有条件的情况下，也可以采用核酸分析和病毒培养进行早期诊断。暴露发生 3 个月后，如果抗体检测阴性，提示感染发生的可能性非常低。12 个月后仍为阴性，可以完全排除感染的可能。

（6）对于那些暴露后极度恐慌、心理压力过重的暴露者应当及时提供必要的咨询帮助。

（屈文妍）

第四节 梅毒患者的护理

【概述】

梅毒是由梅毒螺旋体引起的一种性传播疾病，可侵犯人体全身的组织和器官，并产生多种多样复杂的临床症状和体征，病程呈慢性，临床分为三期，可反复发作，早期主要侵犯皮肤黏膜，中期可出现低热、头痛、乏力等流感样综合征和多种多样的皮疹等，晚期侵犯内脏器官和神经系统，可造成残疾甚至危及生命。部分患者可多年无症状而呈潜伏状态，成为传染源，多年后发作，直接进入梅毒晚期。梅毒主要通过无保护性行为传染，未经治疗的梅毒孕妇可通过胎盘传染胎儿。极少数患者可以通过输血、接吻、哺乳、接触有传染性损害患者的日常用品而被传染。梅毒的传染性随着病期的延长而减小，一期、二期及潜伏早期的梅毒患者都具有传染性，病程超过 2 年以上时，梅毒的传染性会逐渐减弱。病程越长，传染性越小。青霉素是治疗各期梅毒的首选药物，早期梅毒治疗效果良好，晚期则治疗效果差。梅毒螺旋体具厌氧性在体外不易生存，一般消毒剂、干燥环境、高温 100℃时，都可以使梅毒螺旋体灭活。目前，梅毒在国内有迅速上升的趋势，部分地区正在成倍增长。

（一）发病机制

梅毒侵入人体后经过 2~4 周潜伏期，即发生皮肤损害（典型损害为硬下疳），这是一期梅毒。发生皮肤损害后机体产生抗体，从实验性梅毒的研究证明，梅毒初期的组织学特征是单核细胞侵润在感染的第 6 天，即有淋巴细胞浸润，此时梅毒螺旋体见于硬下疳中的上皮细胞间隙中，以及位于上皮细胞的内陷或吞噬体内，或成纤维细胞浆细胞、小的毛细血管内皮细胞之间及淋巴管和局部淋巴结中。由于免疫的作用使梅毒螺旋体迅速地从病灶中消除，进入无症状的潜伏期。梅毒螺旋体进入血液后，历时 1~3 个月即可进入脑脊液并侵及中枢神经系统。

（二）流行病学

1. 传染源

梅毒患者是唯一的传染源。

2. 传播途径

梅毒螺旋体主要通过性接触和母婴传播。

（1）性接触传染占 95%，未经治疗的患者在感染 1 年内最具传染性，随病期延长，传染性越来越小，病期超过 4 年者，通过性接触无传染性。梅毒螺旋体大量存在于皮肤黏膜损害表面，也见于唾液、乳汁、精液、尿液中。少数可通过接吻、哺乳等密切接触而传染；通过各种器物的间接传染可能性极少；输血时如供血者为梅毒患者可传染于受血者。

（2）母婴传播是孕妇通过胎盘血行而传染给胎儿。一般在妊娠前 4 个月，由于滋养体的保护作用，梅毒螺旋体不能通过，故妊娠前 4 个月胎儿不被感染，以后滋养体萎缩，梅毒螺旋体即可通过胎盘进入胎儿体内传染胎儿。

（3）易感人群：性活跃人群为梅毒的易感人群。

（4）流行特征：20 世纪 90 年代，梅毒在我国再度发生流行，年龄分布以 20~39 岁年龄组最多，性活跃年龄段及低学历层与无固定职业人群最多，儿童梅毒也逐年增多，梅毒病发率保持高峰期，各省增长速度不同。1997 年前后传染性强的显性梅毒构成了梅毒患者的主体，至 2006 年潜伏期梅毒（隐性梅毒）所占比率成为最大的梅毒分型。梅毒的主要传染来源大多为非婚性伴侣，其中以嫖娼卖淫者为最多。

（三）临床表现

梅毒是一种全身性的疾病，临床表现极为复杂，几乎可侵犯全身的组织和器官，并产生多种多样复杂的临床症状和体征，早期主要侵犯皮肤黏膜，晚期侵犯内脏器官，严重者可引起严重的心血管系统和神经系统损害，造成残废甚至危及生命，危害极大。梅毒可根据传染途径的不同分为后天与先天梅毒（胎传梅毒），后天梅毒包括早期和晚期梅毒。早期梅毒病期在 2 年以内，如一期（硬下疳）、二期及早期潜伏梅毒；晚期梅毒病期在 2 年以上，除有皮肤黏膜损害外，还可有心血管、骨骼、关节、眼、神经系统等多方面的损害。先天梅毒，根据年龄分早期先天梅毒（＜ 2 岁）及晚期先天梅毒（＞ 2 岁）。

1. 显性梅毒临床可分为三期

（1）一期梅毒：主要症状为硬下疳，一般发生于不洁性交后 2~4 周，硬下疳多数为一个，初起为一红斑或丘疹，后为硬结，很快形成单个圆形的浅溃疡或糜烂面，约 1cm 直径大小，境界清楚，不痛不痒触之为软骨样硬，上有少许分泌物，内含大量梅毒螺旋体，传染性很强。90% 的硬下疳发生在外生殖器。男性多发生在冠状沟、包皮、龟头、阴茎及系带上，男性同性恋者多发生在肛门周围。硬下疳少数也可以发生在唇、咽、舌等处。患者大多伴有局部单侧淋巴结肿大，淋巴结较硬，无压痛，也不破溃。硬下疳不经治疗 3~8 周可自然愈合。

（2）二期梅毒：发生在感染后 7~10 周或硬下疳出现 6~8 周，发疹前常有低热、头痛、乏力等流感样综合征，80%~95% 的患者可发生皮肤黏膜损害，皮疹形态多种多样。皮疹多泛发、对称，躯干、四肢较多见，皮疹数目多，皮损较小，常以一种皮疹为主或多种类型同时存在。患者无明显的自觉症状或症状轻微。在掌跖出现铜红色钱币状脱屑性的斑疹是具有特征性的损害。肛门周围常可见扁平湿疣或湿丘疹。此外，口腔内可见黏膜白斑、红肿、浅糜烂；头发可呈虫蛀样脱落，表浅淋巴结肿大。第一批出现的皮疹为二期早发梅毒，此皮疹经 2~3 个月后可自行消退，在 1~2 年内又复发者称为二期复发梅毒，与二期早发梅毒相似，但二期复发梅毒皮疹数目少，皮损较大，形状奇异，分布不对称，好发于前额、口角、颈部、外阴、掌跖等处。

（3）三期梅毒（晚期）：发生在感染 2 年后，是早期未经治疗或治疗不彻底，机体对体内残余梅毒螺旋体的变态反应所致。典型的皮损表现为结节性皮疹和树胶肿。少数发生眼损害，如虹膜炎、虹膜睫状体炎等；骨骼除发生树胶肿外，还可发生骨膜炎、骨髓炎等。晚期患者的心血管系统易受侵犯，少数患者神经系统也可受侵犯。

2. 潜伏（隐性）梅毒

梅毒未经治疗或剂量不足，虽无临床症状，但血清反应阳性，并做特异性试验证实脑脊液正常，这类患者称为潜伏梅毒。感染期在 2 年以内的称为早期潜伏梅毒，这类患者如不治疗，约 20% 有发生二期复发损害的可能。感染期 2 年以上者称为晚期潜伏梅毒，这类患者发生复发者少见，一般不具传染性。

3. 先天梅毒（胎传梅毒）

先天梅毒特点是不发生硬下疳。

（1）早期先天梅毒：2 岁以内发病者为早期先天梅毒，婴儿通常早产，有营养障碍、消瘦、烦躁等症状，皮肤干皱脱水呈老人貌，哭声低弱嘶哑，严重者出现贫血及发热。

（2）晚期先天梅毒：多在 2 岁以后发病，到 13~14 岁才有多种症状相继出现，晚发症状可于 20 岁左右出现，损害大致与晚期后天梅毒相似，绝大部分为无症状感染，其中以角膜炎、骨和神经系统损害最为常见，心血管梅毒罕见。临床早期活动性梅毒损害及活动损害遗留永久性记忆，具有特征性。

（四）辅助检查

（1）梅毒螺旋体检查：适用于早期梅毒皮肤黏膜损害。

（2）梅毒血清学试验：梅毒血清学试验为诊断梅毒必需的检查方法，对潜伏梅毒血清学诊断尤为重要。包括非苍白螺旋体抗原血清实验（如 RPR）、苍白螺旋体抗原血清实验（如 TPHA，FTA-ABS）。RPR 敏感性高但特异性低，可出现假阳性，一般作为筛选和定量试验。根据病程及治疗前后滴度的变化，可有助于判断疗效、复发及再感染。TPHA，FTA-ABS 等螺旋体抗原血清试验的敏感性及特异性均高，一旦阳性，则不管治疗与否或疾病是否活动，通常终身保持阳性，所以主要作为确诊试验，不能用于观察疗效、复发和再感染。

（3）脑脊液检查：脑脊液检查用于诊断神经梅毒，包括细胞计数蛋白定量、VDRL、PCR 检测和胶体金试验。脑脊液细胞计数和总蛋白量的增加属非特异性变化，只有脑脊液 VDRL 试验才是神经梅毒的可靠诊断依据。当有活动的神经梅毒存在时，脑脊液白细胞计数常增高（WBC > 5 个 /mm^2），因此，脑脊液白细胞计数也常是判断疗效的敏感指标。

（4）分子生物学技术检测：检测 TP-DNA 对诊断先天梅毒和神经性梅毒具有一定的敏感性和特异性。

（五）治疗原则

梅毒越早治疗效果越好。治疗要规则、足量，治疗后要定期追踪观察，力争达到临床和血清学都治愈的目的。对传染源及其性伴侣，应动员接受检查或治疗。治疗期间禁止性生活。用药应注意部分患者首次用青霉素治疗后数小时可发生“吉海反应”（发热、头痛、恶心等），24h 内消退。为减轻此反应可在治疗前遵医嘱口服泼尼松。

1. 早期梅毒

早期梅毒包括一期、二期及早期潜伏梅毒。

（1）青霉素：苄星青霉素 G（长效西林）240 万 U，分两侧臀部肌内注射，每周 1 次 /w，共 2~3 次；或普鲁卡因青霉素 G，80 万 U，1 次 /d，肌内注射，连续 10~15 天，总量 800~1 200 万 U。.

（2）对青霉素过敏者：盐酸四环素 0.5g，4 次 /d（2g/d），口服，连续 15 天；或多西环素 0.1g，2 次 /d，口服连续 15 天；或红霉素，用法同盐酸四环素。

2. 晚期梅毒

晚期梅毒包括三期皮肤、黏膜、骨骼梅毒，晚期潜伏梅毒或不能确定病期的潜伏梅毒及二期复发梅毒。

（1）青霉素：苄星青霉素 G，240 万 U，分两侧臀部肌内注射，1 次 / 周，连续 3 周；或普鲁卡因青霉素 G，80 万 U，1 次 /d，肌内注射，连续 20 天为 1 个疗程。也可以根据情况停药，2 周后进行第 2 个疗程。

（2）对青霉素过敏者：多西环素 0.1g，2 次 /d，口服，连续 30 天；或红霉素，用法同多西环素。

3. 心血管梅毒

心血管梅毒应住院治疗，如有心力衰竭，应予以控制后，再开始抗梅毒治疗。为避免吉海反应，青霉素注射前一日口服泼尼松，10mg/ 次，2 次 /d，连续 3 天。青霉素 G 注射液应从小剂量开始，逐渐增加剂量。首日 10 万 U，1 次 /d，肌内注射；次日 10 万 U，2 次 /d，肌内注射；第三天 20 万 U，2 次 /d，肌内注射；自第四天用普鲁卡因青霉素 G，80 万 U，肌内注射，1 次 /d，连续 15 天为 1 个疗程，总量 1 200 万 U，共 2 个疗程，疗程间停药 2 周，必要时可给予多个疗程。对青霉素过敏者，选用多西环素或红霉素。

4. 神经梅毒

神经梅毒应住院治疗。为避免吉海反应，可在青霉素注射前 1 天口服泼尼松，10mg/ 次，2 次 /d，连续 3 天。青霉素 G 注射液每天 1 200~2 400 万 U，静脉滴注，即每次 200~400 万 U，每 4h 用药 1 次，肌内注射；连续 10~14 天，继以苄星青霉素 G240 万 U，1 次 /w，分两侧臀部肌内注射，连续 3 次。或普鲁卡因青霉素 G240 万 U，1 次 /d，肌内注射，同时口服丙磺舒每次 0.5g，4 次 /d，共 10~14 天。继以苄星青霉素 G 240 万 U，每周 1 次，肌内注射，连续 3 次。对青霉素过敏者，可选用多西环素或红霉素。

5. 妊娠梅毒

（1）根据孕妇梅毒的分期不同，采用相应的青霉素方案进行治疗，用法及用量与同期其他梅毒患者相同，禁服四环素、多西环素，必要时可增加疗程。

（2）普鲁卡因青霉素 G，80 万 U/d，肌内注射，连续 10 天；妊娠初 3 个月内，肌内注射 1 个疗程；妊娠末 3 个月内，肌内注射 1 个疗程。

（3）对青霉素过敏者，只选用红霉素治疗，每次 0.5g，4 次 /d，早期梅毒连服 15 天，二期复发及晚期梅毒连服 30 天。妊娠初 3 个月与妊娠末 3 个月各进行 1 个疗程，但其所生婴儿应用青霉素补治。

6. 先天梅毒（胎传梅毒）

（1）早期先天梅毒（2 岁以内）：

脑脊液异常者：青霉素 G 注射液，（10~15）万 U/（kg · d），出生 7 天以内的新生儿，每次以 5 万 U/kg，静脉滴注，每 12h 用药 1 次；出生 7 天以后的婴儿，每 8h 用药 1 次，总疗程 10~14 天，或普鲁卡因青霉素 G，5 万 U/（kg · d），肌内注射，1 次 /d，连续 10~14 天。

脑脊液正常者：苄星青霉素 G，5 万 U/（kg · d），每次分两臀肌内注射。如无条件检查脑脊液者，可按脑脊液异常者进行治疗。

晚期先天梅毒（2 岁以上）：青霉素 G 注射液，（20~30）万 U/（kg · d），每 4~6h 静脉滴注或肌内注射 1 次，连续 10~14 天；或普鲁卡因青霉素 G，5 万 U/（kg · d），肌内注射，连续 10~14 天为 1 个疗程。可考虑给 2 个疗程。对较大儿童青霉素用量，不应该超过成人同期患者的治疗用量。对青霉素过敏者，选用红霉素。

【护理措施】

（一）基础护理

（1）隔离：梅毒患者需要采取血液、体液接触隔离，护理梅毒患者时，要严格执行消毒技术规范。

（2）环境与休息：患者住院须安排单人房间或同病种收治，避免发生医院内交叉感染。病室须通风干燥，每天用含氯消毒剂擦拭；做到物品专用，如体温计、血压计等治疗用物及患者的生活用品不可与其他病种同用。

（3）心理护理：早期的心理护理对梅毒患者是非常重要的，由于我国传统文化和性道德观念，使梅毒感染者心理承受着巨大的压力，大多数患者会出现自卑、焦虑、紧张、恐惧、抑郁的心理反应，给患者以疾病知识的讲解和健康指导，就变得尤为重要，也是保证患者能够配合积极治疗，争取早日康复最重要的护理环节。

（二）专科护理

1. 显性梅毒

硬下疳、皮疹的护理：保持皮肤清洁预防感染，皮肤感染者用盐水冲洗后涂四环素软膏或青霉素稀释液。患者的内衣裤单独清洗。如发生硬下疳或外阴、肛周扁平湿疣时，可遵医嘱用清热解毒、除湿杀虫的中草药煎水熏洗、坐浴。

2. 先天梅毒患儿的护理

梅毒患儿须进行单间隔离，保持口腔、鼻、咽、眼部清洁。婴儿物品用后需彻底消毒处理。

（1）眼部护理：先天性梅毒的患儿出现眼分泌物增多时，应先用生理盐水棉拭子擦去眼部分泌物后，再给予妥布霉素滴眼液滴眼，每天 3 次。

（2）口腔护理：先天性梅毒患儿有白色念珠菌感染（鹅口疮）时，用生理盐水清洁口腔后，涂制霉菌素于鹅口疮处，每天 3 次。

3. 并发症

此病并发症少见，如梅毒性心内膜炎、梅毒性脑膜炎等，护理时按相应专科进行护理。

4. 吉海反应患者的护理

首次使用青霉素治疗梅毒的患者可能会出现吉海反应。吉海反应是由于梅毒螺旋体被迅速杀死，释放出大量的异种蛋白，引起的急性变态反应。可分为三期：

（1）前驱寒战期：在应用首剂强效药物后 2~4h（最短 15min、最长 6h）患者突发寒战、烦躁、惊恐，持续 10~45min。

（2）潮红高热期：体温上升到 39℃，甚至超高热 42℃，皮肤潮红、皮疹鲜明、呼吸心率加快、血压升高。有时出大汗、血压下降，进入休克状态，称为“治疗休克”（不是过敏性休克，与是否皮试无关）。约 5% 的患者可因多发性脏器衰竭而死亡。

（3）退热期：高热持续 10 多分钟，或 6~8h 内自行消退，预后良好。继续使用原药不再发热。整个反应在 12h 内结束。

出现吉海反应时，给予激素可加用解热剂。吉海反应和药物过敏反应易混淆，应与青霉素过敏反应相区别。

（三）健康指导

梅毒是可以治愈的，患者不必过分担心和忧虑。除药物治疗外，良好的情绪、营养与适当的锻炼对疾病的恢复也有影响。一般日常生活不会传染梅毒，但应做好家庭内部的清洁卫生，防上对衣物等生活用品的污染，如勤晒被褥。患者自己的内衣裤、毛巾及时单独清洗，煮沸消毒，尤其不要和儿童的用物混在一起洗。不与他人同盆而浴。大人、小孩分床睡，马桶圈每天擦洗等。

（1）发现患病后要隔离治疗。选择正规医院，遵医嘱治疗十分必要，自行停药、增减药物，或找游医治疗都会有不良后果。治疗要坚持早期进行、规范用药，才可减少并发症。

（2）治疗期间，患者的性伴侣需同时进行检查。必要时也需接受治疗或预防性治疗。

（3）治愈前严禁性生活。患病2年以上者也应该尽量避免性生活，如有性接触，必须使用安全套。如果考虑结婚、怀孕问题，最好等完全治愈，并随访2~3年后，较为理想。

（4）患病期间不宜怀孕。如果患者发生妊娠，治疗要尽早开始。是否保留胎儿，应在医生指导下，根据孕妇的意愿执行。即便是孕妇在妊娠中后期才发现梅毒，也应积极治疗。

（5）二期梅毒患者出现全身反应，要注意休息。晚期梅毒患者要进行必要的功能锻炼，以利康复。

（6）治愈后要求定期复查，有复发征兆时，抗生素的用量要加大，定期复查对判断疗效和预后很有意义。早期梅毒在充分治疗后第1年内每3个月复查1次，以后每半年复查1次，共2~3年。

（7）人体感染梅毒后不会产生终身免疫，可再次感染，因此治愈后仍须注意预防。

（屈文妍）

第五节　淋病患者的护理

【概述】

淋病是由淋球菌感染所致的泌尿生殖系统的化脓性炎症。淋病是最常见的性病之一，主要通过性交传染，潜伏期短，传染性强，在一定条件下，淋球菌也可以感染眼、咽、直肠、盆腔，个别出现全身性感染，并可导致许多并发症和后遗症。另外，淋病可并发或促进感染其他性病，后果严重。淋病潜伏期一般2~10天，平均3~5天。男性常见表现为尿道炎，有尿频、尿痛、尿道口红肿发痒、脓性分泌物流出等症状。女性常见宫颈炎，表现为阴道分泌物（白带）增多、发黄，但也有很多感染者没有任何自觉症状。诊断淋病需从尿道或宫颈取分泌物化验，女性必须做淋球菌培养。淋病的发病有明显的季节性，目前高收入阶层发病下降，农村患者增多。淋球菌的抵抗力较弱，怕干燥，适宜在潮湿、温度为37~38℃、含2.5%~5%二氧化碳环境中生长。在完全干燥的环境中只能存活1~2h，在微湿的衣裤、毛巾、被褥中能生存18~24h，而在50℃时仅存活5min。淋球菌对常用的杀菌剂抵抗力很弱，应将消毒剂配制成有效成分浓度在20~500mg/L的溶液。

（一）发病机制

淋球菌首先侵入前尿道或宫颈黏膜，借助于菌毛与上皮细胞黏附。淋球菌被柱状上皮细胞吞饮，进入细胞内大量繁殖、导致细胞损伤裂解、然后逸入黏膜下层、淋球菌内毒素及淋菌表面外膜的脂多糖与补体结合产生一种化学毒素，诱导中性粒细胞聚集和吞噬，引起急性炎症反应，导致局部充血、水肿、黏膜糜烂、脱落，形成典型的尿道脓性分泌物和引起疼痛。若治疗不及时，淋球菌进入尿道腺体和隐窝成为慢性淋病的主要病灶。

（二）流行病学

（1）传染源：人是淋球菌的唯一天然宿主，淋病患者是淋病的主要传染源。

（2）传播途径：淋病主要通过不洁性交而传染，但也可以通过非性接触途径传播。性接触传播是淋病的主要传染形式，成人淋病几乎都是通过性交感染。男性与患淋病的女性一次性交后可有 25% 的感染机会，性交次数越多，感染机会越大。非性接触传播指通过污染的衣裤、床上用品、毛巾、浴盆、马桶等间接感染；新生儿淋菌性眼炎多通过淋病母体产道感染引起。妊娠妇女患淋病，可以引起羊膜腔内感染及胎儿感染，此外还可由医务人员的手和器具引起医源性感染，轻症或无症状的淋病患者是重要的传染源。

（3）易感人群：性活跃的青、中年人群为淋病的主要易感人群。

（4）流行特征：淋病是一种在世界上广泛流行的性病，年发病率增长快速，男性多于女性。淋病的发病有明显的季节性，每年在 7~10 月份发病率最高，12~3 月份发病率最低。

（三）临床表现

淋病潜伏期多数为 2~10 天，平均 3~5 天。临床有 5%~20% 的男性患者与 60% 的女性患者无明显的临床症状。

1. 男性淋病

几乎全部男性淋病均由性接触感染，主要有以下六型：

（1）淋菌性尿道炎：90% 的感染者有症状。起初表现为尿道口红肿，轻度瘙痒、刺痛，有少量稀薄透明黏液流出；之后症状、体征迅速加剧，约 2 天后内出现典型化脓性前尿道炎症状，即尿道刺痛，排尿时疼痛加剧，排尿困难、尿急、尿频及全身不适，夜间可有阴茎痛性勃起，尿道口红肿加剧和合并包皮龟头炎，尿道分泌物变稠，呈深黄色黏稠脓性。病程第 1 周最严重，若不治疗，症状逐渐减轻或消失，也可能继发其他并发症。

（2）睾丸炎：发生于 5%~10% 未治疗的男性淋病患者，表现为附睾触痛和肿胀。

（3）淋菌性前列腺炎：淋球菌进入前列腺排泄管，腺体引起急性前列腺炎，出现发热、寒战、会阴疼痛及排尿困难，前列腺肿胀、压痛。

（4）淋菌性肛门直肠炎：主要见于男性同性恋者或有肛交史的患者。多数无临床症状，部分可有肛门瘙痒、灼热感，重者可有里急后重、脓血便、黏液样便、局部疼痛。

（5）淋菌性咽炎：咽部淋球菌感染率约为 20%，但此类感染中有 80% 无症状，只有少数患者有轻微咽痛和红肿，咽后壁或扁桃体隐窝淋菌培养阳性。

（6）成人淋菌性眼炎：成人很少发生淋菌性眼炎，一旦发生则很严重，淋球菌化脓性结膜炎可进一步损害角膜。

（7）其他：还可以出现阴茎水肿、尿道周围肿或瘘管、精囊炎、尿道狭窄等症状。

2. 女性淋病

症状较轻，急性、慢性淋病症状不易区分是女性患者淋病的特点。宫颈内膜、尿道是最常受累的部位，而直肠、咽部的感染少见且症状轻微。常见有以下几种：

（1）淋菌性宫颈炎：多数感染者无症状，有症状的女性常见为阴道分泌物异常和增多，不正常的经期出血，中、下腹的疼痛，妇科检查可见宫颈红肿、触痛和脓性分泌物。

（2）急性尿道炎：常于性交后 2~5 天出现尿急、尿频、尿痛，检查尿道口红肿、溢脓。

（3）急性输卵管炎：有时出现性交疼痛，急性发作者有下腹部和盆腔疼痛，阴道有脓性分泌物，可引起发热，妇科可检查到附件肿胀或出现肿块。

（4）前庭大腺炎：急性感染时腺管周围有红晕，大阴唇后 1/3 处有脓液渗出，腺管堵塞可引起前庭大腺脓肿。

（5）盆腔炎：盆腔炎包括子宫内膜炎 、输卵管炎、输卵管卵巢脓肿和盆腔腹膜炎。

（6）肝周围炎：淋球菌向上蔓延至上腹部可引起肝周围炎。

（7）其他：还可继发输卵管、卵巢脓肿，表现为腹痛突然加剧，出现腹膜刺激症状，肠鸣音减弱，提示脓肿破裂及腹膜炎。慢性反复发作的输卵管炎可导致输卵管狭窄、增厚、粘连、阻塞而引起不孕或宫外孕。

3. 儿童淋病

儿童淋病主要包括新生儿、幼儿及较大儿童的淋球菌感染。

（1）新生儿淋病：①新生儿淋球菌性结膜炎。新生儿淋球菌性结膜炎表现为结膜水肿、充血、脓性分泌物，病情发展迅速出现角膜浑浊、溃疡、虹膜睫状体炎，导致患儿失明。②新生儿其他淋球菌感染。新生儿其他淋球菌还包括败血症、关节炎、头皮肿胀和肛门、生殖器和鼻咽等部位感染。

（2）儿童淋病：女童表现为淋菌性外阴阴道炎，多由于与患淋病的双亲或保姆同床睡觉，共用浴巾、浴盆、便器，用污染的手为小孩洗外阴而间接感染，但亦有因性虐待而感染，主要表现为急性外阴阴道炎，阴道口黏膜红肿有黄绿色分泌物，可有糜烂、渗液和淋菌性尿道炎表现。

4. 播散性淋球菌感染

播散性淋球菌感染者少见，淋球菌通过血行播散，发生菌血症、败血症，同时侵犯许多脏器。播散性淋球菌感染占淋病患者的 1%~3%，潜伏期为 7~30 天，轻者起病缓慢，仅有低热或不发热，伴轻微的关节疼痛，几乎无皮肤损害；严重者呈暴发经过伴高热、寒战，甚至虚脱等症状，并出现关节炎－皮炎综合征，表现为皮肤上出现斑丘疹、水疱、结节性红斑、多形红斑样皮损、瘀斑、脓疱、出血性或坏死性皮肤损害。淋菌性关节炎出现迁移性、不对称性的多关节疼痛、肿胀，以及化脓性滑膜炎、化脓性关节炎。亦可见淋菌性腱鞘炎、淋菌性心内膜炎、淋菌性脑膜炎、淋菌性肝炎等。

（四）辅助检查

（1）直接涂片检查：取尿道或宫颈脓性分泌物涂片，进行革兰染色，可见革兰阴性双球菌。涂片对女性淋病检出率低，有假阴性，必要时应做培养。

（2）细菌培养：标本在选择性培养基础上培养，可出现典型菌落，氧化酶试验阳性。对淋球菌培养阴性，但病史和体征可疑者，亦可用聚合酶链反应检测淋球菌 DNA，还可用直接免疫荧光试验协助确诊。

（五）治疗原则

（1）淋菌性尿道炎、宫颈炎、直肠炎、咽炎：头孢曲松钠 0.25g，肌内注射 1 次；或大观霉素 2g

（宫颈炎 4g）肌内注射 1 次；或环丙沙星 0.5g，1 次口服；或氧氟沙星 0.4g，口服 1 次；或头孢噻肟钠 1g，肌内注射 1 次。

（2）淋菌性眼炎：①新生儿，头孢曲松钠 25~50mg/kg（单剂量不超过 125mg），静脉滴注或肌内注射；或大观霉素 40mg/kg，肌内注射。1 次 /d，连续 7 天，同时用生理盐水洗眼。②成人，头孢曲松钠 1g 或大观霉素 2g，肌内注射，1 次 /d，连续 7 天，同时用生理盐水洗眼。

（3）妊娠期淋病：头孢曲松钠 0.25g 或大观霉素 4.0g，肌内注射 1 次，禁用喹诺酮类和四环素类药物。

（4）淋病性附睾炎：头孢曲松钠 0.25~0.5g 或大观霉素 2g，肌内注射，1 次 /d，连续 10 天。

（5）淋菌性盆腔炎：头孢曲松钠 0.5g 或大观霉素 2g，肌内注射。1 次 /d，连续 10 天。同时口服甲硝唑 0.1g 或多西环素 0.1g，2 次 /d。

（6）播散性淋病：头孢曲松钠 1g 肌内注射或静脉滴注，或大观霉素 2g，肌内注射，2 次 /d，连续 10 天以上。淋菌性脑膜炎疗程 2 周，心内膜炎疗程 4 周。

【护理措施】

（一）基础护理

（1）隔离：患者治疗期间应注意隔离，未治愈前禁止性生活，避免与家人同床同浴；污染衣物要煮沸或日光曝晒消毒；浴具分开使用；可能污染物品用消毒液消毒（如，84 消毒液擦拭或浸泡）。保持外阴清洁，可用 1∶5 000 的高锰酸钾溶液、0.1% 新洁尔灭清洗外阴。

（2）保持泌尿生殖器清洁：可用洗剂进行外部会阴冲洗，淋球菌感染患者通常只在门诊治疗，不需要住院。

（二）专科护理

（1）淋菌性眼炎：新生儿或成人发生淋菌性眼炎时，用生理盐水洗眼，每天 2~3 次，冲洗后滴入眼药水。

（2）播散性淋球菌感染：播散性淋球菌感染者少见，可有淋菌性心内膜炎、淋菌性脑膜炎等（参考心内膜炎及脑膜炎护理常规）。

（三）健康指导

（1）养成经常洗手的好习惯，注意做好个人卫生，不使用不清洁的公共用品。

（2）注意泌尿生殖器卫生，经常清洗，不与不了解健康状态的人发生性关系。

（3）出现泌尿系统症状时要及时到正规医院就诊，做到早诊断，早治疗。

（4）遵医嘱及时、足量、规范用药。

（5）治疗期间避免性生活，注意适当休息，避免过劳。避免进食刺激性食物和饮酒。

（6）治疗时要夫妻或性伴侣同时治疗，避免重复感染。注意个人卫生，做好消毒隔离。

（7）定期复诊，治疗结束 2 周后复诊。在治疗期间无性接触的情况下，症状和体征全部消失；涂片和培养淋球菌阴性，可判定已治愈。

（屈文妍）

第五章

虫（动物）媒传播的传染病护理

第一节 阿米巴病患者的护理

【概述】

由溶组织内阿米巴感染引起的疾病统称阿米巴病。根据其病变部位及其临床表现的不同可分为肠阿米巴病和肠外阿米巴病。肠阿米巴病的主要病变部位在结肠，表现为痢疾样症状；肠外阿米巴病的病变可发生在肝、肺或脑，表现为各脏器的脓肿，主要为阿米巴肝脓肿。本章重点阐述肠阿米巴病。

（一）发病机制

肠阿米巴病的传染源为粪便中可持续排出包囊的慢性患者、恢复期患者和无症状携带者，被溶组织内阿米巴包囊污染的食物和水经口摄入后，经过胃后未被胃液杀死的包囊进入小肠下端，经胰蛋白酶作用脱囊而逸出 4 个滋养体，寄生于结肠腔内。被感染者的免疫力低下时，滋养体发育并侵入肠壁组织，吞噬红细胞及组织细胞，损伤肠壁，形成溃疡性病灶。滋养体亦可分泌具有肠毒素样活性的物质，可引起肠蠕动增快、肠痉挛而出现腹痛、腹泻。好发部位依次为盲肠、升结肠、直肠、乙状结肠、阑尾和回肠末端。

（二）流行病学

（1）传染源：主要传染源为粪便中持续排出包囊的人群，包括慢性病患者、恢复期患者及无症状包囊携带者。急性期患者常排出大量滋养体，但在外界环境中迅速死亡，故急性期患者不列入主要传染源。

（2）传播途径：被阿米巴包囊污染的食物、水经口感染。水源污染可引起地方性流行。

（3）易感人群：人群普遍易感，婴儿与儿童发病机会少。

（三）临床表现

阿米巴病的潜伏期一般为 3 周，亦可短至数日或长达 1 年以上。

（1）轻型：临床症状不明显，可有间断腹痛、腹泻，粪便中有包囊。肠道病变轻微。当机体抵抗力下降时，可发生痢疾或肝脓肿。

（2）普通型：普通型包括急性和慢性两种表现，全身症状轻，无发热，起病缓慢，呈间歇性腹泻，又称阿米巴痢疾。典型急性表现为果酱样黏液脓血便，每天10余次，量中等，粪质较多，有腥臭，伴有腹胀或轻重度腹痛，体征有盲肠与升结肠部位轻度压痛，若直肠受累明显时，可出现里急后重，间歇期大便呈糊状或基本正常，大便镜检可发现滋养体，数日或几周后病情可自行缓解，未经治疗或治疗不彻底者易复发或转入慢性。慢性者各种症状可交替持续数月或数年，反复迁延发作后可致患者贫血、乏力、腹胀、排便规律改变或肠道功能紊乱，体检触及结肠增厚且有压痛。大便镜检可有滋养体和（或）包囊。

（3）重型：起病急骤，伴有高热，先有较长时间的剧烈肠绞痛，随之排出黏液血性或血水样便，每天10余次，伴里急后重，大便量多，含有大量滋养体，伴有呕吐、失水，甚至虚脱或肠出血、肠穿孔或腹膜炎。重型阿米巴病多见于严重感染、营养不良、免疫力低下者，预后差。

（四）辅助检查

（1）血常规检查：白细胞总数和分类均正常。重型与普通型伴细菌感染时，周围血常规检查可见白细胞总数和中性粒细胞增高。

（2）粪便检查：粪便呈暗红色果酱样，有腥臭、粪质多，内含血液及黏液，镜检可见大量红细胞，少量白细胞。若发现包囊或检测到伸展伪足活动，吞噬红细胞的阿米巴滋养可确诊。

（3）血清学检查：采用酶联免疫吸附试验（ELISA）、间接血凝试验（IHA）、间接荧光抗体试验（IFAT）等，检测肠阿米巴病阳性率可达80%~90%。单克隆抗体、DNA探针杂交技术、多聚合酶链反应可应用于检测或鉴定患者粪便、脓液或血液中抗原物质与虫种，亦为特异和灵敏的诊断方法。

（4）结肠镜检查：约2/3的患者肠黏膜可见大小不等散在性溃疡，中心区有渗出，边缘整齐，周围有一圈红晕，溃疡间黏膜正常。取溃疡边缘处渗出物涂片可发现滋养体。

（五）治疗原则

1. 一般治疗

急性患者应卧床休息，予以流食或少渣食。慢性患者应加强营养，避免摄入刺激性食物；重型患者给予输液、输血等支持治疗。腹泻严重时适当补液及时纠正水与电解质紊乱。

2. 病原治疗

（1）急性肠阿米巴病：治疗原则应采用组织内杀阿米巴药，同时加用肠腔内抗阿米巴药。首选甲硝唑口服0.4g，3次/d，10天为1个疗程，也可选用替硝唑。病情严重者选甲硝唑静脉滴注首剂15mg/kg，继之以7.5mg/kg，每隔8~12h重复。

（2）慢性阿米巴病及无症状的带虫者：选用双喹啉成人0.6g，3次/d，15~20天为1个疗程；或喹碘方成人0.5~1.0g，3次/d，8~10天为1个疗程。

3. 并发症的治疗

肠出血予以止血，肠穿孔应在予以抗阿米巴药及抗菌药物治疗后尽快手术。

【护理措施】

（一）基础护理

（1）隔离：消化道隔离，经系统治疗后症状消失，大便正常且连续3次未找到滋养体及包囊，方可解除隔离。

（2）休息：急性期及重型患者应卧床休息。

（3）饮食：频繁腹泻伴有呕吐的患者可暂禁食，给予静脉补液。能进食者给予流质或少渣饮食，避免进食刺激性及生冷食物，少量多餐，腹泻好转后可逐渐增加食量。

（二）专科护理

1. 病情观察

（1）监测患者生命体征，特别体温，准确记录出入量。

（2）观察患者大便性状、量及次数。

（3）观察患者腹痛部位、程度及呕吐情况，有无肝区疼痛及腹膜炎的表现。

2. 对症护理

（1）发热：按发热常规护理。

（2）腹痛腹泻：对剧烈腹痛、频繁腹泻者可给予解痉药，亦可予以腹部热水袋热敷。如经适当处理后腹痛仍不缓解，应警惕肠穿孔、肠出血的发生。

3. 心理护理

了解患者对疾病的认识程度及心理状态，给予有针对性的宣教和积极的引导，消除疑虑，缓解患者的紧张、恐惧和焦虑等心理状态。

（三）健康指导

（1）对患者进行疾病知识教育，说明疾病的传染过程、主要症状、治疗方法、药物副作用、复发原因等。解释消化道隔离及坚持用药的重要性，症状消失后连续3次粪便培养，滋养体和包囊阴性后方可解除隔离。

（2）指导患者出院后定期随访，每3个月复查大便1次，出现腹泻及时就诊。告知患者在治疗期间加强营养，禁止饮酒，防止暴饮暴食，避免受凉、劳累等的重要性。

（3）教育患者养成勤洗手、不饮生水、注意饮食卫生良好的生活习惯，防止病从口入。

（4）慢性病患者如为餐饮业人员应暂时调离工作岗位，痊愈后方可恢复餐饮业工作。

（包志英）

第二节　流行性乙型脑炎患者的护理

【概述】

流行性乙型脑炎（epidemic encephalitis B）简称“乙脑”，是由乙脑病毒引起的急性中枢神经系统传染病。临床以高热、意识障碍、抽搐、脑膜刺激征及病理反射为特征，重型患者常出现中枢性呼吸衰竭，病死率较高，愈后往往留有神经系统后遗症。乙脑病毒属黄病毒科黄病毒属，呈球形，核心为单股正链RNA病毒，外有脂蛋白包膜，此病毒能寄生在人或动物的细胞内，尤其更适宜在神经细胞内生长繁殖，故又称作嗜神经病毒。乙脑病毒的抵抗力不强，对温度、乙醚、酸等都很敏感，容易为常用消毒剂杀灭，加热至56~100℃持续30min即可灭活，但乙脑病毒耐低温和干燥。

（一）发病机制

带有乙脑病毒的蚊虫叮咬人体后，病毒即进入体内先在单核-吞噬细胞系统内增殖，不断进入血液循环系统，形成病毒血症。发病与否，取决于病毒的数量、毒力和机体的免疫力，绝大多数感染者不发病，呈隐性感染。当侵入的病毒量多、毒力强、机体免疫功能又不足时，则病毒继续繁殖，经血行散布全身。由于病毒有嗜神经性故能突破血脑屏障侵入中枢神经系统，尤在血脑屏障低下时或脑实质已有病毒者易诱发此病。

（二）流行病学

乙脑是人畜共患的自然疫源性疾病，人和许多动物均可成为传染源。猪是此病的主要传染源，乙脑主要通过蚊虫叮咬传播。人类普遍易感，感染后大多数呈隐性感染，显性发病与隐性感染之比为1：(1 000~2 000)。感染后可获持久免疫力。在我国，此病流行有严格的季节性，主要流行于夏、秋季，80%~90%的病例集中在7、8、9月份，近年来由于儿童和青少年广泛接种疫苗，乙脑总发病率大幅度下降，但成人和老人发病率相对增加。乙脑集中爆发少，呈高度散发性，家庭成员中少有同时多人发病。

（三）临床表现

乙脑潜伏期4~21天，一般为10~14天，典型的临床经过分为四期：

（1）初期：病程第1~3天。起病急，体温急剧上升至39~40℃，伴头痛、恶心和呕吐，患者可出现嗜睡或精神倦怠，并有颈项轻度强直。

（2）极期：病程第4~10天。初期症状逐渐加重，体温持续上升，可达40℃以上，多呈稽留热型，是乙脑必有的症状。发热越高，热程越长，病情越重。意识明显障碍，是乙脑的主要症状，可有嗜睡、昏睡乃至昏迷，昏迷越深，持续时间越长，病情越严重。神志不清最早可发生在病程第1~2天，但多见于第3~8天。惊厥或抽搐是乙脑严重症状之一，多见于病程第2~5天，主要由于高热、脑实质炎症、脑水肿、脑疝、痰阻或舌根后坠引起缺氧所致。呼吸衰竭是乙脑最严重的并发症和主要死亡原因，患者可因脑实质炎症、缺氧、脑水肿、脑疝、颅内高压、低血钠性脑病等病变而出现中枢性呼吸衰竭，表现为呼吸节律不规则、双吸气、叹息样呼吸、呼吸暂停、潮式呼吸和下颌呼吸等，最后呼吸停止。体检时发现神经系统症状和体征，浅反射减弱或消失，深反射亢进，病理性锥体束征如巴氏征可呈阳性，可出现脑膜刺激征等。高热、抽搐和呼吸衰竭是乙脑极期的严重表现，三者相互影响，互为因果。

（3）恢复期：极期过后体温逐渐下降，精神、神经系统症状逐日好转。重症患者仍可留在神志迟钝、痴呆、失语、吞咽困难、颜面瘫痪、四肢强直性痉挛或扭转痉挛等，经过积极治疗大多数症状可在半年内恢复。

（4）后遗症期：少数重症患者半年后仍有精神神经症状，称为乙脑后遗症。主要有意识障碍、痴呆、失语、肢体瘫痪和癫痫等，如予以积极治疗可有不同程度的恢复。癫痫可持续终身。

（四）辅助检查

1. 血常规检查

白细胞总数增高常在（10~20）$\times 10^9$/L，中性粒细胞在80%以上，这与大多数病毒感染不同。

2. 脑脊液检查

脑脊液呈无色透明或微混，压力增高，白细胞计数在（50~500）$\times 10^6$/L个别可高达1 000 $\times 10^6$/L以上。疾病初期以中性粒细胞为主，葡萄糖正常或偏高，蛋白质常轻度增加或正常，氯化物正常。

3. 血清学检查

（1）特异性IgM抗体测定：在病程第4天即可出现，2~3周内达高峰，血或脑脊液中特异性IgM抗体在3周内阳性率达70%~90%，可做早期诊断。

（2）其他抗体检测：血凝抑制试验，补体结合试验均可检测到特异性抗体。

4. 病毒分离

病程1周内死亡病例脑组织中可分离到乙脑病毒，也可用免疫荧光（IFT）在脑组织中找到病毒抗原。脑脊液或血清中不易分离到病毒。

（五）治疗原则

目前尚无特效治疗方法。可试用利巴韦林、干扰素等抗病毒药物。应积极采取对症和支持治疗。重点是对症和支持疗法，加强对极期高热、抽搐、脑水肿、呼吸衰竭等的对症治疗。

【护理措施】

（一）基础护理

（1）隔离：按虫媒隔离。

（2）环境与休息：保持病室清洁、卫生。将患者安置于安静、光线柔和、有防蚊设备的房间内，控制室温至少在30℃以下。嘱患者卧床休息，集中检查及治疗的时间，使患者得到更好的休息，减少刺激。

（3）严密观察病情：观察患者神志、瞳孔、生命体征变化，特别注意体温变化，每1~2h测体温1次；注意呼吸节律、频率的变化，以判断有无呼吸衰竭；注意有无意识障碍加重；注意有无惊厥先兆，如两眼凝视、口角抽动、肢体紧张；注意颅内压增高及脑疝的先兆，如瞳孔大小、形状、对光反应、两侧是否对称；注意并发症的发生，如肺部感染及褥疮的症状和体征；准确记录出入量。

（4）吸氧：持续吸氧，保证患者有效的氧气吸入。

（5）饮食与营养：给予高热量、高蛋白、易消化的饮食，昏迷及有吞咽困难的患者给予鼻饲流质。高热期应给予清淡的流质饮食，多饮水；恢复期患者应逐渐增加营养丰富、高热量饮食。

（6）定时翻身、拍背和吸痰，注意口腔和皮肤清洁，以防肺炎和褥疮发生。

（二）专科护理

1. 发热

积极采取物理降温措施，可采用酒精擦浴、冰盐水灌肠或在大血管处放置冰袋等方法，特别要注意降低头部温度，如在头部使用冰帽、冰袋等。采用物理降温时要注意防止局部发生冻疮或坏死，尽快将体温控制在38℃左右。降低室温，可使用空调、床下放冰块等方法，将室温降至30℃以下。

2. 惊厥或抽搐

预防惊厥或抽搐发作、防止窒息和外伤。注意观察有无惊厥的先兆，如发现两眼呆视、烦躁、口角抽搐、肢体肌紧张等。脑实质病变引起的抽搐，遵医嘱应用抗惊厥药物；惊厥发生时，应迅速将压舌板用纱布包裹后放在上下臼齿之间，防止舌咬伤；舌后坠者，应立即用舌钳将舌拉出固定。病床应加床栏，根据病情需要给予使用约束带等保护用具，以防坠床和碰伤；置患者于侧卧位或头偏向一侧，及时清除呼吸道分泌物；避免不必要的声音和强光的刺激，各种检查、治疗、护理操作应集中进行。

3. 脑水肿、颅内压增高

遵医嘱给予脱水治疗，认真观察记录尿量，准确记录 24h 出入量。

4. 呼吸衰竭

（1）保持呼吸道通畅：如因呼吸道分泌物梗阻引起者，及时、彻底吸痰是解除呼吸道梗阻的有力措施，并加强翻身、拍背引流等措施以助痰排出。痰黏稠应遵医嘱及时给予雾化吸入以稀释痰液。

（2）保障充分的氧气吸入。

（3）遵医嘱应用呼吸兴奋剂。

（4）必要时行气管插管或气管切开术，以保证患者呼吸通畅，气管切开时协助医生进行治疗操作，同时严格按气管切开术的护理常规进行护理。

5. 重型、极重型乙脑患者常有严重的意识障碍和肢体运动障碍

（1）防止褥疮及坠积性肺炎的发生，保持患者的皮肤清洁，每 2h 翻身拍背 1 次，搬动患者时避免拖、拉，以免擦伤皮肤，按摩受压部位，可用褥疮气垫。

（2）昏迷患者需闭合眼睑，以生理盐水湿纱布覆盖；每 3~4h 滴氯霉素眼药水或红霉素眼膏。

（3）保持口腔的清洁，口腔护理早晚各 1 次，必要时用制霉菌素研碎后涂于舌部。

（4）昏迷患者需留置导尿管，每 4h 放尿 1 次，定时更换导尿管和集尿袋，并做好会阴护理。

（三）健康指导

（1）管理好传染源，进行预防宣传教育，做好饲养场所的环境卫生，有条件时可对猪进行疫苗注射等；特别强调防蚊、灭蚊和接种乙脑疫苗对预防乙脑的重要作用，防蚊、灭蚊是预防乙脑的根本措施之一。接种乙脑疫苗可提高人群免疫力。

（2）对于遗留有精神、神经症状者，应向患者及家属讲述积极治疗的意义，尽可能使患者的功能障碍于 6 个月内恢复，以防发展成为不可逆性后遗症。

（3）恢复期应注意增加营养、防止继发感染。教会患者切实可行的护理措施，如鼻饲、按摩、肢体功能锻炼及语言训练等方法，鼓励并指导患者进行功能锻炼，帮助其尽快康复。

（李建菊）

第三节 疟疾患者的护理

【概述】

疟疾（malaria）是由按蚊叮咬传播疟原虫引起的寄生虫病，临床特点为间歇性定时发作的寒战、高热、大汗，继之缓解，可有脾大及贫血等体征。

（一）发病机制

感染疟疾之初，疟原虫在红细胞内发育时一般无症状。随着成批红细胞破裂释放出裂殖体的同时，也伴随诱生多种细胞因子及代谢产物入血，引起寒战、高热、继之大汗的典型症状。释放出来的裂殖子部分为单核－吞噬细胞系统吞噬消灭，部分则侵入新的红细胞，并继续发育、繁殖，不断循环，因而呈周期性临床发作。患者可获得一定的免疫力，此时虽然仍有小量疟原虫增殖，可无疟疾发作的临床表现，成为带疟原虫者。

疟疾患者临床表现的严重程度与感染疟原虫的种类密切相关，恶性疟原虫能侵犯任何年龄的红细胞，可使 20% 以上的外周血红细胞受感染，相当于每立方毫米血中有 1×10^6 个红细胞受感染，因而产生巨量的原虫血症。因此，贫血和其他临床表现都较严重。间日疟和卵形疟原虫侵犯年幼的红细胞，红细胞受感染率较低，在每立方毫米血中受感染红细胞常低于 25 000 个。三日疟仅感染衰老的红细胞，在每立方毫米血中受感染红细胞常低于 10 000 个。

（二）流行病学

（1）传染源：疟疾患者和带疟原虫者。

（2）传播途径：蚊虫叮咬皮肤为主要传播途径，传播媒介为按蚊。也可经输入带疟原虫的血液而发病。

（3）易感人群：人群普遍易感。感染后可产生免疫力，但不持久。各型疟疾之间亦无交叉免疫。

（三）临床表现

间日疟和卵形疟的潜伏期为 13~15 天，三日疟为 24~30 天，恶性疟为 7~12 天。

（1）典型症状：突发性寒战、高热和大量出汗。寒战常持续 20~60min。随后体温迅速上升，通常可达 40℃以上，伴全身酸痛乏力，但神志清楚。患者发热持续 2~6h 后，开始大汗，体温骤降，自觉症状明显好转，但仍感明显乏力。持续 1~2h 后进入间歇期。间日疟和卵形疟间歇期为 48h，三日疟为 72h。恶性疟发热无规律，一般无明显间歇。

在疟疾初发时，发热可不规则。一般发作数次后，才呈周期性发作。反复发作造成红细胞大量破坏可出现不同程度的贫血，脾脏轻度肿大。

（2）脑型疟：脑型疟是恶性疟最严重的临床类型，亦偶见于间日疟。临床主要表现为剧烈头痛、发热，常出现不同程度的意识障碍。其发生除与受感染的红细胞堵塞微血管有关外，低血糖及细胞因子亦可能起到一定的作用。低血糖的发生与患者进食较少和寒战、高热时消耗较多能量有关。脑型疟病情凶险，病死率较高。

（3）恶性疟：高原虫血症造成微血管堵塞，加上溶血对肾的损害，可引起肾衰竭，患者可有血红蛋白尿和少尿。

（4）输血后疟疾：常发生于输入含疟原虫血后7~10天，国内主要为间日疟，临床表现与蚊传疟疾相同，但无复发。

（四）辅助检查

（1）血常规检查：在多次发作后红细胞和血红蛋白下降，恶性疟尤为明显；白细胞总数正常或降低，单核细胞比例增多，并可见疟色素吞噬颗粒。

（2）病原学检查：血液涂片或骨髓涂片染色后直接镜检，查疟原虫可确诊，后者阳性率高。恶性疟以查见配子体最具特征性。

（3）其他：可用免疫学方法检测血液中疟原虫的特异性抗原与特异性抗体。鉴于特异性抗体于感染后3~4周才出现，因此检测价值较小，仅用于流行病学调查。

（五）治疗原则

在疟疾治疗中，最重要的是杀灭红细胞内的疟原虫。

1. 抗疟原虫治疗

（1）控制症状发作的药物：首选氯喹，一般成人首次口服磷酸氯喹1g，6~8h后再服0.5g；第2、3天再各服0.5g；3天总剂量为2.5g。如不敏感或出现耐药性，应选用其他抗疟药，如青蒿素及其衍生物、甲氟喹、磷酸咯萘啶等药物。

（2）防止复发和传播的药物：通常于应用氯喹后使用。成人每次口服磷酸伯氨喹13.2mg，每天口服3次，连服8天。主要用于间日疟和卵形疟控制复发，对恶性疟起到杀灭配子体防止传播的作用。

（3）主要用于预防的药物：如氯喹、甲氟喹、乙胺嘧啶等。

2. 对症治疗

脑型疟常出现脑水肿与昏迷，应及时给予脱水治疗。监测血糖，及时发现和纠正低血糖。应用低分子右旋糖酐对改善微血管堵塞有一定帮助。对高热患者可应用肾上腺皮质激素。出现急性肾衰时，进行相应治疗。

【护理措施】

（一）基础护理

（1）隔离：虫媒隔离，室内应有防蚊设备。

（2）休息：急性发作期及退热后24h应卧床休息。

（3）饮食护理：高热期给予流质或半流质饮食，注意补充水分，恢复期给予高蛋白饮食。

（二）专科护理

1. 病情观察

（1）监测患者生命体征变化，特别是体温。

（2）观察有无低血糖症状。

（3）对恶性疟凶险发作者，观察神志改变、意识障碍程度、瞳孔变化、头痛、呕吐、抽搐等神经系统表现。

（4）观察尿量、尿色。

（5）观察用药反应：氯喹可有头晕、食欲缺乏、呕心呕吐、腹泻、皮肤瘙痒等副作用；伯氨喹与氯喹联合应用时，特异质者可引起急性血管内溶血。

2. 对症护理

（1）发热：按发热护理常规护理。寒战期注意保暖，加盖棉被、服用热水。出汗期注意及时擦干汗液，更换内衣裤及床单，避免受凉，增加舒适感。

（2）意识障碍：参照流行性乙型脑炎护理。

（3）心理护理：了解患者对疾病的认识程度及心理状态，给予有针对性的宣教和积极的引导，减轻患者的负性心理情绪。

（三）健康指导

（1）对患者进行疾病知识教育，说明疾病的传染过程、主要症状、治疗方法、药物副作用、复发原因等。

（2）指导患者出院后定期随访，发作时立即到医院复查。1~2 年内有疟疾发作史及血中查到疟原虫者，在流行季节 1 个月，应进行抗复发治疗，以后每 3 个月随访 1 次，直至 2 年内无复发为止。

（3）在流行地区加强防蚊、灭蚊措施，如穿长袖衣服和长裤、挂蚊帐、房间内喷灭蚊药或使用驱蚊器等。野外作业者在皮肤暴露部位涂防护剂，非流行地区居民进入流行区服用哌喹等药物预防疟疾。

（5）对输血人员的进行检查和监控，防止将带疟原虫的血液输给其他人。

（包志英）

第四节　登革热患者的护理

【概述】

登革热（dengue fever）是由登革热病毒引起的、经埃及伊蚊或白纹伊蚊传播的一种急性传染病。临床特征为起病急骤、高热、头痛、全身肌肉及关节痛，极度疲乏，部分患者可有皮疹、白细胞减少和淋巴结肿大。登革热病毒属黄病毒科黄病毒属，有包膜的单股正链 RNA 病毒。登革病毒对寒冷的抵抗力强，-70℃可存活 8 年之久；但不耐热，56℃ 30min 或 100℃ 2min 均可灭活；不耐酸、不耐醚。用乙醚、紫外线或 0.65% 甲醛溶液可灭活。登革热是一种自限性疾病，预后良好。

登革出血热（dengue hemorrhagic fever）是登革热的一种严重类型，以高热、出血、血管渗透性高、血容量减少、休克为特征，病情严重，病死率高，多见于儿童。

（一）发病机制

登革病毒通过伊蚊叮咬进入人体，在单核－吞噬细胞系统淋巴组织之中增殖和复制两次，形成第1次和第2次病毒血症。体液中的抗登革病毒抗体与登革病毒形成免疫复合物，激活补体系统，导致血管通透性增加，同时抑制骨髓中的白细胞和血小板系统，导致白细胞、血小板减少和出血倾向。

（二）流行病学

登革热或登革出血热患者和隐性感染者为主要传染源，未发现健康带病毒者。登革病毒通过伊蚊传播。人群普遍易感，在地方性流行区，成人多已获得免疫，因而发病者多为儿童，登革出血热患者多发生在14岁以下的儿童。机体感染后对同型病毒有免疫力，并可维持多年，对异型病毒也有1年以上免疫力。同时感染登革病毒后，对其他黄病毒属，也产生一定程度的交叉免疫，如登革热流行后，乙型脑炎发病率随之降低。此病流行与伊蚊密度、雨量相关。流行季节主要在5~10月。

（三）临床表现

潜伏期3~15天，一般为5~8天。按世界卫生组织标准分为典型登革热、登革出血热和登革休克综合征三型。我国近年来所见的登革热可分为典型登革热、轻型登革热和重型登革热。

1. 典型登革热

（1）发热：所有患者均有发热。起病急，先寒战，随之体温迅速升高，24h内可达39~40℃。一般持续5~7天，然后骤降至正常，热型多不规则，儿童病例起病较缓、热度也较低。

（2）疼痛：发热时伴全身症状，如头痛、腰痛，尤其骨、关节疼痛剧烈，似骨折样或碎骨样，严重者影响活动，但外观无红肿。

（3）消化道症状：可有食欲下降，恶心、呕吐、腹泻和黑便，少数患者可有腹痛。

（4）皮疹：于病程第3天后出现，为斑丘疹或粟粒样皮疹，重者变为出血性皮疹。皮疹以背部及下肢为主，其次为躯干，头面部较少，多有痒感，皮疹持续3~4天，疹退后大部分无脱屑及色素沉着。

（5）出血：部分患者有不同程度出血，在四肢及腋部出现广泛瘀点或瘀斑甚至出现牙龈出血、鼻出血、消化道出血、咯血、血尿等。

（6）其他：少数患者伴随脉搏相对缓脉、窦性心动过缓，个别患者可发生循环障碍，多有浅表淋巴结肿大，部分患者有肝脏肿大、束臂试验阳性。

2. 轻型登革热

患者临床症状较轻，表现类似流行性感冒，短期发热，全身疼痛较轻，皮疹稀少或无疹，常有表浅淋巴结肿大。因症状不典型，容易误诊或漏疹。

3. 重型登革热

早期具有典型登革热的所有表现，在病程的第3~5天突然加重，出现剧烈头痛、呕吐、谵妄、昏迷、抽搐、大汗、血压骤降、颈强直、瞳孔缩小等脑膜脑炎表现，有些患者表现为消化道大出血和出血性休克。

4. 登革出血热

登革出血热分为两型，即较轻的登革出血热和较重的登革休克综合征 。登革热多见于7~12岁儿童，女童多见，开始表现为典型登革热。

（1）登革出血热：发热、肌痛、腰痛、但骨、关节痛不显著，而出血倾向严重，如鼻出血、呕血、咯血、尿血、便血等。在病程中或退热后，病情突然加重，皮肤湿冷、脉速、昏睡或烦躁、出汗等，病程早期出现血小板减少，束臂试验阳性，皮肤出现瘀点瘀斑或紫癜，消化道出血或其他器官出血。

血浓缩，血容量减少，红细胞压积增加 20% 以上，血小板计数 < 100×10^9/L。有的病例出血量虽小，但出血部位位于脑、心脏、肾上腺等重要脏器而危及生命。

（2）登革休克综合征：在病程中或退热后，病情突然加重，有明显出血倾向伴周围循环衰竭。患者表现为皮肤湿冷，口唇和肢端发绀，脉快而弱，呼吸短促，尿量少，脉压进行性缩小，血压下降甚至测不到，烦躁、昏睡、昏迷等。病情凶险，如不及时抢救，可于 12~24h 内死亡。

（四）辅助检查

（1）血常规检查：登革热患者白细胞计数减少，常为 4×10^9/L，中性粒细胞减少；血小板正常或轻度减少。登革出血热患者白细胞计数正常或升高，白细胞计数增高者中性粒细胞相应增高；血小板减少，常为 100×10^9/L 以下；红细胞压积增加 20% 以上；ALT 升高。

（2）血清学补体结合试验：单份血清补体结合试验效价超过 1∶32；红细胞凝集抑制试验抗体效价超过 1∶1 280 者有诊断意义。双份血清恢复期抗体效价比急性期高 4 倍以上者可以确诊。

（3）病毒分离和血清学检查是确诊此病的主要依据。

（五）治疗原则

此病尚无特效治疗方法，主要采用对症和支持疗法。

（1）一般治疗：及时补充必要的营养物质，加强支持疗法，改善全身情况。

（2）对症治疗：高热应以物理降温为主。对出血症状明显的患者，应避免酒精擦浴。禁用阿司匹林，因其可引起出血倾向。维持患者身体的水、电解质平衡，应鼓励大汗或腹泻者患者口服补液。有出血倾向者可选用卡巴克洛、酚磺乙胺、维生素 K 等止血药物。应给大出血患者输入新鲜全血或血小板，应给休克患者快速输液以扩充血容量。

【护理措施】

（一）基础护理

（1）隔离：按虫媒隔离。在有防蚊设备的病房里隔离至退热，减少陪护。

（2）环境与休息：急性期强调卧床休息，不宜过早活动，注意口腔清洁，保持大便通畅。

（3）饮食护理：患者发热时给予流质饮食，供给充足的水分，避免粗糙、坚硬及辛辣刺激性的食物。出现恶心、呕吐、食欲缺乏时，患者饮食宜选择高蛋白、高热量、高维生素的流质或半流质食物。如合并消化道出血者应嘱患者禁食。呕吐、腹泻者，应鼓励其口服补液。对于频繁呕吐、腹泻不能进食、有脱水血容量不足者应及时静脉输液。

（二）专科护理

（1）高热护理：按发热常规护理。以物理降温为主，必要时辅助药物降温。发热期间经常用温开水给患者漱口，保持口腔清洁。

（2）疼痛护理：嘱患者卧床休息，指导患者分散注意力的方法，以提高患者对疼痛的耐受能力；减少活动，嘱关节疼痛者应注意关节的保暖，禁用热敷，必要时可给止痛剂。

（3）皮疹护理：按皮疹护理常规护理。保持患者皮肤清洁，患者沐浴时禁用皂类清洁剂和刺激性强的沐浴露，以免刺激皮肤。

（4）出血护理：出血是登革热的主要死亡原因，注意观察患者的出血倾向，及时发现，及时处理。

常见皮肤黏膜出血、眼出血、消化道出血、颅内出血、肺出血，根据不同出血部位给予相应护理。

（5）肝、肾损害的护理：密切观察患者的意识状态和皮肤、黏膜出血点及尿量及其性状变化，监测24h出入量；指导患者卧床休息，多饮水；正确使用保护肝肾药物，定期复查肝肾功能、尿常规。

（6）心理护理：了解患者的心理状况，应用关怀、抚慰、鼓励性的语言及时进行心理疏导，并耐心倾听患者述说，取得患者的信任，建立起良好的护患关系；采取不同方式有针对性地进行解释和宣教，多沟通，了解患者的心理感受，及时回答患者提出的各种问题，减轻患者紧张情绪；同时也应对家属做好解释和开导工作。

（三）健康指导

（1）宣传防治登革热的有关知识，做好室内、外环境卫生工作，定期杀蚊虫。采取各种措施消灭蚊媒滋生地，彻底清除积水，包括各类缸、罐、桶、盆类等积水容器的积水。家庭门窗应安装纱窗。

（2）避免去疫情流行的地区。在流行地区做好宣传工作，让易感人群做好个人防护，上山林作业者应穿长袖衣裤，身体裸露处涂抹驱蚊油等，防止蚊虫叮咬。

（3）公众宣传出现类似怀疑病症，应及时就诊。

（李建菊）

第五节　鼠疫患者的护理

【概述】

鼠疫（pestis）是由鼠疫耶尔森菌引起的烈性传染病，被我国列为法定甲类传染病。鼠疫耶尔森菌主要通过带菌的鼠蚤经人的皮肤传入引起腺鼠疫，经呼吸道传入引起肺鼠疫。临床表现为高热、淋巴结肿痛、出血倾向、肺部特殊炎症、败血症、休克等。

（一）发病机制

鼠疫耶尔森菌经皮肤侵入人体后，通过荚膜、V/W抗原被吞噬细胞吞噬，首先在局部繁殖，随后又通过透明质酸及溶纤维素等作用，迅速经由淋巴管至局部淋巴结繁殖，引起原发性淋巴结炎（腺鼠疫）。鼠疫耶尔森菌先侵入血液，经血液循环进入肺组织，则引起“继发性肺鼠疫”。由呼吸道排出的鼠疫耶尔森菌通过飞沫传入他人体内，则可引起“原发性肺鼠疫”。各型鼠疫均可发生全身感染、鼠疫败血症和严重中毒症状。

（二）流行病学

1. 传染源

野鼠类和其他野生啮齿类动物为鼠疫的主要储存宿主，以黄鼠和旱獭属最重要。褐家鼠和黑家鼠是人与人之间鼠疫重要传染源。

2. 传播途径

（1）经鼠蚤传播：鼠蚤吸取含病菌的鼠血后，受染蚤再叮咬人体时病菌也随之侵入人体。这种

“鼠→蚤→人”的传播方式是鼠疫的主要传播方式。

（2）经皮肤传播：直播接触患者的痰液、脓液或病兽的皮、血、肉经破损皮肤或黏膜受染。

（3）经呼吸道飞沫传播：肺鼠疫患者痰中的病菌可借助飞沫构成“人→人”式的传播，并可造成社会鼠疫大流行。

3. 人群易感性

人群对鼠疫普遍易感，无性别年龄差别，病后可获持久免疫力，预防接种可获一定免疫力。

（三）临床表现

潜伏期：一般为2~5天；腺鼠疫或败血型鼠疫2~7天；原发性肺鼠疫1~3天，甚至短至数小时；曾预防接种者，可长至12天。

临床有腺型、肺型、败血型及轻型等四型，除轻型外，各型初期的全身中毒症状大致相同。

（1）腺鼠疫：腺鼠疫占85%~90%。除全身中毒症状外，以急性淋巴结炎为特征。因下肢被蚤咬机会较多，故腹股沟淋巴结炎最多见，约占70%；其次为腋下，颈及颌下，也可能几个部位淋巴结同时受累。局部淋巴结起病即肿痛，病后第2~3天症状迅速加剧，红、肿、热、痛并与周围组织粘连成块，剧烈触痛，患者处于强迫体位。4~5天后淋巴结化脓溃破，随之病情缓解。部分可发展成败血症、严重毒血症及心力衰竭或肺鼠疫而死亡；应用抗生素治疗后，病死率可降至5%~10%。

（2）肺鼠疫：肺鼠疫是最严重的一型，病死率极高。该型起病急骤，发展迅速，除严重中毒症状外，在起病24~36h内出现剧烈胸痛、咳嗽、咯大量泡沫血痰或鲜红色痰；呼吸急促，并迅速呈现呼吸困难和发绀；肺部可闻及少量散在湿啰音、可出现胸膜摩擦音；胸部X线检查呈支气管炎表现，与病情严重程度极不一致。如抢救不及时，多于2~3天内因心力衰竭、出血而死亡。

（3）败血症型鼠疫：败血症型鼠疫又称作暴发型鼠疫，多继发于肺鼠疫或腺鼠疫。原发型鼠疫因免疫功能差，菌量多，毒力强，所以发展极速。常突然高热或体温不升，神志不清，谵妄或昏迷，无淋巴结肿，皮肤黏膜出血、鼻出血、呕吐、便血或血尿、弥散性血管内凝血和心力衰竭，多在发病后24h内死亡，很少超过3天，病死率高达100%。因败血症鼠疫患者皮肤广泛出血、瘀斑、发绀、坏死，故死后尸体呈紫黑色，俗称“黑死病”。继发性败血型鼠疫，可由肺鼠疫、腺鼠疫发展而来，症状轻重不一。

（4）轻型鼠疫：轻型鼠疫又称作小鼠疫，发热轻，患者可照常工作，局部淋巴结肿大，轻度压痛，偶见化脓。血培养可阳性。多见于流行初、末期或预防接种者。

（四）辅助检查

1. 血常规检查

白细胞总数大多升高，常达（20~30）$\times 10^9$/L以上。初为淋巴细胞增高，以后中性粒细胞显著增高，红细胞、血红蛋白与血小板减少。

2. 细菌学检查

细菌学检查是确诊的重要依据。采取淋巴结穿刺液、脓、痰、血、脑脊液，通过涂片、细菌培养、动物接种进行细菌学检查。

3. 血清学检查

（1）间接血凝：用F1抗原检测患者或动物血清中F1抗体。F1抗体可持续1~4年，故常用于流行病学调查及回顾性诊断。

（2）荧光抗体法：用荧光标记的特异性抗血清检测可疑标本，可快速准确地诊断。荧光抗体检测法特异性、灵敏性较高。

（3）其他：酶联免疫吸附试验，放射免疫沉淀试验可测定 F1 抗体，灵敏性高，适合大规模流行病学调查。

（五）治疗原则

凡确诊或疑似鼠疫患者，均应迅速组织严密隔离，就地治疗，不宜转送。治疗原则：早期、联合、足量、应用敏感的抗菌药物，首选链霉素。

【护理措施】

（一）基础护理

（1）嘱患者严格卧床休息，限制活动区域。

（2）患者饮食应为高热量、易消化、营养丰富的流食或半流食，并注意液体的补充。

（3）严密观察患者全身中毒症状及急性淋巴结炎表现。尤其注意腹股沟淋巴结是否明显肿大、肿痛及病后第 2~3 天症状迅速加剧，红、肿、热、痛并与周围组织粘连成块，剧烈触痛，患者处于强迫体位。观察患者的呼吸及心力衰竭症状。

（二）专科护理

（1）严密隔离，就地治疗，不宜转送。隔离到患者症状消失，血液、局部分泌物或痰培养（8h）3 次阴性，肺鼠疫 6 次阴性。病区内必须无鼠无蚤，定期进行消毒。患者排泄物和分泌物应用含氯石灰或来苏液彻底消毒。医护人员穿防护服、戴口罩（肺鼠疫须戴 N-95 口罩）、穿高筒胶鞋、戴乳胶手套及防护眼镜。所有污染物品不得随意带出室外，应在室内单独浸泡消毒后打好包并注明后直接单独送供应室高压消毒，无保留价值的物品应焚烧处理。衣物单打包后直接送到洗衣房单独高压消毒。

（2）肿大淋巴结如果破溃需及时清创，对淋巴结脓肿者在无菌操作下用注射器穿刺抽脓，并按外科无菌换药处理。

（3）肺鼠疫注意保持患者呼吸道通畅，及时清除口鼻部的分泌物及痰液，呼吸困难者采取坐位或半坐位，并给予氧气吸入。

（4）患者因局部淋巴结剧烈疼痛，多采取强迫体位，应予软垫于骨隆突处并每 30min 变换体位，以预防压疮。

（5）选用庆大霉素、四环素或氯霉素治疗时，注意观察患者的不良反应，观察有无耳鸣及听力下降、尿常规及肾功能的变化。氯霉素主要是引起粒细胞减少，应定期监测血常规。

（6）做好患者心理护理，耐心解释，消除患者的恐惧和紧张心理，增强其战胜疾病的信心。

（三）健康指导

（1）大力宣传鼠疫的防治措施，讲述隔离及各种消毒的具体方法和要求，宣传灭鼠、灭蚤的重要性。

（2）严格管理患者，发现疑似或确诊患者，应立即按紧急疫情上报，同时将患者就地严密隔离、治疗。患者排泄物应彻底消毒，患者死亡应火葬或深埋。直接接触者跟踪观察 9 天，再无新发患者时方可解除隔离。

（3）做好鼠疫这种烈性传染病疾病知识及流行危害程度的公众宣传与教育，以免疫情进一步蔓延。

（李惠聪）

第六节 隐孢子虫病患者的护理

【概述】

隐孢子虫病（cryptos poridiosis）是由隐孢子虫引起的以腹泻为主要临床特点的人兽共患性肠道寄生虫病，是旅游者腹泻的常见病原，艾滋病患者并发此病甚多。免疫功能正常的感染者多表现为急性胃肠炎。隐孢小虫病患者常伴上腹不适、疼痛，甚至恶心、呕吐；慢性腹泻型主要见于免疫功能缺陷者，偶有血性便，多伴腹痛，易发生脱水、酸中毒和低钾血症、维生素缺乏等。隐孢子虫是一种原虫，体积微小的隐孢子虫是感染人体的主要病原体。卵囊为本虫的唯一感染阶段。卵囊对多种常用消毒剂有较强抵抗力，用1%甲醛、5%氨水消毒2h或3%双氧水持续30min可灭活，不耐热，加热至65℃ 30min可使其感染力消失。

（一）发病机制

此病确切的发病机制尚不清楚，可能是由于肠黏膜上皮细胞广泛受损及绒毛萎缩而导致吸收不良的结果。病程中大量水与电解质的丢失是小肠黏膜受损和肠功能失调所致；此外肠道内双糖酶和其他黏膜酶的丢失与减少，也是引起腹泻的原因之一。

（二）流行病学

（1）传染源：隐孢子虫病患者、无临床症状的卵囊携带者是主要的传染源。动物传染源主要包括感染此病的家畜。

（2）传播途径：该病主要通过消化道传播。直接或间接接触被卵囊污染的食物、饮水或用具以及人际间的接触均可受感染。由于卵囊可存在患者或病畜咽部和肺部，因此经口腔分泌物、飞沫传播也存在。

（3）易感性：人群对隐孢子虫普遍易感，有较多机会接触感染动物或患者、有饮用生水习惯者，以及幼龄儿童的感染率较高，免疫功能缺陷者的感染率与发病率尤高。发病季节各地不尽相同，以夏秋季节发病较多。生活居住条件或卫生习惯不良均易致此病流行，也可在集体机构，如军队、幼托所发生小型流行，水源污染可造成暴发性流行。

（三）临床表现

隐孢子虫病潜伏期4~14天，一般为10天。

（1）急性胃肠炎型：免疫功能正常的感染者多表现为急性胃肠炎。腹泻，每天4~10次，呈糊状便或水样，偶有少量脓血，可有恶臭。患者常伴上腹不适、疼痛，甚至恶心、呕吐，部分患者有发热。

病程自限，多在 2 周内自然缓解，无复发，预后良好。

（2）慢性腹泻型：主要见于免疫功能缺陷者，特别是艾滋病患者。起病缓慢，腹泻迁延不愈，常有霍乱样腹泻，水样便，量多，每天 10 次左右。偶有血性便，多伴腹痛，易发生脱水、酸中毒、低钾血症、维生素缺乏、水电解质紊乱及体重下降。病程可持续 3~4 个月甚至 1 年以上，可反复发作。

（3）呼吸道感染：隐孢子虫尚可引起喉气管炎、肺炎等呼吸道感染，可同时伴卡氏肺孢子虫肺炎、巨细胞病毒感染，X 线检查显示肺纹理增深、间质性肺炎等。

（4）胆囊感染：见于 AIDS 伴隐孢子病患者，表现为急性胆囊炎或硬化性胆管炎，患者不一定有腹泻；此病伴胰腺炎、肝炎者亦有所见，从胆汁、胰液或肝活检胆管上皮细胞找到隐孢子虫即可确诊。播散型隐孢子虫病往往于尸解时发现。

（四）辅助检查

（1）病原体检查：收集患者粪便，需采用染色方法进行检查。有荧光染色法、抗酸染色法、金胺酚改良抗酸染色法。

（2）免疫学诊断方法：有免疫荧光、单克隆抗体法和酶联免疫吸附试验。

（五）治疗原则

（1）一般治疗：给予对症和支持治疗。患者因严重腹泻可引起水、电解质紊乱，必须纠正，可补充液体和电解质。免疫功能低下者应加强支持治疗，正在接受免疫抑制剂者应立即停药。

（2）病原治疗：至今尚无疗效确切抗隐孢子虫的药物，认为有一定疗效的药物为螺旋霉素、克林霉素、阿奇霉素、大蒜素等，可使腹泻减轻及减少排卵囊数量。

（3）免疫治疗：有免疫功能损害的隐孢子虫患者，尽可能重建其免疫功能是治疗成功的关键。

【护理措施】

（一）基础护理

（1）执行消化道传染病隔离。

（2）嘱患者卧床休息，观察大便性状、量及伴随症状。

（3）发作期间避免食用含脂肪及乳糖较多的食物，忌食生冷及刺激性食物，有助于缓解症状，少量多餐，待腹泻症状好转后逐渐增加饮食量。

（4）耐心地向患者及其家属讲解隐孢子虫病的发病经过及康复过程，做好患者精神安慰工作，帮助调整其心理平衡，缓解其紧张心理。

（二）专科护理

（1）保持水、电解质平衡：根据腹泻情况，及时准确地补充水分和电解质。发生脱水时遵医嘱静脉补充液体及热量。

（2）腹泻：腹泻患者应做好肛周皮肤护理，每次大便后用清水洗干净，涂保护油膏以保护局部皮肤，嘱患者保持内衣和床单清洁、干燥。

（3）腹痛：采取舒适的体位，保暖，进食易消化的食物，嘱患者分散注意力，使大脑皮层兴奋灶转移，可缓解疼痛。

（三）健康指导

（1）向公众宣传改善环境卫生，保护水源，不喝生水，注意个人卫生，接触患者或感染的动物后洗手、消毒。

（2）嘱患者出院后遵医嘱及时、按时、按量服药。休养期间应注意休息，生活规律，勿暴饮暴食，限制烟酒。

（3）对免疫力低下的慢性型患者，嘱其勿食生冷饮食，避免过度劳累，保持生活规律，加强体育锻炼以增强体质。

（李建菊）

第七节　狂犬病患者的护理

【概述】

狂犬病又称作恐水症，是由狂犬病毒所引起的，以侵犯中枢神经系统为主的严重的人畜共患的急性传染病。人通常被病兽咬伤、抓伤、或舌舔后而感染发病。临床表现以特有的恐水、怕风、恐惧不安、咽肌痉挛、进行性瘫痪为特征，死亡率几乎达100%。

（一）发病机制

狂犬病毒自皮肤或黏膜破损处进入人体后，对神经组织有强大的亲和力，致病过程大致分为三个阶段：

（1）组织内组病毒小量增殖期：病毒在伤口附近的横纹肌细胞内小量增殖，再进入近处的末梢神经。

（2）侵入中枢神经期：病毒沿传入神经到达脊髓的背根神经节进行大量增殖，入侵脊髓并很快到达脑部。狂犬病毒主要侵犯脑干、小脑等处得神经细胞。

（3）向各器官扩散期：病毒从中枢神经向周围神经扩展，侵入各器官组织，尤以唾液腺、舌部味蕾、嗅神经上皮等处病毒量较多。由于迷走、舌咽、舌下神经核受损，导致吞咽肌及呼吸肌痉挛，出现恐水、吞咽和呼吸困难等症状。交感神经受损时出现唾液分泌和出汗增多。迷走神经节、交感神经节和心脏神经节受损时，可引起患者心血管功能紊乱或猝死。

（二）流行病学

（1）传染源：带狂犬病毒的动物。其中家畜有犬、猫、猪、牛、马等，野生动物中蝙蝠、浣熊、臭鼬、狼、狐狸等。我国狂犬病的主要传染源是病犬。野生动物是发达国家和基本控制了狂犬病地区的主要传染源。

（2）传播途径：主要通过咬伤传播，也可由带病毒的唾液经伤口、抓伤、舔伤的黏膜和皮肤侵入，蝙蝠群居洞穴中含病毒的气溶胶也可经呼吸道传播。

（3）易感人群：人群普遍易感，人被狂犬咬伤后的发病率为15%~30%。被病兽咬伤后是否发病与下列因素有关。①咬伤部位：头、面、颈、手指处咬伤发病率高。②咬伤的严重性：创口深而大者发病率高。③局部处理情况：咬伤后迅速彻底清洗者发病率低。④及时、全程足量注射狂犬疫苗者发病率低。⑤免疫功能低下者发病率高。

（三）临床表现

潜伏期长短不一，大多在3个月内发病，最长可达10年以上。潜伏期的长短与年龄、伤口部位、伤口深浅、入侵病毒量和毒力因素有关，全程一般不超过6天。典型临床经过可分三期：

1. 前驱期

常有低热、倦怠、头痛、恶心、全身不适，继而恐惧不安，烦躁失眠，对声、光、风等刺激有喉部紧缩感。最有诊断意义的早期症状是在愈合的伤口及其神经支配区有痒、痛、麻及蚁走样等异样感觉。本期持续2~3天。

2. 兴奋期

此期为1~3天。患者逐渐进入高度兴奋状态，表现为：

（1）恐水：表情恐怖，对外界刺激极度敏感。恐水是此病最具有特征性的表现，但不一定每例都有。最初为吞咽口水时诱发咽部肌肉收缩，继而逐渐加重，患者虽极度口渴但不敢饮，即便闻水声、见水或提及水均可引起咽喉肌严重痉挛。外界各种刺激如风、光、声也可引起咽肌痉挛，严重发作时可出现全身阵发性抽搐，因呼吸肌痉挛致呼吸困难和发绀。

（2）发热：体温升高达38~40℃。

（3）交感神经功能亢进：表现为流涎、多汗、心率快、血压升高。

（4）此期多数患者神志清楚，少数患者可出现狂躁、幻听、幻视等精神失常症状，甚至有攻击或咬伤他人的危险。

3. 麻痹期

患者肌肉痉挛停止，进入全身弛缓性瘫痪，患者由安静进入昏迷状态，最后因呼吸、循环衰竭死亡。此期持续时间较短，一般6~18h。严重发作时可出现全身阵发性痉挛，闻水声、见水或提及水即可发作。

（四）辅助检查

1. 血、尿常规及脑脊液检查

外周白细胞总数轻或中度增高，中性粒细胞在80%以上。尿常规可发现轻度蛋白尿，偶有透明管型。脑脊液压力稍增高，细胞轻度增高，一般不超过20×10^9/L。

2. 病原学检查

（1）抗原检查：取患者的脑脊液或唾液直接涂片、角膜印片或咬伤部位皮肤组织或脑组织通过荧光免疫法检测抗原，阳性率可达98%以上。此外还可使用快速狂犬病酶联免疫吸附法检测抗原。

（2）病毒分离：取患者的唾液、脑脊液、泪液或脑组织进行细胞培养或用乳小白鼠接种分离病毒。

（3）内基小体检查：取动物或死者的组织作切片染色，镜检寻找内基小体，阳性率70%~80%。

（4）核酸测定：采用反转录－聚合酶链反应法测定狂犬病毒RNA。

（五）治疗原则

（1）对症治疗：包括加强监护、镇静、解除痉挛、给氧，必要时行气管切开，纠正酸中毒，维持水、电解质平衡，纠正心率失常，稳定血压，出现脑水肿时给予脱水剂等。

（2）抗病毒治疗：临床曾应用 α－干扰素、阿糖胞苷、大剂量人狂犬病免疫球蛋白治疗，均未获成功，还需进一步研究有效的抗病毒治疗药物。

【护理措施】

（一）基础护理

（1）实施严密接触隔离，接触患者时要戴口罩、眼罩、胶皮手套、穿隔离衣、鞋套。患者分泌物严格按医疗垃圾处理，用物应高压消毒。

（2）嘱患者卧床休息，将患者安置于安静、避光的单人房间内。狂躁患者应注意其安全，必要时给予约束。室内应挂窗帘遮光，尽量保持安静。

（3）有恐水及吞咽困难者应禁食、禁水，必要时静脉输液，维持水、电解质平衡。

（二）专科护理

1. 病情观察

观察患者有无高度兴奋、恐水表现；观察有无体温升高、血压上升、大汗、流涎、心率加快、呼吸困难、发绀等；观察患者的意识状态，有无狂躁、幻听、幻觉、昏迷等；观察患者有无痉挛发作、弛缓性麻痹。

2. 对症护理

（1）发热的护理：按发热护理常规护理。

（2）痉挛与抽搐：烦躁不安者加床栏和（或）约束，医疗护理操作应集中进行，动作轻快，以免诱发痉挛。

（3）呼吸困难：及时清理唾液，保持呼吸道通畅；对于严重呼吸衰竭不能自主呼吸者，配合医生进行气管插管、气管切开，使用呼吸机辅助通气。

（4）心理护理：由于此病无特效治疗，发病后病情进展迅速，而且由于痉挛发作导致吞咽、护理困难等症状引起患者痛苦和恐惧不安。护理人员应给予患者更多的关心和安慰，提供必要的帮助。

3. 及时进行伤口处理

全程、规范注射狂犬疫苗，必要时注射狂犬病免疫球蛋白或免疫血清。

（1）伤口的处理：伤口处理包括彻底冲洗和消毒处理，局部伤口处理越早越好。①伤口冲洗：用20% 的肥皂水（或者其他弱碱性清洁剂）和一定压力的流动清水交替彻底清洗、冲洗所有咬伤和抓伤处至少 15min。然后用生理盐水（也可用清水代替）将伤口洗净，最后用无菌脱脂棉将伤口处残留液吸尽，避免在伤口处残留肥皂水或者清洁剂。较深伤口冲洗时，用注射器或者高压脉冲器械伸入伤口深部进行灌注清洗，做到全面彻底。②消毒处理：彻底冲洗后用 2%~3% 碘伏或者 75% 酒精涂擦伤口。 如伤口情况允许，应当尽量避免缝合。伤口轻微时，可不缝合，也可不包扎，可用透气性敷料覆盖创面。伤口较大或者面部重伤影响面容或者功能时，确需缝合的，在完成清创消毒后，应当先用抗狂犬病血清或者狂犬病患者免疫球蛋白作伤口周围的浸润注射，数小时后（不少于 2h）再行缝合和包扎；伤口深而大者应当放置引流条，以利于伤口污染物及分泌物的排出。

（2）伤口较深、污染严重者酌情进行抗破伤风处理和使用抗生素等。

（3）预防接种：感染后及时、全程、足量地接种狂犬疫苗是预防狂犬病的关键。① 疫苗接种：狂犬病疫苗接种应当越早越好，一般咬伤者于 0（注射当天）、3 天、7 天、14 天和 28 天各注射狂犬病疫苗 1 个剂量。狂犬病疫苗不分体重和年龄，每针次均接种 1 个剂量，在上臂三角肌肌内注射。② 免疫球蛋白注射：除疫苗接种外，最好能联合使用马或人狂犬病病毒免疫球蛋白或免疫血清注射。被动免疫制剂严格按照体重计算使用剂量，一次性足量注射。狂犬病患者免疫球蛋白按照每千克体重 20 个国际单位（20IU/kg），抗狂犬病血清按照每千克体重 40 个国际单位（40IU/kg）计算。如计算剂量不足以浸润注射全部伤口，可用生理盐水将被动免疫制剂适当稀释到足够体积再进行浸润注射，剩余被动免疫制剂进行肌内注射。

（三）健康指导

（1）提倡限养犬类，捕杀所有野犬，管理和免疫家犬，每 2 年加强 1 次。

（2）对高危人群进行预防接种。

（包志英）

第八节 布鲁菌病患者的护理

【概述】

布鲁菌病是由布氏杆菌引起的人畜共患的地区性传染病。临床表现为长期发热、多汗、关节痛、肝脾及淋巴结肿大等。

（一）发病机制

布鲁菌病发病机制较为复杂，细菌和毒素以及变态反应均不同程度地参与疾病的发生和发展过程。侵入人体的布鲁杆菌经淋巴管进入局部淋巴结，在此大量繁殖为原发灶。当大量病原菌冲破淋巴屏障进入血液即成为菌血症。在血液中生长繁殖的布鲁杆菌，受机体多种免疫因素作用，如 CD4 和 CD8 细胞及其所产生的细胞因子 α－干扰素、细胞溶解素等，使菌体破坏释放出内毒素和其他物质，导致毒血症的出现。部分病原菌被单核－巨噬细胞吞噬后可在其中繁殖，并随血流播散至全身各部位，主要是肝、脾、骨髓和肾等处，进一步繁殖，引起组织细胞的变性、坏死。病原菌可多次进入血流引起临床症状反复加重。当病灶部位的 T 淋巴细胞被细菌致敏并再次接触抗原后，能释放细胞因子，趋化和激活巨噬细胞聚集于布鲁杆菌周围，不断吞噬和杀灭布鲁杆菌，形成包裹感染灶的肉芽肿。未被巨噬细胞清除的布鲁杆菌，可以寄生于单核－巨噬细胞内，在一定情况下大量繁殖，并再次冲破所寄生细胞，引起复发。

（二）流行病学

1. 传染源

传染源主要是羊、牛及猪，其次是犬，人与人之间的传染可能性极少。病畜的分泌物、排泄物、流产物及乳类含有大量病菌也有传染性。

2. 传播途径

（1）经皮肤黏膜接触传染：直接接触病畜或其排泄物，阴道分泌物，娩出物；或在饲养、挤奶、剪毛，屠宰以及加工皮、毛、肉等过程中没有注意防护可经皮肤微伤或眼结膜受染；也可间接接触病畜污染的环境及物品而受染。

（2）经消化道传染：食用被病菌污染的食品、水或食生乳以及未熟的肉、内脏而受染。

（3）经呼吸道传染：病菌污染环境后形成气溶胶，可发生呼吸道感染。

3. 易感人群

人群普遍易感，病后可获得一定免疫力，不同种布鲁杆菌间有交叉免疫。

（三）临床表现

布鲁杆菌病潜伏期为1~3周，可长至数月，平均2周。临床可分为亚临床感染、急性感染、亚急性感染和慢性感染。

（1）亚临床感染：常发生于高危人群，血清学检测30%以上有高水平的抗布鲁杆菌抗体，不能追及明确的临床感染史。

（2）急性和亚急性感染：症状缺乏特异性，95%以上的患者起病缓慢，表现为寒战、发热、多汗，热型多为间歇热，常因大汗浸湿衣被，且与热退相伴，为此病另一突出特征。70%以上的患者伴有游走性大关节疼痛，腰骶神经、坐骨神经、肋间神经、三叉神经等均可因神经根受累而疼痛，淋巴结肿大主要见于颈部及腋下。

（3）慢性感染：病程持续1年以上，由急性期发展而来，也可无急性病史。常见症状有疲乏、出汗、头痛、低热、抑郁、烦躁、肌肉及关节酸痛。

（四）辅助检查

（1）血常规检查：白细胞正常或减少，淋巴或单核细胞比例增高，可伴有贫血。

（2）病原菌培养：自患者血液、骨髓及其他体液及排泄物中分离到布鲁杆菌。急性期血培养阳性率可高达80%，骨髓培养阳性率更高。

（3）血清学检查凝集试验：第2周多呈阳性，效价1：400以上或双份血清效价增高4倍以上有诊断价值。急性期阳性率80%~90%。

（4）酶联免疫吸附试验：敏感，阳性率更高，可用于急、慢性患者的诊断。

（5）红细胞沉降率：红细胞沉降率增快。

（五）治疗原则

（1）一般治疗：急性期应卧床休息，多饮水，进易消化饮食，保证热量。必要时给予解热镇痛剂及镇静剂。

（2）病原治疗：首选利福平（600~900mg/d）和多西环素（200mg/d），连用6周。亦可用链霉素与利福平联合治疗。

（3）慢性期的治疗：病原治疗、脱敏疗法和对症治疗。

【护理措施】

（一）基础护理

（1）隔离：布鲁菌病不会在人与人之间感染，因此不需要对患者和接触者进行隔离，但要做好病畜隔离。

（2）休息：病室保持安静，急性期患者因疼痛明显时应卧床休息，减少活动，注意保暖。

（3）饮食护理：进食富有营养和易消化的饮食，多饮水，以利排毒。

（4）病情观察：体温监测时注意观察热型、持续时间以及伴随症状等。加强患者口腔、皮肤护理，降温后及时更衣，避免着凉。观察患者关节疼痛的部位和性质。

（二）专科护理

（1）帮助患者采取舒适体位，保持关节功能位置。关节肿胀严重时，嘱患者行动缓慢，避免肌肉及关节损伤。疼痛时局部用硫酸镁热敷，要协助按摩，以防止关节强直、肌肉萎缩。

（2）神经痛时，可遵医嘱使用消炎止痛剂，或采用普鲁卡因局部封闭。

（3）并发关节腔积液者，配合医生行关节腔穿刺，抽出积液。

（4）对慢性期患者，教会其使用肌肉放松等方法，以缓解疼痛。

（5）对睾丸胀痛不适者，可用“十”字吊带托法进行保护。

（6）患者用具等均用消毒液浸泡、擦拭消毒。

（7）患者的分泌物、排泄物需消毒后再处理。

（8）菌苗疗法的主要作用是降低机体的敏感性，使用时注意：剂量准确，方法正确。重点观察患者有无寒战、高热、大汗淋漓、全身关节肌肉疼痛加剧等现象，及时配合医生处理。

（三）健康指导

（1）此病除急性期症状较重者需住院治疗外，一般可在家中护理治疗。帮助患者认识治疗此病的重点，说明急性期彻底治疗的重要性，以免复发和慢性化。

（2）对疾病的预防，开展有关布鲁菌病的知识公众宣传工作，宣传对象主要是与牲畜密切接触的职业人群及疫区和牧区的居民，所以淘汰或隔离疫畜、保护健康畜以及畜群免疫接种等是预防布鲁菌病的重要措施。

（3）严格管理传染源，对接触羊、牛、猪等牲畜的饲养员、屠宰工人、兽医、皮毛加工人员等在工作中应加强防护，特别是为牲畜接产或处理流产时，对暴露的皮肤应采取涂凡士林、戴口罩及眼罩、胶皮手套和穿胶靴等保护措施，对有可能感染的人员或牲畜应行菌苗接种。

（4）加强对畜产品的卫生监督，须定期检查畜牧产品，防止病畜或患者排泄污染水源、食物。对病畜污染的环境应用消毒液，以切断传播途径；被病原体污染的用具，经加热至60℃ 30min即可杀死病菌，煮沸可立即死亡。

（李建菊）

第九节　日本血吸虫病患者的护理

【概述】

日本血吸虫（schistosoma japonicum katsurada），即血吸虫，是一种人畜共患寄生虫病，由日本血吸虫寄生在门静脉系统引起。因皮肤接触含尾蚴的疫水而感染，钉螺为传播媒介，以发热、腹泻或脓血便、肝脾肿大为主要临床表现，对人体危害严重。日本血吸虫寄生在人体门静脉系统，主要在肠系膜静脉内。雌虫在肠系膜静脉内产卵，小部分虫卵从肠壁穿破血管，进入肠腔，随粪便排出体外。人或动物接触水中尾蚴时，尾蚴侵入皮肤，脱去尾部进入表皮变为童虫，随血流经心、肺至肝内门静脉系统，初步发育后再回到肠系膜静脉中定居产卵。

（一）发病机制

血吸虫的病变可由尾蚴、童虫、成虫、虫卵及其代谢产物所引起，但以虫卵尤其是成虫引起的肉芽肿为最重要。尾蚴侵入皮肤后，能引起毛细血管充血和细胞浸润，该处出现红色丘疹，成为尾蚴性皮炎。童虫移行经肺时，可导致肺血管周围轻度水肿和白细胞浸润。成虫及其代谢产物可引起轻度静脉内膜炎。虫体的代谢产物、分泌物、排泄物等具有抗原性，当成虫产卵后，由于虫卵抗原能与各期血吸虫所诱生的抗体发生交叉反应，形成的免疫复合物并作用于机体而引起急性类血清病综合征。在虫卵内毛蚴成熟后，由虫卵分泌的酶、蛋白质及糖等可溶性抗原引起肉芽肿反应。虫卵变性钙化后，肉芽肿开始退化形成纤维瘢痕组织，形成慢性虫卵结节，最后结节发生纤维化肉芽肿可影响宿主的肝肠组织，造成肝硬化与肠壁纤维化。

（二）流行病学

（1）传染源：病患者是唯一的传染源，病畜（牛、羊、犬）及鼠等含有虫卵，也可成为传染源。

（2）传播途径：主要通过皮肤，黏膜与疫水接触感染。

（3）易感性：人群对此病普遍易感，感染者以农民、渔民为多，感染后可获得一定免疫力，但免疫力不持久，故可多次重复感染。血吸虫流行于我国长江流域及其以南地区。发病季节以夏、秋为多发季。

（三）临床表现

在接触疫水后数小时或2~3天内出现尾蚴性皮炎，有痒感的红色点状丘疹可自行消退。潜伏期1个月左右，起病急骤。

1. 急性血吸虫病

（1）发热：患者均有发热，发热的高低、期限和热型因感染轻重而异。以间歇热最为常见，弛张热次之，热度多在39~40℃，同时伴有畏寒和盗汗。发热可持续数周至数月，重症患者的发热持续数月，并伴有严重贫血、消瘦、水肿等。

（2）过敏反应：荨麻疹较常见，也可出现血管神经性水肿、全身淋巴结轻微地肿大。

（3）胃肠道症状：患者出现腹痛和腹泻，少数患者可有脓血便，重型患者腹部有压痛，也可形成腹水。

（4）肝脾肿大：绝大多数患者有肝脏肿大，且有压痛，以右叶更为明显，半数以上患者可有轻度脾肿大。

2. 慢性血吸虫病

由于多次少量重复感染等逐渐发展成慢性，绝大多数轻度感染者可始终无任何症状，仅于体检普查或其他疾病就医时偶然发现。部分有症状的患者可出现腹痛和腹泻；重症患者可有脓血便，伴里急后重，常有肝、脾肿大，肝肿大以右叶更为明显。

3. 晚期血吸虫病

由慢性血吸虫病经反复感染后发展为晚期血吸虫病，主要临床表现为血吸虫性肝硬化及门脉高压，出现腹水、巨脾。

（四）辅助检查

（1）血常规检查：急性血吸虫病患者白细胞计数及嗜酸粒细胞数均明显增加，慢性期嗜酸粒细胞数仍有轻度或中度升高，晚期因脾功能亢进，白细胞和血小板减少，并有不同程度的贫血。

（2）肝功能试验：急性血吸虫病患者肝细胞的损害较轻，血清中球蛋白显著升高，转氨酶轻度增高。晚期患者由于肝硬化可有白蛋白与球蛋白比例倒置。

（3）粪便检查：粪沉淀检查易找到虫卵和毛蚴。

（4）肠黏膜活组织检查：采用肠镜，在病变处取米粒大小的黏膜组织压片，在显微镜下，可查到虫卵。

（5）免疫学检查：①特异性抗体检测。环卵沉淀试验、间接血凝试验、酶联免疫吸附试验等，以测定体内特异性抗体。②循环抗原测定。循环抗原是存在于患者血与尿中的特异性抗原物质，循环抗原阳性，说明有活血吸虫感染。

（五）治疗原则

（1）一般治疗：补充营养及加强支持疗法，改善全身情况。

（2）病原治疗：首选药物是吡喹酮，疗效较好，不良反应较轻且短暂，多数可自行消退。

（3）对症治疗：采取相应治疗措施，注意水、电解质的平衡。

【护理措施】

（一）基础护理

（1）隔离：执行虫媒隔离。

（2）休息：急性期卧床休息，观察体温变化，每天大便次数、性状，皮疹形态、部位，肝脾大小；给予高热量、高蛋白、高维生素、易消化的饮食。

（3）发热：体温 > 39℃，给予物理降温，如冰敷，温水或酒精擦浴；多汗者勤擦身，勤换衣服，保持皮肤清洁，床铺干燥平整；保持口腔清洁。

（4）腹泻：腹泻患者应做好肛周皮肤护理，每次大便后用清水洗干净，涂保护油膏；腹泻严重者遵医嘱静脉补充液体、热量，保证水、电解质平衡。

（二）专科护理

（1）上消化道出血：观察血压、脉搏、呕吐物及大便的颜色、性质及量；嘱患者绝对卧床休息，侧卧或头偏向一侧；出血期间禁食，出血停止 24h 后可进流质，1 周后改半流质，饮食不宜过热，以免使血管扩张，引起再度出血；发现患者出血时，迅速建立静脉通道，安慰患者，酌情用镇静剂；遵医嘱给予止血药及输血等处理；准备吸痰器、三腔管等急救器械。

（2）腹水：协助患者进行生活护理，给予精神安慰，抬高床头或半坐卧位，以改善呼吸；遵医嘱给予白蛋白和利尿剂，并观察利尿效果，记录尿量。

（3）肝性脑病：及时发现肝性脑病先兆，对使用利尿剂、进高蛋白饮食、消化道大出血、放腹水的患者加强病情观察，发生肝性脑病后协助医生进行抢救。

（4）用药：嘱患者按时按量坚持服药，特别是急性血吸虫病患者口服吡喹酮的剂量是慢性、晚期血吸虫病患者的2倍以上，服药时间更长。若出现轻微头晕、头痛、乏力、恶心、腹痛等不良反应时，不要紧张，多数在数小时后可自行缓解。若出现心律失常严重不良反应时要立即停药，及时给予处理。

（5）慢性血吸虫病：嘱患者可适当活动、避免劳累；营养均衡，鼓励进食，维持良好的营养状态，腹泻时进食少渣饮食，忌食生冷刺激性食物。

（6）晚期血吸虫病：主要有肝硬化失代偿、上消化道出血及肝性脑病表现，患者需卧床休息，观察腹围、体重、下肢水肿、有无呕血、黑便、意识障碍等，勿进粗糙、过热、多纤维、刺激性食物。腹水明显者应予低钠饮食，肝性脑病应限制患者蛋白质摄入。

向患者及其家属讲解急性血吸虫病的发病经过及康复过程，做好精神安慰，帮助患调整心理平衡，缓解紧张心理；对于青少年患者，注重向他们及其家属介绍急性血吸虫病能彻底治好，并且治愈后不影响他们的生长发育。

（三）健康指导

（1）保护水源，防止患者和病畜排出虫卵污染水源。

（2）加强卫生宣传教育树立良好的卫生习惯，避免接触疫水，做好个人防护。

（3）在流行地区和流行季节可预防性用药。避免使用损害肝脏的药物。

（李建菊）

第六章 多种途径传播的传染病护理

第一节 流行性出血热患者的护理

【概述】

流行性出血热是由流行性出血热病毒引起的自然疫源性疾病，又称肾综合征出血热（epidemic hemorrhagic fever，EHF），以鼠类为主要传染源的一种自然疫源性疾病。临床以发热、休克、充血、出血和急性肾衰竭为主要表现。流行性出血热病毒（EHFV）属布尼亚病毒科（Bunyaviridae），汉坦病毒属（hantan viridae，HV）现统称汉坦病毒（HV）。此病毒为有膜RNA病毒，病毒的核蛋白有较强的免疫原性和稳定的抗原决定簇，宿主感染病毒后核蛋白抗体出现最早，有利于早期诊断。汉坦病毒至少有20个以上血清型，我国流行的主要是Ⅰ型汉坦病毒（野鼠型）和Ⅱ型汉城病毒（家鼠型）。汉坦病毒不耐热、不耐酸，高于37℃和pH 5.0以下易灭活，加热至56℃ 30min或100℃ 1min可被灭活。对乙醚、氯仿、去氧胆酸盐敏感，对紫外线、酒精和碘伏等消毒剂敏感

（一）发病机制

该病毒侵入人体后，随血液散布全身，在各脏器组织细胞，特别在血管内皮细胞中增殖并释放至血液，引起病毒血症，出现发热和中毒症状。当小血管和毛细血管受到损害，引起血管通透性增加，血浆外渗，有效循环血量下降，导致低血压休克。在血管损害的基础上，血小板损害、聚集、破坏和功能障碍，加上血液凝固机制失调，弥散性血管内凝血形成等引起全身广泛性出血。肾小管损害，血管通透性增加，引起肾间质水肿。肾小球基膜损伤，肾小管上皮细胞变性、坏死、脱落和肾小管阻塞等引起蛋白尿、少尿和肾衰竭等一系列病理生理变化。

（二）流行病学

1. 传染源

啮齿类动物是主要传染源。我国主要的宿主动物和传染源是黑线姬鼠、褐家鼠，林区则主要是大林姬鼠。患者早期的血和尿中携带有流行性出血热病毒，但一般不会造成传染，因此人不是主要传染源。

2. 传播途径

此病的传播途径尚未完全阐明，一般认为主要有以下五种：

（1）呼吸道传播：携带病毒的鼠类排泄物，如尿、粪等污染空气，人经呼吸道吸入后感染。

（2）消化道传播：进食了被携带病毒的鼠类排泄物污染的食物，经口腔、胃肠道黏膜感染。

（3）接触传播：被鼠咬伤或破损的伤口直接接触携带病毒的血液、排泄物等可导致感染。

（4）母婴传播：孕妇感染此病后，可经胎盘感染胎儿。

（5）虫媒传播：经由鼠的寄生虫螨类亦可能传播此病。

3. 人群易感性

普遍易感，并以显性感染为主，隐性感染率为 5%~8%。感染后可获终身免疫，且各型之间有交叉免疫。

4. 流行特征

（1）地区性：此病广泛流行于亚、欧许多国家，我国为重疫区。我国除青海和新疆外，其余省市和自治区均有病例报告。

（2）季节性：虽全年均可发病，但有明显的高峰季节，其中以黑线姬鼠传播的发病高峰在 11 月至次年 1 月，次高峰在 5~7 月，以褐家鼠传播的发病高峰在 3~5 月，以大林姬鼠传播的发病高峰在夏季。

（3）人群分布：发病以男性青壮年农民和工人居多，不同人群发病的概率与接触传染源机会的多少有关。

（三）临床表现

流行性出血热潜伏期为 4~46 天，一般为 7~14 天，以 2 周多见。典型病例病程中有发热期、低血压休克期、少尿期、多尿期和恢复期五期过程。非典型和轻型病例可以出现越期现象，而重型患者则可出现发热期、休克期和少尿期之间的互相重叠。

（1）发热期：病程第 1~3 天，除发热外，主要为全身中毒症状，毛细血管损伤和肾损伤的表现。多数起病急骤，体温常在 39~40℃之间，以稽留热多见。热程多在 3~7 天，较少超过 10 天。一般体温越高，热程越长，病情越重。全身中毒症状则表现为疲乏、全身酸痛、头痛、腰痛等，少数出现眼眶痛。头痛、腰痛及眼眶痛（“三痛”），是由于血管扩张、组织的充血、水肿所引起。多数患者可出现恶心、呕吐、食欲减退、腹泻、腹痛等消化系统症状，是由于胃肠道充血、水肿所致。重症患者可出现嗜睡、躁动不安、谵妄等神经、精神症状。

毛细血管损伤一般出现于发热 2~3 天后，主要为充血、水肿和出血的表现。可见面部、颈部及胸部皮肤潮红（“三红”），呈“醉酒貌”。眼睑、球结膜水肿，轻者眼球转动时结膜有涟漪波，重者呈水泡样；部分患者可出现腹水。皮肤及黏膜有出血点，皮肤出血以腋下、胸背部最为突出，常呈搔抓样或条索状。发热 2~3 天即可出现肾脏损伤，主要表现为尿量减少及蛋白尿。

（2）低血压休克期：病程第 4~6 天，一般可持续 1~3 天，短者数小时，长者可达 6 天以上。多数在发热末期或热退同时出现血压下降。其特点为热退后其他症状反而加重。开始可表现为面色潮红、四肢温暖，之后则转为面色苍白、口唇青紫、四肢厥冷等。若不能得到有效控制，长期组织灌注不良，则可促进弥散性血管内凝血、脑水肿、急性肾衰等的发生。

（3）少尿期：一般在病程第 5~8 天，可持续 2~5 天，短者 1 天，长者可达 10 天以上。进入少尿期，主要是由于肾功能的急性损害而产生氮质血症、酸中毒及水电解质紊乱。氮质血症的表现。可有厌食、恶心、呕吐、腹胀、腹泻、顽固性呃逆，严重者可有头晕、头痛、嗜睡，甚至昏迷等。酸中毒表现为呼吸增快或深大呼吸。电解质紊乱则以高钾、低钠、低钙为主。钠水潴留则进一步加重组织的水肿，可出现腹水。严重者可出现高血容量综合征的表现，如头痛、头昏、烦躁不安、血压升高、脉压增大、脉搏洪大、颈静脉怒张、充血性心力衰竭、脑水肿、肺水肿等。多数患者由于弥散性血管内凝血、血小板功能障碍等使出血加重，表现为皮肤瘀斑增加、鼻出血、呕血、便血、咯血、血尿，甚至颅内出血等。

（4）多尿期：多发生在病程第 9~14 天，通常持续 7~14 天，短者 1 天，长者可达数月甚至 1 年。由于此期新生的肾小管吸收功能尚未恢复，因而肾的浓缩功能差，加之体内潴留的尿素氮等物质的渗透性利尿作用，尿量开始逐渐增加。在多尿早期，氮质血症可继续存在，甚至加重。随着尿量的逐渐增加，氮质血症逐渐下降，精神食欲逐渐好转。到后期每天尿量一般可达 4 000~8 000ml，少数可高达 10 000ml 以上。若不能及时补充水和电解质，则易发生低血容量性休克、低钠、低钾等。此期，由于机体抵抗力下降，易继发感染，进而引发或加重休克。

（5）恢复期：在病程第 3~4 周后，尿量逐渐减少至正常（2 000ml/d 以下），精神、食欲基本恢复正常。肾功能的完全恢复则需要 1~3 个月，重者可达数月或数年之久。

近年来，轻型患者增多，可有越期现象或几个疾病期重叠现象，而未表现出上述典型的五期过程。

（四）辅助检查

1. 血常规检查

其变化与病期及病情轻重有关。白细胞计数第 3 天后逐渐升高可达（15~30）$\times 10^9$/L，少数重症患者可达（50~100）$\times 10^9$/L。发病初期中性粒细胞增多，重症患者可见幼稚细胞呈类白血病反应。第 4~5 天后淋巴细胞增多，并出现较多的异型淋巴细胞。发热后期和低血压期血红蛋白和红细胞明显升高。血小板从第 2 天开始减少，并可见异型血小板。

2. 尿常规检查

病程第 2 天可出现尿蛋白，部分患者尿中出现膜状物，为大量蛋白和脱落上皮细胞的凝聚物。尿镜检可见管型、红细胞及巨大融合细胞。

3. 血液生化检查

多数患者的血尿素氮（BUN）和血清肌酐（Cr）在低血压休克期开始上升，少数发热期开始升高。发热期血气分析以呼吸性碱中毒多见，与发热过度换气有关。而休克期和少尿期以代谢性酸中毒为主。血钠、氯、钙在此病各期中多数降低，而血钾在发热期和休克期处于低水平，少尿期升高，多尿期又降低。

4. 凝血功能检查

发热期开始血小板减少，其黏附、凝聚和释放功能降低。若出现弥散性血管内凝血，血小板常在 50×10^9/L 以下，高凝期则血液凝固时间缩短，消耗性低血液凝固期则纤维蛋白原降低，血液凝固酶原时间延长和血液凝固酶时间延长。进入纤溶亢进期则出现纤维蛋白降解物（FDP）升高。

5. 免疫学检查

（1）特异性抗原检查：早期患者的血清、外周血细胞及尿沉渣细胞中均可检出病毒抗原。

（2）特异性抗体检查：检测血清 lgM 和 IgG 抗体。IgMl：20 为阳性，IgGl：40 为阳性，1 周后血清滴度 4 倍上升有诊断价值。

6.PCR 技术

应用 RT-PCR 方法可以检出的 RNA，敏感性较高。

7. 其他检查

约 50% 的患者血清谷丙转氨酶升高，少数血清胆红素也升高。心电图多数为窦性心动过缓，可有传导阻滞，心肌损害等表现。高血钾时出现 T 波高尖，低血钾时出现 U 波。眼压常增高，若明显增高者常为重症，脑水肿患者可见视神经盘水肿。胸部 X 线检查显示约 30% 的患者有肺瘀血和肺水肿表现，约 20% 出现胸腔积液和胸膜反应。

（五）治疗原则

综合疗法为主，早期可应用抗病毒治疗；中晚期主要是对症治疗，注意防治休克、肾衰竭和出血。治疗原则为“三早一就”，即早发现、早休息、早治疗、就近治疗。

1. 发热期

（1）抗病毒治疗：发病 4 天内可应用利巴韦林，每天 800~1 000mg 加入 10% 葡萄糖溶液中静脉滴注。

（2）减轻外渗：可给予药物路丁、维生素 C 等静脉输入，以降低血管通透性。给予 20% 甘露醇静脉滴注，以提高血浆渗透压。

（3）减轻中毒症状：可给予地塞米松 5~10mg 静脉滴注，同时还有减轻外渗的作用。呕吐频繁者可给予甲氧氯普胺肌内注射，或维生素 B 静脉滴注。

（4）止血及预防弥散性血管内凝血：出血明显者可给予酚磺乙胺、维生素 K 等静脉滴注。适当给予患者低分子右旋糖酐或丹参注射液静脉滴注，以降低血液黏稠度，有弥散性血管内凝血指征者，可给予小剂量肝素抗凝。

2. 低血压休克期

（1）早期、快速和适量补充血容量：补充血容量应与晶体液、胶体液结合，晶体、胶体之比为 3∶1，晶体液以平衡盐液为主，不能单纯输入葡萄糖液，胶体液常用低分子右旋糖酐、血浆、白蛋白等。由于存在血液浓缩，不宜应用全血。

（2）纠正酸中毒：给予 5% 碳酸氢钠溶液，不但能够纠正酸中毒，还有扩容作用。

（3）改善微循环：可应用血管活性剂、如多巴胺等。

3. 少尿期

（1）严格控制入量：原则是量出为入，宁少勿多。每天补液量为前 1 天排出量加 500~700ml。输入液以高渗葡萄糖液为主，以补充能量，减少蛋白质的分解。

（2）纠正酸中毒：5%碳酸氢钠静脉滴注。

（3）利尿、导泻：给予呋塞米，从小量开始，逐渐加大用量至 100~300mg/ 次。导泻常用甘露醇 25g、50%硫酸镁或大黄煎水口服。

（4）透析疗法：对于明显氮质血症、高血钾及高血容量综合征的患者可进行透析疗法，临床多采用血液透析。

4. 多尿期

主要是维持水、电解质平衡和预防继发感染。补液以口服为主，不能进食者对其静脉补液。初期因体内潴留的液体尚需排除，补液量以排出量的 75% 为宜，后期应维持出入量平衡。注意电解质，特别是钾的补充。发生感染后及时诊断及治疗。

5. 恢复期

嘱患者应加强营养，注意休息，逐渐增加活动量，定期复查肾功能等。

【护理措施】

（一）基础护理

1. 隔离

执行呼吸道、消化道、接触隔离措施。防鼠、灭鼠是预防此病的关键。加强食品卫生及个人防护，防止鼠类排泄物污染食物，不用手接触鼠类及其排泄物。

2. 环境与休息

保持安静，绝对卧床休息，且不宜搬动，以免加重组织脏器的出血。恢复期患者仍要注意休息，逐渐增加活动量。

3. 饮食护理

给予清淡可口、易消化、高热量、高维生素的流质或半流质饮食。发热期应注意适当补充液体；少尿期应限制液体、钠盐及蛋白质的摄入，以免加重钠水潴留、氮质血症。患者口渴时，可以采用漱口或湿棉签擦拭口唇的方式加以缓解；多尿期应注意液体及钾盐的补充；消化道出血的患者应禁食。

4. 高热的护理

高热患者应以物理降温为主，如用冰袋、冰囊等，注意不能采用酒精或温水擦浴，以免加重皮肤的充血、出血。禁用强烈退热药，以免大量出汗促使患者提前进入休克期。

5. 皮肤及黏膜的护理

（1）减少对皮肤的不良刺激，保持床铺清洁、干燥、平整，衣服应宽松、柔软，出汗较多时应及时更换。

（2）帮助患者保持舒适体位，用软垫适当衬垫，并及时变换体位。

（3）避免推、拉、拽等动作，以免造成皮肤的破损。

（4）做好口腔护理，保持口腔黏膜的清洁、湿润，及时清除口腔分泌物及痰液。

（5）保持会阴部清洁，留置导尿者应严格执行无菌操作。

（二）专科护理

1. 严密观察病情变化

此病具有病情变化快、病情危重的特点，其治疗的关键在于及早发现和防治休克、肾衰竭和出血等并发症。

（1）密切监测患者生命体征及意识状态的变化，注意体温及血压变化，有无呼吸频率、节律及幅度的改变，有无脉搏细数、节律不整等，有无嗜睡、昏迷等。

（2）充血、渗出及出血的表现：如“三红”“三痛”的表现，皮肤瘀斑的分布、大小及有无破溃等，有无呕血、便血、腹水及肺水肿等表现。

（3）严格记录24h出入量，注意尿量、颜色、性状及尿蛋白的变化。

（4）注意有无氮质血症的表现，如厌食、恶心、呕吐、顽固性呃逆等症状，监测血尿素氮、肌酐的变化。

（5）电解质及酸碱平衡的监测及血液凝血功能的检查等。

2. 肾衰竭的护理

（1）按“量出为入，宁少勿多”的原则，严格控制患者液体入量。

（2）适当增加糖的供给，限制患者蛋白质的摄入。

（3）利尿、导泻治疗时，密切观察患者用药后的反应，协助排尿、排便，观察其颜色、性状及量，并及时做好记录。

（4）出现高血容量综合征者，应立即减慢输液速度或停止输液，使患者取半坐位或坐位，双下肢下垂。

（5）血液透析或腹膜透析的护理：向患者及家属说明治疗目的、基本操作程序等，以取得患者及家属的积极配合，做好透析后观察与护理。

3. 循环衰竭的护理

（1）迅速建立静脉通路，遵医嘱准确、迅速给以输入液体，以扩充血容量。应用碱性液及血管活性药，以迅速纠正休克。快速扩容时，注意观察心功能，避免发生急性肺水肿。

（2）给予吸氧。

（3）患者可因出血而致循环衰竭，应做好交叉配血、备血，为输血做好准备。

（4）密切观察治疗效果。

（5）做好各种抢救的准备工作，备好抢救药品及抢救设备。

（三）健康指导

（1）宣传预防肾综合征出血热的有关知识，使群众认识到防鼠、灭鼠是预防此病的重点，并应加强个人防护，疫苗接种可获得较好的预防效果。

（2）进行疾病的发生、预后及康复等的知识教育，由于肾功能的完全恢复需要较长时间，出院后仍需继续休息，加强营养，并定期复查肾功能，以了解患者病情恢复情况。

（闫 茗 任 玲）

第二节 手足口病患者的护理

【概述】

手足口病（hand-foot-mouth disease，HFMD）是由多种肠道病毒引起的一种儿童常见传染病，是我国法定的丙类传染病。多发于学龄前儿童，尤以3岁以下儿童发病率最高。大多数患儿症状轻微，以发热和手、足、口腔等部位的丘疹或疱疹为主要症状，少数患儿可引起心肌炎、肺水肿、无菌性脑膜炎等并发症。引发手足口病的肠道病毒有20多种（型），柯萨奇病毒A组的16、4、5、9、10型，

B组的2、5型，以及肠道病毒71型均为手足口病较常见的病原体，其中以柯萨奇病毒A16型（Cox A16）和肠道病毒71型（EV 71）最为常见，肠道病毒71型病毒是手足口病的主要病原。此病传染性强，常见全家发病，并可造成局部暴发流行。患者以4~5岁以下幼儿多见，成人也可患病，但病情多较轻。肠道病毒适合在湿热的环境下生存与传播，病毒在4℃可存活1年，–20℃可长期保存，在外环境中可长期存活。75%酒精不能将其灭活，对乙醚、去氯胆酸盐等不敏感，对紫外线和干燥敏感。各种氧化剂（高锰酸钾、漂白粉）、甲醛、碘伏以及加热至56℃持续30min可以灭活病毒。

（一）发病机制

病毒从咽部或肠道侵入，在局部黏膜或淋巴组织中繁殖，并由局部排出，此时可引起局部症状。继而病毒又侵入局部淋巴结，并由此进入血液循环导致第1次病毒血症。病毒经血循环侵入网状内皮组织、深层淋巴结、肝、脾、骨髓等处大量繁殖并由此进入血液循环，引起第2次病毒血症。病毒可随血流进入全身各器官，如中枢神经系统、皮肤黏膜、心脏等处，进一步繁殖并引起病变。

（二）流行病学

（1）传染源：人是肠道病毒的唯一宿主，患者和隐性感染者均是此病的传染源。发病前数天，感染者咽部与粪便就可检出病毒，通常以发病后1周内传染性最强。

（2）传播途径：肠道病毒可经消化道（粪–口途径）传播，也可经呼吸道（飞沫、咳嗽、打喷嚏等）传播，亦可因接触患者口鼻分泌物、皮肤或黏膜疱疹液及被污染的手机物品等造成传播。

（3）人群易感性：人对肠道病毒普遍易感。不同年龄人群均可发病，以5岁以下儿童为主，尤以3岁以下儿童发病率最高。显性感染和隐性感染后均可获得特异性免疫力，产生的抗体可在体内存留较长时间，对同血清型病毒产生比较牢固的免疫力，但不同血清型极少有交叉免疫。

（4）流行特征：该病是全球性传染病，世界大部分地区均有此病流行的报道，无明显的地区性。全年均可发生，一般5~7月为发病高峰。托幼机构等人群集中单位可暴发。肠道病毒传染性强、隐性感染比例大、传播途径复杂、传播速度快，控制难度大、容易出现暴发和短时间内较大范围流行。

（三）临床表现

手足口病潜伏期为2~10天，平均3~5天，病程一般为7~10天。

1. 普通病例表现

没有明显的前驱症状。急性起病，发热，口腔黏膜出现散在疱疹，起初为粟米样斑丘疹，周围有红晕，主要位于舌及两颊部，硬腭，也可以出现在扁桃体、牙龈及咽部等，疱疹破溃后形成溃疡。由于口腔溃疡疼痛，患儿流涎拒食。在口腔病变的同时皮肤可以出现斑丘疹，以手足为多见，皮疹主要分布于手背、指间，偶见于躯干、大腿、臀部、上臂等处，呈离心性分布，斑丘疹很快转为小疱疹，直径为3~7mm，质地稍硬，自几个至数十个不等，2~3天可自行吸收，不留痂。斑丘疹在5天左右由红变暗，然后消退；疱疹周围可有炎性红晕，疱疹呈圆形或椭圆形扁平凸起，内有浑浊液体，疱内液体较少，长径与皮纹走向一致，大小不等，愈合后不留痕迹。水疱及皮疹通常会在1周内消退。皮疹一般具有四不特征，即不痛、不痒、不结痂、不留疤。还可伴有咳嗽、流涕、食欲缺乏、恶心、呕吐、头痛等症状。部分病例无发热，仅表现为皮疹或疱疹性咽峡炎。此病一般预后良好。

2. 重症病例表现

少数病例（尤其是小于3岁者）可出现脑膜炎、脑炎、肺水肿、循环衰竭等，病情凶险，可致死亡或留有后遗症。

（1）神经系统：累及神经系统主要表现为无菌性脑膜炎、脑炎及瘫痪性疾病，多发生于5岁以下幼儿，1岁以下婴儿发病率最高。临床表现变化多样，病情轻重不一，一般表现为情感淡漠、嗜睡、易惊、头痛、呕吐、谵妄甚至昏迷、肢体抖动、肌阵挛、眼球震颤、共济失调、眼球运动障碍、无力或急性弛缓性麻痹、惊厥等症状。危重病例可表现为昏迷、脑水肿、脑疝。查体可见脑膜刺激征、腱反射减弱或消失，巴氏征等病理征阳性。头颅MRI检查、脑电图检查有助于明确疾病的严重性。

（2）呼吸系统：呼吸浅促、呼吸困难或节律改变，口唇发绀，咳嗽，咳白色或粉红色泡沫样痰；肺部可闻及湿啰音或哮鸣音。

（3）循环系统：出现面色苍白、四肢冰冷、出冷汗、皮肤花纹、指（趾）发绀、毛细血管再充盈时间延长、心率增快或减慢、脉搏细数甚至消失、血压升高或下降等休克表现。

（四）辅助检查

（1）血常规检查：普通病例白细胞计数常正常，重症病例白细胞计数明显升高。

（2）血生化检查：部分病例可有轻度ALT、AST、肌酸激酶同工酶（CK-MB）升高，重症病例可有心肌肌钙蛋白I（cTn）、血糖升高，C反应蛋白一般不升高。

（3）脑脊液检查：神经系统受累时可有以下异常：外观清亮，压力增高，白细胞增多，蛋白正常或轻度增多，糖和氯化物正常。

（4）病原学检查：肠道病毒（CoxA16、EV71等）特异性核酸阳性或分离到肠道病毒。咽、气道分泌物，疱疹液，粪便阳性率较高。

（5）血清学检查：急性期与恢复期血清肠道病毒71型、柯萨奇病毒A16型或其他肠道病毒中和抗体有4倍以上的升高。

（6）影像学检查：胸片可表现为双肺纹理增多，出现网络状、斑片状阴影，重症病例可出现肺水肿、肺出血征象，部分病例以单侧为著。MRI检查发现神经系统受累者可有异常改变，以脑干、脊髓灰质损害为主。

（7）其他检查：脑电图部分病例可表现为弥漫性慢波，少数可出现棘（尖）慢波。心电图一般无特异性表现，心肌受损者可见窦性心动过速或过缓，Q-T间期延长，ST-T改变。

（五）治疗原则

对手足口病目前尚无特异性抗病毒药物，主要为对症治疗，加强护理，预防并发症的发生。

1. 普通病例治疗

普通病例可在门诊或居家隔离治疗，避免交叉感染。适当休息直至体温正常，清淡饮食，做好口腔、皮肤护理，发热等症状可采用中西医结合治疗。

2. 重症病例的治疗

（1）神经系统受累的治疗：控制颅内高压，限制液体入量，给予甘露醇等脱水治疗。静脉注射免疫球蛋白，酌情应用糖皮质激素。出现持续高热、肢体抖动、易惊等表现，及时应用糖皮质激素冲击治疗。常用甲泼尼龙用量10mg/kg，应用后评价冲击效果，效果不佳，7~8h后可重复给药，予以降温、镇静、止惊对症治疗。

（2）呼吸、循环衰竭治疗：发生呼吸功能衰竭时，早期给予气管插管使用正压机械通气支持，及时纠正低氧血症，阻止肺水肿的发展，但应坚持“早上早下”的原则，防止并发症的发生。监测呼吸心率血压和血氧饱和度。出现四肢末梢皮肤发凉发花，早期给予米力农强心、扩血管治疗，以阻止体循环血容量再分布至肺循环。心力衰竭时在维持血压稳定的情况下，限制液体入量。根据血压情况使用血管活性药物，酌情应用利尿剂。

3. 中医治疗

根据不同病情辨证论治。普通型患儿宜选用清热解毒、化湿透邪的药物。重型患儿根据病情给予清热祛风、回阳救逆的药物。对于口咽部疱疹可选用西瓜霜、双料喉风散外敷。

【护理措施】

（一）基础护理

（1）隔离：对患者实施呼吸道、消化道及接触隔离。直至发热、皮疹消退及疱疹结痂，一般需隔离 2 周。患儿用过的物品应彻底消毒。

（2）环境与休息：嘱患者宜卧床休息 1 周。房间要定期开窗通风，保持空气新鲜、流通，温湿度适宜。减少人员进出患者房间，禁止吸烟，防止空气污浊，避免继发感染。

（3）饮食护理：患者因发热、口腔疱疹，胃口较差，不愿进食，应给予患者清淡、可口、易消化流质或半流质食物，禁食生冷、辛辣等刺激性食物。饮食温度不宜过高，食用过热的食物可以刺激破溃处引起疼痛，不利于口腔溃疡的愈合。

（4）皮疹护理：注意保持皮肤清洁，防止感染。患者衣服、被褥要清洁，衣着要舒适、柔软，经常更换。剪短患者的指甲，必要时包裹患者双手，防止抓破皮疹。臀部有皮疹的患者，应及时清理大小便，保持臀部清洁干燥。手足部皮疹初期可涂炉甘石洗剂，有疱疹形成或疱疹破溃时可涂 0.5% 碘伏。

（5）口腔疱疹护理：患者会因口腔疼痛而拒食、流涎、哭闹等，要保持患者口腔清洁，进食前后用生理盐水或温开水漱口，对不会漱口的患儿，可以用棉棒蘸生理盐水轻轻地清洁口腔。

（6）发热的护理：患儿体温一般为低热或中度发热，无需特殊处理，可让患儿多饮水，有助于散热。

（二）专科护理

（1）严密观察病情变化：密切观察生命体征的变化，监测体温，观察发热的程度、持续时间。有无呼吸困难、面色苍白、出冷汗、心率增快或减慢、血压下降等呼吸与循环衰竭表现。注意意识状态，有无嗜睡、烦躁不安、抽搐等症状。

（2）中枢神经系统观察及护理：严密观察患儿有无烦躁不安或阵发性哭闹、精神差、嗜睡、易惊、头痛、呕吐、肢体抖动、抽搐等症状，婴幼儿有无拍头、抓发等异常表现。出现神经系统症状已进入脑膜脑炎、脑脊髓炎期，其中病毒性脑膜炎患者占多数，少数患儿为脑干脑炎。有中枢神经系统受累时，采取慢补快脱的治疗措施，甘露醇强调早期、快速、大剂量的给予，尽快降低颅内压，减轻脑水肿，使患儿保持轻度脱水状态为度。应用甘露醇时要在 30min 内输入，观察眼窝凹陷程度，防止脱水过度。在应用甲泼尼龙后要注意观察有无应激性溃疡的出现。对频繁惊厥、抽搐的患儿，禁饮水，避免因误吸引起窒息，遵医嘱给予镇静止惊药物，保持呼吸道通畅，发绀者给予氧气吸入，牙关紧闭者将纱布包裹的压舌板放入上下牙齿之间，以防舌咬伤。保持患儿头部中立位，头肩抬高 15°~30°，以利于脑静脉回流，降低颅内压，预防发生脑疝。密切观察瞳孔变化，记录 24 h 出入量。液体输注速度不宜过快，以免加重脑水肿。

（3）循环系统症状的观察及护理：皮肤血管收缩、皮肤发凉、皮肤发花为起点，部位从手指、脚趾开始，逐渐向上发展。若观察到患儿有面色苍灰、皮肤发花、四肢发凉、心率增快或减慢，血压升高或下降等，宜采取快补、慢脱的方式，迅速补充血容量，改善循环障碍。应立即给予心电监护，监测心率、呼吸、血压、经皮氧饱和度等，及时遵医嘱静脉泵入血管活性药物。患儿四肢发凉时可给予热水袋保暖（水温 50 ℃左右），注意防止皮肤烫伤。让患儿绝对卧床休息，尽量保持安静，必要时可使用镇静药物。

（三）健康指导

（1）进行预防教育，加强公众对手足口病的认识，在手足口病流行期间如果发现患儿发热、起皮疹或口腔溃疡的症状，应及时到医院就诊，早期诊治，以免延误病情。

（2）进行公众疾病知识教育，轻症患儿可居家治疗，在家隔离治疗也要同其他孩子分开食宿，若出现体温过高、精神萎靡、肢体抖动等症状应立即到医院就诊。

（3）向公众宣传注意个人卫生，勤洗手，养成良好的卫生习惯。

（刘小冬　李春梅）

第三节　脊髓灰质炎患者的护理

【概述】

脊髓灰质炎（poliomyelitis）是由脊髓灰质炎病毒（poliovirus）引起的一种急性传染病。临床表现主要以发热、咽痛、肢体疼痛为主，少数患者可发生弛缓性神经麻痹并留下瘫痪后遗症，一般多感染 5 岁以下儿童。故俗称“小儿麻痹”。脊髓灰质炎病毒为小核糖核酸病毒科。肠道病毒属（enterovirus），直径为 27~30nm，无包膜，属单链、正链核糖核酸。根据抗原不同可分为Ⅰ、Ⅱ、Ⅲ型血清型，各型间很少交叉免疫。脊髓灰质炎病毒在外界环境中生存力较强，在污水和粪便中可存活数月。冰冻条件下病毒可保存数年，在酸性环境中较稳定，不易被胃酸和胆汁破坏活力，耐乙醚和酒精。但加热至 56℃以上、甲醛、2% 碘酊、各种氧化剂如双氧水溶液、高锰酸钾等，均能使其灭活。

（一）发病机制

病毒经口咽或消化道进入体内，先在鼻咽部及胃肠道内复制，然后逐渐侵犯相关淋巴组织，大多数人感染后，机体可产生相应保护性抗体，病毒不进入血流，不出现症状或轻微不适，表现为隐性感染。若机体抵抗力较低，病毒可入血先引起较轻的病毒血症（即第 1 次病毒血症），若病毒未侵犯神经系统，机体免疫系统又能清除病毒，患者可不出现神经系统症状，为顿挫型；少部分患者因病毒毒力强或血中抗体不足，病毒随血流扩散至全身淋巴组织或其他组织中进一步增殖，大量复制并再度入血液形成较为严重的病毒血症（即第 2 次病毒血症），病毒通过血 – 脑脊液屏障，侵入中枢神经系统，在脊髓前角运动神经细胞中增殖，引起细胞坏死，若运动神经元受损严重，则导致肌肉瘫痪，引起瘫痪期症状。

（二）流行病学

（1）传染源：人是脊髓灰质炎病毒的唯一宿主，隐性感染者和轻症瘫痪型患者是此病的主要传染源，其中隐性感染者（无症状病毒携带者）约占 90% 以上。整个病程均具有传染性。

（2）传播途径：此病以粪－口途径为主要传播方式，初期也可经呼吸道传播。主要通过患者鼻咽排出病毒，随着病程进展病毒随之由粪便排出，粪便带毒时间可长达数月，通过污染水源、食物以及日常生活接触传播。

（3）人群易感性：人群普遍易感。感染后获同型特异性持久免疫力。抗体（lgG）可通过胎盘及母乳（含分泌型 IgA）传给婴儿。

（4）流行特征：可散发流行，在温带地区，夏秋季发病显著高于冬春季。随着脊髓灰质炎疫苗的普种，儿童感染的机会减少，发病率显著下降。

（三）临床表现

潜伏期为 5~35 天，一般为 5~14 天，临床上表现类型：轻型（隐性感染）、顿挫型、无瘫痪型、瘫痪型。此病 90% 以上为无症状或轻型病例，仅可从粪便或鼻咽部分泌物中分离出病毒抗体。顿挫型，占 4%~8%，通常无特异性临床表现，仅有发热（2~3 天）、头痛、乏力，咽喉肿痛，或食欲减退、恶心、腹痛等消化道症状，一般不伴神经系统症状体征。瘫痪型主要可分为以下五期：

1. 前驱期

主要表现为发热、乏力、多汗，可伴咽痛、咳嗽等呼吸道症状或食欲下降、恶心呕吐、腹痛等不适。

2. 瘫痪前期

可由前驱期直接进入此期，或在症状消失后 1~6 天出现体温再次上升，头痛、恶心呕吐、烦躁或嗜睡，感觉过敏、肢体强直灼痛。体检可有颈抵抗或柯氏（Kernig）征、巴宾斯基（Babinski）征阳性。三脚架征，即患儿坐起时因颈背强直不能屈曲，坐起时需双手后撑床上而呈“三脚架”样。吻膝试验阳性，患者坐起、曲颈时不能以下颌抵膝。可伴交感神经功能紊乱而出现面色潮红、多汗、括约肌功能障碍等表现。后期可有腱反射减弱或消失。

3. 瘫痪期

通常于起病后 3~10 天出现肢体瘫痪，多于体温开始下降时出现，瘫痪前可有肌力减弱，伴腱反射减弱或消失，并逐渐加重。无感觉障碍，瘫痪早期可伴发热和肌痛，多数患者体温下降后瘫痪就不再发展。可分以下几型：

（1）脊髓型：脊髓型最常见。表现为弛缓性瘫，不对称，腱反射消失，肌张力减退，因病变多在颈、腰部脊髓，故四肢瘫痪，尤以下肢瘫居多。近端肌群较远端肌群受累重，出现早。躯干肌群瘫痪时头不能直立，颈背无力，不能坐起和翻身。颈胸部脊髓病变严重时可累及呼吸肌而影响呼吸运动，表现呼吸浅速、咳嗽无力等。

（2）延髓型：延髓型即延髓性麻痹型，系延髓和脑桥受损所致。呼吸中枢受损时出现呼吸不规则，呼吸暂停，严重时出现呼吸衰竭。血管运动中枢受损时可有血压和脉率变化，乃至循环衰竭。脑神经受损时则出现相应的症状和体征，面神经及第 X 对脑神经损伤多见。

（3）脑型：脑型少见，表现为高热、头痛、烦躁、惊厥或嗜睡，可有神志改变。

（4）混合型：混合型以上几型同时存在为混合型。

4. 恢复期

瘫痪通常从远端肌群开始恢复，持续数周至数月，轻型病例1~3个月内可基本恢复，重者需6~18个月或更长时间。

5. 后遗症期

瘫痪1~2年后仍不恢复为后遗症。若不积极治疗，则长期瘫痪的肢体可发生肌肉萎缩、肢体畸形。

（四）辅助检查

（1）红细胞沉降率：急性期红细胞沉降率增快。

（2）血常规检查：白细胞多正常，早期及继发感染时可增高，以中性粒细胞增高为主。

（3）脑脊液检查：脑脊液改变类似于其他病毒所致的脑膜炎。颅压可略高，细胞数稍增，早期中性粒细胞为主，后以淋巴细胞为主。热退后细胞数迅速降至正常，蛋白可略高，呈蛋白－细胞分离现象。少数患者脑脊液可始终正常。

（4）病毒分离：起病1周内咽部及粪便内可分离出病毒，也可从血液或脑脊液中分离病毒。多次送检可增加阳性率。

（5）血清学检查：可用中和试验、补体结合试验及酶标等方法检测特异抗体，其中以中和试验较常用，阳性率及特异性均较高。

（五）治疗原则

此病目前尚无特效抗病毒治疗。治疗原则是对症治疗、预防及处理并发症、康复治疗。

1. 前驱期及瘫痪前期

（1）一般治疗：卧床至热退后1周，避免各种引起瘫痪发生的因素，如剧烈活动、肌内注射、手术等，并保证补液量及热量的供给。

（2）对症治疗：必要时可使用退热药物、镇静剂缓解全身肌肉痉挛和疼痛，适量的被动运动可减少肌肉萎缩、畸形发生。

2. 瘫痪期

（1）营养补充：予以充足的营养及充足的水分，维持电解质平衡。

（2）药物促进功能恢复：使用神经细胞的营养药物如维生素B1、维生素B12及促神经传导药物等，一般在急性期后使用。

（3）延髓型瘫痪：保持气道通畅，静脉途径补充营养。若气管内分泌物较多，应及时吸出，防止气道梗阻。

3. 恢复期及后遗症期

体温恢复正常，肌肉疼痛消失和瘫痪停止发展后应进行积极康复治疗。若畸形较严重，可行外科矫形治疗，此外还可通过中医按摩、针灸、康复锻炼及其他理疗措施促进功能恢复。

【护理措施】

（一）基础护理

（1）隔离：患者自起病日起至少隔离 40 天，密切接触者应医学观察 20 天，对于病毒携带者应按患者的要求隔离。急性期患者粪便用 20% 含氯石灰乳剂或用含氯消毒剂，将粪便浸泡消毒 1~2h 后再排放，沾有粪便的衣裤应煮沸消毒，被褥应日光曝晒或紫外线照射消毒。

（2）环境与休息：保持安静，绝对卧床 。卧床持续至热退 1 周，以后避免体力活动至少 2 周。卧床时使用踏脚板，使脚和小腿保持一正确角度，可利于功能恢复。

（3）饮食：给予高维生素、富含蛋白质、清淡易消化饮食，对于昏迷吞咽困难的患者可鼻饲，保证营养的供应。

（二）专科护理

（1）严密观察病情变化：定时测量患者的体温、脉搏、呼吸、血压和意识状态。监测患者血气、电解质、血压等，发现问题及时处理。

（2）保持功能体位：卧床时保持身体成一直线，膝部略弯曲，髋部及脊柱用板或重物使之挺直，踝关节呈 90°。疼痛消失后应积极做主动和被动锻炼，以防止骨骼肌肉萎缩、畸形，此外还可通过中医按摩、针灸及其他理疗措施促进功能恢复。

（3）延髓型瘫痪：保持呼吸道通畅，采用低头位（床脚抬高成 20°~25°）以免唾液、食物、呕吐物等吸入，最初数日避免胃管喂养，使用静脉途径补充营养；严密监测血压，如有高血压脑病，应及时处理；声带麻痹、呼吸肌瘫痪者，需行气管切开术，通气受损者，则需机械辅助呼吸。

（三）健康指导

（1）此病流行期间，儿童应少去人多的公共场所，避免过度疲劳和受凉。

（2）对瘫痪肢体尚未恢复的患者做好家庭护理指导，使家属做好长期护理的思想准备。

（任　珍）

第四节　炭疽患者的护理

【概述】

炭疽（anthrax）是由炭疽杆菌（bacillus anthracis）引起的动物源性传染病。传染源主要是患病的食草类动物，以牛、羊、猪、犬等家畜多见。人接触病畜及其产品而被感染。临床表现以皮肤炭疽为最多见，从皮肤侵入，使皮肤形成焦痂溃疡与周围脓肿和毒血症。肺炭疽也称吸入性炭疽，可突发寒战、高热、呼吸困难、发绀等。胃肠型炭疽时可出现急性腹泻、急腹症等表现。炭疽杆菌在人及动物体内有荚膜，在体外不适宜条件下形成芽胞。本菌繁殖体的抵抗力同一般细菌，加热至 56℃持续 2h 或 75℃ 持续 1min 即可被杀灭，常用浓度的消毒剂也能迅速杀灭。炭疽杆菌在体外不适宜的环境下可形成卵圆形的芽孢。芽孢的抵抗力极强，在自然条件或在腌渍的肉中能长期生存。本菌致病力较强。

（一）发病机制

炭疽杆菌通过皮肤而侵入人体，一旦侵入皮下组织，炭疽芽孢迅速繁殖产生并释放外毒素和抗吞噬作用的荚膜物质。毒素引起明显的细胞水肿和组织坏死，形成原发性皮肤炭疽。局部吞噬细胞吞噬细菌后使之播散至局部淋巴结，细菌经淋巴管或血管扩散，引起局部出血、坏死、水肿性淋巴结炎和毒血症，细菌在血液循环中繁殖引起败血症。

（二）流行病学

（1）传染源：患病的牛、马、羊、骆驼等食草动物是人类炭疽的主要传染源。其次是猪和狗，其皮、毛、肉、骨粉均可携带细菌。炭疽患者的分泌物和排泄物也具传染性，但人与人之间的传播极少见。

（2）传播途径：直接或间接接触病畜的皮毛、肉类可引起皮肤炭疽，吸入含芽孢的尘埃可引肺炭疽，进食污染的病畜菌肉、乳制品可引起肠炭疽。

（3）人群易感性：人群普遍易感，青壮年因职业（农民、牧民、兽医、屠宰场和皮毛加工厂工人等）关系与病畜及其皮毛和排泄物、带芽孢的尘埃等的接触机会较多，其发病率也较高。一次感染后有较持久的免疫力。

（4）流行特征：动物和人群间发病有一定关系，造成家畜流行的诸因素也与人群中流行的因素有关。此病全球范围均有发生，夏秋发病多。

（三）临床表现

潜伏期因侵入途径不同而有差异，皮肤炭疽一般为1~5天，最短仅12h，最长12天。

（1）皮肤炭疽：皮肤炭疽最为多见，约占90%以上，病变部多见于面、颈、肩、手和脚等裸露部位皮肤。初为斑疹或丘疹，次日出现水疱，内含淡黄色液体，周围组织肿胀。第3~4天中心呈现出血性坏死，稍下陷，周围有成群小水疱，水肿区继续扩大。第5~7天水疱坏死破裂成浅小溃疡，血样渗出物结成硬而黑似炭块状焦痂，痂内有肉芽组织称为炭疽痈。焦痂坏死区的直径大小不等，疼痛不明显、溃疡不化脓等为其特点。继之水肿渐退，黑痂在1~2周内脱落，逐渐愈合成疤。病程中常有发热、头痛和全身不适等中毒症状。

（2）肺炭疽：肺炭疽较少见，通常是致死性的而且诊断困难。起病多急骤，但一般先有2~4天的感冒样症状，且在缓解后再突然起病，临床表现为寒战、高热、气急、呼吸困难、喘鸣、发绀、血样痰、胸痛等，有时在颈、胸部出现皮下水肿。肺部仅闻及散在的细湿罗音，或有胸膜炎体征，体征与病情严重程度常不成比例。病情大多危重，常并发败血症和感染性休克，偶也可继发脑膜炎。若不及时诊断与抢救，则常在急性症状出现后24h内因呼吸、循环衰竭而死亡。

（3）肠道炭疽：肠道炭疽极罕见。其症状包括高热、剧烈腹痛、腹泻、呕血、黑便，并很快出现腹水。腹部有压痛或呈腹膜炎征象，若不及时治疗，常并发败血症和感染性休克而死亡。

（4）炭疽败血症：炭疽败血症多继发于肺、肠道和严重的皮肤炭疽。由皮肤炭疽引起者较少。可伴高热、头痛、出血、呕吐、毒血症、感染性休克、弥散性血管内凝血等。

（四）辅助检查

（1）血常规检查：白细胞总数大于（10~20）$\times 10^9$/L，少数可高达（60~80）$\times 10^9$/L，中性粒细

胞显著增多。

（2）病原学检查：涂片检查取水疱液、分泌物、血液及脑脊液培养阳性是确诊依据。

（3）血清学检查：血中特异性抗体（患者发病后3天开始产生荚膜抗体），恢复期血清抗体较急性期增加4倍以上。

（4）动物接种：上述标本接种于小白鼠或豚鼠等动物的皮下组织，出现典型水肿、出血等为阳性反应，动物大多于48h内死亡。

（五）治疗原则

（1）一般治疗：患者应严密隔离，卧床休息。污染物或排泄物严格消毒或焚毁。多饮水，进食流食或半流食，对呕吐、腹泻或进食不足者给予适量静脉补液。对有出血、休克和神经系统症状者，应给予相应处理。对皮肤恶性水肿和重症患者，可应用肾上腺皮质激素，对控制局部水肿的发展及减轻毒血症有效，每天可用氢化可的松100~300mg，分次静脉滴注。

（2）局部处理：皮肤病灶切忌按压及外科手术，以防败血症发生，局部用1∶2 000高锰酸钾液洗涤，并敷以抗生素软膏。

（3）病原治疗：青霉素为首选抗生素。成人皮肤炭疽青霉素用量为160~400万U，分次肌内注射，疗程7~10天。肺炭疽、肠炭疽及脑膜炭疽或并发败血症者，青霉素每天1 000~2 000万U，静脉滴注，并同时合用链霉素（1~2g/d）或庆大霉素16~24万U/d或卡那霉素（1~1.5g/d），疗程在2~3周以上。单纯皮肤炭疽亦可用四环素（1.5~2g/d）或强力霉素（0.3~0.5g/d）或红霉素（1.5~2g/d）口服或静脉滴注。

【护理措施】

（一）基础护理

（1）隔离：按甲类传染病实施严密隔离。皮肤炭疽病例隔离至创口痊愈、痂皮脱落为止。其他类型病例应待症状消失、分泌物或排泄物培养（每5天培养1次）连续两次阴性后出院。医护人员穿防护服、戴口罩（须戴N-95口罩）、穿高筒胶鞋、戴乳胶手套及防护眼镜。一切污染物品不得随意带出室外，应在室内单独浸泡消毒后打包并注明后，直接单独送供应室高压消毒。无保留价值的物品应焚烧处理。衣物单打包后直接送到洗衣房单独高压消毒，患者出院后严格执行终末消毒，有皮肤黏膜破损者禁止护理患者。

（2）环境与休息：保持病室安静，温湿度适宜，绝对卧床休息，由于皮肤创口无压痛，固要特别注意保持适当的体位，必要时给予适当的固定，避免伤口受挤压。肺炭疽呼吸困难者要半卧位，症状消失方可活动。

（3）饮食护理：给易消化、高热量、高蛋白、高维生素的流质或半流质饮食，注意入量和水、电解质平衡。肠炭疽患者饮食宜清淡少渣，避免产气、刺激肠道蠕动的食物。

（4）高热的护理：单纯皮肤炭疽仅为轻度发热，无需特殊处理，但要严密注意病情变化。如并发败血症、肺炭疽而出现高热，应采取适当的降温措施，以物理降温为主。

（二）专科护理

（1）密切监测生命体征及意识状态的变化。高热、惊厥患者可给予退热药、镇静药。有呼吸困难者，应予吸氧，并保持呼吸道通畅。有感染性休克者，及时通知医生，做好抢救准备。

（2）患者如有消化道症状时要注意保持水、电解质平衡，及时、准确给予补充，并做好肛周护理。

（3）患者如有血容量不足时，应遵医嘱准确、迅速给以输入液体扩充血容量，扩容时，注意观察心功能，避免发生急性肺水肿。

（4）应用血管活性药物时应了解其药理作用、用法及不良反应，根据血压调整输液速度，保持患者血压的平稳，避免忽高忽低。

（5）皮肤护理：①监测患者皮肤状况：反肤的水肿及损伤程度。②皮损处切忌抚摸、挤压，以免病原菌扩散产生败血症。危险三角区挤压还可引发脑膜炎，皮损不予以外科切开引流，以防感染扩散，局部涂抗生素软膏，创面用无菌纱布覆盖包扎，避免与正常组织接触。③患肢可予以固定和抬高。

（6）重度颈部肿胀影响呼吸道通畅者，配合医生行气管插管或气管切开手术。

（三）健康指导

（1）指导患者的衣服、用具、废敷料、分泌物、排泄物等分别采取煮沸、含氯石灰（漂白粉）、环氧乙烷、过氧乙酸、高压蒸气等消毒灭菌措施。

（2）对流行区人群进行卫生宣传教育，应养成良好的卫生习惯，防止皮肤受伤，以免感染。

（3）严格隔离并治疗病畜，不用其乳类。死畜严禁剥皮、煮食，应焚毁或以大量生石灰深埋在地面 2m 以下。

（李惠聪）

第二卷第9篇《传染病临床护理》

参考文献

[1] 彭文伟．传染病学．第6版．北京：人民卫生出版社，2004.

[2] 杨绍基，任红．传染病学．第7版．北京：人民卫生出版社，2008.

[3] 李淑迦，黄仁健．护理常规（临床医疗护理常规）．北京：中国协和医科大学出版社，2002.

[4] 任珍．传染病护理学．北京：北京大学医学出版社，2007.

[5] 李秋萍．内科护理学．第2版．北京：人民卫生出版社，2010.

[6] 陈征，李春梅．实用传染科护理及技术．北京：科学出版社，2008.

[7] 李梦东，王宇明．实用传染病学．第7版．北京：人民卫生出版社，2005.

[8] 彭文伟．传染病学．第5版．北京：人民卫生出版社，2001.

[9] 梁万年．法定传染病识别与处理．北京：中国协和医科大学出版社，2005.

[10] 吴光煜．传染病护理．第2版．北京：北京大学医学出版社，2008.

[11] 吴光煜．症状与护理．北京：北京医科大学中国协和医科大学联合出版社，1997.

[12] 张万秋,李松琴．传染病护理．上海：第二军医大学出版社，2011.

[13] 中国疾病预防控制中心．艾滋病临床治疗与护理培训教材．北京：北京大学医学出版社，2003.

[14] 陈灏珠．实用内科学．第12版．北京：人民卫生出版社，2005.

[15] 曹韵贞．艾滋病临床诊断、治疗及护理．北京：人民卫生出版社，2001.

[16] 项晓培，李兴旺，徐克沂．艾滋病治疗学．合肥：安徽科学技术出版社，2007.

[17] 本书编写组．国家免费艾滋病抗病毒药物治疗手册．北京：人民卫生出版社，2005.

[18] 马冠生．艾滋病病毒感染者和病人营养手册.北京：人民卫生出版社，2004.

中华当代护理大全

第二卷

（中）

第10篇

精神心理卫生护理

JINGSHENXINLI WEISHENG HULI

第10篇

第一章

精神心理卫生概述

第一节 心理与精神基础知识

世界卫生组织（WHO）宣言指出：健康不仅仅是没有疾病，不体弱，而是指人躯体、心理和社会功能均处于良好的状态。心理与精神活动出现异常如同躯体疾病一样，都是客观的，心理健康与精神健康是人整体健康的基本组成部分。

心理是人的大脑在反映客观环境和事物时所进行的一系列复杂的功能活动的总称。心理也称作精神或心理现象，是指人在社会实践和社会活动中，自身与他人以及内外环境发生交互作用，而引起的主观活动及行为表现。人之所以能成为万物之灵，是因为人有丰富多彩、极其复杂的心理活动和现象。人的心理是通过精神活动及行为而表现的。心理活动的各个部分相互联系、紧密协调，维持着心理活动的统一与完整。人的心理活动一般受遗传及发育水平、社会文化及历史背景、学习与文化传统等因素的影响。

一、心理与精神健康标准

心理健康也称作精神健康、心理卫生、精神卫生，是一个复杂、多维、综合性且不断变化的概念。在不同时代、不同的社会制度和文化背景下，心理健康的含义不同。目前，心理健康还没有公认的定义，但医学界普遍认为：心理健康是一种良性状态，处于心理健康状态的人具有责任心与责任感，有良好的自我意识及自我导向，能正确地评价现实，能应对日常生活的压力。

心理健康是与躯体健康相对应的概念。1989 年世界卫生组织修订了健康定义，把健康确定为“躯体健康，心理健康，社会适应良好”。心理健康可以定义为成功履行心理功能的一种状态，这种状态能产生建设性活动，维持良好的人际关系、能调整自身来适应不良环境。因此，心理健康是个人安康、事业成功、家庭幸福、人际交往良好、社会关系健康所不可缺少的部分。

（一）心理健康的标准

心理健康的标准至今尚无统一模式，由于受时代、民族、文化等因素的制约，人们的心理健康水平呈动态变化，因而心理健康是相对的。

1. 国外的心理健康标准

美国心理学家马斯洛（Maslow）提出了心理健康的10条标准，包括：①有充分的适应力。②充分了解自己，并能对自己的能力作恰当的估计。③生活目标能切合实际。④与现实环境保持接触。⑤能保持人格的完整与和谐。⑥具有从经验中学习的能力。⑦能保持良好的人际关系。⑧适度的情绪发泄与控制。⑨在不违背集体意志的前提下，能做有限度的个性发挥。⑩在不违背社会规范的情况下，个人的基本需求能恰当满足。

2. 国内的心理健康标准

我国心理学家郭念锋曾提出了评估心理健康水平的10条标准：

（1）心理活动强度：这是指对精神刺激的抵抗能力。在遭受精神打击时，不同的人对同一精神刺激的反应各不相同。这说明人们对于精神刺激的抵抗力不同，如抵抗力低的人对精神刺激的耐受能力低，对较弱的精神刺激可能产生强烈的情感反应，可能因一次精神刺激而导致精神异常；抵抗力强的人，经历了同样的精神刺激和情绪反应，但后果并不强烈，也不会致病。这种抵抗力的强弱与人的认识水平、生活经历、人格特征、当时所处环境条件以及神经活动类型有关。

（2）心理活动耐受力：长期经受精神刺激的能力称为心理活动的耐受力。耐受力差的人，在长期精神刺激下会痛苦不堪，出现心理异常、人格改变、精神不振等，甚至产生严重的躯体疾病；耐受力强的人虽然也体验到某种程度的痛苦，但在精神方面不会出现严重问题。

（3）周期节律性：人的心理活动在形式和效率上都有其内在的节律性。如，有的人认为白天工作和学习效率不如夜晚效率高，有的人则相反。如果一个人的心理活动的固有节律发生变化并经常处于紊乱状态，就可以认为他的心理健康水平下降了。

（4）意识水平：人的意识水平的高低，常以注意力水平的好坏为客观指标。例如，不能专注于某种工作或思考问题，经常走神或注意力不能集中，而影响到意识活动的有效水平，这时应注意他的心理健康状况。心理活动无法集中的程度越高，心理健康水平就越低。

（5）暗示性：易受暗示的人也易受周围环境影响，引起情绪波动和思维的动摇，有时表现为意志力薄弱。他们的情绪和思维很容易随环境变化，给其精神活动带来不稳定。实际上，每个人都会有受暗示性的一面，但不同个体的水平和程度有很大差别。

（6）康复能力：从创伤刺激的状态恢复到原来心理状态的能力称为心理康复能力。生活中谁都不可避免地会遭受精神创伤，在精神受到创伤之后，会产生极大的情绪波动，行为暂时改变，甚至出现躯体症状。由于人们的认识能力、经验、应对方式等各不相同，从创伤中恢复过来所需时间、恢复程度也各不相同。

（7）自我控制力：人的精神活动的自控能力是心理健康的重要指标。情绪强度、情感表达、思维方向和思维过程都是在自我控制下实现的。情绪、思维和行动的自控程度与人的心理健康水平密切相关。如果一个人的情感表达适度，辞令通畅，仪态大方，不过分拘谨也不过分随便，可从他的自我控制能力判断其心理健康。

（8）自信心：自信心主要体现在一个人能否恰如其分地评价自己。人们面对生活事件和工作任务时，会评估自己的应付能力。自我评估有两种倾向，即估计过高或估计过低。对自信评估的偏差所导致的后果都是消极的。如过高自我评价会导致失败，从而产生失落感或抑郁情绪；过低自我评价会畏首畏尾，因害怕失败而产生焦虑不安的情绪。

（9）社会交往：人的精神活动得以产生和维持，其重要表现是充分的社会交往。被剥夺社会交往的个体，可能会精神崩溃，出现各种异常心理。所以，一个人能否与人正常交往，也是个体心理健康水平的标志。

（10）环境适应能力：人类为了自身的生存、种族的延续、自我的发展和完善，就一定要适应环境。环境条件的不断变化要求人们采取主动性或被动性的措施，使自身与环境达到新的平衡，这个过程叫环境适应。当环境突然发生变化时，个体能否尽快地采取方法适应，并以此保持心理平衡，反映了其心理活动的健康水平。

从思维及情感上来说，人在不同的时期处于不同的心理健康水平。心理健康在特定的时间范围内，根据内外各种环境及资源条件，适时调整自己以适应环境。这说明心理健康像身体健康一样，也是一个不断调整以维持相对稳定的动态过程。以上标准是一种理想状态，没有人能在压力达到危机状态时完全应对及适应生活，也没有人能达到绝对的精神健康。因此，精神健康是一种相对状态。

（二）心理健康现状

1996 年，联合国心理学专家预言："从现在到 21 世纪中叶，没有任何一种灾难能像心理危机那样给人们带来持续而深刻的痛苦。"

1. 国外心理健康状况

2007 年 2 月 27 日，世界卫生组织公布的数据，全球约有 10 亿人正在经历心理、精神疾病的影响。据估计，全球每年有 87 万人自杀，是全球死亡总数的 1.4%。世界卫生组织心理健康部主管萨拉西诺表示，超过 90% 的自杀案例都和心理问题相关。

目前，在心理疾病与精神疾病发病率呈明显上升趋势的形势下，心理与精神健康问题应该引起全社会的高度重视。

2. 国内心理健康状况

2002 年，我国卫生部、民政部、公安部和残疾人联合会制定和颁发的 2002–2010 年《中国精神卫生工作规划》指出："全球约有 4.5 亿人患有神经精神疾病，占全球疾病负担的 11%。前 10 位造成功能残缺的疾病中有 5 个属于精神障碍。我国目前精神疾病患者约有 1 600 万人，还有约 600 万癫痫患者。精神疾病在我国疾病总负担中排首位，约占疾病总负担的 20%。"

2003 年，北京地区抑郁症流行病学调查显示，北京市正式户籍常住人口中，抑郁症终生患病率为 6.87%。2005 年 10 月，中国心理卫生协会发表的资料显示，全国抑郁症患者超过 2 600 万。在我国自杀和自杀未遂的人群中，抑郁症患者占 50%~70%。

2009 年，根据《柳叶刀》中一篇关于我国 4 个省份精神疾病的患病率、治疗情况和相关残疾的流行病学调查报告中的报道，所有精神疾病近 1 个月的校正患病率为 17.5%。其中，心境障碍患病率为 6.1%，焦虑障碍为 5.6%，物质滥用障碍为 5.9%，精神病性障碍为 1%。女性的心境障碍和焦虑障碍的患病率比男性高，年龄≥ 40 岁个体的患病率高于年龄 < 40 岁的个体。男性酒精使用障碍的患病率是女性的 48 倍。农村居民比城市居民更可能患有抑郁障碍和酒精依赖。

二、心理社会因素对健康的影响

（一）心理因素

1. 认知能力

心理社会因素能否影响健康甚至导致疾病，取决于个体对外界刺激的认知与评价。个体认知能力不足、歪曲或认知障碍均不能对外界刺激做出真实的评价与合理的决定，从而难以采取有效的处理手段，使挫折机会增加，导致健康状况恶化。例如，当个体屡遭挫折时，对某些人可引起悲伤、沮丧以至绝望的情绪，一蹶不振，成为重大精神创伤而损害健康；而对另一些人来说，却能从中吸取教训，重整旗鼓，成为发愤图强的动力。

2. 情绪因素

情绪具有明显的生理反应成分，直接影响到身心健康。愉快、平稳而持久的积极情绪，能使人的大脑及整个神经系统处于良好的活动状态，有利于发挥机体的潜能，提高活动的效率，增进人体健康。消极情绪对心身疾病的发生、发展过程起着不良作用。如应激时的抑郁情绪很容易导致溃疡病的发生；患者在医院里测量的血压往往要比在家里测得的数值高等。大量研究结果证明，与情绪有密切关系的疾病有癌症、高血压、心脏病、胃肠疾病等。因此，良好的情绪是健康的保证。

3. 人格特征

人格心理特征不仅与心理健康有关，而且与生理健康和躯体疾病关系密切。许多研究结果表明，某些躯体疾病在发病前具有一些独特的人格心理特征。如具有“A 型行为类型”特征的男性成年人高发冠心病。所谓“A 型行为类型”是指争强好胜，追求成就，富有戒心或敌意，容易发怒，性情急躁，缺乏耐性，有时间的紧迫感，醉心于工作，急于求成等特点。具有“B 型行为类型”特征者则为非竞争型，常悠然自得，无时间紧迫感，处事有耐心，容忍力强，知足，不计较事业有无成就，把生活看做是某种享受而不是战斗，不易发生冠心病；而癌症患者常表现为克制压抑，回避现实，郁郁寡欢，委曲求全等人格特点。

4. 动机与需要

个体的行为动机过强或过弱，需求太高或太低，都有可能使个体经历更多的环境刺激或内心感受到更大的压力，影响个体的健康。如个体面对难以抉择的处境而产生的心理冲突，就是一种心理压力，这种压力往往会增大个体适应环境的困难，因而，在多数情况下都会对个体的心身健康和工作产生不良的影响。尤其是当冲突长期得不到缓解，便会产生紧张和焦虑的情绪，严重的还可能导致心理疾病。

（二）社会因素

1. 环境因素

伴随科学技术的高速发展与人口的剧增，环境污染、资源匮乏、能源短缺等一系列生态和社会问题，都在影响到人与环境的协调。这些影响还渗透到人的心理与行为之中，威胁着人们的身心健康。过分拥挤、噪音、不良工作环境、劳动时间过长等社会环境会使人产生焦虑、烦躁、愤怒、失望等情绪，这些状态进而影响到人的心理健康。

2. 生活事件

生活事件是指人们在日常生活中遇到的各种社会生活的变动。包括“正性事件”和“负性事件”。正性事件是指个人认为对自己的身心健康具有积极作用的事件，能够产生积极的体验，如晋升、提级、立功、受奖等；负性事件是指个人认为对自己产生消极作用的不愉快事件，这些事件均具有明显的厌恶性质，或带给人痛苦、悲哀的情绪，如意外事故、亲人死亡、患急重病、失业、与人争吵等。生活事件会使个体产生生理和心理的变化，常常是导致心理失常或精神疾病的原因。

3. 文化因素

每个社会成员都生活在一定的社会文化环境中，面对众多社会文化因素，如社会制度、文化规范、宗教、风俗、价值观等，每个个体都会对此做出应对和选择。随着时代的变迁、生活环境的转移，个体要面临大量的社会文化因素的变更。如果选择的应对方式不合理，易导致心理失衡和心理疾病。

4. 社会支持

社会支持缺乏可能导致个体产生不良心理体验，如孤独感、无助感，从而使心理健康水平降低。资料显示，与外界接触少的老年人与社会联系密切的老年人相比，前者相对死亡率高。这说明充分利用社会支持和提高个体被动支持的主观体验对健康有直接意义。当一个人由心理应激而陷入困境时，社会支持能帮助他稳定情绪，重新面对现实，找到解决问题的出路，从而打破消极情绪与自我评价降低之间的恶性循环。因此，社会支持能有效地缓冲各种外界刺激所导致的紧张。

（许冬梅）

第二节　心理过程与心理应激

一、心理过程

心理过程是指在客观事物的作用下，在一定的时间内，人脑反映客观现实的过程。心理过程包括认知过程、情绪情感过程和意志过程，三者之间不是彼此孤立的，而是相互联系、相互制约的关系。人们认识客观事物的同时，会产生对客观事物的态度体验，引起相应的意志行为，同时情绪、情感和意志反过来也会影响人们的认知活动。

（一）认知过程

认知过程是人们获得知识或应用知识的过程，也就是信息加工的过程，包括感觉、知觉、记忆、思维、想象、注意等心理活动。

1. 感觉

感觉是人脑对直接作用于感觉器官的客观事物个别属性的反映。如一只苹果具有多方面属性：人的眼睛看到它的颜色，手触摸它的软硬，舌头品尝它的酸甜，鼻子嗅到它的芳香，每个感觉器官反映的是它的个别属性，这就是感觉。同时，感觉也反映机体内部的刺激，我们感觉到身体的姿势和运动，感受到内部器官的工作状况如舒适、疼痛等。无论对外部还是对内部刺激的反映，感觉是感觉器官对刺激的感受，是大脑对刺激物个别属性的反映。

（1）感觉的种类：根据刺激来自机体外部还是内部，将其分为外部感觉和内部感觉两大类。

外部感觉接受机体外的刺激，反映外界事物的个别属性，包括视觉、听觉、嗅觉、味觉、皮肤感觉。

内部感觉是接受机体内的刺激，反映身体的位置、运动和内脏器官的不同状态，包括肌肉运动感觉、平衡感觉、内脏感觉等。

（2）感觉的特性：感觉的特性包括感觉适应、感觉对比、感觉的相互作用、联觉、感觉的发展与补偿、感觉的后像。

感觉适应是指刺激物持续作用于感觉器官所引起的感受性改变的现象。适应可使感受性提高或降低。如从明亮的地方走进暗室，起初什么也看不见，但不久就能看清一些东西，这是暗适应，这时视觉器官的感受性提高了；“入芝兰之室，久而不闻其香；入鲍鱼之肆，久而不闻其臭”就是嗅觉的适应现象，这时嗅觉的感受性降低了。

感觉对比是指同一感受器接受不同的刺激而使感受性发生变化的现象。感觉的对比可分为同时对比和继时对比。如把一个灰色小方块纸放在黑色的背景上看起来灰色显得亮些，放在白色的背景上则显得暗些，这是视觉的同时对比；吃完糖，再吃苹果会感到苹果酸，吃完苦药再喝白开水会觉得水甜，这是味觉的继时对比。

感觉的相互作用是指一种感觉在其他感觉的影响下，感受性发生变化的现象。如视觉感受性可在弱的音乐刺激下提高，而在强的噪音下降低；食品的颜色和温度会影响味觉；和谐优美的音乐可以使患者痛觉感受性下降等。

联觉是指一种感觉引起另一种感觉的现象。联觉可以出现在各种不同的感觉中，最常见的是视听联觉，即在声音刺激下产生视觉形象的现象。颜色的刺激也易产生联觉，如红、橙、黄等颜色使人有温暖的感觉，被称为暖色；蓝、青、绿等颜色往往引起凉爽的感觉，被称为冷色。

感觉的发展与补偿是指人的感受性不仅可以在一定条件下发生暂时性的变化，而且能在个体实践活动中获得提高和发展。由于职业训练可以使人的某种感受性明显高于一般人，如调色师的颜色分辨能力、调味师的嗅觉能力要高于他人。人的某种感觉能力缺失后，其他感觉能力会突出发展，弥补感觉缺陷，如盲人失去了视觉，其听觉、触觉会变得特别灵敏，人的感受性通过实践训练可以得到提高。

感觉的后像是指当外界刺激消失后，感觉在短暂时间内仍未消失的现象。后像存在于各种感觉之中，但是在听觉和视觉中表现较为突出。例如“余音萦绕”是听觉的后像；而电影则是利用人们视觉的后像，间断的画面连续高速播放使人的视觉产生连续后像，从而感觉电影的动态景象。

2. 知觉

知觉是大脑对直接作用于感觉器官的客观事物整体属性的反映。如前面提到的苹果，我们看到它的颜色、触摸它的软硬、品尝到的味道、嗅到它的气味等这些都是它的个别属性，将这些个别属性综合起来，在人头脑中形成一个苹果的整体形象，这就是知觉。

（1）知觉的种类：根据知觉事物时起主导作用的感觉器官，可以把知觉分为视知觉、听知觉、嗅知觉、味知觉、触知觉等。根据知觉所反映的事物特性可分为空间知觉、时间知觉和运动知觉。

（2）知觉的特性：知觉的特性包括知觉的选择性、知觉的整体性、知觉的恒常性、知觉的理解性。

知觉的选择性指人在知觉客观事物时，总是有选择的把少部分事物当成知觉的对象，而把其他事物当成知觉的背景，以便更清楚地感知一定的事物与对象。知觉对象和背景之间是可以相互转换的。

知觉的整体性是指人在过去经验的基础上把由多种属性构成的事物知觉为一个统一的整体的特性。

知觉的恒常性是指当知觉条件在一定范围内改变时，人对物体的知觉印象仍保持相对不变，这就是知觉的恒常性，是人们知觉客观事物的一个重要特性。如从近到远看一个人，尽管人们的视觉投影发生变化，但对这个人的知觉却仍保持原有的映像，而不是忽大忽小。

知觉的理解性是指人们在感知当前的事物时，总是根据已有的知识经验来解释它、理解它，并用概念（或名称）的形式把它标志出来。使其具有一定的意义，这就是知觉的理解性。人们的知识和经验越丰富，对事物的知觉就越深刻、精确、迅速。

3. 记忆

记忆是过去的经验在人脑中的反映。过去的经验是指人们在生活实践中感知过的事物、思考过的问题、体验过的情感以及练习过的动作等，这些经历过的事物在一定条件下以再认或回忆的形式反映出来，这就是记忆。

（1）记忆的分类：①根据记忆内容分为形象记忆、逻辑记忆、情绪记忆、运动记忆。②根据信息储存时间的长短分为瞬时记忆、短时记忆、长时记忆。

形象记忆也称作表象记忆，是以感知过的事物的形象为内容的记忆，例如记住事物的形状、大小、味道等。

逻辑记忆是以概念、判断、推理等逻辑思维过程为内容的记忆，是人类特有的记忆形式。

情绪记忆是以体验过的情绪或情感为内容的记忆。如触景伤情，痛苦的往事涌上心头等。

运动记忆是以过去做过的运动或动作为内容的记忆，如对游泳、打字、骑车、静脉输液技术等的记忆。

瞬时记忆是指当刺激停止后，感觉并没有立即消失，仍有一个极短的感觉信息保持过程。一般在0.25~2s，如果这些信息及时被加工，则进入短时记忆，否则就会被遗忘。

短时记忆是指在感觉记忆的基础上，信息能保持1min左右的记忆。其特点是：信息保持的时间大约1min，信息存储容量有限，一般为7个（±2）记忆单位，如拨打114查询电话号码。

长时记忆是指信息经过充分的和有一定深度的加工后在脑中长时间保留下来。时间为1min以上、几天、几个月、几年，甚至终生。

（2）记忆的过程：记忆是以往感知过的事物，在头脑中的重现，其过程包括识记、保存、认知、再现四个过程。

识记是通过反复感知从识别到记住事物的过程，即对输入的信息进行编码的过程，是记忆的初始环节。

保存是识记的事物在头脑中储存和巩固的过程。保存是识记和再现的中间环节，它在记忆过程中有着重要的作用，没有保存也就没有记忆。

认知是现实刺激与以往痕迹的联系过程。

再现是痕迹的重新活跃或复现。再现是记忆过程的最后一个环节，记忆的好坏是通过再现表现出来的。它有两种基本形式，即再认和回忆。再认是经历过的事物再度出现时能够确认叫做再认；回忆是经历过的事物不在面前时能在头脑中重现并加以确认叫做回忆。

（3）遗忘及其规律：记忆的内容不能保持或提取时有困难就是遗忘。德国心理学家艾宾浩斯最先研究了遗忘的规律，他发现，遗忘在学习之后立即开始，而且遗忘的进程最初很快，以后逐渐缓慢，揭示了遗忘"先快后慢"的时间规律。遗忘进程不仅受时间因素的影响，还受到识记材料的性质与数量、学习的程度、识记材料的系列位置、识记者的态度等许多其他因素的影响。

4. 思维

思维是人脑对客观现实间接的、概括的反映，是认知过程的高级形式。它能反映、揭示事物的本质属性和内部规律。思维与感觉、知觉、记忆不同，它是对输入的信息进行深加工，形成概念并进行判断、推理和解决问题的高级认知过程。但思维离不开感觉、知觉和记忆，它是在此基础上发展而来的。思维具有间接性和概括性两种特性。

（1）思维根据思维的凭借物分为：动作思维、形象思维和抽象思维。

动作思维是指在思维过程中以实际行动解决直观、具体问题的思维。聋哑人靠手势与人进行交流；运动员一边进行运动，一边考虑动作要领的思维都属于动作思维。

形象思维是指利用事物的具体形象去解决问题的思维。人们遇到诸如“哪条道路可更快到达指定地点”之类的问题时，常能以直观形象来选择捷径的思维就属于形象思维。

抽象思维是以概念、判断、推理的形式进行的思维，又称逻辑思维。成人的思维大部分是抽象思维，是由语言、符号参加的思维。例如，科学定律、原理、理论等都是以抽象概念表现的，都属于抽象思维。例如，医生对疾病做出的诊断等。

（2）思维根据思维探索答案的方向不同，可分为聚合思维和发散思维。

聚合思维又称作求同思维，是指把问题所提供的各种信息集中起来，得出一个解决问题的正确的或最好的答案的思维方式。这种思维利用已有知识经验或传统方法解决问题，对取得知识是必要的，但形成习惯会妨碍思考问题的灵活性。如医生通过望闻问切获得各种信息，从而做出唯一的疾病诊断。

发散思维又称作求异思维，是指对同一个问题去寻找多种解决问题的方法或答案的思维方式，它是沿着不同方向思考探索解决新的问题，是不循常规、寻求变异的思维方式。与集中式思维相比，发散式思维具有更大的主动性和创造性。科学家的发明创造、艺术家的作品、理论家学术新观点，主要是发散式思维的结果。

5. 想象

想象是人脑对已有表象进行加工、改造，创造出新形象的过程，想象是在表象的基础上形成的。人脑的想象，不仅可以是过去感知过的事物的记忆表象，而且还能够在原有形象记忆的基础上，创造出新形象，这种新形象可以是没有感知过的，也可以是世界上还不存在或不可能存在的事物的形象。例如，中国龙是由蛇的身、鱼的鳞、鹰的爪、鹿的角组合而成的，龙在现实中不存在，而蛇、鱼、鹰、鹿客观存在，是表象。

想象根据想象产生时有无预定目的，可分为无意想象和有意想象。

无意想象是指无预定目的、不由自主地产生的想象，如触景生情，浮想联翩，多属于无意想象。

有意想象是根据一定的目的、自觉产生的想象。根据想象的独立性、新颖性和创造性的不同，又将有意想象分为再造想象、创造想象和幻想。再造想象是根据语言、文字的描述或图表、模型的示意，在头脑中形成相应的事物新形象的心理过程；创造想象是不依据现成描述而是根据需要在头脑中独立创造出事物新形象的过程，如科学家的发明创造，作家创作艺术形象等；幻想是一种与生活愿望相结合并指向未来的想象，它是创造想象的一种特殊形式。幻想如果完全脱离现实就是空想，是不可能实现的。

6. 注意

注意是指意识对一定事物的指向性，外界的任何事物以及人的心理活动和行为，都可能是注意的对象。根据有无目的性，将注意分为无意注意、有意注意、有意后注意。

无意注意也称作不随意注意，是指既无目的、又不需要意志努力参与即可完成的注意。例如，老师和学生正在教室上课，突然一名迟到的同学站在门口喊“报告”，教室里所有的人都会不由自主地注意他。

有意注意又称作随意注意，是指有预定目的，必要时还需要一定意志努力才能完成的注意。有些事物本来并不吸引人们的注意，但由于它与个体的需要有直接关系，人就会去注意它。如某人想更好地和外国籍同事沟通交流而学外语，开始时主要靠有意注意，因为这时他还不能用外语去做任何事，此时，他依靠自己的意志努力坚持学习。

有意后注意是指有预定目的、但无需意志努力就能维持的注意。有意后注意是在有意注意的基础上发展起来的。当人们从事某种不熟悉的工作时，需要一定的意志努力，但一段时间后对该工作熟悉了，就不需要意志努力也能继续保持注意，此为有意后注意。

（二）情绪与情感过程

1. 情绪和情感的区别

情绪和情感是人对客观事物是否符合自己的需要而产生的态度体验。例如，顺利完成工作任务，使人感到轻松、愉快；失去亲人，给人带来痛苦、悲伤；美好的事物引起人的爱慕；丑恶的现象令人憎恶等。

情绪与情感的区别在于情绪具有情景性、激动性和暂时性，它往往随情境改变和需要的满足而减弱或消失；情感则具有稳定性、深刻性和持久性，是一个人对人或事稳定态度的反映，因而情感是人格结构或道德品质的重要成分之一。情绪是情感的表现形式，具有明显的冲动性和外部表现；情感常以内心体验的形式存在，比较稳定。情感在情绪的基础上形成，情绪的变化反映情感的深度，情绪和情感不可分割。

2. 情绪和情感的分类

（1）原始情绪：原始情绪是通常表现较多的情绪，一般有快乐、悲哀、愤怒、恐惧四种基本形式。

（2）情绪状态：根据情绪发生的强度和持续时间的长短，可分为心境、激情、应激三种基本情绪状态。

心境是一种比较平静、微弱而持久的情绪状态。心境具有弥散性，是一种持续时间较长的情绪体验，少则几天、长则数年。有时心境也可以是由对人有比较重要意义的各种不同情况引起的，如“人逢喜事精神爽”指的就是心境。

激情是一种强烈的、暴发式的、时间短暂的情绪状态，如暴怒、狂喜、恐惧、极度悲痛与绝望等。人处于激情状态时，认识范围缩小，自我控制的能力减弱，理智分析的能力受到抑制，因而人在情绪激动时易鲁莽行事，并且意识不到行为的后果。

应激是个体在出乎意料的紧急情况下产生的情绪状态。这时人因为瞬间发生的突然事件而高度紧张，并必须迅速做出抉择，而引起应激状态。

（3）社会情感：社会情感包括道德感、理智感、美感。

道德感是人根据一定的道德标准，在评价自身和他人的思想、意图和行为时产生的态度体验。如果自己的言行符合道德标准，就会产生自豪感、幸福感、欣慰感等肯定自我的体验；反之，则产生不安、羞愧、内疚等否定自我的体验。同样，当别人的言行符合一定的道德标准时，就会产生赞赏、爱慕、敬佩等情感肯定的体验；反之，则产生反感、厌恶、憎恨等情感否定的体验。

理智感是人对智力活动的需要和意愿能否得到满足所产生的情感体验。这类情感和人的认识活动、求知欲望、认识兴趣以及对客观规律的探求有着密切联系，如自信感、好奇感、充实感、怀疑感等。

美感是事物是否符合个人审美需要而产生的个人体验。例如美好的音乐、绘画、优雅的环境、行为等。美感受个人的审美观、审美能力、社会性、历史性等诸多因素的影响。

3. 情绪和情感对健康的影响

情感是人对客观事物是否符合自己需要的态度的体验。情绪具有明显的生理反应，对人的身心健康有直接的作用。正性情绪能使人从心理与生理两方面保持健康；负性情绪（焦虑、抑郁、悲哀等）则会损害人的正常生理功能和心理反应，如果负性情绪产生过于频繁、强度过高或持续时间过长等，则会导致身体疾病或心理疾病。情绪是情感的外部表现，情感是情绪的本质内容。

（三）意志过程

意志是人自觉地确定目的，并根据目的有意识地调节支配自己的行动，克服困难从而实现预定目的的心理过程。

1. 意志的特征

（1）明确的目的性：意志行动是有目的的，是为实现既定目的而进行的一系列活动，目的越明确，意志越坚定。

（2）与克服困难相联系：意志行动是有目的行动，目的的确立和实现的过程中总会遇到各种困难，因此，战胜和克服困难的过程，就是意志行动的过程。不需要克服困难的行动，不能称之为意志行动。

（3）以随意运动为基础：意志行动是有目的的行动，意志行动的目的性决定了意志行动必须是在人的主观意识支配下的随意动作，必须通过自我意识发动或停止、加强或减弱、稳定或转移自己的行动，以争取达到目的。随意动作是意志行动的基础。

意志行动的三个基本特征是相互联系的，目的性是意志行动的前提，克服困难是意志行动的核心，随意运动是意志行动的基础。

2. 意志的品质及培养

（1）意志的品质：意志的品质包括自觉性、果断性、坚韧性、自制性。

自觉性是指有自觉性的人，在行动中不畏艰险，勇往直前。与自觉性相反的是盲从和独断。

果断性是指明辨是非，迅速而合理地做出决定并执行决定的品质。与果断性相反的意志品质是优柔寡断和武断。

坚韧性是人在意志行动中坚持决定，百折不挠地克服一切困难，实现既定目的的品质。坚韧性是人重要的意志品质，一切有成就的人都具有不屈不挠地向既定目的前进的坚忍的意志。与坚韧性相反的品质是动摇和执着。

自制性是指善于克制情绪并能有意识地调节和支配自己的思想和行动的意志品质。意志的自制性主要表现在具有较强的组织性和纪律性及较强的忍耐性。和意志的自制性品质相反的是任性和冲动。

（2）意志品质的培养：加强目的教育，培养正确的道德观，树立崇高的理想；组织实践活动，在行动中锻炼顽强的意志品质；充分发挥集体和榜样的教育作用；启发个人觉悟，加强自我锻炼；根据个体差异，采取有针对性的各种实践活动。

二、心理应激过程

“应激”一词在物理学中被译为压力、应力，原意是指一个系统在外力作用下竭尽全力对抗时的超负荷状态。加拿大著名生理学家塞里（H.Selye）将这个词引入生物学和医学领域，并不断丰富其内涵。目前，在医学心理学领域中，一般将心理应激定义为：当个体“觉察”环境刺激对其生理、心理及社会系统产生过重负担时所表现出的心身紧张性反应状态，其结果是适应或者适应不良。

现代应激理论将应激过程分为四部分：应激源（输入）、中介机制、应激反应、应对。

1. 应激源

应激源是指能引起心理应激反应的各种体内外环境刺激因素，常被称为生活事件。可分为以下四种：

（1）躯体性应激源：躯体性应激源主要是指针对躯体的各种物理、化学与生物学刺激物，如高温、外伤、辐射、细菌、寄生虫、各种感染等。这些因素可以通过对身体的强烈刺激与伤害进而导致个体出现心理应激。

（2）心理性应激源：心理性应激源是来自头脑中的紧张信息，指个体的认识水平、价值观、宗教信仰、道德水准等导致的心理冲突和情绪反应；动机与行为间的矛盾以及个性缺陷。包括个人人际关系的冲突和挫折、个体的强烈需求、过高期望、能力不足或认知障碍导致的焦虑、恐惧和抑郁等消极情绪。

（3）文化性应激源：文化性应激源是指因语言、风俗习惯、生活方式、宗教信仰等引起心理应激。例如，迁居异国他乡，语言文化环境改变所面临的各种文化冲突和挑战便会产生文化性应激源。

（4）社会性应激源：社会性应激源是引起人类出现心理应激的重要原因。社会性应激源是由各种社会生活事件所引起的应激，包括重大生活事件、日常生活困扰、职业相关刺激以及生活环境应激等。

2. 中介机制

中介机制是指机体将输入信息（应激源）转化为输出信息（应激反应）的加工过程，是情景和反应的中间环节。

（1）认知评价：认知评价是指个体从自身的角度对所遇到的生活事件的性质、程度和可能的危害情况做出的估计。同一类应激源个体认知评价差异很大，受多种因素的影响。例如，个人生活经历、所受教育、价值观念、个性特点、生活事件的性质等。

（2）应对方式：应对方式是个体解决生活事件和减轻事件对自身影响的各种策略，故又称为应对策略。正确估计自己的应对能力能较好地适应应激反应，过高和过低估计自己的能力都会导致强烈的应激反应。例如，一个学习成绩一般的同学非要考清华、北大很容易受挫折，导致强烈的生理和心理反应。

（3）心理防御机制：人类在长期的进化过程中，形成并发展了一些心理上自我保护的方法，心理防御机制便是其最主要的方法之一。心理防御机制是个体为应付心理压力或挫折、适应环境时无意识地采用的心理策略。它具有解脱烦恼、减轻内心不安、焦虑和痛苦，恢复情绪平衡与稳定的作用，是一种潜意识的心理保护机制。它具有积极与消极两重性。

（4）社会支持系统：社会支持系统是指个体与社会各方面，包括家庭、亲朋、同志、组织和社团等精神上和物质上的联系，具有缓冲应激的作用，能减缓心身疾病的发生和发展。社会支持系统是作为个体可利用的外部资源，影响应激反应的外部中介。例如，在汶川地震中，来自世界各地的援助加强了灾区人民抗灾能力。

（5）个性特征：个性特征影响个体对应激源的认知评价，决定人们对应激源的反应方式。例如，

《红楼梦》中的黛玉和宝钗，由于个性差异，在对待一些突发事件时，黛玉的应对能力远不如宝钗。

3. 应激反应

应激反应是指个体因为应激源而导致的各种生物、心理、社会、行为方面的变化，又称为应激的心身反应。主要包括生理反应、心理反应和行为反应。

（1）生理反应：应激源可能引起生理功能的变化，如躯体神经系统的骨骼肌张力增强，感觉运动功能增强或减弱；自主神经系统的交感或副交感神经系统功能增强或减弱，引起心血管、呼吸、消化等器官系统功能改变；下丘脑 - 垂体前叶 - 内分泌腺功能变化；神经与内分泌系统免疫功能变化。当应激源作用强大或（和）持久时，可造成心身障碍和心身疾病。

（2）心理反应：一般分为积极和消极两种心理反应。当个体对应激情境做出积极的评价后，就会出现大脑皮层与情绪唤起，注意力集中，感、知觉能力与记忆力增强，思维积极灵活、动机适度、自我意识清晰，从而使人能恰当地选择对付应激源的策略，有效地同环境相互作用（应对能力的发挥），这就是积极的心理反应。当个体对应激刺激做出消极的认知评价时，则会出现消极的应激反应，如过度地焦虑、紧张、情绪过分波动、认知能力下降，从而妨碍个体正确评价现实情境、选择应对策略，和应对能力的正常发挥。

（3）行为反应：一个人的生理性和心理性应激反应会在个体的行为中表现出来。常见的应激行为反应包括主动积极的行为反应、主动积极的行为反应、主动消极的行为反应、习惯性行为反应。

主动积极的行为反应又称作问题指向性应对行为，是调动个人资源，努力进行有效应对的行为反应，表现为预测与行为决策、实施决策与反馈调整、恢复自我与环境的控制或失控三个阶段。

主动积极的行为反应是指处于焦虑、恐惧的回避行为和失助状态，常表现为自我放纵地进食、饮酒、购物、服药、沉溺于消遣娱乐等。

主动消极的行为反应是指愤怒行为或表现为外向个性和环境失控状态时的对外攻击，或者是内向个性和环境控制强烈时的自责内疚。

习惯性行为反应是指动员自我心理防御机制，有意识地否认、压抑、隔离、反向作用、合理化、升华、幽默等，均为习惯性行为反应。

三、心理应激与健康

（一）心理应激对健康的积极影响

1. 适度的心理应激是人成长和发展的必要条件

研究表明，早年的心理应激经历可提高个体在日后生活中的应对和适应能力，从而能更好地耐受各种紧张性刺激物和致病因子的侵袭。那些小时候受过“过分保护”的孩子，长大后独立生活能力差，社会适应不良，心身难以抵抗各种应激刺激，甚至因长期、剧烈的心理应激而中断学业或患病。反之，家境贫寒、历经坎坷，经常遇到和应付应激刺激的人，长大后独立性强，社会适应能力好，心身状态容易应付各种应激刺激。

2. 适度的心理应激是维持人正常心理和生理功能活动的必要条件

人离不开刺激，适当的刺激和心理应激有助于维持人的生理、心理和社会功能，否则，有损身心健康。

3. 适当的应激刺激有利于培养个体迅速动员防御力量、抵抗应激源侵袭的能力

适当的应激刺激可以使机体保持在一定紧张度，维持必要的准备状态，以随时应付各种应激刺激的发生，从而保持在强大刺激来临时，能迅速而全面唤醒，以抵御应激刺激，不至于措手不及而难以应付。

（二）心理应激对健康的消极影响

伴随心理行为反应会产生一系列生理生化变化，强烈而持久的心理行为反应常常给人体各器官系统带来严重的影响。因此，应激状态能危及人体健康。其主要表现在以下三个方面：

（1）心理应激引起的生理和心理反应可以成为人们身体不适、虚弱和精神痛苦的根源。应激所导致的心身反应和功能性症状与心身障碍之间常有直接联系。

（2）心理应激可以加重已有的精神和躯体疾病或使其复发。应激不仅可降低个体对疾病的抵抗力，而且还直接影响其症状的构成。大量的研究和临床观察证实，心理应激下的心理和生理反应，特别是较强烈的反应，可以加重人已有的疾病，或造成复发。例如，高血压患者可于家庭纠纷时病情加重，冠心病患者在观看紧张的足球比赛时可能发生心肌梗死。

（3）心理应激可以机体造成对疾病的易感状态，在其他因素的共同影响下导致新的疾病。生活事件是日常生活中的主要应激源，由于个体每经历一次生活事件，都会给其带来压力，都要付出精力去调整、适应。如果一段时间内经历的不幸事件太多、太严重和太突然，个体的心身健康就很容易受到影响。

（三）对应激的处理

应激源的存在在人类社会中是客观事实。正确应对应激，减少或免除不良应激因素对健康的影响，既直接涉及个人的问题，又是关系整个社会的问题，对应激处境采取的对策不同，效果亦不同。

1. 树立应激社会的观念

人类的发展离不开自然和社会的应激性环境。人类正是在面对各种挑战，不断克服应激，战胜应激中得到发展的。人们在处置应激时有无思想准备结果会大相径庭，若有思想准备，在应激处境面前，就容易镇静，主动采取应急措施，可以把损失减少到最低。

2. 建立正确的价值观

为人处世提倡顾全大局。应激系统中很重要的一个调节因素是主观上对应激源的认知评价，不同的价值观就有不同的评价，并会引起不同的反应，遇事时要从大处着想，明辨是非。处理人际关系问题时，提倡严于律己，宽以待人，互相理解、互相体谅。

3. 主动参加社会实践锻炼

提高自己适应应激的阈值水平。同一应激事件，不同的人反应不同，其区别之一就是个人素质与经验。而素质与经验通过锻炼可以加强经过锻炼的人临危不惧，常能急中生智。

4. 善于自我调节，有张有弛

工作过于紧张、繁忙，学习负担过重，生活压力很大的人，都有必要自我调节，减轻负担，有意识有计划地“减压”。有张有弛、劳逸结合不仅能缓冲应激处境，还能提高工作效率。

5. 充分发挥家庭社会支持系统的调节作用

个体应对应激时，缓解紧张的技巧虽然十分重要，但是离开群体，离开社会大集体的支持，就

不可能正确应对社会应激处境，特别是重大的应激处境。家庭社会支持系统可以看做一个多维结构，包括情感支持、物质支持、道义支持等这些支持对个人应激反应能够起到缓冲作用，减少躯体与精神上的应激反应，降低或免除疾病的发生与发展。

6. 求助于医务人员

在应激反应过程中，自我调解不能满足时，出现一些不能解决的心理问题，疾病先兆或疾病时，应立即求医，进行心理咨询、心理治疗或者药物治疗，切勿讳疾忌医。

（许冬梅）

第二章

精神障碍基础知识

第一节 精神障碍常见的致病因素

一、生物因素

（一）遗传因素

人脑是进行精神活动的器官，凡是能损害人脑的结构和功能，或影响人脑正常发育的因素都可能引起精神障碍。不同的学者研究的角度不同，对于精神障碍的遗传学研究始于19世纪50年代。法国精神病学家莫尔（Morel）首先开展了家系调查，并提出了精神病遗传学说，激励了后人的继续探索。大量科学研究结果表明，患者的亲属中患精神疾病的发病率比正常人群明显高，且血缘关系越近，发病率越高；同卵双生子精神分裂症的同病率是异卵双生子的4~6倍。

遗传物质基础发生病理性改变，从而产生其致病作用。如染色体数目和结构异常，以及基因突变等。染色体数目异常见的是21-三体引起的先天愚型（唐氏综合征），其结构异常，如22号染色体长臂部分重复导致的猫眼综合征。由于单个基因突变导致酶的质或量的改变引起的一类疾病称为先天性代谢缺陷或遗传性代谢病，如苯丙酮尿症、Huntington病等。多基因病，常由多个基因共同作用而致病，一些原因不明的精神发育迟滞、精神分裂症、情感性精神障碍以及阿尔茨海默病等都属于这一类，称为复杂性遗传病，与单基因疾病不同的是，遗传者表现为一种患病倾向或患病素质。这种多基因遗传所致的患病倾向（遗传度）越高，受环境因素影响就越小，就越易患病。

（二）躯体因素

（1）躯体疾病：躯体疾病包括躯体感染，内脏器官，内分泌系统、营养代谢类、结缔组织和血液系统等疾病，若引起水、电解质和酸碱平衡失调，器官功能衰竭，缺氧等影响了脑功能或脑器质性病变，如肝性脑病、肺性脑病、肾性脑病、脑膜炎、甲状腺功能紊乱、糖尿病、系统性红斑狼疮等，均可导致精神障碍。最常引起精神障碍的感染有败血症、流行性感冒、伤寒、斑疹伤寒、肺炎、脑膜炎、神经梅毒以及获得性免疫缺陷病等。

（2）颅脑疾病：颅脑疾病包括颅脑损伤、脑血管疾病、颅内肿瘤、脑变性疾病，是引起脑器质性精神障碍的主要原因，特别是脑的弥漫性损害和位于额叶、颞叶、胼胝体、基底节和边缘系统的病变更易引起精神障碍。

（三）化学因素

（1）成瘾物质：如海洛因、吗啡、苯丙胺、大麻、酒精等。

（2）医用药物：如镇静催眠药、阿托品、异烟肼、利血平、皮质类激素等。

（3）工业毒物：如苯、有机汞、重金属等。

（4）其他：如有机磷农药、蕈类食物、一氧化碳等。

（四）其他常见的因素

（1）性别：有些精神障碍男女性别比例有明显差异。如物质依赖、酒精所致精神障碍、人格障碍，男性的患病率明显高于女性；而抑郁症、神经症、癔症等，女性的患病率高于男性。月经期精神障碍的症状有加重的倾向，产褥期妇女易产生产后抑郁症。

（2）年龄：不同年龄段各种精神障碍的发病率不同。如孤独症、多动症起病于儿童期，精神分裂症好发于青年期，阿尔茨海默病则多发于中老年期。

二、心理因素

心理因素包括心理素质和心理应激两个方面。心理素质是精神障碍发生的条件因素，而心理应激则常为诱发因素。

人格是个体心理素质的体现，气质常反映个体的先天素质。艾森克将人格划分为三个基本维度：内－外倾向、神经质和精神质。性格内向、孤僻、柔弱、胆小、敏感多疑、情绪脆弱、多愁善感的人则易患抑郁症、焦虑症；神经质特征突出的人则易患各种神经症性障碍，如平时做事犹豫不决、按部就班、要求完美、过度保守、用僵化的高道德标准来要求自己和他人，这种具有强迫性格的人常易焦虑、紧张从而易患强迫症；精神质突出的人则易患精神分裂症等精神病性障碍，如表现孤僻、生活单调、冷漠、猜疑、固执、爱做白日梦、缺少进取心的人易患精神分裂症。

心理应激一般是指某种事件或处境对个人心理产生的压力或不良影响。所谓精神刺激是指可产生不良影响的心理因素，通常叫应激源，多来源于生活中的重大事件或情绪冲突。应激源作用于个体引起的一系列生理、心理变化，称为应激反应。应激反应遗留下来的不良后果则称为精神创伤。生活事件产生心理应激，一般须具备两个条件：一是事件对接受者产生重要的利害关系，关系越密切，应激越强烈；二是事件达到足以引起剧烈情绪反应（喜、怒、忧、思、悲、恐、惊）的强度或频度，如地震、洪水、战争、社会动荡、工作学习压力大、亲人亡故等。心理应激对精神状态有两种影响，一种是应激事件直接引起某些疾病，如急性应激障碍、反应性精神障碍；另一种是应激事件诱发某些疾病，但不起决定作用，如精神分裂症、抑郁症等。心理应激并非都是有害的，适当的心理应激可激发人的斗志和潜力，从而积极应对各种困难和挑战，但对于心理素质不健全的人可导致各种应激障碍，对于某些精神疾病易感的人，在一些并不特别强烈的应激影响下也会发病。

三、社会因素

社会是由个人组成的，同时人类又依存于社会大环境，受到社会很大约束和影响。因此，人类和社会都不是单一存在的，而是相互联系、彼此依存的，个体在生命的不同时期、不同地点接受不同的社会影响。社会因素是指对个体心理健康产生良好的或不良的社会影响。良好的社会因素对心理健康产生保护作用，反之，则对心理健康产生致病作用或为致病因素提供帮助。

常见的社会因素包括社会文化、社会变迁、社会压力和社会支持等方面。民族文化、社会风俗、宗教信仰、生活习惯等都与精神障碍的发生有关系。在不同的文化和环境背景下产生的精神障碍的种类、临床表现亦不同，如精神分裂症的患病率城市明显高于农村，而精神发育迟滞和癫痫的患病率农村高于城市。随着社会的发展，人口流动加快，目前的城市化、工业化、移民的迁徙都会对精神障碍的疾病谱产生重大影响，如我国与国际接轨后海洛因依赖和获得性免疫缺陷病的患病率急剧上升。由于受生活和工作压力的影响，酒精滥用或慢性酒精中毒的病例增加也很快。战争、种族、暴力犯罪、政治迫害及贫困等社会压力，对心理健康可造成严重的损害。人际关系紧张、家庭结构改变、缺乏家庭温暖和社会支持，都会对个体产生不良影响；反之，良好的社会支持系统可避免对健康造成重大伤害，有利于个体应付心理应激带来的后果。重大生活事件往往是引起心理应激的社会因素，因此常将心理因素与社会因素联系起来，合称为心理社会因素，以别于生物因素。

生物因素（内因）和社会心理因素（外因）在精神障碍的发生、发展过程中均起着重要作用，它们相互作用，共同影响着疾病的产生、发展。

（许冬梅）

第二节　精神障碍症状学概述

精神障碍是指在各种致病因素（生物、社会、心理学因素）的影响下，大脑功能发生紊乱，导致个体认知、情感和意志行为等精神活动不同程度障碍的一大类疾病。精神障碍多表现为精神活动显著异常，出现各种精神症状，患者身心痛苦、行为怪异并伴有社会功能损害。人类的精神活动受自然环境、社会环境以及自身状态的影响。因此，出现精神障碍时所表现的精神症状多种多样，错综复杂。

一、精神障碍症状的分类

人类的正常精神活动，按心理学概念分为认知过程、情感过程和意志过程。按照心理活动不同及心理过程的异常特征，可将精神障碍概括为认知过程障碍、情感过程障碍和意志过程障碍。精神障碍的临床表现称为精神（心理）症状，研究精神症状规律性的科学称为症状学、现象学或精神障碍护理学。

二、精神障碍的特点

（1）精神障碍症状：症状出现不受患者意志的控制；症状一旦出现，难以通过转移令其消失；症状的内容与周围客观环境不相称；症状会给患者带来不同程度的社会功能损害。

（2）精神障碍症状的观察：护士在观察精神症状时，第一，应确定症状是否存在，属于哪些症状；第二，评估症状的强度、持续时间和严重程度；第三，应善于分析各症状之间的关系，确定哪些症状是原发的、哪些症状是继发的；第四，关注患者对症状的感受，以及在症状支配下所表现出的情感和行为的变化。

要判定某一种精神活动是否属于精神症状，一般应从以下三个方面来分析：①纵向比较，即与当事人过去一贯的表现相比较，其精神状态是否发生了明显的改变。②横向比较，即与大多数正常人的精神状态相比较，差别是否明显，持续时间是否超出了一般限度。③应结合当事人的心理状态和处境进行具体分析和判断。

三、精神障碍常见的症状

（一）认知过程障碍

1. 感觉障碍

感觉是直接作用感觉器官的各种形式的刺激在人脑中的反映。反映的是事物的个别属性，不受学习和环境的影响。感觉障碍一般有以下四种：

（1）感觉过敏：感觉过敏是指对外界一般强度的刺激以及躯体上的某些轻微不适感的感受性增高，感觉阈值下降。例如，感到一般的阳光特别耀眼，普通的声音特别刺耳，轻微的皮肤接触就感到疼痛难忍等。多见于神经衰弱、癔症、围绝经期综合征、感染后的虚弱状态等。

（2）感觉减退：感觉减退是指对外界刺激的感受性降低，感觉阈值增高。例如，强烈的疼痛或难以忍受的气味都只有轻微的感觉。严重时，对外界刺激不产生任何感觉，称为感觉消失。感觉减退多见于抑郁状态、木僵状态、意识障碍和催眠状态。

精神障碍患者与神经系统器质性疾病患者的感觉减退的区别在于：精神障碍患者的感觉减退或消失可不存在神经系统器质性损害的特征，常可以通过暗示作用而改变。

（3）感觉倒错：感觉倒错是指对外界刺激产生与正常人不同性质或相反的异常感觉，例如，对凉的刺激反而产生了热感。多见于癔症。

（4）内感性不适（体感异常）：内感性不适是指躯体内部产生的各种不舒适或难以忍受的感觉，都是异样的感觉，且往往难以表达。例如，感到某种牵拉、挤压、撕扯、游走、虫爬感等。与内脏型性幻觉不同的是，内感性不适的特点是性质不明确，部位不具体。多见于精神分裂症、抑郁状态、及颅脑创伤所致的精神障碍。

2. 知觉障碍

知觉是大脑对客观事物的各种不同属性进行综合，并结合以往的经验，形成对事物的整体印象。在这个综合过程中，受大脑皮层的调节与融合，知觉发生变化表现在知觉具有的两个特性：一是知觉的整体性，即客观事物的某些个别属性发生变化，不影响对整体的认知；二是知觉的恒常性，即个体对客观事物的知觉与过去的经验有关，正常情况下知觉与外界客观事物相一致。

常见的知觉障碍包括错觉、幻觉和感知综合障碍。

错觉是指歪曲的知觉，也就是把实际存在的事物歪曲地感知为与实际完全不相符合的事物。例如，患者把输液瓶标签上的一条黑线看成是蜈蚣在爬动。多见于感染、意识障碍时。正常人也可以存在错觉，如在照明不良，或视、听觉减弱状态下，疲乏、精神紧张、恐惧等时，都可以产生错觉。如杯弓蛇影，风声鹤唳，草木皆兵等。这种错觉是偶然出现的，一经验证，能很快被纠正和消除。

幻觉是指虚幻的知觉，是在客观现实中并不存在某种事物的情况下，患者却感知有它的存在。幻觉（真性）具有感觉、知觉的四个特点：形象的生动性，存在于客观空间，不从属于自己，也不能随自己的意愿而加以改变。

按幻觉不同的感觉器官分为幻听、幻视、幻嗅、幻味、幻触和内感受器幻觉。

（1）幻听：临床最常见。幻听内容多种多样，听到各种不同种类和不同性质的声音，包括言语性幻听和非言语性幻听。非言语性幻听听到的是一些简单的声音，如火车声、鸟叫声、音乐声等。言语性幻听最常见，声音有时模糊有时清晰，清晰时能清楚的辨别是男是女，熟悉的声音还是陌生的声音，一个人还是一群人在说话，并能明确地指出声音的所在地点。根据幻听内容的不同，还可区分为命令性幻听、评论性幻听、议论性幻听。命令性幻听，临床最危险，幻听的内容是命令患者去做某事，可命令患者伤人、自伤或自杀，患者常不能违抗这些命令而遵照执行，往往会产生意外；评论性幻听，多为评价患者的道德品质、行为，甚至斥责、嘲笑、讽刺、威胁、辱骂等，也可以是表扬、赞赏的声音；议论性（争论性）幻听，是两个人以上的声音在议论患者，有时意见不一致，甚至相互之间发生争吵。受幻听的影响，患者常有掩耳不闻、凝视一方、对空怒骂、自语自笑、捂鼻、冲动伤人、自伤、拒食等行为表现，也可有紧张、恐惧、不安、愤怒等情绪表现。幻听多见于精神分裂症。

（2）幻视：幻视也较常见。内容也较丰富多样，形象可清晰、鲜明具体，有时也比较模糊。幻视中所出现的形象可以是个别的人物或整套的景物，一般是客观现实中可有的形象。形象有时比实物大，称作视物显大性幻视（巨型幻视），有时比实物小，称作视物显小性幻视（小人国幻视）。有时，尤其在谵妄状态下，患者可见到一些凶恶恐怖的鬼怪、猛兽等。幻视多见于意识障碍时，也可见于精神分裂症。

（3）幻嗅：多见不愉快而难闻的气味，如腐烂食品、尸体、烧焦物品、臭味等。幻嗅常与其他幻觉同时存在，并易继发被害妄想，多见于精神分裂症。在颞叶损害的病例中，幻嗅常是首发症状。

（4）幻味：患者尝到食物或水中有某种特殊的或奇怪的味道，因而常拒绝进食，继发被害妄想。

（5）幻触：幻触患者临床常见麻木感、刀刺感、通电感、虫爬感等，还有患者感到有性器官的接触，称性幻觉。幻触多见于精神分裂症和器质性精神障碍的病例中。

（6）内脏性幻觉：内脏性幻觉指患者对躯体内部某一部位或某一脏器的异常知觉体验，性质明确，部位具体。如患者能清楚地描述自己的某一内脏在扭转、断裂、穿孔或有昆虫在胃内游走。内脏地性幻觉常与疑病妄想、虚无妄想结合在一起，多见于精神分裂症、抑郁症病例中。

（7）运动性幻觉：运动性幻觉是关于本体感受器如肌肉、肌腱、关节等运动和位置的幻觉。如果患者感到唇舌在运动，称为言语性幻觉；如果感觉肢体、躯干在运动，称为精神运动性幻觉。

（8）特殊形式的幻觉，多见于精神分裂症。

①思维鸣响幻觉（思维化声、思维回响）：当患者想到什么，就听到（幻听）说话声讲出他所想的内容，也就是说幻听的内容就是患者当时所想的事。例如，患者想喝水时即出现“喝水！喝水！”的声音。②机能性幻听：幻觉（通常是幻听）和现实刺激同时出现，共同存在而又同时消失，但两者并不融合在一起。例如，当患者听到钟表声的同时，听到有人在议论他。前者是真实存在的声音，后者是幻觉，两者同时被患者感知，互不融合，并且同时出现，同时消失。多见于精神分裂症。③反射性幻觉：一个器官受到刺激产生知觉，另一个器官产生幻觉。例如，当患者听到关门的响声，便看到一个人的形象（幻视）。

按幻觉的性质，可以分为真性幻觉和假性幻觉。

（1）真性幻觉：患者感知的幻觉形象与真实的事物完全相同，存在于客观空间，直接通过本人的感官获得，不随自己的意愿加以改变。例如，在周围无人的情况下，患者说看到一个小女孩就站在离我2m 外。

（2）假性幻觉：幻觉的形象不清晰、不形象、不生动，往往是不完整的，不存在于客观空间，不是通过患者的感官获得。如患者认为其肚子里有人说话。

感知综合障碍是指患者在感知某一现实事物时，作为一个客观存在的整体来说是正确的，但是对这一事物的某些个别的属性，如形象、大小、颜色、位置、距离等，却产生与该事物的实际情况不相符合的感知。常见的有视物变形症，空间的知觉障碍，周围环境改变的感知综合障碍，对自身躯体结构方面的感知综合障碍。多见于精神分裂症和脑器质性精神障碍病例中。

3. 思维障碍

思维是人脑对客观事物间接的、概括的反映，是人类认识活动的最高形式。它使人们不仅能反映由感觉器官所直接感知的事物，而且能够反映出事物间的内在联系，需借助语言和文字来表达。思维包括分析、综合、抽象、概括、判断、推理等过程，通过观念与观念、概念与概念的联系，即通过联想和逻辑的过程来实现。

思维障碍大致可以分为思维形式障碍（思维联想过程的障碍）和思维内容的障碍（妄想、超价观念及强迫观念等）。

（1）思维形式障碍：包括思维联想活动量和速度方面的障碍、思维联想连贯性方面的障碍、思维逻辑性方面的障碍、思维活动形式反面的障碍。

①思维联想活动量和速度方面的障碍：包括思维奔逸、思维迟缓、思维贫乏、病理性赘述。

思维奔逸是一种兴奋性的思维联想障碍，主要指思维活动量的增多和转变快速而言。其表现为语量多，语速快，语调高，健谈，滔滔不绝，口若悬河等，像机器加了“润滑油”，思维敏捷，概念一个接一个地不断涌现出来，常被环境中的变化所吸引而转移话题，即随境转移；或按某些词汇表面比联或某些句子在意义上相近而转换主题，即音联意联。思维奔逸多见于躁狂症病例中。

思维迟缓是一种抑制性的思维联想障碍。思维活动显著缓慢，联想困难，思考问题吃力，反应迟钝，其表现为语量少，语速慢，语调低。患者感觉自己脑袋生锈了，不灵了，并为之苦恼着急。思维迟缓多见于抑郁症病例。

思维贫乏是指思维内容空虚，概念和词汇贫乏，对一般询问往往无应答性反映，其表现为少语，回答简单。患者常泰然回答“不知道”、“什么也没想”等，患者对此漠然处之。思维贫乏往往与情感淡漠，意志缺乏伴随出现，构成精神分裂症的三项基本症状。

病理性赘述以思维过程中主题转换带有黏滞性，停留在某些枝节问题上而抓不住主要环节为其主要特征，其表现为讲话啰唆，拘泥于不重要的细节，过分详尽，拖泥带水。病理性赘述多见于脑器质性精神障碍，最典型的是癫痫性精神障碍。

②思维联想连贯性方面的障碍：包括思维松弛或思维散漫、思维破裂、思维不连贯、思维中断、思维云集。

思维松弛或思维散漫是指患者在意识清晰的情况下，思维的目的性、连贯性和逻辑性障碍。患者的思维活动缺乏主题思想，内容和结构都散漫无序，不能把联想集中于他所要解释的问题上，以至使人感到交谈困难，对其言语的主题及用意也不易理解。思维松弛常见于精神分裂症早期，严重时发展为破裂性思维。

思维破裂是指患者意识清楚，思维联想过程破裂，缺乏内在意义上的联系和应有的逻辑性，虽然语法正确，但是主题与主题之间，句与句之间缺乏内在意义上的联系，使旁人无法理解其意义。严重时，言语支离破碎，甚至个别词句之间也缺乏联系，称作语词杂拌。思维破裂是精神分裂症特征性的思维障碍，对诊断很有意义。

思维不连贯是指表面上与思维破裂很相似，但产生的背景不同，此时患者存在严重的意识障碍，言语更为杂乱、语句片段，毫无主题，甚至词与词之间没有任何联系。思维不连贯多见于感染中毒、颅脑创伤所致意识障碍、癫痫性精神障碍。

思维中断是指患者无意识障碍，又无明显外界干扰等原因，思维过程在短暂时间内突然中断，或言语突然停顿，不受患者意愿支配。有时患者感觉在思考的过程中会突然出现一些与主题无关的意外联想，即思维插入。思维中断多见于精神分裂症。

思维云集又称作强制性思维，思潮不受患者意愿的支配，强制性地大量地涌现在脑内，且内容杂乱多变，往往突然出现，迅速消失，可与思维中断交替出现。思维云集多见于精神分裂症、流行性脑炎。

③思维逻辑性方面的障碍：包括象征性思维、语词新作、逻辑倒错性思维。

象征性思维是指患者以一种很普通的概念、词句或动作来表示某些特殊的，除患者自己外旁人无法理解的意义，是抽象概念具体化。如患者从来都不吃豆角，认为吃豆角是钩心斗角。正常人可以有象征性思维，如以鸽子象征和平。正常人的象征以传统和习惯为基础，彼此能够理解，而且不会把象征当做现实。

语词新作是指患者创造一些文字、图形或符号，并赋予特殊的意义。有时把几个无关的概念或几个不完全的词拼凑成新的词，以代表某种新的含义。例如，患者把“%”代表离婚。语词新作障碍常与破裂性思维同时出现，多见于精神分裂症青春型。

逻辑倒错性思维即逻辑推理过程的错误。主要特点是推理缺乏逻辑性，离奇古怪，或因果倒置，不可理解。如患者说：“因为电脑感染了病毒，所以我要死了”。逻辑倒错性思维多见于精神分裂症。

④思维活动形式方面的障碍：包括持续言语、重复言语、刻板言语、模仿言语。

持续言语是指患者单调地重复某一概念或是对某些不同的问题，总是用第一次回答的话来回答。例如，医生问：“你多大了？”患者答：“20”。再问：“你叫什么？”答：“20”。持续言语障碍见于癫痫性精神障碍或脑器质性精神障碍。

重复言语是指患者常重复他所说的第一句话的最末几个字或词。患者能意识到，但不能克服。例如，患者说：“给我换件衣服、衣服、衣服……”。重复言语见于癫痫性精神障碍或脑器质性精神障碍。

刻板言语是指患者机械而刻板地重复某一无意义的词或句子。例如，患者说：“我要吃饭，我要吃饭……”。

模仿言语是指患者模仿周围人的话。周围人说什么，患者就重复说什么。常与刻板动作、模仿动作同时存在。模仿言语多见于精神分裂症紧张型。

（2）思维内容障碍：包括妄想、超价观念、强迫观念。

①妄想是一种在病理基础上产生的歪曲信念、病态推理和判断，它虽不符合客观现实，也不符合患者所接受的教育水平，但患者对此坚信不疑，无法被说服，也不能以亲身体验和经历加以纠正。

常见的妄想包括关系妄想、被害妄想、影响妄想、夸大妄想、罪恶妄想、疑病妄想、嫉妒妄想、钟情妄想、被窃妄想、内心被揭露感。

关系妄想：把周围环境中一些实际与他无关的现象，都认为与他本人有关。例如，患者坚信别人咳嗽、吐痰都是针对他自己的。

被害妄想：患者无中生有地坚信周围某些人或某些集团，对他进行不利的活动、打击、陷害、谋害、迫害。例如，患者坚信饭菜里有毒而拒食。

影响妄想：患者认为自己的精神活动均受外力干扰、控制、支配、操纵，或认为有外力刺激自己的躯体，产生了种种不舒服的感觉。患者对这种体验往往解释为某种仪器所发出的无线电波、激光、射线等的影响。例如，患者认为有激光照射自己的腿，使其腿疼。

夸大妄想：夸大妄想指自我夸耀和自视过高的妄想，才智、容貌、体力、财富、名誉、权势和血统等都可以是夸大的内容，常因时间、环境、患者的文化水平和经历不同而表现各异。

罪恶妄想：患者毫无根据地认为自己犯了严重错误和罪行，以至使家人、国家和人民遭受了不可弥补的损失。

疑病妄想：患者毫无根据地认为自己患了某种严重躯体疾病，是不治之症，如癌症、艾滋病等。通过一系列的检查和多次反复的医学检验，都不能纠正患者的这种病态信念。

嫉妒妄想：患者坚信自己的爱人对自己不忠实另有外遇。

钟情妄想：患者坚信某异性对自己产生了爱情，即使遭到对方严词拒绝，仍毫不置疑，而认为对方是在考验自己对爱情的忠诚。

被窃妄想：患者认为自己收藏的东西被别人偷窃了。

内心被揭露感：又称作被洞悉感、读心症，患者认为他所想的事已经被别人知道，虽说不出是怎样被别人探知的，但以确信尽人皆知，甚至搞得满城风雨，所有的人都在议论他。

②超价观念：超价观念是指心理活动中占主导地位的一种错误观念，其内容往往与切身利益有关，具有强烈的情感色彩，患者对某些事实做出超过寻常的评价，并坚持这种观念，因而影响其行为。超价观念常见于病态人格病例中。

③强迫观念：某一观念或概念，多次重复地出现于患者的思想，且伴有主观的被强迫感觉和痛苦感。患者自知这一思想不必要，但很难克服和摆脱。强迫观念包括强迫思维、强迫性穷思竭虑、强迫性回忆等。

4. 注意障碍

注意是人的心理活动对一定事物的指向和集中，包括主动注意和被动注意。主动注意又称作随意注意，是自觉地、有预定目的地使注意指向一定的对象，而且为了实践这一目的，必要时还需要一定的努力。它与个人的思想、情感、兴趣和既往体验有关。被动注意又称作不随意注意，是没有自觉的目的和不加任何努力而不自主地自然注意，是对外界刺激的简单的、原始的反应，被动注意的产生决定于外界刺激的强度。

常见的注意障碍有：

（1）注意增强：注意增强是指患者特别容易为某些事物所吸引或特别注意本身的某些生理活动。

（2）注意减弱：注意减弱即主动注意和被动注意的兴奋性减弱，患者难以在较长时间内集中于某一事物，注意的稳定性显著下降，并且由于注意力不集中，记忆可出现减退。注意减弱在疲劳、意识障碍、智能低下时较多见。

（3）注意转移：注意转移指被动注意的兴奋性增强，但注意不持久，注意的对象不断转换。例如，躁狂患者的随境转移。

（4）注意涣散：主动注意明显减弱，即注意力不集中。例如，即使在看书，结果不知道内容，就像没有读过一样。

（5）注意狭窄：注意范围显著缩小，主动注意减弱，当患者集中注意于某事时，其他事物就不易引起患者的注意。注意狭窄多见于朦胧状态和痴呆患者。

（6）注意缓慢：患者注意兴奋性的集中既困难又缓慢，但注意的稳定性障碍较小。注意缓慢见于抑郁症。

5. 记忆障碍

根据时间长短可将记忆分为：瞬时记忆、短期记忆、近事记忆、远事记忆。

瞬时记忆（即刻记忆）是指对发生在几秒至一两分钟内的经历的记忆；短期记忆是指对发生在几分钟到 1h 内的经历的记忆；近事记忆是指对发生在 24~48h 内的经历的记忆；远事记忆是指 24~48h 以前的经历的记忆。

常见的记忆障碍有：

（1）记忆增强：记忆增强是指病态的记忆增强，病前不能够且不重要的事都回忆得起来，常常包括许多细节。患者痊愈后，就再也不能回忆起来。

（2）记忆减退：记忆减退是指识记、保存、再认和回忆普遍减退。早期往往是回忆减弱，特别是对日期、年代、专有名词、术语、概念等回忆发生困难。

（3）遗忘症：遗忘症是指局限于某一事件或某一时期内经历的遗忘。它不是记忆普遍性的减弱，而是一种回忆的丧失。遗忘最常见的原因是意识障碍。根据遗忘所涉及的时间分为四个阶段：顺行性遗忘——回忆不起疾病发生以后一段时间内所经历的事件，遗忘的事件和疾病同时开始；逆行性遗忘——回忆不起疾病发生之前某一阶段的事件；进行性遗忘——记忆的丧失随着病情的发展而发展，主要见于老年性痴呆；心因性遗忘——是由沉重的创伤性情感体验引起，疾病产生原因与患者犯了某种错误或罪行有关，多见于癔症和反应性精神病。

（4）错构：错构是一种记忆的错误，指患者对过去生活中经历过的事情，在其发生的时间、地点、情节上出现错误回忆，并坚信是事实，予以相应的情感反应。错构多见于精神发育迟滞、酒精中毒性精神病、脑器质性疾病。

（5）虚构：虚构是指患者在回忆中将过去事实上从未发生的事或体验，说成是确有其事。虚构与记忆减退、错构和定向力障碍同时出现，称之为科萨柯夫综合征。

（6）潜隐记忆：又称歪曲记忆，是指患者对不同来源的记忆混淆不清，相互颠倒。患者把自己过去看过的或听到的，或是在自己梦中体验过的事物的回忆，认为是自己实际体验过的事物。

（7）似曾相识症或熟悉感和旧事如新症或生疏感：患者体验新事物时，有一种似乎早已体验过的熟悉感，或将已多次体验过的事物感到似乎从未体验过的生疏感，多见于癫痫患者。

6. 智能障碍

智能是一个复杂的概念，其涵义包括既往获得的知识、经验，以及运用这些知识和经验来解决新问题、形成新概念的能力。智能活动与感知、思维、注意和记忆密切相关。临床常常根据个体解决实际问题的能力，运用词汇、数字、符号、图形和非语言性材料构成概念的能力，来测定一个人的智能水平。常用的智力测验是韦氏智力测验，智力测验所得的结果用数字表示，称为智商（IQ），正常人群的智商呈正态曲线分布，大多数人的智商值在90~110之间，智商高于130属于高智能，智商低于70属于低智能。

智能障碍主要有两种类型：

（1）先天性智力低下：先天性智力低下是指个体在发育成熟前，大脑的发育由于遗传、感染、中毒、头部创伤、内分泌异常或缺氧等因素受到阻碍，以致智能发育停留在一定阶段，不能随年龄增长而增长，其智能明显低于正常同龄人。

（2）后天获得性痴呆：后天获得性痴呆是一种综合征，可见定向、记忆、理解、计算、学习等能力以及判断力的障碍，常伴有影响脑功能的器质性情况。常见于老年性痴呆、脑动脉硬化性精神病、麻痹性痴呆及脑炎后遗症。

临床上还可以见到由于强烈的精神创伤产生的与痴呆类似的表现：①心因性假性痴呆（Ganser综合征），以近似回答为核心症状。②童样痴呆，全部模拟幼儿行为。两者均无脑器质性病变基础，基本上是功能性障碍，与痴呆有着本质的区别，且预后较好。

7. 自知力

自知力是指患者对其本身精神疾病状态的认识能力，即能否察觉或辨识自己有病和精神状态是否正常，能否正确分析和判断，并指出自己既往和现在的表现和体验中哪些属于病态。

自知力完整的患者应具备以下四点：能认识到自己患有精神疾病，即认识到自己精神不正常；能认识到精神不正常的具体表现和体验；能分析这些表现和体验为什么不正常；能主动求医，要求治疗，积极配合。

8. 定向力

定向力是指人对时间、地点、人物以及对自己本身状态的认识能力。对周围环境的认识，包括时间、地点、人物。对其自身状况的认识，包括姓名、年龄、职业等。

定向力障碍的患者可出现双重定向，即对周围环境的时间、地点、人物出现双重体验，其中一种体验是正确的，而另外一种体验与妄想有关，是妄想性的判断或解释。如患者认为医院即医院又是监狱，或认为这里表面上是医院而实际上是监狱等。

（二）情感过程障碍

人们在感知事物时，不论是来自躯体内部的感觉，还是对外部世界的感知，必然会伴随着相应态度和外部表现，如面部表情、身体表情和声音表情等。这些喜、怒、哀、乐、爱、憎体验和表情等总称为情感活动。情绪是指人在接触和认识外界事物时，总是伴随着各种体验，如愉快、恐惧。人的情绪主要取决于他对事物的态度。情感是人对于态度的体验，是对客观事物的一种好恶倾向。心境是较为持久但强度不太大，对起因自觉程度不高的情绪状态。它是一段时间内精神活动的基本背景。

临床常见的情感障碍如下：

（1）情感高涨：情感高涨障碍患者对一切事物感到非常乐观，对什么都感兴趣，总是表现出欢欣喜悦、轻松愉快、兴高采烈、洋洋自得，讲话时眉飞色舞，喜笑颜开，表情丰富、生动，具有感染力，易引起共鸣。情感高涨往往与思维奔逸、活动增多同时出现构成躁狂状态（精神运动性兴奋）。

（2）欣快：欣快是指器质性精神病出现的快乐心情。此时患者虽经常表现乐呵呵的，也看似乎十分满意和愉快的体验，但由于智能障碍的影响，患者即使很高兴，其面部表情却给人以呆傻、愚蠢的感觉，患者说不清楚高兴的原因，表现的内容单调刻板，因而难以引起正常人的共鸣。

（3）易激惹：易激惹是一种剧烈但持久较短的情感障碍。患者的情感极易诱发，一些很轻微的刺激或不愉快的情况，即可引起很剧烈的情感反应。患者极易生气、激动、愤怒，甚至大发雷霆，与人争吵不已。易激惹常见于癔症、神经衰弱、躁狂状态。

（4）情感低落：情感低落是负性情感增强的表现，不是没有情感反应。患者情绪低沉、心境抑郁、忧心忡忡、愁眉不展，双眼含泪、悲观绝望，感到一无是处，大有“度日如年”和“生不如死”之感。患者常自责自罪，甚至出现自杀观念和自杀行为，但整个精神活动与周围环境仍有密切联系，是抑郁症的典型表现之一。

（5）情感迟钝：情感反应减少，平时能引起鲜明情感反应的刺激却表现较平淡，并缺乏相应的内心体验，又称作情感平淡。情感迟钝多见精神分裂症早期。

（6）情感淡漠：情感淡漠是情感活动的缺乏。患者对外界任何刺激均缺乏相应的情感反应，对周围发生的事漠不关心、视若无睹。情感淡漠是精神分裂症晚期常见症状。

（7）情感倒错：患者的情感反应与思维内容不协调，当他听到某个引起一般人感到悲痛的事件时却表现得非常高兴愉快。例如，当患者知道自己的妻子死亡时却哈哈大笑（如果此时患者内心体验是痛苦的则称为表情倒错）。情感倒错多见于精神分裂症青春型。

（8）焦虑：焦虑是指在缺乏充分根据和客观因素的情况下，担心自身安全或其他不良后果的心境。患者表现坐立不安、唉声叹气、怨天尤人，犹如大祸临头，惶惶不可终日。常伴有自主神经功能紊乱和疑病观念。焦虑多见于焦虑症。

焦虑是一种情感表现，正常人也可以出现，当人们面对潜在的或真实的危险或威胁时，产生的情感反应。绝大多数焦虑由一定原因引起，可理解的、适度的焦虑属于正常焦虑。

（9）恐惧：恐惧是一类不以患者的意志愿望为转移的恐怖情绪。患者对平时无关紧要的物品、环境或活动，产生一种紧张恐怖的心情，甚至感到这种恐怖感是不正常的，但无法摆脱。如广场恐惧症、社交恐惧症和学校恐惧症等。恐惧常见于恐惧症，也可见于精神分裂症早期。

（10）矛盾情感：同一患者对同一件事同时产生互相矛盾的情感体验。情感活动本身不协调、不配合，但患者并不感到焦虑和痛苦。

（三）意志行为障碍

意志是指人们自觉地确定目标，并克服困难用自己的行动去实现目标的心理过程。意志与认识活动、情感活动及行为紧密相连而又相互影响。认识过程是意志的基础，而人的情感活动则可能成为意志行动的动力或阻力。在意志过程中，受意志支配和控制的行为称作意志行为。

1. 意志障碍

（1）意志增强：意志增强是指在病态的动机和目的支配下，出现意志活动的增多，表现为病态的自信和固执的行动。如有极度妄想的患者坚信配偶有外遇，而长期对配偶进行跟踪、监视、检查等；有被害妄想的患者坚信别人迫害他而反复上诉。意志增强多见于躁狂症、偏执型精神障碍。

（2）意志减退：意志减退是指意志活动的减少，表现为病态的缺乏主动性和进取性，不愿意参加外界活动，随遇而安，得过且过，常伴有情感低落和情感平淡。意志减退多见于抑郁症和精神分裂症。

（3）意志缺乏：意志缺乏是指意志活动缺乏。患者的生活处于被动状态，处处需要别人的督促和管理，常伴有情感淡漠和思维贫乏。意志缺乏多见于衰退型精神分裂症和痴呆患者。

（4）意向倒错：意向倒错是指患者的意向活动与一般常情相违背或为常人所不允许，令人难以理解。如患者吃脏东西、大便、草木、纸张等（又称异食症）。意向倒错多见于精神分裂症的青春型和偏执型。

（5）矛盾意向：患者对同一事物同时产生对立的户型矛盾的意志活动，患者毫无自觉，并不感到不妥。这是精神分裂症的本质特征之一。

2. 动作行为障碍

（1）精神运动性兴奋：精神运动性兴奋是指言语活动及动作行为的显著增加，其精神运动性兴奋包括协调性精神运动性兴奋、不协调性精神运动性兴奋。

协调性精神运动性兴奋是指患者言语动作的增加与其思维的丰富、情感的高涨是协调一致的，而且与周围环境也是配合的，因而具有“感染力”。协调性精神运动性兴奋主要见于躁狂症。

不协调性精神运动性兴奋是指患者言语动作的增加与其思维的丰富、情感的高涨是不一致的，而且与周围环境的联系也不密切。不协调性精神运动性兴奋多见于青春型和紧张型精神分裂症、谵妄状态。

（2）精神运动性抑制：精神运动性抑制是指言语活动及动作行为的显著减少，其运动性行为抑制包括木僵、缄默症、违拗症。

木僵是一种较深的精神运动性抑制，患者缄默不语，面无表情，自身僵住不动，可根据抑制程度的深浅不同，分为木僵状态和亚木僵状态。根据发病机理的不同，木僵可以分为四种：紧张性木僵——轻时言语、动作和行为减少，缓慢。重时运动完全抑制，缄默不语，不吃不喝，对刺激没有相应的反应或躲避，唾液不咽，大小便潴留。严重时患者的肢体可任人随意摆动，并能保持很久而不变动，出现蜡样屈曲或空气枕头。但患者的意识清晰，对外界能感知，事后能回忆，应注意保护性医疗。紧张性木僵常见于精神分裂症紧张型。心因性木僵——在重大的精神几次后突然出现，可有轻度意识障碍。心因性木僵见于急性应激障碍。抑郁性木僵——患者缺乏自主行动和要求，反应迟钝，卧床不起，缄默不语。反复劝导下有时对外界刺激尚有相应反应，如点头或摇头。抑郁性木僵是抑郁症最严重的表现形式。器质性木僵——有脑器质性病变基础及明显的意识障碍。

缄默症是指患者缄默不语，不回答问题，但有时可用书写或用表情及手势示意，无神经系统器质性病变。缄默症多见于紧张型精神分裂症和癔症。

违拗症是指患者对别人向他提出的要求不仅没有相应的行为反应，甚至更加以抗拒。违拗症分为主动性违拗和被动性违拗。主动性违拗，患者做出与对方要求全然相反的动作；被动性违拗，此时患者对别人的要求一概加以拒绝，不履行要求他做的事。

（3）其他特殊症状：患者其他常见的动作行为障碍包括刻板动作、模仿动作、作态、强迫动作。

刻板动作是指患者机械刻板的反复重复一些单调的无意义的动作，常伴有刻板言语。刻板动作主要见于紧张型精神分裂症。

模仿动作是指患者无目的无意义地模仿周围人的动作，常伴有模仿言语。模仿动作见于紧张型精神分裂症。

作态又称作装相，患者做些愚蠢而幼稚的动作和姿态，并不离奇，但使人感到好像故意装出来似的。作态多见于青春型精神分裂症。

强迫动作是指违反本人意愿，反复纠缠出现的动作，患者清楚地知道，做这些动作完全没有必要，努力设法摆脱，但徒劳无益。常受强迫观念的影响，见于强迫症，也可见于精神分裂症早期。

（四）意识障碍

意识是人类所特有的一种心理现象，即借助于语言对客观世界的反映，包括对客观环境（环境意识）和主观自身（自我意识）的认识。

1. 对周围环境的意识障碍

（1）以意识清晰度降低为主的意识障碍：包括嗜睡、意识混浊、昏睡、昏迷。

嗜睡是指患者的意识清晰度水平轻微下降，在安静环境下经常处于睡眠状态，受刺激即醒，并能做简短的交谈和动作，刺激消退即睡。此时吞咽、瞳孔、角膜等反射均存在。

意识混浊又称作意识模糊，对外界刺激阈限增高，强烈刺激才能引起反应，注意、记忆、理解都困难，但角膜反射存在。

昏睡是指意识清晰度较意识浑浊更低，强烈疼痛刺激（压眶、针刺）可引起防御反射，环境意识和自我意识均丧失，不能言语交流。此时患者角膜反射减弱，存在瞳孔对光反射、吞咽反射，深反射亢进，病理反射阳性，可有不自主运动。

昏迷是指患者意识完全丧失，无自发运动，对任何刺激都不产生反应。吞咽、瞳孔、角膜反射随着昏迷严重程度的加深而逐步消失，存在病理反射。

（2）以意识的范围改变为主的意识障碍：包括朦胧状态、走动性自动症。

朦胧状态是指意识范围缩小赐教伴随清晰度水平降低，意识活动集中于较狭窄而孤立的范围内。朦胧状态下可有定向力障碍，片断的幻觉、错觉和妄想，在此基础上患者易产生攻击和危害行为，呈发作性，常突然产生，突然终止，持续时间不长，从数分钟至数小时，超过数日者少见。发作后陷入深度睡眠，醒后完全或部分遗忘。朦胧状态多见于癫痫性精神障碍、癔症和急性应激障碍。

走动性自动症是意识蒙胧状态的一种特殊形式。患者在意识障碍中可执行某种无目的性的，且与当时处境不相适应的，甚至没有意义的动作。临床较多见的有两种：一种是梦游症，多在睡后1~2h突然发作，此时仍未觉醒，发作时间可持续数分钟至10min，发作后又回到床上安静入睡，次日早晨完全遗忘。另一种是神游症，多产生于白天或在晨起后突然发作，患者无目的地外出漫游或到外地旅行，一般持续数小时，一天或较长时间，常突然清醒，对发作中经历的事件可有部分回忆。

（3）以意识内容改变为主的意识障碍：包括谵妄状态、梦样状态。

谵妄状态是指患者意识清晰度降低，同时产生大量错觉、幻觉，以幻视和错视多见。幻觉内容多为生动逼真的、形象性的人物或场面，有时可看到一些猛兽、神鬼、战争等恐怖场面，因而患者伴有紧张、恐惧等情绪反应和相应的兴奋不安，行为冲动，杂乱无章。思维表现言语不连贯，短暂而片段的妄想，病情多在夜间加重，持续数小时或数天不等，事后部分或全部遗忘。

梦样状态是指患者伴有意识清晰度水平降低的一种梦境样体验。患者似乎处于梦境的体验，常与幻觉和其他想象性体验相结合。梦境的内容多反映现实生活中的某些片段，并与幻想交织在一起，患者沉溺于其中，与周围环境丧失联系。梦样状态中的患者以假性幻觉为主，内容以想象性、神话性题材为场面和既往生活的场面为多，可持续数周或数月之久。

2. 自我意识障碍

（1）人格解体：人格解体是指对自我和周围环境的一种不真实感，患者有一种丧失自我的感觉，或感到世界正在变得不真实或不复存在。人格解体多见于神经症、抑郁症，也可见于精神分裂症。

（2）交替人格：同一患者在不同的时间内表现为两种完全不相同的个性特点和内心体验，在不同的时间内可交替出现。交替人格多见于癔症，也可见于精神分裂症。

（3）双重人格或多重人格：患者在同一时间内表现为完全不相同的两种人格，称双重人格，若出现两种以上的人格，称为多重人格。双重人格或多重人格多见于癔症和精神分裂症。

（4）人格转换：人格转换是指患者否认原来的自身，而自称是另一个人或者某种鬼和神，但没有相应的言语和行为变化。人格转换多见于癔症和精神分裂症。

四、精神障碍常见的综合征

（一）幻觉妄想综合征

幻觉妄想综合征以幻觉为主，在幻觉的基础上产生妄想，如被害妄想、物理影响妄想等。本综合征的特点是幻觉和妄想密切结合，互相补充，互相影响。幻觉妄想综合征多见于精神分裂症，某些器质性精神障碍。

（二）精神自动症综合征

精神自动症综合征又称作康金斯基综合征（syndromeKangjinsiji syndrome），是指在意识清晰状态下产生的一组症状，出现大量的假性幻觉、被控制感、被揭露感、强制性思维、思维插入、思维被夺等，患者存在异己感、强制感和不自主感。精神自动综合征主要见于精神分裂症。

（三）紧张综合征

紧张综合征是以全身肌肉张力增高得名，包括紧张性木僵和紧张性兴奋两种状态。紧张性木僵包括木僵、违拗、刻板言语和动作、模仿言语和动作、蜡样屈曲、缄默等状态，可以持续数周至数月。紧张性木僵可以突然转入紧张性兴奋状态。紧张性兴奋持续时间短暂，常常是突然暴发的兴奋和暴力行为，然后又突然进入木僵或缓解。典型的紧张综合征见于精神分裂症的紧张型，其他精神障碍、抑郁症、反应性精神障碍、颅脑损伤时也可见到不典型的表现。

（四）情感综合征

以情感增强或减弱为主的一组综合征，表现为躁狂或者抑郁状态。

躁狂状态主要表现情绪高涨、思维奔逸和活动增多。其程度轻重不一，可有轻躁狂状态，也可以有重度躁狂。严重躁狂状态时可有意识模糊，称为梦样躁狂或谵妄性躁狂。躁狂状态时的情感综合征多见于双相情感障碍的躁狂发作。

抑郁状态主要表现情绪低落，思维迟缓和活动减少。其程度轻重不一，病情严重时可以出现木僵，称为抑郁性木僵。也可以出现焦虑、激越，称为激越性木僵，指患者在抑郁的同时，带有运动性不安，常常坐卧不宁、吼叫、焦虑等。抑郁状态时的情感综合征多见于抑郁症和双相情感障碍的抑郁发作。

（五）科萨科夫综合征

科萨科夫综合征（Korsakov's syndrome）又称作遗忘综合征，以近事遗忘、虚构和定向障碍为特征。科萨柯夫综合征多见于酒精中毒性障碍、颅脑损伤所致的精神障碍、脑肿瘤及其他脑器质性障碍。

（六）病理性嫉妒综合征

病理性嫉妒综合征又称作奥赛罗综合征（Othello syndrome）、嫉妒性偏执狂综合征。主要表现为嫉妒超价观念和嫉妒妄想，系统而固定。病理性嫉妒综合征多发生于40岁以上的男性，病前性格具有自尊心强、自卑、不安全感及自我为中心等。病理性嫉妒综合征多见于偏执型精神障碍、老年性痴呆及其他脑器质性精神障碍。

（七）急性脑病综合征

急性脑病综合征是以各个阶段的意识障碍为主要临床表现，起病急、症状鲜明、持续时间较短。急性脑病综合征可伴有急性精神障碍表现，如不协调性精神运动性兴奋、紧张综合征、类躁狂表现、抑郁状态等。急性脑病综合征多继发于急性器质性疾病或急性应激状态。

（八）慢性脑病综合征

慢性脑病综合征是以痴呆为主要表现，伴慢性精神障碍症状如抑郁状态、类躁狂状态、类精神分裂症状态以及明显的人格改变和遗忘综合征，慢性脑病综合征通常不伴有意识障碍。常常由慢性器质性疾病引起，也可以是急性脑病综合征迁延而来。

（九）脑衰弱综合征

脑衰弱综合征主要表现易感疲劳、虚弱、思维迟缓、注意力不集中、情绪不稳定、情感脆弱，常伴有头痛、头晕、感觉过敏、出虚汗、心悸、睡眠障碍等。脑衰弱综合征常见于器质性疾病的初期、恢复期或慢性器质性疾病的过程中。

（十）缩阳综合征

缩阳综合征是一种急性焦虑反应，患者极度害怕自己的阴茎缩小，甚至缩至腹内，以致死亡。女性患者如出现类似综合征，表现为害怕乳房及阴唇缩小，称为缩阴综合征。这是一种心因性障碍，系文化、社会、心理因素和患者人格综合作用的结果。本综合征偶见于抑郁症和苯丙胺中毒时。

（十一）Capgras综合征

Capgras综合征又称作易人综合征，1923年由法国精神障碍学家卡普格拉（Capgras）提出。即患者认为自己周围的某个非常熟悉的人是其他人的化身，多为自己的亲人，如父母、配偶等。这种情况并非感知障碍，患者认为周围人的外形并无改变，或仅稍有改变。本综合征的实质是偏执性妄想。Capgras多见于精神分裂症，偶见于癫痫、癔症。

（十二）Cotard综合征

Cotard综合征又称作虚无妄想综合征，以虚无妄想和否定妄想为核心症状的一种较少见的综合征。如患者感到自己已不复存在，或是一个没有五脏六腑的空虚躯壳。Cotard综合征多见于高龄抑郁症，尤其伴有激越性症状的抑郁症，也可见于精神分裂症、老年痴呆症、顶叶病变时。

（许冬梅）

第三章

精神障碍疾病常用的治疗与护理

第一节　心理治疗与心理咨询概述

一、心理治疗

心理治疗（psychotherapy）是一门理论性、经验性或实践性较强的治疗技术。治疗者遵循一定的理论和原则，在患者自愿的基础上进行治疗，如患者没有治疗的欲望，不愿接受或不能配合，则治疗难以进行。治疗者与被治疗者之间应是一种职业性联系，生活中人们对求助者的安慰、劝解及帮助等不能称为心理治疗。

心理治疗又称作精神治疗，是在治疗师与患者建立良好关系的基础上，由经过专业训练的治疗师运用心理治疗的有关理论和技术对患者进行治疗的过程；是应用心理学的原则与方法，治疗患者心理、情绪、认知与行为有关的问题。治疗的目的在于解决患者所面对的心理困难，减少患者的焦虑、抑郁、恐慌等精神症状，改善患者非适应行为，包括对人对事的看法、人际关系，并促进患者的人格成熟，能以较有效且适当的方式来处理心理问题及适应生活。治疗者通过言语或非言语的沟通方式对患者施加影响，改善患者的心理状态和行为方式，达到治疗疾病、促进康复的目的。

心理治疗的方法很多，按照不同的理论和学派，心理治疗可分为：分析性心理治疗、认知性心理治疗、支持性心理治疗、行为性心理治疗、人际性心理治疗等。根据不同的对象，其治疗形式可分为个别治疗、集体治疗（小组治疗）、家庭治疗。根据疾病特点或病种可分为：急性期心理治疗、康复期心理治疗、应激障碍的心理治疗、身心疾病的心理治疗。借助其他措施取得心理治疗效果的方法有：音乐治疗、文娱治疗、放松训练等。

依据一定理论有一定方法学的专门（或特殊的）心理治疗被称为狭义的心理治疗，与之相对应的称为广义的心理治疗。凡是有交往能力的患者均可接受广义的心理治疗（如昏迷者不具有交往能力，则无法接受治疗）。狭义的或特殊的心理治疗主要适用于各类神经症（如焦虑症、恐惧症、强迫症、躯体形式障碍）、癔症、人格障碍、厌食症与贪食症、性障碍、恶劣心境、适应障碍、成瘾行为等。专门的心理治疗也适用于心身疾病以及某些重性精神病患者（非急性期或康复期）。各种治疗方法均有其各自的适用范围，同一类障碍也可采用不同的治疗方法。

二、心理咨询

咨询具有询问、商讨、建议或忠告的含义。心理咨询主要是指咨询者根据来访者（咨询对象）的需求，针对他们存在的心理问题或困惑，给予指导、建议或帮助。心理咨询过程也可以是对来访者的启发、辅导及教育过程，通过咨询，使他们提高解决自身问题的能力，处理好学习、工作、生活、疾病等方面的问题，从而更好地适应环境。心理咨询与心理治疗有很多相似之处，实践中二者难以截然分开。

心理咨询的适用范围较广，除了某些心理障碍或疾病外，还涉及正常人生活中遇到的各种问题，如人际关系、恋爱、婚姻、子女教育、求学、就业等问题。心理咨询比较注重于理性教育、支持及辅导。

心理咨询可分为医学心理咨询（或临床心理咨询）、学校心理咨询、职业心理咨询、社会心理咨询、心理发展（心理发育过程）咨询、灾难事故的心理咨询等。不同心理咨询类别有不同的服务对象。医务人员一般仅从事与疾病或健康相关的心理咨询。心理咨询的形式有门诊咨询、书信咨询、电话咨询、个体及团体咨询等。

三、心理治疗的方法与过程

（一）心理治疗的方法简介

1. 经典的精神分析技术

经典的精神分析每周进行 4~5 次治疗，近年来在一些国家减为 1~2 次，每次为 50~60min。整个疗程长短不可固定为某一时间长度，它取决于每个人的进步情况，但至少要持续 1 年以上（常在 2 年以上）。治疗的主要技术有以下五点：

（1）治疗的准备：在进行检查和诊断之后，首先要向患者解释治疗条件和要求，包括治疗时间和费用。帮助患者从开始对自己、对治疗有耐心，不可期待短时间内有很快的进步。治疗者应使患者理解，那些偏离正常的行为、态度或“习惯”不是短时间内形成的，因此也不会很快消除。当患者对这些外在条件能够理解并接受时即可开始治疗。

（2）自由联想：治疗开始后首先要进行的是让患者自由联想。治疗中患者应半躺在沙发椅上，治疗者坐在其后面的位置，以使目光不与患者接触，使患者完全放松，让内心的体验及想法随意涌出并说出，而不受治疗者的干扰。此时患者应说出所有的想法，正在想什么，包括突然出现的念头，完全不考虑是否有逻辑性，是否符合道德标准，是否恰当或有意义。让患者自由联想的目的是暴露出被压抑的致病性冲突（无意识冲突）。

（3）分析和解释：治疗者对患者讲述的内容进行分析，包括日常生活中自身的行为和态度，与家人共同的生活，对治疗者表现出的行为和态度等，由此分析导致症状的心理冲突。治疗者根据精神分析的基本理论及个人经验，对已获得的各方面资料进行分析和理解（释义），探索无意识，分析其与症状的关系，并将结果告知患者。解释中应使患者理解潜在的心理冲突，明白这些是经历了怎样的变化而导致了现在的结果——神经症性障碍。这种解释只有当患者在感情上可以接受、在内容上可以理解时才有意义。这一过程不可过急，过早而轻率的解释是有害的。解释时还应注意言语及表达方式要与不同的患者相适应，不使用专业术语，不是理智地教导患者，而是引导患者认识（领悟）并改变自己。

（4）识别、处理阻抗和移情：阻抗（阻力）是指妨碍治疗深入、阻止受压抑的冲突意识化的心理现象。阻抗可表现为患者对治疗方法或医生的能力表示怀疑，治疗中沉默不语，不愿讲一些想法，忘记某些重要的内容，以及出现某些失误的行为等。消除阻抗是使治疗深入的保证。移情是指患者把对某人（与自己关系密切的人）的感情和态度不自觉地转到了治疗者身上（如女患者把幼年时对父亲的感情和愿望不自觉地转移到了男性治疗者身上）。

处理好移情和阻抗是治疗的中心任务之一。治疗者应能识别移情现象，把握自己的角色，处理好移情关系，使之有利于治疗的进行。治疗者对患者要以恰当的方式反应（称作反移情），而不能以任意的、带有个人特性的行为方式。在反移情中对患者要克制、友善，不应表现出气愤、不感兴趣等。治疗者应能把握移情过程，必须能随时退出自己的移情角色回到自己的客观身份中（治疗者身份）。

在精神分析中，移情是治疗的重要环节，某些问题只有在移情中才能表现出来。移情是患者没有意识到的，在具体治疗过程中对移情与阻抗的分析几乎不能截然分开。因此，必须处理好移情和阻抗是治疗的中心任务之一。

（5）治疗结束：当症状已消除，患者能较深刻地理解冲突和防御过程，认识自己的移情反应，学会自我探索并能较理智地面对生活中的问题时，则可以考虑结束治疗。结束阶段，治疗者应以适当的方式讲明治疗的局限性，以帮助患者现实地面对未来。对出现“分离焦虑”或陷入对治疗者依赖的患者，治疗者不应急于结束治疗，而是要继续帮助患者达到一个对自我负责而相对成熟的人格，即能够耐受挫折，面对现实。

2. 支持性心理治疗

支持性心理治疗，又称作一般性心理治疗，可应用支持与鼓励、倾听与投情、说明与指导等方法实施。支持性心理治疗主要特点在于：治疗者在与患者建立良好关系的基础上，积极应用治疗者的权威、知识与关心来支持患者。患者发挥其内在的潜力，面对现实，处理问题，渡过心理的危机、或避免精神崩溃，支持性心理治疗并非帮助患者了解自己潜在的心理因素或动机，而在于支持协助患者去适应现实环境，故称为支持性心理治疗。支持性心理治疗没有特殊的适应证和禁忌证。支持性心理治疗对焦虑症、抑郁症、精神分裂症恢复期、创伤应激障碍患者的治疗恢复尤其重要。

支持性心理治疗是心理治疗的基本技术，具有支持和加强患者防御功能的特点，能使患者增强安全感，减少焦虑和不安。支持性心理治疗最常用的方法有解释、鼓励、安慰、保证和暗示等。为了做好解释工作，必须详细地收集材料，运用通俗易懂的言语，讲清楚疾病，不要让患者产生曲解和误会。在解释时，必须避免和患者发生争辩，不要强迫患者接受治疗者的意见，允许患者的思想有反复。当患者对自己的健康和前途疑虑不安时，治疗者可指出患者具有的优点，问题的可解决性，根据实际情况恰当许诺可提供的支持，共同处理困难。支持性治疗的另一特性是协助患者寻找自己内在和外在的各种资源，可帮助患者充分运用可用的资源，接受家人、朋友，或社会机构的帮助，获得所需要的支持。在患者适应环境很困难的情况下，适当改变外在环境也是可采用的方法。

3. 认知性心理治疗

认知性心理治疗，又称作认知疗法，是通过矫正认知或思维方式来改变患者的行为、想法及情感体验的一类治疗技术。其机理源于人的所有情绪或行为反应，均与其认知有连带关系。一个人对己、对人、对事的看法、观念或想法，都会直接或间接影响其心情与行为的表现。因此，治疗方法上重视人的信念及思维过程在调节情绪及行为中的作用，以改变认知为主的方式达到消除或减轻各种心理问题及障碍的目的。认知的纠正或更改，可连带改善其情绪与行为。治疗的重点是修正认知，故称之为认知疗法。

认知疗法是一种特殊的心理治疗手段，改变认知必须付诸实践，真正的改变必须不断消除旧的不合理的认知影响，不断巩固新的合理认知。首先治疗者向患者说明个体的看法和态度如何影响其情绪和行为；其次，帮助患者检查他所特有的对己、对人及对周围环境的看法，从中发现与患者主诉症状有密切关系的看法，态度或信念，协助患者检查这些观点与一般现实的差距，指出其错误的非功能性认知；最后，督促患者练习及更换看法和态度，建立功能性、健康性的认知模式，达到消除患者负性情绪和不良行为的目的。

4. 行为治疗

行为治疗又称作行为矫正，是一种以行为主义心理学的理论和实验为基础，指导当事人克服不适应的行为习惯的治疗过程，是行为治疗系统脱敏疗法、厌恶疗法等一系列行为改变技术的总称。人类的大部分行为是通过后天学习而获得的，适应不良行为是不恰当的或错误学习的结果，可以通过恰当的学习过程来改变或消除。行为治疗的主要技术如下：

（1）系统脱敏：遵循一定的治疗程序诱导患者缓慢地暴露出导致焦虑、害怕及其他强烈情绪反应的情景，并通过心理放松对抗这种情绪状态，达到消除不良情绪的目的。治疗步骤：①治疗前评定患者的主观焦虑程度，根据评定情况，制定从微弱焦虑刺激开始到剧烈焦虑刺激的脱敏治疗计划。②指导患者接受放松训练，让患者处于安静的治疗环境中，舒适地坐在沙发或躺在治疗床上，排除杂念，深呼吸后闭眼，并想象可令人轻松的情境，如躺在海边、听着轻松的音乐等。指导患者学习放松全身肌肉，放松的程序可依头面部、颈部、胸部、腹部肌肉到大腿肌群、小腿肌群的顺序进行，然后患者按从头部、脖子、肩膀、上肢到下肢的顺序，检查自己的身体各部分的肌肉是否松懈，达到全身都松懈情况。这样训练后，让患者可随时随意进入此“全身松懈”的情况或境界。③进一步实施分级脱敏，按照患者主观焦虑的程度，从最小的刺激开始进行脱敏。当患者出现焦虑时能运用已学会的肌肉松弛技术进行对抗，直至紧张不再随这一级的刺激出现为止，循序渐进，刺激－松弛，再刺激－再松弛，逐级脱敏，直到最而不再引起焦虑为止。

（2）强化疗法：强化疗法又称作操作性行为疗法，是指应用各种手段以增加某些适应性行为，减弱或消除某些不良行为的心理治疗方法。强化的类型：①正强化，给予一个好刺激。为了能建立一个适应性的行为模式，可运用奖励的方式，使这种行为模式重复出现，保持下来。奖励的方式可以是给予患者喜爱的实物、代币，亦可以是微笑点头称赞和表扬。②负强化，去掉一个坏刺激。为引发所希望的行为出现而设立。例如，较大的孩子仍有吸吮手指的习惯，这种行为一出现就受到指责，一旦孩子停止吸吮手指就立刻停止批评。强化的方法：阳性强化法（正强化），在精神科病房中常用的阳性强化法是代币法（表征性奖励，就是运用代币并编制一套相应的激励系统来对符合要求的目标行为的表现进行肯定和奖励）或奖券法。

（3）厌恶疗法：厌恶疗法是通过惩罚性刺激来消除适应不良行为的方法。当患者出现不良行为时，立即给予一定刺激，使患者产生痛苦的厌恶反应，如给予电刺激、药物催吐等。经过多次治疗，可在不良行为与厌恶反应之间建立起条件反射，从而达到治疗目的。

（4）冲击疗法：冲击疗法适用于恐惧症和强迫症的治疗。与系统脱敏相反，冲击疗法不是从较弱的刺激开始，而是使患者直接置身于最能引起紧张焦虑的（最害怕的）场合，使其迅速产生强烈的紧张、恐惧情绪，其间不予任何干预，在一阵极度的恐惧之后，惊恐反应会自行减弱（耗尽），患者的恐惧情绪会自然地缓解下来。治疗前应向患者说明治疗的原理和过程，使患者对治疗中的痛苦反应有思想准备。老年人、有严重躯体病（特别是心血管病）及严重精神病患者不适于冲击疗法。

5. 森田疗法

森田疗法是20世纪20年代日本的森田正马创立的一种心理治疗方法，主要适用于神经症患者。该理论认为，神经症的症状是患者因情绪的变化而将正常的心理、生理现象均视为病态所致。森田疗法试图通过改变行为来促使情绪的恢复，并以“顺其自然”、“照健康人那样做，便成为健康人”等原则指导治疗。森田疗法强调现实生活对人的影响，不追溯过去，启发患者“从现在开始”，在现实生活中接受治疗，鼓励并指导患者像健康人一样生活，由此使患者从症状中解放出来。

森田疗法可在住院条件下进行（住院式），也可在门诊中进行（门诊式）。治疗前要向患者说明治疗过程，告知患者要严格按要求去做。整个治疗过程以“接受症状、忍受痛苦、顺其自然、为所当为”十六字方针为指导原则。

森田疗法住院治疗分四期。①卧床期：将患者独自隔离起来，绝对卧床，此期持续约1周，主要目的是解除患者的精神痛苦，消除其烦恼和焦虑情绪，其次是使其心身疲劳得到调整。②轻作业期：持续1周，仍禁止患者与他人交往，卧床时间缩短为7~8h，白天可到户外呼吸新鲜空气，自本期开始要求患者写日记。此期目的是激发患者自发活动的欲望。当患者出现比较强的参加体力劳动的愿望时，可转入第三期。③重作业期：持续1~2周，患者可自行选择体力劳动，培养患者的毅力、自信，使患者体验到成功的喜悦，增加工作的兴趣。如参加庭院劳动、田间劳动等。④社会实践期：为返回现实生活做准备，进行一些适应外界环境变化的训练。

门诊森田疗法的治疗原则是“任其自然地接受情绪。把应该做的事情作为真正的目的和行动的准则”。所谓“顺其自然”，就是指让患者对情绪或症状任其自然，不管怎样都要像健康人那样行动是最重要的。劝告患者改变对症状的态度，努力去做应该做的事，可以解除精神交互作用的恶性循环，也可以得到显著效果，只是需要时间较长。

6. 家庭治疗

家庭治疗是将家庭作为一个整体进行心理治疗的方法，属于广义的集体心理治疗范畴。家庭治疗通过治疗者对某一家庭中的全体成员定期进行接触与座谈，促进家庭做出某些适应性改变，同时使家庭中的患病成员症状消失或减轻。一个家庭，通常是指核心家庭，即由一对夫妻及未成年的子女组成。由于家庭是由有血缘关系的成员所组成的小群体，每天生活在一起，有着特殊的情感与关系，已形成固定的家庭行为模式。家庭治疗要求全家人都参加，特别是第一次治疗时应该全家人都到场，以后可根据治疗进行情况及治疗焦点的转移，请有关家庭成员参加。治疗性会谈每次1~1.5h，间隔1~2周，整个疗程通常包括2~10次会谈。除了会谈外还需要留家庭作业，治疗的次数和时间需视具体情况而定。

家庭治疗多以系统治疗为指导，采取认知、行为、结构、交流等综合方法进行治疗。在家庭治疗时，治疗者应积极主动而有效地处理各种情况，包括冷场和激烈争吵的场面。治疗过程中保持中立，对所有家庭成员负责，不能忽略任何成员。可通过家庭成员当场表演了解他们在家庭中的日常行为，观察到家庭中言语和非言语的沟通方式。通过观察了解其家庭结构情况，可在治疗前请家庭成员自由选择座位，观察到谁和谁坐在一起、和谁离得远些。在治疗期间谁总是说话，谁总不说话，谁总是和谁说话或谁总不和谁说话，谁说话起决定作用等。在家庭治疗时，治疗者应帮助家庭着眼于当前，目前的生活环境和问题以及如何帮助他们解决。在家庭治疗过程中，治疗者要帮助家庭成员相互发现对方的长处，相互夸奖，少说坏话，凡事看到好的一面。鼓励“正性”的好行为动机，避免“负性”不好的伤害。

家庭治疗的主要流派有系统性家庭治疗、结构性家庭治疗、行为性家庭治疗、分析性家庭治疗等。

（1）系统家庭治疗：系统性家庭治疗是将家庭看作一个系统，家庭成员是其组成部分，每个成员的态度、行为以及成员之间的关系，不是线性的因果关系，而是循环反馈式的相互关系。治疗目的是改变系统内部原有的、导致病态的相互关系，从而使问题得到解决。

（2）结构性家庭治疗：结构性家庭治疗首先要搞清家庭中功能障碍的结构，治疗的重点是家庭的组织、关系、角色及权力分配等方面的结构调整。治疗者借助各种具体方法来矫正家庭结构存在的问题，以促进家庭功能恢复正常。

（3）行为性家庭治疗：行为性家庭治疗注重于可观察到的家庭成员之间的行为表现，运用行为治疗的方法矫正家庭成员间的异常行为及不良人际交往模式。治疗应有具体目标和计划，可应用系统脱敏、阳性强化、行为示范、社交技巧训练、认知重建等技术。

（4）分析性家庭治疗：分析性家庭治疗以精神动力学的理论为基础，探索家庭成员之间的冲突性关系。在此治疗方法中，所有的家庭成员均被视为带着问题或烦恼的人，某一成员的症状反映的也是其他成员或整个家庭的症状。分析性家庭治疗是精神分析理论在家庭治疗中的应用，注重了解家庭成员深层的心理活动、行为动机及相互关系，促使家庭中原有导致冲突的相互关系转变为健康的（对话性的）相互关系。

（二）心理治疗的过程

1. 开始期

治疗开始时需与患者交谈 1~3 次，主要为建立良好的医患关系和收集资料。需了解患者的病情、病因、病程、人格特征及对疾病的态度，以往的经历和遭遇的生活事件。治疗者要创造良好的交谈气氛，与患者平等相处，运用最简单易懂的言语，使患者理解治疗者的意图而能够自由地倾诉。善于倾听，设身处地地理解患者的处境和情感。交谈时必须注意环境安静，排除外界干扰。

2. 中间期

中间期分为两个阶段，即分析、认识问题阶段和改变、重建阶段。分析、认识问题阶段：在良好的医患关系基础上，治疗者应用鼓励、疏泄和倾听等技巧让患者进一步开放自己和弄清问题形成的经过，如问题形成的情境、症状和严重程度、频率和先后顺序，患者的应对方式等。对问题进行评估，找出关键所在和可能的原因。在此基础上确定治疗目标和治疗策略。改变、重建阶段：治疗者在澄清问题、明确目标的基础上，通过医患协作实施治疗计划，解决患者的心理问题。治疗者要运用心理治疗的技术，并提供各种学习和训练方法，促进患者领悟，重建认知、情感和行为的正常功能。这两个阶段是一个有机联系的连续过程，不能绝对分开。此期要注意发挥患者的主观能动性。当治疗取得效果时，应及时肯定和鼓励，肯定患者积极的配合和正确努力的结果，从而激发患者的主观能动性。

3. 结束期

医患双方认为治疗目标已达到时，可结束治疗。治疗者应提出进一步训练的建议，或鼓励患者在日常生活中用已学到的应对技巧处理问题，以巩固疗效。

四、心理咨询的方法与过程

心理咨询与心理治疗既有区别，又有很多共同之处。一般而言，心理治疗与心理咨询的区别主要在于服务对象各有侧重，心理治疗主要围绕患者，而心理咨询则涉及生活中遇到问题的普通人群（如遇到恋爱、婚姻、子女教育、其他人际关系等问题）。同心理治疗相比，心理咨询比较注重于理性教育、支持及辅导，咨询过程一般不涉及无意识的心理活动，咨询者对咨询对象可更直接地表明自己的观点、解答他们的问题、商讨处理问题的方法并提出具体建议。

心理咨询的方法、过程与心理治疗基本相同，主要也是通过医学会谈进行。会谈的目的，首先是通过耐心倾听患者的叙述，全面收集有关资料，并对关键性问题反复核实，把掌握的信息反馈给患者，以澄清问题和为做出心理障碍的诊断提供依据。在进一步会谈中，咨询者通过讨论的方式逐渐将有关问题的性质、诊断结论、解决问题的方法及预期达到的目标和患者取得一致意见，并达成协议。着重帮助患者改变行为和态度，调动其主观能动性，给予支持、鼓励和帮助，以提高患者的社会适应能力。以上步骤在实施过程中，应灵活运用，根据实际情况相互交错使用。另外，会谈本身也是建立良好的咨询关系的重要方面，咨询者为了掌握好会谈技术，必须注意下列几个问题。

1. 态度和蔼

咨询者要耐心倾听患者的叙述，这种诉述常能减轻不良情绪，起到疏泄作用。互动时要目光注视患者，以尊重、同情、理解和感兴趣的态度对待患者，切不可心不在焉，任意打断患者的叙述，或受外来干扰暂时中断会谈。这些易使患者感到不被重视而不能畅所欲言，从而破坏良好咨询关系的建立，直接影响咨询效果。

2. 注意方法

会谈应从开放式开始，逐渐向封闭式过渡。应用开放式问题，有利于探索心理问题的性质和有关原因，过早使用封闭式问题，会使会谈陷入被动、呆板，往往会遗漏许多重要的信息，使患者感到没有机会说清楚自己的问题。亦有患者常提供许多无关或枝节的材料，在这种情况下要善于选择适当的时机，应用封闭式提问来控制会谈。

3. 保守秘密

心理咨询常涉及个人隐私、人际关系、家庭矛盾等问题，不希望被其他人知晓。咨询者必须严守秘密，不得随便谈论以取得患者的信任，以利于咨询工作的开展。

4. 适当解释

咨询者在问题性质未弄清之前，应避免轻易回答问题。在患者所咨询的问题中，除了心理问题外，也可能合并存在各种躯体器质性障碍。因此在心理咨询中，必须全面检查，防止因器质性疾病被漏诊而造成严重后果。在心理咨询过程中，除了采用各种有效的心理治疗方法以外，也可配合应用音乐治疗、生物反馈治疗和药物治疗等，以进一步提高治疗效果。患者倾诉大量痛苦的内心体验后，咨询者应表示同情和理解。

（李江华）

第二节 药物治疗与护理

一、常用的精神药物

精神障碍的现代药物治疗始于20世纪50年代，1952年出现第一种抗精神病药物氯丙嗪，治疗精神疾病获得成功。随之1957年制成第一种抗焦虑药物氯氮（利眠宁），1958年发现丙咪嗪具有抗抑郁作用，60年代证实碳酸锂具有抗躁狂作用。在这段时间，研究者们提出了精神药物作用的机制及其一些理论，形成了一门新学科——精神药理学。这些都对精神病学的发展产生了巨大的影响。由于这些药物服用方便、疗效可靠、降低了复发率，成为当今治疗精神疾病的重要手段。

精神治疗药物近年来不断增多，分类方法多种多样。当前，趋于一致的分类方法以临床应用为主，化学结构为辅的原则。广义分类中，将凡能作用于中枢神经系统，并对人类的认知、情感和行为等精神活动有影响的药物统称为精神药物。精神药物可分为拟精神病药物和精神病治疗药物。精神病治疗药物包括抗精神病药、抗抑郁药、心境稳定剂、抗焦虑药、镇静催眠药。

（一）抗精神病药物

主要用于治疗幻觉、妄想、思维形式障碍、情感行为障碍等精神病性症状。

1. 常用药物

（1）氯丙嗪：属于低效价药，治疗剂量偏高，适用于治疗以阳性症状为主的患者。注射或口服控制兴奋、激越疗效比较理想。主要的不良反应有过度镇静，中枢和外周的抗胆碱能样作用，明显的心血管反应和致痉挛作用等。氯丙嗪常用剂量范围：200~600mg/d。

（2）氯氮平：为多受体作用药物，对顽固性精神分裂症及伴有锥体外系反应（EPS）和迟发性运动障碍（TD）的患者有效。氯氮平的使用易引发粒细胞缺乏，治疗期间要求每周检测白细胞，如果白细胞总数≤ $3000/mm^3$ 或中性粒细胞计数≤ $1\ 500/mm^3$，必须停用氯氮平；其他副作用包括体位性低血压、心动过速、流涎、镇静、便秘、体温增高和体重增加。高剂量使用氯氮平时容易诱发癫痫，要求每天给药两次。氯氮平常用剂量范围：200~600mg/d。

（3）利培酮：利培酮对 5-HT_2A 和 D_2 受体亲和力高，是5-羟色胺和多巴胺受体平衡拮抗剂。每天给药1~2次，常见副作用有困倦、直立性低血压、头晕眼花、焦虑、静坐不能、便秘、恶心、鼻充血、催乳素增高、体重增高。剂量超过6mg/d时，锥体外系反应明显。催乳素的增加导致闭经、溢乳、男性乳房女性化等，是药物治疗依从性差的常见原因。利培酮常用剂量范围：2~6mg/d。

（4）奥氮平：奥氮平受体作用与氯氮平相似，但无粒细胞缺乏不良反应，对阳性和阴性症状明显有效，并能改善认知功能。在治疗剂量范围内，除轻微的静坐不能外，锥体外系反应少见。奥氮平半衰期长，可每天1次给药。因奥氮平耐受性高，可高剂量开始或很快滴定到最有效的剂量。奥氮平主要副作用包括体重增加、镇静、口干、恶心、头晕眼花、直立性低血压、眩晕、便秘、头痛、静坐不能和一过性肝脏转氨酶增高。奥氮平常用剂量范围：10~20mg/d。

（5）喹硫平：喹硫平对 5-HT_2 受体较 D_2 受体有更高的亲和力，对蕈毒碱胆碱能受体无亲和力。因为喹硫平半衰期短，通常每天两次给药。喹硫平与经典抗精神病药一样有效，并能改善认知功能。治疗中出现的锥体外系反应比率也非常低。没有催乳素水平的增高。喹硫平治疗的主要副作用有嗜睡、直立性低血压、心动过速、头晕眼花、兴奋、口干、体重增加，罕见静坐不能。喹硫平包装盒上警示：有发生晶状体的不透明和白内障，建议定期检查眼睛。喹硫平常用剂量范围：300~750mg/d。

（6）齐拉西酮：齐拉西酮相对于 D_2 受体的亲和力而言，齐拉西酮有较强的 5-HT_2A 受体亲和力，与其他神经递质系统没有相互作用，所以此药不会导致抗胆碱能副作用，很少有直立性低血压，镇静作用小。齐拉西酮半衰期短，因此每天两次给药，与食物同服能更好地被吸收。齐拉西酮的主要副作用是困倦、恶心、失眠、消化不良和 QTC 间期的延长。齐拉西酮不应与其他明显延长 QTC 间期的药物合并使用，还禁用于那些已知有明显 QTC 延长病史、最近有心肌梗死或心脏衰竭表现的个体。齐拉西酮常用剂量范围：80~160mg/d。

（7）阿立哌唑：阿立哌唑对 D_2 和 5-HT_1A 受体有部分协同作用，对 5-HT_2A 受体有充分拮抗作用。阿立哌唑治疗时常见的不良反应有头痛、失眠、激越、焦虑。安慰剂和阿立哌唑有相似的锥体外系反应发生率。仅有非常少的体重差异和没有催乳素的增加。阿立哌唑常用剂量范围：10~30mg/d。

2. 药物不良反应及处理

在抗精神病药物治疗过程中，常出现多种不良反应，影响患者的生活质量或治疗依从性，其中还有些为严重不良反应，可能危及生命。所以，在整个治疗过程中需严密观察不良反应，及时做出合理的调整。

（1）锥体外系不良反应（EPS）：锥体外系不良反应包括肌张力障碍、动眼危象、类帕金森综合征、静坐不能、迟发性运动障碍等，通常给予抗胆碱能药物可以缓解。急性肌张力反应可立即肌内注射东莨菪碱 0.3mg；第二、三类不良反应通常给予抗胆碱能药物可以缓解，如口服本海索药物可以缓解。迟发性运动障碍：患者表现不自主地手足舞蹈样运动和慢性肌张力障碍，从轻微的舌头运动到躯干扭曲、骨盆地不自主运动、甚至可能是呼吸的运动障碍。迟发性运动障碍一旦出现，很难逆转，应调整或停用抗精神病药物；所以，预防很重要，避免大剂量、多种精神药物联合使用。

（2）神经阻滞剂的恶性综合征（NMS）：神经阻滞剂的恶性综合征主要特征是指高热、僵直和肌酸激酶水平增高，其他表现包括心动过速、血压异常、呼吸急促、意识改变、发汗和白细胞增高。神经阻滞剂的恶性综合征可出现在治疗的任一阶段。主要治疗方法包括停用神经阻滞剂和支持治疗，如静脉输液、退热治疗，监测生命体征包括呼吸和心率。

（3）迟发性运动障碍：患者表现不自主地手足舞蹈样运动和慢性肌张力障碍，从轻微的舌头运动到躯干扭曲、骨盆地不自主运动、甚至可能是呼吸的运动障碍。一旦出现迟发性运动障碍，应调整抗精神病药，或者维持最低有效剂量。

（4）其他不良反应：①心血管反应，如头晕、头疼、心悸、体位性低血压、心脏传导紊乱等；②血液变化，如粒细胞缺乏。③内分泌变化，如体重增加、水肿、闭经、性功能障碍。④皮肤过敏，如多出现散在性丘疹，可见于面部、四肢、躯干等。⑤肝脏反应，如转氨酶升高等。⑥消化系统反应，如恶心、呕吐、胃部不适、便秘等。治疗方法为对症处理，必要时调整药量或改换其他药物。

（二）抗抑郁药物

抗抑郁药物主要用于治疗和预防各种抑郁症。此外，对强迫症、焦虑症、恐惧症也有效。临床应用药物包括三环类抗抑郁药、单胺氧化酶抑制剂、新型抗抑郁药。目前，临床应用的新型抗抑郁药种类繁多，此处仅以选择性 5- 羟色胺再摄取抑制剂（SSRIs），选择性 5-HT 及 NE 再摄取抑制剂（SNRIs）为例。

1. 三环类抗抑郁剂

三环类抗抑郁剂是最早用于治疗抑郁症的药物，且疗效肯定，但药物不良反应也相对较明显，所以随着 SSRIs 的引入，三环类药物的使用越来越少。三环类抗抑郁剂主要药物有丙咪嗪、阿米替林、多虑平等，其主要药物不良反应如下：头晕头痛、过度镇静、记忆力减退等；体位性低血压、心动过速、传导阻滞、心电团改变等；口干、视物不清、便秘、排尿困难等；体重增加、性功能障碍等。剂量和服法：剂量选择要根据患者的实际情况因人而异。减药宜慢，突然停药可能出现胆碱能活动过度，引起失眠、焦虑、易激惹、胃肠道症状、抽动等症状。

2. 单胺氧化酶抑制剂（MAOIs）

MAOIs 对重性抑郁的非典型特征有效，例如，突出的情绪反应、自主神经系统症状类型的颠倒（贪吃、睡眠过多）、明显对人际拒绝的敏感。MAOIs 对治疗那些对 SSRIs 无效的恐怖障碍、社交恐怖、和广场恐怖有明显作用。服用 MAOIs 时医生要指导患者关于食物酪胺和拟交感神经药物的相互作用的知识，并注意防范。单胺氧化酶抑制剂代表药有吗氯贝胺，常用剂量范围：300~600mg/d。

3. 新型抗抑郁药

（1）选择性 5- 羟色胺再摄取抑制剂（SSRIs）：其主要药理作用是选择性地抑制突触前膜对 5- 羟色胺的再摄取，使突触间隙 5- 羟色胺浓度升高而发挥抗抑郁作用。对其他神经递质的影响轻微，故不良反应小。选择性 5- 羟色胺再摄取抑制剂具有疗效好、不良反应小、服用方便等特点。选择性 5- 羟色胺再摄取抑制剂的主要代表药包括：氟西汀（20~60mg/d）、帕罗西汀（20~50mg/d）、舍曲林（50~200mg/d）、氟伏沙明（100~300mg/d）、西酞普兰（20~60mg/d）和艾司西酞普兰（10~30mg/d）。选择性 5- 羟色胺再摄取抑制剂的主要不良反应是由于它增加了 5- 羟色胺在突触间隙的浓度，激动了 5- 羟色胺受体而产生胃肠道反应，有恶心、呕吐或食欲减退等症状。此外，还会引起激越、焦虑和性欲障碍。

（2）选择性 5- 羟色胺及去甲肾上腺素再摄取抑制剂（SNRIs）：其主要药物有文拉法辛、盐酸度洛西汀。文拉法辛有快速释放剂型及缓释剂型两种，起效时间较快，对难治性抑郁症也有较好的治疗作用。安全性好，不良反应少，大剂量使用时血压可能轻度升高，常用剂量范围：75~375mg/d。盐酸度洛西汀对多巴胺再摄取有抑制作用。最常见的不良反应包括恶心、口干、便秘、食欲下降、疲乏、嗜睡、出汗增多，文拉法辛常用剂量范围：40~80mg/d。

（三）心境稳定剂

目前临床常用的心境稳定剂有三种：锂盐、卡马西平和丙戊酸钠。可治疗急性躁狂，同时又可以有效地预防反复发作的心境障碍。

（1）锂盐：锂盐是常用的治疗躁狂药物，临床常用碳酸锂，起效缓慢，持续用药 2~3 周才能显效。锂盐常用剂量范围：500~2000mg/d。急性治疗期血锂浓度维持在 0.6~1.2mmol/L，维持治疗期为 0.4~0.8mmol/L。浓度上限不宜超过 1.4mmol/L。老年人不宜超过 1.0mmol/L。其特点为治疗量为 1.2mmol/L

与中毒量为 1.4mmol/L，非常接近，故治疗时应检测血锂浓度，早期的中毒症状有反复出现的呕吐和腹泻，手细颤变为粗颤、无力、困倦、烦躁不安和轻度意识障碍；中度锂盐中毒的临床特征是急性脑器质性综合征，表现为不同程度的意识障碍，可伴有共济失调、反射亢进、锥体束征等神经系统症状和体征；严重时可出现昏迷、血压下降、心律失常、肺部感染、少尿或无尿。一般情况下，中毒程度与血锂浓度呈正相关。

（2）卡马西平：通常卡马西平作为双相情感障碍患者的预防性治疗药物，尤其是对锂盐治疗效果差和无法耐受锂盐不良反应的患者应用较多；一般小剂量 100~200mg/d 开始，根据患者的反应和耐受程度逐渐加量，最大量可达 800~1200mg/d，分 2~3 次口服，进餐时或餐后服用可减少药物不良反应。卡马西平的不良反应常出现在治疗的早期，包括困倦、头晕、共济失调、恶心和复视，这些不良反应随着治疗的进行会很快消失。

（3）丙戊酸钠：对急性躁狂有肯定的疗效，对锂盐和卡马西平无效的患者使用丙戊酸钠也有预防治疗的作用，临床治疗的起始剂量在 400~600mg/d，逐渐增加剂量达 1 000~2 000mg/d，分 2~3 次口服。常见的不良反应有胃肠不适、震颤、镇静和疲倦以及体重增加和暂时性脱发。该药可使转氨酶升高，如果服用丙戊酸钠的患者出现呕吐、黄疸和食欲减退，或突然出现困倦，应立即停药。

（四）抗焦虑药

抗焦虑药是主要用来减轻焦虑、紧张和恐惧，稳定情绪的药物。目前，将抗焦虑药主要分为苯二氮卓类、非苯二氮卓类（丁螺环酮）和其他（包括 β－肾上腺素受体阻断剂、抗抑郁药等）。

（1）苯二氮卓类：具有抗焦虑、镇静催眠、肌松和抗痉挛的作用。一般根据药物作用的强度和其半衰期，将苯二氮卓类分为长效和短效。由于作用强而短效的药物有较强的耐药性和撤药反应，所以通常选择作用时间相对较长者作为抗焦虑药；短效药物一般作为镇静催眠药物使用，应根据需要和间断给药的原则使用。临床常用的苯二氮卓类药有奥沙西泮（舒宁）、阿普唑仑（佳静安定）、艾司唑仑（舒乐安定）、劳拉西泮（罗拉）、硝西泮（硝基安定）、氯硝西泮（氯硝安定）、地西泮（安定）。苯二氮卓类药物的不良反应有宿醉效应（患者在服药后次日感到困倦、迟钝、疲乏无力、头晕等），以及药物依赖（长期大量服用苯二氮卓类药物的患者容易产生药物依赖，包括精神依赖和躯体依赖）。

（2）非苯二氮卓类：此类药物克服了苯二氮卓类药物的过度镇静、肌松和抗痉挛作用；缺点是起效慢，对重度焦虑治疗效果差，不适用于惊恐发作。非苯二氮卓类常用药有丁螺环酮，临床上表现为抗焦虑的作用慢，常常需要几天或更长时间。药物起始剂量 5mg，每天 3 次，最大剂量 45mg/d。其不良反应不同于苯二氮卓类，没有肌松和镇静作用；主要不良反应头晕、头痛、紧张、口干、便秘、失眠、恶心、呕吐和食欲减退等。

二、药物治疗过程中的护理

在抗精神病药物治疗过程中，常出现多种不良反应，影响患者的生活质量或治疗依从性，其中有些为严重不良反应，可能危及生命。所以在整个治疗过程中护士需掌握临床中使用的药物性能，不良反应和及护理措施；评估、观察患者服药后的反应，针对出现的护理问题采取相应护理措施，同时，由于精神病患者对服药持消极态度，在治疗中应严格执行服药制度，还做好患者的心理护理。

1. 认真执行服药制度

由于精神障碍患者自知力缺乏，不承认患有疾病，可出现拒服药、藏药等行为，在患者服药时要严格执行服药制度保证患者遵医嘱将药服下。

2. 掌握药物相关知识，观察病情变化

精神药物具有良好的治疗作用，但对中枢神经系统、植物神经系统的影响，及患者的个人耐受可能产生各种不良反应。护士应熟悉各种药物的相关知识及不良反应，观察评估出现的护理问题，并采取相应措施。

（1）患者出现体位性低血压时，应嘱患者在改变体位或起床时动作应缓慢，或稍静坐片刻再直立。

（2）有呛咳、吞咽困难的患者喝水、进食时应有专人看护，进软食或半流食。

（3）便秘的患者，鼓励患者多活动，多饮水，多食含纤维素高的蔬菜水果，3 天无大便的患者给予协助排便。

（4）注意观察尿潴留患者的排尿情况，与医生联系并给予适当处理，诱导患者主动排尿，可采取让患者听流水声、温水刺激会阴等可引起尿意，必要时给予导尿。

（5）对出现皮疹的患者对症处理，同时指导患者避免日光暴晒。

（6）对服用锂盐的患者，应指导其遵医嘱定期监测血锂浓度，观察患者意识状况、生命体征及中毒症状。

（7）对嗜睡的患者应避免患者白天过多卧床，鼓励患者白天多活动。

3. 药物治疗中的健康宣教

与患者建立良好的护患关系，对无自知力不愿服药的患者，护士应向其进行药物知识的宣教，巧妙地运用暗示，使患者能够接受治疗；对恢复期的患者进行疾病知识的宣教，讲解坚持服药的重要性，培养患者自觉服药的习惯。向患者及其家属宣传和解释相关精神药物的作用、不良反应及相应的处理措施，患者出院前要向患者及其家属交代具体给药方法，遵医嘱服药的重要性，并嘱其于定期复查。

（马　莉）

第三节　无抽搐电痉挛治疗与护理

一、无抽搐电痉挛治疗的适应证与禁忌证

传统的电痉挛治疗是用短暂适量的电流刺激大脑，通过短时间电流刺激，在脑内诱发一次癫痫发作，引起患者意识丧失，皮层广泛性脑电发放和全身抽搐，以达到控制精神症状的一种治疗方法。目前，临床对传统电痉挛治疗进行改良，即在电痉挛治疗前加用静脉麻醉药和肌肉松弛剂，使患者抽搐明显减轻和无恐惧感，称为无抽搐电休克治疗。

1. 适应证

重度抑郁发作，有强烈自伤、自杀行为者或抑郁性木僵、缄默不语；重度躁狂发作；精神分裂

症紧张型或极度兴奋躁动、冲动、伤人者；精神药物治疗无效，或对药物治疗不能耐受者。

2. 禁忌证

大脑占位性病变及其他增加颅内压的病变；最近的颅内出血；心脏功能不稳定的心脏病；出血或不稳定的动脉瘤畸形；视网膜脱落；嗜铬细胞瘤；导致麻醉危险的疾病（如严重呼吸系统与肝肾疾病等）。

二、无抽搐电痉挛治疗时的护理

1. 治疗前护理

（1）向决定接受治疗的患者及其家属解释治疗目的、过程、效果、疗程，以解除或减轻患者及其家属的紧张、恐惧，争取其主动配合治疗。

（2）患者治疗前应进行详细的体格检查和必要的实验室检查，如心电图、脑电图、胸部X线摄片。

（3）治疗前8h禁食、禁水，禁用抗癫痫药及各种强、弱镇静剂。

（4）治疗前1天洗头，不用发胶及定型化学药剂，不化妆等。

（5）治疗前保证患者排空大、小便，换宽松舒适的患服，取下活动义齿、发卡和各种饰品，穿低领宽松内衣。

（6）治疗前常规测量体温、脉搏、血压、呼吸，首次治疗时应测量患者体重。

（7）治疗前30min根据患者情况，注射阿托品以减少呼吸道分泌物，防止心律失常。

（8）准备好各种急救药品及器械。

2. 治疗中护理

（1）让患者仰卧于治疗台，四肢自然伸直，松开领口和腰带。

（2）开放患者的静脉，进行脑电图、血氧饱和度、心电监护。

（3）患者的口腔放置牙垫，头部粘贴脑电图电极片、治疗电极片。

（4）遵医嘱静脉先后给予患者：阿托品（0.5mg），丙泊酚（1~2mg/kg），氯琥珀胆碱（1~2mg/kg）。

（5）患者意识恢复后，监测生命体征、血氧饱和度，年老、体胖、呼吸道分泌物多的患者血氧饱和度低于95%时，给予低流量吸氧。

3. 治疗后护理

（1）治疗结束后，应将患者安置在恢复区，取下各种电极片，取侧卧位。密切观察患者的反应，如患者的意识尚未清醒，兴奋不安，此时，护士宜陪伴患者并拉上床栏，直至患者完全清醒，防止患者坠床。

（2）持续测量患者血压、脉搏和呼吸，以了解患者生命体征是否渐趋稳定。

（3）患者治疗结束2h后可进少量水，午餐进半流食。

（4）记录患者电痉挛治疗前、中、后的反应。

（5）对于有暂时记忆障碍的患者，应加强生活护理，并告知患者记忆力是可以恢复的，并指导患者重建对环境、时间和人物的识别能力。

（马　莉）

第四章

精神障碍患者的一般护理

第一节 精神障碍患者的基础护理

精神障碍患者由于受精神症状的影响，可呈现两个方面的心理体验：一方面患者会围绕精神病理现象出现精神症状及情绪障碍，对精神障碍缺乏自知力，治疗依从性差；另一方面会出现自我概念及自我照顾能力缺陷，如生活懒散、不主动料理个人卫生，排泄、进食、睡眠、人际交往、个人安全等方面出现问题。这些问题可以导致患者病情的加重，影响患者社会功能的保持，影响患者疾病的转归与预后，护理人员对患者的问题要给予足够的重视和有效的干预，在日常护理中做好患者的基础护理尤为重要。

一、日常生活护理

（1）健康教育：首先评估住院患者的社会功能，定期为患者提供疾病知识教育，促进患者卫生习惯的培养，帮助患者建立新的生活自理模式，最大程度维持基本的生活自理能力，达到回归社会、重新适应生活的目标。

（2）日常个人卫生：指导并督促患者每天完成洗脸、洗手、梳理头发、口腔卫生等个人清洁，保持床单整洁、病室环境卫生等。护理人员可协助生活不能自理的患者完成。

（3）皮肤及毛发卫生；患者入院 24h 内完成沐浴、更衣。定期为患者提供沐浴、更衣、修剪指甲、理发、剃须等护理。对于生活自理能力有限的患者，护士定时予以协助。护士要注意观察长期卧床患者的皮肤情况，定时更换患者的体位，及时按摩受压部位，保持皮肤干燥、防止发生压疮，如皮肤有破溃应及时处理。

（4）衣着卫生：根据季节指导患者增减衣服；指导定期更换衣裤，保持清洁干净；鼓励患者锻炼保持修饰仪表的能力。

（5）经期卫生：观察女性患者月经来潮时的情绪反应，讲解经期卫生保健知识，指导患者自我料理经期卫生。

二、饮食护理

评估患者进食方面的问题，如拒食、厌食、暴饮暴食、吞食异物、吞咽困难等；帮助患者维持正常的营养供给，日摄入水量 2 500~3 000ml；保证患者进食过程的安全。

（1）进餐前护理：评估患者饮食习惯及现存问题，为患者提供良好、安全、有序的就餐环境，维持患者情绪的平稳，餐前引导患者洗手，每人一套餐具，餐后消毒，保持卫生。

（2）进餐中护理：掌握进餐患者人数，病情稳定的患者采取集体进餐方式；对于病情波动、极度兴奋冲动，有中、重度药物不良反应，合并躯体病，吞咽困难、暴食、抢食、藏匿食物、拒食等有进食问题的患者，建立固定餐桌，由护士照顾进餐；进餐中要观察和巡视患者进餐情况，了解患者进餐量，防止发生噎食，保证患者进餐的安全；对于需鼻饲的患者，护士要注意患者鼻饲时的体位，保证其用餐安全。

（3）食品管理：急性期患者携带的食品，需要进行食物安全检查后存放于病房食品专用柜内保管，护理人员为患者做好食用前的准备，及时提供患者食用；易对患者出现危险的玻璃、锐器包装的食品或过期食品不能带入病房。

三、排泄护理

评估患者的排泄情况，药物不良反应、年老体弱、活动减少、痴呆患者均可产生排泄问题，如尿潴留、便秘、大小便失禁等，应帮助患者建立良好的排泄习惯。

（1）观察患者大便排泄情况：对药物不良反应大或活动少的患者，嘱患者多饮水、进食高纤维食物，每天按摩腹部促进肠蠕动，防止出现肠梗阻。每 24h 记录 1 次排便次数,3 天无大便的患者，护理人员要评估患者原因，遵医嘱给予缓泻药，必要时予以灌肠。

（2）观察患者排尿情况：要鼓励患者白天多饮水、多食蔬菜、水果，患者出现排尿困难时，可采取诱导排尿，如让其听流水声、温水冲洗会阴部等物理方法刺激，或遵医嘱导尿。

（3）大小便不能自理：对于大小便失禁患者，应根据患者失禁原因，给予护理干预并及时更换衣裤床单；对于随地便溺的患者，观察其排泄规律，定时督促、提醒患者如厕，帮助患者养成定时排泄的习惯。

四、睡眠护理

睡眠正常与否预示患者病情的好转与波动。评估患者睡眠问题，如早醒、入睡困难、睡眠节律颠倒、睡眠时数减少等情况，为防止发生意外应及时给予护理。

（1）创造良好的睡眠环境：为住院患者创造良好的睡眠环境，保持病室内安静、空气清新，避免强光刺激，温度 18~22℃，湿度 50%~60%。

（2）安排合理的作息时间：安排患者住院期间的作息制度，白天参加各种康复活动，小组治疗，减少卧床时间，安排患者午休 1.5h，晚间 9:30 前协助患者卧床入睡；帮助患者建立良好的睡眠习惯，睡前避免剧烈运动、不安排谈话、不参加过多兴奋的娱乐活动，不饮用各种刺激性饮料，如咖啡、浓茶、可乐等；睡前不宜饮水过多，以免反复如厕。

（3）诱导睡眠护理：睡前温水泡脚、全身放松，及时解决患者合理的心理需求；多种干预措施效果不好，必要时遵医嘱给予药物辅助（凌晨2:00以后不再服用助眠药物）。

（4）夜间加强观察睡眠：观察患者睡眠情况，指导患者避免蒙头入睡，一般每30min巡视1次、随时监护重点患者。

五、安全护理

部分患者在精神症状影响下会出现情绪激惹，拒绝治疗，伴有突然暴力行为，危害自己及他人的安全与生命。因此需不断评估患者危险程度，护理干预关口前移，有效的护理措施可防止意外事件的发生。因此“安全第一”是精神科护理的重要原则。

（一）患者安全管理

（1）床位安置：新入院患者，有自伤、自杀观念及行为的患者，严重冲动、伤人行为的患者应安置于重点监护病房；伴有严重躯体疾病患者应安置于单间，避免发生意外事件。

（2）定时清点患者数目：每班交接班前、每次活动后均须清点患者人数，发现患者人数有误应及时查找，防止出现意外。

（3）重点患者心中有数：伴有强烈自伤、自杀、冲动、伤人、外走、吞咽困难、治疗依从性差、严重躯体疾病的患者，应视为精神科重点患者。应动态评估并熟悉患者的病情（包括患者姓名、床号、病情、诊断、治疗、护理、实验室检查、心理需要），做到心中有数；对于用暴力行为处理问题的患者，应耐心解释、劝说并加以制止，或改变环境，转移患者的激惹情绪，指导患者改变应对方式，避免发生意外。

（4）掌握患者病情变化：掌握患者病情变化的规律及诱发因素，评估患者有无危险因素的存在，观察患者的情绪变化，重点患者活动避免离开护理人员视线范围，应主动与患者沟通，了解患者的心理需要，及时处理异常情况，做好护理记录及交班，必要时床头交接班。

（5）加强巡视：护理人员每30min巡视1次，密切观察患者精神症状，情绪变化、躯体状况、治疗后的反应、治疗依从性、睡眠情况及各种行为，问题等。发现问题及时处理；重点患者24h专人监护，保证患者住院期间的安全。

（6）评估服药依从性：每次患者服药后，检查患者口腔，确保药物服入。有藏药行为的患者，应评估患者不服药的原因，及时了解患者的情绪和心理状况，耐心解释、劝说，对于难以接受口服药物的患者也可考虑其他给药途径。

（7）执行诊疗护理常规及各种制度：应严格履行岗位职责，执行各种制度，如给药、交接班、分级护理、巡视、保护性约束、探视、护理操作、各项告知等，确保患者的安全。

（二）物品安全管理

做好住院期间患者需要配合的各种告知，检查各种物品，急性期病房患者携带的各种物品，需进行安全检查后带入病房。

（1）禁止携带危险物品：禁止将指定的危险物品禁止带入病房，如锐器类、钝器类、玻璃制品、绳线、各种其他药物、打火机等，避免对患者造成伤害。

（2）统一保管物品：急性期病房患者携带的香烟、剃须刀、指甲刀、自备药等交由护理人员保存，患者可定时使用。

（3）安全检查：急性期病房每天检查患者床单位，发现危险物品可与患者沟通，征得患者同意并及时收回。

（4）定时清点危险物品：每班清点剪刀、水果刀、指甲刀、打火机、针线、约束带，严格交班。

（5）钥匙使用制度：严格执行工作区域钥匙的使用规定，发现丢失及时查找，防止发生意外。

（6）禁止携带贵重物品：告知患者住院期间不携带笔记本电脑、手机、信用卡、过多的现金、各种首饰等。

（三）环境安全管理

（1）环境安全：病室环境布局设置合理，物具摆放有序安全；定期检查病区环境，门锁及设施，如有损坏及时修理。

（2）电源安置：病区电源插座不能裸露，应安置于患者触及不到的地方，必要时上锁。

（3）随手锁门：病区办公室、抢救室、药疗室、治疗室、配膳室、杂用间等区域的大门必须随手锁门。以防患者误入后出现意外；凡是有患者活动的场所应有护理人员监管。

（李江华）

第二节　精神障碍患者的心理护理

心理护理是指在护理全过程中，护士通过各种方式和途径，积极影响患者的心理活动，帮助患者在当前自身条件下获得最佳的身心状态。心理护理强调运用心理学的理论和方法紧密结合护理实践，发挥护士与患者接触最密切的职业优势，积极影响患者的心理活动，从而达到护理目标。

一、心理护理主要实施形式

（1）个性化心理护理与共性化心理护理：个性化心理护理是目标明确，针对患者的个性，解决个性化的心理问题。要求护士准确了解患者在疾病过程中表现的不良心理状态，采取因人而异的有效对策。如针对患者不愿接受住院治疗的不同心理问题采取各具特点的心理护理方法。共性化心理护理可用来解决患者的共性心理问题，如精神患者的心理护理等。共性化心理护理要求护士善于归纳，掌握同类患者心理问题的规律，对患者潜在的心理问题作预防性干预。

（2）有意识心理护理与无意识心理护理：有意识心理护理是指护士自觉地运用心理学的理论和技术，通过设计的语言和行为，如有益暗示、确切保证、合理解释等，实现对患者的心理支持、心理调控或心理健康的教育目标。要求实施者必须具备心理护理的主动意识，并接受过专业化培训。无意识心理护理是指护理工作的每一个环节中，随时可能影响患者的一切操作和言谈举止。如建立良好的护患关系后，无论护士本身是否已经意识到，都可能发挥心理护理的积极效果，因此要求护士的所有操作和言谈举止都力求成为患者身心康复的增强剂。

二、心理护理注意事项

（1）建立良好的护患关系：精神科护理是以患者为中心，护士与患者的良好人际关系是治疗护理取得成功的重要保证之一。护士应理解患者，善于体会患者的心境，给患者温暖、同情、关心和体贴。与患者接触交谈时要以温和的态度、诚恳的语言对待患者，应有目的地运用主动交往和沟通技巧，使患者自愿表达需要和想法；应注意将专业知识和技术运用到日常治疗、康复和保健中，促使患者恢复健康。

（2）尊重患者：与患者正式交谈前要了解病其情，计划交谈的具体目的和内容，使谈话内容具有针对性，并使患者乐意接受。让患者对交谈有思想准备，不感到突然和勉强。如果患者因病情的影响而注意力不集中，处于焦虑、抑郁、愤怒状态，或患者对护士不信任时，不宜正式交谈。

（3）善于运用沟通技巧：应用倾听、疏导和保证、支持等心理治疗原则，耐心倾听患者的诉说，注意避免因言语暗示、解释含糊、指导失误等造成医源性问题。对患者病态的谈话内容，不能表露厌烦、否定的对立情感；不可议论患者缺陷、家事和不良预后。注意保密患者谈话的内容应注意保密。重视非语言性沟通，交谈中保持适当的目光接触和自然的姿势，以平静、友好和接纳的方式进行交谈。

三、心理护理方法

（一）一般性心理护理

（1）建立良好的治疗性护患关系：护理人员以爱心、耐心，及良好的语言、非语言沟通技巧最大化的与患者相处，尊重患者，学会多用鼓励、肯定和积极的语言与患者互动。促进护患之间有效的沟通，为护患彼此的接纳建立基础。

（2）为患者创造良好的治疗护理环境：评估环境与工作人员的因素，及时消除不良因素对患者产生的负性影响。为患者营造积极、热情、被关爱的治疗环境，达到让患者安心接受住院积极配合治疗的目标。

（3）关注患者希望被关注和重视的心理行为：及时了解患者的一般心理需求和感受，尽量满足患者的合理需要；对不能给予解决的要求，应做好解释工作，征得患者的配合和接受。

（二）支持性心理护理

支持性心理护理的目的是帮助患者建立自信，摆脱心理困扰。支持性心理护理是心理护理中最常用、最基本的方法之一，它建立在护士与患者相互沟通的基础上。

（1）护士要与患者建立良好的相互信任的治疗性人际关系，对患者存在的心理问题做好深入了解和准确评估。

（2）可使用同理心的技巧，多站在患者的角度感受患者的思维、情感、行为和需求。向患者提供情感支持，接纳患者的精神症状，指导患者正确表达心理感受。

（3）在沟通过程中，护理人员应善于观察、判断患者情绪状态，给予患者积极的倾听、恰当的解释、适当的保证，减轻患者的不良情绪，为患者提供不良情绪排解的途径。

（4）多陪伴患者，陪伴会给患者安全感，在倾听患者表达的基础上陪伴患者，必要时给予一些体态语言的表达方法，让患者真切地体会到被关注和被接纳。

（李江华）

第三节 与精神障碍患者的沟通

沟通是指人与人之间的信息传递与交流，即人与人之间交流意见、观点、情况或感情的过程。有效的沟通应是接受者所收到的信息与发出者所表达的意思正好相同。沟通的结果是双方不仅能相互影响，而且双方还能建立起一定的关系。护患沟通是护士在从事护理工作的过程中，基于其工作性质、职能范围等方面的特点，与患者及患者亲属之间开展的旨在了解患者实际需求，探明患者心理状况，针对性地提供告知、说明和解释服务的联系与交流工作。护患沟通的信息主要与护理服务和保健有关，同时由于护士与患者的接触较多，有更多机会观察患者的病情变化和治疗反应，也有更多时间和渠道了解患者的各种需求，以及患者的家庭－社会方面的信息。因此，护患沟通又是医患沟通的一个重要的辅助和桥梁。

一、护患沟通的特点及作用

（一）护患沟通的特点

护患沟通属于人际交流范畴，沟通对象是特定的患者群体。护患沟通是满足患者被尊重、被关爱心理需要的基本形式。通过护患沟通，可以使护士了解患者的心身状况，向患者提供正确的信息，减轻其心身痛苦，提高治疗和护理的效果。护患沟通借助于人际交流的原则、方法，运用人际交流的基本方式，如听、说、看、问答、表情、动作等，通过语言和非语言方式，如外貌、表情、动作等来进行，同时也有个人的自身沟通技巧。

（二）护患沟通的作用

良好的护患沟通可以有三个主要作用，这些作用相辅相成。

（1）提高患者的护理依从性：护理工作需要患者的密切配合，良好的护患沟通增强护患之间的相互信任，促使患者主动配合治疗，减少被动配合。

（2）增强患者的康复信心：在日常护理工作中，护士的言语和行为是患者了解其病情及其预后的一个重要途径。运用积极而谨慎的沟通可向患者传达有利于康复的正面信息，可以纠正患者对疾病的负面认知，促使其摆脱负性情绪，增强其战胜疾病的信心，从而更积极地配合护理和医疗。

（3）减少和避免护患纠纷：有研究表明，患者对于护理的满意度 50% 以上来自服务性活动，而与护理技术无关。许多研究证实，护患纠纷是医疗纠纷的重要根源，而且 80% 以上的护理纠纷源自沟通不良，良好的护患沟通是减少医疗纠纷的关键。

二、护患沟通的形式及常用技巧

（一）护患沟通的形式

人与人之间的沟通不仅包括语言沟通，更多的是非语言沟通。在人们的沟通中，互动双方所获得的信息有很大部分来自非语言沟通。非语言沟通常常会在无意识沟通时就已经将信息传递出去，说明信息在传递、交流的过程中由语言性沟通和非语言性沟通共同完成。

（1）语言性沟通：使用语言、文字或符号进行的沟通称为语言性沟通。语言是传递信息的符号，包括所说的话和所写的字。应注意的是，所用的符号应当是为发出者和接受者都能准确理解的。护士使用医学术语与患者交谈，易造成沟通不良，所以要重视反馈所表达的信息和对方所接受的信息是否相同。在护患沟通中，护士用语应通俗、清晰、明了，选择对方能理解的词语；应注意礼貌用语，避免粗俗的本地语言，避免过于专业的术语和医院常用的省略语。护理用语也应体现伦理意义，富有情感性、道德性、亲切性和规范性。

（2）非语言性沟通：非语言性沟通是伴随着沟通所发生的一些非语言性行为，也称为体态语言。非语言是借助表达者面部表情、身体姿势、语言的声调、声量、手势、抚摸、眼神的流露和空间位置等方式实现的。非语言性沟通的目的主要是表达情感，调节互动，验证语言信息，维持自我形象，维持相互关系，使互动中的双方能有效地分享信息。了解不同的非语言性行为的含义有助于把握交谈过程中自己的非语言行为对患者的影响，也有助于明确患者的非语言性行为所传达的信息，从而深入了解患者的思想、情感、行为等。护士应格外注意自己非语言性行为的影响，也要善于观察患者的非语言性信息。

（二）护患沟通的常用技巧

沟通的常用技巧是指一些能促进沟通顺利进行，以及增加相互了解的沟通技巧。

（1）倾听：倾听是进行沟通的重要技巧之一，倾听的目的是收集和掌握信息。与患者沟通，首先要学会耐心的倾听对方的讲话，耐心的倾听是建立信任最简单有效的方法，也是了解患者的心理状态和需求的最直接的途径。倾听不只是简单地聆听对方所说的词句，而是应带着心理活动听，注意对方的声音、语调、面部表情、身体姿势、手势、眼神等非语言行为，在倾听过程中避免随意中断对方的谈话，全神贯注，与患者有目光接触，适时点头表示回应，这样就能无形中传递给患者尊重，也可鼓励了患者继续言语表达。当患者感到自己总是有机会充分表达自己的思想、意愿、感情时，往往会越来越多地听护士说话。

（2）参与与引导：适当地参与可促进谈话的进程中，给患者以适当的鼓励。积极主动参与的态度还表现在能给予患者及时的反馈。反馈既可以是语言性的，也可以是非语言性的，最常用、最简单的反馈是点头。点头时应认真专注，充满兴趣，并且配合目光接触，同时，这种点头应适时适度。当患者出现思维中断或遇到问题无法再继续谈下去时，护士可重复患者的话题，耐心地观察和等待，让患者有充分的时间重新考虑及组织话题，并适当采用一些非语言的技巧鼓励患者继续谈话，如点头、关怀的眼神等。

（3）核对与澄清：核对包括倾听、观察非语言性交流，并试着去了解它的意思和询问对方自己所了解的是否是他所要表达的，以确定信息的准确性。当患者表达不明时，或护士对某些问题有不清楚时，可采用如下技巧请求患者作出更清楚的解释。如“您刚才说……，是吗？”“我还不能完全了解您的意思，您能否再说清楚一些？”等。

（4）开放式的谈话：采用开放方式的话题让患者自由表达，启发患者说出自己的内心体验和想法。在与患者交谈时，特别是与不愿合作、难于接触或接触较差患者交谈时，应以观察和开放式的沟通技巧为主，避免使用简单的封闭式谈话，提供给患者述说病情和心情的机会。

（5）适当使用沉默：适当运用沉默会有意想不到的效果，沉默可给人以思考及调适的机会，同时可以让患者感到护士对他的理解和接纳。但长时间的沉默会使患者感到困惑和距离感，使用沉默的原则根据患者的感觉而定，打破沉默最简单的方式是适时发问。对待某些患者，护士可安静地坐着，以非语言的方式传达对患者的关怀，给患者思考的时间。护士可以对患者说：“如果你不想说话，你可以不说，我在这里陪你一会儿。”沉默是一种重要的心理治疗方式。

三、阻碍有效沟通的因素

在实施护患沟通的过程中，要实现有效的沟通并不容易，在与患者沟通中，护士有时会不自觉地阻断沟通的进行，很容易产生信息传递受阻或曲解，使患者无法表达真正的感觉。在与患者沟通的过程中，护士应避免以下情况：

（1）过度发问或调查式的发问：护士过度发问，患者会忙于回答，感到很累或感到好像在受审问而不愿意再谈。对有恐惧、退缩的患者进行调查式的提问，会增加患者对外界的恐惧和不安，使之更加不敢同现实接触。所以，护士要避免对患者采用调查式的发问。

（2）突然改变话题：对于交谈内容中没有意义的部分，若护士很快改变话题，会阻止患者说出有意义的事情。

（3）予以否定：否定患者的看法或感受，会让其体验到不被接受，因而阻碍了患者的表达。

（4）急于陈述自己的观点：在交谈中常用说教式的语言，并且过早地表达个人的判断，如告诉患者该怎样或不该怎样，这种忠告或建议常常无意义，并没有效果。患者可能以为你不愿意交谈下去，也会停止叙述。

（5）不切实的保证：患者有时可能向护士提出一些要求、希望或保证，如果护士给予患者不能实现的承诺，一旦患者发现护士有不诚实，不能完成承诺，则会产生不信任现象，以后护士的讲话，患者就会不重视，再进行沟通也就毫无治疗意义。

（5）注意力不集中：护士谈话时东张西望，不时看手表等显示出不耐烦的情绪，急于结束谈话会让患者感到不受尊重和不被重视，因而阻碍继续治疗。

（7）不良情绪：护患双方的不良情绪，如焦虑、烦躁、愤怒、悲伤、抑郁等都要影响沟通。所以，护士在接触患者前，首先应该调整好自己的情绪，以免其不良情绪影响患者及接下来的治疗。

（8）环境干扰：环境喧闹、嘈杂，其他人员的行动等都会影响患者与护士的沟通，使患者不愿谈出自己的感受和想法，尤其是患者个人的隐私。

（马　莉）

第四节　精神障碍患者的健康教育与康复

健康教育是指通过有计划、有组织的系统教育过程，使人们自觉地采用有利于健康的行为，以改善、维持和促进个体的健康。精神疾病多属于慢性疾病，且非常容易复发，因此健康教育尤为重要。健康教育不是卫生宣传，而是一种有计划、有评价的教育活动，是一种护理干预措施。

一、健康教育的方式

（1）非正式健康教育：适用于刚入院及病情重的患者。此时患者及其家属处于焦虑的、恐惧的状态，护士只能作简短的说明和指导，以语言教育为主，主要针对患者需要配合的问题或者患者及家属迫切需要了解的问题进行教育。

（2）正式健康教育：正式的健康教育是指护士有目的、有计划地安排时间和用必要的工具对患者和家属进行专题健康教育。在进行健康教育之前，第一是要评估和了解患者和家属的需要，如患者对自己所患的精神疾病的了解程度，还需要进一步了解的内容，对防治效果的信心程度，满足基本需要的能力和日常生活的能力如何，其精神状态及体力是否影响其接受健康教育。第二是确定健康教育目标，使患者通过健康教育在思想、感情、行为得以改变。第三是实施健康教育，在对患者实施健康教育的过程中，护士始终是组织者和决策者，护士的业务水平、时间安排及表达能力在健康教育实施中起主导作用，而患者对学习重要性的认识和学习兴趣是保证实施计划的重要因素。最后评价健康教育是否达到了目标。

在正式健康教育中除了语言教育外，还可以采用文字教育的方法，如介绍患者阅读有关的卫生期刊、杂志、精神疾病防治小册子，有条件的还可以采用电化教育的方法。这种方法把语言、文字、形象、音乐等有机地结合在一起，形成有声有色的教育媒介，这样使得健康教育效果反映良好。

二、健康教育的内容

精神科健康宣教的内容主要是为患者及家属提供恰当而准确提供关于精神疾病的知识。在进行健康教育的过程中，应根据患者疾病的不同阶段的需要进行指导，而不是局限于入院介绍或出院指导，应把健康教育作为护理工作的重要内容，贯穿于临床护理的全过程。

（1）入院宣教：精神病患者由于疾病的特殊性，大多数不能主动就医，多是被动入院。尤其是第一次住院的患者，对精神疾病知识、住院环境及设施不了解，其家属对患者入院后的种种担心等，导致患者不安心住院治疗及家属因此产生的焦虑。针对患者及家属的心理特点，护士首先要热情接待患者，主动向患者及其家属介绍病房环境、医护人员的情况，以及主要治疗手段、治疗过程中可能出现的问题，并向患者家属说明医院的规章制度、探视时间，同时指导患者及其家属向医生提病情资料，其目的是使患者能够安心住院治疗，减轻其家属的焦虑情绪。

（2）住院期间的宣教：患者入院后在接受治疗的同时，应有计划地对患者进行心理卫生健康教育，帮助患者了解其所患精神疾病的病因及复发规律，如何防止复发，如何合理安排工作、学习、休息、睡眠及饮食，如何参与社会活动及社会交往等；指导患者如何改善人际关系，改善社会适应不良，改善自己的人格缺陷等。

定期对患者家属进行宣教，定期为患者家属举行精神卫生知识讲座，讲授精神病基础知识以及各种类型精神病常见症状、治疗、预后、家庭护理、精神药物常见的副作用、如何防止复发，以及精神患者的婚姻、恋爱等问题。

（3）出院前的宣教：患者康复出院时应接受出院后的康复医疗知识以及预防疾病复发的有关知识的宣教。宣教时要特别注意指导家属了解精神疾病维持治疗对复发的重要性，出院后还应定期复诊，督促患者遵医嘱服药。患者家庭建立良好的家庭气氛，关心体贴患者，鼓励患者战胜疾病的信心，帮助患者合理安排生活、工作、学习，提高适应能力，使患者早日适应社会。

三、精神康复

精神康复又称社会心理康复，是帮助那些因精神障碍而出现各种功能缺陷者达到在社区独立生活的最佳水平的过程。精神康复是康复医学的一门分支学科，包括医学康复（治愈疾病和防止复发），教育康复（又称心理康复，即正确认识疾病、面对歧视、提高心理承受力、纠正性格缺陷等），社会康复（提高生活自理能力、人际交往能力、学习能力等）和职业康复（通过职业治疗提高患者对工作的兴趣，积累劳动经验，训练工作技能，胜任过去的工作岗位）。精神康复的最终目的是让患者摆脱精神疾病的困扰，自在地与人交往，并且能够胜任自己的生活、工作和学习。因而，它具有多学科性、广泛性和社会性，充分体现生物、心理、社会医学模式。

精神康复要与药物治疗同时开始，即使精神患者的病情还未控制，也要督促患者自己照顾生活，适当地与人交往，住院患者还要参加各种文娱治疗和康复训练。所以，精神疾病的康复过程就是以药物治疗为主体、多种康复措施综合运用的结果。

（一）精神康复的设施与方法

1. 提供有利于患者康复的环境设施和管理模式

精神病医院封闭式的管理不仅不利于患者康复，反而加重了他们的社会性退缩。在适当的监护下逐步实行开放式管理，扩大患者的活动空间，既是调整环境设施的重要方针，又是改善患者心理处境、尊重人格及发扬独立自主性的有力措施。目前，精神病医院已经较以前有了很大改观，具体表现在花园绿地的修建、文娱疗室的配备、患者住院环境的改变等。一些医院为了适应患者康复的需要，还改造了铁窗、装修了居室和楼道、增加了照明，墙壁还挂有书画作品、居室中还会有色彩绚丽的插花和制作精美的手工艺品，病区内配有电视，并经常播放音乐，护士办公室以宽敞明亮的玻璃窗替代了以往呆板冷漠的围墙，使医护人员更加贴近患者。

2. 提供过渡性康复机构

精神病患者在病愈出院回归家庭之后，往往难以重返社会生活，只能闲散在家，导致其生活不规律、情绪不稳定、社会交往减少、职业技能退缩。建立过渡性康复机构，可以帮助患者提高适应社会的能力，摆脱在医院和家庭之间循环往复的怪圈，早日回归社会。

世界各国在过渡性康复机构的建设中进行了许多有益尝试，这些设施按其职能分为以下四类：

（1）过渡性医院设施：过渡性医院设施即在精神病院或精神卫生中心内设立日间医院，也称为日间中心，或日间照料站，或晚间医院，也有的在医院外独立设置这种过渡性医院设施。这种设施是帮助慢性精神病患者回归社会的一种形式。如果患者的家庭居住条件较好，即可白天在日间医院参加活动；对于那些缺乏居住条件者，如病情允许，则白天回归社区就业，晚上居住于晚间医院接受必要的医疗和康复措施。

（2）过渡性居住设施：主要解决居住条件的设施，称为中途宿舍，或护理之家。这类寄宿处通常由经过专业训练的护士或社会工作者负责管理，一般接受缺乏独立生活能力或无家可归的慢性患者，配备一些基本医疗条件并开展行为康复训练，白天尽可能将患者送往就业场所或日间医院。

（3）过渡性就业设施：这是比较接近现实的工作就业场所，主要培养患者的工作习惯和训练职业技能，为就业做准备。这类设施有庇护工厂、工疗站和农疗基地等。庇护工厂和工疗站吸收附近地区的患者，参加适宜的工业和手工劳动。农场除提供农业劳动技能训练外，多同时接受寄宿。这些设施均穿插安排某些行为康复训练和社交娱乐活动，也配以基本的医疗设备和条件。

（4）过渡性娱乐设施：为了增强患者的社交活动能力和文娱生活，部分国家和地区专门为精神病患者设立“社交俱乐部”或“康乐中心”等，配备有一定的文化娱乐设施，并有专人负责组织管理，还鼓励恢复期患者作为志愿者共同协助工作。

（二）精神康复疗法简介

（1）生活技能训练：生活技能训练的对象是生活自理困难的慢性精神疾病患者，通过训练其个人卫生、饮食、衣着、管理个人物品等，以矫正其仪表不整、生活懒散等行为退缩的表现。目前多采用代币法治疗，当患者的行为符合要求时给予象征性的奖励。

（2）文娱治疗：文娱治疗可培养患者参与社会群体活动，提高其生活情趣，促进心身健康。这种文娱疗法通常在患者的急性症状减轻后逐步实施，活动内容根据个体情况安排，如音乐、舞蹈、书法、绘画、体操、棋牌、球类比赛等。这些带有学习和竞技性的活动有助于患者自然地表达情感，稳定情绪，并促进与他人的交流与合作。

（3）社会技能训练：社会技能训练包括用药自我管理、症状处置、休闲娱乐活动、基本对话、整洁与自理生活等内容，每种模式都配有训练者手册、录像带和患者手册。

（4）作业治疗：作业治疗是通过有目的、有选择的作业活动，改善患者的生活、学习和劳动能力，行使其作为家庭一员的社会功能。作业治疗在20世纪初就已经成为一门专业，美国在1919年就创办了世界上第一批作业治疗学院，专门培训作业治疗师，当时主要用于精神障碍患者的综合治疗，1954年，成立了“世界作业治疗师联合会”。此后，作业治疗作为一门学科，在欧、美、日本等地广泛开展，目前，我国这部分工作也相应地开展，但较为落后。

目前，国内多数精神病院都为患者安排了手工作业治疗，比如编织、烹饪、服装缝制剪裁、美术品及玩具制作等。这些劳动工序简单、技术要求低，适合大部分患者，但不能突出职业性和技能性。理论上，作业治疗应尽可能与患者回归社会后将从事的职业技能相同，但实际上往往做不到，只能按实际条件选择较接近的工种，即所谓“替代性工作”。

（5）其他与康复有关的治疗：其与康复有关的治疗包括认知疗法、行为矫正、森田疗法等，除适用于各种重性精神病患者，还用于神经症、人格障碍以及各类行为问题的康复治疗。

（马　莉）

第五章

精神障碍患者的护理

第一节　精神障碍患者危机干预

一、暴力行为的防范与护理

【概述】

暴力行为是指故意造成财物或他人身心伤害的攻击行为，攻击对象可以是自己、他人或物体。根据对人身和财物的毁坏程度，可将暴力行为分为攻击性行为、辱骂性行为、破坏性行为、自伤、易激惹、敌意等六种形式。世界卫生组织对暴力行为更为广泛的定义：威胁要使用或已确切故意使用针对自身、他人、特定人群或特定社会的武力或权利，导致或极有可能导致损伤、死亡、心理伤害、畸形或生存条件被剥夺。

精神障碍患者因心理活动紊乱，是暴力行为的主要危险人群，他们的暴力行为可能发生在家中、社区等地方，给他人及社会造成极大危害；住院患者的暴力行为则是威胁医务工作人员安全的主要因素之一。研究显示：70% 以上的心理卫生工作者曾受到过精神障碍患者的攻击。

（一）暴力行为产生的原因

1. 生物学因素

（1）基因与生化因素：研究者发现，与单胺氧化酶 A 相关的基因能影响血液中去甲肾上腺素、血清素和多巴胺的水平，并与个体暴力行为高度相关；反社会行为及酒精依赖患者与遗传基因有高度相关，而反社会行为及酒依赖患者是最常发生暴力行为的人群；研究者还发现，易发生暴力行为的男性血液中睾酮高于普通人群，而女性在月经周期中黄体激素水平低时易发生暴力行为。

（2）脑部功能障碍：研究表明，暴力行为的患者有相当大比例遭受过脑部外伤或病变，其暴力行为与其脑部受伤或脑器质性病变有关。斯卡帕（Scarpa）等人的研究发现，脑外伤、病变、感染、肿瘤、神经变性疾病等脑部病变，尤其是病变导致大脑边缘系统和额叶皮质受损的患者，其判断能力易受影响，出现暴力行为的可能性更高。1981 年，拉达（Rada）报告认为，颞叶型癫痫患者与暴力行为有很高的相关性，癫痫性精神障碍可在意识模糊时发生冲动和暴力行为。

（3）酒精或物质依赖：1989 年，德拉蒙德（Drummond）研究发现，有 25% 暴力行为者有药物和酒精滥用史，醉酒时患者处于“去抑制”状态，情绪不稳定、判断受损、控制力削弱，容易导致冲动和暴力行为；突然戒酒可使患者处于易激惹或谵妄状态，容易发生暴力行为。物质依赖患者的暴力行为常常发生在渴求得到药物或毒品遭到拒绝时；可卡因过量导致躁狂样谵妄状态的患者，可能出现严重暴力行为。

2. 心理学因素

（1）心理发展：对暴力行为的研究表明，早期的生活经历决定了个人应对事件方式的选择。在个体成长过程中，经历过严重情感剥夺、长期生活在暴力环境中，会限制个体利用支持系统的能力，在这样环境中成长的个体往往以自我为中心，对伤害异常敏感，容易产生愤怒情绪。

（2）性格特征：研究表明，暴力行为可能与某些特定的性格特征有关。约翰逊（Johnson）在对精神障碍患者文化相关暴力行为的系统性回顾研究报道中指出，多疑、冲动、易激动和不愿遵守医院规定等性格特征都与患者的暴力冲动行为有关。索哈姆（Shoham）等应用 Cattell 个性问卷调查暴力罪犯者，发现暴力犯罪者具有以下个性特征：多疑、固执、缺少同情心与社会责任感；情绪不稳定，易紧张、喜寻找刺激，但易受挫；缺乏自尊与自信，应付现实能力与人际交往能力差。此外，反社会人格障碍和边缘人格障碍患者，偏好采用暴力行为来应对危机与挫折，因此，这类个体的暴力行为发生率相当高。

（3）冲动本能：弗洛伊德（Freud）的本能学说认为，个体既有生本能，也有死本能。死本能表现为求杀的欲望，包含着人的特殊侵略本能和破坏本能，并认为任何形式的攻击行为都是攻击能量蓄积过量，而又缺乏恰当的释放途径的后果。

（4）认知理论：贝克的认知理论认为，个体认知结构、判断能力和以往的经历会影响个体愤怒时的应对方式，通过改变患者适应不良的认知模式可以改变人的情绪和行为。埃利斯（Ellis）提出的合理情绪疗法的 ABC 理论（A 是指诱发性事件；B 是指个体在遇到诱发事件之后相应而生的信念，即他对这一事件的看法、解释和评价；C 是指特定情景下个体的情绪及行为结果），该理论指出，诱发性事件是引起情绪及行为反应的间接原因，而人们对诱发性事件所持的信念、看法、理解才是引起人的情绪及行为反应更直接的原因。

3. 社会文化因素

（1）社会学习因素：根据社会学习理论，个体的暴力行为可在社会化过程中通过对他人暴力行为的观察学习内化形成。该理论认为，个体行为的形成包括观察、模仿、练习和强化四个阶段。个体模仿行为始于童年时期，模仿的对象包括：①家庭成员，父母是子女青少年时期最具影响力的模仿对象，希尔斯（Sears）等人的研究发现，父母的身体惩罚与子女的攻击行为相关。②同一群体中的其他成员，尤其是受大家肯定和崇拜的成员。③宣传品，如电视、电影或书籍中的大量凶杀、暴力情节都可成为孩子和青少年模仿的对象。

（2）社会文化因素：个体生活的文化环境及个体受教育程度均会影响个体暴力行为的发生率。在同一文化背景下，不同社会阶层或不同文化教育程度的人群，其暴力行为发生率可能不同，受教育程度高的个体面对挫折与困境时，能采取更多样化的解决方法，采取暴力解决的方式相对要少。

（二）临床特点

（1）诊断：不同的精神疾病，暴力行为的发生率、严重性、针对性均不同。格雷斯（Green）和罗伯森（Robinson）等人在精神卫生机构进行的一项为期 7 年的研究显示，偏执型精神分裂症患者的暴力行为发生率最高，其暴力行为与其精神症状相关，包括妄想、思维逻辑障碍、幻觉、病理性激情、意识障碍等，其中以妄想最多见。澳大利亚与新西兰皇家精神科医师学会（Royal College of Psychiatrists）报道则指出：同时患有精神疾病和物质滥用的年轻人暴力行为发生率最高。

（2）年龄：一般年轻患者比其他年龄段的患者更容易发生暴力行为。国外研究报道，发生暴力行为的精神障碍患者中，18~38 岁的占 70%；国内施忠英等人报道发生暴力行为的精神障碍患者中，21~40 岁的占 62.6%。

（3）性别：男性患者比女性患者更容易发生暴力行为。男性患者暴力行为表现形式以冲动伤人、毁物为主，较少指向自身，这可能与男性患者脾气暴躁、性格粗鲁、易冲动及力气大、破坏性强有关。而女性患者暴力行为多指向自身，以各种形式的自杀结束生命为主要表现形式，这与女性是弱势群体，与无奈、无助时多产生消极观念有关。

（4）婚姻、家庭、工作：暴力行为多发生于未婚者、缺乏家庭社会支持以及因疾病而失去工作的患者。支持系统不完善的患者，往往易产生厌世情绪、自暴自弃，对生活失去信心，易出现自伤、自杀等针对自己的暴力行为；或觉得生活不公，出现攻击、伤害他人的报复行为。

（5）暴力行为史：研究表明，既往是否发生过暴力行为，是预测暴力行为发生的最重要的预测因素，尤其是最近有过暴力行为的患者，很可能再次发生暴力行为。潘康平在研究 104 例发生暴力行为的住院患者中发现，有 87 例有暴力行为史，占 83.65%。

（6）入院方式及住院时间：非自愿住院患者更易发生暴力行为，通常在住院后 1 周内发生以伤人、毁物为主要表现形式的暴力行为。其原因可能包括：①非自愿住院患者往往缺乏自知力，并不愿意住院，对医护人员有抵触情绪。②新入院患者不适应住院环境，与其他患者不能和睦相处。③急性期精神障碍患者往往精神症状丰富，在症状影响下易发生冲动、暴力行为。

（7）暴力行为方式：精神障碍患者冲动行为表现形式有攻击、怀疑、操纵、过度活动、反社会等行为。常见的冲动攻击形式有口头攻击和肢体攻击，口头攻击包括谩骂、威胁、讥讽、嘲笑等；肢体攻击包括打人、踢人、咬人、吐口水、破坏物品等，牙咬、徒手攻击发生的频率较高；男性患者的暴力攻击多为伤人、自伤、毁物、威胁他人、谩骂等；女性患者的暴力行为多为抓对方头发、抓人、踢人等。

【护理措施】

（一）护理评估

1. 一般资料评估

根据暴力行为发生的病因、临床特点及危险因素，对住院患者进行暴力危险评估，包括患者的一般人口学资料、疾病诊断、是否有暴力行为史、自我控制能力、精神症状以及症状影响下的行为表现等。

2. 暴力征兆评估

（1）行为评估：患者在出现暴力行为之前往往有一些兴奋、激动的先兆行为。常见的早期兴奋行为包括反复踱步、静坐不能、握拳或用拳击物、下颚或面部肌肉紧张等。

（2）语言评估：患者出现暴力行为之前可能有一些语言表达，包括对真实或想象的对象进行语言威胁，或提一些无理要求，说话声音大并有强迫性等。

（3）情感评估：与兴奋行为相伴的情感表现是评估的重点环节，愤怒的情绪通常反映了即将来临的攻击，不适宜的欣快、激动和情感不稳可能提示患者即将失去控制。

（4）意识状态评估：患者意识状态的改变提示暴力行为发生的可能性增加。

3. 评估工具

（1）攻击风险评估表：应用“攻击风险评估表（表10-1）”对住院患者的行为进行等级评估，该量表将患者的攻击风险按严重程度由轻到重分为Ⅰ～Ⅳ级。

表10-1 精神障碍患者攻击风险评估量表

严重程度	主要评估内容
Ⅰ级	患者的一般人口学资料，疾病诊断，症状表现等。其中男性诊断精神分裂症患者评定为Ⅰ级
Ⅱ级	有被动的言语性攻击，激惹性增高，无对象的抱怨，交谈有敌意，有命令性幻听等
Ⅲ级	有主动的言语性攻击，被动的躯体攻击，及既往有主动的躯体攻击等
Ⅳ级	有主动的躯体攻击，攻击行为1天内至少出现2次以上或攻击行为造成他人躯体上的伤害

（2）护理工作者用住院患者观察量表：护理工作者用住院患者观察量表（the nurses observation scale for in-patients，NOSIE）分30项和80项两种版本，其30项版本包括社会能力、社会兴趣、个人整洁、激惹、精神障碍、迟缓和抑郁等7个评估因子。本量表为频度量表，按照具体现象或症状的出现频度，分为0~4分的5级评分法，（0）无；（1）有时是或有时有；（2）较常发生；（3）经常发生；（4）几乎总是如此。斯威特（Swett）和密尔斯（Mills）报道指出，在NOISE中激惹这一因子（包括2、6、10、11、12、29共六项）评分高的患者，其发生暴力行为的危险性较高（表10-2）。

表10-2 护理工作者用住院患者观察量表 NOSIE

1 肮脏	16 饮食时弄得很脏
2 不耐烦	17 与人攀谈
3 哭泣	18 感到抑郁和沮丧
4 对周围活动表示有兴趣	19 谈论个人爱好
5 不引导他活动便坐着	20 看到不存在的东西
6 容易生气	21 提醒才做该做的事
7 听到一些不存在的声音	22 不督促则一直睡觉
8 衣着保持整洁	23 自觉一无是处
9 对人友好	24 不遵守医院规则
10 不如意便心烦	25 生活不能自理
11 拒绝做日常事务	26 自言自语
12 易激动和爱发牢骚	27 行动缓慢
13 忘记事情	28 无故发笑
14 问而不答	29 容易冒火
15 听到笑话或看到好笑的事便发笑	30 保持自身整洁

（二）预防措施

1. 加强安全管理

安全护理是精神科护理工作的重中之重，做好安全管理工作可以降低暴力行为发生几率及减轻暴力行为的危害。精神科安全管理主要包括危险物品安全检查、环境安全管理。

（1）危险物品安全检查：在患者入院及住院期间定期对患者与其家属的携带物品进行仔细检查，防止危险物品如锐器类物品、玻璃器皿、绳带类物品、易燃易爆物品等流入病房，减少患者在发生暴力行为时利用器具的几率，从而降低暴力行为的损害。

（2）环境安全管理：喧闹、嘈杂、拥挤的环境易诱发暴力行为，因此，精神科病房整体环境应当明亮、宽敞、安静，减少环境给患者的压抑感。同时，精神科病房陈设应尽量简洁，减少环境中可被举起的活动桌椅等。

2. 实施人文管理

传统的强制管理或约束模式，有可能激惹患者的情绪，增加患者出现暴力行为的频率。李宝荣等研究表明，采取人文诱导的方法，既能达到治疗目的，又可减轻或消除暴力行为的发生。例如，对待否认有病、拒绝接受治疗的新入院患者，医护人员应态度和蔼、语气温和，从关心、关爱、体贴的角度，迎合患者的心理，让患者能接纳信任，可减少暴力行为的发生。人文管理还强调适当满足顺应患者在症状支配下的需求，以稳定患者的情绪。例如，当患者因被害妄想，认为家里的亲人被害而悲痛欲绝时，护理工作者可以让其给家属打电话，让其家属告诉患者自己是安全的，以缓解患者的不安。

3. 保证治疗的实施

及时有效的治疗，尽快控制精神症状是减少患者暴力行为的关键点。加强患者的服药护理，防止吐药、藏药，适当使用镇静药物、电抽搐治疗等，尽快控制病情是避免暴力发生的根本。要加强对治疗效果的观察，并及时将患者病情变化反馈给医生，以利于医生及时调整药物，保证治疗效果。

4. 加强病情观察

冲动行为一般多发生于急性期疗效差的患者，并与病情的严重程度呈正相关。绝大多数发生毁物、伤人暴力冲动行为的患者在发生冲动行为前，表情、情绪、行为都有异常反应，要对入院初期精神症状丰富及幻觉妄想明显的患者进行重点看护，严密巡视观察，捕捉患者的语言和非语言性暗示信息，警惕可能发生意外的迹象。

5. 建立良好护患关系

提高沟通技巧，重视患者的心理护理，与患者建立良好的护患关系是预防护患冲突，减少暴力行为的有效措施。护理工作者要掌握接触患者的技巧，尊重患者的人格，以直接而坦诚的态度、支持性的反应与患者晤谈，对患者做到耐心、细心、温心，尽量传达出接纳患者的态度。通过早期的语言和非语言交流来化解危机状态，例如，使用平静低沉的声音可以降低患者的激动程度。

6. 加强护理人力配备

（1）合理配置人力资源：根据床位数、工作量、管理模式、病情的严重程度等进行合理护理人力资源配置，保证治疗护理的有效开展，对精神症状丰富的患者进行重点看护。

（2）加强人员培训：加强培训，提高其工作技能。精神科护理工作者处于特殊的工作环境中，自我保护能力与对患者的冲动干预能力显得更为重要。因此，应加强护士对暴力行为评估、建立良好护患关系、冲动干预等专科技能的培训。

7. 加强健康教育

通过健康教育，改善患者人际沟通的方法和合理表达愤怒情绪的方式是预防暴力行为的有效措施。健康教育内容包括：①在患者情绪稳定的时候指导患者认识自己的情绪，并讲解暴力行为发生的后果。②指导患者宣泄情绪的方法，如拍打枕头、沙袋，愤怒时从 1 数到 100、绞衣角、撕纸头等，引导患者参与适当的文娱活动以分散注意力，也可在心理治疗师的指导下进行发泄治疗。③向家属进行精神障碍科普知识教育，多给予患者关怀，使患者能保持相对稳定的情绪。

（三）危机干预

当早期干预无效，暴力行为发生并对患者自己或他人构成威胁时，应及时采取限制性措施。处理患者的暴力行为时应沉着冷静，注意保证患者及他人的安全，对有严重暴力行为或有意识障碍的患者，可适当给予保护性约束。

（1）保持距离，寻求帮助：当有攻击他人或破坏物品等暴力行为发生时，应立即呼叫其他工作人员的协助，保证必要时能共同制止患者的暴力行为，尽快控制局面。在接近患者时，一般要侧身面对，相距 3m 左右，在患者没有放下危险物品时，不要试图徒手控制对方身体，应保持高度戒备，密切注视其双手，随时准备躲开患者的攻击。

（2）疏散人员，控制场面：为保证其他患者的安全，暴力行为发生时，应立即疏散围观人群，及时转移被攻击对象，保证周围环境的安静与安全。他人的围观及混乱的环境，可能进一步刺激患者，从而加重其暴力行为。在整个过程中，护理工作者要保持冷静，以平静的语气与患者交流，避免将焦虑或愤怒的情绪传递给患者，从而加重其不安全感。

（3）心理疏导，缓解情绪：通过表达对患者的安全及行为的关心，缓解患者心理紧张，取得其信任，进而产生感情共鸣，取得患者的配合。对于由诱发事件引起的暴力行为，应及时处理原发事件，以平和患者的愤怒，并可适当答应患者的合理要求，让患者自行停止暴力行为。对于言语制止无效者，可由一组人员转移患者注意力，另一组人员乘其不备快速夺下危险物品。

（4）转移患者，隔离约束：将患者转移到隔离而安静的房间，帮助患者重建自己对行为的控制能力，并减少患者对病房整体医疗环境的破坏。在进行保护性约束时，常会引起患者的不安和反抗，应加强巡视，以减轻患者的焦虑并保障其安全。

（5）药物治疗与处理：快速镇静类药物是迄今为止最为常用的干预冲动和暴力行为的药物。传统的快速镇静方法是在短时间内给予患者一定剂量的抗精神障碍药物，如氟哌啶醇、氯丙嗪肌内注射。近年来，为了患者的安全，更倾向于选用苯二氮卓类药物，如氯硝西泮、劳拉西泮等。尤其是对初次发病者或既往用药情况不详者，使用苯二氮卓类药物比较安全。

（四）保护性约束

保护性约束是指在精神科医疗过程中，医护人员针对患者病情的特殊情况，对其紧急实施的一种强制性的最大限度限制其行为活动的医疗保护措施，是精神科治疗护理这类特殊患者的方法之一。临床常采用护垫式、锁式等约束带，保护衣、约束背心等物品，将患者的手腕和足踝、肩、膝等部位进行约束后固定在病床或椅子上，以限制其活动能力和活动范围。

1. 保护性约束的使用原则

（1）保护而非惩罚原则：保护性约束的目的是保护患者，并希望患者能尽快恢复自我内在的控制，而不是惩罚性措施，在实行保护性约束时，应以缓和的语气告知患者实行约束的目的、时间，必要时护理工作者可陪伴在一旁以减轻患者的焦虑。

（2）合法使用保护性约束：精神科医疗争议中的5%以上涉及保护性约束问题。随着我国卫生法制建设的不断完善，患者的维权意识显著增强，其合法权益一旦受到损害，就会诉讼于法律。与保护性约束相关的法律问题主要包括以下三方面。①患者的知情同意权：在实施保护性约束前，医护人员应将约束的原因、目的、可能存在的风险告知患者的监护人或代理人，并取得其监护人或代理人的同意后方可实施保护性约束。②患者的自由权：医护人员应严格掌握保护性约束的适应证，不可滥用保护性约束，应当严格遵医嘱使用保护性约束。③患者的生命健康权：在患者受约束期间，应做好相关护理，避免因护理操作不当而引起患者身体损伤。

2. 保护性约束适应证

保护性约束适用于发作期精神障碍患者拒绝治疗、对治疗不合作者；有兴奋、躁动、自伤、伤人、毁物、自杀等行为，采用药物或其他治疗措施暂时难以控制其症状的患者；癫痫性精神障碍患者，暂时无法控制其症状者；其他特殊情况，如突然发生暴力冲动行为的患者。

3. 保护性约束的具体操作及护理

保护性约束过程可分为体力控制和机械性控制两部分，临床护理中大多是先体力控制后，再行机械性控制。机械性控制的用具，大多医院仍是用约束带，条件较好的医院已经开始使用专用安全型约束器具。

（1）体力控制：体力控制是指卸除患者手中的危险物品，通过强力控制其行为，并将其移送至隔离室的过程。一般需要组织4~5名医护人员，分别站在患者四面，使患者置于工作人员之中，并保持分患者的距离，以防遭到袭击。遇到患者手持利器自卫或攻击他人时，可由一名人员在患者正面吸引其注意力，另外2~3人从背后及侧面抱住患者；如果患者靠墙站立，可用棉被等作为盾牌，直接上前抱住患者。在控制患者时，应先控制其双手，并同时防止患者牙咬、脚踢及吐口水等行为，移送患者至隔离室时应将力量平稳地使用在患者全身，避免强拉单一肢体或部位，以防患者扭伤、骨折。同时，应注意避免损伤患者的重要部位，如眼、耳、颈、肋骨、腹部、会阴部等。注意保护患者的尊严，不可将患者的手扭到背后，或将患者仰面朝天。

（2）机械性控制：机械性控制是指在体力控制患者后，利用约束工具，将患者约束于病床。根据患者情况，用约束带分别缚于双腕关节和双踝关节，再缚于床栏上，必要时可控制肩关节，防止患者头部碰伤。患者约束期间要做好相关护理，约束带不宜过紧或过松，以能容入一指为宜，过紧易伤及皮肤及妨碍远端血液循环，可能造成肢端坏死，过松则不能达到控制目的，同时患者解脱约束带后可能发生意外事故；约束期间密切观察患者或派专人看护，定时解松约束带，一般每2h松解1次。原则上持续保护性约束时间不超过4h，由于病情而需要延长持续时间时，应当由医护人员再次完成系统的评估。保持度束缚患者的床铺平整、干燥，观察皮肤有无受压症状及擦伤；防止其他患者的伤害，并做好一般护理，供给患者充足的水分、营养，做好护理记录。

4. 保护性约束可能产生的并发症

（1）骨折：常因约束时患者极度反抗、医护人员用力不平稳或用力过大、过猛所致。

（2）压疮：一般是骶尾部Ⅰ期压疮（瘀血红润期）。多因保护性约束时间过长，局部受压过久，患者拒饮食，营养状况差，及没有做好局部皮肤护理所致。

（3）臂丛神经麻痹：多为一侧，表现为上肢麻木，不能上抬、外展、旋转、屈曲等。多因保护性约束时未将肢体置于功能位置，长时间牵拉和约束套过紧所致。

（4）其他意外：如患者利用约束带自缢或受到其他患者的伤害等。在实施保护性约束期间，如没有做到定时巡视或由专人护理患者，患者可能自己解开约束带或由其他患者帮助其解开约束带，进而利用约束带自伤或伤害他人。此外，患者被约束期间，失去抵抗能力，可能遭到其他患者的攻击。

（五）心理治疗与行为方式重建

暴力行为控制后，需要对患者出现暴力行为的原因进行全面评估，并根据患者的情况，选取适宜的心理治疗方式，帮助患者进行行为方式重建。

1. 心理治疗

通过心理治疗重建个体的价值系统、行为模式，是改变暴力行为的最好手段，目前对于暴力行为较为有效的心理治理主要包括心理动力学治疗和认知行为疗法。

（1）心理动力学治疗：心理动力心理学是20世纪20年代出现的，侧重研究行为的动力和动机的心理学观点。心理动力学领域中，目前较强循证医学证据支持的疗法有两个，心理化基础疗法和移情焦点治疗。

（2）认知行为治疗：认知行为疗法是一组通过改变思维或信念和行为的方法来改变不良认知，达到消除不良情绪和行为的短程心理治疗方法。具有代表性的有埃利斯的合理情绪行为疗法，贝克（Baker）和雷米（Remy）的认知疗法和认知行为矫正技术等。

2. 行为方式重建

行为方式重建的理论依据是不管惩罚的严重程度如何，如果被惩罚者知道在受惩罚后面临同样的激发情景时，采用哪些新的行为反应方式回报最大，那么原有的攻击行为方式就可能改变。行为方式重建的基本步骤：①评估“靶”行为与激发情境的关系，以及行为发生的时间、地点、原因及表现等。②寻找强化“靶”行为与激发情境之间联系的突破点，使两者最终脱钩。③建立新的行为反应方式，行为方式重建包括各种行为治疗及生活技能训练等，后者包括训练如何建立人际交流关系，如何应付挫折，如何控制自己的情绪，如何做出自己的决定，如何正确地评估自己的行为等方法。④评价效果，因人而异的修正治疗方案。

二、自杀自伤行为的防范与护理

【概述】

自杀是个人有意识地结束自己生命的行为。自杀不仅包括通常狭义上所理解的自杀行为，还包括广义上的自杀观念。自杀按程度不同可分为以下五种：①自杀意念：指有自杀的想法或意向，但无具体自杀行动，意念较强时可导致自杀行为。②自杀威胁：指口头上表达自杀的愿望，但无具体的自杀行动。③自杀姿态：指以不至于死亡的自杀行动来引起他人的注意，以表达其真正的目的。④自杀未遂：指有自杀的念头和想法，并有相应的行为，但由于各种原因，未造成死亡。⑤自杀死亡：又称完成自杀或自杀成功，指有自杀的念头或想法，付诸行动，并最终导致自己的死亡。

目前，全球各种死亡原因当中，自杀排在第十一位。国际习惯将年自杀率 > 20/10 万的国家称为高自杀率国家，年自杀率 < 10/10 万国家称为低自杀率国家。就全球而言，相关统计显示发达国家自杀率超过发展中国家，尤其以日本最高，欧洲高于美洲和大洋洲，非洲最低。中国首家专门研究治疗自杀、抑郁症疾病的专业机构——北京回龙观医院北京心理危机研究与干预中心提供的最新研究显示：中国每年有 2 817 万人死于自杀,200 万人自杀未遂，平均年自杀率为 23/10 万，比世界平均自杀率（10/10 万）高出许多，成为世界上自杀率最高的国家之一。自杀是中国第五位重要的死亡原因。而在 15~34 岁的青少年人群的中，因自杀失去生命的占死亡总人数的 20.04%，是首位重要的死亡原因。

（一）自杀自伤行为产生的原因

1. 生物学因素

（1）遗传因素：家系、双生子、寄养子研究均提示自杀行为中遗传因素的重要作用，自杀受遗传因素影响，且是独立于与自杀密切相关的精神疾病的遗传。麦高菲（McGuffin）等人的研究认为，直系亲属中有自杀死亡的人群的自杀率是普通人群的 2~8 倍；同卵双生子的自杀相关率是非同卵双生子的 11 倍。

（2）神经生物学因素：5- 羟色胺功能异常与自杀死亡和自杀行为有关已被大多数研究所证实。早在 1976 年，艾森贝格（Asberg）等人报告自杀者脑脊液中 5-HT 代谢产物 5- 羟吲哚乙酸含量降低。5- 羟吲哚乙酸与自杀企图呈负相关：自杀企图越强,5- 羟吲哚乙酸水平降得越低。研究表明，5- 羟吲哚乙酸的低水平与攻击和（或）冲动性有关，精神疾病患者发生自杀，不论是何种诊断（抑郁症、精神分裂症、人格障碍等），其自杀者脑脊液中 5- 羟吲哚乙酸水平均低于正常人。萨缪尔森（Samuelsson）等人认为，对高危男性精神障碍住院患者来说,5- 羟吲哚乙酸水平比贝克自杀意念量表能更好地预测自杀未遂者再次自杀的危险。

2. 心理因素

弗洛伊德（Freud）认为，自杀是自我毁灭；阿德勒（Adler）等心理学家认为，自杀是通过伤害自己来伤害别人；荣格（Jungian）等人的分析理论认为，自杀是对重生的渴望，认知行为理论认为自杀是一种习得的应对方式。近年来的心理学研究认为，自杀未遂者的认知方式和人格变量具有以下特征。

（1）较高的冲动性：冲动性在自杀行为中起着重要的作用，自杀未遂者有较高的终生攻击和冲动行为特质。自杀流行病学的研究对自杀中冲动性的重要性也提供了间接的证据，甚至有人提出冲动性人格是导致自杀的独立危险因素的观点。

（2）认知偏差：自杀者存在包括极端的思维、认知僵化、问题解决不良、自传式记忆等不良认知。无助、无望、无价值等情感体验，低自尊、自罪、自责等价值观念都可能导致自杀。

3. 社会因素

（1）负性生活事件：各类生活负性事件既可以是自杀的直接原因，也可以是自杀过程的催化剂。裴克尔（Paykel）等人在 1975 年的研究发现，自杀死亡者在自杀行动前的 6 个月内，生活事件比正常人高 4 倍，事件发生的频度在自杀行动前一个月达到高峰。一项对芬兰 1 067 名自杀死亡者的研究发现，他们中的 80% 在自杀前不久经历了负性生活事件。这类生活事件包括工作问题、家庭不和、躯体疾病、经济问题、失业、离异及家庭成员死亡等。

（2）社会文化：不同的民族和宗教文化对自杀的态度不同，爱斯基摩人、萨摩亚人传统上默许，甚至鼓励衰老者、严重疾病患者自杀。大多主流文化如中国儒教，不推崇自杀；犹太教、伊斯兰教则严禁和鄙视自杀。各国人群对自杀的看法取决于自杀文化的能见度及对自杀文化的态度。不同的民族尤其是不同的宗教文化对各国的自杀率具有显著的影响。

（二）临床特点

1. 年龄

不同年龄段自杀发生率及自杀成功率不同，不同的国家也各不相同。

2. 性别

女性的自杀率约为男性的 3 倍，但男性自杀者的自杀成功率更高，自杀死亡在男性的各种死亡原因中排第八位，每 10 万人中就有 17.5 人自杀死亡，约为女性自杀死亡人数的 4 倍；约 73% 的自杀男性自杀成功，这与男性往往采取枪杀、自缢等高危险的自杀方式有关。

3. 自杀家族史

有自杀家族史或周围朋友有自杀行为者，可使自杀可能性增加；过往有自杀经历也可增加自杀风险。

4. 疾病

（1）精神疾病：研究显示，美国自杀人群中 90% 以上患有精神疾病或伴有酒精或物质滥用。

抑郁症：国内外研究表明 50% 以上的自杀死亡者是抑郁症患者。抑郁症患者自杀率高达 550/10 万，15% 的抑郁症患者最终自杀死亡；自杀前 1 周、6 周、1 年分别有 32%、61%、85% 的自杀者有过抑郁性精神障碍。

酒精滥用或依赖：酒精滥用或依赖是公认的自杀高危因素，10%~25% 的自杀死亡者是慢性酒精滥用或依赖者。酒精依赖者自杀率为 187/10 万，75% 的酒瘾者诉说有抑郁自觉症状，20% 的酒瘾者有原发性情感障碍。酒精具有摆脱抑郁作用，使大脑皮层功能减弱，从而降低人控制自杀冲动的能力；婚姻破裂、人际关系的丧失、社会隔离、失去所爱的人等因素能够促进和加速酒精依赖者的自杀行为。

精神分裂症：10%~15% 的精神分裂症患者最终死于自杀，15.8%~20% 的精神分裂症患者有过自杀未遂史。埃弗森（Evenson）等人研究指出：男性精神分裂症患者的自杀率为 210/10 万，女性为 90/10 万，为正常人群的 20 倍。

神经症和人格障碍：神经症和人格障碍的自杀率不高，但无论任何类型的神经症，病程持久都会增加自杀危险。波科尔尼（Pokorny）和洛马克斯（Lomax）的综述研究显示：焦虑性神经症的自杀率大约为一般人群的 10 倍。韦斯曼（Weissman）等人研究结果表明：47% 的惊恐障碍患者有自杀观念，20% 的患者有自杀未遂史；在总体躯体变形障碍患者中有 21% 的患者有过自杀企图。

（2）躯体疾病：慢性躯体疾病在自杀人群中的患病率相当高，尤其是不可治愈的或疼痛性的慢性病。研究发现，40~49 岁的自杀者中 45.45% 的男性和 58.89% 的女性患有躯体疾病，60 岁以上自杀人群中 60.99% 患有躯体疾病。研究证实癌症患者自杀危险性高出正常人群 1.3~20 倍。

5. 生物节律性

人体三种节律（生命周期、情感周期、智慧周期）同处于临界或半临界期时，体验快乐困难，易对生活失去信心，自杀率高。另外，自杀还有明显的时间规律和季节特点，以春秋季为高峰期；女性自杀率明显高于男性，且女性自杀的高峰依次是经前 4 天、月经周期的中间段。

6. 受教育程度

我国农村的自杀率是城市的 3~5 倍，说明受教育程度的高低与自杀率有一定关系。此外，不同人群自杀的方式也有所不同，农村人群大多采用服农药自杀，而城市人群更多采用服安眠药、自缢等方式自杀。

【护理措施】

（一）护理评估

1. 自杀危险评估

（1）评估内容：根据自杀自伤行为发生的病因及临床特点、危险因素，对住院患者进行自杀自伤危险评估。评估内容包括患者的一般人口学资料、疾病诊断、有无自杀自伤行为史、有无生活应激事件、疾病症状表现等。

（2）评估工具：常用的评估工具包括自杀危险因素评估、自杀意念评估量表、自杀态度的量化评估三种。

自杀危险因素评估：据北京心理危机研究与干预中心提供的最新调查报告显示，我国引发自杀的危险因素有 10 个，按相对重要性大小进行排序如下表（10–3）。

表10–3 自杀危险因素

等级次序	因素
1	近两周抑郁程度重
2	有自杀未遂既往史
3	正在经历强度较大的急性应激事件
4	最近1个月的生命质量低
5	最近两天有严重的人际关系冲突
6	有长期较大的心理压力
7	朋友或熟人曾有过自杀行为
8	有血缘关系的人曾有过自杀行为
9	失业或从事没有薪金的工作
10	最近一个月社会交往少

注：自杀的危险性随着暴露危险因素的数目增多而增加，暴露于上述0~1、2~3、4~5、6~10个危险因素的案例死于自杀的比例分别为1%、20%、72%、94%。

自杀意念评估量表：贝克（Beck）自杀意念量表是国外临床和研究常用的评估工具，有两个版本。一个是由经过培训的临床医护人员使用的半定式他评量表（scale for suicide ideation, SSI），另一个是在此基础上发展出来的自评量表（Beck scale for suicide ideation，BSI）。贝克等人最初用 SSI 来评估精神患者目前计划和希望自杀的强度、持续时间和具体特征。SSI 由 19 个条目组成，每个条目有 3 个选项，分别计 0~2 分，总分范围 0~38 分，得分越高，自杀危险越高。在自杀高危的精神患者中，它的内部一致性和评定者之间的一致性高，但少数条目与总分的相关性低，如条目 13（自杀的条件或机会）、18（自杀之前的安排）和 19（隐瞒自杀想法）与总分的相关系数 < 0.30；它的并行效度、结构效度和判别效度尚可，但不理想。为了 SSI 使用起来更方便以及适合准专业人员使用，米勒（Miller）等人对 SSI 进行了修订，修订后的自杀意念量表（modified scale for suicidal ideation，MSSI）用于评估最近 1 年与自杀倾向有关的症状。自杀意念量表由 18 个条目组成，其中 13 个为 SSI 中的原条目，5 个为新增条目，每个条目计 0~3 分，总分范围 0~54 分，同样是得分越高，自杀危险越高。此外，帕森特等人编制了自杀清单表——SAD PERSONS 量表（表 10-4），主要用于自杀患者是否需要住院治疗的识别，这一量表用于辨别自杀风险程度是否需要住院时灵敏性达到 94%，特异性达到 74%。具体评分标准为，0~2 分，患者可以回家但应随访；3~4 分，密切随访观察；5~6 分，强烈建议住院；7~10 分，立即住院。

表10-4　SAD PERSONS自杀风险评估量表

字母缩写及评定范围（回答“是”为 1 分）	评分
S 性别（男）	0~1
A 年龄（ <20 岁或 >45 岁）	0~1
D 抑郁情绪	0~1
P 曾自杀未遂	0~1
E 酒精滥用	0~1
R 丧失理性思维（例如：脑器官综合征、精神分裂症）	0~1
S 缺乏社会支持	0~1
O 有周密的自杀计划	0~1
N 无配偶或没有亲属同住	0~1
S 有疾病或身体状况差	0~1

自杀态度的量化评估：自杀态度在某种程度上决定着自杀倾向，自杀倾向直接影响自杀行为。对自杀持的态度越消极，即持否定、反对、排斥和歧视态度，自杀倾向性就越低；反之，对自杀持的态度越积极，即持肯定、认同、理解和宽容态度，其自杀倾向性就越高。因此，自杀态度也是评估自杀危险因素之一。我国肖水源编制的《自杀态度问卷》共 29 个项目，测定对自杀行为性质的态度、对自杀者的态度、对自杀者家属的态度和对安乐死的态度，量表的重测信度、项目的一致性和表面效度、内容效度和结构效度均较好。

2. 关于自杀的线索

（1）说要自杀的人不会自杀：事实上 80% 的自杀未遂者在自杀前均有言语或行为方面的线索，应正确对待这些线索。

（2）自杀者并不想死：事实上大多自杀者徘徊在生与死的边缘，他们中的一部分不想死，只是缺乏应对资源，死亡是唯一能想到的应对方式，他们希望能通过这种方式引起他人的注意，获得帮助。

（3）男性比女性自杀发生率更高：男性自杀成功率比女性高，但女性自杀发生率为男性的 3 倍，女性采取的自杀方式往往导致死率较低。

（4）自杀者都是精神疾病患者：相当多的自杀者是因为种种挫折而痛不欲生，并非是精神疾病患者。

（5）自杀危机过去后就不再有危险：危机过后仍有自杀的可能，自杀成功常常发生在危机改善后的 3 个月内，而且往往是计划详尽且致死性很高的自杀行为。

3. 自杀征兆评估

约 80% 的有自杀倾向的患者在实施自杀行为前都曾表现过一定的自杀征兆。因此，应充分重视患者所有的关于自杀的语言和行为。

（1）抑郁情绪加重：抑郁症患者情绪低落，自我评价低，悲观失望。具体表现为：①对过去感到自责自罪。②对现在感到无用和无助，患者对任何事情只看到消极的一面，自感一切不如别人，自己无能或无用，连累家庭和社会。③对将来感到无望，患者所预料将来的自己必将一败涂地，或工作失败，或家庭不幸，或健康恶化，前途渺茫，毫无希望，感到生命已到尽头，活着毫无意义。

（2）精神症状严重：如受命令性幻听的影响及各种妄想，尤其是自罪妄想的影响，认为自己罪大恶极，只有一死方可谢罪。

（3）自杀准备：警惕患者是否有收集自杀的方法和准备自杀的工具和环境的行为。如反复向他人打听自杀的方法，购买和存储绳子、刀、药物等危险物品，在楼顶、悬崖、江河等地徘徊，拟定自杀计划及为自杀作准备是实施自杀的最大预警，往往这时候是自杀者具备了自杀的必要手段、机会以及具体的实施计划而没有自我制止方法的时候。

（4）安排后事：患者与亲友交代今后的安排和打算，将自己喜爱的物品送与他人也可以作为自杀的危险信号而应予以警惕。

（二）预防措施

1. 进行自杀危险的评估

精神疾病，特别是抑郁症、精神分裂症恢复期、酒依赖和药物滥用患者是自杀的高危人群之一，是预防自杀的重点人群。因此，针对该类人群，应常规进行自杀危险风险评估，及时鉴别出高危患者，及时收住入院，进行正规治疗和重点防范。

2. 保证环境安全

有自杀意念的患者应被置于安全的环境中，避免接触刀、剪、玻璃、绳等危险物品；病房设施简单、实用，减少不必要的摆设，环境应温馨。

3. 建立良好的护患关系

尊重患者，接纳患者，不嘲笑讽刺患者的症状。鼓励患者表达、释放和发泄其压抑的负性情绪和发病时的感受，耐心倾听并注重以非语言的方式（如眼神、手势、轻轻地抚摸等）表达对患者的关怀和支持。

4. 密切观察

动态评估，多巡视，尤其对抑郁症患者，有幻觉、妄想的患者，一定要对其症状类型、内容、发作频度等非常清楚，密切观察患者的言语、情绪及行为表现；对有自杀病史、消极言行、情绪低落、自罪自责，以及有藏药、收集绳索、刀剪之类物品的患者，要时刻掌握其行动，应予以重点监护。

5. 保证治疗的顺利进行

保证各项治疗的顺利进行，尤其是口服药物，一定要保证患者服药到口，杜绝假服药的现象。密切观察有无药物副反应的发生，及时处理。对发生药物副反应时，护理工作者应耐心倾听患者的痛苦体验并给予关心和同情，同时应告知患者，随着治疗时间的延长，躯体对药物逐渐适应，部分副反应会逐渐减轻或消失，以增加患者服药的依从性。

6. 健康教育

在对患者及其家属进行关于自杀的健康教育时，应包括为以下四方面：

（1）强调倾听与谈话的重要作用：部分患者自杀并非真正想死，只是对目前的处境感到绝望，缺乏正确的应对方式，其家属应耐心倾听并给予支持、鼓励，则可能帮助患者渡过这一阶段。

（2）教会患者家属识别常见的自杀征兆：患者在自杀未遂后的1年内都是自杀的高危期，患者家属是与患者接触最密切的人，学会识别自杀征兆并及时干预，对预防患者再次自杀具有重要作用。

（3）帮助患者建立有效的应对机制：自杀患者往往消极、悲观，压力承受能力差，缺乏有效的应对机制，往往采用否认或压抑的方式逃避问题，易产生恐惧感，认为自己没有能力应对面临的压力。要引导患者采取积极的应对方式，发掘自身能力，学会识别和使用可利用的各种资源来解决问题，帮助患者重新建立自尊、自信。

（4）讲解药物及治疗的相关信息：正确服药和配合治疗是控制患者疾病、预防自杀的重要环节。精神科药物的副作用及长时间的服药都可能导致患者自行停药或不严格遵医嘱服药，要向患者及其家属强调治疗的重要性，指导患者正确对待药物产生的副作用，正确认识各项治疗，消除其对治疗的恐惧，提高患者的药物依从性。

7. 加强社区护理

社区应建立自杀预防中心、危机干预中心等，利用热线电话、互联网络平台等进行危机干预和自杀预防。对于出院后的患者，应及时实施家庭和社区干预。对患者的家庭和周围人群进行家庭护理基本知识的训练和指导，普及自杀相关知识；鼓励患者树立社会参与意识，尽可能地融入社会大环境中并有所作为，以提高其自尊心，改善生活质量，并在必要时能够主动寻求医院和社会的支持和帮助。

（三）危机干预

自杀危机干预的目的是通过适当释放蓄积的情绪，改变对危机性事件的认知态度，结合适当的内部应对方式、社会支持和环境资源，帮助当事人获得对生活的自主控制，渡过危机。具体的干预措施包括：①向当事人解释情感活动是对危机的正常反应，鼓励当事人讨论目前的感受，诸如否认、内疚、悲痛、生气。②鼓励当事人讲述过去和现在的事和心理感受，帮助当事人理智地面对现实、接受现实及痛苦，增进当事人对现实世界的了解，分清幻想与事实。③提供应对策略，帮助当事人建立新的支撑点，从丧失性情绪中走出来，强调当事人对行为和决定的责任心等，在实施干预时根据不断了解到的情况，当事人的反应及干预进程，对干预目标进行验证和必要的调整，使当事人接受并适应变化。

医护人员应熟练掌握新的技能和学会利用各种资源，增强对处理危急事件的自信心。医护人员在进行危机干预时需要做到：冷静并能提供援助；客观；鼓励自我表白；承认自杀是一种选择，但不要把这种选择“正常化”；积极听取并正面强调自我关爱；将心理干预的重点放在此时此地；在危机化解之前应避免深入心理咨询；请求其他人协助评估自我伤害的可能性；询问有关致命性伤害的问题；消除致命性伤害工具；做有效的危机管理决策。

（四）紧急抢救

（1）神志不清者：首先保持神志不清者的气道通畅，快速建立静脉通道，立即吸出其口腔内的分泌物、呕吐物，并备好气管插管和呼吸机。监测生命体征，给予床旁心电监护，密切观察神志、瞳孔、血压、脉搏、呼吸、体温及尿量的变化，监测电解质、血气、肝肾功能等。

（2）服毒服药者：立即抽血化验毒物的品名及合计量，尽快催吐、洗胃、导泻，快速建立静脉通道，使用拮抗剂、利尿剂等尽快驱出胃内残留毒药，必要时给予剖腹洗胃、血液灌洗等措施，挽救患者生命。

（3）坠楼者：对心跳、呼吸骤停的患者立即行心肺脑复苏；有失血性休克者，积极抗休克，并严格检查脑、脊柱、胸、腹、四肢有无异常情况，监测生命体征，严密观察病情变化，做好急诊手术前准备工作，为防止加重出血，尽可能少搬动患者。

（4）割腕及刎颈者：立即予以手术止血、清创包扎，对失血多者给予补液，必要时输血。对休克者积极予以抗休克治疗。

（5）吞食异物者：可选择纤维镜下取异物或手术取异物，造成脏器穿孔、出血者立即急诊手术。

三、出走行为的防范与护理

【概述】

出走行为是指患者在住院期间，没有得到医护工作人员的同意而私自离开医院的行为，是精神科的重要危机事件之一。患者出走会导致治疗中断，可能造成自己受伤或伤害他人，还可能因走失而导致各种意外。

（一）出走行为产生的原因

1. 患者方面的因素

（1）无自知力：处于疾病急性发作期间的患者往往缺乏自知力。这类患者往往是被动或被强迫住院，患者认为自己没有患病，不需要住院。因此，患者常不断找机会逃跑。

（2）受症状支配：受幻觉支配的患者，看到的一些恐怖幻像或听到要其出去的声音或信息，所以设法出走；有被害妄想的患者，坚信有人利用各种手段陷害他，甚至怀疑有人同医护工作人员串通谋害他，所以想方设法要逃出病房；有自杀观念的患者因医院防范严密，不能实施自杀计划而寻找机会离开医院后完成自杀。

（3）对陌生环境的恐惧：目前我国精神科病房多为封闭式或半封闭式管理，患者的自由出入受到限制。感觉住院生活枯燥单调，也是导致是患者出走的一个重要因素。

（4）对治疗的恐惧：患者还可能因为对住院和治疗恐惧而出走，如对药物副作用的恐惧及对电抽搐治疗的误解与恐惧等都可能导致患者为了逃避治疗而出走。

（5）思念家人：部分患者尤其是治疗后期病情好转的患者，如果家属长期不探视，患者可能因为思念亲人，想早日回家而出走。

（6）盲目外逃：个别患者逃跑有冲动或盲目性，事前无准备、无计划，当看到病房门开着时，突然外跑。

2. 医院方面的因素

（1）治疗不及时：医护人员未能根据患者病情及时、准确、足量地用药或及时更换药物，不能有效控制患者的各种精神症状，患者在精神症状支配下出走。

（2）未及时满足患者的合理需求：个别医护人员由于受业务水平限制，或因为责任心问题，使患者的合理需求未能得到及时满足，造成患者不愿意住院而出走。

（3）缺乏文娱活动：尤其是经济发展较落后地区的精神科病房，由于条件限制，文娱治疗单纯、简单、缺乏生气，患者往往觉得生活太过枯燥而出走。

（4）环境设计不合理：病房环境设计不够合理，没有很好地规避患者可利用的外逃资源，如窗户设计过低、过大，门窗不结实等，都可能成为患者外逃的突破点。

（5）工作人员缺乏危机意识：医护人员没有掌握患者病情特点，安全风险防范意识不强，安全检查不到位，如门窗未关闭等，都给企图外走的患者可乘之机。

（二）临床特点

（1）诊断：多项研究结果显示，精神分裂症患者和抑郁症患者易发生出走行为。精神分裂症患者缺乏自知力，且精神症状丰富，易在幻觉、妄想症状支配下发生出走行为；躁狂患者兴奋躁动，难以耐受病房单调的生活，易发生冲动出走行为；抑郁症患者，尤其是有严重自杀倾向的抑郁症患者，在医院没有自杀机会，可能出走以完成自杀。

（2）时间：首次住院患者发生出走的可能性较反复住院患者高。首次住院的患者，易对住院环境感到陌生、恐惧，且大多数首次住院的患者缺乏自知力，因而发生出走的几率较高。

（3）年龄：年龄越小，出走发生率越高，特别是20岁以下的患者，出走率最高。这与患者年龄小适应性差、灵活性大有关。

（4）性别：男性患者的出走发生率远远较女性患者高。女性患者更易适应病房生活，同时女性患者力气小，较少发生冲撞门窗逃跑的行为。

（5）方式：在开放病区，患者往往通过假装的良好表现取得医护人员的信任后骗取外出；兴奋躁动的患者往往看到开门采取直接冲门的方式外逃；外出完成检查的患者趁工作人员不注意时出走；文娱活动也是患者乘机出走的机会；此外，也有关于患者用危险物品挟持工作人员要求协助出走的报道。

【护理措施】

（一）护理评估

1. 一般资料评估

根据患者出走行为发生的病因及临床特点，对住院患者进行出走危险评估。评估内容包括患者的一般人口学资料、疾病诊断、入院方式、症状表现等。

2. 出走行为的征兆评估

根据出走行为的原因及临床特点，评估患者是否具有以下危险因素：病史中有无出走历史；是否缺乏自知力，否认患病；对治疗是否配合，有无对治疗恐惧、害怕；是否是强迫入院；是否有明显的幻觉、妄想；是否有焦虑、思念家庭及亲人；是否对住院反感，不愿意住院或不能适应住院环境；是否有寻找出走的机会或途径的表现。

3. 出走行为的临床表现

（1）意识清楚的患者多采用隐蔽的方法，通过平时创造条件，如主动帮助工作人员打水、取送餐具或其他物品等以骗取工作人员的信任，待工作人员放松警惕后乘机出走；常在门口附近活动，窥视情况，乘门前人员杂乱或工作人员不备时出走，如下班时间、有学生或参观人员进出的时间和患者家属探视时间等；四处寻找可出走的地方，如不结实的门窗、围墙等。

（2）处于朦胧状态或意识不清楚的患者，出走不讲究方式，不知避讳，会旁若无人地从工作人员身边走过。其出走无目的、无计划、多受幻觉妄想支配，一旦成功出走，寻找困难，故危险性较大。

（3）部分患者表现焦虑、坐卧不安、徘徊不止、频繁如厕、东张西望，以及失眠、少眠等。

多数患者出走前会有异常表现，只要仔细观察，采取相应的护理措施，就能降低患者出走行为的发生率。

（二）预防措施

（1）做好住院患者的健康宣教，加强交流与沟通：入院时主动热情接待患者及家属，向患者及家属介绍病区环境、作息时间和相关医护人员，消除陌生感，取得患者的信任，建立良好的护患关系。若为开放式病房，应根据医院及病房的相关制度，向患者家属告知患者住院期间的监护责任、带领患者外出的流程及与之相关的责任归属问题，并签署相关知情同意书。

（2）保证各项治疗及时有效地进行：新入院患者在住院初期，因幻觉、妄想等精神症状较重，自知力缺乏，且对环境陌生、不习惯，易产生外逃企图。在此时期，医务人员要对症下药，争取尽快控制精神症状，帮助患者恢复自知力。

（3）强化安全意识，完善安全措施：定期对病房所有工作人员进行安全教育，加强其安全意识；尤其要加强年青医护工作者的岗前教育，提高其工作责任心，树立安全防范意识，严格执行危险物品的管理制度，规避各种风险隐患，病室内损坏的门窗应及时维修。

（4）完善巡视制度：建立重点患者巡视记录本，定期巡视病房，一般每30min巡视1次，并与不间断的巡视相结合，应在病区尽量缩短与患者的距离，便于其能在第一时间内发现患者的病情变化。凡有患者活动的场所，都必须有医护人员；加强危险时段如节假日、危险地点如卫生间的巡视；值班人员对患者的情况必须做到心中有数，熟悉每个患者的病情和重点患者的观察注意事项，做好出走风险高的患者的交接班。

（5）强化外出检查环节：出科检查的患者应按规定着统一专科病号服，以便识别；杜绝检查途中患者向其他病区患者及家属索要物品；护送患者检查的工作人员必须多于带出检查的患者人数，并做好带领患者外出检查及送患者返回病房的登记。

（6）开展丰富多彩的文娱疗活动：每天下午开展1~2h的文娱活动，组织患者听音乐、做体操、下象棋、看书读报、看电视等，既可丰富患者的住院生活，又有利于患者康复。文娱活动时应有足够的工作人员，选择性地带领患者参加；对新入院的、病情欠详细的、住院不安心的患者，选择其参加文娱治疗应慎重，并做好防范措施；每次文娱活动参加的患者不宜过多，分次分批，并将文娱活动期间患者的安全管理责任落实到具体人员。

（7）加强心理护理：医护工作人员应加强与患者的沟通交流，询问其爱好及生活要求，了解其不愿住院的原因，并有针对性地进行心理干预，给予适当的解释和安抚，尽量满足其合理要求，让患者不再排斥住院。

（三）应急预案

建立患者出走后的应急处理预案，规范处理流程。

（1）立即上报：若发现患者出走，应立即上报病房负责人，病房负责人根据医院规定的相关流程，上报医务科、护理部，并启动应急预案。

（2）确定出走时间、方向：有监控录像的病房应立即调看监控录像，确定患者出走的时间、方向，询问病房其他病员，获取患者出走相关的信息。

（3）联系患者家属：立即与患者家属联系，取得家属的谅解及合作。询问家属及患者的亲朋好友住处、电话号码、患者可能的去向，以便联系，齐心协力找回病员。

（4）全力寻找患者：发动全体工作人员根据患者的外貌特征、穿着打扮、年龄，沿着患者出走的方向分批寻找患者。

（5）依法报案：若患者出走 24h 后仍无任何消息应则立即报案，取得警方协助。

（6）总结经验教训：找回患者后，应对患者重新进行出走风险的评估，并针对患者出走的原因，采取相应的干预措施；同时，要仔细总结患者实施出走的方式，找到安全管理漏洞，及时弥补，预防此类事件再次发生。

四、噎食的防范与护理

【概述】

噎食是由于多方面因素造成吞咽肌肉运动不协调，多在进食中突然发生食物堵塞于咽喉部或食道的第一狭窄处甚至误入气管，引起窒息。精神障碍患者发生噎食窒息者较多，主要是与患者服用抗精神障碍药物可引起锥体外系不良反应，导致吞咽肌肉运动不协调而使食物误入气管有关。

（一）噎食产生的常见原因

（1）疾病因素：精神分裂症患者由于受幻觉妄想支配出现行为紊乱，患者常常出现暴饮暴食、抢食，食物咀嚼不充分即强行快速吞咽，从而导致大块食物堵塞呼吸道；精神发育迟滞、老年痴呆患者智力低下，进食自理能力差，易发生噎食；患者进餐时癫痫发作抽搐也可导致噎食。

（2）药物因素：精神障碍患者服用抗精神障碍药物治疗期间，因药物的副作用可能引起锥体外系不良反应，可引起咽喉肌功能失调，抑制吞咽反射，使患者出现吞咽困难；另一方面，由于药物的作用，致使患者产生饥饿感，以及不知饥饱等精神症状。

（3）治疗因素：患者无抽搐电痉挛治疗后未完全清醒，在意识模糊情况下进食可引起噎食。

（4）体位因素：行动不便的卧床患者或个别不服从管理的患者，将食物偷偷带进房间，平卧于床上进食，食管处于水平位，进食干燥食物（如馒头、煮鸡蛋）和黏性食物（如汤圆、粽子等）时易黏附在咽喉部引起梗阻。

（5）年龄因素：老年人的脑血管病变发生率高，咽喉部感觉减退，协调功能不良，吞咽反射降低，减弱了防止食物进入气道的反射性，容易发生食物误吸；老年人咀嚼功能不良，食物不易被嚼碎，又因其消化功能降低，唾液分泌减少，进干食时易发生窒息；此外，老年人患食管病者较多，如果进餐时出现食管痉挛，可导致噎食。

（6）食物因素：一般而言，干性食物，如馒头、鸡蛋等，黏性食物如汤圆、粽子等易引起噎食。

（7）护理因素：管理不到位，就餐管理落实不严格，对患者发生噎食意外的评估不全面，没有做好重点患者的就餐护理，对患者的健康教育工作没有落实到位，患者预防噎食意识缺乏等，都可能增加患者噎食意外发生的危险。

（8）家属因素：患者家属知识缺乏、不配合，对工作人员的告知置之不理，不遵守医院关于食物管理的制度，给患者私自保存食物的机会等，都会增加患者发生噎食的概率。

（二）临床特点

（1）噎食与精神疾病类型的关系：调查发现，精神发育迟滞及老年痴呆症患者由于智力低下，生活自理能力差，在进食时发生噎食的比例较高；精神分裂症及情感性精神障碍患者，患者多因进食时过快、过急而引起噎食；癫痫性精神障碍患者若在进食时抽搐发作也可导致噎食。

（2）噎食与抗精神障碍药物的关系：在住院精神障碍患者噎食原因的调查结果中显示：噎食病例中，80% 以上的患者正服用抗精神障碍药物，尤其是服用典型抗精神障碍药物及剂量较大者，易发生锥体外系不良反应，出现吞咽肌肉运动不协调而使食物误入气管，导致噎食。

（3）噎食与躯体疾病的关系：精神障碍患者合并躯体疾病时更易发生噎食现象，应加强对此类患者的护理观察。

【护理措施】

（一）护理评估

（1）一般资料评估：包括对患者的一般人口学资料、诊断、病程、症状表现、治疗、用药等方面的评估。

（2）危险因素评估：根据噎食的原因及临床特点评估患者是否具有以下可导致噎食的危险因素：患者智力发育迟滞或痴呆；患者年龄 >60 岁或合并其他躯体疾病；患者有明显的精神症状引起的抢食暴食行为；患者因服用精神障碍药物而引起锥体外系不良反应；患者有癫痫发作史；患者处于接受无抽搐电痉挛治疗期间；患者因各种原因限制，只能卧床进食。

（3）噎食的临床表现：患者在进食过程中，突然张口瞪目、表情紧张，因大量食物积存口腔、咽喉前部，阻塞气道，患者出现面部涨红，并有呛咳反射。

窒息早期症状表现为食物堵塞于咽喉部，患者有胸闷、窒息感，食物吐不出，手乱抓，两眼发直；窒息的后期症状表现为患者出现满头大汗、面色苍白、口唇青紫、昏倒在地，提示食物已误入气管；重者出现大小便失禁、鼻出血、抽搐、呼吸停止、全身发绀等。

（二）预防措施

（1）健康教育：重视患者及家属的健康教育，并及时对健康教育效果进行评估。应将易引起噎食的危险因素及可能导致的严重后果用通俗易懂的语言向患者及其家属说明；对健康教育效果差的患者及其家属，要进行多次健康教育，并对健康教育的效果进行多次评估；对明显不配合的患者应加强观察，或由专人看护，单独就餐。

（2）病情观察：加强病情观察，及时发现抗精神障碍药物所致的药物副反应。抗精神障碍药物的副反应引起咽喉肌群共济失调，吞咽肌群反射迟钝而发生吞咽困难，对震颤、流涎、肌肉强直、呆板、行动不便的患者，应警惕噎食发生，给予半流质饮食，进食时由专人应守护在患者身旁，劝导患者细嚼慢咽；严重吞咽困难者应禁止喂食，可采取鼻饲饮食或输液治疗以保证能量的供给。

（3）饮食管理：加强饮食管理，食物统一保存、统一发放。禁止患者私自存放食物；集体进餐时护理工作者要加强巡视，必要时控制患者进食量及速度；加强探视食品的管理，给患者家属讲明食物统一管理的重要性及私自给患者食物可能导致的严重后果。

（4）食物选择：重视食物的选择，食物种类的选择是精神科护理的一项重要内容，也是安全护理的重要内容和措施。精神病患者药物特殊、住院时间长、患者住院期间的饮食至关重要。食物选择既要保证患者的营养需求，又要规避有潜在危险的食物。

（5）抢救培训：加强对医护人员的抢救培训，一旦发生噎食，应立即予以有效抢救，减少死亡率。精神科应配备气管切开、气管插管等抢救物资。

（6）加强护理：加强对重点患者的护理。发现患者有暴饮暴食及抢食现象时，应让其在专人陪护下单独就餐；对身体虚弱或合并躯体疾病的卧床患者，喂食时以半卧位为佳，同时颈部略前倾，餐后应保持坐位 30min 以上；对于智力低下的重度精神发育迟滞患者和自理能力低下的老年痴呆症患者，可以由护理工作者给予喂食，喂食时每口食物量不宜过量，速度不要过快；要给予癫痫患者安静的进餐环境，注意态度和语气，避免患者情绪激动引发抽搐而导致噎食；电休克治疗患者须在其完全清醒后方可进食，由专人看护进食半流质食物，速度应缓慢；吞咽困难的患者要给予半流质软食，既不易引起误咽，也保证了患者的营养摄入；躯体疾病伴意识障碍者，可通过输液或鼻饲等补充营养，意识清醒后从流质开始训练患考进食，逐步恢复。

（三）抢救流程

1. 立即清除口腔内积食

一旦患者发生噎食，应立即设法清除患者口腔内积食。对意识清晰患者，应帮助患者就地取坐位或半卧位，让患者吐出口腔积食，对不能自救的患者，应掏出口腔内食物。

2. 清除上呼吸道内积食

海姆利施手法是清除上呼吸道内固体异物最简单而且有效的方法，根据患者情况可采用以下几种方法：

（1）成人噎食清除法：①抢救者站在患者背后，用手臂环绕患者的腰部。②一手握拳，将握拳拇指一侧放在患者的胸廓下和脐上的腹部。③另一手抓住拳头，快速向上冲击压迫患者的腹部，不能用拳击和挤压，不要挤压胸廓，冲击力限于手上，不能用双臂加压。④重复上述动作，直到异物排出。

（2）儿童噎食清除法：使患儿平卧、面向上躺在坚硬的地面或床板上，抢救者跪下或立在其足侧或取坐位，用两手的中指和食指放在患儿胸廓下和脐上的腹部，快速向上冲击压迫，但要很轻柔，重复上述动作，直到异物排出。

（3）噎食自救法：稍弯腰靠在固定的水平物体上（如桌子边缘、椅背、扶手栏杆等），对着这边缘压迫自己的腹部，快速向上冲击，重复直到异物排出。

（4）无意识的患者噎食清除法：使患者仰卧，抢救者面对患者，骑跨在患者的髋部，以一只手置于另一只手上，将下部一只手的掌根放于胸廓下脐上的腹部，用自身身体的重量，快速向上冲击压迫患者的腹部，重复直至异物排出。

3. 心肺复苏

心肺复苏是必要的抢救措施，若发现患者心脏停搏应立即进行徒手心肺复苏，肌内注射强心剂，呼吸兴奋剂；在自主呼吸恢复后，缺氧症状未缓解者，立即给予氧气吸入，直至完全恢复正常为止。

4. 气管插管和气管切开

可先进行环甲膜穿刺，气管插管或气管切开是噎食最有效的急救措施。为了争取抢救时间，应尽快进行气管插管或切开，对于气管插管或气管切开患者，应注意做好手术后护理，保持病房内一定温和湿度，管口覆盖纱布防止伤口感染、套管堵塞脱落，应密切观察患者生命体征，预防意外情况以及并发症的发生。

5. 心理护理

发生噎食的患者，回忆当时窒息情景时往往精神紧张，对再次进食产生恐惧心理，应安慰、鼓励、疏导患者，减少或缓解其紧张、恐惧、焦虑的情绪，并向患者说明饮食营养的重要性，解除其思想顾虑，重新建立良好的进食习惯。

6. 并发症观察

发生噎食窒息的患者通过抢救恢复自主呼吸后，还可能出现以下并发症，应注意观察与护理。

（1）急性呼衰：临床表现为呼吸困难、发绀，并出现以下症状：①精神神经症状：出现肌肉震颤、烦躁、抽搐、嗜睡、谵妄等。②血管系统症状：心率增快、血压上升，严重时出现呼吸衰竭，可使血压下降，休克，心律失常引起心力衰竭。③消化系统症状：胃黏膜糜烂、溃疡甚至出现消化道出血。④泌尿系统症状：可有少尿，尿中出现蛋白和红细胞。

（2）吸入性肺炎：患者窒息恢复后 1~2 天内出现高热，伴有咳嗽、咳痰症状，肺内可闻及湿啰音，血常规检查可见白细胞总数和中性粒细胞升高。

（申文武 舒 婷）

第二节 精神分裂症患者的护理

【概述】

精神分裂症（schizophrenia）是所有主要精神病综合征中最难定义和描述的，是一种常见的病因尚未完全阐明的精神疾病，常伴有特殊的思维、知觉、情感和行为等多方面的障碍，精神活动与环境的不协调，精神分裂症以精神与周围环境不协调或脱离现实为主要特征，病程多迁延，进展缓慢，有部分患者出现认知障碍，部分可发展为精神活动衰退。由于本病患病率较高，在精神病学中占有极为重要的位置。

（一）流行病学

精神分裂症是一种发病率低但患病率相对较高疾病，发病率和患病率的评估取决于诊断标准和调查人群。

发病率指每年新发病的人数，确切的发病率不易得到。世界卫生组织的国际精神分裂症预后调查，在 10 个国家 12 个地区进行了发病率的研究，显示发病率为 0.16‰~0.43‰。我国部分地区近年调查显示本病的发病率为 0.1‰~0.2‰。1975—1982 年，北京郊区平均年发病率为 0.11‰。

精神分裂症见于不同人群，其患病率为 1.4‰~4.6‰。我国于 1982 年对全国 12 个地区进行了精神疾病流行病学的协作调查，显示患病率为 4.13‰~6.71‰，城市总患病率明显高于农村。

本病多发于青壮年，精神分裂症起病年龄在 15~45 岁。国内资料统计显示，16~35 岁之间起病的精神病患者占住院精神病患者的 80% 以上。发病无性别差异，但男性平均起病年龄较女性早 5 年。

（二）病因和发病机制

1. 遗传因素

精神分裂症的病因过程较为复杂，致病因素如何导致疾病的病理生理机制尚不清楚，但遗传基因的研究较受重视，通过来自国内外的家系调查，充分说明本病极易受遗传因素的影响，本病患者近亲中的患病率比一般居民高出数倍。

现有资料表明，一级亲属患病率为 4%~14%，约为一般人群的 10 倍。若双亲患有精神分裂症，其患病率达 40%。二级亲属患病，其患病率约高于一般人群的 3 倍。单卵孪生子患精神分裂症的同病率约为 53%，而双卵孪生子约为 15%。研究显示，将生母均患有精神分裂症的 47 名子女，寄养于健康的父母家庭中抚养，有 5 人患精神分裂症，22 人有病态人格，4 人有智力缺陷。

以上资料显示，精神分裂症受一定遗传因素影响，而血缘关系越近，危险率越高。但遗传并不是产生精神分裂症的确定因素，只能视为个体素质的不利因素，在疾病的形成中还存在其他影响因素。

2. 神经生化病理因素

（1）多巴胺功能亢进假说：此假说来源于精神药理方面的研究。提出此种学说原因如下：第一，除氯氮平外，几乎所有抗精神病药物均是多巴胺 D_2 受体的阻滞剂。第二，所有可增进多巴胺活动的药物，如苯丙胺可导致精神症状的出现。另一方面提示，抗精神病药物许多是通过阻断多巴胺受体达到减轻精神分裂症症状，因此推断精神分裂症症状产生与多巴胺能神经元的功能亢进有关。

（2）5- 羟色胺假说：有专家在研究非经典抗精神病药物时发现这些药有一个共同的特点，除了对多巴胺受体有拮抗作用外，对 5- 羟色胺受体也有很强的拮抗作用，可减少中脑皮质集中脑边缘系统多巴胺的释放。临床研究结果显示，非典型的抗精神病药物对阳性症状和阴性症状都有效，可能因其对 5- 羟色胺有较高的亲和力，从而影响神经递质的传递，导致多巴胺释放减少。因此间接提示 5- 羟色胺在精神分裂症病理生理机制中起重要作用。

（3）谷氨酸假说：近年来，有研究者认为精神分裂症是由神经递质多系统紊乱共同所致，N- 甲基 -d- 门冬氨酸受体功能低下是其中之一。导致精神分裂症的一个重要致病因素可能是对多巴胺受体敏感性的增加，而这种敏感性的增高谷氨酸功能的缺陷导致。

3. 大脑病理和脑结构变化

近几十年来，由于先进技术如CT、MRI检查在临床的广泛应用，以及组织病理学的研究发现，精神分裂症患者的脑结构有明显的变化，如脑室扩大，脑皮层、额部和小脑体积缩小，胼胝体的面积、长度和厚度与常人亦有差别。初发精神分裂症患者的左颞后上回的体积较小，有明显的不对称，左侧小于右侧，左侧颞回对精神分裂症有特殊的意义，因为该皮层的功能与听觉和语言过程有关。这是精神分裂症常见的脑部损害。

4. 环境中的生物因素和社会心理因素

精神分裂症的发病原因除了遗传因素以外，环境中的心理应激和躯体疾病的影响，一直是本病病因学研究的重要方面。

（1）环境因素：①家庭环境因素：精神分裂症患者的家庭经常发生冲突并有社会适应不良，早期研究还发现，家庭成员对患者经常的、强烈的干涉及批评态度非常容易使疾病复发，患者出院后与家庭一起生活愈后不良，复发率高。②家庭外环境因素：产科并发症常可导致各种神经、精神障碍，如脑瘫或痴呆。而部分精神分裂症患者出现的脑室增大也可能与产伤有关。赫尔辛基调查研究发现，精神分裂症患者的母亲在怀孕后期较多受病毒感染，赫尔辛基推测病毒感染影响了胎儿神经发育，与精神分裂症患者皮层神经细胞结构上的紊乱有关。

（2）社会心理因素：尽管精神分裂症生物学研究飞速发展，还有安全有效的抗精神病药物的临床应用，但都未改变精神分裂症频繁复发的事态，使得有关精神分裂症的个体、家庭及社会因素的研究显得越来越重要。美国精神病学家和社会学家协作研究调查发现，低经济收入人群与高经济收入人群的患病率之比为9：1，低经济水平阶层的发病率最高。1982年，根据我国12个地区的精神疾病流行病学协作调查资料，显示了与上述相似的关系，精神分裂症的患病率在经济水平低的人群为10.16%，不在职人群为7.50%。因为这些人承受着更大的由社会动荡、经济贫困、拥挤的居住条件及社会底层的一切不良影响带来的压力。推测可能与物质生活艰难、社会心理应激多有关。

研究表明，初发的精神分裂症患者与其生活事件有密切关系，是精神分裂症的诱发因素和复发原因之一。但是，精神分裂症的病因具有综合性，与多种因素有关，同一种生活事件对不同个体的影响有着明显的差异，同一个个体在不同时期对同一事件的反应也有可能不同。

5. 病前个性特征

部分患者在病前存在着一些特殊的个性特征，孤僻、内向、怕羞、敏感、思维缺乏逻辑性，好幻想等，被称为“分裂人格”。研究表明，精神分裂症患者病前有50%~60%具有分裂人格。

（三）临床表现

1. 精神症状

精神分裂症的临床表现复杂多样，在疾病的不同时期和不同类型，临床表现几乎涵盖所有的精神病症状，没有一份病历能够表现出精神分裂的所有症状。但是精神分裂症的临床表现具有其特征性，即思维、情感、行为意向的不协调和脱离现实环境的特点。本病的重要特点是患者人格的改变，其症状分为原发症状和继发症状，原发症状是指“4A”症状，联想障碍、情感淡漠、意志缺乏及内向性，具有重要的诊断意义。精神分裂症除了以上特征性的症状外，还可以表现为其他精神活动多方面的改变，形成其他精神症状。

精神分裂症因起病的急、缓程度不同，可出现不同的临床表现。急性期的精神分裂症临床表现主要是幻觉、妄想和思维紊乱。有的患者急性期后可以恢复，但有些患者则向慢性综合征发展，表现为思维贫乏、情感淡漠、意向减退、动作迟缓和社会退缩。

（1）特征性精神症状：表现为思维联想障碍、情感障碍、意志行为障碍。

思维联想障碍：思维联想障碍可出现在精神分裂症的急性期、慢性期及残留期，但以急性期最常见，表现为思维联想过程缺乏连贯性，患者在意识清晰的情况下，思维联想散漫或分裂。患者在言语和文字表达方面，语句文法结构虽无异常，但语句之间、概念之间，或上下文之间缺乏内在意义上的联系，因而失去中心思想和现实意义，称思维松弛。严重时患者出现言语凌乱，支离破碎，甚至个别词句之间缺乏内在联系，即破裂性思维。如医生问患者："你在做什么呢？"患者回答："我来的时候她已经走了，自行车丢了，到处都是，来吧，来吧。"

患者思维联想缺乏逻辑性，在其思维过程中，不能像正常人一样遵循一定的逻辑，患者用一些很普通的词句、名词，甚至以动作来表达某些特殊的、除患者自己以外他人无法理解的意义，称为病理性象征性思维。如患者紧紧抱住氧气瓶，解释为要与工人阶级紧紧团结在一起。某患者在行走时一定要靠左边走，患者解释：因为"左侧"象征"左派，既革命派"。患者经常以同样的方式来创造新词，把两个或几个完全不相关的词或字拼凑一起，赋予其特殊的意思，即语词新作。

情感障碍：情感障碍同样是精神分裂症的重要特征之一，表现为情感淡漠、情感反应与思维内容以及外界刺激不协调。最早是在较细腻的情感方面出现异常，对周围的事务、亲人和朋友的情感反应变得迟钝或平淡，对生活和学习的要求减退，兴趣爱好减少。随着病情的进展，患者的情感体验日趋贫乏，甚至对能够引起人们非常兴奋或极为痛苦的事件，也无动于衷，丧失对周围环境的情感反应。如最亲近的人历经灾难生还，相见时患者视若路人，也不能唤起患者任何情感上的共鸣。

此外，患者可出现情感的不协调，主要常见于以阳性症状为主要临床表现的患者。如患者带着微笑或大笑叙述悲伤的故事；有的可表现出情感反应在本质上的倒错，患者可以一边流着眼泪，一边唱着愉快的歌曲。在疾病的初期，患者能够察觉到自己情感的变化，叙述："我虽然在笑，可心里并不感到高兴"。

抑郁情绪可以发生在精神分裂症的各个阶段，是精神分裂症的症状组成部分，但不作为本疾病诊断的必备症状。通常抑郁情绪随着症状缓解而减弱，但也有部分可持续存在，或在急性期后更加严重，恢复期出现抑郁，有可能与精神分裂症残留症状、个人心理状态，以及社会环境有关，比较复杂。

意志行为障碍：患者常表现为活动减少、缺乏主动性，行动被动、退缩等意志减退的症状。患者对社交、工作和学习缺乏要求，随遇而安，无故不上班、不上课，行为懒散。严重时可出现终日卧床、呆坐，生活懒散。另一部分患者在幻觉妄想的影响下，活动过度，四处奔走。

部分患者出现意向倒错的行为，吃肥皂、昆虫、粪便、草木等不能吃的东西，或没有任何理由伤害自己。患者顽固地拒绝一切，总是做出与指令相反的动作，如让其睁眼，其却使劲闭上，但当你指令其闭上眼睛，其却马上睁开等违拗症状。偶尔有部分患者可以出现肌张力增高，身体可以保持一种很难受的姿势，并毫无痛苦地维持这种姿势很长时间。如将卧床患者的头部远离枕头（空气枕头），将其肢体抬高，摆出不同姿势，也可保持长时间不动，将这种症状统称为紧张性木僵。有时患者也可能会突然从床上跳起，出现冲动、毁物行为，而后又卧床不动，称为紧张性兴奋。

以上所述的精神分裂症特征性的症状，在思维、情感和意志等三方面的障碍，使患者的精神活动与环境脱离，行为孤僻离群，不暴露自己的病态体验并沉醉于此，周围人无法理解其内心地感受，患者不能和他人交流，此种症状被称为内向型。

（2）其他常见精神症状：表现为幻觉、妄想、紧张综合征。

幻觉：幻觉是精神分裂症患者常见的症状，相当顽固，部分很难消失，其特点是内容荒谬，脱离现实。其中，幻听是精神分裂症常见的幻觉，以言语性幻听为主，最具有特征性的幻听是患者听到两个或几个声音在谈论自己，彼此争吵，或以第三人称在谈论患者（评论性幻听），幻听内容可以是充满敌意的谩骂，也可能是赞许表扬，此时患者可以长时间地与声音对话，有时会表现出愤怒、大笑、紧张、恐惧或喃喃自语等，或沉醉于幻听之中，表现出自言自语、自笑、做窃窃私语状；有时语言是威胁患者、命令患者做某种事情（命令性幻听），患者毫不犹豫地按照指令执行，因此患者有时会出现伤害自己或他人的行为。

有时幻听内容是重复患者的思想（思维鸣响），患者会认为其所要说的话还没说出来，但其思想已经说出来了。

患者临床出现幻听的同时，也可出现幻视，内容多单调、离奇。如看见一只手、半边脸、没有头的影子等。幻视的形象有时可在脑内出现，被患者主诉为是其用“内眼”看见的，即为假性幻视。

人格解体是精神分裂症的另一特征性的症状，包括精神人格解体、躯体人格解体及现实人格解体。如患者感觉到自己的思维不存在或不属于自己，或患者感到脑子离开了自己的躯干，丧失了体重，身体轻得像风能吹得起来，走路时感觉不到下肢的存在。

妄想：妄想是精神分裂症的最常见的症状之一。以原发妄想为主，内容常见以关系妄想、被害妄想和影响妄想，此外还可见疑病妄想、钟情妄想、自罪妄想、嫉妒妄想等。妄想特点为内容离奇，逻辑荒谬，发生突然；妄想所涉及的范围有不断扩大和泛化的趋势，或具有特殊的意义；患者对妄想内容多不愿主动暴露，企图隐蔽等，不愿回答与妄想有关的问题。

紧张综合征：患者可出现紧张性木僵，表现为缄默不语、不动、违拗，或出现被动性服从，并且伴有肌张力增高。严重者可出现空气枕头、蜡样屈曲等，有时可出现突发的紧张性兴奋，如突然的，无目的的冲动，动作不受自己支配。

2. 临床分型

（1）单纯型：1%~4% 的精神分裂症的患者为单纯型，青少年起病，起病缓慢，可持续进展。单纯型精神分裂症主要表现为患者孤僻、被动、生活懒散，情感淡漠，意志缺乏，终日沉思或无所事事，或无目的地外出游荡，行为退缩，脱离现实生活，逐渐发展为人格衰退。这种症状不易自动缓解，治疗效果较差。

（2）青春型：8%~26.4% 的精神分裂症患者为青春型，青春期发病，急性或亚急性起病。青春型精神分裂症主要临床表现为患者联想障碍和情感改变，如言语增多，内容荒谬离奇，想入非非，思维零乱，甚至出现思维破裂；喜怒无常，变化莫测，伴有自笑；行为幼稚、愚蠢、冲动，性欲、食欲亢进；有时出现生动的幻觉和离奇的象征性思维。

（3）紧张型：6.9%~16% 的精神分裂症患者为紧张型，多发病于青年、中年，急性起病，主要表现为紧张性兴奋和紧张性木僵。

紧张性兴奋主要以运动性兴奋为特点，表现为患者突然冲动，动作古怪，使人不可理解，如无目的地徘徊，原地踏步等；患者言语内容离奇，联想散漫、可出现语词新作。紧张性兴奋可自动缓解或转入木僵状态。

紧张性木僵主要以运动性抑制为特点，轻者可表现为动作缓慢，少语、少动或长时间保持一种姿势不动；重者终日卧床，不食、不动，缄默不语，肌张力高，可出现蜡样屈曲、空气枕头、被动性服从，或出现主动性违拗，模仿语言和动作。病后对所经历的事件均能回忆，一般可持续数周或数月。

（4）偏执型：50% 以上的精神分裂症患者为偏执型，主要以幻觉、妄想为主，幻觉中以言语性幻听最常见，内容多以使人不愉快。妄想多以关系妄想、被害妄想多见，妄想内容可不断泛化，逐渐扩大；幻觉妄想内容多离奇、抽象、脱离现实，而情感、行为则常受妄想、幻觉的支配，部分患者情感反应不协调。病程较其他类型缓慢，人格变化较轻微，如果治疗彻底，预后较好。

（5）未分化型：未分化型是指患者虽表现出明显的阳性精神病的症状，如幻觉、妄想、破裂性思维等。但可存在不止一种类型的精神病症状，难以判断主要临床相。

（四）辅助检查

目前，尚未有针对精神分裂症诊断的功能检查。但临床常常应用一些量表测定，作为辅助检查，主要是判定患者的精神症状严重程度和疗效。如简明精神病量表（BPRS），尤其对精神分裂症症状变化较为敏感，是临床常用的评定工具。

（五）治疗原则

精神分裂症的治疗，包括抗精神病药治疗、支持性的心理治疗和精神康复治疗。其中，抗精神病药物治疗起着重要的作用，急性期以药物治疗为主；慢性阶段，心理治疗及社会功能康复措施对预防复发和提高患者社会能力发挥重要作用。

（1）急性期治疗：治疗目的为迅速控制精神分裂症急性期的症状，现代抗精神病的药物对阳性症状和阴性症状都有效，并且在治疗剂量范围内一般出现锥体外系反应或反应较轻，可不同程度地改善认知功能。如 5- 羟色胺 - 多巴安阻滞剂和稳定剂，包括氯氮平、奥氮平、利培酮及阿立哌唑等。

（2）慢性期治疗：急性期症状得到控制后，进行维持治疗，时间一般在症状缓解后不少于两年或更长。此期间抗精神病药物应逐渐减量，以减至最小剂量而能维持良好的恢复状态为标准。

（3）无抽搐电痉挛治疗（MECT）：无抽搐电痉挛治疗对急性精神分裂症有显著疗效，特别是对青春型或严重兴奋躁动及紧张型，或伴有明显的抑郁症状的患者效果较好。治疗疗程为 6~12 次。

（4）心理治疗和心理社会康复：该项治疗在精神症状缓解后，对稳定病情、减少复发、促进患者回归社会有着极其重要的作用。

【护理措施】

（一）基础护理

（1）饮食护理：精神分裂症患者因受症状的支配，可出现拒食、少食或暴饮暴食等饮食障碍；对于有被害妄想，怀疑饭中有毒的患者，可以安排患者集体进餐，以他人试吃等方式劝慰进食；要积极劝导拒食的患者，协助其进食，必要时给予鼻饲维持营养；必须限制暴饮暴食的患者入量，转移其注意力；因木僵患者具有在夜深人静时活动肢体，自行进食，主动排便的特点，护士可将饭菜置于患者床旁，同时准备好排便用具，避开患者的视线进行观察；老年患者和出现药物反应的患者会有吞咽困难和呛咳，要协助其进餐，减慢其进食速度，以流食或半流饮食为主，防止发生噎食。

（2）卫生护理：急性期患者精神症状严重，生活不能自理，不能顾及个人卫生。患有意向倒错的患者，不知脏净，拣食一些不该吃的脏东西，甚至是大便；衰退的患者可有生活懒散，不注意仪表，个人卫生差等。对以上患者要加强卫生的护理，第一是要协助患者建立卫生、清洁的概念，帮助其建立自理模式，使患者恢复和建立保持健康的能力；第二，必要时制定患者生活护理计划，督促和训练患者的生活自理能力，按时洗漱，定时更衣、沐浴等；第三，针对兴奋不合作的患者，护士要协助患者完成晨晚间护理。

（3）睡眠护理：大部分精神分裂症的患者可因不同原因出现睡眠障碍，如幻觉、妄想、兴奋、环境陌生、紧张等，应合理安排患者的作息时间，培养良好的睡眠习惯，为患者创造舒适的睡眠环境，指导患者放松方法，促进睡眠，必要时服用药物，加强巡视，减少意外发生。

（4）安全护理：在精神症状的支配下，精神分裂症患者缺乏对自己的自控能力，可能会出现冲动、毁物、伤人、自伤、自杀、外跑等现象。护理工作中安全护理占有很重要的位置。对于有自杀、自伤、冲动伤人的患者，安置在临近护士站的位置，并保证护士的监护，防止发生意外；限制具有兴奋冲动症状患者的活动范围，随时观察，出现问题及时处置；加强病房的安全检查，严禁危险物品带入病房；患者使用危险物品时，必须在护士的监护下进行；当患者外出病房进行检查时，必须有护士陪同，防止意外发生。

（二）症状护理

（1）幻觉状态护理：首先要了解和掌握幻觉症状的内容、发生的频率和规律性，视情况安置病室；认真倾听患者的诉说，接受其对幻觉感受的真实感，同时给予安慰和疏导，可视情况以事实说服患者，转移其注意力，稳定情绪，保证患者的安全；待病情稳定后，可与患者讨论幻觉对生活所带来的困扰，帮助其认识症状，教导患者如何自我控制、中断及对抗。

（2）妄想状态护理：在妄想顽固期，护士应以主动关心患者生活，尊重、耐心诚恳的态度，接纳患者的症状，建立良好的护患关系，取得患者的信任。了解患者的妄想内容，认真倾听，不要轻易反驳和与其争辩，掌握患者的情感反应和妄想所涉及的范围，做好安全评估和护理，注重观察患者的情感反应和行为，及时采取防范措施，避免意外事件的发生，可鼓励患者参加文娱活动，转移其注意力；在妄想动摇期，护士应抓住时机，实施治疗性沟通，启发患者进一步认识自己的病态思维，帮助其分析病情，批判症状，做好心理疏导护理。

（3）兴奋状态护理：根据症状特点和性质合理安置病室，密切观察病情，特别是情绪变化，尽早发现先兆症状，并及时采取恰当的方式安抚患者；注意语言的运用，态度和蔼，避免激惹患者。但患者出现冲动、攻击行为时，护士应保持冷静，分散患者的注意力，及时从侧面和后面以有效方式控制患者，必要时予以约束保护，在实施保护中特别注意避免患者受伤；实施保护后须做好患者的生活护理和保护部位的皮肤护理。

（4）木僵状态护理：首先要满足患者的生理需求，做好基础护理，特别是皮肤护理，防止压疮的发生，定时翻身，保持皮肤干燥，保证营养摄入等；注意排泄的护理，加强观察患者的排泄情况，必要时及时实施导尿和灌肠术；适时给患者进行心理疏导，并让其感到医护人员的关心，须注意保护性原则，避免在患者面前谈论病情；注意安全方面的护理，避免因突然出现的紧张性兴奋、冲动伤人等造成的意外事件，同时还应防止被其他患者伤害。

（三）康复护理

精神分裂症由于病程的迁延，有逐渐发展为精神衰退的可能。患者表现出生活懒散，缺乏社交能力和独立生活的能力。除药物治疗外，康复护理是使患者缓解病情、减少复发和恢复社会功能的一个重要措施。对此，要适时评估患者既往的经历，目前的社会功能水平，所处的社会环境及躯体和精神状况，了解患者对疾病和未来的态度和希望，与患者共同制订康复计划，确定康复进程，开展生活技能训练、社交技巧训练、药物自我管理等训练，鼓励患者实施；安排和鼓励患者参加各种娱乐活动，提供社会交往的机会。对于极度懒散的患者，除督促训练外，还可实施行为治疗，通过阳性强化培养良好的生活习惯，促进生活劳动技能的恢复，延缓精神衰退的进展。

（四）健康指导

（1）向患者介绍疾病和药物治疗的相关知识和注意事项，指导患者掌握症状复发的先兆，预防复发和发现药物不良反应的方法。帮助患者认识到坚持服药、定期到门诊复查的必要性，强化患者纠正不良生活习惯，提高综合性自我管理能力。

（2）指导家属认识疾病的相关知识以及如何防止复发的指示。教导患者的家属为患者创造良好家庭护理环境，改善患者与其家属的关系；指导家属掌握观察、识别、判断症状复发的方法和服药的注意事项；指导患者家属做好药物管理和患者的安全护理。

（张瑞美）

第三节　老年痴呆患者的护理

【概述】

痴呆是一种因大脑的病变而引起患者的记忆、理解、判断、推理、计算和抽象思维等多种认知功能减退的一组综合征，可伴有幻觉、妄想、行为紊乱和人格改变，可表现出行为异常，通常多见于老年人群体,60岁以后发病较多。认知功能缺损和行为异常终将导致患者的职业及社会生活功能下降或丧失。痴呆的患病率高，致残率、致死率高，现已成为发达国家的第四位死因，仅次于心脏病、癌症和脑卒中。

◎ 阿尔茨海默病

临床最常见的老年痴呆类型是阿尔茨海默病（Alzheimer disease,AD），起病缓慢，病因至今不明，主要临床表现为痴呆综合征，病程呈进行性，最终可因营养不良、褥疮、肺炎等并发症或因衰竭死亡。本病在老年前期和老年期痴呆中较多见。

（一）病因

1. 遗传因素

在家系的调查中，多数研究者发现患者家庭成员患阿尔茨海默病危险率比一般人群越高3~4倍。通过孪生子调查和遗传流行病学调查的调查资料发现，阿尔茨海默病具有一定的家族聚集性（即家族性阿尔茨海默病）。其中，第14、19、21号染色体与阿尔茨海默病基因有关。

2. 神经生物学因素

（1）神经解剖学：从阿尔茨海默病患者大脑病理解剖结果看，大脑皮质呈弥漫性萎缩，脑回皱缩，脑沟增宽，尤其以颞叶、顶叶和前额叶最明显。

（2）中枢神经递质因素：通过对患者中枢神经递质的研究，发现有很多重要的神经递质广泛缺失，特别是在大脑皮质和海马联合区。一般认为，阿尔茨海默病的核心症状记忆丧失是由于乙酰胆碱缺失引起，即阿尔茨海默病的胆碱功能低下假说。研究还发现阿尔茨海默病患者的大脑皮质和海马联合区的NE和5-羟色胺含量也减少，可能与AD患者的抑郁情绪和攻击性行为有关。

（二）临床表现

阿尔茨海默病起病较隐袭，其典型临床相为皮质性痴呆综合征。阿尔茨海默病的临床表现为全面智能减退，不仅记忆力明显减退，还可出现理解、推理判断、抽象概括和计算等认知功能下降，并伴有人格的改变，晚期可出现谵妄。

1. 认知功能障碍

（1）记忆障碍：记忆障碍是阿尔茨海默病早期的突出症状或核心症状，早期主要表现为短程记忆，记忆保存和学习新知识困难。尤其是以近期记忆的损害最为明显，比如，刚用过的东西随手即忘，经常丢三落四，严重时刚喝过水、吃过饭转眼就忘，甚至遗失贵重物品。随着疾病进展，远期记忆也逐渐受累，忘记自己的生日和生活经历等，严重时患者连自己的姓名、年龄等都不能准确回答，甚至可出现错构和虚构症。

（2）视空间和定向障碍：由于记忆力下降，患者对人物、事件、地点的定向力亦进行性受累，如在熟悉的环境中迷失方向，找不到自己的卧室和卫生间，外出散步则常常迷路；不能精确临摹简单的立体图。

（3）言语障碍：主要表现为言语含糊、刻板啰唆、表达不得要领。逐渐可出现语法错误、语句颠倒，最终音素破坏而胡乱发音，或变得缄默不语。

（4）智力障碍：阿尔茨海默病是一种全面智力减退的疾病。计算困难是阿尔茨海默病患者在智能方面的先发症状，逐渐发展为思维能力迟钝，不能进行抽象逻辑思维，不能区分事物的异同，不能进行归纳分析，看不懂报纸和电影，说话经常是自相矛盾而不能察觉。由于患者判断力减退，尽管窗外大雪纷飞，患者会坚持认为是夏天。

（5）失认失用：失认是指患者感觉功能正常，但不能认识或鉴别物体，不能识别物体、地点或面容，不能认出镜中的自我；失用是指理解和运动功能正常，但不能执行运动，如进食不会使用餐具，用手抓食或用舌舔食等。

2. 人格改变

额、颞叶受累的患者常会表现为人格的改变，表现为懒散、退缩、自我中心、自私、敏感多疑，言语粗俗、训斥他人，行为不顾社会规范、卫生差、藏匿物品，将废品视为珍宝并收藏；患者脾气暴躁，易激惹，甚至出现本能亢进，当众裸体或性行为异常。

3. 精神行为症状

常见的精神症状有幻觉、妄想、身份识别障碍、抑郁心境、焦虑等。疾病不同阶段症状可能不同，如抑郁症多见于早期，幻觉妄想往往发生在记忆力严重损害后。

（1）妄想：患者因为记忆减退，不记得把东西放在哪儿，便常常怀疑自己的东西被偷窃，出现一种具有特征性的“偷窃”妄想。同样，有的患者因人物定向力出现障碍，不认识家人或配偶，而认为他们都是骗子，是冒名顶替者等。除此之外，其他常见的妄想还有，认为家人、护理工作者有意抛弃他，以及认为配偶不忠。因此，有时出现对家人和护理工作者的攻击性行为。但当阿尔茨海默病进展至重度阶段时，患者的妄想就会消失。

（2）幻觉：阿尔茨海默病患者幻觉的发病率平均为28%，以幻听最常见，其次是幻视，幻视者常为小人、儿童或矮子。伴随幻视可出现一种“寄居者综合征”。患者认为家中还生活着另一个人，与家人同吃同住，初起患者认为是“第三者”，表现气愤，后期会对此处之泰然。

（3）抑郁、恐惧和焦虑：抑郁通常发生在阿尔茨海默病病程的早期，此外焦虑可以和其他症状一同出现，也可以单独出现，患者常常对一些无关紧要的事情担忧，而反复询问。担心自己会被单独留在家中，便号啕大哭。

（4）行为异常：阿尔茨海默病患者出动作单调、刻板外还有无目的或怪异行为，如藏匿物品、拾破烂、无目的漫游、随地大小便等。

4. 临床特点

阿尔茨海默病的临床过程大致分为三个阶段：

第一阶段（1~3年）：第一阶段为轻度痴呆期。患者突出表现为记忆减退，近事遗忘突出，不易被他人发现，患者自我感觉良好；逐渐发展为判断分析能力下降，患者难以处理复杂事务；不能独立进行购物，社交困难；情感淡漠，常多疑；时间定向力障碍；运动系统正常。MRI检查显示患者海马体萎缩。

第二阶段（2~10年）：此阶段为中度痴呆期。突出表现为患者存在被窃妄想，贫穷感等，在重大事件发生后表现更为突出；远、近记忆力严重受损；简单结构空间能力差，时间、地点定向力障碍；不能判别事务的异同点；不能独立进行室外活动，生活、仪表自理需要帮助；计算不能；出现失语、失认和失用症状；出现焦虑、躁动，可见尿失禁。脑电图检查显示节律缓解，脑室扩大、脑沟增宽。

第三阶段（8~12年）：此阶段是重度痴呆期。患者表现为全面痴呆状态和运动系统障碍，记忆力严重丧失，仅存片刻的记忆；智力严重衰退；生活不能自理，大小便失禁。脑电图检查显示弥漫性慢波，脑室扩大等。

（三）辅助检查

阿尔茨海默病可采用神经心理学检查及影像学检查。脑电图（EEG）检查可出现波形不同程度的改变，可出现弥漫性慢波；CT检查显示弥漫性脑皮质萎缩、脑沟、脑室扩大、颞叶及其内外侧皮质的萎缩等；MRI检查海马神经元的脱失。以及电生理检查、分子生物学和基因的检查。

（四）治疗原则

目前阿尔茨海默病尚无特效疗法。治疗原则：改善患者的认知功能，延缓疾病进展；对症治疗，应用抗焦虑药、抗抑郁药及抗精神病药等控制伴发的精神行为症状；康复保健治疗，加强心理支持和行为指导，以及生活护理。

◎ 血管性痴呆

另一类老年痴呆类型为血管性痴呆（vascular dementia，VaD），病程的进展呈现明显的阶梯形、波动性，可有一段时间病情稳定，记忆力有一定的好转。有一半患者死于缺血性心脏病，其他可死于脑梗死或肾脏并发症。

（一）病因

导致血管性痴呆的危险因素较多，包括高血压、糖尿病、吸烟、房颤以及关于久坐的生活习惯等，多数研究者认为血管性痴呆的病因是脑血管病变，最常见是脑卒中类型是腔隙性梗死，可以引起脑组织供血障碍，导致脑机能衰退。此外也与脑卒中亚型、脑梗死的面积、脑组织功能损失程度和脑血管病变的位置有关。

（二）临床表现

血管性痴呆也是老年痴呆常见疾病，其临床表现主要包括局限性神经系统的症状体征和痴呆综合征。

血管性痴呆的潜伏期较长，一般不容易被早期发现。患者出现情绪不稳定、头晕、头痛、易疲劳、注意力不集中、工作效率低、失眠或多眠等症状，也有近期记忆力下降，因而会引起患者继发性焦虑。

局限性神经系统症状及体征依据不同部位的脑出血或脑梗死而产生不同的症状，患者表现出假性延髓性麻痹、构音障碍、吞咽困难，不同程度的偏瘫、失语、失用及失认，有的患者会出现癫痫大发作及尿失禁。

痴呆表现以记忆力下降为主，血管性痴呆早期症状明显不同于阿尔茨海默病，虽然出现记忆力障碍，但是患者在相当长时期内保存自知力或部分自知力，知道自己的记忆力下降，并为此而焦虑、抑郁等。部分患者出现病理性赘述，说话啰唆、无主次、无秩序。患者的日常生活能力、理解力、判断力以及待人接物的能力在较长时期内保持良好的状态，人格也保持完好。

（三）辅助检查

血管性痴呆可采用神经影像学进行检查，MRI 检查或 CT 检查都可显示多处的脑梗死灶，SPECT 检查和 PET 检查可作为早期诊断的检查，具有更灵敏、发现病灶早、病变范围大等优点。

（四）治疗原则

血管性痴呆治疗，除了预防和治疗原发脑血管疾病外，血管性痴呆的治疗原则为改善血流、预防患者再发脑梗死、促进大脑代谢，以阻止疾病进展、改善和缓解症状。

【护理措施】

（一）基础护理

满足患者的基本生理需求，严密注意观察进食情况，以防噎食发生，必要时给患者提供软食或流食；对进食量不足者，应协助进食，耐心劝喂，必要时补充液体，维持机体水、电解质平衡；训练患者定时排便的习惯，大小便失禁的患者要及时给予处理，料理好患者便后的个人卫生；为患者创造一个良好的睡眠环境，晚间保持安静，日间可增加患者的活动时间；协助料理好患者个人卫生，做好晨晚间护理，协助其洗澡、更衣，保持其皮肤的清洁，防治皮肤感染。

（二）安全护理

提供舒适、安全的病房环境，尽量简化室内设施，设置防滑设施和扶手，以防跌倒；定期进行病房安全检查，防止患者持有危险物品，以免造成患者的自伤、自杀和伤人；尽量不随意更换患者病室内的物品陈设；各生活区域张贴醒目的标志；尊重患者原有的生活习惯，以便其保持记忆；密切观察患者的病情变化和精神活动，特别是生命体征、瞳孔变化、意识变化以及走路姿态等。

（三）症状护理

（1）意识障碍患者的护理：密切观察患者的生命体征、瞳孔和意识变化，当患者出现躁闹时，注意观察其病情，判定是否有瞻望表现，发现问题及时上报医生。需要专人护理患者，控制其活动范围、病室内的设施尽量简单，随时注意加强防范，必要时加用床栏防止坠床或予以保护。若患者情绪激动时，要陪伴在患者的旁边，耐心安慰、劝导，并做好保护期间的生活、卫生护理。

（2）人格障碍的护理：首先要尊重患者，维护患者的尊严，态度和蔼，避免患者发生争辩，避免激惹患者。当患者出现不知廉耻行为时，一定要注意保护患者的尊严和隐私；出现不知脏净，捡拾赃物等症状时，不可训斥患者，应保持同情理解，耐心说服，转移其注意力，协助其做好个人卫生。

（3）幻觉妄想的护理：患者由于幻觉妄想症状的支配，可能出现焦虑紧张，情绪不稳，易激惹等症状，护士要注意评估患者的幻觉和妄想内容，以及症状内容所涉及的对象，予以解释和劝导，以其他方式转移患者的注意力，安抚患者，稳定情绪。

（4）焦虑、抑郁状态的护理：无论是阿尔茨海默病还是血管性痴呆患者都可以出现焦虑、抑郁症状，可导致自伤、自杀等行为。因此，护士一定要注意患者的情绪变化，观察患者是否有情绪低落、流露出悲观厌世的念头，要提高警惕，陪伴患者，做好疏导等心理护理工作。

（5）定向力障碍的护理：因患者脑器质的病变，患者的记忆、智能发生不同程度的障碍。因此，患者常常不能确定其所处的时间、地点，认错周围的人、物。护士要帮助患者确认周围的环境，以减轻患者为此而耗费的精力。例如，可在患者病室的门口及其床位放有其熟悉的标志；重要场所放有显著的标志，并反复强化患者对这些标志的认知。纠正患者对人物的错误认知，每天向患者介绍自己的身份，不断强化患者的认知。

（四）健康指导

1. 为患者家属提供疾病知识和照料资讯支持

（1）传授家属有关疾病知识，包括阿尔茨海默病的症状表现、认知损害等临床表现、如何判别意识障碍、治疗选择和支持性康复，疾病复发的先兆。使家属理解患者的表现为疾病所致，一个重要的主题是对待患者的态度以及照料者角色的改变，正确认知目前所处的生活环境；教育内容是教育患者家属如何避免与患者产生争论，以及如何作出适合于患者当前认知能力水平的决定。

（2）让家属了解药物治疗等知识，相关药物的不良反应，应妥善管理药物，协助患者按时服药，一旦有药物中毒症状时，应立即就诊。

（3）告知家属解决问题的技巧，患者的异常表现会给其造成从未遇见的困难，护理技巧相关知识会为他们解决问题提供巨大的支持。如为患者准备一些标记缝在衣服上（患者的姓名、血型、家庭地址），尽量避免患者独自出行，家庭居住设施应简单、安全以免患者走失或发生外伤。持续培养患者日常生活的正常习惯，建立良好的生活习惯，帮助其解决生活中的实际问题。

2. 为患者提供健康知识和培养生活能力的支持

（1）教育患者，协助其建立健康的生活模式，如保持清洁的生活环境，保持规律的生活习惯，不吸烟、不喝酒等。

（2）教育患者，加强体质的锻炼，注意个人卫生和营养饮食，劳逸结合，增强抵御疾病的能力。

（3）教育患者自我保护的技能，学会处理生活中出现的问题，恢复生活技能，保证自身安全。

（4）指导患者正确对待疾病，了解康复和保证自身安全的方法，鼓励患者坚持接受治疗和战胜疾病的信心，调整好心态，提高依从性，防止复发。

（张瑞美）

第四节　抑郁症患者的护理

【概述】

抑郁症是由各种原因引起的以抑郁为主要症状的一组心境障碍或情感性障碍，是一组以抑郁心境自我体验为中心的临床症状群或状态。抑郁症是常见的情感疾病，被喻为“精神病学中的感冒”。我国抑郁症发病率为3%~5%，患者已经超过2 600万，在这些抑郁症患者中，有10%~15%的人最后有可能死于自杀。

根据国际疾病分类（ICD–10）标准，抑郁症可分为抑郁发作、复发性抑郁症、持续性心境障碍和双相情感四种类型。

（一）病因

抑郁症的致病因素可分为生物素因、遗传因素、心理社会因素。

1. 生物学因素

由于抑郁症的发病机理比较复杂，当代生物学研究着重于神经病理解剖、神经递质、神经内分泌系统、免疫学研究、神经生理等方面。大量研究表明抑郁症患者的脑结构与正常人有差异；在神经递质方面，目前认为5–羟色胺、去甲肾上腺素、多巴胺等神经递质的变化是抑郁症的发病因素之一。20世纪中后叶，人们就开始注意到神经内分泌系统与抑郁症的关系：免疫学研究认为，持续性的抑制性应急事件会影响抑郁症患者的免疫功能，免疫功能的改变可能成为抑郁症的原因；神经生理研究发现，抑郁症患者有睡眠与脑电生理的异常。

2. 遗传因素

抑郁症的遗传因素很早就引起人们的关注，目前认为，抑郁症的发生与遗传因素有着较为密切的关系，但抑郁症不属于遗传疾病。抑郁症存在家族聚集现象，血缘关系越近，抑郁症患病率就会越高；在双生子调查中，发现同卵双生同病率高于异卵双生；在寄养子调查中，发现遗传因素对抑郁症的发病起重要作用。

3. 心理社会因素

（1）心理学因素：抑郁症发生的心理学理论很多，如精神分析理论、学习理论、认知理论等。精神分析理论强调童年经历对成年障碍的影响，将抑郁症看作对亲密者所表达的攻击，以及未能摆脱的童年压抑体验或者是自我与超我之间的矛盾造成的自我内部冲突；学习理论则采用“获得性无助”解释抑郁症的发生，抑郁症患者具有明显的无助体验；认知理论认为，抑郁症患者存在认识上的歪曲和消极的自我评价。

（2）社会学因素：研究表明，一系列社会文化因素可导致抑郁症的发生和维持其发展。这些因素中最突出的是家庭、婚姻、人际关系和社会支持等。家庭因素在抑郁症的发病中扮演着重要的角色，家庭结构、家庭关系、家庭气氛、生活方式、父母的教育方式、家庭经济状况、家庭负性生活事件等都与抑郁症的发生、发展有着十分密切的关系；研究表明，婚姻事件和抑郁症有很强的相关性，常见的婚姻事件如离婚、日常纠纷、感情不和、感情破裂、性生活不和等，均可增加抑郁症的发病率；人际关系是在一定群体背景中，个体在交往的基础上形成的，个体的人际性格特征、人际信任、人际冲突等三方面与抑郁症关系密切；社会支持在抑郁症的发病和康复中重要的作用，缺乏社会支持系统可增加个体患抑郁症的危险，提供适宜的社会支持系统能促进抑郁症患者的康复。

（二）临床表现

1. 核心症状

抑郁的核心症状包括心境或情绪低落，兴趣缺乏及乐趣丧失。

（1）情绪低落：情绪低落是抑郁症的特征性症状。患者体验到情绪低落，常说自己心情不好，高兴不起来，无明显原因感到心情沉重，悲观压抑，忧心忡忡。在抑郁发作的基础上患者感到绝望、无助与无用。患者对前途感到失望，认为自己无路可走，甚至有强烈的自杀欲望。有的患者情绪低落有昼重夜轻的特点。

（2）兴趣缺乏：兴趣缺乏是指患者对以前喜爱的各种活动缺乏兴趣，重度患者对任何事物无论好坏均缺乏兴趣，离群寡居，不愿见人。

（3）乐趣丧失：乐趣丧失是指患者无法从生活中体验到乐趣，称为快感的丧失。

2. 心理症状群

抑郁发作包含许多心理学症状，可分为心理伴随症状（焦虑、自责自罪、精神病性症状、认知症状、自杀观念和行为、自知力等）和精神运动性症状（精神运动性兴奋与精神运动性激越等）。

（1）心理伴随症状：焦虑是抑郁症最常见的伴随症状，一般表现为紧张、不安、过度担心，并可伴有一些躯体症状，如胸闷、心慌、尿频、出汗等；自责自罪，患者对自己既往轻微的过失或错误痛加责备，认为自己给家庭、社会带来巨大的负担；精神病性症状，主要是幻觉或妄想，如罪恶妄想、疑病妄想、灾难妄想和谴责性幻听等；认知症状，抑郁患者伴发的认知症状主要是记忆力、注意力的下降和认知的歪曲，对各种事件均作出悲观的解释；自杀观念和行为，抑郁症患者半数左右会出现自杀观念，轻者常常会想到与死亡有关的内容或感到活着没意思，重者会有生不如死感，并主动寻找死亡的方法，有10%~15%抑郁症患者死于自杀；自知力，一部分患者自知力完整，主动求治，存在明显自杀倾向的患者自知力可能是扭曲的或是缺乏的，可能会失去治疗的机会，伴有精神症状的患者自知力不完整或丧失。

（2）精神运动性迟滞或激越：精神运动性迟滞患者在心理上表现为思维迟缓，同时伴有记忆力、注意力的下降和行为动作的迟缓；激越患者则反复思考一些无意义的事情，行为上表现为烦躁不安，紧张激越，有时不能控制自己的行为。

3. 躯体症状群

患者可表现为睡眠紊乱、食欲紊乱、性欲下降、精力丧失。非特异性躯体症状，如疼痛、周身不适，植物神经功能紊乱。睡眠紊乱是抑郁症最常伴随的症状之一，患者表现为入睡困难、中断睡眠障碍、早醒等形式，不典型抑郁症患者表现为贪睡的情况；食欲紊乱主要表现为食欲的下降和体重减轻，轻者对食物没有兴趣，重者则表现为拒食、营养不良和体重下降，不典型抑郁症患者可出现食欲亢进和体重增加；性功能减退可以是性欲减退或完全丧失；精力丧失，表现为无精打采，疲乏无力，懒惰，不愿见人；非特异性躯体症状部分常伴有躯体的不适，主诉如头疼、胃肠道不适、心慌、气短等症状。

（三）治疗原则

（1）早期干预：提倡早期发现、早期治疗。虽然多数抑郁症患者目前还无法根治，但尽可能早地识别和及时治疗，无疑会有效地减轻或缓解病症，也可减少死亡率，减低发病的频率、严重性及心理社会性不良后果，并改善发作间期患者的心理社会功能。

（2）药物治疗：目前临床使用的抗抑郁药物有传统和新型抗抑郁药物两种。其中，传统抗抑郁药物包括三环类和四环类抗抑郁药物，如阿米替林、盐酸氯米帕明、丙咪嗪、马普替林等；新型抗抑郁药物有 5- 羟色胺类和去甲肾上腺素类，如氟西汀、帕罗西汀、西酞普兰、舍曲林和氟伏沙明等。

（3）个体化：本着“以患者为中心”的理念，应充分了解患者的家族史、既往史和个人生活史及一些应激生活事件等；应全面了解患者的心理需求、内在心理冲突、心理防御机制、应对方式及能力，了解其生物、心理、社会等方面对患者的影响，并用恰当的治疗方法，帮助患者提高有效控制疾病的信心，使患者消除不必要的顾虑、恐惧及悲观情绪，促其摆脱被动陷入患者角色，积极主动地参与或配合治疗。

（4）综合干预治疗：选择和确定最佳的药物、电抽搐治疗、心理治疗或其他治疗方法，制定全面综合性的治疗计划，并将心理治疗和各种社会康复干预贯穿、整合到治疗的全过程之中。

（5）鼓励患者主动参与：应与抑郁症患者、家属建立和维持治疗性协作关系，努力取得患者及家属的配合，增强患者执行治疗方案的依从性。

（6）团队工作：对抑郁症患者的治疗需要精神科医生、护士、临床心理工作者、咨询心理工作者、社会工作者、婚姻家庭工作者等人员更共同参与，以最大限度地改善患者的社会功能，提高其生活质量。

【护理措施】

（一）基础护理

评估患者的营养情况，有无食欲紊乱、营养失调；评估患者的体重情况，有无体重减轻；评估患者睡眠情况，有无入睡困难、早醒、多梦等情况；评估患者的两便情况，有无便秘；患者有无外伤；评估患者的个人卫生，衣着是否整洁，生活是否能自理等情况。

（1）建立良好的护患关系：由于抑郁症患者情绪低落，对生活没有兴趣、悲观厌世等。护士在护理患者时，应主动热情地关心体贴患者的生活，真诚理解患者的痛苦，耐心帮助患者，取得患者的信任。

（2）生活护理：由于抑郁症患者常主诉疲劳、乏力，多卧床，生活自理能力下降。护士应主动关心患者，帮助患者改变消极态度，与患者协商制订合理的作息时间表，并鼓励和督促患者完成。

（3）营养护理：由于抑郁症患者长期食欲缺乏、进食减少或拒食，患者可出现营养失调和体重下降。护士应首先了解患者不愿进食的原因，对食欲缺乏、不思饮食的患者，护士应耐心地劝导其进食，并鼓励患者参与集体进餐以提高患者的食欲；对于拒食者应给予喂食或鼻饲以及静脉补充营养，以保证患者饮食摄入量。

（4）睡眠障碍的护理：由于抑郁症患者常有入睡困难或早醒等症状，患者较为痛苦，并易陷入悲观的情绪中。因此，保证患者的睡眠非常重要的。首先，要培养患者养成良好的作息时间，鼓励患者白天多活动、减少卧床时间，晚上睡觉前用温水泡脚，护士指导患者每天睡前做深呼吸放松治疗等；其次，护士应加强夜间及清晨巡视，不要让患者蒙头睡觉，对入睡困难、中断睡眠及早醒者，护士要及时与医生联系，给予助眠药物。

（5）解除便秘：评估患者便秘的原因，是否与药物、营养、饮食结构不合理有关。鼓励患者进食水果、粗纤维食物，多饮水、多运动，必要时联系医生给予排便药物。

（6）药物治疗的护理：抗抑郁药物是治疗和预防抑郁症复发的最有效方法之一。护士要向患者强调遵医嘱服药的重要性，并告知病情改善要等到服药后 2~3 周才能逐渐出现可能会出现一些轻微的药物副反应，但一般会在 7~10 天后消失。由于抑郁症患者有自杀的倾向，患者服药时，护士要检查其口腔防止其藏药，避免患者一次性大量吞服药物，以防意外发生。同时，护士要观察患者的药物不良反应并给予积极处理。

（7）被约束患者的护理：由于抑郁症患者可能出现的自杀观念或行为，为了保证患者的安全，护士可给予患者保护性约束。首先，护士不能歧视患者，要同情患者的痛苦，理解患者自杀、自杀的观念和行为，并向患者告之约束的目的，取得患者的理解；其次，护士要给患者做好基础护理，定时给患者变换体位和活动肢体，使患者舒适安全，并定时给患者喂水、喂饭，保证患者营养和水分的摄入量等。

（二）安全护理

自杀观念和行为是抑郁症患者最严重的情况，因此，保证患者的安全是抑郁症护理的关键措施。评估患者的家族史，有阳性家族史的患者具有自杀高风险；评估患者的婚姻状况，离婚、丧偶、分居的人群是自杀的高危人群；评估有无创伤性生活事件，近期有创伤性生活事件者为高风险；评估患者的抑郁情绪，有无无助、绝望感；绝望、无助的患者有高自杀风险；询问患者有无自杀观念或有无明显自杀计划，并评估自杀计划的具体性、手段的致命性、计划的可行性和与救助资源的可及性等方面的情况。

（1）创造良好的住院环境：护士尽量把患者安置在选择阳光充足、环境安静且护士容易观察到的病室。

（2）严格落实安全管理制度：护士要把安全管理放在第一位，随时做好病房内安全设施的检查。凡危险物品不能带入病房，尤其是患者入院时、外出返回病房时护士要及时检查危险物品。患者服药时护士要检查其口腔，防止患者积蓄药物一次大量吞服而造成意外。

（3）严格落实交接班制度：对严重抑郁的患者，要设专人护理，其活动范围不能离开护士视线，禁止患者单独活动，患者外出要严格交接班。患者探视时，护士要向其家属宣教安全制度，提高其家属的安全意识。

（4）善于观察严防意外发生：护士要严密观察患者的言语、动作和异常行为表现，以及患者的情感反应。当患者有无助、绝望感时，护士应尤为注意，此症状与自杀观念密切相关，注意鉴别。护士应能通过患者的言语、动作和异常行为表现，及早发现患者自杀的先兆，并采取积极有效的措施，防止发生意外。

（5）警惕患者反常的情绪变化：能洞察患者异常的情绪变化，是十分重要的护理措施。尤其是患者情绪一反常态，突然开朗，积极主动与人交往，警惕患者有可能蒙蔽别人，达到自杀的目的。因此，护士不可掉以轻心，要及时报告医生和交班，并识别患者情绪变化的真伪，防止意外的发生。

（6）对有自杀倾向者的危机干预：①倾听和陪伴。对于有严重自杀、自伤的患者，护士应陪伴患者，生活上应关心、体贴患者，仔细倾听患者的感受和想法，与其建立同理心的护患关系，让患者明白护士理解其痛苦，并与共同探讨自杀的想法和感受。②建立同理心的护患关系。在对有自杀倾向者的危机干预中，护士与患者建立可靠的护患关系相当重要。护士应多倾听和陪伴的方式，鼓励患者倾诉内心的痛苦并给予积极的共鸣，增强患者对护士的安全感和信任感。③帮助患者确定自杀以外的选择。自杀中的基本思维障碍是一种病理性的思维狭窄，患者只看到两种选择，即要么是一些不尽如人意的事，要么是终止生命。护士可与患者讨论“为什么要选择自杀？生活中哪些事情导致他自杀？”，并帮助患者选择可以继续活下来的其他方案，使其获得需要满足的欲望，从而患者降低自杀的渴望。④建立自杀干预契约。在良好的护患关系的基础上，护士可以与患者建立口头或书面的自杀干预契约，告知患者在有自杀想法时及时告知护士、医生，医护人员及时帮助患者。自杀干预契约在大多数情况下降低了自杀风险。

（7）出现自伤、自杀时，应立即隔离患者并与医生进行抢救。对自杀未遂者，护士不能歧视患者，应理解患者的痛苦，对患者给予安抚和心理护理。

（三）心理护理

抑郁症患者的心理护理是以良好的护患关系为基础，运用心理学的技术和方法，通过言语和非言语交流，改变患者的不良心理状态和行为。对抑郁症患者的心理护理以一般心理支持为主。常用方法有：

（1）倾听：护士在与患者接触时，首先应该学会倾听，每天安排一段的时间倾听患者的痛苦，了解其病史。通过护士的耐心倾听，使患者感觉到护士的关心和理解。同时，护士在倾听过程中，可使用非言语性交流的形式，注意交谈的姿势、表情、眼神、语音、语调等，有利于提高倾听效果。总之，倾听是抑郁症患者心理护理的核心。

（2）解释与指导：护士对患者的躯体和心理问题给予解释并进行健康教育，矫正患者的不正确认识，并给予适当指导。在解释指导时，护士应使用通俗易懂的语言，以便于患者理解。

（3）减轻痛苦积极疏导：护士要鼓励患者将其心理问题和内心痛苦表达出来，通过帮助患者情绪表达和疏泄来减轻患者内心痛苦。

（4）提高信心：由于患者自我评价低，对复发性抑郁的患者更容易丧失信心，护士要经常关注患者的优点和长处，并及时给予肯定和支持，以便提高患者自信心。

（5）鼓励自助：鼓励患者学会自助和自我处理问题，帮助患者学习心理调控的方法，积极面对现实。

（四）行为干预

由于抑郁症患者丧失兴趣，被动生活，无乐趣感，因而，常用行为干预方法如下：

（1）护士根据患者病情发展的不同时期与患者协商制订不同时期的行为训练表，行为训练表要保证患者能接受、可行，要具体、量化，同时便于患者、护士定期评价，护士要给患者完成的项目予以肯定、表扬对于未完成的项目，护士要帮助患者分析原因并鼓励其继续完成。通过长期对患者行为训练表的设计、观察、评估，可帮助患者及时、全面了解自己的行为变化。

（2）运用“顺应自然，为所当为”的森田治疗理念，帮助患者改变生活的态度和处事原则。帮助患者学会接纳自己的情绪（不管是好还是坏），不关注症状，鼓励患者生活在当下，做力所能及的、有建设性的事情，帮助患者的性格外向化。

（3）对有严重人际关系障碍的患者，护士可与患者讨论和分析其目前情绪问题与人际交往的关系，帮助患者认识和改变不良的人际交往，通过帮助患者调整和改善人际交往的方法，减轻患者的抑郁情绪。

（4）对焦虑情绪严重的患者进行放松训练，护士可指导患者每天做呼吸放松、肌肉放松或冥想放松等训练，通过放松缓解患者的焦虑、抑郁情绪。

（5）抑郁症患者常以一种消极的、歪曲的方式来解释自己生活中的事件。护士通过一些生活事件来帮助患者分析其存在哪些不合理的认知、歪曲的认知是导致自己的不良情绪，通过不断分析、领悟、训练，帮助患者改善情绪和行为。

（五）健康指导

（1）对患者的健康指导：由于抑郁症易反复、无法根治的特点，护士对患者的健康宣教极为重要。护士要帮助其确认异常思维、情感和行为表现，帮助患者认识疾病的性质、症状，帮助其正确看待疾病，讲解药物治疗的重要性及如何提高患者治疗的依从性；如何使用积极应对方式和行为训练，以及其意义和方法；帮助患者克服性格弱点，正确评价自己，保持乐观的情绪。

（2）对家属的健康指导：在抑郁症的治疗中患者家属是重要的合作伙伴，护士应向其家属讲解疾病的特征和家庭护理的知识，以及如何给患者提供良好的家庭支持体统。

（3）健康指导的形式：对患者及家属的健康指导可采用一对一的形式，也可以采取团体治疗的形式或给患者发放宣传册、相关书籍等形式。一对一的健康指导形式具有针对性强、有利于保持良好的护患关系的优点。团体治疗的健康指导形式，护士可定期组织患者或其家属以小组的形式对其进行健康指导。使患者和家属在小组中提出自己的问题、困难，小组的其他成员可在护士的引导下帮助其解决问题、共同成长。此种形式有利于患者或家属之间的相互交流，借鉴别人成功经验，有利于自我促进康复。

（孙爱荣）

第五节　酒精所致精神行为障碍患者的护理

【概述】

由于使用酒精所导致的精神行为障碍，又称作酒精依赖（alcohol dependence），是由于长期酗酒，机体对酒精产生的心理嗜好与生理瘾癖。为满足嗜好和避免因停饮而发生躯体不适反应，酒依赖者不得不经常饮酒。反复饮酒会使身体对酒精产生耐受性，患者的酒量越来越大。长期酗酒可导致慢性酒精中毒，产生遗忘、幻觉、意识障碍及肝硬化、胃炎等一系列精神症状和躯体疾病。酒精依赖者的病死率、自杀率和交通事故死亡率都显著高于一般人群，除危害个人健康外，经常饮酒和醉酒还给患者的家庭生活和社会治安带来了一系列问题。

（一）流行病学

酒精依赖的发生率因社会文化背景不同而异。目前，酒精依赖高发地区分布很广，居首的国家有冰岛、法国、美国、德国、俄罗斯、瑞典、丹麦、芬兰、英国等。冰岛男性中，酒精依赖的终生预期发生率高达6%~10%，上述其他国家也在3%~5%之间。酒精依赖者男性显著多于女性，城市居民多于乡村居民、白种人多于黄种人。年龄方面，青少年期和中年后期是发生酒精依赖的两个高峰阶段。在美国，平均每年有九千万人次急诊病患与饮酒有关，每年有一千人死于饮酒过量。据统计，在美国，酒精中毒占心血管疾病、肿瘤之后的第三大公共健康问题。

在我国，随着人们生活水平的不断提高，酒精依赖、酒精中毒、酒精所致精神障碍患者呈大幅度上升趋势。流行病学研究也证实，在精神病院中，近年来因酒精中毒或酒精中毒障碍住院的患者明显上升。2001年，我国12个地区调查酒精依赖患病率为0.1%；2004年，我国7个地区调查为0.68%；而2005年国内9个城市15~65岁四种职业人群的调查平均患病率为37.27%。

（二）病因与发病机制

1. 病因

酒精依赖通常是生物学的因素、心理因素与社会因素综合作用的结果。由于生物学因素的影响，发生酒精依赖的快慢、难易，人与人之间不尽相同。

（1）心理因素方面：具有某些个性特点的人，一般较易发生酒精依赖，这些特点包括易焦虑、易紧张、易冲动、好炫耀、不易满足及缺乏自制能力等。心理因素对酒精依赖的形成还有诱发作用，不少人之出现酒精依赖，是在遭遇精神刺激之后借酒浇愁，饮酒越来越多的后果。

（2）社会因素：对酒精依赖的发生有肯定的作用，重要的方面包括公众对饮酒所持的态度、习俗的饮酒方式、酒的供应、家庭及社会人际关系情况等。著名产酒地区、倡导饮烈性酒御寒的寒冷地区，酒精依赖的发生率均较高。另有研究发现，酒精依赖的发生率与社会人际关系的紧张程度成正比，而与家庭成员间的亲密程度成反比。

2. 发病机制

人体内有两种与酒精代谢有关的酶——乙醇脱氢酶和乙醛脱氢酶，前者促使乙醇转变为乙醛，后者促使乙醛转变为乙酸，再进一步分解成二氧化碳和水排出体外。乙醛脱氢酶包括两种同工酶，其活性的高低因人而异，部分人只有一种，以致酒精的代谢速率大大降低，其酒量也不能通过由少到多的饮酒锻炼得以增加，酶活性较低的人少量饮酒即可出现颜面潮红、恶心、呕吐、剧烈心悸等反应，因此不会大量饮酒，较难形成酒精依赖。

黄种人中乙醛脱氢酶缺乏活性者约占半数，而白种人则绝大多数两种同工酶均有活性。黄种人中酒精依赖者较白种人少，除饮酒习惯不同之外，前者乙醛脱氢酶活性一般较后者低，也是原因之一。家系调查发现，酒精依赖者的子女即使自幼即与生身父母分离，成年后酒精依赖的发生率仍超出常人4倍，单卵双生子的酒精依赖同病率为50%~70%，而异卵双生子的同病率只有25%，表明遗传因素能影响酒精依赖的发生。

（三）临床表现

1. 酒精依赖的表现

酒精依赖包括对酒精（乙醇）的心理依赖、生理依赖与耐受性。在临床和行为上有以下的表现：

（1）将饮酒视为生活中第一优先事项，置个人健康、工作纪律、家庭责任和社会规范于不顾，一味追求饮酒，到后来举杯就不能自制，经常不醉不休。

（2）为避免戒断症状的发生而频频饮酒。因为经过一夜睡眠之后，体内酒精经过代谢已所剩无几，不少酒依赖者起床后的第一件事便是饮酒，称作晨饮。

（3）由于对酒精的耐受性提高，饮酒量越来越多，但患者对其真实饮酒量总是讳莫如深，"没喝多少"为其的口头禅。

（4）血内酒精浓度降低到一定水平以下时便出现戒断症状，这与长期使用酒精或中枢神经系统抑制剂突然停止有关，会出现伴发去甲肾上腺素和肾上腺素皮质活性增加的神经元的高度兴奋。最初临床表现为焦虑、恐惧、不安、激越和失眠，并伴有明显震颤和反射亢进。进一步发展，患者出现自主神经活性极度增强，可表现为心动过速、血压增高、出汗、发热和肌束搐动，并伴有厌食、恶心、呕吐和电解质紊乱。严重的患者可出现谵妄、激越、定向障碍、意识模糊、视幻觉或听幻觉、强烈的自主神经唤醒状态（见表10-5）。

表10-5　酒精戒断症状及中枢神经系统抑制剂中毒症状的区别

中毒症状	戒断症状
去抑制（如不适当的行为或易激惹、判断力受损和情绪不稳）	焦虑或精神运动性兴奋震颤
嗜睡、昏睡、昏迷	渴求
注意或记忆受损	自主神经兴奋（如心动过速、血压
说话含糊	增高、出汗、高热、心律失常）
不协调	失眠
步态不稳	感觉失真或幻觉（如一过性的幻觉、幻触、幻听）
眼球震颤	恶心或呕吐
	抽搐

酒精依赖症状的严重程度受多种因素影响，如个体的饮酒方式、饮酒类型、年龄、机体状况、精神状况、既往戒酒状态等。开始出现于突然停止饮酒或骤然减少酒量的6~28h。在停饮后12~48h

容易发生典型肌阵挛，48~72h 发生谵妄。饮酒的急性戒断症状一般在最后一次饮酒后 3~5 天减轻，但轻微脑异常仍会持续一段时间。

2. 酒精依赖并发症

长期饮酒会出现一系列躯体并发症，可以通过以下几种途径造成躯体损害：

（1）酒精对某些组织产生直接的毒性作用，特别是脑和肝脏。

（2）过度饮酒通常伴有食欲减退，可导致个体蛋白质和维生素 B 族缺乏。

（3）使个体发生意外的风险增加，尤其是脑外伤。

（4）过度饮酒者被某些疾病传染的可能性增加。

躯体合并症通常发生在消化系统、神经系统及心血管系统。消化系统表现为反流性食管炎、胃炎、急性胰腺炎、脂肪肝、肝硬化、肝癌等症状；神经系统表现为周围神经病、酒精性肌病、酒精性小脑变性、酒精性遗忘综合征、酒精中毒性脑病等症状；心血管系统表现为酒精相关性心肌病、心律失常、冠心病；还可并发营养和代谢障碍，如营养不良、维生素缺乏、维生素 B_1 缺乏、低血钾症、低血磷症、低血镁症。此外，呼吸系统、血液系统和免疫系统也都有相应损害的表现。

（四）治疗原则

1. 治疗现况

由于对使用酒精所导致的精神行为障碍的治疗是一个长期的过程。一般来说，患者要经过脱瘾、复饮和故态复萌的预防（治疗后）三个阶段的治疗。目前以生理、心理、社会医学模式为指导，采用药物和非药物治疗方法进行综合治疗，以提高治疗效果。

2. 非药物治疗

尽管个人的戒断反应各不相同，但长期非药物治疗方法是相似的。社会支持和家庭环境的稳定是治疗成功与否的关键。患者首次脱瘾后，需积极实施康复计划。在康复计划中，应对患者或其家属进行酒精滥用的防治教育，以巩固治疗和帮助患者康复。对于同时伴有焦虑的患者，医护人员应指导患者掌握放松的技巧，帮助患者更好地康复。医护人员要特别重视对患者的非药物治疗，给予患者恰当的心理健康治疗，如社会环境、自知力、行为、认知力，以及鼓励患者积极参与自立活动。表 10–6 列举了常用非药物治疗方法。

表10–6 酒精依赖患者常用的非药物治疗方法

方式	方法
教育	十二步戒酒支持计划（嗜酒者互诫协会）
	应对技巧训练
	放松训练
	性教育
	健康和营养咨询
	精神检查
家庭治疗	生活方式的改变（避免成瘾环境）
	疾病治疗后的照顾调养
心理治疗	在群体或个体环境中的认知、放松、支持训练
	娱乐治疗
	职业和生理康复

3. 药物治疗

在酒精依赖治疗中，目前的主要指导原则是减轻急性戒断症状以及将复发率降至最低。临床对酒瘾复发进行的干预主要有三种美国食品及药物管理局（FDA）批准的药物：戒酒硫、纳曲酮和阿坎酸，此外还有一些其他疗效肯定的药物。

（1）戒酒硫：戒酒硫又称作双硫仑，是美国食品及药物管理局批准的第一个酒依赖治疗药物，口服后主要通过阻断乙醇代谢过程中的重要酶系统，使代谢产物乙醛在体内蓄积，引起低血压、恶心及呕吐等一系列不适症状和体征，称为乙醇－戒酒硫反应。服药期间一旦饮酒即出现，借此建立对酒精条件的厌恶反射而有助于戒酒。

（2）纳曲酮：酒精成瘾性行为涉及内源性阿片受体系统，后者在阻止酒精引起的大脑结构产生的愉快感中发挥了关键性作用，因此阿片受体拮抗被应用到酒依赖治疗。纳曲酮为非选择性阿片受体拮抗剂，临床试验发现，其可减少酒依赖患者酒精摄入量，降低复发频率以及减少复发病例。关于纳曲酮在酒依赖预防治疗上的总体效果，虽然不同临床研究的结果不太一致，但对于一些特定人群（强烈渴求者）还是最有效的。

（3）阿坎酸：阿坎酸为一合成化合物，是神经递质 γ－氨基丁酸的一种结构类似物，在欧洲已作为治疗酒依赖与复发的临床用药（美国食品及药物管理局于 2004 年已批准其为酒依赖辅助治疗药物），主要作用于中枢。文献报道其作用机制主要涉及谷氨酸系统中 NMDA 受体功能的修复。研究发现，阿坎酸可减轻酒精依赖大鼠自发戒断中的躯体症状，并且研究者对阿坎酸治疗酒依赖的临床疗效进行了广泛测试，结果一致表明阿坎酸可以显著减少酒精依赖患者酒瘾的复发次数。

【护理措施】

（一）基础护理

1. 护理评估

酒精依赖患者常否认自己的问题严重性，且不承认因酒瘾带来的情感、社会、法律及职业等一系列问题。因此在进行评估时，应包括患者的家属，详细获得有关患者酒瘾的所有信息，了解患者酒精的应用情况，是应用、滥用还是依赖，患者是接受还是拒绝接受治疗，从而帮助其明确患者酒精应用或滥用的严重程度。表 10–7 列举了酒精应用、滥用、依赖及成瘾的不同行为表现，帮助医护人员判断患者的状况。

表10–7　酒精应用、滥用、依赖及成瘾的行为表现

类别	行为
酒精应用	不会带来危险和潜在的法律问题
	以社会为目的
	不以麻醉为目的
	控制使用的量和频率
	应用行为是被社会接受的
酒精滥用	应用是以寻找麻醉和兴奋感为目的
	应用破坏了机体正常的生理功能，如导致过度兴奋等
	对自己和他人带来潜在危害，如在兴奋时候驾车等
	导致有悖公共接受的行为，如在公共场所醉酒、谩骂、打架等

续表

类别	行为
	应用影响了正常的情绪，如出现悲哀、焦虑等
酒精依赖	无法控制使用的量及频率
	停止使用时出现戒断症状
	因服用酒精带来严重后果
酒精成瘾	对酒精有渴求
	强迫使用
	出现酒精引起的异常行为
	反复戒断后的酒精使用

2. 营养护理

（1）酒依赖患者由于长期饮酒造成身体极度虚弱，营养状况极差，因此需要加强营养的护理，包括为酒精依赖患者建立静脉通路，给予必要的静脉营养支持，以纠正患者的水、电解质和酸碱平衡紊乱，及补充的维生素。

（2）护士根据患者的身高、体重及活动量，密切观察和记录患者的营养出、入量和所需的热量，给予患者多素食，以谷类为主，粗细搭配，宜清淡，忌油腻，富营养，易消化为原则，并注意补充含维生素 B、维生素 C、维生素 K 及叶酸类较多的食物。确保患者每天足够的蛋白摄入量，以维持机体的正氮平衡。

3. 安全护理

患者长期酗酒造成躯体功能的障碍，如容易出现手抖、呛咳、步态不稳。首先，需要注意对患者实施必要的安全防范措施。例如，患者进食时由专职护士看护，防止患者出现呛咳；患者手抖持物困难时应给予生活照顾；长距离转运时应用轮椅；当患者卧床时确保床护栏立起等。其次，应认真检查患者的生活物品，确保患者远离利器等危险物品，以免患者在情绪混乱时伤害他人和自己。同时还应嘱咐家属不能将酒带入病房，造成患者复饮，因此需要对所有带入病房的液体都开盖检查，防止蒙混过关。

（二）酒精依赖合并症的护理

对于患有酒精性肝病的患者，在康复过程中应根据病情的轻重缓急以及患者体质强弱的不同，帮助其选择适合的运动方式，长期坚持。保证患者做到起居有节，劳逸适量。对于出现酒精性脑病的患者，会出现焦虑不安、头痛、失眠、乏力等，逐渐出现智力衰退和人格改变，伴有明显的记忆力减退，并可有计算力、判断和分析能力下降。因此，认知功能的锻炼对于患者很重要。要帮助患者制定详尽的护理康复计划，包括记训练日记、辨认照片、做算术题等康复训练，并长期坚持，可以帮助患者延缓功能的减退。

（三）专科护理

1. 心理护理

（1）心理护理的目标：与患者建立信任关系，安抚其焦躁的情绪；使患者明白足疗程治疗对戒酒的重要性及必要性；让患者重拾对戒酒的决心和信心。

（2）心理护理的任务：无条件、感同身受地理解患者和滥用酒精的关系，有助于鼓励患者清楚地描述自己的各种想法，是建立信任关系的基础；关心体贴、不批评、不指责；积极帮助患者建立解酒的决心。

（3）心理护理的具体实施：帮助患者认识到饮酒的行为已经造成个人目标、信仰或价值观相冲突，并对自身的健康、幸福和（或）个人形象造成了很严重的后果。对患者来说下决心戒酒是极其痛苦的，所以戒酒的患者往往处于戒了又喝，喝了又戒的循环模式中。因此，护士应该帮助患者树立戒酒的决心，认识这种循环模式形成的很重要的原因是没有坚持足疗程的戒酒治疗，身心对酒精的抵抗力不足，陷入出院即复饮的恶性循环之中不能自拔。

2. 家庭治疗

家庭治疗包括五个阶段：

第一阶段：患者自己描述应用成瘾行为来应对家庭冲突时产生的无能为力和无计可施。

第二阶段：识别当前家庭冲突的本质和历史原因，与重要的家庭成员会谈，在关系冲突产生的原因的基础上倾听和接纳其他成员的观点。

第三阶段：家庭会议中列出每个人所认识到的当前的家庭冲突是怎样的。

第四阶段：帮助每个成员识别他/她能为减少冲突和减轻过去的伤痛做些什么。

第五阶段：回顾每个成员为减少冲突所作的改变，增强家庭的和睦。

（1）家庭治疗戒酒的适应病例：利用酗酒行为来排解因家庭矛盾引起的愤怒、苦闷等情绪；反复发生的争吵、家庭暴力及解决不了的争执；沟通不良导致家庭问题难以解决；殴打或辱骂家庭成员；家庭成员之间的冲突长期得不到解决，导致家庭成员之间的不信任和疏远；家庭成员之间长期不进行交流导致冲突难以解决。

（2）制订具体的家庭治疗计划，进行针对性的健康指导。

（四）健康指导

（1）入院时的健康指导：与患者建立良好的护患关系，向其家属讲解探视制度、配合患者戒酒的措施，如按规定探视、禁带酒及酒精饮料探视等。通过宣传版面、宣传资料，让患者初步了解酒精的危害，树立戒酒的决心。对于住院戒酒暂不合作的患者，耐心地给予其心理疏导讲解戒酒的必要性，或让恢复期患者现身说法，提高患者的重视程度，主动配合戒酒，会起到事半功倍的效果。

（2）住院期间的健康指导：积极有效地和患者交流、沟通。向患者讲解酒精的危害、戒除酒瘾的重要性。通过宣传板报、宣传小册子让患者学习，定期组织患者观看对酒依赖的健康教育音像，形象生动地教育患者，使其对依赖有正确的认识，改变不利于健康的行为，彻底戒酒。酒精依赖患者多存在人格缺陷和以自我为中心的个性特点，医护人员要理解、包容患者，以温和关心的语言、宽容理解的态度取得患者的信任，在不违反原则的基础上尽量满足他们的需求，维护患者的自尊；另一方面，也要委婉地指出其不足以及今后应注意的地方，帮助患者树立正确的人生观和价值观。

（3）出院时的健康指导：患者家属的支持与合作对患者戒酒成功起着至关重要的作用，故对患者家属的指导尤为重要。既要监督患者出院后的后续治疗，又要关注患者的生活、情绪变化，多给予关心和鼓励；既要严格要求，又不能过分迁就，以保证患者彻底与酒绝缘。向患者家属讲解患者在治愈初期意志薄弱，需要家庭的积极配合，丰富患者的生活内容，协调其与周围的关系，杜绝酒环境，转移患者对酒精的渴望，与患者共同努力，巩固治疗效果。

（孙爱荣）

第六节 创伤后应激障碍患者的护理

【概述】

创伤后应激障碍（Posttraumatic Stress Disorder, PTSD）是指在遭受严重而剧烈的突发性、威胁性或灾难性生活事件后，引起精神障碍的延迟出现或长期存在，又称为延迟性应激障碍。简而言之，创伤后应激障碍是一种创伤后心理失去平衡的状态。发病多在遭受创伤后的数天或半年内，症状严重且持久，病程可持续数年，甚至终生。

（一）流行病学

创伤后应激障碍的早期研究主要以退伍军人、战俘及集中营的幸存者等为研究对象，后逐渐在各种人为和自然灾害的受害者中展开。目前，我国由自然灾难和突发事故引起的心理创伤已受到重视，相关文献中已有相关流行病学研究数据。如张本等人对唐山大地震孤儿的创伤后应激障碍的调查显示，创伤后应激障碍发病率为23%，但尚未见社区普通人群创伤后应激障碍总体发病率的报道。德国研究结果显示，创伤后应激障碍患者的自杀危险性亦高于普通人群，自杀率在创伤后应激障碍患者中高达19%。

一般来说，创伤后应激障碍的患病率及危险性与应激强度、种类、发生的原因、持续时间，与患者的个性、社会文化背景、应付方法、躯体健康状态等多种因素有关。这些因素如果超出了个人耐受力即可造成精神应激，导致精神障碍。

（二）病因与发病机制

1. 病因

各种应激源，如重大自然灾害、亲人亡故、离婚、重大疾病、被强奸、长期与外界隔离等无疑是发病的关键。实际上，大多数遭受异乎寻常应激的人并非都会出现精神障碍，而只有少数人会发病，表明是否出现应激障碍不仅与致病源本身的特征有关，和个体的心身素质也相关。人格不健全、性格缺陷、神经类型不稳定的个体遭受创伤性事件后更容易发生应激障碍。此外，如果个体患有躯体重病或器质性脑病时，大脑机能处于一种削弱状态，对精神刺激因素的耐受性和感受性均有不同水平的下降，应激障碍发生的危险性就随之增高。

2. 发病机制

创伤后应激障碍的发病机制尚未阐明，而已经明确创伤性事件是导致创伤后应激障碍发病的必要条件，但不是其发生的充分条件。虽然大多数人在经历创伤性事件后都会出现程度不等的症状，但只有部分人最终发展成为创伤后应激障碍患者，许多因素影响到创伤后应激障碍的发生。如存在精神障碍的家族史，童年时代的心理创伤（如遭受性虐待，10岁前父母离异），个性缺陷，家境不好，躯体健康状态差等。目前研究显示，早期的精神创伤可以使个体发生神经生物学，改变从而成为创伤后应激障碍的易感者，精神应激过于强烈或持久会导致有关记忆环路的损伤，调节中枢兴奋和抑制过程中的神经递质表达的改变，从而形成创伤后应激障碍。但是，其完整病理机制尚未完全清楚。

（三）临床表现

创伤后应激障碍的主要临床表现可分为三组：第一组为反复回忆创伤性体验，如侵入性的回忆和反复出现的噩梦；第二组为保护性的反应，如回避与创伤相关的刺激和情感麻木；第三组为自发性的高度警觉，如出现惊恐反应和过度警觉等。

（四）辅助检查

辅助检查主要指心理测试。与创伤后应激障碍有关的心理测查量表一般包括生活经历调查表（LES）、症状自评量表（SCL-90）、社会再适应量表（SRRS）。有时辅以明尼苏达多相人格调查表（MMPI）或艾森克人格问卷（EPQ）评定患者人格特征，为临床医生的诊断和治疗提供帮助。

（五）治疗原则

1. 治疗原则

以心理－环境治疗为主，必要时辅以小剂量抗焦虑、抗抑郁的药物。帮助患者提高应对技巧和适应能力，认识和理解灾难性应激的不可避免性，调动和发挥一切可利用的社会支持力量或资源，尽快帮助患者摆脱应激状态，恢复心理和生理健康为创伤后应激障碍的治疗原则。

2. 心理治疗方法

目前主要的干预措施是认知行为疗法、暴露治疗、系统脱敏治疗、眼动脱敏与再加工，以及其他治疗技术的综合运用。各种形式的心理治疗在创伤后应激障碍治疗中都有应用的报告。对于急性创伤后应激障碍，主要采用危机干预的原则和技术，侧重于帮患者接受所面临的不幸与自身的反应，鼓励患者面对事件，表达、宣泄负性情感。治疗者要帮助患者认识其可利用的资源，并同时学习新的应对方式。在慢性和迟发性创伤后应激障碍治疗中，除采用心理治疗技术外，为患者及其家人提供有关的疾病和治疗知识也很重要。可动员患者周围的社会关系，强化社会支持系统。

3. 药物治疗

目前临床使用的药物主要包括以下几种：

（1）利培酮、奥氮平或氟派啶类药物：本类药物主要针对过度兴奋、激越或体育明显幻觉、妄想等精神症状的患者。治疗时药物种类及剂量因人而异，但一般剂量不宜过大，且首次用量要小，缓慢加量，用药时间不能过长，症状控制即减量停药。

（2）苯二氮卓类：如阿普唑仑、米达唑仑、氯硝西泮等，可镇静、改善睡眠。

（3）稳定情绪：可选用抗抑郁药，应用各类抗抑郁剂的报告最为多见。有报道显示，单胺氧化酶抑制剂和三环类抗抑郁剂对闯入性回忆和噩梦疗效较显著，5-羟色胺再摄取抑制剂（serotonin selectivereuptake inhibitor，SSRI）对回避与麻木效果较好。在运用抗抑郁剂治疗创伤后应激障碍时，剂量与疗程同抗抑郁症治疗。

（4）对于有严重抑郁情绪、严重自杀企图或有自杀行为、严重兴奋躁动患者，也可根据选择进行无抽搐电休克治疗。

根据患者症状特点，还可以考虑选用的药物：抗焦虑剂、抗痉挛药物等。另外，要注意给患者补充营养，矫正水、电解质平衡等支持性治疗。

4. 其他治疗

加强情感、心理与社会支持，培养其更多兴趣爱好及社会支持，重新调整和建立更有效的社会支持系统。

【护理措施】

（一）基础护理

1. 一般护理

（1）给患者提供安静舒适的环境，减少外界刺激。由于应激相关障碍患者富有暗示性，不能将其同症状丰富的患者安排在同一病室，以免增加新症状或使原有的症状更顽固。

（2）加强对患者病情的观察和记录，注意其生命体征的变化。

（3）应激相关障碍发作期，应加强患者的饮食护理，应耐心喂食，必要时可鼻饲，以保证营养需要。对有躯体化症状的患者应用暗示性言语引导其缓慢进食，或通过分散其注意力，避免其全神贯注于自己的进食障碍而妨碍进食，同时应在少量进食后，通过并没有出现不良反应的事实，鼓励其进食。

（4）对有自理缺陷（如心因性木僵）的患者，应做好晨间及晚间护理，定时翻身，做好皮肤、口腔等部位护理，防止感染及压疮的发生。利用患者暗示性高的特点，以暗示言语鼓励其循序渐进地加强自主功能训练。

（5）加强睡眠的护理，患者多伴有焦虑、抑郁等负性情绪，这些情绪会影响患者睡眠质量，应指导患者养成良好的睡眠习惯，避免与患者谈论刺激性事件，以减少患者的痛苦回忆。必要时可给予少量抗焦虑或镇静催眠类药物，并注意观察患者用药后的反应。

2. 安全护理

对于创伤后应激障碍患者，安全护理是不可忽略的重要因素之一。病情严重的患者，往往会伴情绪障碍，表现为焦虑、抑郁，不愿意与人接触，对前途和未来感到渺茫、失望、心烦，有时出现消极甚至自杀念头。对此类患者要保持严密的接触，充分了解患者的内心活动，必要时委派专人守护，防止发生意外事件。加强不安全因素的评估和病房危险物品的管理，以免伺机自伤、自杀的患者有可乘之机。对患者表示真诚和关心，鼓励患者向医务人员表达自己的痛苦感受和自伤、自杀的信息，给予患者及时支持和帮助；连续评估有自杀倾向的患者要，直至自杀危险解除。

（二）专科护理

1. 药物治疗的护理

（1）加强药物治疗的宣教，向患者及其家属讲解药物治疗在帮助患者康复中的必要性，并且强调药物治疗仅短程、小剂量适用。向患者介绍在哪些疾病情况下需要药物治疗，所用药物的种类、剂量、作用及副作用等，以消除患者及家属对药物治疗的顾虑，获得其的积极配合。

（2）对患者的病情变化要清楚（可通过记录、分析等方式），观察、记录到位，以便连续交接班。患者病情变化时应及时汇报医生，以给予其全面、及时的处理，减少患者的痛苦。

（3）遵医嘱及时给予患者相应的药物治疗，注意观察药物疗效和副反应，告知患者药物作用及副作用，指导患者自己参与药物治疗的护理。给予患者药物治疗的同时，应配合语言的正性强化和引导，以从心理上提高患者对药物治疗的信心。

（4）患者遭受严重的精神刺激后，会出现精神运动性兴奋，行为紊乱冲动或出现幻觉、妄想时给予适当的药物治疗的同时可给予暂时的保护性约束，以控制患者伤人毁物行为；有意识障碍的患者应防走失和防跌倒。

2. 心理护理

（1）在建立良好的护患关系阶段时，态度和蔼，倾听患者的感受，态度温和而诚恳，接纳患者的焦虑、抑郁情绪。鼓励患者和周围的病友建立良好的互助关系，彼此互相支持和倾诉，和亲人、朋友、医生讲述其感受和症状，取得家人的理解和支持，充分利用周围的社会支持。

（2）开展健康知识讲座，帮助患者了解创伤后应激障碍疾病的相关知识。正常化患者强烈的情感反应和行为表现，强化患者认知其反应是人类对于灾难的正常应激机能，指导患者选择性地忽视，帮助患者有意识地不去注意自己的挫折和精神痛苦，以积极乐观的态度对待生活。

（3）护士应多与患者接触，通过语言沟通，鼓励患者倾诉自己的创伤体验，帮助其分析应激相关障碍的症状和恶劣心境的原因及危害。与患者交谈时，如果患者表现出难言之隐、紧张、回避话题，应不再追问，以免引起患者的反感，影响良好护患关系的建立。应尊重理解患者，允许其保留自我空间，注意尊重其隐私。

（4）采用支持性心理护理，积极性暗示语言，帮助患者度过困境；同时鼓励患者参加集体活动，根据患者的承受力，安排其进行合适的活动，让患者多与他人交往，以分散其对创伤体验的注意力，减轻孤独感和回避他人及环境的行为，减少其回忆创伤事件的机会

（5）指导患者学习适应性技巧管理症状和情绪，并配合医生做好暗示治疗、行为治疗等。鼓励患者参加以娱乐性为主的病房活动，使其在松弛的环境中分散注意力以避免对疾病过分关注，忘记心身痛苦。当患者意识到自己出现紧张的情绪时，帮助患者能够主动采取放松的方法进行缓解，如洗澡、听音乐、深呼吸、沉思、瑜伽、锻炼等。日常生活中要保证患者有足够睡眠、合理的营养。

（三）健康指导

（1）帮助患者正确认识压力，减少压力带来的消极影响。压力并不总是负面的，一个人在一定的压力范围内，会激发个体的潜能和前进的动力。只有压力超过个体所承受的极限时，才会出现焦虑、紧张、失眠等情况。当负性情绪出现时，个体可以暂时避开压力源，如通过旅游、锻炼身体、听音乐、改变生活环境等方式减轻压力。

（2）帮助患者增强自信，打造面对压力时的积极心态。长期自信心丧失，会影响对自己认识和应对压力的能力，而积极的自我形象和健康的生活态度，可增强个体抵抗压力疾病的免疫力。教育患者在平常工作生活中，要注意不断增加自己成功的体验，寻找一些力所能及的事情作为试点，努力获取成功，以此不断提高对自我的评价，对自己做全面正确的分析，强调自己的长处，多想成功的经历，并不断进行自我暗示和自我激励。

（3）帮助和指导患者保持有助于预防疾病，促进身心健康的生活方式，如不吸烟不饮酒、合理的饮食、充足的睡眠、适当的体育锻炼活动等，这些行为均可消除紧张，缓解压力，改善情绪。即便生活中有很多压力，也应注意提高自己的生活质量，如平衡营养、休息、保持个人爱好、约朋友聚会等。

（4）帮助患者认识自己的个性缺陷，重建应对方式和提高精神卫生水平。当生活中出现创伤性事件时，可以选择恰当的方式进行宣泄和倾诉，投入工作或参与社区活动，转移注意力，避免喝酒、吸毒、吸烟、自伤等逃避方式。

（5）创伤后应激障碍或抑郁的患者可能有自杀的念头，当患者出现此类危急心理状态时，应帮助患者分析可求助的方式，如及时告诉其信任的家人、朋友或医生。当尝试的方法不再能够有效控制应激症状时，应立即向心理医生或心理咨询师寻求帮助，或拨打心理援助热线等缓解压力。

（6）为创伤后应激障碍患者及家属举办心理卫生知识教育，向他们介绍患者的病情，帮助其学习疾病知识，消除模糊观念引起的焦虑和抑郁，消除对本病的误解。引导家属接纳患者的症状帮助患者积极配合治疗，其家属应有足够的心理准备，学会观察病情，安抚患者情绪，防止发生意外事件。

（7）为患者及家属开展药物相关知识指导，包括药物的剂量、服药方法、不良反应、服药注意事项等相关知识。指导患者家属多与患者交流，协助患者建立疾病恢复后的生活方式。

（李菲菲）

第六章

精神障碍患者的社区康复与护理

第一节 社区精神卫生护理概述

社区护理作为社区精神卫生服务中的一个重要组成部分，是21世纪精神科护理发展的一个主要方向。它的实践范畴不限于某一个持别的年龄群或某一种疾病，而是提供连续的、动态的、全科性质的服务。社区精神科护理包括社区精神健康和护理两方面，不仅关注个人的精神健康和卫生，而且也关注社区整个群体的精神健康。社区精神科护理是一种有组织的社会力量，它是为个人、家庭、社区提供的一种服务。

社区精神卫生（community mental health）是指应用社会精神病学的理论、研究方法和临床医学、预防医学等医疗技术，对社区人口中的精神疾病进行预防、治疗、康复，并为社区范围内的居民提供相应和必要的精神卫生服务。

社区精神康复（community-based psychiatric rehabilitation）是指在社区中对精神残疾患者进行生物心理社会的综合干预，以减轻其精神残疾的程度而回归社会。

社区精神障碍护理（community psychiatric nursing）是精神障碍护理学的一个分支，是应用社会精神病学、流行精神病学、精神障碍护理学、社区护理学、预防医学与其他行为科学的理论和技术，对一定地域或行政区域内社会人群中的精神疾病进行预防、治疗、护理、康复的指导与管理。如何提高个体承受心理应激及适应社会的能力，如何保障和促进人民群众精神健康，是精神疾病社区护理发展的方向。

一、社区精神科护理的特点

社区精神科护理的重点不局限于提供照护和康复干预，而在于整个社区精神健康的维护与促进，包括减低社区精神疾病的诱发因素，提供社区精神卫生的教育、咨询、照护、康复干预、预防干预和危机干预等。社区精神科护理有以下特点：

（1）护理工作人员的工作场景不限于医疗机构，而是广泛的社区，因而更复杂。

（2）社区护理工作地服务对象不只是少数精神障碍患者，而是整个社区的居民。

（3）社区精神科护理的运作是主动的而非被动的。

（4）家庭是社区精神科护理服务的主要对象，而不仅仅是家庭中的精神障碍患者。

（5）社区精神科护理注重服务的整体性、连续性，而且涉及的内容比医疗机构更复杂。

（6）涉及社区整体资源的运作，需要多方面统一配合及协调。

二、国内外社区精神卫生服务与护理的现状

（一）国内社区精神卫生服务现况

我国的社区精神卫生工作是从 1958 年全国精神病防治工作会议之后开始起步的。20 世纪 80 年代，社区精神卫生得到了进一步发展，根据不同条件，在部分城乡建立了不同类型的具有中国特色的社区精神卫生服务模式。如 2001 年，上海市第十一届人民代表大会常务委员会第三十五次会议通过了《上海市精神卫生条例》，自 2002 年 4 月 7 日起实施；北京、武汉、杭州等地，也先后制定并实施了精神卫生条例。这些地方性法律法规的推出，使得精神疾病防治康复工作有了法规保障，规范了社区精神卫生服务的内容、明确了医务人员的职责。研究表明，绝大多数精神障碍患者家属希望开展社区及家庭护理，对精神康复的需求主要集中在电话随访、日间康复训练、社区医疗护理服务以及上门访视四个方面。社区精神科护理工作者从这四个方面努力，可以有效提高患者的疾病知识，掌握自我护理的方法，降低患者的复发率，促进患者社会功能的康复，增强患者的自信心，提高患者的自护能力。

（二）国外社区精神卫生服务现状

从 20 世纪 60 年代开始，国外对精神疾病的管理模式就进行了改革，从传统以医院为主的模式转向社区精神卫生服务机构的模式。一方面，建立社区精神康复机构，如康复公寓、工疗站、日间医院等，目的是通过生活和工作安排减轻精神残疾的程度，培养和训练患者的工作技能和社会适应能力；另一方面，将过于集中的精神病医院分散到社区，以地区为单位设立精神卫生中心。对精神疾病的早期发现、早期治疗及预防、减少精神残疾起到了积极的作用。从 20 世纪 60 年代，美国开始建立社区精神卫生中心，80 年代设立精神卫生研究院。目前，美国共有社区精神卫生中心 750 个，占全国社区卫生中心的 50%。美国对社区的精神病患者主要提供不同类型的住房，包括危机干预住房、中途宿舍、长期和短期住房、有监护的公寓、寄养家庭，提供食宿和护理家庭以及有监护的乡村住所等。由于美国社区支持系统的不断发展，为严重精神残疾的慢性患者提供了有效服务，重点体现在社会心理康复，指导其家属亲友，调整其人际关系，提高其适应能力以及保护患者权益等方面。日本在 80 年代中期建立了 600 个精神卫生保健机构，配备了专门的家访人员，且十分重视教育培训和普及宣传工作。

（穆莉莉）

第二节　社区精神科护理的常用技能和方法

一、生活技能训练

患者生活能自理是社区护理的基本要求，也是患者回归社会的必要准备。对患者进行的生活自理训练包括个人卫生、进食、衣着、排便、基本对话、空闲时间的安排、钱物的管理等。主要着重训练患者日常生活的规律性及主动性，消除患者始动性缺乏行为。例如，患者可借助日常活动反馈表（表10–8）来监督、管理自己的日常生活。

表10–8　日常活动反馈表

时间（h）	计划的活动/打算	实际情况	感受
上午 7:00～8:00	个人卫生	自行洗漱	好
上午 8:00～9:00	整理房间	未做	无
上午 9:00～10:00	身体锻炼	去街心公园	看他人锻炼
上午 10:00～11:00	参加社区活动	无	一般
中午 11:00～12:00	参加准备午餐	帮忙择菜	累
下午 12:00～13:00	午餐		
下午 13:00～14:00	午睡		
下午 14:00～15:00	采买生活用品		
下午 15:00～16:00	参加社区活动		
下午 16:00～17:00			
下午 17:00～18:00			
下午 18:00～19:00			
下午 19:00～20:00			
下午 20:00～21:00			
下午 21:00～22:00			

二、社会技能训练

近20年来社会技能训练得到逐步发展，主要应用于慢性精神分裂症的康复手段。精神分裂症患者回到社区后，通常会面临人际关系处理困难、长期待业、生存质量下降等问题。社会技能训练正是针对精神分裂症患者在回归社会过程中所遇到的问题而设计的，其基本策略和人类的学习原理一致，都是通过校正错误的假设和消极的动机来建立正性期待，以此来逐步改善患者的社会功能缺陷，以达到尽早重返社会的目的。主要有以下几种技能：症状自我处置（表10–9），休闲娱乐活动，人际会话交流（表10–10），用药自我管理（表10–11）等。

表10-9 症状自我处置

症状自我管理记录表
1. 确定一项症状 2. 该症状对你的生活有什么影响 3. 过去你是如何应对这种症状的 4. 解决这种症状有没有更好的办法，举例说明 5. 谁可以帮助你更有效的应对这种症状

表10-10 人际沟通作业表

日期	参与者	他 / 她说什么 / 做什么了	你说什么 / 做什么了
星期一			
星期二			
星期三			
星期四			
星期五			
星期六			
星期日			

表10-11 用药自我管理量表

药物名称	早	午	晚
利培酮	1mg/1 片	2mg/2 片	1mg/1 片
富马酸喹硫平			0.1g/1 片
硝苯地平片	10mg/1 片	10mg/1 片	10mg/1 片

三、家庭干预

（一）家庭护理的意义

患者密切接触社会，改善其精神状态。院外家庭治疗与护理，是在社区护士的指导下，由家属完成。家庭可为患者提供良好的休养环境，患者可与家人团聚，得到亲人的照顾，享受家庭的温暖；还可以广泛地接触社会和现实生活，能参加力所能及的家务劳动或手工艺活动等。密切与周围环境接触，可改善患者的精神状态，从而可以避免因长期住院与社会隔绝而引起的精神衰退。

社区护士定期随访患者，以巩固疗效，预防复发。社区护理人员工作应定期随访，掌握患者的情况，如病情有无变化，是否坚持治疗等。随访指导可促使患者家属对患者防治疾病的重视。如按时服药，定期复查，安排合理的生活制度等，可收到巩固治疗，预防复发的效果。

促使患者恢复劳动力。随着精神医学的不断发展，社区机构不断健全，依靠社会有关方面的，将散居在社会上的精神患者组织起来，实现开展药物治疗、文娱治疗和心理治疗相结合的综合治疗，并加强家庭护理。这样可以调动社会的积极因素，让患者参加有组织的生产劳动，培养和训练他们的劳动技能，为社会创造财富，减轻其家属和国家的负担，有利于患者的康复。

（二）家庭护理的任务

（1）为患者安排合理的生活制度：部分精神障碍患者生活自理能力差，尤其是慢性精神分裂症的患者，精神衰退是其症状之一。社区护士要给予具体指导，要根据病情特点，躯体情况以及家庭生活条件等，与患者及家庭同拟不定期切实可行的生活制度，指导患者自觉遵守，要求其家属协助督促执行。其目的在于培养患者逐渐适应生活，锻炼生活自理能力，实行有规律的生活。如按时起床和就寝，保证足够的休息和睡眠，白天参加有利于身心健康的活动，如体育锻炼，学习、读报、听广播，料理家务或其他力所能及的劳动。培养患者对生活的兴趣，活跃患者的情绪，分散其病态思维，促使患者恢复劳动能力。

（2）督促患者遵医嘱服药，接受治疗：精神患者出院后，继续服用维持药量治疗，是巩固疗效、预防复发的重要措施。但患者及其家属并不重视，任意增减药量或停服药而导致患者复发。因此，社区护士应有计划地按时随访，送药到家，了解患者服药的情况，病情变化及副反应等。向患者及家属讲明坚持服药的重要性，以及药物副反应的表现和处理方法等，说明这些是家庭护理的重要内容。

（3）观察病情变化，预防复发：随访时注意观察病情变化和复发的早期症状。在与患者的交谈中，引导其表达真实的内心体验，以便早期发现病情波动的迹象，及时采取措施。如发现患者有自伤、自杀的观念和倾向时，应指导其家属制定防范措施。如情况严重，症状不能控制，其家属难以护理时可帮助联系住院治疗。

（4）做好精神卫生咨询：社区护理工作人员在执行随访过程中，做好精神疾患的咨询指导，如患者服药、预防疾病复发和知识，性格锻炼以及恋爱婚姻、生育等问题。应善于理解所提出问题的实质，识别正常的心理与病态思维的不同表现；以科学的态度，客观、耐心地讲清道理，让患者及其家属理解，并接受健康指导，以利于患者的康复。对于诸多不利的因素，应争取有关方面的理解和支持，协助解决护理中遇到的实际问题。做好咨询工作也是联系群众，对早期发现，早期治疗和预防疾病复发，起着重要的作用。

四、职业技能训练

精神障碍患者的始动性缺乏和社交技能缺陷经过康复治疗得到改善后，尚不能完全回归社会，主要是因为其职业功能受疾病的影响也有不同程度的下降，如其基本职业功能：守时与遵守纪律、接受表扬与批评、人际关系和互助协作等能力皆受到影响，对此，可以通过职业技能训练来提高。

职业技能训练的主要内容除包括守时与遵守纪律，接受帮助与帮助他人，与他人进行协作，根据背景的不同从事不同难易程度的职业技术训练，如保洁、简单的机械装配、封装成品、缝纫、组装焊接电器具、切割金属部件、种植作物、饲养家禽等。

（穆莉莉）

第三节　精神障碍患者社区的个案管理

一、个案管理的产生

大部分精神疾病患者出院后回到社区居住，却很难融入社区生活，究其原因是由于患者不同的服务需求，目前一般由不同的组织或机构提供，这种片段性的服务即会造成患者部分服务需求得不到满足，同时也易出现服务重复，医疗护理资源严重浪费的现象。为了帮助社区的精神病患者及其家属，个案管理模式应运而生。其主要目的是为出院的精神疾病患者提供连续性护理服务。个案管理并没有统一的解释或概念，其功能范畴很广，由治疗到结合不同的服务。案管理的目标是增加各服务之间的合作，以保护患者的权利，最大限度地为患者联系及协调多项不同的服务，以确保他们之间能互相合作而达到目标效果。

二、个案管理的核心活动

1. 发现个案，主动帮助

一个完善的医疗系统应能够及时发现有潜在问题的患者，及时告知其可获取服务的方法，以减少病情复发，减少患者住院治疗。个案管理者需要与转介的组织或机构，如医院、社区精神卫生中心等维持密切的合作关系。

2. 评估患者

全面评估患者各方面的需要，包括心理、情绪、经济、医疗、教育、工作、社交及居住等，在评估的基础上，根据患者的需要制定一套行之有效的服务计划，需要患者自愿并主动参与，而非某个人的能力所能完全达到。

3. 制订服务计划，提供相关服务

综合性服务计划指导所有个案管理的活动。沃利（Worley N.K）认为，个案管理服务计划主要包括明确患者需要解决的问题，制定目标，找出达到目标所需的服务及支持，明确实施计划所需的专业人士或机构，制定达到目标的时限，制订计划预期的结果。

4. 监督及评价服务系统

个案管理的监督及评价有两个功能：确保计划是否达到目标，提供有用的信息不断评价服务计划。管理者定期随访以了解各服务机构对患者服务的进展，接触各机构以获得各种有效的资料，全面地监督服务计划的实施情况。

三、个案管理的模式

个案管理具有不同的服务模式，常用以下三种模式：

1. 服务转介模式

个案管理常用服务转介模式作为管理手段，主要功能是为患者提供转介及联系服务。个案管理者将患者转介其到所需要服务单位，如住宿、治疗、护理、经济援助、职业、社交技巧训练等，此模式注重满足患者的各种实际需要，保护患者的权利，主动去寻求适合患者各种特殊需要的服务。

2. 临床模式

服务转介模式有很多限制，个案管理者作为一个转介和联系服务的中间纽带，需要有精神科专业人员的参与，才能充分评估患者存在的问题，给予适当的护理，这种模式称为“临床模式”。

3. 主动照顾模式

主动照顾模式强调通过多专业团队合作，为患者提供综合性的治疗、康复及支持服务，使患者得到恰当的社区照顾，降低再入院的概率。此模式结合服务转介模式及临床模式的优点，强调患者在正常的环境中治疗及康复，其特点是专业人员与患者的比例较高。因为此模式需要的工作人员较多，所需资源相对较多，一般只适合一些病情复杂且难处理的患者，如不愿意接受治疗及经常入院的患者。

精神疾病患者的护理及治疗已经发生了很大的变化，过去非常强调住院护理，但近年已有很多护理及治疗转到社区中进行。崭新的治疗方法和形式多样的服务迅速发展，向精神科护理工作人员提出了挑战，因此要求精神科护理工作人员需要完善社区护理知识，与医疗团队及社区机构合作，在社区评估患者和家庭，以提供有效灵活的护理。

（穆莉莉）

第二卷第10篇《精神心理卫生护理》

参考文献

[1] 沈渔邨．精神病学．第5版．北京：人民卫生出版社，2009.

[2] 李凌江．精神科护理学．第2版．北京：人民卫生出版社，2006.

[3] 杨立群，许冬梅．精神科护理学．北京：清华大学出版社，2006.

[4] 杨萍．心理与精神护理．北京：人民卫生出版社，2008.

[5] 张小燕，田连珍．心理与精神护理．北京：科学出版社，2010.

[6] 曹新妹．实用精神科护理．上海：上海科学技术出版社，2007.

[7] 王金爱．临床实用精神科护理学．长沙：湖南科学技术出版社，2010.

[8] 郭延庆．精神障碍护理学．长沙：湖南科学技术出版社，2009.

[9] 陈素坤，周英．临床护理心理学教程．北京：人民军医出版社，2007.

[10] 冷晓红．人际沟通．北京：人民卫生出版社，2006.

[11] 沈渔邨，崔玉华．精神科特色治疗技术．北京：科学技术文献出版社，2004.

[12] 宋燕华．精神障碍护理学．北京：北京医科大学出版社，2002.

[13] David S.Goldbloom．精神科临床评估技巧．王学义主译．北京：北京大学医学出版社，2010.

[14] 沈宁．病人健康教育指南．北京：中国协和医科大学出版社，1998.

[15] 李小麟．精神科护理学．成都：四川大学出版社，2002.

[16] 江开达．精神病学．北京：人民卫生出版社，2009.

[17] 陆叶，卫勤．精神科暴力行为及其护理的研究进展．护理管理杂志，2009，9（4）：24～25.

[18] 李杰刚，唐岩．239例危重精神病患者的护理干预．护理实践与研究，2010，7（17）：35～36.

[19] 张玉琦，袁国桢，张明廉，等．自杀的心理、神经生物和遗传学研究进展．国际精神病学杂志，2007，34（1）：25～28.

[20] 刘贵浩，郭丽．自杀行为的神经生物学与遗传学研究现状．实用医学杂志，2009，25（14）：2380～2382.

[21] 陈桂芳，甘介春，陈祖金，等．精神病人外逃原因、方式及预防和补救措施．中国中医药咨讯，2010，2（15）：201.

[22] 孙振华，赵攸文．精神病患者噎食的原因分析与防范对策．精神医学杂志．2010，23（3）：210～211.

[23] 蔡焯基．精神病学．北京：北京大学医学出版社，2003.

[24] 李峥、王志英．精神科护理学．北京：中国协和医科大学出版社，2010.

[25] 张明园．老年期痴呆防治指南．北京：北京大学医学出版社，2007.

[26] 王志英，杨芳宇．精神障碍护理学．北京：北京大学医学出版社，2006.

[27] 朱紫青，季建林，肖世富．抑郁障碍诊疗关键．南京：江苏科学技术出版社，2003.

[28] Rita Sommers-Flanagan，John Sommers-Flanagan．心理咨询面谈技术．陈祉妍译．北京：中国轻工业出版社，2001.

[29] 林振东，潘文燕，吴勇，等．酒依赖综合征的危险因素调查研究．神经疾病与精神卫生，2006，6（1）：27～29.

[30] 方贻儒．酒中毒病因学研究进展．国外医学：精神病学分册，1990，（1）：19～21.

[31] 庞道记,刘蔚．心理厌恶疗法及可乐宁治疗酒依赖．现代康复，2001，5（4）：93.

[32] 朱洪英，刘敏，田劲兰．酒依赖患者出院后复饮原因分析及对策．山东医药，2004，44（26）：75～78.

[33] 于宗富，张朝，逯希俊，等．电针厌恶疗法戒酒的临床疗效观察．中国行为医学科学，2002，11（2）：185～213.

[34] 申文武，李小麟．精神科护理手册．北京：科学出版社，2011.

中华当代护理大全

第二卷

（中）

第11篇

老年护理

NAONIAN HULI

第11篇

第一章
老年护理概述

第一节 理解衰老

一、衰老与年龄

衰老是人类面对的一种复杂的自然现象。人一出生就意味着成长，当婴儿生长发育为一个成年人时，成长的进程便发生了改变，身体的功能开始逐渐退化直至死亡，这种机体功能的下降直至死亡的过程称为衰老，也称为老化（aging）。人类的老化受许多因素的影响，包括遗传基因、营养、能源、代谢、运动、自由基的产生、核酸的损耗和修整、疾病以及激素的平衡等。老化是具有累积性、普遍性、渐进性、内在性和危害性的生命过程。从生物学上讲，随着年龄的增长，人体各器官和组织细胞逐渐发生形态、机能和代谢等一系列退行性变化，表现为结构和机能衰退、适应性和抵抗力减退。

关于年龄通常有四种说法，即日历年龄、生理年龄、心理年龄、功能性年龄。

1. 日历年龄

日历年龄又称作法定年龄，是以经历的时间为基础。这种年龄与日俱增，对所有人一视同仁，随着日历年龄的增加，身体发生问题的可能性也在增加。日历年龄可以帮助预测很多健康问题，也可用来估计老年人的一些计划是否合适，在法律和经济领域中使用较多。

2. 生理年龄

生理年龄又称作身体年龄，是指人的身体健康状况，即机体随着年龄的增大而在生理方面发生的一些变化。例如，随着老化，视力和听力有明显衰退。由于个体差异，有的人在40岁时生理上就变老，而有的人在60岁或者更老时生理年龄还属年轻。

3. 心理年龄

心理年龄基于人的行为和情感，是指一个人的精神状态。例如，一个日历年龄为80岁的人，心情开朗，乐观豁达，热心公益事业，积极参与社会活动，密切联系周围人群，发挥爱好所长，使自己活得有滋有味，则可认为其心理年龄很年轻，有一颗“年轻的心”。

4. 功能性年龄

功能性年龄是指结合个人所处年代、生理、心理以及情绪状态，能轻松且较好完成个人所期望的功能和社会化活动的一种年龄状态。对于老年人，个人年龄最重要的指标是身体健康、心理安宁以及有能力从事个人所期望的功能性和社会化活动。老年学家建议以功能性年龄取代老年人的日历年龄，不过功能性年龄不像日历年龄那么精确。功能性年龄的定义强调心理、社会功能多于生理功能。功能性年龄的定义的另一优点是对衰老的知觉有较正向的理解。

总之，衰老是人生命周期发展过程中所呈现的一种自然现象。但是，人们通常希望健康老化，即推迟和减少衰老所带来的不良反应，维持身心健康、防治疾病、保持活力和独立性，直至死亡。

二、细胞老化和身体衰老

随着人的个体细胞的老化，外表发生改变，身体功能降低，最终死亡，这是身体衰老的正常组成部分。

细胞因为老化而被破坏或者不能再分裂导致死亡。加速细胞老化与死亡的五大影响因素：①细胞自身正常活动产生能量时释放出的副产物自由基。②环境中的有害物质如辐射、阳光和化疗药物。③细胞分裂有一定的次数。④触发细胞基因的某种程序而致细胞凋亡。⑤个人生活方式如对身体的照顾程度也会影响细胞老化的进程。

预测一个人如何变老是很困难的，因为每个人老化速度不同。随着时间的流逝，一些人能感觉到身体功能的变化，而一些人在发生疾病时才意识到老化。虽然如此，了解老化的共同点，有助于我们对衰老的理解以及引导老年人适应老化。

三、器官老化与功能下降

器官功能的好坏取决于器官内细胞数和细胞功能。器官功能通常在30岁之前达到高峰，随着年龄的增长，大部分器官的功能会逐渐衰退。一些器官如睾丸、卵巢、肝和肾的细胞数量会随着年龄增长而显著地减少，导致器官衰退直到不能维持正常功能。但是，并不是所有的器官都会因老化而失去大量细胞，如健康的老年人不会失去很多脑细胞，细胞数目明显降低主要见于脑卒中、阿尔兹海默病、帕金森病的患者。

无论是因为疾病还是老化本身，器官功能降低都将影响器官正常运转。例如，动脉硬化症使肾脏的血管变窄，肾脏因为血液灌注的减少，功能也会降低。器官功能下降，通过影响人的健康间接地影响其生活和幸福。

四、正确面对衰老

“夕阳无限好，只是近黄昏。”李商隐的千古名句道出了自古以来人们对自然的赞美，对生命的留恋。老年人为社会和家庭贡献了毕生的精力，实现了人生的辉煌，具有丰富的阅历与经验，然而，时光易逝，岁月难留。古代，帝王将相们都渴望能长生不老，所以曾经有许多“灵丹妙药”和“不老”的神话，今天，科学告诉人们，衰老是一种不以人的意志为转移的自然规律。

老年人的心理、社会、经济状况都会影响他们的生活行为以及健康维持能力。恐惧和忧虑可能使老年人更加没有活力，例如，有平衡障碍的老年人可能会害怕跌倒或骨折，有小便失禁的老年人可能会担心尿裤，没有活动上的同伴或没有足够的资金等都可能妨碍老年人参与社会活动。如果没有活力，老年人的能力就会下降，进而加速老化。这些倾向会导致老年人健康问题的恶化。

因此，护士要理解并帮助老年人接受衰老并对衰老应有一个积极的态度。护士要帮助老年人培养健康的习惯、采取一些预防性措施，让老年人保持“老当益壮”的健康和活力，有效地延缓衰老，降低衰老相关疾病的发病率，提高老年人的生活质量，使其晚年生活充实、充满希望和有意义。

（胡秀英）

第二节　老年与老化的概念

一、老年相关概念

1. 寿命

人的寿命指从出生经过发育、生长、成熟、老化至死亡前机体生存的时间，通常以年龄为单位来衡量。因为基因及环境的不同，人与人之间的寿命具有一定的差别。衡量人类寿命主要有以下几种指标：平均期望寿命、最大寿命、健康期望寿命。

2. 最大寿命

最大寿命也称最高寿命或极限寿命，指在没有外因干扰的条件下，在遗传学角度上人类可能存活的最大年龄。现代科学家们用各种方法来推测人的最高寿命，经多种科学方法测定在100~175岁。按生长期计算：（20~25）岁 ×（5~7）= 100~175岁。按性成熟计算：（14~15）岁 ×（8~10）=112~150岁。按细胞分裂次数计算：（40~60）岁 ×2.4年 = 110~175岁。按结构组织变异系数计算：226天 × 15.15 × 15.15 = 11年 ×15.15 = 167岁等。但是，由于受到疾病和生存环境的影响，目前人类寿命与最高寿命的差距仍然较大，但随着科学的发展，人类的平均寿命有可能逐渐接近或达到最高寿命。

3. 平均期望寿命

平均期望寿命又称平均寿命或预期寿命、平均余命。它是指通过回顾性死因统计和其他统计学方法，计算出一定年龄组的人群能生存的平均年数。一般常用出生时的平均预期寿命，平均寿命是以死亡作为终点。它代表一个国家或地区人口的平均存活年龄，是作为衡量人口老化程度的重要指标。

4. 健康期望寿命

健康期望寿命是除去残疾和残障以及依赖他人照顾后生活不能自理所得的人类健康生存年龄，也就是老年人能够维持良好的日常生活活动能力的生存曲线或年限。健康期望寿命的终点是日常生活活动能力（也称自理能力）的丧失，健康期望寿命的结束即提示老年人进入寿终前的依赖期。健康期望寿命的测定指标主要是日常生活能力，一般健康期望寿命占平均期望寿命的80%~90%。因此，尽量延长老年人的健康期望寿命，缩短生活不能自理依靠他人照顾和住院的时间，可以提高老年人生命质量。

5. 老年人与老年期

世界卫生组织（WHO）把老年人定义为超过一定的年龄的人，并提出两个老年人定义的标准：在发达国家将65岁及以上的人群定义为老年人，在发展中国家则将60岁及以上人群称为老年人。

世界各国的老年人划分标准往往与其退休年龄有关。

老年期是继婴幼儿期、童年期、青年期和中年期之后，正常生命周期的最后阶段。国际上至今还没有界定老年期的统一标准，按照生物年龄大致把老年人群分为年轻老年人、老老年人和长寿老年人三个阶段（表 11–1）。我国中华医学会对老年期的分期如下：45~59 岁为老年前期，60~89 岁为老年期，90~99 岁为长寿期，超过 100 岁为百岁老年人期。

表11–1 我国划分老年期的标准

老年期分期	年轻老年人	老老年人	长寿老年人
发达国家	65~74岁	75~89岁	≥90岁
发展中国家	60~69岁	70~89岁	≥90岁

二、老化相关概念

1. 人口老龄化

人口老龄化简称“人口老化”，是指老年人口占总人口的比例不断上升的一种动态过程，即人口年龄结构的老龄化。出生率和死亡率的下降、平均预期寿命的延长及青年人口外迁的增多等因素直接影响人口老龄化。

2. 老龄化社会

关于老龄化社会的划分，世界卫生组织（WTO）有两个标准：①发达国家标准：65 岁以上老年人数达到总人口的 7% 及以上定义为老龄化社会（老龄化国家或地区）；②发展中国家标准：60 岁以上老年人口数达到人口总数的 10% 及以上定义为老龄化社会（老龄化国家或地区）（表 11–2）。

表11–2 老龄化社会划分标准

类型	发达国家（≥65岁的人口系数）	发展中国家（≥60岁的人口系数）
青年型社会或国家	＜4%	＜8%
成年型社会或国家	4~7%	8~10%
老年型社会或国家	≥7%	≥10%

3. 健康老龄化

健康老龄化是指老年个体、老年群体、老年家庭和老年社会都是健康的，是大多数的老年个体、老年群体和老年家庭同科学文明、健康幸福、经济发展、秩序稳定、有保障的老龄化社会的相互适应与协调。世界卫生组织（WHO）于 1990 年提出实现健康老龄化的目标。根据世界卫生组织 1946 年章程中关于健康的经典定义：“健康是身体、心理和社会功能的完美状态。”因此，健康老龄化是老年人个体、老年群体、老年家庭达到身体、心理和社会功能的完美状态。近十余年，健康老龄化的理论和实践在发达国家受到普遍的重视。随着我国人口老龄化进程的迅速发展，国内有关专家对于如何评价和实现健康老龄化的探讨也十分活跃。

4. 积极老龄化

积极老龄化是指人到老年时，老年个体或老年群体，为了提高生活质量，使健康、参与和保障等活动尽可能获得最佳机会的过程。积极老龄化的观点是以联合国提出的“独立、参与、尊严、照料和自我实现”的原则为理论基础而概括出来的一个政策理论，为老龄政策提供了一个全新的视角。

“积极老龄化”口号是世界卫生组织在1999年国际老年人年的世界卫生日提出的。“积极老龄化”表达了比“健康老龄化”更为广泛的意思，“积极”一词不仅仅指身体活动能力或参加体力劳动，而且指不断参与社会、经济、文化、精神和公民事务。积极老龄化的目的在于使所有年龄组的人们，包括那些体弱者、残疾和需要照料者，延长健康预期寿命和提高生活质量。世界卫生组织强调以生命全程观点看待老龄化，老年人群不是一个均一的群体，而且随着年龄的增长，个体差异有加大趋势。越来越多的研究表明，一些慢性疾病的初始危险，在童年早期甚至更早就开始了。因此，在生命周期各个阶段进行干预，如从童年开始预防老化、创建支持性的优良环境等来促进健康是很重要的。

5. 和谐老龄化

和谐老龄化是指老年人在行使公民权利的时候不损害他人和社会的利益，在不损害他人福利甚至增进社会总福利的前提下来享受和增进老年人自身的福利。和谐老龄化是站在社会和谐发展的立场上来思考和促进家庭关系、社会关系、人际关系及天人关系的和谐。这里的“和谐”是和而不同、存异求同的过程，和谐老龄化实际上是经济学所描述的帕累托最优状态。老龄问题不仅仅是发展问题，也是社会关系问题、文化发展问题和制度规范问题。和谐老龄化可促进家庭关系、社会关系、人际关系及天人关系的和谐。这些关系的和谐不仅有助于社会的总体和谐，也必然有助于提高老年人的幸福感和满意度。

如果说“健康老龄化”和“积极老龄化”更多是从个体或者群体的角度来理解老年人和老龄化问题，那么“和谐老龄化”更多是从个体和个体之间、个体和群体之间以及群体与群体之间甚至老年人与环境之间的关系来理解老年人和老龄化问题。

6. 成功老龄化

成功老龄化是指在65岁以上的老年人群中，日常生活、生理能力方面没有问题，一般体力活动方面没有太大困难，在认知能力测验中取得高分，自评健康状况为良好或好，目前心境及情绪的自我评价好或尚好，是生物－心理－社会概念上的健康老年人。这是综合国内外研究趋势，从4个维度，即“日常生活能力、认知功能、心理状况自评、躯体残疾情况”对成功老龄化进行的定义。

一般情况下，随年龄的增长，与年龄相关的躯体与认知功能下降通常被认为是正常老化不可避免的结果。但是，成功老龄化也是可能存在的，它是人类共同期望的目标。成功老龄化已成为世界老年医学研究领域中的新焦点。有专家提出成功老化的四大原则：①远离疾病与疾病造成的身心障碍。②维持高度的身心功能。③积极地投入生活。④正向的心灵，保持乐观进取的人生观。

从“健康老龄化”到“积极老龄化”再到“和谐老龄化”的认识，使人们认识到，其实人类真正需要的不单纯是健康的、积极的或者是和谐的老龄化，而是“成功的老龄化”。成功老龄化是多维度的集合概念，是健康、积极、和谐老龄化的交集。成功老龄化的“实现度”可依次分类：第一，最成功的老龄化是健康老龄化、积极老龄化、和谐老龄化的集合；第二，亚成功的老龄化则既可以是健康老龄化、积极老龄化的结合，也可以是健康老龄化、和谐老龄化的结合，或者是积极老龄化、和谐老龄化的结合；第三，偏成功的或者次成功的老龄化，则意味着健康老龄化、积极老龄化、和谐老龄化处在分离和相对独立的状态；第四，不成功的或者失败的老龄化，就是与健康老龄化、积极老龄化、和谐老龄化无关的病患性、消极性和风险性的老龄化。

三、老年人健康相关概念

1. 老年人健康

“健康”一词包含了很多的内容和含义。1948 年世界卫生组织提出健康一词的定义为：健康不仅仅是身体没有疾病或不虚弱，而是身体、精神健康和良好适应社会能力的总称。1989 年世界卫生组织再次深化了健康的定义，即“健康不仅是没有疾病，而且包括躯体健康、心理健康、社会适应良好和道德健康”。但这些对老年人来说都难以现实，因此，斯潘雷和比尔把老年人健康定义为：只要老年人有生活能力，在社会上有功能以及能运用自我和自主性达最大范围，但不需要没有疾病。对大多数老年人而言，健康的观念主要强调身心健康的状态。

2. 老年歧视

老年歧视是对特定老年群体的歧视，认为老年人衰弱，不值得注意或不适于工作的负向态度。这个名词是在 1968 年由巴特勒所创，其定义为：对老年人有刻板印象和歧视的系统化过程，就像种族歧视和性别歧视的原因是来自他们的肤色和性别。传统老年歧视观念是指把老年人看成社会和家庭的沉重负担，认为老年人衰弱、无价值、贫困，把老年人看成社会边缘人群。

3. 老年尊重

老年尊重是指老年人享有人权和基本自由，包括充分尊重他们的尊严、信仰、需要和隐私，并尊重他们对自己的照顾和生活品质做抉择的权利。中国历来有敬老、爱老的优良传统，具有尊重、关爱老年人的传统美德。在老年人身心功能逐渐走向衰亡时，社会各界不应该把老年人看作社会的负担，而应该看到老年人口中蕴藏的智力资源，包括老年人的劳动能力、技术专长、文化知识、生活经验和劳动经验等。

4. 老年健康维护

老年健康维护是指一系列减少老年人特殊疾病危险因素的活动，从认知的角度促使老年人正确维护自己的健康。具体指通过健康体检、合理饮食、适当运动、良好作息、正确用药等身体健康的维护，以及保持老年人的自尊和自信，保持其稳定的情绪和正常的人际交往，促进其心理健康的维护，从而提高老年人及其周围的人对健康维护的良好认知，实现老年人身心健康的维持与促进。

（胡秀英）

第三节　人口老龄化的现状与挑战

一、世界各国及地区的人口老龄化

联合国人口司发布的《世界人口老龄化 2007》指出，在全世界 192 个国家和地区中，目前已有 60 多个“老年型国家或地区”。同时，介绍了世界人口老龄化状况及世界各国和地区老龄化状况和程度的数据，世界人口老龄化呈现以下特点：

（一）世界人口老龄化状况

1. 人口老龄化前所未有

人口老龄化的重心从发达国家转向发展中国家。截至 2007 年，世界 60 岁以上的老年人口超过 7 亿，预计到 2050 年这一数字将达到 20 亿，同时也将第 1 次超过全世界儿童（0~14 岁）的人口数。目前，世界上的老年人 54% 生活在亚洲，有 22% 生活在欧洲。

2. 老年人口比例不断增加

由于人口平均预期寿命不断延长，老年人口比例不断增加。在 20 世纪中，人口寿命发生了巨大变化，平均预期寿命比 1950 年延长了 20 年，达到 66 岁，预计到 2050 年将再增加 10 岁。截至 2007 年，世界人口中每 9 个人中约有一个 60 岁以上的老年人，根据联合国专题项目的研究估算，预计 2050 年每 5 人中将会有一个老年人，至 2150 年，每 3 人中就会有一个 60 岁以上的老年人。

3. 高龄老年人增长速度加快

老年人口本身也在老化，高龄老年人（80 岁以上）增长速度加快。截至 2007 年 80 岁以上的老年人已经超过老年人总数的 13%，到 2050 年这一数字将增加到 20%。百岁以上老年人也将从 2007 年的近 30 万增加至 2050 年的 370 万，多达 13 倍的增幅。

4. 老年人性别比失衡

老年人女性占据老年人中的多数。由于女性的预期寿命大于男性，所以 60 岁以上的老年人的男女性别比例是 82：100；80 岁以上人群中这一比例更是只有 55：100。

5. 独居老年人比例明显增高

全球独居老年人占老年人总数的 14%。其中，独居的女性老年人比例为 19%，明显高于男性的 8%；发达国家独居老年人比例为 24%，明显高于发展中国家的 7%。

（二）世界各国和地区老龄化程度

1. 发达国家老龄化程度最严重

目前居首位的国家是日本，达到 27%，其次是意大利和德国，分别为 26% 及 25%，这三个国家均为发达国家。世界上老年人口比例达到或超过 10% 以上的国家有 74 个，10%~20% 的国家 47 个，其中发达国家 13 个，占 27.7%。老龄化程度 10% 以下的国家有 118 个，均为发展中国家。由此可见发达国家老龄化程度均在 10% 以上，明显高于发展中国家。但据统计，近年发展中国家老龄化加深的速度明显比发达国家快很多。

2. 高老龄化集中在发达国家

目前老年人口比例达到或超过 20% 以上的国家有 27 个，其中 19 个为发达国家。人口老龄化最开始主要涉及发达国家，如今在发展中国家也成为越来越突出的问题。人口老龄化的加剧将会严重影响所有个人、家庭、社区及国家。

二、我国的人口老龄化

2012 年世界卫生日，在卫生部与全国老龄委员会主办的“健康老龄化研讨会”上，专家指出：2011 年末，国内 60 岁及以上老年人口达 1.85 亿，占总人口的 13.7%；65 岁及以上老年人口达 1.23

亿，占总人口的9.1%。规模超过欧洲老年人口总和。《中国人口老龄化发展趋势预测研究报告》也提出，到2020年，老年人口将达到2.48亿，老龄化水平将达到17.2%；到2050年，老年人口总量将达4亿，老龄化水平推进到30%以上。同时，来自中国老龄科研中心的"全国城乡失能老年人状况研究"显示，我国60岁以上老年人的余寿中有2/3的时间处于"带病生存"状态，城乡部分失能和完全失能老年人约3 300万，其中完全失能老年人1 080万。预计到2015年，部分失能和完全失能老年人将达4 000万，这对我国的长期照护服务系统提出了严峻挑战。

中国将面临人口老龄化和人口总量过多的双重压力。而且，相对于其他进入老龄化社会的国家或地区，中国所走的将是世界前所未有的"在低收入阶段进入老龄化"的道路。我国人口老龄化具有以下特点：

（一）人口老龄化进程快速且持续

我国人口老龄化按照其发展趋势可以大约分为三个阶段：

1. 过渡阶段

1982—2000年为第一阶段，这一阶段的主要特点是少年儿童人口的比重快速下降，人口抚养系数下降，而老年人口、劳动年龄人口的比重开始迅速增加。这是我国人口由成年型人口向老年型人口的转变的过程，使我国成为一个老年型的国家。

2. 发展阶段

2000—2025年为第二阶段，这一阶段的主要特点是人口老龄化速度很快，劳动年龄人口快速老化，劳动年龄人口2010年左右达到峰值后开始下降。

3. 高峰阶段

2025—2055年为第三个阶段，这一阶段的特点是高龄老年人的比重将会迅速上升，尤其是80岁以上的老年人的数量。人口老龄化和高龄化都将达到高峰。从国际上通用的衡量老龄化速度的指标中，我们可以看到中国和其他国家老龄化速度明显的差异。

（二）老年人口数量大且老龄化进程不均衡

我国是世界上人口最多的国家，同时也是老年人口最多的国家。由于社会经济发展的不均衡，我国将沿着东部、中部和西部地区的顺序进入人口老龄化社会，前后相距时间要20~30年。人口老龄化的进程不仅在地区之间存在着不平衡，而且城乡之间差异也很大。城市比农村老龄化进程更快，但是随着城镇化的进程，农村劳动力的外流，农村地区的人口结构较前也发生了很大的变化。农村老年人口比重大，我国70.2%的老年人居住在农村，城乡之间基础设施、生活水平、工作条件的差异，将直接影响中国老龄化问题的解决和工作的开展，出现了很多"空巢老年人"，因此农村的老龄化形势比城市更加严重。

（三）中国老年人口呈现高龄化趋势且存在性别差异

我国80岁及以上老年人在1997年占全部老年人的比例为8.8%。目前每年以7.9%的速度增长，是60岁老年人增长速度的1.5倍，2050年该比例将增加到20%左右。2000年我国80岁以上的高龄老年人已经达到1 199万，约占总人口比例的1%，预计到2050年将会提高到近7%，构成了中国庞大而且不断增长的高龄老年人口的绝对规模。从我国的人口普查来看，我国人口的性别比随年龄增长而下降（年龄越大、男性比例越小），这种情况与世界上大多数国家一致。

（四）中国社会保障制度尚不完善

发达国家进入老龄化社会时的人均国民生产总值大都在 0.5 万 ~2 万美元以上，已具有了解决老龄问题的经济实力。而我国人均国内生产总值到 2000 年时才只有 848 美元，中国“在低收入阶段进入老龄化”，呈现“未富先老”的特征，有别于发达国家的“先富后老”，使人口老龄化问题面临巨大的困难。目前中国的家庭功能尚较薄弱，社会保障制度还不完善，人口老龄化与经济及社会制度发展之间存在“时间差”。

三、人口老龄化带来的挑战

（一）劳动力老化及老年抚养系数增大对经济发展的挑战

劳动人口中老年劳动人口比例的增加称为劳动力的老化，将影响国家经济的可持续发展。劳动年龄人口的老年化将直接或间接地影响到劳动生产率的提高，影响经济发展的速度。人口老龄化必然伴随着消费方式和投资结构的变化、产业结构上的变化、社会财政支出结构的变化和家庭结构的变化，并将对经济社会的可持续发展形成巨大的压力。国家应该全面综合制定人口发展的总战略，重视老龄化的现状，制定适应老龄化社会的经济发展政策，并重视人口与经济、社会和资源环境的协调发展。

（二）加剧对传统养老方式的挑战

随着家庭小型化及核心家庭逐渐成为主流的家庭形式，传统的养老方式也逐渐地发生了变化。比如我国的“尊老敬老”是中华民族光荣传统，我们几千年来一直延续下来的传统养老方式是老年人在多子女的大家庭里得到家庭成员的照顾和扶持，得以安享晚年。但目前我国也出现了大量的“空巢家庭”，这样就弱化了传统的家庭养老方式，迫切需要寻找出一种既符合国情，又维护传统的人性化的养老服务发展路子。

（三）对社会公共支持系统提出的挑战

预计 2030—2050 年，世界各国老年人口比例将会超过少儿人口比例，老年抚养比将会超过少儿抚养比，抚养的重点将由少儿人口转向老年人口。老龄化社会在老年人口增加的同时，高龄老年人数也在增加。这些高龄老年人往往需要大量的保健和社会援助；特别是痴呆、卧床老年人的大量增加，给家庭照料老年人增加了巨大的压力；独身老年人、老夫妇家庭也大量在增加，照料老年人的问题会越来越突出。社会保障的负担越来越重，又很难在短期建立起像发达国家的社会保障体系，因此，需要国家积极地、稳妥地解决好社会保障体制问题。

四、人口老龄化的对策

老年人患病种类多、患病时间长，是医疗保健服务需求量最大的人群。老年人所花费的医疗费远高于一般人群，对整个医疗费用的承受能力和医疗保健资源提出了严峻挑战。因此建立适合我国国情和地方条件的医疗保障体系势在必行，具体包括以下方面：①尽快建立与经济发展水平相适应的社会医疗统筹保障制度，使医疗经费有稳定的来源和合理的筹措机制。②增设老年康复训练中心、老年家庭病床、老年医院、老年门诊和老年病房等面向老年人服务的机构。积极调整医疗卫生保健服务政策，加快推进社区卫生服务体系建设，完善社区卫生服务机构功能并加强社区老年卫生服务工作。③从生物、心理和社会等方面积极开展老年医学研究工作，以发现老年病的防治规律。同时还要研究人口老化对社会、经济和卫生带来的影响，研究如何向老年人提供优质的保健服务，如何发挥中国传统文化和社会制度的优越性来解决我国的人口老龄化问题。

总之，人口老龄化是社会进步的标志，是人类社会发展的必然趋势，但它也会给社会带来一系列亟待解决的问题。面对高龄化社会的挑战，基于我国老龄化的特点，我们必须应对人口老龄化带来的种种问题，只有这样才能让我国的老年人有一个幸福的晚年，让我国的社会、经济、文化继续保持持续健康的发展。

（胡秀英）

第四节　老年护理学的发展

一、老年护理实践的基础概念

（一）老年学

老年学是研究人老龄化和寿命延长的综合性学科，即老年学并不仅仅是研究个体老化过程的，还以人类个体与群体老龄化为研究对象，包括老龄化形成的过程、现状、发展规律及其与人类生活环境的关联，以及人类社会和个体如何适应老龄化的变化等。其分支学科包括：老年自然科学（老年医学、老年生物学和老年心理学等）、老年社会科学（老年社会学、老年法学等）和老年人文科学（老年史学、老年文学）等。

（二）老年医学

老年医学是老年学的一个分支学科。老年医学是一门既古老又年轻的综合学科，研究内容包括老年流行病学、老年临床医学、老年基础医学及老年康复医学四大学科，基本涵盖了内科领域的各个专业。其主要研究老年病及老年保健的特点，研究老年期疾病的发病机理，探讨预防，早期诊断和治疗的有效方法，制定老年人的保健措施，减轻老年人因残疾和疾病遭受的痛苦，缩短临终依赖期。

（三）老年心理学

老年心理学也称作老化心理学，是研究老年期个体的心理特征及其变化规律的发展心理学分支，也是老年学的重要组成部分，同时也是发展心理学进展为个体生命全过程的突出标志。老年心理学是在 19 世纪开始被关注，在第二次世界大战以后迅速发展起来的新兴学科。在我国虽然老年心理学的思想源远流长，但发展心理学从 60 年代才逐步被人们接受，而科学的老年心理学的研究却是 80 年代才开始的。目前已经在认知和行为方面取得了部分进展。

（四）老年社会学

老年社会学研究与老年人有关的社会、经济、文化和环境因素以及相关的社会制度、家庭结构和风俗习惯等相关问题。包括老年人社会福利、教育、保健和环境保护等问题的研究。

（五）老年医学相关伦理

老年医学相关伦理是医学伦理的一个重要方面，是研究老年人行为准则和规范的学科，要求我们给予老年人或老年患者最大的利益。包括抢救生命、预防疾病、治疗疾病、对慢性病的护理及照料和提高生活质量等。对某些疾病的给予或放弃治疗应遵照的伦理原则，包括尊重老年人原则、老年潜在患者原则和卫生健康者原则。

（六）老年护理学

老年护理学是跨学科、多领域并具有独特性的综合性的学科，它是研究、诊断和处理老年人对自身健康问题的反应的学科，与老年学、老年医学密切相关，同时与社会科学、自然科学相互交叉渗透。老年护理学的范畴很广，包括老年人健康状况评估、老年人日常生活照护、老年综合征护理、疾病护理、临终关怀、安全风险防范与管理等。

二、老年护理学的发展

老年护理学的发展起步较晚，与老年医学一样是相对年轻的科学。老年护理学发展大致经历了以下四个阶段：①理论前期：即 1900—1955 年期间，在这一阶段没有任何的理论作为指导护理实践的基础。②理论初期阶段：即 1955—1965 年期间，在这一阶段随着护理专业的理论和科学研究的发展，老年护理的理论也开始发展和研究，第一本老年护理教材问世。③推行老年人医疗保险福利制度后期：即 1965—1981 年期间，在这一阶段老年护理的专业活动与社会活动开始结合。④完善和发展期：1985 年至今是全面完善和发展的时期。

（一）世界各国老年护理的发展

世界各国老年护理发展状况不尽相同并各有特点，这与人口老龄化程度、国家经济水平、社会制度、护理教育发展等有关。比如，1870 年荷兰成立了第一支家居护理组织，老年人家居护理在荷兰各地相继建立起来；德国的老年护理始于 18 世纪，1900 年老年护理成为一种正式职业；1859 年英国开始地域访视护理，19 世纪末创建教区护理和家庭护理，1967 年创办世界第一所临终关怀医院；1963 年日本成立了老年人养护院；美国从 20 世纪 70 年代开始发展老年护理教育，前瞻性地探索培养硕士学历的具备熟练专业知识技能、能够以综合方式处理老年人复杂照顾问题的高级执业护士的道路，高级执业护士中包括老年病学临床护理专家。在美国老年护理发展的影响下，许多国家的护理院校陆续开设了老年护理学本科、硕士和博士课程。这些率先进入老龄化的国家所经历老年护理的实践与经验总结，使老年护理专科得以萌芽，也对世界各国老年护理的发展起到了积极的推动作用。

（二）我国老年护理的发展

我国将面临人口老龄化和人口总量过多的双重压力，而且所走的将是世界前所未有的“在低收入阶段进入老龄化”的道路。而我国老年护理学长期以来被归为成人护理学范围。加上“十年动乱”期间高等护理学教育的一度停滞，严重影响了老年护理学的发展。自 20 世纪 80 年代以来，我国政府开始关注老龄事业，在加强领导、政策指引、机构发展、国内外交流、人才培养和科学研究等方面加大了力度。卫生部、民政部和国家科委等各级政府，先后颁布了《关于加强老龄工作的决定》《中国老龄事业发展“十五”计划纲要（2001—2005 年）》等；21 世纪 10 年代，为应对人口快速老龄化，我国政府先后出台了《中国老龄事业发展“十二五”规划》和《社会养老服务体系建设“十二五”规划》，将在“十二五”期间新增各类养老床位 342 万张，鼓励基层医疗机构为老年人提供卫生服务并监测 65 岁及以上老年人的健康状况，发展老龄化产业以满足老年人的卫生保健需要，有力地促进了老龄事业的发展。

在老年医学方面，成立中华老年医学会，建立了老年学和老年医学研究机构，与之相适应的老年护理学也作为一门新兴学科受到重视和发展。我国老年护理体系的雏形是医院的老年患者的护理，如综合医院开设老年门诊、老年病科，按专科收治和管理老年患者。很多大城市均建立了老年病专科医院，按病情不同阶段，提供不同的医疗护理。老年护理医院和临终关怀医院等老年护理中间机构的雏形逐渐形成，如 1985 年在天津成立了第一所临终关怀医院；1988 年在上海建立了第一所老年护理医院；随后在深圳、天津等地成立了老年社区护理服务机构，为社区内的高龄病残、孤寡老年人提供上门医疗服务和家庭护理，给老年患者建立专门档案，提供定期巡回医疗咨询服务，老年人可优先受到入院治疗、护理服务和临终关怀服务。这些逐渐发展起来的如老年病医院、老年护理院、养老院、家庭病床和居家养老等老年医疗保健福利体系，对促进老年护理临床实践、适应我国人口老龄化的需要发挥了积极作用。

有关我国老年护理的研究进展则比较缓慢。查阅 1977 年以来的护理文献，以老年护理为主题的文章绝大部分为老年护理经验、老年人护理体会等临床实践经验的总结，对于适应各时期的变化有着积极作用。但是，为满足老年护理发展需求的前瞻性研究则极少，1997 年四川大学华西医院（原华西医科大学附属第一医院）护理部在内地率先进行了“老年人健康状况及护理需求”的调查研究，其中着重分析了成都地区 1 000 名老年人生活功能、社会角色功能的现状及其影响因素，为探讨维持老年人生活功能的自立和生活质量的对策提供基础依据，这一探索性研究起到了抛砖引玉的作用。随后，老年护理相关的循证护理研究也陆续在全国展开。

关于老年护理学教育，在 20 世纪 90 年代后期，随着一度停滞的高等护理学教育的恢复，老年护理学教育也开始起步。由于国家的重视，老年护理学教育从没有教科书到借鉴世界先进经验，经历了较长的过程。如国家科委批准“九五”期间将老年疾病的防治研究列入国家重大科技攻关项目；卫生部于 1995 年 12 月成立了由部领导牵头的老年卫生工作领导小组，制订老年卫生工作对策，老年护理学学科逐渐得到发展。1998 年开始，老年护理学课程在四川大学华西护理学院（原华西医科大学）等几所高等护理学院开设。近年来老年护理学本科、硕士、博士教育项目陆续得以开展。《老年护理学》本科教材于 2000 年 12 月正式出版，每 4 年更新 1 次，此后老年护理相关专科书籍，比如《老年骨科护理学》和《老年中医护理学》等也开始出版，在内地形成了老年护理专科发展趋势。

三、老年护理专科护士的发展

为了适应社会的需求，护理的专科化已成为许多国家临床护理实践发展的策略和方向，专科护士已经在适应医学发展、满足大众对健康的需求及提高专科专病护理等方面起着越来越重要的作用。

国内外在护理专科人才方面，有专科护士与临床护理专家两个概念。其中，专科护士是指在某一特定专科领域，具有熟练的护理技术和知识，完成了专科护士所需要的教育课程，考试合格者的注册护士；临床护理专家是指取得硕士或博士学位后，经过学习并接受实践的监督，在某一特定知识领域或临床护理领域中成为专家的护士。

（一）国外专科护士发展状况

美国是专科护理发展最早的国家。1900 年，在护理杂志的一篇题为“specialties in nursing”的论文中首次提出专科护理概念；1910 年，美国提出培养在临床某一专科或某一疾病领域具有较高理论水平和实践技能的高级专科护理人才（专科护士）。从 1954 年开始，美国专科护士的培养向临床护理专家发展，逐渐定位于硕士以上水平的教育。20 世纪 70 年代，美国将其更名为临床护理专家，并扩展到临床的许多专业，包括 ICU 护理、急救护理、糖尿病护理、瘘口护理、癌症护理、老年护理、临终护理、感染控制等领域，至今已经在 200 多个专科领域培养了近 10 万名专科护士，有效提高了临床护理实践与护理科教研水平。其中，为适应社会老龄化，美国已经拥有 750 位老年护理专家，预计至 2020 年老年护理专家目标人数将达到 2.5 万人。

加拿大和英国在 20 世纪 60 年代也开始实施专科护士培养制度，但并非全部定位于硕士学历教育，而是根据专科特点，设置包括理论、实践、研究等方面在内的专科教育课程进行培训。

1993 年，日本护理协会成立了专科护士认定制度委员会，并开始在 ICU 护理、老年护理、糖尿病护理、感染管理、癌症护理、社区护理、精神护理等 19 个护理专科领域培养专科护士，至今已培养 2 000 多名专科护理人才。其中，临床护理专家 451 名，专科护士 1 601 名。为应对老龄化问题，日本已经拥有 24 位老年护理专家、600 余名老年护理相关专科护士。

（二）国内老年护理专科发展状况

1. 老年护理专科发展的背景与趋势

中国将面临人口老龄化和人口总量过多的双重压力，而且是世界前所未有的“在低收入阶段进入老龄化”的道路。这给医疗保健福利体系带来巨大的压力，护理学教育领域特别是专科护士培训等继续教育也面临严峻的挑战。我国于 20 世纪 80 年代末至 90 年代初提出在专科领域培养专科护士的观点；90 年代末有文献报道专科护士的工作内容；进入 21 世纪，开始出现专科护士，比较成熟的有造口和 ICU 两个领域的专科护士；2007 年，卫生部提出加强专科护士培养，在《专科护理领域护士培训大纲》中提到重症监护（ICU）专业护士、手术室专业护士、急诊专业护士、器官移植专业护士、肿瘤专业护士五个领域。目前老年护理学教育的现状，尚难以满足中国人口急剧老龄化的健康护理需求，严重缺乏有老年知识背景的专业健康照护者，而老年人临床症状表现不典型，稍有不慎就造成其日常生活的失衡。因此，需要一双“培训过的眼睛”来观察其细微的表现和“培训过的大脑”预测即将发生的问题。同时有研究证实：有老年专科护士的医疗团队提供的服务远比单纯由一般医护人员组成的医疗团队提供的服务好得多；经由老年科培训过的护士对老年患者进行照护后，其身体被限制程度降低、再入院率降低、由照护机构被不合理转送至医院率降低。因此，我国老年护理迫切需要老年专科护理及其教育的建立与发展。

2. 内地老年护理专科的发展前景

随着老龄化趋势的加剧，以及诊疗技术的发展和医学分科的不断细化，培养高素质的老年护理人才投身于护理实践，并在老年护理专业领域发挥带头人作用已成为新时期面临的新课题。近年来，有一些地方如四川省护理学会已成立老年专科护士培训基地，并借鉴国内外的护理专科发展经验，初步形成了老年护理专科建设的方案。

（1）老年护理专科护士的种类：①老年护理学专家：老年护理学专家具有对患者及其家庭方面丰富的临床经验，具有设计卫生和社会政策的专业知识。多数在医院内工作，作为多科医疗协作组的咨询顾问，并协助在职护士在医院、养老院或社区卫生代理机构之间建立联系。②老年专科护理执业护士：老年护理执业护士在多种场所（老年医院或综合医院老年科、老年医疗中间机构、社区等）为老年人提供初级保健。其中，老年人社区卫生服务主要由老年护理专科执业护士来管理。

（2）老年护理专科护士的角色：①临床专家：作为直接护理者和护理的指导者，提供、管理、指导和评价老年专科护理。②协调者：为实现共同目标与各学科的专业人员协调合作。③教育者：老年专科护士除了是老年疾病知识及保健知识的宣教者外，还要帮助和促进专业人员学习。④临床顾问：向咨询者提供专家意见和建议。⑤研究者：通过科学研究获取新的知识以丰富护理知识体系和改进护理实践。⑥管理者：应用管理程序（计划、组织、指导、控制和评价），营建一个有利于护理实践的环境。

（3）老年护理专科护士的职能和作用：①利用老年护理领域的专科知识、专长和技术为老年人群提供护理服务与相应的健康指导，促进康复和提高老年人群的自我护理能力。②对同业的护士提供老年护理专科领域的信息和建议，指导和帮助其他护士提高对老年人的护理质量。③开展老年护理专科领域的护理研究，并将研究结果应用于老年护理专业实践领域。④参加相应的管理委员会，参与护理质量、护理效果的考核评价工作和成本效益的核算工作。

（4）老年护理专科领域的研究课题：①老年人及其健康需求的研究，包括对老年人生理、心理和社会适应能力方面的问题进行护理的研究；发挥残存功能，延缓衰老，提高生命质量的研究；建立生命质量保障环境的研究；老年健康教育的研究。②老年护士的特征、教育与态度等的研究。③老年综合征护理研究，如跌倒、压疮、失禁、约束、谵妄、痴呆和疼痛等老年人问题的处理与护理。④老年护理场所的创新实践模式、长期护理照顾、家庭护理等问题研究。

3. 港台地区老年专科发展状况

1992 年，香港地区成立了 13 个护理专家组，开发了 21 个专科护理领域；1993 年开设了专科护士的职位；1999 年 34 个专科共有约 185 名专科护士。

台湾地区护理专科发展从 2001 年起步，目前有 7 个护理领域。

四、老年护理未来发展趋势

（一）老年护理观念转变

针对医疗保健护理领域中老年人这样一个特殊的脆弱群体，大多数医务工作者未意识到老年医疗保健护理与普通内外科医疗保健护理的差异，在全国开展老年医疗保健护理知识教育和培训的医科院校或医疗机构为数甚少。同时，国内目前尚无完整的老年健康评价体系，致使老年人得不到具有老年专业特色的评估、治疗、保健、护理，使其老年病和老年综合征的防治受到限制，老年医疗保健护理难以满足中国老龄化社会的需求。因此，随着全球老龄化的加速，从事老年护理的护士要转变观念，意识到老年护理是一个特殊的专科，需要培养大量涉足教学、临床、社区和家庭的不同层次的专业人员，帮助老年人进行综合护理干预，达到促进其健康的目的。专科护士也已经在适应医学发展、满足人们对健康的需求及提高专科专病护理等方面起着越来越重要的作用。

（二）老年科护士角色功能转变

护士的角色是根据卫生服务对象和基本职责来确定的。随着日间照护中心、老年护理院、起居协助中心等社区机构的建立，对老年人的照护逐步从医院扩展到社区和家庭，因此，老年护理既具有医院护理属性，又具有社区护理属性。护士的角色将从传统的单纯照顾者角色逐渐转变为照顾者、健康教育者、健康咨询者、健康管理者、康复训练者和研究者等多重角色。随着职责范围的扩大，护士的角色功能逐步转变为面向所有老年人的支持和帮助，帮助其应对疾病、健康危险因素、意外伤害和日常生活自理困难等问题，同时积极寻求社会支持系统，给予心理援助。而且，老年人的照护模式也发生改变，其照顾的连续性需求增加，其对居住选择的需求也不断增加。然而有报道指出，无论是接受社区治疗的老年人或是住院的老年人，他们所认为的护理重点内容与护士考虑的应对老年人护理需求之间存在偏离。许多研究也已经证实了这些事实，并且提示沟通不足是造成实施最有效老年护理的障碍所在，如许多老年患者抱怨护士很少告知有关疾病、康复、用药和出院后的生活规则等方面的信息等。护士应该理解住院老年患者以及他们的家庭真正需要的和关心的，并不仅仅是对其进行每天例行公事地简单生活护理，也不只是对其可利用资源的充分利用，而是要求护患之间进行心与心地真心交流。有研究指出，护士关于与老年人交流的情感态度和自我效验的评定可以为护理干预指明方向。总之，如何扮演好老年专科护理的角色功能，促进老年护理专科发展，是对老年护理专业的巨大挑战，也是我们值得思考、研讨和规范的问题。

（三）多学科间交叉与协作

老年护理学中涉及老年医学、康复医学、预防医学和保健医学等现代医学内容。随着医学模式的转变，老年护理将以生物－心理－社会的整体观来为老年患者提供连续性、综合性、协调性、个体化和人性化的医疗保健服务。除了与老年医学相辅相成外，老年护理与预防医学、保健医学和康复医学也需要交叉与协作，老年护理的临床与社区和家庭也需要密切联系。通过学科间的交叉与协作，实现以人为中心、以家庭为单位、以整体健康的维护与促进为方向的长期负责式老年护理；同时，预防、医疗、康复与健康促进有机结合，形成个体保健与社区保健融为一体的全科医学观。因此，各学科间应以相互尊重为基础，实现学科间的合作与分享，让所有老年人受益。

（胡秀英）

第五节　老年护理实践模式

一、老年护理执业范围与标准

（一）老年护理执业范围

对老年人健康的照顾服务过程中，越来越多的活动使护士占据主导地位。1987 年美国护理学会称“老年护理是医务工作中最具挑战性的一个专业”，并将老年护理的服务范围规定如下：老年人护理业务包括老年人健康和功能状态的评估，计划并提供适当的护理和其他服务，评估这些照顾的有效性，强调增进日常生活功能性活动的能力，维持、恢复和促进身心健康，预防和减少急性或慢性疾病所造成的残障程度，以及维持生命的尊严与舒适，死亡教育和护理死亡过程等。老年护理从业人员可在任何情况下行使其执业能力，例如医院、中间设施——老年护理之家、社区、老年人家中。强调护士对老年人进行护理时，要多加关注老年人及其家属两方面的照顾。而且，随着时代的变迁、护理专业的发展以及护理服务对象范围的增多，老年护理护士的职业角色有了更新。除了承担传统的照顾责任外，护士还需要担任患者及其家属的咨询者、教育者、协调者和领导者等。此外，老年护理护士的服务领域也日益扩大，除了传统的医院、服务对象家中等，日间医院、康复中心、敬老院、保护性服务机构等也是其服务地点。从另一方面来讲，越来越多的护士意识到残障老年人需要更多的关心和照顾，护士也会有更多的机会拓展其角色。因此，护士不仅要评估老年人的需要，也要评估主要护理者的需求。从事老年护理者，必须掌握多学科的知识，以适应不断发展的现代医学；要参与科室、院内病例的讨论，与多学科的医务人员，如医生、康复理疗师、社会工作者等保持良好的沟通和交流，力求掌握先进的医学前沿知识，以期更好地为老年人服务。

（二）老年护理执业标准

从广义上来讲，执业标准只是一个概念框架，它提供给护士有关老年专科护士能够做什么以及通过他们的所做，其独特的贡献是什么的概念。从法律方面讲，执业标准可以被看作是护士在其特殊专业领域中确定个人责任的指明灯。执业标准主要是作为价值导向的参考，也就是什么是执业环境中最重要的因素，它被用来区分护士对患者照顾质量的等级，如一般、好、很好等标准。护理的执业标准的作用体现在以下几个方面：①协助护士评价以及改善自己的工作标准。②当护士各项操作达到标准时，可提供给其满足感。③提供更客观的标准来评估护士的表现。④作为参照物，决定临床护士的需求。⑤确认护士发展计划的需要和内容。⑥规划课程内容和作为评价护理专业学生的标准。⑦为改善健康护理提供依据。⑧确立研究重点，未来的研究应着重强调老年人是一个功能性的整体。

制定老年护理执业标准的国家并不多。1987 年，美国护理学会制定了老年护理的执业标准，提出护士在提供老年护理服务时应当担负的责任，其具体内容如下：①所有的老年护理服务必须是有计划、有组织且由护士执行管理。②护士参与理论的发展和研究，为临床决策奠定基础；以理论概念为指导进行有效的老年护理工作。③老年人的健康状态需要定期评估，必须做到完整、精确和系统地评估，在健康评估中所获得的数据和健康护理小组的成员分享，也包括老年人及其家属。④护士使用健康评估数据与资料做出护理诊断。⑤护士和老年人及其照顾者共同完善和发展护理计划。计划包括护理的目标、护理问题的优先顺序、护理方式以及评估方法，以满足老年人的治疗性、预防性和康复性需求。帮助老年人得到连续的照顾，且在必要时修改。护理计划的顺利实施可帮助老年人达到及维持最高程度的健康、安宁的状态，提高其生活质量，或实现平静的死亡。⑥依据护理计划，护士提供护理措施，以恢复老年人的功能性活动能力，并且预防并发症和残障的发生。护理措施取决于护理诊断并以老年护理理论为基础。⑦通过持续地评估老年人和家属对护理措施的反应，以决定目标完成的进度，并以此作为修正护理诊断和护理计划的依据。⑧护士与健康护理小组进行团队式合作，在各种不同的情况下给予老年人照顾服务。小组成员定期开会以评估老年人及其家属的护理计划的有效性，并依其需要的改变而及时调整护理计划。⑨护士参与研究设计以发展有组织的老年人护理知识宣传并在临床运用。⑩护士依据美国护理学会所制定的“护士守则”作为临床伦理决策的指标。⑪护士应对老年护理专业发展负有责任，并且应对健康护理小组成员的成长做出贡献。

二、老年护理实践要点与模式

（一）健康老年人的特点与护理实践要点

1. 老年人的生理特点与护理实践要素

老年人常具有的以下生理特点：视觉、听力、平衡功能减退，操作能力和反应速度降低，内外环境的适应能力降低，身体储备能力减弱，免疫功能下降，容易出现各种慢性退行性疾病。针对老年人的生理特点的护理实践要点是：做好安全评估，整理必要的居住环境等基础设施，采取有效的措施，防止跌倒、噎呛、烫伤等意外伤害的发生。在家属、照护人员或养老机构提供帮助的基础上，尽量保持其日常生活的自我照顾能力。护士提供必要的健康教育。

2. 老年人的心理特点与护理实践要点

老年人常具有的以下心理特点：精神活动能力减弱，运动反应时间延长；学习和记忆功能力减退；各种应激容易导致负面情绪和人格改变。针对老年人的心理特点的护理实践要点为：帮助树立正确的人生观和生死观，保持健康的心理；做好心理咨询和心理保健。

3. 老年社会问题与护理实践要点

老年人常见的社会问题有：家庭角色适应不良，社会角色适应不良。针对此类问题的护理实践要点是：正确指导角色的转变和过渡，调整和建立老年人特有的生活方式，建立与完善老年医疗保健福利综合体系。

（二）患病老年人的特点与护理实践要点

患病老年人的主要特点是：多种疾病并存，容易出现并发症，用药的多重性，病情进展迅速，病情恢复慢，交流沟通困难。针对患病老年人的特点，护理实践要点是：高度的责任心、细心、耐心、爱心。实践老年护理专科特色，包括老年综合征的护理、老年人的健康综合评估、日常生活照顾、安全管理等。实践多重护士角色功能，包括照顾者、健康教育者、健康咨询者、健康管理者、康复训练者、研究者等多重角色。加强与预防医学、保健医学和康复医学的合作，密切临床与社区、家庭的联系。强化慢性病心理护理。

（三）老年护理实践模式

老年护理实践模式及其内容如表 11–3。

表11–3 老年护理实践模式及其内容

老年护理实践模式	主要内容
支持与健康指导性护理模式	患者需要进行学习并且能够学会如何自护，即患者有能力完成自我照护活动，但需要暂时性的帮助，护士所提供的帮助是心理上的支持、技术上的指导及提供一个护理所需要的环境。

续表

老年护理实践模式	主要内容
部分代偿性护理模式	护士和患者在满足治疗性的自护需要时都能起到主要作用，护士“帮”患者完成自护活动，弥补患者自护方面的不足，根据患者需要予以帮助，调整其自护能力，患者则尽力完成本人所能独立完成的部分，调整其自护能力，满足自护需要，接受护士帮助。
全代偿性护理模式	适用于那些没有能力进行自护活动，需要给予全面护理帮助的患者，即由护士负责照顾患者以满足其全部需要。护士必须“替”这类患者做任何事情，才能满足其治疗性的自护需要，代偿患者自护的无能为力。此外，护士还需支持和保护患者。

（胡秀英）

第六节　老年护理观与老年护理目标

一、老年护理观

（一）老年观

老年观有传统老年观和毕生发展观两种。

（1）传统老年观：持此观点者认为，老年期是丧失期，老年期的变化是衰退，而没有发展。

（2）毕生发展观：毕生发展观也称作积极发展观。这是20世纪60年代由德国的巴尔斯特（P.Baltes）提出的，其观点认为：个体发展贯穿人的整个生命过程，并不是传统发展心理学所描述的那样简单。从出生到成熟是个体心理发展期，成年后处于平稳状态，然后老年期进入退行性发展。事实上，个体发展是多层次、多方面的。个体的心理发展的目标包括三个可以转换的系统：成长、保持和调整。其中，调整指当原有的心理水平在机能上不能修复时就在较低水平上加以调整，主要体现在老年期。在个体发展的每一个阶段，都存在着选择发展方向和目标、优化发展结果和补偿资源丧失三者相协调。毕生发展观认为老年人的一些机能确有衰退，但一些复杂功能却在继续增强；衰退在一定程度上是可以延缓的，并可通过干预措施来改善和预防衰退。

（二）护理观

护理观影响着护士自身的实践，这个护理实践的根本问题是护士的永久性课题。护理学家威登贝克（Wiedenbach E.）较先提出老年护理观，其观点是：敬畏生命的观念。维护老年人人性的尊严，尊重其价值观和自律性的观念。结合老年人的信念，有提供让其生机勃勃生活的护理决心。

四川大学华西临床医学院（华西医院）经过近30年的探索，提出“尊重与关怀”的老年护理观，并在实践中取得让老年患者满意的效果。通过教学与培训等方式，“尊重与关怀”的老年护理观正在正向传播。

二、老年护理目标

1. 增强老年人自我照顾能力

增强老年人自我照顾能力的具体内涵是：面对老年人的虚弱与需求，不仅要寻求社会资源的协助，而且要善于运用老年人自身的资源，尽量发挥老年人的主观能动性，以健康教育为干预手段，引导老年人继续学习生涯，尽量维持老年人的自我照顾能力，不断适应现代社会发展和现代生活，如继续为社会发展贡献力量，做到老有所为；或者年轻老年人照顾高龄老年人，互相协作，美化心灵；或者在家庭生活中做力所能及的事，帮儿女分担家务，减轻社会和家庭负担，从而保持老年人的自尊，增强老年人生活的信心，提升自身价值感，提高生活满意度指数，促进老年人的成功老龄化。

2. 延缓恶化及衰退

延缓恶化及衰退的具体内容是：提高老年人的自我保健意识，广泛开展健康教育，改变不良的生活方式和行为，增进自护能力。可以通过三级预防策略，对老年人进行管理；避免和减少健康危险因素的危害，做到早发现、早诊断、早治疗和积极康复；对疾病进行有预测性的干预，预防并发症的发生，防止病情恶化或伤残。

3. 全面促进与提高老年人生活质量

老年人的健康不仅仅是疾病的转归和寿命的延长，而是老年人在生理、心理和社会适应方面达到一个比较完美的状态，体现生命意义和价值。借助我们的护理，让老年人在健康基础上长寿，做到年高不老，寿高不衰，更好地享受人生，全面促进与提高老年人的生活质量。

4. 做好临终关怀护理

对待临终老年人，护士要做好综合评估与分析，护士应从生理、心理和社会全方位为他们提供护理服务。临终关怀护理是帮助临终老年人及其家属平和面对死亡，并深刻地理解与尊重生命。给予临终老年人全程的关怀，给予家属以安慰，告诉家属老年人的状态与预后，医护人员可以做什么、家属应该怎么做，让临终老年人感受到家属和医护人员以及周围人群的关怀，能有尊严地、安详地度过他（她）生命的最后时光。这也是老年护理的最高目标之一。

（胡秀英）

第二章
老化理论与老化伴随的机能变化

第一节 老化理论与护理

一、老化的生物学理论

老化的生物学理论探讨和研究老化生理变化的特性和原因。较有影响力的老化的生物学理论多数来自以下三个老化的成因假说：①遗传学说认为老化与遗传物质的固有特性以及其不断受损有关。②调控学说认为老化与神经内分泌系统和免疫系统调控紊乱有关。③代谢学说强调机体正常代谢过程中会产生的某些物质对组织细胞有损伤作用，这种作用日积月累即导致机体老化。老化通常与衰老并提，其含义相似，均常用作于老年期变化的简称，但衰老是老化的最后阶段。通常意义的老化是指在正常状况下生物发育成熟后，随年龄增长而产生的一系列的解剖学、生理学方面的退行性变化，自身机能减退，对内外环境适用能力下降，最终趋向死亡的现象。老年生物学创始人之一埃蒙德·考德里（Edmund Cowdry）认为：老化既可以看作是内源的过程，也可以看作是外源的过程。从生物内源观看来，老化是不以个人意志为转移的，而是由于时间的推移导致了细胞向不利方向发生变化，这种不利的变化不断积累最终就表现为衰老；从生物外源观看来，衰老是由于感染、事故或外在环境中有毒物质的损害而造成的结果。生物科学在解释老化的生物基础时，有的把衰老视为生物组织受到随机伤害的结果，有的把衰老视为由基因所支配的生物过程的必然结果。但是生物学老化研究都非常关注如何才能把衰老和疾病区分开来的问题。相关理论主要有基因学说理论、自由基理论、免疫理论、神经内分泌理论和耗损理论等。这些老化的生物学理论均主要强调内因，都不能完整地解释老化现象，但其对目前衰老研究起重要指导作用。

（一）基本理论

1. 基因学说理论

基因学说理论是老化的生物学理论的主要理论，其主要解释了为何生物到了一定的时间就会死亡，同种生物的生命周期为什么非常相似。主要包括基因程控理论和基因突变理论。

（1）基因程控理论：基因程控理论又称为程序性衰老理论或细胞定时老化理论，在1974年由海弗里克（Hayflick）提出，其认为生物体的衰老与基因的调控有关，基因决定了细胞能活多久。一个物种衰老的概率，可以通过其基因预测。每种生物就像设定好时间的生物个体，体内细胞的基因有固定的生命期限，并以细胞分化次数来决定个体的寿命。不同种类生物间的寿命差异很大，同一种群不同个体之间的寿命差异也很大，并且这种差异有遗传倾向。程序性衰老有助于保存物种；衰老成员按一定比率死亡，这就留下了一定空间给年轻的成员。

（2）基因突变论：基因突变论是基因理论的分枝理论，认为老化是体细胞突变或红胞 DNA 复制错误引起损伤，从而细胞功能受到影响。目前的研究表明：衰老并非由单一基因决定，而是由一系列的基因激活或抑制，并且通过其自身产物相互作用的结果；与衰老和长寿相关的基因并不是以前认为的稳定而且固定不变的，它受体内外环境的影响和制约，在某些条件下，如果受到氧自由基、电离辐射、有害化学物品的作用，可以加速衰老，缩短寿命。

2. 自由基理论

自由基理论又称作游离放射物质理论，19 世纪中叶由哈曼（Harman）最早提出。自由基理论是目前科学界最为一致认同的老化理论。该理论认为，细胞的衰老是细胞内发生化学反应过程中有害物质堆积的结果。自由基是机体氧化反应中产生的有害化合物，具有高度不稳定性及强氧化性。随着年龄的增加，接触自由基的几率增加，其在体内聚集增加，损害机体的组织和细胞，进而引起慢性疾病及衰老。

研究表明当自由基的产生系统与抗氧化系统发生不平衡时，过剩的自由基才会对人体产生伤害。自由基除了自身带来的损害外，还可制造代谢毒素，这种毒素深入到细胞核，攻击 DNA，使得遗传信息改变，甚至发生突变，容易诱发癌症。最近学者们也发现，自由基可以诱导老化基因的出现，促进老化的进行。目前越来越多的证据显示，体内自由基含量越高，寿命越短。科学家们估计癌症、阿尔茨海默病、帕金森氏症、肌肉营养不良、皮肤黑斑沉积、皱纹生成、气喘、肺气肿、白内障、黄斑、脑卒中、溃疡、类风湿关节炎等老化性、退行性疾病都与自由基有关。

除了正常代谢可以产生自由基外，饮食、药物、烟酒、环境污染、紫外线、放射线、吸烟、杀虫剂及许多化学药品，尤其是环境污染都可以加速体内自由基的产生。虽然随着年龄增长，人体修复自由基的能力也随之下降；但若能改变不良的生活方式和及时补充抗氧化物，则有可能延缓衰老。改变不良的生活方式包括：拒绝吸烟，减少烹饪时的油烟，尽量少服不需要的药物，避免农药的污染，饮用干净的水，多食用蔬菜及水果，少摄取动物高脂肪类食物，减少加工食物的摄取，适当运动。

研究表明过度激烈运动时会产生比平常更多的自由基，因为对于 40 岁以上的人而言，自由基修补系统已经功能下降，所以可能会发生自由基伤害。但目前也有观点认为老年人更需要运动。对于上述矛盾，美国老化医学学会建议，40 岁以下的人因为自由基修补系统尚佳，无需顾虑运动的自由基问题，而 40 岁以上的人要避免做太过激烈的运动，以免产生的自由基伤害。而另一方面也要多服用抗氧化物，如常见的维生素 C，维生素 E，β－胡萝卜素，虾青素以及各种蔬菜水果来中和体内的自由基。

3. 免疫理论

免疫理论是罗伊 · 沃芙德（Roy Wolford）于 1962 年首次将其运用到老化相关领域，成为老化理论之一。免疫理论指出随着年龄增长，机体免疫功能下降，不能有效清除病原体和消灭肿瘤细胞；而自身免疫反应明显增强，自身免疫病发病率明显升高。衰老的免疫学说包括以下两个主要观点：

（1）免疫功能的退化引起老化：认为免疫机能退化是导致衰老的重要因素。如老年人 T 淋巴细胞数比年轻人少，B 淋巴细胞制造抗体能力下降，胸腺激素分泌也减少，其综合效应便是使老年人对某些疾病如癌症、感染的易感性上升。目前虽不能确知免疫与全身性衰老过程的内在联系，但有通过细胞移植使老年动物的免疫能力加强、寿命延长的事实，表明免疫学在衰老研究中也是一个不容忽视的领域。

（2）自身免疫学说：衰老并非是细胞死亡和脱落的被动过程，而是最为积极地自身破坏过程。人体随着年龄的增加体内细胞突变几率增加，此突变细胞被免疫系统认为是外来异物，其激发体内免疫系统产生抗体，发生自身免疫。自身抗体的产生引起各种自体免疫病，如类风湿关节炎、系统性红斑狼疮等，表明免疫识别功能的紊乱。

所罗门（Solomon）指出，一些老年期高发病在衰老过程中是可以避免的，例如癌症和心脏疾病等，它们之所以在老年期高发，可能源于免疫系统的机能下降对这些疾病的易感性，而免疫系统的机能下降是衰老过程的正常结果。近年来的研究证据表明，许多衰老性疾病是由于特异表达基因免疫功能和过度炎症反应引起的，例如阿尔茨海默病、动脉粥样硬化等。

4. 神经内分泌理论

神经内分泌理论认为老化现象是由于大脑和内分泌腺体的改变所致。该理论认为衰老可能是各种激素的平衡失调所致，而维持激素平衡有赖于神经内分泌的反馈机理，衰老个体对反馈的敏感性下降，有人认为反馈的中心在下丘脑，这里接受反馈信息，然后转为激素反应，触发机体的生长、成熟和衰老。因此认为在下丘脑有所谓“衰老钟”。随着年龄的增长，下丘脑发生明显的老年性改变，其神经递质含量及代谢的改变等，这些改变影响了其他内分泌腺的功能及多种代谢，使机体的新陈代谢减慢及生理功能减退，机体出现衰老和死亡。美国哈佛大学老年学专家们的设想：垂体会定期释放一种能够抑制或干扰人体使用甲状腺素的激素，从而使细胞利用甲状腺素的能力下降，导致细胞衰老或者死亡。

神经内分泌系统逐步退化长期以来一直被认为是造成生理功能的衰退及限制人类的寿命的原因。然而最新的研究表明切除垂体能在许多方面延缓衰老进程。最新的遗传研究也证实，垂体激素分泌减少可增加实验室生物的生命周期；热量限制也降低了几种神经内分泌系统的活动，同时增加寿命。现在看来，老化进程影响寿命的过程中至少有一部分是由于神经内分泌活跃而不是功能减低导致。

5. 耗损理论

损耗理论又称为细胞耗损理论、穿戴磨损理论，由魏斯曼（Weismann）于 19 世纪末提出。构成机体的生物分子、细胞与组织长期使用后会出现损伤、累积，尤其是 DNA 的损伤，导致机体细胞和器官功能缺陷，无法正常地发挥作用，容易发生疾病，产生衰老。细胞内线粒体需要靠身体休息及营养素来维持足够能量，以便随时修复细胞。当我们身体休息不够、营养不良或能量不足时，消耗能量超过线粒体内保存的能量，细胞修复能力就降低，因此也逐渐步向死亡。

该理论用于解释老化性关节炎及心脏、肺功能衰竭等疾病的出现原因。当心脏及肺功能衰竭时，人的寿命也就终止。因此临床工作中注意不让心脏、肺耗伤，除了维持其充足的供血和供氧外，还应该控制心跳及呼吸的速率。在对动物的观察中也发现，呼吸速率愈慢的动物寿命愈长，在临床观察中也发现，适当的有氧运动可让静态时的呼吸速率及心跳速率降低。比赛型的运动员因平时耗氧量过大，自由基过多，虽然静态时的心跳速率很低，但寿命并未增长反而缩短，所以器官的磨损有时不能以单一因素的影响来解释。随着年龄增长，当构成关节的骨骼、软骨等磨损与退化的速度超出身体自身修补能力时，关节便会出现不适。体重过重、跑跳、爬山或下楼梯会加重关节的磨损。因此注意营养素的补充来加强软骨细胞的增生，减轻体重、运动适度降低磨损。

6. 其他理论

老化的生物学理论除了上述理论外，还有差错灾难理论、体细胞突变理论、线粒体损伤理论、染色体终端理论、长寿基因理论、残渣堆积理论、虚假重建理论、错误与修补理论、热能限制理论等等数百种理论。

（二）老化的生物学理论与护理

1. 老化的生物学理论的主要观点

生物老化影响所有有生命的生物体。生物老化是随着年龄的增长而发生的变化。因年龄增高引起个体老化改变的原因，根据每个人的特点而各自不同。机体内不同器官和组织的老化速度各不相同。生物老化受非生物因素的影响。生物老化过程不同于病理过程。生物老化可增加个体对疾病的易感性。

2. 老化的生物学理论与护理实践

（1）基因程控理论：可以帮助护士指导老年人正确面对老化甚至死亡，让老年人知道每一种生物都有其恒定的年龄范围，老化是由基因决定的一种必然过程，不可能是偶然的机遇。

（2）免疫理论：可解释老年人对某些疾病易感性的改变，指导护士在老年护理工作中能有意识地防范感染，并注意观察老年人早期出现的感染症状，以便早发现、早诊断、早治疗。

（3）神经内分泌理论：帮助护士正确理解老年人为何常常出现多疑、忧郁、孤独、失去自我控制能力等心理特征，以便有的放矢做好老年人的心理护理，促进老年人的心理健康。

（4）自由基理论：帮助护士理解改变老人不良生活习惯的重要性，指导老年人采取健康的生活方式，适当运动，延缓衰老，减少疾病的产生。

（5）耗损理论：可以解释老年人某些疾病发生及处理的原因，护士在健康教育中指导呼吸困难、心动过速的患者吸氧，指导老年性关节炎的患者注意运动方式的选择，如游泳等。

以上这些老化的生物学理论至今仍然对衰老研究、老年临床实践起重要指导作用，但其主要强调机体的内在因素，而社会及心理等外因有时候也可能起主导作用。

二、老化的心理学理论

老化理论除了来自生物医学相关领域外，还来自心理学、社会心理学以及文化人类学等不同的领域。老化的心理学理论是采用心理学的观点来研究老化过程、老年期的各种心理特征和心理问题。心理领域的学者通过建立正式的理论架构及理论模型来指导研究和解释老化过程对老年人的认知思考、心智及行为的影响。研究老年期的人格发展，尤其是自尊的维持和社会角色变迁对自尊的威胁，同时也研究老年人格因素的生理学、感官功能与认知功能的各种变化，以及老年的人格类型和社会关系等的变化。研究成功老化的心理学概念，强调老年人要保持高水平的身体健康，并要维持认知与社会功能。这些理论主要包括人的需求理论、自我概念理论、人格发展理论等，其能部分解释老化的相关问题。

（一）基本理论

1. 人的需求理论

人的需求理论中最有代表性的是心理学家马斯洛（Maslow）的人类基本需要层次理论。马斯洛理论把人的需求分成生理需求、安全需求、社交需求、尊重需求和自我实现需求五类，依次由较低层次到较高层次排列。

（1）生理上的需要：这是人类维持自身生存的最基本要求，包括呼吸、水、食物、睡眠、生理平衡、分泌、性。除性以外，如果这些需要中任何一项得不到满足，人类个人的生理机能就无法正常运转。只有这些最基本的需要满足到维持生存所必需的程度后，其他的需要才能成为新的激励因素，而到了此时，这些已相对满足的需要已不再成为激励因素了。

（2）安全上的需要：安全上的需要包括人身安全、健康保障、资源所有性、财产所有性、道德保障、工作职位保障、家庭安全。马斯洛认为，整个有机体是一个追求安全的机制，人的感受器官、效应器官、智能和其他能量主要是寻求安全的工具，甚至可以把科学和人生观都看成是满足安全需要的一部分。

（3）情感和归属的需要：情感和归属的需要包括友情、爱情和性亲密。人人都希望得到相互的关系和照顾。感情上的需要比生理上的需要更细微，它和一个人的生理特性、经历、教育及宗教信仰都有关系。

（4）尊重的需要：该层次包括自我尊重、信心、成就、对他人尊重和被他人尊重。马斯洛认为，尊重需要得到满足，能使人对自己充满信心，对社会满腔热情，体验到自己活着的用处和价值。

（5）自我实现的需要：自我实现的需要包括道德、创造力、自觉性、问题解决能力、公正度和接受现实能力。它是指实现个人理想、抱负，发挥个人的能力到最大程度，最终达到自我实现是最高层次的需要。马斯洛提出，为满足自我实现需要所采取的途径是因人而异的。

2. 自我概念理论

自我概念理论即一个人对自身存在的体验。它包括一个人通过经验、反省和他人的反馈，逐步加深对自身的了解。自我概念是一个把个性统一成连贯综合系统的有机过程，包括防御机制、知觉习惯和态度。自我概念是知觉的客体，也即个体能在其自觉体验中感到的东西。后来，人们把前者称作自我系统，把后者称作自我概念。詹姆斯认为自我具有身体自我、物质自我、社会自我和精神自我等四个重要性不同的层次。个人在每一方面对自己的反身意识，就构成了每一种自我的具体内容。一定的经验对于个人所具有的意义，是由个人的自我概念决定的。不同的人可能会获得完全相同的经验，但他们对于这种经验的解释却可能是高度不同的。

3. 人格发展理论

人格发展理论是美国著名精神病医师，新精神分析派的代表人物埃里克森（E.H.Erikson）提出的。他把自我意识的形成和发展过程划分为八个阶段：婴儿期、幼儿期、学龄前期、学龄期、少年期、青年期、成年期和成熟期。这八个阶段的顺序是由遗传决定的，但是每一阶段能否顺利度过却是由环境决定的，所以这个理论可称为“心理社会”阶段理论。每一个阶段都是不可忽视的。老年阶段的发展任务就是自我整合，如表 11–4。

表11–4 自我意识形成、发展各阶段

分期	年龄	冲突
婴儿期	0~1.5岁	基本信任和不信任的心理冲突
儿童期	1.5~3岁	自主与害羞和怀疑的冲突

续表

分期	年龄	冲突
学龄初期	3~5岁	主动对内疚的冲突
学龄期	6~12岁	勤奋对自卑的冲突
青春期	12~18岁	自我同一性和角色混乱的冲突
成年早期	18~25岁	亲密对孤独的冲突
成年期	25~65岁	生育对自我专注的冲突
成熟期	65岁以上	自我调整与绝望期的冲突

由于衰老，老年人的身体功能状态下降，对此他们必须做出相应的调整和适应，所以被称为自我调整对绝望感的心理冲突。当老人们回顾过去时，如果对自己过去所做的选择与结果感到满足，则将拥有超越感，怀着充实的感情与世告别，也可能对自己的一生不满意，对失去的机会感到深深的惋惜，怀着绝望走向死亡。如果一个人的自我调整大于绝望，他将获得智慧的品质，埃里克森把它定义为："以超然的态度对待生活和死亡。"

埃里克森认为，在每一个心理社会发展阶段中，解决了核心问题之后所产生的人格特质，都包括了积极与消极两方面的品质，如果各个阶段都保持向积极品质发展，才能算完成了这阶段的任务，逐渐实现了健全的人格，否则就会产生心理社会危机，出现情绪障碍，形成不健全的人格。

派克进一步发展了埃里克森的理论，形成发展理论。他强调老年人心理发展顺利需要解决三大危机，即自我价值感与工作角色偏差、身体超越与身体偏见、自我超越与自我偏见，尤以第三项最为重要。自我超越是指接受死亡，对人生最终的旅程不忧不惧，视为生命不可避免的结局，主动地计划未来，超越死亡的界线；自我偏见是表示老年人拒绝承认即将到来的死亡，沉溺于目前的自我满足。心理发展健全的老年人必须坦然地面对死亡的事实，超越自我，肯定死亡的必然性，成功地适应对死亡的预期与准备。

（二）老化的心理学理论与护理

心理学老化理论作为临床实践活动的指南之一，有助于为护士提供评估心理健康的方向，指导对健康问题的分析与诊断，帮助制定科学合理的护理计划，指导护理效果的评价。同时，还可以帮助护士理解老人的行为表现。运用此理论进行健康教育时，护士还可以通过列举一些较为敏感的问题帮助他们回顾过去的岁月的方式指导老年人回顾和总结自己的人生。

三、老化的社会学理论

老化的社会学理论着重在了解及解释社会互动、社会期待、社会制度、价值观对老化过程适应的影响。早期最具影响的老化社会学理论有隐退理论和活跃理论，这两种理论引起了很大的争议，由此出现了持续理论、次文化理论、现代化理论、年龄阶层理论等。

（一）基本理论

1. 隐退理论

隐退理论也叫社会撤退理论，1961年由卡明（E. Cumming）和亨利（W. Henry）提出。该理论主张社会平衡状态的维持，决定于社会与老年人退出互相作用所形成的彼此有益的过程。该理论可用以指导老年人适应退休带来的各种生活改变，主张“天下没有不散的宴席”。但隐退理论将老年人等同为无权、无能、无力的人，使社会对老年人的漠视合情化、排斥合法化、歧视合理化。

2. 活跃理论

社会活动活跃理论也称作社会活动理论，1963 年由哈维 · 格斯特（Harvey Geest）等提出。该理论认为老年人的生理、心理及社会的需求，不会因为生理、心理及身体健康状况的改变而改变，一个人到老年时仍然期望能积极参与社会活动，保持中年时期的生活形态，维持原有的角色功能，以证明自己仍未衰老。该理论还认为老年人若能保持参与社会活动的最佳状态，就可能更好地促进老年人生理、心理和社会等方面的健康发展。活跃理论忽略了老年人之间的个体差异。忽略了年轻老人与高龄老人的差别。针对该理论，有人提出老年人退休生活有“五要”：要笑、要掉（不管担任什么职务，退休后要掉价）、要动（运动、散步、走路、种花等）、要看（看书、看报、看电视、看国内外的发展变化、看大自然和人世间的美好事物）、要做（参加必要的社会活动、经济工作或写作）。

3. 持续理论

持续理论也称作社会持续理论，1968 年由诺嘉顿（Neugarten）等人提出。与前面隐退理论和活跃理论相比，持续理论更加注重个体性差异，它以对个性的研究为理论基础，主要探讨老年人在社会文化约束其晚年生活的行为时，身体、心理及人际关系等方面的调适。该理论指出许多中年期的变数可成为预测老年期的生活特征。因为许多心理与社会特征在一生中会得到稳定的发展，对许多人来讲，老年期不会与过去的生活方式有激烈的分隔，也就是说一个人到了老年期，其生活方式不会发生戏剧化的改变。

4. 次文化理论

次文化理论也称作亚文化理论，1962 年由罗斯（Rose）提出。次文化理论主张老年人要借着次级文化的成员身份来维持他们的自我观念与社会认同。老年人会选择与他们的文化背景、身心问题有相同兴趣的人群在一起，同时他们也被不同类的人群排除在团体之外。其可能唤醒社会对老年群体的关注，但可能也会加剧老年人与主流社会的疏离感。

5. 现代化理论

现代化理论为社会学对于老化过程、老年人社会地位与角色变迁的解释，众多学者对其进行研究。该理论强调传统与现代的对立，农村与都市生活的差异，效率与进步。老年人的社会地位由维持他们生活开支与他们对社会的贡献的多少而定。当社会进入现代化，工业化和都市化，老年人已不再有权利决定获取与控制有价值资源时，社会上老年成员就变得不重要而失去他们既有的身份和社会权威。社会文化与经济演化过程中，老年人难以适应快速的变化，就形成边缘化或者落后了。

6. 年龄阶层理论

年龄阶层理论也称作年龄分层理论，由赖利（Riley）于 1972 年提出。主要观点包括：①同一年代出生的人不仅具有相似年龄，而且拥有相似的生理特点、心理特点和社会经历。②新的年龄层群体不断出生，并会对历史有不同的感受。③社会可根据不同的年龄及其所属的角色被分为不同的阶层。④社会不断变化，各年龄阶层的人群以及他们的角色也一样不断地变化。⑤人的老化与社会变化之间的相互作用是呈动态的，因此，老年人与社会总是不断的相互影响。但该理论过于强调整体性和统一性，对个体性和差异性很少关注。

（二）老化的社会学理论与护理

老化的社会学理论帮助护士从“生活在社会环境中的人”角度看待老年人。

护士可以通过运用隐退理论评估那些正在经历减少参与社会活动的老年人，并提供足够的支持和指导，以维持其平衡；运用活跃理论辨别想要维持社会活动的老年人，评估其身心能力是否足以从事某项活动，帮助老年人选择力所能及、感兴趣的活动；运用持续理论评估老年人的发展及其人格行为，制定切实可行的计划，协助老年人适应这些变化；运用次文化理论评估老年人不同的文化背景，给予相应的个体差异的护理；运用现代化理论，理解老年人可能存在的内心失落感，鼓励和帮助其积极适应周围的人文及社会环境；运用年龄阶层理论，了解和评估随着年龄增加导致的角色变化及社会变化对老年人的影响。

在照顾老年人时，不仅要知道老化的相关理论，还必须了解不同理论是以不同角度以及不同老年人群来研究、了解影响老年行为表现模式的因素与原因。各种老化理论都有其适用性上的限制，护士在应用老化理论时需慎选，并应该应用不同的概念于不同的老年人。

（程　云　陈　茜）

第二节　老化伴随的各种机能变化

一、身体机能的变化

身体功能通常在30岁之前达到高峰，然后逐渐发生退行性改变。即使这样，大多数的功能在一生中仍然足够使用，因为大多数的器官都有大于需要的功能储备。疾病比正常衰老更容易导致老年人的功能丧失。组织器官功能下降意味着药物、环境变化、毒素和疾病等对老年人更可能产生不利的影响。虽然许多器官功能下降对于生活几乎没有影响，但有一些器官功能下降，能够极大地影响人的健康和幸福。例如心脏最大射血量、肌肉萎缩等运动系统的老化，意味着老人不能像年轻人那样运动；肾功能的变化明显影响老年人把某些药物排出体外等。

（一）各系统的机能的变化

1. 运动机能的变化

随着老化现象的进展，造成老年人的脑细胞数量减少，脑回变浅，脑沟增宽，导致其相应的冲动传导功能下降，进而影响随意运动和身体姿势的维持。

2. 感觉机能的变化

（1）皮肤：老年人的皮肤表皮变薄，再生缓慢；皮下脂肪减少，弹性纤维变性、缩短，皮下肌肉受牵拉。皮脂腺减少、萎缩，皮脂分泌减少；部分老年人脂肪比例有可能增加到30%，而且脂肪的分布也发生改变，皮下脂肪减少，腹部脂肪增加；皮肤色素沉着增加，多出现在颜面、四肢等暴露部位；血管减少和变性，供血减少，血管脆性增加。使老年人出现下列的外表改变和机能变化：①皮肤的抵抗力下降，易受机械、物理、化学等刺激而损伤。②皮肤松弛、出现皮纹，且年龄越长，皱纹越多而深。③面部皮肤变得苍白。④皮肤干燥、粗糙、无光并伴有糠秕状脱屑。⑤容易发生出血等。

（2）眼和视觉：老年人眼部肌肉弹性减弱，眼眶周围脂肪减少；角膜弓形成、泪腺分泌减少，导致角膜失去光泽；晶状体调节和聚焦功能减退，非水溶性蛋白逐渐增多，出现晶体浑浊；悬韧带张力降低，有可能导致眼内压力上升；玻璃体液化和玻璃体后脱离；视网膜周边带变薄，出现老年性黄斑变性；血管变窄、硬化，甚至闭塞；色素上皮层细胞及其细胞内的黑色素减少，脂褐质增多。使老年人出现下列的外表改变和机能变化：①眼睑皮肤松弛，上眼睑下垂，下眼睑脂肪袋状膨出，眼角出现皱纹。②老视是出现得最早，最容易被察觉的老化。常常在40岁左右看近物困难，许多人发现不用眼镜就很难看书、看报。人到50岁左右，眼睛易受强光刺激，在低照明光线昏暗时，对移动物体看不清；70岁左右，分辨精细物体的能力下降，视力减退。③老年人容易发生视网膜黄斑退化。

（3）听觉：老年人耳郭软骨、软骨膜弹性纤维减少；耳郭表面皱襞松弛，凹窝变浅；听神经声波传导功能障碍；听觉中枢反应迟钝等老化改变使老人出现下列机能变化：①老人对高音调的听觉失去正常的听力，听力障碍，尤其是男性的听力较之女性减退更快。年老的人可能发现，小提琴的音调不再像年轻时那样动人，年龄大的人可能认为其他人老是在咕噜咕噜地说话。②听力逐渐减退或丧失。③辨别声音方向的能力降低，噪音环境中听力障碍明显。④定位功能减退，容易受到外伤因素的损害。⑤耳鸣呈高频性，由间断性逐渐发展为持续性等。

（4）味觉：味蕾数量逐渐减少，味觉功能逐渐减退。其中，对于甜、咸味觉接收器的影响最大。

（5）嗅觉：嗅球萎缩，嗅觉敏感性降低，对气味的分辨能力下降，男性尤为明显。这使得老年人对危险环境的辨别力降低。又因为嗅觉与味觉彼此相关，因此，嗅觉功能的减退会造成食欲降低，从而影响机体对营养物质的摄取、吸收和利用。

3. 生理功能的变化

（1）呼吸系统的变化：老化使老年人呼吸道黏膜上皮、黏液腺退行性变，淋巴组织萎缩，防御反射迟钝；肺萎缩，弹性下降；肋间肌和膈肌出现迟缓性退行变，肌肉和弹性组织萎缩，胸腔前后径增大。使老人出现下列外表和机能改变：出现桶状胸；肺活量降低，20~70岁时，肺活量最高减少40%，呼吸后残留在肺内的空气量增加，使肺氧气交换能力下降；易出现吞咽功能失调，引起窒息；加温、加湿和防御功能降低，易发生吸入性肺炎和呼吸道感染等。

（2）循环系统的变化：随着年龄的增长，老年人循环系统发生变化。如血管变硬、韧性降低、管腔缩小，血管壁弹性纤维减少，动脉血管内膜发生粥样硬化；心脏瓣膜增厚、柔韧性降低；包绕在心脏外面的间质纤维、结缔组织增多；心脏瓣膜由于硬化和纤维化而增厚，柔韧性降低；心肌纤维逐渐发生脂褐质沉积，使心肌呈褐色萎缩，心肌间结缔组织可轻微增加，心包膜下脂肪沉着增多等。这些使老年人出现下列机能改变：①动脉老化僵硬，运输血液经过无弹性动脉时，需要心肌收缩付出更大的功力将血液送达全身各处。②心脏组织在老年期厚度增加，心脏搏动能力下降，心脏最大输出量减少。③极限心率减低，而休息状态心率变化不如运动心率改变明显，但仍然有下降的趋势。心脏传导系统发生退行性变，窦房结内的起搏细胞数目减少到78%~80%，希氏束和束支连接部及左束支可见束支纤维丧失。休息时心率：60岁时平均心率为66次/min，70岁时平均为62次/min，80岁时平均为59次/min。④心脏的神经调节能力进行性下降，传导系统发生退行性变，容易出现心律失常。⑤心功能的代偿能力较差，一旦某些生化环境的改变，如缺氧、酸中毒、低血钾、高碳酸血症等均可增加心肌兴奋性而诱发心力衰竭。⑥自主神经调节血压的功能降低，易发生体位性低血压。⑦另外易出现血压上升，血压波动过大，心脏杂音等。

（3）消化系统的变化：老年人老化过程中，牙槽骨萎缩，牙齿部分或者全部脱落；各个消化器官黏膜、肌肉萎缩、腺体功能下降，运输和消化食物的能力下降；特别是肝的供血减少，逐渐萎缩。这些使老年人出现下列机能改变：肝脏清除毒素和代谢药物的能力降低，易引起药物性不良反应。消化酶及胃酸分泌减少，消化功能减低。食管下括约肌压力下降，增加老年人患反流性食道炎的几率。另外还可能出现胃蛋白酶原分泌减少，影响维生素、铁等吸收和利用；消化道蠕动减慢，代谢产物、毒素等不能及时排出；胰腺分泌胰岛素的生物活性下降，导致葡萄糖耐量降低等。

（4）泌尿系统的变化：老年人老化过程中，肾实质萎缩，其中主要是肾皮质的减少；肾小球数量不断减少，出现生理性肾小球硬化；肾小管间质纤维化，引起肾小管梗阻、肾小球闭塞；前列腺素的分泌量减少；输尿管收缩降低；膀胱容量减少为250~300ml；盆底肌肉松弛，尿道括约肌松弛等。这些使老年人出现下列机能改变：肾萎缩，肾脏的供血减少，肾脏功能降低影响体内各种毒素和废弃物的清除，易发生药物中毒、水钠潴留和急性肾衰竭。膀胱容量降低，储存尿量减少，容易出现尿频或失禁。尿道收缩能力减弱，尿液流出速度减慢或排尿无力，容易发生慢性尿潴留、尿外溢等。老年女性尿失禁的发生率增加，易发生泌尿系感染；老年男性易发生前列腺增生。另外还可能出现红细胞生成素减少，易发生贫血；血浆肾素活性降低，易出现水钠失衡、尿液反流，引起肾盂肾炎等。

（5）内分泌系统的变化：老年人老化过程中，各种腺体萎缩，全身激素分泌水平下降，尤其是甲状腺和性激素。这些使老年人出现下列机能改变：①甲状腺激素生成率减少（以血清T3减少最为明显），蛋白质合成减少，使老年人基础代谢率下降。甲状腺的老化，给老年人带来了全身性变化，如基础代谢率下降、体温调节功能受损、皮肤干燥、怕冷、便秘、精神障碍、思维和反射减慢等。②性激素分泌减少，性功能下降。男性睾丸供血减少，精子生成障碍，有活力精子减少；女性卵巢发生纤维化，子宫和阴道萎缩，分泌物减少，易发生老年性阴道炎。老年健康男性血清总睾酮和游离睾酮水平下降从50~59岁开始，到85岁时比成年人下降约35%，使老年人出现性功能减退。老年女性由于卵巢滤泡丧失，雌激素和孕激素分泌减少，可出现性功能和生殖功能减退，月经停止。③其他：老年女性可出现更年期综合征；下丘脑代谢的紊乱引起中枢调控失常，导致各种功能的衰退；腺垂体生长激素减少；神经垂体抗利尿激素减少，出现多尿、夜尿增多；下丘脑－垂体－肾上腺系统功能减退，使老年人对外界环境的适应能力和对应激的反应能力明显下降；胰岛功能减退，胰岛素分泌减少，葡萄糖耐量减低。

（6）运动系统的变化：老年人老化过程中，骨骼有机物质含量减少，骨细胞老化，骨质密度减少；关节软骨面变薄，粗糙、破裂，边缘常出现骨质增生，形成骨刺，关节受压，使关节软骨的营养供给减少，关节软骨的营养和代谢障碍，骨骼形成减少；滑膜弹力纤维和胶原纤维增多，造成循环障碍；椎间盘退行性变；肌纤维萎缩、弹性下降，肌肉总量减少等。这些使老年人出现下列机能改变：身体骨骼的力量和密度下降。骨骼中的矿物质流失，35岁左右流失大于补充，特别是女性更年期时骨质中矿物质的流失更多，出现骨质疏松。运动系统肌肉协调能力的下降，影响移动能力和敏捷性。骨修复与骨再生能力减退或消失，骨折后愈合的时间延长，不愈合的比例增加。行走时下肢关节可出现疼痛感。易发生椎间盘相关病变等。

（7）神经系统的变化：老年人老化过程中，脑的供血减少，脑重量减轻，脑萎缩（主要见于大脑皮质，以额颞叶最明显）；神经轴突和树突减少；神经系统功能衰退，神经冲动的传导效能降低，神经反射作用变得不敏感；脑动脉粥样硬化；血脑屏障功能减弱等。这些使老年人出现下列机能改变：记忆力减退、思维判断能力降低等，但通常不会严重影响日常生活。学习能力降低。蹒跚步态，容易发生扑跌。反射易受抑制，使反射动作减慢。还可能出现脑供血不足、脑血管破裂出血；发生神经系统的感染性疾病；偶尔会出现良性原发性震颤，其头部、腭部、唇部或手部会以类似帕金森病发作时的速率及振幅颤抖等。

（8）免疫系统的变化：免疫系统胸腺、脾、扁桃腺、骨髓和其他淋巴系统都呈现退化现象。T 细胞由胸腺产生，年老时，胸腺体积缩小。T 细胞在老化过程中数目不减，但是功能减退。老年人容易发生感染。

（二）其他身体机能的变化

除了上述器官组织的变化外，身体机能的变化还有：身体贮存的水减少，减少了水溶性营养物质的吸收，同时唾液与其他润滑液减少；心血管和呼吸系统的变化，使氧供减少。另外，老年人生理功能的退化受到生活方式的影响，常常造成“三高”问题，即血压高、血糖高和血脂高。

二、心智机能的变化

心智机能的变化包括正常的生理性心理改变和异常的病理性心理改变。二者均表现为思维和行为的迟钝，记忆和学习能力下降，性格逐渐改变，适应能力减退等，有时难以与疾病所致老化相区别。

（一）心智机能的变化

心智机能的变化主要表现在认知和心理状态的改变。认知的改变主要反应在记忆力、智力、感觉力和思维能力的变化。研究表明，老年人的认知功能下降并不是全面的，不仅在不同年龄组之间不同，不同老年个体之间也存在差异。

1. 记忆

记忆力按照分类的不同，受老化的影响也不同，而且差异很大。近期记忆受影响，远期记忆基本不受影响；有意识记忆为主，无意识记忆为辅；意义记忆尚完好，但机械记忆不如年轻人；再认能力尚好，回忆能力较差；在规定时间内的记忆速度减慢。根据种系发展和个体发展的顺序可以将人类的记忆系统区分为发生由低级到高级、发展从早到晚的五大记忆系统：程序性记忆、知觉表征系统、语义记忆、初级记忆和情节记忆。与其他记忆系统相比，情节记忆的年龄差异最显著，情节记忆对老化最敏感。

2. 智力

老年期老年人的智力有所退化，虽然可以学会新的知识（技巧、讯息），但是其反应速度变慢，在限定时间内加快学习的速度不如年轻人，学习新事物不如年轻人。此变化与个体因素、社会环境因素相关。

3. 感知觉

感觉主要包括视觉、听觉、味觉。老年人随着年龄增加会出现视、听、味觉的改变。知觉主要包括：时间知觉、空间知觉、运动知觉和痛知觉等方面。老年人常发生知觉异常，如时间知觉障碍，严重时表现为不知具体的日期、时间、某个季节等；有的老年人出现迷路、出去找不到家门等；痛知觉的改变常引起痛阈的变化。

老年人其他心智方面的变化，如思维、人格、情感与意志等方面较稳定、固定。

（二）老年心智机能改变的判断标准

老年人的心志变化不仅与年龄有关，还受许多体内、体外因素影响。老年人心智改变与神经系统的衰老有关，因此除了系统的进行心理学测定外，还要进行全面系统的检查。表11–5中迹象越多，心理老化程度越严重。

表11－5　15种心理衰老迹象

编　号	条　目	是	否
1	记不住近期的事		
2	心中一有急事，就感到心情焦虑		
3	事事以我为主，以关心自己为重		
4	总喜欢说过去的事		
5	常常后悔		
6	对眼前发生的事很不介意		
7	不愿意麻烦别人，愿意一个人过日子		
8	很难接受新事物		
9	对吵闹很烦		
10	不愿意接触陌生人		
11	对社会变化疑虑重重		
12	很关心自我感觉和情绪变化		
13	好讲自己过去的本领和苦劳		
14	好固执己见		
15	好收集储存无聊、无趣的东西，而且觉得很快乐		

三、社会机能的变化

老年期社会机能的变化主要表现在角色功能的变化和社会适应能力的改变。对于护士来讲应关注老年人社会机能的变化。通过评估老年人的角色适应情况，对社会及居住环境改变的适应情况及价值观、信仰和信念以及习俗，了解老年人对社会机能改变的适应程度。老年期社会机能的变化主要表现在角色功能的变化和社会适应能力的改变。

（一）角色变化

多数国家老年人在60~65岁退休，由社会的主宰者变为社会依赖者，由财富创造者退居为财富消费者。如果不适应这个转变过程，老年人可能出现沮丧、强制行为。此外在家庭中的角色中，大多数老年人随着年龄的增高而上升成为祖父母，甚至更高一层，家庭角色分层增多。而这个阶段又有老伴过世，造成家庭某些角色的缺如成为鳏寡老人，这些都使得老年人家庭角色发生变化。老年期应承认角色变化的现实，改变对老年角色的看法，承认必须放弃的一些角色，同时要努力创造属于老年期的典型角色。如在社会中担当起老年人的角色，在家庭中承担长辈的角色，并适应这些角色，安心颐养天年。

（二）适应能力变化

老年人适应快速变化和发展的社会环境的能力下降，使得老年人对未来有不安感。社会环境的变化涉及经济、文化、教育、生活方式和社会支持等诸多方面，如经济状况的改变对老年人来讲是很大的变化，退休后多数老年人经济收入减少，而原有的生活方式也发生很大改变。与工作时相比生活的重心发生改变，退休后需要重新适应家庭和社区的文化，较以前多数老年人接受教育机会下降。不同老年人适应环境的能力不同，但多数人对陌生、有挑战性的环境改变不能较好、较快适应。

（三）其他变化

另外，通常情况下老化本身对老年人价值观、信念和信仰、习俗等影响不大。在以家庭养老为主的社会，家庭在老年人心目中的地位更重，其为老年人主要的支持来源。

（陈　茜　程　云）

第三章
老年人的健康综合评估

第一节　老年人健康综合评估概述

一、老年综合评估的概念

老年人往往存在多病共存、疾病症状不典型、并发症多、患病后病情容易反复等情况，其健康状况往往不是用一个或几个指标就能表示清楚的。在此背景下，老年健康综合评估应运而生，它起于20世纪60年代，近20年得以较快发展。

老年健康综合评估，又称为老年综合评估，是医疗保健机构对老年人健康状况进行的全面、综合的评价过程，通过多学科团队合作，确定老年人有无功能缺损以及医疗、心理和社会问题，以建立适当的治疗、护理和保健计划，帮助改善其整体功能和生活质量。

老年健康综合评估的对象主要为：①出现新的、严重的或进行性的功能状态缺陷的老年人。②通过筛查发现有新出现的活动能力丧失的老年人。③多病或有老年综合征的老年人。主要包括住院老年患者、门诊老年患者、居家老年人以及护理之家或疗养院的老年人等。

老年健康综合评估的项目常常包括一般医学评估、日常生活活动功能评估、步态与平衡性评估、上肢功能评估、感官功能评估、认知功能评估、抑郁评估、营养评估、尿失禁评估、社会功能评估、环境评估等。也有学者将其分为日常生活活动能力评估、躯体功能评估、心理状态评估、社会状况评估和经济状况评估等。

二、老年人综合评估的原则

1. 一切以老年人为中心

评估应在尊重、知情同意和自愿的前提下进行，护士不能自居职业角色优势，凌驾于老年人的意愿之上。评估过程中使用的指导用语、评估的时间和地点等均应考虑到老年人的需要。对于老年人的个人隐私问题，评估者应明确表明态度，严格遵守职业操守，妥善保管他们的个人资料，并承诺保密。

2. 遵循准确、客观的原则

老年综合评估应该建立在准确、客观的基础上，不能因评估内容较多等原因就不认真评估。评估时不仅要询问信息，还需要认真观察其与老年人的实际情况是否一致。应避免评估者的态度、偏见等对评估结果的影响。

3. 选择适当的工具

评估工具的选择应根据老年人的实际情况决定。例如，存在认知障碍的老年人进行自评，评估结果可信度不高。

4. 考虑适当的时间

老年人健康综合评估应该在适宜的时间进行，如老年人出现危及健康或功能状态衰退时，老年人面临重大生活事件或不寻常的应急事件时，老年人的生活环境发生重大改变时等。

5. 考虑合适的地点

评估的地点可以在各种医疗保健机构、康复机构、中间服务设施、社区卫生服务机构或老年人家中进行，应保证老年人达到放心、舒适、不紧张的状态。

6. 注重个体差异

评估者应了解老年人身心变化的特点，注重不同老年人因年龄、疾病的不同等带来的差异，并重视老年人患病的非典型性表现。

三、老年人综合评估的注意事项

1. 提供适宜的环境

评估环境应安静、整洁、舒适，并且无不必要干扰，保持室内空气新鲜、洁净，避免老年人直接接触光线照射，保持温度 22~24℃、湿度 50%~60% 为宜。

2. 重视功能状态的评估

功能状态是指个体需要意识到的在实现多种日常生活中所需求的活动水平，涉及生理、心理、社会、精神、知识及角色方面的活动。在老年健康综合评估中，功能状态评估的重要性等同于对疾病、心理等的评估。老年人是慢性疾病的高发人群，常常多种疾病共存，疾病的治疗效果往往不是用“完全治愈”这一指标，而是通过功能状态的评估反映。

3. 选择适当的评估者

不同的评估工具应由不同的评估者来执行。应根据健康综合评估不同量表的使用原则选择合适的评估者，如医生、护士、理疗师等对老年人进行评估，并注意在评估过程中保护老年人。

4. 选择适当的时间

由于老化现象的发生，老年人的内环境趋于不稳定，感官功能逐渐减退，往往反应较慢、行动迟缓、思维能力下降、容易感到疲乏，所需的评估时间较长。因此，评估者应该根据老年人的体力、精力等情况安排适当的时间进行评估，避免老年人劳累。

5. 运用适当的评估及沟通技巧

（1）提问及评估技巧：提问时应避免直接询问能力，如评估打电话的能力时应该询问“您最后一次打电话是什么时间？”，而不是问“您能够打电话吗？”评估者应观察老年人坐下、站立、穿脱衣服、移位等动作，在与患者交谈时一次只提一个问题，问题要简单清楚，且不能问的过急，避免老年人没有时间思考和理解。

（2）注意倾听：评估者与老年人交谈时，要注意倾听原则，即认真、积极、主动地听，并在听的过程中适当参与。通过倾听，评估者要准确理解老年人所表达的信息与情感以及对健康问题的反应。注意不要打断老年人的谈话、不要随便评论老年人的谈话内容、不要转移话题、不要急于做出判断等。在与老年人交谈时，注意对其做出必要的反应，如点头、轻微的应答等。

（3）保证有效交流：由于老年人感官功能的改变，因此运用量表对老年人进行他评或自评时，即使对认知正常的老年人，也应该针对老年人感官功能的具体情况为其提供助听器、眼镜等。评估者语气应充满关心、热情、耐心、体贴，语速减慢、语音清晰、语意通俗易懂，并注意适时停顿和重复。同时观察老年人言语中所隐含的非语言信息，以便收集到完整而准确的资料。对于存在认知功能障碍的老年人，可请其家属或照顾者提供资料。

（4）注意情感交流：评估者在交谈过程中应该态度和蔼、语调温和，与老年人保持情感交流，以达到情感共鸣。

（5）争取配合：评估者应尽自己努力让老年人了解评估对他们的积极意义，避免老年人因误解而产生排斥心理，以确保评估结果的可靠性与真实性。

（陈　茜　龙　纳）

第二节　老年人躯体健康评估的内容

一、躯体一般情况

1. 健康史

（1）过去史：了解老年人所患疾病的种类、患病的起始时间、主要症状、有无诱因、有无伴随症状，既往检查史、治疗经过和效果等。

（2）用药史和疫苗注射史：询问老年人的用药史，最好检查并记录老年人正在服用的全部药物。了解药物治疗的效果及副作用。每次评估均需重新评估所有用药是否必要。询问老年人是否注射流感疫苗、肺炎双球菌疫苗及其注射时间等。

（3）实验室及其他检查：血液检查、影像学检查情况等。

2. 体格检查

（1）生命体征：①体温：对于 70 岁以上的老年人，如果午后体温比清晨高 1℃以上，应视为发热。②脉搏：测量脉搏的时间不应少于 30s，并注意脉搏的不规则性。③呼吸：评估呼吸时应该注意呼吸的方式、呼吸的节律以及有无呼吸困难等。④血压：血压测量包括平卧 10min 测量 1 次，直立后每 1min、3min、5min，再各测量 1 次，如果直立时任何一次的收缩压比卧位降低≥ 20mmHg 或舒张压降低≥ 10mmHg，提示发生了体位性低血压。

（2）查体：进行全身体格检查，包括皮肤、头颈部（头发、眼睛及视力、耳、鼻腔、口腔）、胸部（乳房、胸、肺部、心前区）、腹部、泌尿生殖器、脊柱与四肢及神经系统的评估。

二、步态与平衡

平衡力指人体处在一种姿势或稳定状态下以及不论处于何种位置时，当运动或受到外力作用时，能自动地调整并维持姿势的能力。平衡感觉主要来自前庭、视觉和躯体感觉。美国 1/5 的老年人步态或行动方面存在问题，75 岁以上的老年人中，爬楼梯困难者占 30%，行走困难者（ < 250m）占 40%，需要协助才能行走者占 7%。

若老年人存在“在过去一年内曾跌倒在地，或者是跌倒撞到其他物品（如椅子或墙壁）”的情况时，就必须评估其步态及平衡性。其中步态的稳定与否是预测受检者是否会发生再次跌倒的良好指标。评估人员由观察老年人走入诊室到坐下的过程，即可大概预知老年人平衡与步态情况。常用步态及平衡功能的具体评估方法见表 11-6。

表11-6 步态及平衡功能的评估方法

评估名称	方法或内容	评估结果判断及作用
“起身-行走”测试法	受检者坐于直背的椅子上，尽量不借用扶手而站立，在站立后能迅速保持静止，然后往前行走5m，转身走向椅子，再转身坐回原先的椅子上	坐姿时的平衡度、由椅子上站起来的移动状况、走路时的步伐及稳定度以及是否能稳定的转圈。上述的测验中，若有部分不正常，即存在问题
“起身－行走时间”	两手放在扶手椅上坐下，尽量不借助扶手站起来，走3m，计算回到椅子后坐下所需的时间	<15s为正常，>30s为显著活动障碍，如能在10s内完成则预测老年人一年内的自理能力将维持稳定
Romberg改良式检测法	先将两脚打开站立与肩同宽，若受检者可保持平衡，则将两脚并拢，甚至将一脚往后移动一半的距离，最后将一脚的脚跟与另一脚的脚尖靠拢	每一步骤分别评估睁眼与闭眼时的平衡性，此项检查可帮助找出其可能的原因，如关节炎、足部问题、血管硬化、中风、疼痛等
前伸功能试验	患者肩靠墙壁站直，保持稳定状态，尽量将拳头前伸	前伸15cm仍然保持平衡，说明老年人平衡性较好，跌倒的危险性较低
Berg平衡量表	Berg平衡量表共包括14个项目:由坐到站、独立站立、独立坐、由站到坐、床-椅转移、闭眼站立、双足并拢站立、站立位上肢前伸、站立位从地上拾物、转身向后看、转身1周、双足交替踏台阶、双足前后站立、单腿站立。	每个项目得分为0~4分，总分56分，量表按得分为0~20、21~40、41~56分3组，其对应的平衡能力则分别代表坐轮椅、辅助步行和独立行走3种活动状态；总分少于40分，预示有跌倒的危险性

三、上肢功能评估

上肢及手部功能正常是老年人维持独立生活的重要组成部分。目前临床上比较简单的方法有两种：①握力测试，老年人以拇指和食指夹住一张纸或夹住评估者的两根手指而评估者施力将其抽出，以了解老年人的握力强度。②肩部功能测试，老年人两手交叉置于头后或相扣置于下背部，评估者检查老年人是否能够顺利完成，有无疼痛、无力等症状。

四、营养评估

营养不良是老年人常见的健康问题。在美国有 15% 的老年人发生营养不良，住院或者是住在赡养机构的老年人的比例可高达 50%。评估者需要根据体格检查、生化检查及营养评估表来评估老年人的营养状况。

1. 体重与体重指数

（1）体重：体重是反映老年营养变化最直接、最简单的方法。老年人在一个月内体重减轻 5% 或在六个月内体重减轻 10% 有意义。将体重测量与食欲、衣着松紧等系列性结果相结合是评价老年人营养状况的实用而有效的方法。

（2）体重指数：体重指数（body mass index，BMI）等于体重千克数除以身高米数的平方（kg/m^2），是目前国际上用来衡量人体胖瘦程度及是否健康的常用指标，对于老年人而言，它也是一种容易获得的、非侵入性的反映营养状态的有效方法。根据世界卫生组织制定的亚太地区最新诊断标准体重指数的正常范围是 18.5~22.99 kg/m^2，介于 23~24.99 kg/m^2 为超重，＞25kg/m^2 为肥胖。

2. 简易营养评价法

简易营养评价法常用于老年患者营养风险评估，包括人体测量、整体评价、膳食评价和主观评价 4 个部分，共 18 个条目，总分为 30 分。≥24 分表示营养状况良好，17~23.5 分代表营养状况有风险，＜17 分代表营养不良。敏感性 96%，特异性 98%。

3. 简易营养评价精法

简易营养评价精法是由鲁宾斯坦（Rubenstein）等人将 MNA 量表中 18 条项目与简易营养评价法结果进行相关分析，得到 6 条高相关性的条目：体重指数、近 3 个月体重丢失、急性疾病或应激、活动能力、神经精神疾病、食欲下降或进食困难。总分 14 分，≥11 分营养正常，<11 分存在营养不良的风险。

五、感官功能

（1）视力：临床最常用的评估方法是要求老年人阅读报纸或书籍的标题及内容，若老年人有任何关于眼部不适或视物不清的述说，应请眼科医生进一步评估并给予合理的建议，如佩戴适合的眼镜等。也可以用 Snellen 视力量表等视力评估表评定视力功能。

（2）听力：听力评估常常采用纯音测听、言语测听、自我听力评估（问卷形式）等方法。最常用的方法是在检查者后方 15cm 处，轻声说出几个字，如果老年人不能正确重复一半以上的字，则表示听力存在问题，应请耳鼻喉科医师进一步诊断并提供合理的建议，如佩戴助听器等。

六、疼痛评估

疼痛与年龄的相关性目前仍然有争议，但大多数研究显示疼痛发生率随着年龄的增加而减少。疼痛严重程度常常采用 Wong-Baker 面部表情量表和疼痛评估尺进行评估。Wong-Baker 面部表情量表（图 11-3-1）的评分越高，疼痛越严重。

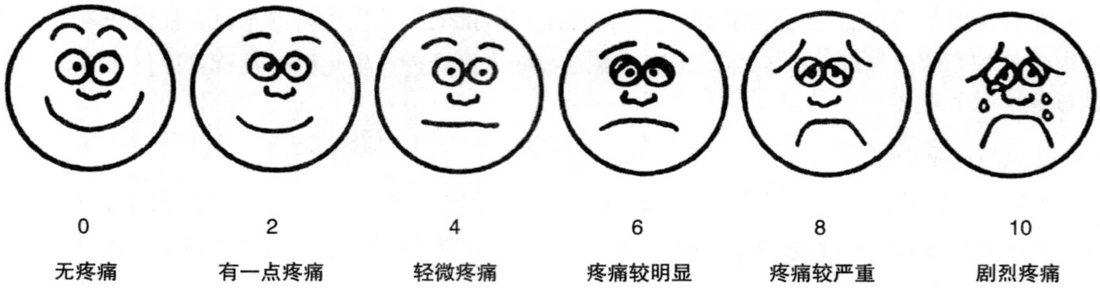

图11-3-1 Wong-Baker面部表情量表

七、日常生活功能的评估

老年人的自理状态常与健康水平改变有关，并在很大程度上影响着他们的生活质量。通过功能状态的评估可以了解老年人的自理能力，测量评价慢性疾病的严重程度及治疗效果，同时也可预测某些疾病的发展。老年功能状态的评估包括日常生活能力（ADL）、功能性日常生活能力（IADL）和高级日常生活能力（AADL）三个层次（表 11-7）。

表11-7 功能状况的评估

层次	定义	内容	常用量表
ADL	个人为维持基本生活所需的自我照顾能力	进餐、上厕、控制大小便、穿衣、洗漱、沐浴、上厕所、移位等	Katz ADL量表 Barthel ADL量表 Lawton ADL量表
IADL	个人为独立生活所需具备的自我护理的能力	购物、准备食物、交通工具使用、打电话、服药、处理财务、洗衣等	Lawton IADL量表 IADL量表
AADL	反映老年人的智能能动性和社会自立性的功能	完成社会和家庭角色、参与娱乐、运动和休闲及职业事务的能力	AADL量表

（龙 纳 陈 茜）

第三节 老年人心理健康评估

一、老年人心理健康的基本知识

1. 老年人心理健康

心理健康是指人们的心理行为能够适应社会环境的变化，能够按照社会要求的标准来实现个人的意念，获得生活的满足。由于老年人的心理状况对其老化过程的进展、健康长寿、老年病的治疗及预后均有较大影响，因此正确评估老年人的心理健康状况，了解老年人的心理活动特点和影响因素，对维护和促进老年人的身心健康、有的放矢地进行心理健康指导具有重要的作用。

2. 老年人心理健康的评估内容

老年人心理健康的评估包括：认知、个性、情感等和生存意愿、宗教信仰等特殊心理问题。心理学健康评估可以了解老年人存在的心理问题，以便做好心理支持，鼓励家庭及社会给予老年人更多的尊敬、关心和生活上的照顾，尤其是高龄女性及丧偶的老年人群。目前临床上对老年人心理健康的评估工具很多，下面主要介绍认知功能、抑郁症、焦虑症和孤独感的量化评估工具。

二、老年人的认知功能

认知功能主要反映老年人对周围环境的认识和对自身所处状况的识别能力，主要评定老年人有无痴呆，是 CGA 的主要部分。痴呆进展缓慢，因此早期或轻微的认知障碍常被忽略而错失治疗机会，而通过信度和效度较好的简短智能工具，可以筛查出这些患有潜在认知障碍的老年人。认知功能的项目包括对人物、时间、地点的定向能力，注意力，记忆能力，计算及书写能力，语言能力（流畅度、理解力、复述能力）以及建构能力的评估。评估工具很多，最普及的测试是简易智力状态检查、简易操作智力状态问卷和改良的长谷川痴呆量表，最简便的测试是画时钟。

1. 简易智力状态评估量表

该测验要考虑被测者教育程度的影响，一般来讲，总分 30 分（表 11–8），不同教育程度的分界值为：文盲组 17 分，教育年限≤ 6 年组 20 分，教育年限 > 6 年组 24 分，低于分界值则认为有认知功能缺损。在测试受检者之前，需先向受检者解释此测试的目的及内容，以免受检者产生焦虑、害怕或因题目简单而感觉受到侮辱的情绪。对于量表中的某些问题必要时可以稍做修改，例如受检者感觉 100 减 7 的系列减法难以实现，那么可改为 20 减 3，或者改成以金钱为单位的系列减法，即“假如你有一百元，买了七元的东西，你还剩多少钱？”

表11–8　简易精神状态检查表

内容	评 分	内容	评 分
定向问题 1.时间：何年？	______1	语言 6.指着铅笔或手表，让患者讲出其名称	______2
何季节？	______1		
哪一天？	______1		
星期几？	______1		
哪一月？	______1		
2.地点：哪个省？	______1	7.让患者重复说“不”“和”“但是”“要不”等话	______1
哪个县？	______1	8.让患者执行三条命令：“取一张纸放在右手中，再折成1半，然后丢在地上”	______3
哪个城镇？	______1	9.让患者口述并且做到“闭上你的眼睛”	______1
哪层楼？	______1	10.让患者自己写出一短句（这个句子应该有主语和谓语并有意义，评分时不计拼写错误）	______1
家庭地址/建筑名称？	______1		
记录 3.讲述三件物品的名称，每秒说一个，逐一重复给患者听，然后要求患者逐一回答，直至患者全部学会三个名称	______3	11.把下面的图形每边加大1~5cm，然后要患者画下（如果所有的边和角都画出并交叉的边形成一个四角形，就给1分）	______1
注意力和计算 4. 连续问七次，每答对1次给1分，回答5次后停止，然后改为拼写字词。			

续表

内容	评分	内容	评分
回忆 5.问问题3中学到的三件物品的名称，每答对1次给1分	____3		共30分

2. 简易操作智力状态问卷

简易操作智力状态问卷包括：定向力、个人史、最近记忆及计算力等 10 个问题，答错两题以上即视为异常（表 11-9）。评估时需要结合被试者的教育背景，适合用于评定老年人认知状态的前后比较。简易操作智力状态问卷较简易智力状态检查简短、易记、易使用、且不需任何辅助器具。其敏感度 50%~82%，特异性约 90%。有些专家建议若再加上书写能力的评估（如签名、写句子或是画时钟）可提高其检测力。当简易操作智力状态问卷检测出认知问题时，需再做进一步的评估。

表11-9 简易操作智力状态问卷

条目	正确	错误
1.今天是几号（可错一天）	0	1
2.今天是星期几（只有一个正确答案）	0	1
3.这个地方是那里?	0	1
4.您家的电话号码?/无电话:您的家在那条街?	0	1
5.您多大年龄?	0	1
6.您是哪年出生的?	0	1
7.中国现在的主席是谁?	0	1
8.中国前任的主席是谁?	0	1
9.您母亲的名字是?	0	1
10.从20减去3，新的得数依次减3	0	1

3. 改良的长谷川痴呆量表

评分简单，不受文化程度的影响，有较高的敏感度和特异度，而且与简易智力状态检查有显著相关，是筛选老年人期痴呆的可靠的工具量表。满分 30 分，界值 20 分。< 20 分可疑痴呆（表 11-10）。

表11-10 改良的长谷川痴呆量表

项目	分值		
1. 您今年多大年龄？（±2岁的误差判为正确）	0	1	
2. 今天是哪年？	0	1	
哪个月？	0	1	
哪一日？	0	1	
星期几？			
3. 您现在是在什么地方？	0	1	2

续表

项目	分值					
4. 说出三个词语，然后请被试者即刻回忆这三个词语：						
花		0			1	
猫		0			1	
汽车		0			1	
5. 连减：100减7 等于多少？（若不正确，继续第6题）		0			1	
93减7等于多少？		0			1	
6. 倒背数字6–8–2（若不正确，继续第7题）		0			1	
若正确，继续倒背3–5–9–2		0			1	
7. 回忆问题4中说到的三个词语（花、猫、汽车）（再次复述）						
花		0		1		2
猫		0		1		2
汽车		0		1		2
8. 出示5种不相关的物品，然后收起来让老人回忆	0	1	2	3	4	5
9. 说出尽可能多的蔬菜品种（超过10秒不能说出下一种即终止）（说出5种后，每说一种给1分）	0	1	2	3	4	5

4. 画时钟

画时钟是评估认知功能的有效方法，特别是对视觉空间及建构性方面的评估。要求受检者在纸上画一圆形时钟并填上阿拉伯数字 1~12，并指定一时间点（如 7 点 20 分）请受检者画上时针与分针。目前国际上普遍采用的是“四分法计分”：第一步，画出一个封闭的圆（表盘），得 1 分；第二步，将刻度画在正确的位置，得 1 分；第三步，将数字安置在表盘上的正确位置，得 1 分；第四步，能准确地标注出 8 时 20 分，又得 1 分。认知障碍的老年人所画时钟会出现多种错误（图 11–3–2）。

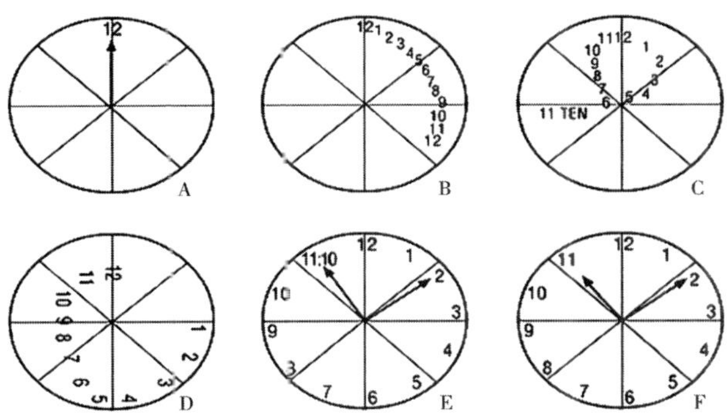

图11–3–2 认知障碍老年人所画时钟

5. 迷你认知评估

美国老年医学会所出版的手册中建议使用“迷你认知评估”作为检验认知功能障碍的方法。迷你认知评估包含画时钟法和三个名词复述及记忆测试两个部分。

三、老年人的抑郁

抑郁是老年人最常见的精神疾病之一。在筛检抑郁患者时，可以通过“过去一个月经常会感觉情绪低落、抑郁或无望吗？”“过去一个月对任何事情都没有兴趣吗？”等作为询问抑郁问题的开端。如果受检者回答肯定，那么就需要进一步检查老年人是否达到抑郁障碍的诊断。

评估工具通常包括自评量表和他评量表。前者包括老年人精神抑郁量表（GDS）、Zung 自评抑郁量表（SDS）、Beck depression inventory for primary care（简称 BDI-PC）等；后者主要为 Hamilton 抑郁量表。目前临床最常用的评估工具为老年人精神抑郁量表。

老年人精神抑郁量表有 30 题、15 题、10 题、4 题等版本，30 题的量表为初版，但由于其题目过多，叶沙夫基（Yesavage）等人又设计出 15 题的简式版本（表 11-11）。目前临床上最常用的抑郁评估量表即为 GDS-15，敏感度为 72%，特异性为 57%。满分 15 分，0~4 分为正常，5~8 分为轻度抑郁，9~11 分为中度抑郁，12~15 分为重度抑郁。该量表不适合有认知功能障碍老年人。

表11-11　老年人精神抑郁量表

项　目		是	否
1	您是否基本上满意您的生活?		
2	您是否放弃了许多活动和兴趣爱好?		
3	您是否感到生活空虚?		
4	您是否常常感到厌烦?		
5	大多数时间里您是否精神好?		
6	您是否害怕将有对您不利的事情发生?		
7	大多数时间里您是否感到快乐?		
8	您是否常常有无助的感觉?		
9	您是否宁愿待在家里而不愿外出干些新鲜事?		
10	您是否觉得您的记忆比大多数人要差?		
11	您是否认为现在还活着真是太奇妙了?		
12	您是否觉得您现在一无用处?		
13	您是否感到精力充沛?		
14	您是否觉得您的处境没有希望?		
15	您是否人认为大多数人处境比您好?		

*表中“是”1分，“否”0分，问题编号1、5、7、11、13为反方向计分。

四、老年人的焦虑

焦虑是指人们对环境中一些即将面临的、可能会造成危险和威胁的重大事件或者对预示要做出重大努力的情况进行适应时，心理上出现的紧张和不愉快的期待情绪。

临床上焦虑评估常常首先询问“您是否感到紧张、焦虑或者不安？”如果回答肯定则进一步询问“是否有无法停止或者控制的焦虑不安？”如果回答依旧肯定则应该通过标准量表进一步筛查。常见的筛查工具为 Zung 焦虑自评量表（SAS）（表 11-12）、状态－特质焦虑问卷（STAI）、汉密顿焦虑量表（HAMA）和贝克焦虑量表（BAI）等。一般来讲，焦虑评估并不常规使用，只有当发现老年人存在焦虑可能时才进行焦虑评价。

临床最常用的为 Zung 焦虑自评量表。量表采用 1~4 分制记分，评定 1 周内焦虑者的主观焦虑感受。把 20 题的得分相加为原始分，原始分乘以 1.25，通过四舍五入取整法即得到标准分。分界值为

50分，标准分分值越高，焦虑倾向越明显。

表11-12 Zung的焦虑自评量表（SAS）

评定项目		很少有	有时有	大部分时间有	绝大多时间有
1	我感到比往常更加神经过敏和焦虑				
2	我无缘无故感到担心				
3	我容易心烦意乱或感到恐慌				
4	我感到我的身体好像被分成几块，支离破碎				
5	我感到事事都很顺利，不会有倒霉的事情发生				
6	我的四肢抖动和震颤				
7	我因头痛、颈痛和背痛而烦恼				
8	我感到无力而且容易疲劳				
9	我感到很平静，能安静坐下来				
10	我感到我的心跳较快				
11	我因阵阵的眩晕而不舒服				
12	我有阵阵要昏倒的感觉				
13	我呼吸时进气和出气都不费力				
14	我的手指和脚趾感到麻木和刺痛				
15	我因胃痛和消化不良而苦恼				
16	我必须时常排尿				
17	我的手总是温暖而干燥				
18	我觉得脸发烧发红				
19	我容易入睡，晚上休息很好				
20	我做噩梦				

五、老年人的孤独

孤独是感到自己与外界隔离或受到外界排斥所产生的一种不愉快的、令人痛苦的心理感受。我国是世界上老年人口绝对数最大的国家，现代社会生活节奏的加快、居住环境的变化以及家庭模式的转变，使得越来越多的老年人，特别是留守老年人不能尽情享受天伦之乐，容易产生孤独的感觉。目前来讲，没有专门针对老年人的孤独感予以评测的量表，临床上常用UCLA孤独量表进行相关评定（表11-13）。

UCLA孤独量表是评价由于对社会交往的渴望与实际水平的差距而产生的孤独。目前采用的UCLA量表是在Russell等人于1978年编制的孤独量表基础上形成的。共20个条目，11个为“孤独”的正序条目，9个为“非孤独”的反序条目。每个条目均采用4级评分。

表11-13 UCLA孤独量表（1988）

条目		从不	很少	有时	一直
1	⋆您常感到与周围人的关系和谐吗	1	2	3	4
2	您常感到缺少伙伴吗	1	2	3	4
3	您常感到没人可以信赖吗	1	2	3	4
4	您常感到寂寞吗	1	2	3	4
5	⋆您常感到属于朋友们中的一员吗	1	2	3	4
6	⋆您常感到与周围的人有许多共同点吗	1	2	3	4
7	您常感到与任何人都不亲密了吗	1	2	3	4
8	您常感到您的兴趣与想法与周围的人不一样吗	1	2	3	4
9	⋆您常感到想要与人来往、结交朋友吗	1	2	3	4

续表

条目	从不	很少	有时	一直
10 *您常感到与人亲近吗	1	2	3	4
11 您常感到被人冷落吗	1	2	3	4
12 您常感到您与别人的来往毫无意义吗	1	2	3	4
13 您常感到没有人很了解您吗	1	2	3	4
14 您常感到与别人隔开了吗	1	2	3	4
15 *您常感到当您愿意时就能找到伙伴吗	1	2	3	4
16 *您常感到有人真正了解您吗	1	2	3	4
17 您常感到羞怯吗	1	2	3	4
18 您常感到人们围着您但并不关心您吗	1	2	3	4
19 *您常感到有人愿意与您交谈吗	1	2	3	4
20 *您常感到有人值得您信赖吗	1	2	3	4

带“”的条目为反序计分，将每个条目得分相加为总分，高分表示孤独程度高。

（龙 纳 陈 茜）

第四节 老年人社会健康评估

一、老年人的居住环境

老年人的健康与其生存的环境密切相关，如果环境因素的变化超过了老年人自身的调节范围和能力，就会引起功能减退甚至导致疾病的发生。对环境进行评估，可以更好地去除妨碍健康生活行为的不利因素，发挥补偿机体缺损功能的有利因素，从而提高老年人的生活质量。

居住环境是老年人的生活场所，是老年人学习、社交、娱乐、休息的地方，评估应了解老年人的生活环境及目前生活环境、社区中的特殊要求，其中老年人的居家安全环境是评估的重点。

居家环境评估对于老年人安全而言非常重要，特别是容易跌倒的老年人。居家环境评估主要由两个部分组成。其一为评估居家环境的安全要素及影响老人功能障碍的因素（表 11-14），其二为评估老年人所需的医疗资源或可提供的人力资源。

表11-14 老年人居家环境安全评估要素

部位	项目	评估要素
一般居室	光线	光线是否充足?
	温度	是否适宜?
	地面	是否平整、干燥、无障碍物?
	地毯	是否平整、不滑动?
	家具	放置是否稳固、固定有序，有无阻碍通道?
	床	高度是否在老人膝盖下、与其小腿长基本相等?
	电线	安置如何，是否远离火源、热源?
	取暖设备	设置是否妥善?
	电话	紧急电话号码是否放在易见、易取的地方?

续表

部 位	项 目	评 估 要 素
厨房	地板	有无防滑措施?
	燃气	“开”、“关”的按钮标志是否醒目?
浴室	浴室门	门锁是否内外均可打开?
	地板	有无防滑措施?
	便器	高低是否合适,是否设扶手?
	浴盆	高度是否合适?盆底是否垫防滑胶毡?
楼梯	光线	光线是否充足?
	台阶	是否平整无破损,高度是否合适,台阶之间色彩差异是否明显?
	扶手	有无扶手?

二、老年人的社会环境

社会环境包括个人参与家庭生活、社会生活以及与亲友交往的频度、老年人的家庭地位、家庭和睦度及夫妻关系等情感上的健康程度。该领域最为复杂,目前尚缺少可量化的、操作性强的全面评估工具。

1. 经济

经济状况水平对老年人的健康以及老年患者的角色适应影响最大,经济状况的高低对老年人的物质生活和精神生活会产生广泛的影响。目前我国老年人的经济主要来源于离退休金、国家补贴、养老保险、家人供给等。经济状况的评定通过老年人收入是否能满足其个人需要、是否需要他人的支持等进行衡量。评估者可通过询问以下问题了解经济状况,例如“您的经济来源有哪些?”“家庭有无经济困难?”“医疗费用的支付形式是什么?”等。

2. 家庭

家庭因素直接影响老年人的身心健康。家庭评估主要通过 APGAR 家庭功能评估表进行(表 11-15),它包括家庭成员基本资料、家庭类型与结构、家庭成员的关系、家庭功能与资源以及家庭压力五个方面。主要涉及家庭功能的适应度、合作度、成长度、情感度及亲密度五个部分。

表11-15 家庭功能评估表

评定项目	经常	有时	从不
当遇到困难时,家人是否帮助您?			
决定重要家庭事务时,是否征求您的意见?			
当您想从事新的活动时,家人能接受并支持吗?			
您满意家人对您情感表达的方式及情绪的反应吗?			
您对目前的家庭生活满意吗?			

三、老年人的社会功能

社会功能的评估应包括老年人对自己生活的安排与需求、与家人和亲友的关系、家人和照顾者对老年人的期望、经济状况、社交活动以及使用的交通工具等。

评估者应该首先了解其本身的身体功能及其支持系统。支持系统包含非正式的系统（亲属、朋友及邻居）、正式的系统（养老津贴）以及半正式的系统（邻里互助组织、宗教团体）。评估社会功能的工具并不常规使用于所有老年人身上。常被采用的社会功能评估工具，包括社会功能不良评估量表及杜克大学的社会功能评估问卷。

四、老年人照顾者的负担

对老年人施行健康综合评估时也要考虑到照顾者的负担，特别是认知障碍或日常生活能力退化的老年人的照顾者。最好选老年人不在场的时候对照顾者进行评估。可以询问："当您在照顾您所关心的人时，您最担心或在意的是什么事？"等。同样，照顾者负担的工具并不常规使用于所有照顾者身上。常用的照顾者负担评估工具有 Zarit 护理负担量表（表 11-16）。

表11-16 Zarit护理负担量表

项 目	没有	偶尔	有时	经常	总是
1 您是否认为，您所照料的患者会向您提出过多的照顾要求?	0	1	2	3	4
2 您是否认为，由于护理患者会使自己的时间不够?	0	1	2	3	4
3 您是否认为，在照料患者和努力做好家务及工作之间你会感到有压力?	0	1	2	3	4
4 您是否认为，因患者的行为而感到为难?	0	1	2	3	4
5 您是否认为，有患者在您身边而感到烦恼?	0	1	2	3	4
6 您是否认为，患者已经影响到了您和您的家人与朋友间的关系?	0	1	2	3	4
7 您对患者的将来，感到担心吗?	0	1	2	3	4
8 您是否认为，患者依赖于您?	0	1	2	3	4
9 当患者在您身边时，您感到紧张吗?	0	1	2	3	4
10 您是否认为，由于护理患者，您的健康受到影响?	0	1	2	3	4
11 您是否认为，由于护理患者，您没有时间办自己的私事?	0	1	2	3	4
12 您是否认为，由于护理患者，您的社交受到影响?	0	1	2	3	4
13 您有没有由于患者在家，放弃叫朋友来家的想法?	0	1	2	3	4
14 您是否认为，患者只期盼着您的照料，您好像是他/她唯一可依赖的人?	0	1	2	3	4
15 您是否认为，除外您的花费，您没有余钱用于护理患者?	0	1	2	3	4
16 您是否认为您有可能花更多的时间护理患者?	0	1	2	3	4
17 您是否认为开始护理后，按照自己的意愿生活已经不可能了?	0	1	2	3	4
18 您是否希望，能把患者留给别人来照料?	0	1	2	3	4
19 您对患者有不知如何是好的情形吗?	0	1	2	3	4
20 您认为应该为患者做更多的事情是吗?	0	1	2	3	4
21 您认为在护理患者上您能做得更好吗?	0	1	2	3	4
22 综合看来您怎样评价自己在护理上的负担?	0	1	2	3	4
	无	轻	中	重	极重

（陈 茜 龙 纳）

第五节　老年综合评估的实施与应用

一、老年综合评估的实施

老年综合评估强调从社会、经济、精神、躯体及自理能力等多个维度测量老年人整体健康水平。同时，它亦强调老年人的躯体健康、精神健康与社会经济状况三者之间的密切关系，从而克服了传统评估的单一性和局限性。这种综合评估的方法已逐渐发展成为老年医学的一个新领域，已被公认为是各种老年医学及老年护理学实践与研究的基础和必不可少的工具。

老年综合评估的内容涵盖多学科，故实施评估时需要多学科团队成员的参与与合作。评估结果应该及时反馈给老年人，并且根据评估时的实际情况制定出符合老年人情况的防治计划，由团队成员共同监督实施。有研究发现，评估者根据评估结果做出的建议中，50%~70% 的建议会被老年患者采纳。

二、老年综合评估的应用

1. 使用单一评估量表

国外已经建立了成熟的老年综合评估量表，其中最主要的有美国老年人资源与服务评估量表（OARS）、综合评价量表（CARE）、多水平评价问卷（PGCMAI）等。以上 3 个量表均包括 5 个基本内容：躯体健康、精神健康、日常活动能力、经济状况及社会资源状况。

（1）OARS 量表：1975 年由杜克老年与人类发展研究中心编制，用于之前所提到的 5 个方面的基本功能。采用 6 级评分制，5 项内容的评分之和为综合得分，代表老年人的综合健康状况。其可信性和有效性都已得到广泛的验证。

（2）CARE 量表：CARE 量表包括 4 个核心方面的 1 500 个项目，涵盖精神、医学、营养、经济和社会问题。有研究表明，该量表具有较高的一致性、可靠性和接受度。

（3）PGCMAI 问卷：PGCMAI 问卷涵盖日常生活能力、认知水平、环境感知、自我调节、身体健康及社会互动和时间利用 7 个方面的内容。有研究表明，PGCMAI 问卷具有较高的一致性和应答性，但目前尚缺乏该问卷敏感性、特异性和精确度的研究。

2. 多个调查量表联合使用

老年综合评估可以按照不同的评估项目将不同的调查量表联合使用。同时应考虑评估工具的信度与效度、老年人的接受度及所需花费的人力与时间等（表 11-17）。

表11-17　常用的评估工具及施测所需时间

问题	评估工具	平均评估所需时间（min）
听力障碍	轻声说话	1
视力障碍	Snellen 视力量表	2
日常生活活动功能	Katz 日常生活活动功能量表Lawton	2~4

续表

问题	评估工具	平均评估所需时间（min）
行动/平衡	工具性日常生活活动功能量表	3~5
	起身-行走测试	1
	Tinetti 平衡及步态评估表	5~15
认知障碍	简易智能测验	5~15
	画时钟测验	2
抑郁	老年抑郁量表（15 题）	3~6
营养不良	体重指数	2
尿失禁	询问关于尿失禁的问题	1

目前所用量表复杂，花费时间较多。需要进一步将量表进行压缩、简化或利用计算机技术将评估过程程序化，以利于对老年人健康功能进行综合评估。在临床实践及研究中，常常并非单一地采用一种量表，而需根据不同人群特征、评估目的选择最合适及最有效的量表。

3. 老年综合评估步骤

老年综合评估可分为五个步骤：第一步，判断适合接受评估的患者；第二步，做出完整的评估及建议；第三步，依据建议实地执行；第四步，追踪执行成效；第五步，修正治疗计划。

三、老年综合评估的应用前景

与传统的以疾病为导向的评估方式不同，老年综合评估强调老年人的健康状态不仅仅受疾病的影响，而且与其功能状态、心智能力、社会、经济以及环境因素有关，是着重于功能状态的评估。老年综合评估通过老年科医生、护士、康复科医生、营养师、药剂师以及精神科医生等成员组成跨学科的医疗团队对老年人进行系统性评估，找出可治疗的问题增进健康，找出潜在的问题促进健康。

多项随机对照研究证实老年人健康综合评估可以提高诊断的准确性，降低家庭病床的使用率，减少医疗费用，减少药物的使用，降低老年患者的死亡率，提高老年人的独立生活能力，提高老年患者的满意度。部分研究结果证实老年人健康综合评估可以降低老年人住院率，减少老年人急诊的次数，提高老年患者生存率的同时不降低患者的生活质量。

在欧美等国家的急性病医院、康复机构、护理之家及社区诊所中，老年人健康综合评估都已得到较广泛应用。其中，美国、加拿大等国家已经形成了完善的评估体系，用于了解老年人的身体健康、功能状况变化及某些治疗、康复及护理等卫生干预措施的有效性。目前我国老年健康综合评估尚处于起步阶段，但在国内一些大型医院中，特别是老年综合团队干预中，已经开始逐渐运用，有的医院已经将其纳入电子病历，作为老年人入院的医疗、护理常规评估。但鉴于目前所有量表评估均需要花费较多的时间，国内多数医院进行的综合评估不全面。通过借助有关国家等对于老年综合评估的经验，我们可以将其量表本土化或者设计出全新、简洁的综合评价量表，以便获取老年人的详细情况，高效率筛查老年人现存或潜在健康问题，通过团队有效沟通和讨论，制定和修订合适的防治计划，充分发挥老年综合健康评估的作用，为老年人提供更全面的护理。

（陈　茜　龙　纳）

第四章
老年人的日常生活护理

第一节 老年人日常生活护理的重点

一、日常生活护理的重要性

生活水平的提高和平均预期寿命的延长，老年人口所占比例及人口数日益增加，多数患慢性疾病的老年人会经历相当长的慢性病带病期。让老人们享受健康幸福的每一天，是人们的美好愿望。在我国，一直以来是家庭承担着老年人长期照料的主要任务。但是在我国计划生育政策实施后，独生子女一代的父母将陆续进入老年期，老年人照料问题必然给家庭及社会带来挑战。老年人不管患病与否，其生活自理能力均受不同程度的影响，日常生活功能下降或丧失，需要有人长期照料，国际上称之为长期护理，其中主要内容为日常生活护理。老年人日常生活护理直接影响到老年人的生存质量。

二、日常生活护理的注意事项

1. 注意调动老年人参与的主动性

老年人由于疾病及衰老的原因，在日常护理过程中往往会产生过分依赖心理，因此，护士既要满足老年人的生理需要，还要充分调动老年人的主动性，最大限度地保存和发挥其残存功能，鼓励其参与家庭和社会生活，促进其身心健康发展。

2. 注意老年人的安全保护

老年人一般会有不服老以及不愿麻烦他人两种心理状态，均可能会危及老年人的安全。在日常生活中，老年人愿意自己动手，如上厕所、倒水等，有时候明知能力有限，也不愿请求别人帮助，并由此导致跌倒、烫伤等意外。因此，护士对此要多进行健康指导，使老年人了解自身的健康状况和能力。正确对待衰老带来的影响，坦然接受他人的护理。护士也要熟悉老年人的生活规律和习惯，及时给予指导和帮助，防止跌倒、噎呛、坠床、服错药、交叉感染等发生，使老年人生活放心，晚年开心。

3. 个性化护理及隐私保护

在日常护理中要尊重和保护老年人的个人习惯和隐私，如协助排泄、沐浴时，因地制宜地采取一些措施，创造和保持一个相对独立的私人空间，如在多人房间里应用拉帘或屏风进行遮蔽，保证老年人的隐私安全，使老年人感觉受到尊重和重视。

4. 环境的调整要点

老年人的生活环境方面，要注意尽量去除妨碍生活行为的因素，尽量达到“健康、安全、便利、整洁”。

（1）室内环境：注意调节室内温度、湿度、采光、通风等，让人感受到安全与舒适。室温以22~24℃较为适宜，室内合适的湿度则为40%~60%，光线适宜，要保持适当的夜间照明，如保证走廊和厕所的灯光，在不妨碍睡眠的情况下可安装地灯等。居室要经常通风以保证室内空气新鲜，特别是老年人不能去厕所而在室内排便或失禁时，应在开窗通风的同时，使用空气清新剂去除异味，保持室内空气清新。

（2）室内设备：老年人居室内的陈设应简单，一般有床、柜、桌、椅即可，保持室内通道畅通无阻，避免磕绊。家具转角处应尽量用弧形，以免碰伤老年人。选择适合于老年人的床具，床上方应设有床头灯和呼唤铃，床的两边均应有活动的护栏。室内还应配有冷暖设备，但取暖设备的种类选择应考虑安全实用。

（3）厕所、浴室与厨房：厕所、浴室与厨房是老年人使用频率较高而又容易发生意外的地方，因此其设计一定要注意安全，并考虑到不同老年人的需要。如为老年人提供加温式的坐便器，将厕所改成适合老年人个体需要的样式。

三、日常生活护理的目标

对于老年人来说，最大限度地主动发挥老年人的残存功能，是日常生活护理的目标。对于移动困难、卧床不起的老年人来说，要让他们坐起来、离开床，扩大生活空间是日常生活护理的关键。为此，初期要借助轮椅如厕、散步等扩大活动范围，同时还要扩大心理空间，鼓励与他人接触，包括电话联系朋友等各种有益措施，使其对完成日常生活产生动力，最大限度地恢复和维持老年人的生理－心理－社会的完满状态。

（刘祚燕　杨　玲）

第二节　与老年人的沟通与交流

一、沟通的概念

沟通指人与人之间的信息交流、传递和理解，以期获得反应效果的过程。沟通的要素包括：传讯者、收讯者、沟通信息、沟通渠道等。在日常生活中，人们通过语言、姿势、表情或其他信号等方式，相互分享与交换信息、意念、信仰、感情与态度，以使双方能够互相理解，分享彼此之间的感情和知识，也可减少或消除误会，增进相互之间的了解。

沟通中，传讯者要根据收讯者的年龄、心智、情绪准备状态等特性，有效地将信息整理、转换成收讯者了解的符号和信息。

二、非语言沟通的技巧

根据老年人的特点，下面重点介绍非语言沟通和语言沟通两种类型。

（一）非语言沟通的概念

非语言沟通是以人体语言（非语言行为）作为载体，即通过人的目光、表情、动作和空间距离等来进行人与人之间的信息交流。在日常生活中，60%~70% 人们所采用的沟通方式是非语言沟通。

非语言沟通对于因认知下降而逐渐不能表达和理解谈话内容的老年人来说极其重要。在探讨非语言沟通之前要了解老年人可能较为依赖非语言交流，但并非意味着其心理认知状态也退回孩童阶段。所以，要尊重与了解老年人的个别性和文化传统背景，注意观察何种沟通模式是老年人反应良好的方式，并予以强化和日常运用。

（二）与老年人的身体语言沟通

与老年人的身体语言沟通是通过动态无声的表情、目光、手势等身体运动或静态的空间距离、身体姿势及衣着打扮等形式来实现沟通。护理工作者主要借助手部动作、面部表情等身体姿态来表达对老人的帮助和关爱。

1. 触摸

触摸是一种很有效的沟通方式，可以交流关心、体贴、理解、安慰和支持等情感。触摸受性别、年龄和社会文化背景、宗教信仰、触摸的形式和部位、触摸时的情境、双方的关系等因素的影响。虽然触摸是一种容易被误解的沟通方式，但审慎地、有选择地使用触摸对沟通是有促进作用的。护理者通过触摸表达对老年人的关爱和保护，在对老年人采取触摸方式沟通时，应避免抚摸老年人的脸和头部。

对老年人采取触摸沟通中应遵循的注意事项：①尊重老年人：检查、操作等涉及老年人的隐私时，应事先告知并得到老年人的允许，在使用触摸时应注意不同社会文化背景下的老年人对触摸礼仪的理解和接受程度。②触摸部位的确定：最易被接受的触摸部位是手，其余有手臂、背部与肩膀；不适合触摸的部位是头部及颜面部。③观察老年人的反应：触摸的同时密切观察老年人面部表情以及被触摸的部位是否松弛或紧绷，身体姿势是接受的前倾，还是退缩的后靠，以此判断老人是否接受触摸。④保护老年人易受损的皮肤：触摸前要确定老人的手有无不宜触摸的情况，如触摸有皮肤破损或伤口等部位时避免使用摩擦或拉扯。⑤对老年人的触摸应有正确的反应：护士应尝试适当地接受老年人抚摸我们的脸颊、头发或手臂来表达谢意。

2. 身体姿势和动作

当不能用语言清楚表达信息时，身体姿势能适时有效地辅助表达和加强澄清。准确、恰当的姿势能拉近护士与老年人的距离。护士在与老年人的沟通中，可利用一些让老年人感到亲近的身体姿势，缩短与老年人的距离，让老年人感到亲切，减少孤独。这些姿势包括：挥手问好；亲切的微笑迎接；主动搀扶老年人到沙发上坐下；把耳朵贴近老年人，神情专注的听老年人述说并作出相应的回应；蹲在老年人身旁面向老年人倾听等。有效强化沟通内容的身体姿势包括：挥手问好或再见，招手作动作，伸手指出物品所在地，伸手指认自己或他人等。

3. 倾听的技巧

倾听是沟通中必不可少的环节。护士与老年人沟通时特别需要耐心地倾听，并且要表现出对对方的话题感兴趣，必要时可夸大面部表情以传达担心、惊喜、欢乐、关怀等情绪。另外，眼神的信息传递也是很重要的，眼神的接触是脸部表情的精华所在。因此，与老年人眼神的信息传递是至关重要的。倾听要注意以下技巧：①专注：倾听者应保持良好的精神状态，精力集中，听清楚老年人谈话的背景、内容及尚未表达的意见。倾听时保持与老年人的眼神接触，以了解老年人谈话的真正意图，站在对方的立场来探讨谈话的内容。同时倾听者随时提醒自己通过交谈要了解或解决的中心问题是什么。②移情：对老年人的谈话要换位思考。学会聆听老年人的“弦外之音”和体会他们的感情。对老年人的讲述要有语言上的呼应，同时适当运用各种老年人能理解的动作与面部表情，如微笑、点头等，以表示自己的理解和感情。③注意倾听者的体态：与老年人沟通时要尽可能停止正在做的工作，要求倾听者的头、躯干、四肢处于适当的位置。比如有人习惯把头稍偏一点，有助于集中精力，必要时可把耳朵贴近老年人或适当俯下身子或以稍前倾的姿势贴近老年人倾听。④接受：尊重老年人，耐心倾听，不要急于作出判断。善于抓住重点，注意敏感的问题，捕捉真实的信息。多用疑问语来澄清混淆不清的谈话内容，把自己的判断延迟到老年人结束话题之后，最后告知老年人你的看法，但言语表达要缓和、委婉，不可用敷衍的态度或模棱两可的言语。⑤适时获取信息：通过提问的内容可获得信息，也可从对方回答的内容、态度、方式、情绪等获得信息。⑥做好记录：倾听的核心问题是要做好记录，以表示对问题的重视，同时增加老人的信任感。⑦保持信息完整：倾听者要根据具体情况安排充分和完整的交谈时间，在倾听内容的同时，倾听老人的感情，确保通过沟通获得信息的完整和正确。

（三）副语言沟通

副语言是指人们在交流过程中，通过非语词的声音，如重音的变化、声调、笑、哭或者停顿等来协助有声语言传递信息、表达感情、表明态度的技巧的总称，也称作“无声语言”“体态语言”“辅助语言”“行为语言”等。最新心理学研究成果揭示副语言在沟通过程中起着十分重要的作用，副语言具有巨大的信息容量。美国心理学家伯德 · 斯特尔（Byrd Stael）认为，人与人之间 65%~70% 的信息是由体态传递的。常见的副语言沟通方式包括仪表和服饰、形体姿态、面部表情、目光接触、手势、触摸及借助其他媒体等。

三、语言沟通的技巧

1. 语言沟通的契机

无论在为患者做任何操作前都必须用语言与患者进行沟通，以解除其思想顾虑及负担，取得良好的配合。如在为患者抽血、肌注或静脉推注药物时可一边操作一边交谈。这样既分散了患者的注意力又能了解病情，有针对性地对患者进行健康宣教。

2. 语言沟通形式的选择

外向的老年人喜欢与人交谈，把口头沟通作为抒发情感和维护社交互动的有效途径；而内向的老年人则可能变得比较少言、退缩，甚至有寂寞和沮丧的产生。因此，护士应该掌握老年人的性格和心理，努力为他们提供足够的社交与自我表达的机会，可选择当面语言沟通、电话沟通和书面沟通等不同沟通形式。

3. 注重语言修养

语言是人类社会最重要的交际工具，能起到征服人心灵的作用，成为人们相互理解的纽带。对疾病的解释和病情的判断，护士必须使用科学严谨、有理有据的语言，否则，会使患者失去对医护人员的信任。同时恰当、巧妙地使用敬语和谦词以及适当使用幽默性语言能赢得老年人的尊重和信任。

与老年人进行当面语言沟通的注意事项：①通俗易懂：根据老年人的实际情况使用老年人容易听懂的语言，简明扼要，尽量不用专业术语。②良好的亲和力：做到态度和蔼亲切、语速适中、吐字清晰。③强调并突出中心内容：一次谈话围绕一个中心内容或尽量少的主题。有意识地重复重点内容和不易理解的部分。④表达准确：语言生动，与老年人交谈时声音适当大一些，必要时可用适当的手势和姿势帮助语言沟通（如贴近老年人的耳朵说话），但身体语言要与优美的口头语言保持一致。⑤注意沟通效果：沟通中注意老年人反应，以了解老年人是否理解，形成与老年人交流的气氛，切忌简单说教。⑥尊重患者的隐私：老年人也有个人的隐私权。由于治疗、护理的需要，患者需将个人的隐私、家庭、婚恋及性生活等内情告知护士，护士应予以保密，这样才能赢得老年人的信任。⑦给予心理支持：交谈中要关心老年人的心理感受，对于有焦虑、烦躁不安、极端痛苦等消极情绪的老年人要给予及时有效的心理支持，促进沟通的效果。

四、有效沟通的方法

1. 明确沟通效果

沟通是日常生活的重要部分，是日常工作的常态。但每次沟通的目的显然不会一样。因此，面对每一次的沟通，首先要明确此次沟通的预期效果，是为了互相体谅以达成共识，还是为了解细节以准确决策，唯有此，才能做到有的放矢。

2. 日常沟通的技巧

根据不同的沟通对象选择适当的词语、语速、语调、声调等，适时地使用幽默，保证语言的清晰和简洁，注意时间的选择和话题的相关性。

3. 用心倾听

沟通大师戴尔 · 卡耐基说过："如果你想成为一个沟通高手，必须先是一个专心听讲的人。所以，沟通第一要领是多倾听，而不是自己一直滔滔不绝地说。"沟通是心与心的对话，能够做到感同身受才是沟通的最高境界。如果将自己作为一个忠实的听众与对方站在同一个角度上去考虑问题，就很容易与对方形成感情上的联盟。

4. 拓宽沟通的渠道

沟通渠道是指由信息源选择和确立的传送信息的媒介物，即信息传播者传递信息的途径。护士应充分利用现代网络实现多渠道沟通，拓宽沟通渠道，达到更好的沟通效果。

5. 沟通者的准备

（1）智慧：心理学家研究发现，一个人跟别人说过话后，所留给人的印象，只有 20% 取决于谈话的内容，其余 80% 则取决沟通的风格。沟通要在接纳对方的前提下进行，沟通者的智慧影响沟通的效果。

（2）坦诚：能够在合适的时机、选择最恰当的交流方式勇敢讲出自己的内心感受、想法和期望，同时要学会拒绝，敢于认错和勇于承担责任。

（3）避免负面情绪：负面情绪中的沟通常常效果较差，既理不清，也讲不明，很容易冲动而失去理性。护士在沟通过程中要冷静，并保持良好的职业素养。

6. 重视非语言沟通

美国心理学家莫拉宾（Mehrabian A.）认为：沟通被接纳的整体程度 =55% 的面部表情 +38% 的声调 +7% 的语言内涵。可见非语言沟通非常重要，非言语沟通作为“伴随语言”，使语言表达得更准确、有力、生动和具体。

五、与老年人有效沟通的要点

1. 积极倾听

用眼睛、耳朵和直觉去理解说话者的意图。必要时保持沉默，避免争辩，避免过早下结论，避免打断对方的谈话，鼓励老年人说出自己的感受，让老年人发泄出不良情绪。只有在老年人要求帮助时才提出建议。

2. 全面了解老年人的情况

护士注意在来到之前发生过什么事情，老年人的处境和情况是什么样的。这样可以帮助护士更好地与老年人进行沟通与交流。

3. 要提供充足的交流时间

老年人的听觉、视觉、理解能力和记忆能力会逐渐衰退，与他们交流时要有耐心，提供足够的交流时间。

4. 利用多种沟通方式

根据老年人不同的文化背景、理解能力、听力、能否识字等恰当地选择适合老年人的语言或非语言沟通方式，也可根据老年人的具体情况采用床旁沟通、集中沟通、出院电话随访等。

5. 重视双向沟通

沟通具有双向性，发送者发出信息后，老年人是否理解，是否信息被准确接收，可通过注意老年人的表情和反应来判断沟通效果。

（刘祚燕　杨　玲）

第三节　老年人的饮食营养及护理

一、老化与老年人的饮食生活

老年人由于机体的老化，新陈代谢减慢，需要摄入合理营养，维护健康和延缓衰老。对于老年人来说，饮食的制作、品尝过程是日常生活的一大乐事，丰富了老年人单调的日常生活。有关营养研究已经证实：人体摄取营养物质过剩或不足均可以造成体内免疫功能的失衡而引发感染、心肾疾病、衰老甚至恶性肿瘤。因此，改善饮食营养以防止过早衰老和老年多发病，维护老年人的健康，也是老年人日常生活护理中的一个重要课题。

二、老年人的营养需要量

1. 老年人三大营养素的需要量

（1）蛋白质：老年人的体内代谢过程以分解代谢为主，需要摄入较为丰富的蛋白质以补充组织蛋白的消耗。原则上应该质优量少，尽量供给生物效价比高的蛋白质，如豆类、鱼类等。避免摄入过多蛋白质，加重消化系统和肾脏系统的负担。

（2）碳水化合物：糖尿病、肥胖症等疾病患者需禁忌单糖的摄入，可适量供给一些含果糖的碳水化合物，如蜂蜜等。

（3）脂肪：老年人体内肌肉组织减少，脂肪组织增多。过多的脂肪含量将对心血管系统和消化系统产生不良影响。而若进食脂肪过少，又将影响到脂溶性维生素的吸收，因此，需摄入适量的脂肪。老年人进食脂肪的一个总原则是尽量选用含不饱和脂肪酸多的植物油，减少饱和脂肪酸和胆固醇的摄入，如可多食用花生油、豆油、玉米油等，减少猪油、肥肉等动物性脂肪的摄入。

2. 老年人其他营养素的需要量

（1）无机盐和维生素：老年人容易发生钙代谢的失衡，尤其是绝经期后的老年女性。由于内分泌功能的衰退，骨质疏松发生率会进一步增加，容易发生骨折。因此，适当增加富含钙质的易吸收食物，如奶类及奶制品、豆类及豆制品、干果等。同时，也要供给一定量的维生素，增强机体抵抗力。故老年人应多食新鲜的蔬菜、瓜果，烹调时可将其加工成菜汁、菜泥、肉末等，对于油炸、过黏、过油腻的食物应加以限制。

（2）水分：由于老年人结肠、直肠的肌肉萎缩，排便功能减退，再加上肠道中黏液分泌减少，以致大便易干结。因此，老年人每天的饮水量应在 2 500ml 左右，保证尿量大约 1 500ml。饮食中多喝汤羹类食品，既营养又相应地补充了水分。但循环系统或泌尿系统有疾患的老年人饮水应适量，以免增加心、肾负担而使病情加重。

（3）膳食纤维：膳食纤维具有通便、吸附致癌物质、促进胆固醇代谢、防止心血管疾病、降低餐后血糖、防止热量摄入过多的作用。故应鼓励老年人多吃富含膳食纤维的食物，如各种粗粮等，每天的摄入量以 30g 为宜。

三、老年人的饮食原则

1. 膳食平衡，饮食多样化

（1）主食多样化：主食中包括一定量的粗粮、杂粮，粗杂粮包括全麦面、玉米、小米、荞麦、燕麦等，比精粮含有更多的维生素、矿物质和膳食纤维。

（2）每天饮用牛奶或食用奶制品：牛奶及其制品是钙的最好食物来源，摄入充足的奶类有利于预防骨质疏松症和骨折。虽然豆浆中含钙量较多，但远不及牛奶，因此不能以豆浆代替牛奶。

（4）适量食用动物性食品：禽肉和鱼类脂肪含量较低，较易消化，适于老年人食用。肥肉、动物内脏中饱和脂肪和胆固醇含量很高，应尽量避免食用；畜肉饱和脂肪和胆固醇含量也较高，少食为宜。

（5）多吃蔬菜、水果：蔬菜是维生素 C 等几种维生素的重要来源，而且大量的膳食纤维可预防老年便秘。番茄中的番茄红素对老年男性常见的前列腺疾病有一定的防治作用。

2. 养成良好的饮食习惯

（1）饮食清淡：选择用油少的烹调方式，如蒸、煮、炖、焯，避免摄入过多的脂肪导致肥胖。少用各种含钠高的酱料，避免摄入过多的钠引起高血压。

（2）食物温度适宜：老年人消化道对食物的温度较为敏感，食物宜偏热，两餐之间或入睡前可加用热饮料，如热牛奶，以缓解疲劳。

（3）少量多餐：注意食量分配合理，避免暴饮暴食或过饥过饱，饮食内容也不应改变太快，防止因不能耐受而引起不必要的意外。再者，由于老年人肝脏储存肝糖原的能力较差，对低血糖的耐受能力低，容易饥饿，所以两餐之间宜添加适当的点心。

（4）注意饮食卫生：病从口入，因此应注意饮食卫生、餐具卫生，尽可能不吃垃圾食品，以防疾病的发生。

四、老年人在不同状况下的饮食护理

1. 烹饪时的护理

（1）咀嚼、消化吸收功能低下者的护理：蔬菜要切细，肉类最好制成肉末，烹煮方法可采用煮或炖，尽量使食物变软而易于消化。但由于易咀嚼的食物对肠道的刺激作用较小，往往容易引起便秘。因此应多选用富含纤维素的蔬菜类，如青菜、根茎类等烹制后食用。

（2）吞咽功能低下者的护理：某些食物很容易产生误咽，对吞咽功能障碍的老年人更应引起注意，如酸奶、汤面等。因此，应选择黏稠度较高的食物，同时要根据老年人的身体状态合理调节饮食种类、进食方式等。

（3）味觉、嗅觉等感觉功能低下者的护理：食物的色、香、味能大大地刺激食欲。因此味觉、嗅觉等感觉功能低下的老年人喜欢味道重的饮食，特别是盐类和糖类，而盐和糖食用太多对健康不利，故应格外注意。有时老年人进餐时因感到食物味道太淡而没有胃口，烹调时可用醋、姜、蒜等调料来刺激食欲。

2. 进餐时的护理

（1）一般护理：进餐时，室内空气要新鲜，安排和他人一起进餐可增加进食量；鼓励自行进食，对卧床的老年人应根据其病情帮助其坐在床上并使用特制的餐具（如床上餐桌等）进餐；在老年人不能自行进餐，或因自己单独进餐而摄取量少并有疲劳感时，照顾者可协助喂食，并注意尊重其生活习惯，掌握适当的速度与其进食速度相当。

（2）上肢障碍者的护理：老年人患有麻痹、挛缩、变形、肌力低下、震颤等上肢功能障碍时，自行摄入食物困难。但有些老年人还是愿意自行进餐，此时，可以自制或提供各种特殊的餐具。如国外有老年人专用的叉、勺，其柄应粗以便握持，也可将普通勺把用纱布或布条缠上即可。有些老年人的嘴无法张开过大，可选用婴儿用的小勺加以改造。使用筷子时的精细动作对大脑是一种良性刺激，因此应尽量维持老年人的这种能力，可用弹性绳将两根筷子连在一起以防滑脱。

（3）视力障碍者的护理：对于有视力障碍的老年人，做好单独进餐的护理非常重要。照顾者首先要向老年人说明餐桌上食物的种类和位置，并帮助其用手触摸以便确认。要注意保证安全，热汤、茶水等易引起烫伤的饮食要提醒注意，鱼刺、碎骨等要剔除干净。视力障碍的老年人可能因看不清食物而引起食欲减退，故食物的味道和香味就显得很重要，同时让老年人与他人一起进餐，营造良好的进餐氛围以增进食欲。

（4）吞咽能力低下者的护理：由于存在会厌反射能力低下、会厌关闭不全、声门闭锁不全等情况，吞咽能力低下的老年人很容易将食物误咽入气管。尤其是卧床老年人的舌控制食物的能力减弱，更易引起误咽。因此，老年人进餐时一般采取坐位或半坐位比较安全，偏瘫的老年人可采取侧卧位，最好是卧于健侧。进食前指导先喝水湿润口腔，进食过程中，照顾者在旁观察协助，以防发生事故。

（5）有疾病者的护理：护士需要随时密切观察病情，并根据病情提供相应的护理，如糖尿病、胰腺炎、认知障碍等。

（刘祚燕　杨　玲）

第四节　老年人的生活节律及护理

一、老年人的生活节律

生活节律的形成和维持对维护老年人的健康有十分重要的作用。人到老年，由于离退休等原因，往日紧张的工作、繁杂的社交活动及家庭成员的集中程度等生活节律发生改变。老年人可能对清闲的生活、单调的环境不适应，进而形成不良的生活节律和方式，导致某些疾病的发生。因此，让老年人养成良好的生活节律是保持健康的重要环节，也是老年人日常生活护理的重要内容。

随着老化的进展，老年人的身心功能都会发生很大的变化，特别是活动和感觉功能的降低，日常生活动作和行动变慢，行动速度和反应速度的变化，因此要适当减慢生活节奏，建立规律饮食、规律作息的良好习惯。同时保持适当的社交活动和合理用脑，比如可继续工作或是参加义务活动，可参加一些协会活动及适当交友等。

二、老年人的运动与娱乐

1. 老年人的运动与娱乐的益处

适当的体育锻炼可以增强老年人的心肺功能，促进生理机能改善，提高对外界环境的适应能力。运动锻炼不能急于求成，而应该有目的、有计划、有步骤地进行，并持之以恒，这样才能取得满意的效果。

2. 老年人的运动与娱乐的原则

（1）正确选择：老年人可以根据自己的年龄、体质、场地条件，选择适当的运动项目。例如：长距离步行或远足、慢跑、骑自行车、游泳、爬山等，并辅以太极拳、乒乓球、羽毛球、网球、迪斯科健身操等。

（2）循序渐进：应从运动量小的活动开始，再逐渐增加运动的量、时间、频率。每次给予新的活动内容时，都应先评估老年人对于此项活动的耐受性。

（3）持之以恒：通过锻炼增强体质、防治疾病，要有一个逐步积累的过程。取得疗效以后，仍需坚持锻炼，才能保持和加强效果。

（4）运动时间：老年人运动的时间以每天 1~2 次，每次 30min 左右，一天运动总时间不超过 2h 为宜。运动时间最好选择在早上起床后，因早晨空气新鲜、精神饱满，利于运动。饭后则不宜立即运动，因容易导致消化系统疾病的发生。

（5）运动场地与气候：运动场地尽可能选择空气新鲜、安静清幽的公园、庭院、湖滨等地。户外运动注意安全，防止跌倒，夏季要防止中暑，冬季则防感冒。

年老体弱、患有多种慢性病者，应请医生检查，并根据医嘱进行运动，以免发生意外。患有急性疾病、出现心绞痛或呼吸困难、精神受刺激、情绪激动或悲伤之时应暂停锻炼。

三、休息与良好的生活方式

1. 休息

休息是指一段时间内相对地减少活动，使身体各部分放松，处于良好的生理、心理状态，以恢复精力和体力的过程。休息并不意味着不活动，有时变换一种活动方式也是休息，如长时间做家务后，可站立活动一下或散散步等。老年人相对需要较多的休息。

（1）休息要注意休息的质量：有效的休息应满足三个基本条件，充足的睡眠、心理的放松、生理的舒适。因此，简单地用卧床限制活动并不能保证老年人处于休息状态，有时这种限制甚至会使其感到厌烦而影响休息的质量。

（2）适当调整休息方式：卧床时间过久会导致运动系统功能障碍，以及压疮、静脉血栓、坠积性肺炎等并发症的发生。因此应尽可能对老年人的休息方式进行适当调整，尤其是长期卧床者。看书和看电视也是一种休息，但不宜时间过长，应适时举目远眺或闭目养神来调节一下视力。看电视不应过近，避免光线的刺激引起眼睛的疲劳，看电视的角度也要合适，不宜过低或过高。

（3）改变体位时预防意外：老年人在改变体位时，要注意预防体位性低血压或跌倒等意外的发生。如早上醒来时，不应立即起床，而需在床上休息片刻，伸展肢体，再准备起床。

2. 建立良好的生活方式

良好的生活方式可延缓大脑老化，人体各个器官都有“失用性萎缩”的特点，大脑也如此。科学家认为每个人使用的脑细胞数很少，有很大一部分潜力尚未被开发，只要勤于用脑就可促进神经细胞的发育，这种补偿可以增强脑功能，延缓大脑衰老速度。因此，人到老年仍要积极、科学用脑，同时做好脑的保健，如供给充足的营养、保证足够的睡眠、劳逸结合等。

老年人的生活习惯以家庭为主。因此，老年人良好的起居环境、卫生习惯、营养状况、睡眠、活动、生活方式等对健康长寿的影响很重要。良好的起居习惯包括以下几点：①合理调节室温：夏季注意通风散热，冬季注意保暖，有条件可以采用取暖器调节室温。②保持室内空气新鲜：室内要通风，主要采取开窗换气。清晨或雨后，空气中含氧量高，是最适宜的开窗时间。冬季温度较低，开窗时间较短一些，常选在中午开窗。室内勤打扫，可以预防老年呼吸道疾病的发生。③合理照明：居室光线过暗或过亮对老年人的视力、精神等均有很大影响，而合理的照明环境则会使人心胸开阔、精神振奋。④保持良好的起居习惯：早睡早起、定时排便、按时进餐、饮食以清淡为主、坚持活动、生活以自理为主、保持个人清洁卫生，做到常洗澡、换衣。

（杨 玲 刘祚燕）

第五节 老年人的衣着卫生与清洁护理

一、老化与老年人的衣着卫生

（一）老年人皮肤的特点及服装选择

皮肤是人体最大的器官，有着其特殊生理功能。经过几十年的外界刺激，人体的皮扶逐渐老化，生理功能和抵抗力降低，皮肤疾病逐渐增多。因此做好皮肤护理，保持皮肤清洁、讲究衣着卫生，是日常生活护理必不可少的内容。

由于老年人皮肤的特点，老年人的服装选择，首先必须考虑实用性，即是否有利于人体的健康及穿脱方便。老年人体温中枢调节功能较低，在寒冷时节要特别注意衣着的保暖功效。另外，还要考虑衣着布料以及脏衣服上脱落表皮分解产物对皮肤的刺激等方面的因素。有些衣料如毛织品、化纤织品，穿起来轻松、柔软、舒适，一向受到老人的喜爱。然而它们对皮肤有一定的刺激性，如果用来制作贴身穿着的内衣，就有可能引起瘙痒、疼痛、红肿或水泡。在选料时要慎重考虑，尤其是内衣，应以透气性和吸湿性较高的纯棉织品为好。

（二）老年人的着衣原则

1. 一般原则

老年人的衣服要求宽大、轻软、合体，穿起来感觉舒适，不宜过紧。衣服样式要简单、穿脱方便，不要穿套头衣服、纽扣多的衣服，宜穿对襟服装。贴身衣服最好用棉布或棉织品，不宜穿化纤衣服。因为化纤内衣中的静电对皮肤有刺激作用，容易引起老年人皮肤瘙痒。老年人衣服款式的选择应考虑安全，避免穿过长的裙子或裤子以免绊倒；做饭时的衣服应避免袖口过宽，否则易着火。为了舒适，衣服要合身，但不能过紧，更不要压迫胸部。

2. 衣着的社会性原则

条件允许时老年人衣服款式的选择还应考虑时尚元素，以增加自信和保持心情愉悦。如选择有朝气的色调、大方别致的款式以及饰物等。在尊重其原有生活习惯的基础上，注意衣服的款式要适合其个性以及社会活动。

二、老年人在不同状态下衣服穿脱的护理

容易穿脱的衣服对于老年人的衣着来说是非常重要的。即使是自理能力有损的老年人，也要尽量鼓励与指导老年人参与衣服的穿脱过程，以尽可能最大限度地保持和发挥其残存功能。因此在服装的设计上要注意便于穿脱，如上衣拉链上应留有指环，便于老年人拉动；衣服纽扣不宜过小，方便系扣；尽量选择前开门式上装便于老年人穿脱等。

三、保持老年人身体清洁的方法与工具

1. 皮肤清洁

老年人在日常生活中要注意保持皮肤卫生，特别是皱褶部位如腋下、肛门、外阴等，沐浴可清除污垢、保持毛孔通畅，利于预防皮肤疾病。老年人沐浴时应注意以下几点：①沐浴时应保持浴室内通气。②沐浴的室温调节在 24~26℃，水温则以 40℃左右为宜；沐浴时间以 10~15min 为宜，时间过长易发生胸闷、晕厥等意外。③应在餐后 1h 后再沐浴。饱餐后立刻沐浴，会引起低血糖，甚至虚脱或昏倒。④不宜只身入浴。多病的老年人，特别是有心血管疾病的老年人，洗澡时应有人陪伴、扶持，且动作应缓慢，防止发生跌倒。⑤沐浴时应注意避免碱性肥皂的刺激，宜选择弱酸性的硼酸皂、羊脂香皂。沐浴用的毛巾应柔软，洗时轻擦，以防损伤皮肤。⑥提倡冬季每周沐浴 2 次，夏季则可每天温水沐浴。⑦可预防性地在晚间热水泡脚后用磨石板去除过厚的角化层，再涂护脚霜，避免足部的皲裂。而已有手足皲裂的老年人可在晚间沐浴后或热水泡手足后，涂上护手护脚霜，再戴上棉质手套、袜子，穿戴一晚或 1~2h，可有效改善皲裂状况。

2. 头发清洁

老年人头发与头皮的清洁卫生也很重要。老年人的头发多干枯、易脱落，做好头发的清洁和保养，可减少脱落、焕发活力。老年人头发清洁时应注意以下几点：①定期洗头，干性头发每周清洗 1 次，油性头发每周清洗 2 次。②有条件者可根据自身头皮性质选择合适的洗发护发用品。③头皮和头发干燥者则清洁次数不宜过多。④发干后可涂以少许润滑油。

3. 口腔卫生

老年人牙缝大，容易残存食物，如不清除，则会发酵产生酸性物质，腐蚀牙齿。因此提倡饭后漱口、刷牙。刷牙还可按摩牙龈，改善牙周血液循环，这对坚固牙齿、防止牙龈萎缩有一定作用。老年人清洁口腔时应注意以下几点：①坚持每天早晚温水刷牙，特别是晚上临睡前。②刷牙时要针对老年人的特征，使用药物牙膏或含氟牙膏，减轻牙齿症状，增加牙齿硬度。③刷牙方法要正确，用力适当，以免造成人为牙齿缺损。④饭后温水漱口。一日三餐后，利用水的冲力将嵌塞或粘在牙齿牙缝中的食物残渣漱掉，如嵌塞紧密，则可利用牙签或牙线清洁。⑤及时治疗口腔疾病。老年人应每半年进行一次口腔检查，缺损或松动的病牙应尽早治疗。

四、老年人在不同状态下的清洁护理

1. 皮肤瘙痒及清洁护理

全身瘙痒是老年人常见的主诉，它可以干扰正常的睡眠并造成焦虑以及其他严重的心理问题。瘙痒是位于表皮、真皮之间结合部或毛囊周围游离神经末梢受到刺激所致，引起老年人搔抓后导致局部皮肤损伤，损伤后又可引起瘙痒，如此恶性循环，最终成为顽疾。老年人皮肤瘙痒的常见原因有：①局部皮肤病变：皮肤干燥是最常见的原因，在老年瘙痒中占 40%~80%，通常由于温度变化、毛衣刺激或用肥皂洗澡后引起。除此之外还可见于多数皮疹、重力性皮炎、急性剥脱性皮炎、牛皮癣、脂溢性皮炎以及皮肤感染等病症。②全身性疾病：慢性肾衰竭或减退的患者有 80%~90% 伴有瘙痒；肝胆疾病引起胆汁淤积时可在黄疸出现前或伴黄疸同时出现瘙痒；真性红细胞增多症、淋巴瘤、多发性骨髓瘤、巨球蛋白血症和缺铁性贫血等，在瘙痒的同时伴有血液系统的异常表现；甲状腺功

能低下、糖尿病及某些恶性肿瘤及药物过敏均可引起皮肤瘙痒。③心理因素：较少见，有些恐螨症或不喜欢养老院的老年人可能出现。

针对老年人皮肤瘙痒，可提供以下护理措施：停止过频的洗澡；忌用碱性肥皂；适当使用护肤用品，特别是干燥季节可于浴后皮肤潮湿时涂擦护肤油，以使皮肤保留水分，防止机械性刺激；避免毛衣类衣物直接接触皮肤。

2. 卧床老年人的清洁护理

卧床老年人清洁护理时应注意以下几点：①照护者每日温水擦浴皮肤，定期更换衣服，保持内裤清洁干燥。②保持床单清洁干燥，弄脏后及时更换。③每晚清洗肛周、外阴皱褶处，防止皮肤糜烂。④每日早晚口腔护理，清洗活动义齿，使老年人舒适，预防感染。⑤每周洗头 1~2 次。

（杨　玲　刘祚燕）

第六节　老年人的排泄与护理

一、老年人排泄能力的评估

1. 排泄能力评估

评估老年人的自主排便能力、取用便器的能力、语言表达能力、服药情况、生活习惯、意识状态、认知能力等。

2. 排便异常的评估

评估老年人排便异常：包括既往每日排便的次数、时间，每次排便的量；目前每日排便的次数、时间，每次排便的量；缓泻剂使用情况、疾病服药情况；有无脱肛（观察）、腹胀（触诊）、肠蠕动（听诊）；水分摄入情况，有无脱水；饮食摄入状况及食品的内容，有无食欲缺乏；有无活动限制及实际活动状态。

3. 排尿异常的评估

评估老年人排尿异常：包括有无尿路感染症状如尿频、尿急、尿痛；有无尿意，排尿间隔时间，排尿控制程度；内裤、会阴部清洁度；排尿的场所；有无膀胱胀满、尿液流出；有无前列腺肥大；有无膀胱、直肠肿瘤。

4. 与排尿相关因素评估

与排尿相关因素评估：包括意识障碍、脑血管意外、痴呆不分场所排便，尿意感觉低下，不能完成排便动作；情绪障碍、抑郁不能完全控制排尿甚至排尿失控等；利尿药、降压药，抗失眠药，抗精神病药、镇痛解热药等药物影响；疼痛、活动限制、如厕能力下降；沟通、视力障碍、尿意的表达、排尿的援助、寻找厕所的困难等；泌尿系统的疾病，如结石、炎症等；神经传导障碍、膀胱括约肌松弛、直肠及子宫癌手术等；脊髓损伤、与排尿相关的神经受损。

5. 心理状态

评估老年人心理状态：包括排大小便的情绪状态，自我排泄的主动性，他人帮助的接受程度。

二、老年人排泄的一般护理

1. 小便的护理

嘱老年人每天饮水 2 500ml 左右。不憋尿，养成定时排尿的习惯。掌握老年人的排尿规律，告知老年人有尿意即应及时排尿。神志清楚的男性老年人用便壶接尿，便壶口与皮肤接触处垫以质地较软的手纸或布类，以防壶口刺激损伤局部皮肤。每次尿后及时倾倒，冲洗擦干后再用。女性老年人可兜尿布或用大口便壶、弯盆。神志不清、躁动不安的男性老年人，可选用大小合适的尿具固定在阴茎上。翻身时应防脱落，每日取下清洁，晾干后再用。尽量保持局部皮肤清洁干燥，发现有过敏时停用。保持会阴部清洁、干燥，保持被褥整洁舒适，必要时垫橡胶单及中单、尿垫，尿湿后及时更换。每日用温水清洗会阴及肛周 1~2 次。每次排尿后也应清洗。对有顽固性尿失禁的老年人，应通知医生予以处理，必要时留置导尿管。

2. 大便的护理

（1）便秘患者的护理：①生活规律：老年人生活应规律，养成定时排便的习惯。②调整饮食：增加含纤维素多的食物，如粗粮、芹菜、韭菜、菠菜、豆芽菜、生拌蔬菜、水果等，以刺激肠道蠕动。适当增加脂肪食物，如花生油、芝麻油等，避免大便干燥。③增加进水量：多喝水，每日清晨饮一杯淡盐水，软化粪便。④适量活动：体力允许情况下，进行适量的体育活动。卧床的老年人，可做腹部顺时针按摩，用双手揉动腹部，每天起床前和入睡前进行。⑤顽固性便秘：可用开塞露通便，每天最多使用 2~3 支，或者口服缓泻剂，如麻仁滋脾丸、石蜡油、杜秘克等。⑥持续性便秘：对老年人持续性便秘，以上办法均无效时，采用手抠法。具体方法为：戴手套，涂润滑油，食指或中指轻轻插入肛门，由浅逐深抠出粪块。结束后，用温水清洗局部，必要时湿敷，帮助肛门回缩。

（2）腹泻患者的护理：①卧床休息：腹泻使老人身体虚弱，需适当休息，并观察血压和皮肤弹性，以便早期发现有无脱水现象。②观察大便颜色、性状、气味及量：尽早采集标本送验（大便标本尽量选择新鲜、异样的，如脓血、黏液部分），以帮助诊断和治疗。③补充水分：腹泻可导致大量水分及电解质丢失，应通知医生，遵医嘱给予补液防脱水，保持水电解质平衡。④保护会阴部及肛门周围皮肤清洁干燥：肛周皮肤因频繁的稀便刺激发红，每次便后用温水清洗，用软纸或软毛巾吸干，可涂搽薄薄的一层护臀霜或鞣酸软膏以防皮肤破溃。严重者每日两次局部灯烤，每次 20~30min，以保持皮肤干燥。稀便常流不止者，可暂用纱球堵塞肛门口，以防大便流出。

三、老年人在不同状态下的排泄护理

1. 大便失禁的护理

做好日常护理，掌握卧床老年人排便的规律，定时提醒老年人排便，及时给予便盆，及时更换脏的被单，保持被单整洁。老年人睡觉的位置应靠近洗手间，护士指导其使用便壶、便盆或者便椅等。大便失禁的护理应注意以下几点：①饮食：进食营养丰富、少渣少油、易消化吸收的食物，如米汤、面汤、果汁等，以减轻胃肠道的负担。如饮食所含营养不能满足身体的需要时，应从肠道外补充。腹泻严重时，可短期禁食。恢复期吃少渣少油半流食，如馄饨、汤面，稀粥等；止泻后可吃软食，如菜泥、瘦肉末、软饭等。②卧床休息：腹泻可导致老年人身体虚弱。为减少热量消耗，需适当休息，必要时观察血压和皮肤弹性；注意有无脱水及电解质失衡现象。③大便观察：观察大便颜色、性状、气味和量，必要时采集标本送检。④补充水分：鼓励多饮水，并酌情给予静脉输液，保持水及电解质平衡。⑤皮肤护理：保持会阴部及肛门周围皮肤干燥以防破溃。⑥消化道隔离：被疑为传染病腹泻的老年人，应进行消化道隔离。

2. 小便失禁的护理

查明小便失禁的原因，对症治疗和护理；选择排尿器；嘱老年人保持皮肤清洁、干燥，以防长时间潮湿或尿液刺激引起皮肤糜烂、发生压疮。神志清楚的男性老年人用便壶接尿，神志不清、躁动不安的男性老年人，可选用大小合适的尿具固定在阴茎上，保持管道通畅，防止因引流不畅使尿液浸泡龟头，引起糜烂。女性老年人可凭尿布或用大口女式便壶。对顽固的尿失禁老年人，应给予留置导尿管，导尿操作及留置尿管的处置应严格无菌操作，防止泌尿系感染。盆骶肌功能训练（详见第五章《老年综合征及其护理》中的“失禁与护理”)。

3. 尿套的使用方法

尿套必须每日更换。更换时，要同时洗干净隐私部位。将尿套连接尿袋前，必须先塞好尿袋的塞子。尿套和尿袋的管子切勿屈曲。尿袋要挂在低于尿套的位置。最少每 8h 要排空尿袋一次。

4. 二便清洁步骤

二便清洁主要适合于使用便盆的老年人。用品包括：一盆温水、备用热水、废纸袋、大毛巾、小毛巾、纸巾、棉花、肥皂、润肤露、一副胶手套。

操作步骤：第一步，先用纸巾抹去秽物；第二步，用棉花蘸清水再抹；第三步，用毛巾蘸肥皂拭抹臀部（注意，要由前向后抹，以免粪便污染尿道）；第四步，用清水清洗掉皂液；第五步，用毛巾抹干；第六步，用润肤露按摩臀部。

（杨　玲　刘祚燕）

第七节　老年人性需求的理解与尊重护理

一、理解老年人性需求

性是人类的基本需要，不会因为疾病或年龄的不同而消失，即使患慢性病的老年人仍应该和有能力享有完美的性生活。健康的性生活包括以许多不同的方式来表达爱及关怀，而不只是性交而已。性生活有两种类型：一是性交型，二是性接触型。适度、和谐的性生活对于老年夫妻双方的生理与心理、社会健康都有益处，而且这种益处是日常生活中其他方式所不能取得的。对于老年人来说，往往只需要一些浅层的性接触就可以获得性满足，例如彼此之间的抚摩、接吻、拥抱等接触的性行为。也就是说，在老年性生活里，性交并不一定是获得性满足的主要途径，年轻时激烈的性行为，这时可被相对温和的情感表达方式所取代。

性除了是生活的一部分，也常反映出个体间的关系，影响到人们的身心健康。因此，护士应对“性”有正确的观念及态度，并了解老年人的性需求及影响因素，以协助其提高生活质量。

二、处理老年人性问题的态度与方法

1. 护理评估的内容及方法

（1）收集病史及客观资料：在评估中需了解老年人的一般资料、性认知、性态度、性别角色及自我概念，以及其婚姻状况、宗教信仰、疾病史及性生活史，还应包含性生活现况如性欲、性频率、性满意次数、性行为成功次数等。最后还要了解老年人对治疗或咨询的期望，以免其出现过高的期望或错误的期待。

配偶或性伴侣的评估对问题处理的成败有不可忽略的重要性，因此配偶或性伴侣的相关信息也应作为评估的重要组成部分。

（2）身体检查：可通过相应检查来协助确认老年人的性生活是否存在问题。常见的检查有：阴茎膨胀硬度测验、海绵体内药物注射测试、神经传导检查、阴茎动脉功能检查等。

2. 护士的态度及准备

在处理老年人的性问题时，护士应用丰富的专业知识和专业的态度来协助老年人，才能得到其信任与合作。护士应掌握正确的性知识，了解不同的社会文化及宗教背景，能坦然、客观地面对性问题，并注意真诚地尊重老年人的个人及家庭。

3. 评估性问题的注意事项

护士必须仔细并具有专业的敏感度，同时应尊重老年人的隐私权。一般而言，老年人多不会主动地表达其有性问题方面的困扰，有些会从睡眠情形不佳（如：失眠），或表现出焦虑不安的现象等问题谈起；有些则习惯从“别人”的问题谈起；有些则需用较含蓄的言语来沟通，如“在一起”、“那事儿”等。这时护士就需要有相应的“倾听”与“沟通”的技巧。在评估中，若遇到老年人几乎没有性生活或频率异常等问题时，一定不要面露惊讶或做草率的判断。性活动本身就是千变万化的，更无需用频率的高低来衡量老人的性生活是否正常。而性器官的大小与性的满足无关。

护士在确认问题的性质后，还应评估自己是否有能力处理，是否需要转介给其他的专业人员，如性治疗师、婚姻咨询家等。

三、老年人在不同状态下的性卫生

1. 一般指导

（1）开展健康教育：应对老年人及其配偶或性伴侣进行有针对性的健康教育，帮助他们树立正确的性观念，正视老年人的性需求。

（2）鼓励伴侣间的沟通：必须鼓励和促进老年人与其配偶或性伴侣间的沟通，只有彼此之间坦诚相对，相互理解和信任，各项护理措施和卫生指导才能取得良好的效果。

（3）提倡外观的修饰：提醒老年人在外观上加以装扮，除了适当的营养和休息以保持良好的精神外，服装、发型上也应注意性别角色的区分。若能依个人的喜好或习惯做适当修饰，如女性使用香水、戴饰物等，男性使用古龙水、刮胡子等，则更能表达属于自我的意义。

（4）营造合适的环境：除温度、湿度适宜外，基本的环境要求应具有隐私性及自我控制的条件，如门窗的隐私性、床的高度以及适用性等；在过程当中也不应被干扰，在时间上应充裕，避免造成压力。

有研究表明男性激素在清晨时最高，故此时对男性而言是最佳的时间选择；女性停经后由于雌激素水平下降导致阴道黏膜较干燥，可使用润滑剂进行改善。

2. 性卫生的指导

性卫生包括性生活频度的调适、性器官的清洁以及性生活安全等。由于个体差异极大，性生活频度难以有统一的标准，一般以性交后不感到疲劳且精神愉快较好。性器官的清洁卫生在性卫生中十分重要，要求男女双方在性生活前后都要清洗外阴，否则不可引起双方的生殖系统感染。在享受美好的性生活时，应提醒老年人必要的安全措施仍应注意，如性伴侣的选择及保险套的正确使用等。

3. 对患病老年人的指导

（1）患心脏病的老年患者：可由一般的心肺检测决定患者是否能承受性交的活动量（相当于爬楼梯达到心跳 174 次 /min 的程度）。避免在劳累或饱餐饮酒之后进行，甚至可与医师的用药取得协调，在性活动前 15~30min 服用硝酸甘油，以达到预防的效果。

（2）呼吸功能不良的老年患者：此类患者应学会在性活动中应用呼吸技巧来提高氧的摄入和利用，如活动时吐气，静止时吸气。早晨睡醒时，需注意口鼻分泌物是否已清除以免分泌物较多而妨碍呼吸功能。在姿势安排上，可采用侧卧或面对背的姿势以减轻负担，或进行中以侧卧方式休息。

（3）其他疾病的老年患者：对前列腺肥大患者，应告知逆向射精是无害的，不要因此而心生恐惧；糖尿病患者可以通过药物或润滑剂等的适当使用而使疼痛获得改善；关节炎患者可由改变姿势或服用止痛药等方法来减轻不适的程度，或在事前 30min 泡热水澡，可使关节肌肉达到放松状态。

4. 配合各种医疗处置时的护理措施

老年男性常见的性问题为勃起功能障碍，特指在 50% 以上的性交过程中，不能维持足够的勃起而进行满意性交。勃起功能障碍在各年龄段男性中均有发生，但其发生率随年龄增加而不断增高。医学上有多种方法可以协助老年勃起功能障碍患者改善其性功能，可在考虑老年人及其性伴侣意愿的基础上进行选择，但任何方法都应配合适当的护理措施。①真空吸引器：真空吸引器有手控及电动之分，其原理及措施是类似的。使用时将吸筒套在阴茎上，吸成真空，强迫血液流入阴茎海绵体，造成充血，再以橡皮套套入阴茎根部，造成持续性效果，应特别注意的是，每次使用不可超过 30min，以免造成异常勃起。这种方法需经专业人员的协助与教导才可使用。②使用前列腺素注射：此方法是将前列腺素，由男性老年人或其性伴侣，自行注射到海绵体。注射后 5~10min 开始生效，持续时间为 30~40min，在时间的掌握上若较佳，较易达到彼此满意的状态。③人工阴茎植入：将人工阴茎以手术方式植入，术后需在专业人员的指导下练习正确的操作技术，才能正式的使用。一般在六周后才可恢复性生活。④药物使用：常见的口服药物有万艾可（伟哥），在受到性刺激的前提下可帮助勃起功能障碍患者产生勃起。但当万艾可与硝酸酯类药物一起使用时，能引起严重的低血压，因此服用硝酸酯类药物的勃起功能障碍患者禁用万艾可。选择使用药物前，应咨询医生，严格按医嘱执行，避免错误地认为药量与勃起硬度或勃起时间成正比而造成不必要的伤害。

上述方法并非适合每个老年人，需尊重老年人及其性伴侣的选择及意愿。

（杨　玲　刘祚燕）

第五章

老年综合征及其护理

第一节　老年综合征概述

老年综合征是用来描述老年人由于年老体衰、智能和感官以及运动功能障碍等引发的一系列健康问题。它不适用于独立的疾病分类及特定的临床症状，但能够影响老年患者发病率和死亡率。

“老年综合征”一词在老年医学领域的使用，起源于 1957 年。在老年医学中,“老年综合征”根据问题或症状出现的时期分为三个阶段，共出现 50 余种问题，其定义尚未完全确立。国内有学者提出：老年综合征是指老年人由多种疾病或多种原因造成的一组临床表现或问题症候群，包括跌倒、痴呆、尿失禁、谵妄、晕厥、抑郁症、疼痛、失眠、药物乱用和老年帕金森综合征等。老年综合征严重影响老年人的身心健康，其相关护理内容已列入“2006 年美国危重症护理及危重症急救护理的核心课程”。

一、老年综合征的特征

老年综合征的特征：不是明确的疾病，不是致命性的症状，对日常生活的妨碍是从小到大渐进性的，以老化为前提。

老年综合征严重影响老年人的身心健康，是最具研究价值的老年健康问题的课题之一。对护士而言，了解老年综合征已变得越来越重要。积极认真地对老年人实施健康管理与护理，可有效预防老年综合征的发生、发展，从而提高老年人的生命质量，同时可降低医疗成本，节约医疗资源。

二、老年综合征的护理目标

广泛开展健康教育，帮助老年人及家属建立正确的机体老化意识，提高老年人的自我保护能力，改变不良的生活方式和行为，增进健康。帮助老年人及其家属了解、辨别并尽量控制导致老年综合征的个人、环境及治疗相关因素，减少老年综合征的发生。与老年人及家属一起准确评估老年综合征发生的原因、频率、损伤程度以及危害程度，为治疗和预防做准备。协助老年综合征患者在生理、心理和社会适应方面达到完美状态。

（张雪梅　陈　龑）

第二节 老年综合征患者的护理

一、老年人跌倒的护理

【概述】

跌倒是一种不能自我控制的意外事件，是指个体突发的、不自主的、非故意的体位改变，而脚底以外的部位停留在地上、地板上或者更低的地方。国际疾病分类（ICD-10）将跌倒分为两类：①从一个平面至另一个平面的跌落。②同一平面的跌倒。

（一）原因

跌倒的发生是多种因素相互作用的结果，跌倒的可能性随着危险因素的增加而增加。跌倒的原因分为内在危险因素和外在危险因素两大类。

1. 内在危险因素

内在危险因素是主要来源于患者本身的因素，通常不易察觉且不可逆转，需要通过仔细询问方可获知。

（1）生理因素：①中枢神经系统：老年人智力、肌力、肌张力、感觉、反应能力、反应时间、平衡能力及协同运动能力降低，使跌倒的危险性增加。②感觉系统：老年人视觉、听觉、触觉下降，对危险的感知能力及平衡力下降，跌倒的危险性增加。③步态：步幅变短、行走不连续、脚不能抬到一个合适的高度等均导致跌倒危险性增加。④骨骼肌肉系统：老年人骨骼、关节、韧带及肌肉的结构、功能损害和退化是引发跌倒的常见原因。老年人骨质疏松会增加与跌倒相关的骨折发生率，尤其是跌倒导致的髋部骨折。

（2）病理因素：①神经系统疾病：脑卒中、帕金森病、脊椎病、小脑疾病、前庭疾病、外周神经系统病变。②心血管疾病：体位性低血压、脑梗死、小血管缺血性病变等。③眼部疾病：白内障、偏盲、青光眼、黄斑变性。④心理及认知因素：阿尔茨海默病、抑郁症。⑤其他病理因素：眩晕、偏瘫等都导致神经反射时间延长，呼吸系统疾病、贫血、电解质平衡紊乱等导致机体的稳定能力受损，泌尿系统疾病或其他伴随尿频、尿急、尿失禁等症状的疾病常使老年人如厕频率增加或发生排尿性晕厥等而增加跌倒的危险。

（3）药物因素：一些药物通过影响人的神智、精神、视觉、步态、平衡等方面而容易引起跌倒。①精神类药物：抗抑郁药、抗焦虑药、安眠药、抗惊厥药等。②心血管药物：抗高血压药、利尿剂、血管扩张药等。③其他药物因素：降糖药、非甾体类抗炎药、镇痛剂、多巴胺类药物、抗帕金森病药等。

（4）心理因素：抑郁、焦虑及其导致的社会隔离等，害怕跌倒的心理往往使老年人行为能力降低、活动受限，影响步态和平衡能力而增加跌倒的危险。

2. 外在危险因素

与内在危险因素相比，外在危险因素更容易控制。

（1）环境因素：①室内环境因素：如昏暗的灯光，湿滑、不平坦的地面因素，不合适的家具高度和摆放位置等。②户外环境因素：雨雪天气、拥挤的人群等都可能引起老年人跌倒。③个人环境：居住环境发生改变、不合适的穿着和行走辅助工具、家务劳动（如照顾小孩）等。

（2）社会因素：教育和收入水平、卫生保健水平、享受社会服务和卫生服务的途径，以及老年人与社会的交往和联系程度都会影响其跌倒的发生。

（二）并发症

跌倒后并发症包括以下几方面：

（1）软组织损伤：软组织损伤包括皮肤损伤和肌肉劳损，表现为挫伤、血肿、裂开等。

（2）骨折：骨折是跌倒的主要并发症之一。随着年龄的增加，骨骼变得更加脆弱，在跌倒中更容易发生骨折。骨质增生更明显增加了跌倒后骨折的发生率。

（3）头部损伤：头部损伤是跌倒中较严重的并发症。这种损伤伤口可能很小却威胁生命安全，可能立即出现明显的意识障碍或认知功能障碍，需要立即治疗。

（4）残疾：跌倒后，老年人可能因受伤而出现躯体活动受损，或者因害怕再次跌倒而导致情感活动受损，使老年人的功能状态下降造成残疾。

（5）死亡：根据美国调查显示，跌倒是致使美国老年人死亡的第六位因素。据估计，美国平均每年有 25% 的老年人因跌倒后髋部骨折而死亡。

（三）老年人跌倒危险的测评方法和评定工具

1. 常见的步态和平衡功能测评方法

（1）Tinetti 步态和平衡测试：通过测试受试者的步态和平衡来预测老年人跌倒的危险性，包括步态测试和平衡测试两部分。

（2）Berg 平衡量表：用于测评平衡与移动功能，是目前应用较广泛的量表之一。

（3）单腿平衡测试：能反映测试者在日常生活中的体位、步态变化，但不能预测所有的跌倒事件。

（4） 改良的步态异常等级量表：可评价步态及预测社区老年人群跌倒风险。

（5）功能性伸展测试：用于测试体位控制能力与静态平衡功能。

2. 常见的体能测评方法

（1）身体能力测试：对受试者躯体进行多方面功能的直接测评，包括 9 项静态和动态的平衡试验。

（2）计时起立行走测试：此测试是将原版本改良而成的一种简便、实用的定势能力测试，不受场地限制，是一项可靠的测试，与 Berg 平衡量表有很好的相关性。

3. 跌倒自我信念的测评方法

（1）跌倒功效量表：用于测评老年人进行日常活动时对跌倒的自我功效和对不发生跌倒的自信程度，是目前应用较广泛的量表之一。

（2）修订版跌倒功效量表：在跌倒功效量表基础上修订而来，用于测定老年人完成指定活动内容时不失去平衡的信心。是目前应用较广泛的量表之一。

（3）老年人活动与害怕跌倒量表：用于区分害怕跌倒及活动受限的程度。该量表最大的优势是可以识别因害怕跌倒而限制活动的情况，与跌倒功效量表显著相关。

（四）评估

跌倒后护理评估应尽早进行，跌倒后需立即了解是否出现与跌倒相关的受伤，以及导致跌倒的原因。

（1）健康史：收集跌倒者的年龄、性别及文化背景等基本信息。①跌倒原因：明确老年人跌倒的自身因素和外在危险因素。②既往史：了解老年人既往疾病及其诊治、用药等，了解老年人过去是否有跌倒史和最近一次跌倒的情况等。

（2）跌倒的状况：①跌倒现场状况：主要包括跌倒环境、跌倒性质、老年人能否独立站起、现场诊疗情况、可能的跌倒预后和疾病负担以及现场其他人员看到的跌倒相关情况等。②跌倒后的身体状况：主要检查是否出现与跌倒相关的受伤。老年人跌倒后容易并发多种损伤，故需要重点检查着地部位、受伤部位，并对老年人做全面细致的体格检查。

（五）辅助检查

影像学检查、实验室检查、诊断性穿刺等检查明确跌倒造成的损伤情况和引发跌倒的现存或潜在健康问题。

（六）治疗原则

呼吸、心搏骤停时，立即心肺复苏。外伤、内脏伤及脑出血行止血处理，正确包扎。正确搬运。外伤的伤口处理。6~8h 内及时彻底清创缝合。软组织伤初期局部冷敷，12h 后改用热敷或红外线照射。骨折按照复位、固定、功能锻炼的原则进行处理。及时开始康复治疗，预防并发症和继发性残疾。

（七）主要护理问题

跌倒有关受伤害的危险，跌倒后损伤有关的急性疼痛，害怕再跌倒有关的恐惧，跌倒后损伤有关的移动能力障碍，跌倒后损伤有关的如厕自理缺陷，相关知识缺乏的健康维护能力低下等。

【护理措施】

（一）一般护理

重点针对跌倒后出现恐惧心理的老年人进行心理护理。帮助其分析产生恐惧的原因，探讨是因为虚弱或身体功能下降还是自己或身边的老年朋友有跌倒史从而导致恐惧情绪的产生，并共同制定针对性的措施，以减轻或消除恐惧心理。

（1）病情观察：立即观察患者神志、心率、血压、呼吸等，警惕内出血及休克征象。严密观察瞳孔大小及对光反射，以及有无单侧虚弱、口齿不清、打哈欠、跌倒后排泄等情况，警惕有无颅脑损伤等。

（2）协助辅助检查：怀疑有头颅、颈部、脊柱、肢体等损伤者，应该专业地协助搬运并进行相关检查。

（3）提供跌倒后的长期护理：大多数老年人跌倒后伴有不同程度的身体损伤，往往导致长期卧床。对于这类患者需要提供长期护理：①基础护理：根据患者的日常生活活动能力，提供相应的基础护理，满足老年人日常生活需求。②预防并发症的护理：提供相应护理措施，预防压疮、肺部感染、尿路感染三大卧床患者并发症。③康复护理：指导并协助老年人进行相应的功能锻炼、康复训练等，预防废用综合征的发生，促进老年人身心功能康复，回归健康生活。

（二）紧急处理

老年人跌倒后，不要急于扶起，要分情况进行跌倒后的现场处理：

（1）跌倒后意识不清老年人的处理：①有外伤、出血者，立即止血、包扎。②有呕吐者，将头偏向一侧，并清理口、鼻腔呕吐物，保证呼吸通畅。③有抽搐者，移至平整软地面或身体下垫软物，防止碰伤、擦伤，必要时使用牙垫等，防止舌咬伤，注意保护抽搐肢体，防止肌肉、骨骼损伤。④如发生呼吸、心跳停止，应立即进行胸外心脏按压、口对口人工呼吸等急救措施。⑤如需搬动，应保证平稳，尽量保持老年人平卧姿势。

（2）跌倒后意识清楚老年人的处理：①询问老年人跌倒情况及对跌倒过程是否有记忆，如不能记起跌倒过程，可能为晕厥或脑血管意外，应由有经验的人员搬动，行 CT、MRI 等检查确认伤情。②询问是否有剧烈头痛或口角歪斜、言语不利、手脚无力等提示脑卒中的情况，小心搬运患者，避免加重脑出血或脑缺血。③有外伤、出血者，立即止血、包扎并进一步观察、处理。④检查有无骨折，如查看有无肢体疼痛、畸形、关节异常、肢体位置异常、感觉异常及大小便失禁等，以确认骨折情形，进行专业的搬运或处置。⑤如果老年人试图自行站起，可协助其缓慢起立，坐位或卧位休息，确认无碍后方可放手，并继续观察。⑥如需搬动，应保证平稳，尽量保持老年人平卧姿势。⑦查找跌倒危险因素，评估跌倒风险，制定防止措施及方案。

（三）健康指导

跌倒的健康指导，着重于如何预防再次发生跌倒。积极开展预防老年人跌倒的指导干预，将有助于减少老年人跌倒的发生，减轻老年人跌倒所致伤害的严重程度。根据评估结果，指导老年人纠正不健康的生活方式和行为，规避或消除环境中的危险因素，防止跌倒的发生。具体指导内容如下：

（1）增强防跌倒意识：加强防跌倒知识和技能的宣教，帮助老年人及其家属增强预防跌倒的意识。

（2）指导合理运动：指导老年人坚持参加适宜的、规律的体育锻炼，以增强其肌肉力量、柔韧性、协调性、平衡能力、步态稳定性和灵活性，从而减少跌倒的发生。适合老年人的运动包括太极拳、散步、慢跑、游泳、平衡体操等。

（3）指导合理用药：指导老年人遵医嘱正确服药，不要随意加药或减药，更要避免自行同时服用多种药物，并且尽可能减少用药的剂量，了解药物副作用，注意用药后的反应。用药后动作宜缓慢，以预防跌倒的发生。

（4）指导选择适当的辅助工具：指导老年人使用长度合适、顶部面积较大的拐杖。将拐杖、助行器及经常使用的物件等放在老年人触手可及的位置。

（5）创造安全的环境：保持室内明亮，通风良好，保持地面干燥、平坦、整洁；将经常使用的东西放在伸手容易拿到的位置，老年人尽量不要在家里登高取物；保持家具边缘的钝性，防止对老年人产生伤害；对道路、厕所、灯等予以明确标志，并将其具体方位告知老年人。设置跌倒警示牌于病床床头，提醒患者及其照护人员，共同维护老年人的安全。

（6）指导衣着卫生：指导老年人衣服要舒适、合身，避免过于紧身或过于宽松的服饰，避免行走时绊倒。鞋子要合适，老年人应该尽量避免穿拖鞋、鞋底过于柔软的鞋、过大的鞋、高跟鞋以及易滑倒的鞋。

（7）调整生活方式：指导老年人及家属，在日常生活中应注意，避免走过陡的楼梯或台阶，上下楼梯、如厕时尽可能使用扶手；转身、转头时动作一定要慢；走路保持步态平稳，尽量慢走，避免携带沉重物品；避免去人多及湿滑的地方；乘坐交通工具时，应等车辆停稳后再上下车；放慢起身、下床的速度；避免睡前饮水过多导致夜间多次起床如厕，晚上床旁尽量放置小便器；避免在他人看不到的地方独自活动。

（8）佩戴辅助设施：有视觉、听觉及其他感知障碍的老年人应佩戴视力补偿设施、助听器及其他补偿设施。

（9）防治骨质疏松：指导老年人加强膳食营养，保持饮食均衡，适当补充维生素 D 和钙剂；绝经期女性必要时应进行激素替代治疗，增强骨骼强度，降低跌倒后的损伤严重程度。

（10）告知跌倒发生时的处理：告知老年人及其家属老年人发生跌倒时的不同情况的紧急处理措施，同时告知其在紧急情况发生时应如何寻求帮助等。

二、老年人噎呛的护理

【概述】

噎呛（choke）是指进餐时食物噎在食道的某一狭窄处，或呛到咽喉部、气管，而引起的呛咳、呼吸困难，甚至窒息。医学上称之为老年性食管运动障碍，民间又称为“食噎”或“噎食”。

（一）原因

噎呛的常见原因，如衰老、疾病、药物因素、注意力不集中、不良的饮食习惯等，如平卧进食、进食过快、边进食边说话。此外，进食容易引起噎食的食物如馒头、鸡蛋、排骨、汤圆等也可引起噎呛。

（二）评估

主要评估患者的一般情况、摄食－吞咽功能以及其他功能状态等。

1. 一般情况

老年人的年龄、性别及文化背景等，有无脑损伤、肿瘤、重症肌无力等基础疾病及其发展阶段等。

2. 摄食－吞咽功能

（1）吞咽功能的观察：临床较常使用在床边便可进行的两种测试，即“反复唾液吞咽测试”和“饮水试验”。①反复唾液吞咽测试：临床上评估老年人吞咽能力简单易行的方法。被检查者采取坐位，卧床者则采取放松体位，先用人工唾液或 1ml 水让患者口腔湿润，检查者将手指放在被检查者的喉结及舌骨处，让其尽量快速反复吞咽唾液，观察 30s 内喉结及舌骨随着吞咽运动越过手指，向前上方移动再复位的次数。判断标准为：30s 内吞咽三次属正常；30s 内吞咽两次或小于两次则有噎呛的风险。②饮水试验：目前临床上也常采用“洼田氏饮水实验”进行患者吞咽能力的评估。让患者端坐，喝下 30ml 温开水，观察所需时间及呛咳情况，并对患者吞咽能力进行分级。判断标准为：能顺利地 1 次咽下为 1 级；分 2 次以上，不呛的能咽下为 2 级；能 1 次咽下，但有呛咳为 3 级；分 2 次以上咽下也有呛咳为 4 级；全量咽下困难，频频呛咳为 5 级。

（2）摄食过程评价：①先行期：意识状态、有无高级脑功能障碍影响、食速、食欲。②准备期：

开口、闭唇、摄食、食物从口中洒落、舌部运动（前后、上下、左右）、下颌（上下、旋转）、咀嚼运动、进食方式变化。③口腔期：吞送（量、方式、所需时间）、口腔内残留。④咽部期：喉部运动、噎食、咽部不适感、咽部残留感、声音变化、痰量有无增加。⑤食管期：胸口憋闷、吞入食物逆流。此外，有必要留意食物内容、吞咽困难的食物性状、所需时间、一次摄食量、体位、帮助方法、残留物去除方法、疲劳、环境、帮助者的问题等。

（3）其他功能状态：注意有无体力、呼吸状态、疾病稳定性、脱水、营养等方面的问题，确认患者是否属于适合摄食的状态；确认患者的意识水平是否可进行清醒进食，是否随着时间发生变化；观察语言、认知、行为、注意力、记忆力、情感、智力水平等高级脑功能有无问题。

（三）临床表现

噎呛的患者常被误认为心绞痛发作而延误最佳抢救时机，因此，一定要正确评估、及时判断。主要根据噎呛的临床表现进行判断。

（1）早期表现：进食时突然不能说话、欲说无声，大量食物积存于口腔、咽喉前部，患者面部涨红，并有呛咳反射。如果食物吸入气管，患者感到极度不适，大部分患者常不由自主地一手呈“V”字状紧贴于颈前喉部，并用手指口腔，呼吸困难，甚至出现窒息的痛苦表情。

（2）中期表现：食物堵塞咽喉部或呛入气管，患者出现胸闷、窒息感，食物吐出困难，双手不自主无规律摆动，两眼直视前方。

（3）晚期表现：患者出现满头大汗、面色苍白、口唇发绀、突然猝倒，意识不清，烦躁不安，则提示食物已误入气管，不及时解除梗阻，可出现大小便失禁、鼻出血、抽搐、昏迷，甚至呼吸心跳停止。

（四）辅助检查

正确评价吞咽功能，以了解是否有噎呛的可能及发生的时期。可采用吞咽造影、内窥镜、超声波、吞咽检查等手段动态观察。

（五）治疗原则

（1）疏通气道：有饮食呛咳的患者，床边应备吸引装置，当患者发生呛咳时，应及时吸出口腔及咽部的食物残渣，保持呼吸道通畅。生命体征稳定者可进行体位引流，将气管或支气管中的误吸物引出。

（2）心肺脑复苏：吸出异物后反复进行肺灌洗、心肺脑复苏。当患者发生心跳呼吸骤停后，应在疏通气道的同时立即进行心肺脑复苏。

（3）吞咽功能康复：进行吞咽功能锻炼或冰棉签棒刺激。

（六）主要护理问题

老化、进食过快、食物过硬或过黏、疾病原因（如：脑梗死、痴呆、谵妄）等有关的吞咽障碍，摄食－吞咽功能减弱有关的窒息危险，窒息危险有关的急性意识障碍，担心窒息而紧张有关的焦虑与恐惧。

【护理措施】

（一）一般护理

噎呛发生后，应积极稳定患者的情绪，以缓解其紧张情绪。

（1）体位：患者多应采取半卧位、侧卧位。

（2）呼吸道护理：清理呼吸道，定时帮助患者翻身、拍背，并指导患者有效咳嗽、有效排痰，以保持呼吸道通畅。

（3）饮食护理：①食物要求：避免容易噎呛的食物和黏性较强的食物，如有鱼刺、骨头、年糕等；避免食物过冷或过热、过量饮酒；对脑卒中等有吞咽困难的患者，给予半流质饮食；对偶有呛咳的患者，合理调整饮食种类，以细、碎、软为原则，且温度适宜。②进食指导：尽量取坐位，上身前倾约15°，卧床患者进餐后，不要过早放低床头；对于进食慢的患者，可将餐盘留下，不要催促，避免一次进食过多，鼓励少食多餐、细嚼慢咽；对于发生呛咳的患者，间隙时可用汤匙将少量食物送至舌根处，让患者吞咽，待患者完全咽下张口确认无误后再送入第二口食物；当发生呛咳时宜暂停进餐，等到呼吸完全平稳时再喂食物，频繁呛咳且严重者应停止进食。

（二）紧急处理

（1）清醒状态下噎呛的急救：通常情况下使用Heimlich急救法。步骤如下：①护士帮助患者站立并站在患者背后用双手臂由腋下环绕患者的腰部。②一手握拳，将拳头的拇指一侧放在患者的胸廓下段与脐上的腹部部分。③用另一只抓住拳头，肘部张开，用快速向上的冲击力挤压患者腹部。④反复重复第上一步，直至异物吐出。

（2）无意识状态下噎呛的急救：将患者置平卧位，肩胛下方垫高，颈部伸直，触及环状软骨下缘和环状软骨上缘的中间部位即环甲韧带（在喉结下），准确地刺入一个粗针头（12~18号）于气管内，以暂时缓解缺氧状态，以争取时间进行抢救，必要时配合医生行气管切开术。

（三）健康指导

健康指导对象应包括患者及其照护人员。

（1）现场应急指导：①当患者出现呛咳时，护士立即协助其低头弯腰，身体前倾下颌朝向前胸。②如果食物残渣堵在咽喉部危及呼吸时，患者应再次低头弯腰，喂食者可在其肩胛下沿快速连续拍击，使残渣排除。如果仍然不能取出，取头低足高侧卧位，以利体位引流；用筷子或用光滑薄木板等撬开患者口腔，插在上下齿之间，或用手巾卷个小卷撑开口腔，清理口腔、鼻腔、喉部的分泌物和异物，以保持呼吸道通畅。在第一时间尽可能自行去除堵塞气道异物的同时，应尽早呼叫医务人员抢救。

（2）教会患者自救方法和步骤：见紧急处理中的Heimlich急救法。

（3）吞咽功能锻炼指导：①面部肌肉锻炼，包括皱眉、鼓腮、露齿、吹哨、龇牙、张口、咂唇等。②舌肌运动锻炼，伸舌，使舌尖在口腔内左右用力顶两颊部，并沿口腔前庭沟做环转运动。③软腭的训练，张口后用压舌板压舌，用冰棉签于软腭上做快速摩擦，以刺激软腭，嘱患者发"啊、喔"声音，使软腭上抬，利于吞咽。通过上述方法，促进吞咽功能的康复或延缓吞咽功能障碍的恶化，预防噎呛的再发生。

三、老年人尿失禁的护理

【概述】

尿失禁是指由于膀胱括约肌的损伤或神经功能障碍而丧失排尿自控的能力，使尿液不受主观控制而自尿道口溢出或流出的状态。

（一）分类

（1）压力性尿失禁：女性压力性尿失禁主要表现为尿液在腹压增加，如咳嗽、大笑、弯腰、打喷嚏或提重物等作用下自发地溢出；男性则通常是因为前列腺根治术造成括约肌受损所致。

（2）急迫性尿失禁：急迫性尿失禁通常因膀胱异常收缩所致，表现为当患者突然出现很强的尿意时，尿液自发流出。可能的病因包括帕金森氏病、脑卒中、脊髓损伤以及某些刺激，如流水声等。

（3）溢出性尿失禁：溢出性尿失禁男性的发生率高于女性，通常出现持续的尿细流、尿不尽，于夜间最早发现。原因可能有前列腺增大、前列腺癌或尿道狭窄。

（4）功能性尿失禁：功能性尿失禁影响因素包括环境、认知受损、活动以及服药状态等，这些因素可能造成排尿障碍。

（5）混合型尿失禁：混合型尿失禁是指同时发生多种类型的尿失禁。原因包括膀胱相关神经受损、糖尿病相关的自主神经病变、恶性贫血、帕金森氏病以及酒精中毒等。

（二）病因

常因老化、疾病、药物、手术及麻醉损伤以及心理因素引起等。

（三）评估

尿失禁患者的评估，主要包括一般情况、尿失禁的状况评估。

（1）一般情况：一般情况的评估包括尿失禁患者的年龄、性别、家庭结构、社会参与、饮酒情况等。

（2）尿失禁的状况：排尿时是否伴发尿急、尿频、排尿急迫感等；是否有诱发尿失禁的原因，如咳嗽、打喷嚏等；尿失禁发生的时间、失禁时流出的尿量及尿失禁时有无尿意等；是否有相应并发症，如感染、疼痛、皮肤受损等。

（四）辅助检查

根据情况选择相应辅助检查，如尿常规、尿培养和生化检查；测定残余尿量；排尿期膀胱尿道造影，站立膀胱造影；膀胱测压；闭合尿道压力图；必要时行膀胱压力、尿流率、肌电图的同步检查；动力性尿道压力图；尿垫试验；排尿记录等。

（五）尿失禁治疗护理指南

尿失禁治疗护理指南按照循证医学的方法，根据尿失禁研究证据的强弱分为A级、B级及C级推荐临床使用。

A级：

· 对于压力性、急迫性和混合性尿失禁，初始治疗应包括生活方式干预、盆底肌肉训练、膀胱训练。

· 生活方式干预包括减轻体重、停止吸烟、饮食和液体摄入调节等。

· 保守治疗配合恰当的药物治疗，效果将明显增强：抗胆碱药物治疗膀胱过度活动症、5-羟色胺和去甲肾上腺素再摄取双重抑制剂治疗压力性尿失禁。

· 高质量的问卷被推荐用于评估患者症状和对生活质量的影响，ICI—Q问卷被高度推荐用于对患者尿失禁进行基本评估。

B级：

· 如果发现雌激素缺乏和（或）尿路感染，治疗一段时间后应重新评估。

C级：

· 对于混合性尿失禁患者，临床医生应处理最主要症状。

（六）主要护理问题

老年退行性变化（尿道括约肌松弛）、手术、肥胖等因素有关的压力性尿失禁；老年退行性变化、创伤、腹部手术、留置导尿管、液体（酒精、咖啡因、饮料）摄入过多，以及患有尿路感染、中枢或周围神经病变、帕金森病等疾病有关的急迫性尿失禁；老年退行性变化、脊髓损伤、肿瘤或感染引起对反射弧水平以上的冲动的传输障碍有关的反射性尿失禁；尿频、异味引起的不适、困窘和担心等有关的社会交往障碍的问题；缺乏尿失禁治疗、护理及预防等知识缺乏的问题；尿液刺激局部皮肤、辅助用具使用不当等有关的皮肤完整性受损的危险。

【护理措施】

（一）尿失禁护理用具的选择及心理、行为护理

从患者的角度思考及处理问题，建立互信的护患关系。注意患者的隐私和尊重患者的保密意愿。讲解尿失禁可以治疗痊愈，减轻患者的焦虑情绪，帮助其舒缓压力。

1. 尿失禁护理用具的选择及护理

（1）失禁护垫、纸尿裤：纸尿裤是最为普遍且安全的方法，每次更换时用温水清洗会阴和臀部，防止尿湿疹及压疮的发生。

（2）高级透气接尿器：适用于老弱病残、骨折、瘫痪及卧床不起、不能自理的患者。可以避免生殖器糜烂、皮肤瘙痒感染、湿疹等问题。包括BT-1型（男）或BT-2型（女）接尿器两种类型。

（3）避孕套式接尿袋：主要适用于男性老年人，选择适合患者阴茎大小的避孕套式尿袋，尿袋固定高度适宜，松紧合适，避免尿液反流入膀胱。

（4）保鲜膜袋接尿法：适用于男性尿失禁患者，透气性好，价格低廉，不容易引起泌尿系感染及皮肤改变。但使用时，注意选择标有卫生许可证、生产日期、保质期的保鲜袋。

（5）一次性导尿管和密闭引流袋：适用于躁动不安及尿潴留的患者，必须严格遵守无菌操作，并尽量缩短导尿管留置的时间，防止泌尿系感染和膀胱自动反射性排尿功能受损。

2. 协助行为治疗

行为治疗包括生活方式干预、盆底肌肉训练、膀胱训练。

（1）生活方式干预：包括合理营养、减轻体重、停止吸烟、规律运动等。

（2）盆底肌肉训练：可分别在站立、坐位、仰卧位时进行训练。①站立：双脚分开，与肩同宽，尽量收缩骨盆底肌肉并保持10s，然后放松10s，重复收缩与放松15次。②坐位：双脚平放于地面，双膝微微分开，与肩同宽，双手放于大腿上，身体微微前倾，尽量收缩骨盆底肌肉并保持 10s，然后放松 10s，重复收缩与放松 15 次。③仰卧位：双膝微屈约 45° ，尽量收缩骨盆底肌肉并保持 10s，然后放松 10s，重复收缩与放松 15 次。

（3）膀胱训练：可增加膀胱容量，以应对急迫性的感觉，并延长排尿间隔时间。具体步骤如下：①让患者在白天每小时饮水 150~200ml，并记录饮水量及饮入时间。②根据患者平常的排尿间隔，鼓励患者在急迫性尿意感发生之前如厕排尿。③若能自行控制排尿，2h 没有尿失禁现象，则可将排尿间隔再延长 30min。直到将排尿时间逐渐延长至 3~4h。

（二）用药与手术护理

1. 用药护理

（1）了解治疗尿失禁的药物：一线药物包括托特罗定、曲司氯胺和索利那新等。其他药物包括 M 受体拮抗剂，如奥昔布宁；镇静抗焦虑药，如安定、氯丙嗪；钙拮抗剂，如异搏定、心痛定；前列腺素合成抑制剂，如消炎痛等。

（2）用药指导：指导老年人遵医嘱正确用药，讲解药物的作用及注意事项，并告知患者不要依赖药物而要配合功能锻炼的重要性。

2. 手术护理

各种非手术治疗失败者，或伴有盆腔脏器脱垂、尿失禁严重影响生命质量者可采用手术治疗。根据患者具体情况选择不同手术方法，对需要手术治疗的患者，做好相应的术前、术后护理和术后康复指导。

（三）健康指导

（1）皮肤护理指导：指导患者及其照护者及时更换尿失禁护理用具；注意会阴部清洁，每日用温水擦洗，保持会阴部皮肤清洁干燥；及时变换体位，同时加强营养等，预防压疮等皮肤问题的发生。

（2）饮水指导：如无限制饮水的基本，鼓励患者每日饮水 2 000~2 500ml，同时注意调整饮水时间和量，睡前限制饮水，以减少夜间尿量。避免摄入有利尿作用的咖啡、浓茶、可乐、酒类等饮料。

（3）饮食与大便管理指导：嘱老年人均衡饮食，保证足量热量和蛋白质以及纤维素的摄入，必要时用药物或灌肠等方法保持大便通畅。

（4）康复活动指导：鼓励老年人坚持做盆底肌肉训练与膀胱训练（见行为治疗）、健身操等活动，减缓肌肉松弛，促进尿失禁的康复。

老年人的卧室尽量安排在靠近厕所的位置，夜间应有适宜的照明灯，对于患有阿尔茨海默病或认知障碍患者的厕所要标志清楚。必要时指导老年人遵医嘱使用药物。

四、老年人便秘的护理

【概述】

便秘是指排便困难或排便次数减少，且粪便干结，便后无舒畅感。老年人便秘多属于慢性便秘，慢性便秘常使用罗马Ⅱ标准来诊断。罗马Ⅱ标准为：在不用泻剂的情况下，过去 12 个月中至少 12 周连续或间断出现以下 2 个或 2 个以上症状即为便秘，即：① 超过 1/4 的时间排便费力。②超过 1/4

的时间粪便是团块或硬结。③超过 1/4 的时间排便不尽感。④超过 1/4 的时间排便时肛门阻塞感或肛门梗阻。⑤超过 1/4 的时间排便需用手协助。⑥超过 1/4 的时间每周排便少于 3 次。

便秘是老年人常见的症状，据资料统计，老年人的便秘发生率为 5%~30%，便秘程度随年龄的增加而加重，严重影响老年人的生活质量。

（一）分类及病因

根据老年人便秘发生的特点，可将老年性便秘分为四类：①个人生活习惯引起的单纯性便秘。②传输功能障碍或出口梗阻造成的功能性便秘。③全身性疾病及肛直肠等器质性疾病引发的器质性便秘。④服用药物引发的药物性便秘。对于老年人而言，便秘通常不是由一种因素所造成，而是多种因素共同作用的结果。

除老化、疾病及药物的副作用、心理因素外，常见的老年性便秘原因还有：①不良饮食习惯：膳食纤维摄入不足和不良的饮食行为如饮酒、喜食辛辣食物、饮水过少、偏食等。②不良生活方式：如久坐不动、缺乏运动、生活起居无规律，或没有养成良好的排便习惯等。

（二）评估

便秘患者的评估，主要包括一般情况、既往史、便秘形成的原因评估等。

（1）一般情况：收集患者的年龄、性别、饮食习惯、生活方式等。

（2）既往史：了解患者的疾病史、用药史、家族史等。

（3）便秘的原因：需从生理因素、不良的饮食习惯、生活方式、心理因素等方面进行评估。

（4）身体评估：询问患者便秘开始的时间，大便的频率、性状、疾病和用药情况、饮食、活动等情况。同时观察排便时是否有口渴、恶心、腹胀、腹痛、会阴胀痛等，配合直肠指检以排除直肠、肛门的疾患。

（5）心理评估：精神紧张、压力大、失眠者，与无此症状的老年人相比，便秘发生的危险性要增加 30%~45%。因此，便秘老年人需评估其心理社会压力等情况。

（三）辅助检查

排除结肠、直肠病变及肛门狭窄等情况，可视情况选择结肠镜、直肠镜、钡剂灌肠、直肠肛门压力测定和球囊排出试验等进行辅助检查。

（四）治疗原则

治疗原则是：个体化治疗，早期治疗，综合治疗，避免滥用泻药。

1. 药物治疗

（1）泻药：原则是指导患者勿长期服用泻药，防止药物依赖性的发生。①容积性泻药：包括盐类泻药和机械刺激性泻药，如硫酸镁、磷酸钠和车前子、聚卡波非钙、甲基纤维素、乳果糖等。②刺激性泻药：常用药物有蓖麻油、番泻叶、大黄、麻仁丸等。③润滑性泻药：常用的有甘油、蜂蜜、液体石蜡等，适用于年老体弱，患有高血压、心力衰竭、动脉瘤、痔、疝、肛瘘等的患者。但长期使用会导致脂溶性维生素缺乏，影响胡萝卜素、钙、磷等的吸收。④润湿性泻药：如泊洛沙姆、多库酯钠等，临床常用于排便无力，如肛门直肠疾患或该部位术后的患者。

（2）胃肠动力药：如枸橼酸莫沙比利、西沙比利、普卡必利。近年来，红霉素作为促动力药的应用越来越受到重视，它主要是激活胃动素受体的活性，使结肠环肌出现间接收缩促进排便。

（3）简易通便剂：如开塞露、甘油栓、肥皂栓等。

（4）灌肠：便秘严重者必要时给予灌肠。可选用温盐水、开塞露或肥皂水行小量不保留灌肠。

（5）微生态制剂：主要有双歧三联活菌（粪链球菌，乳酸杆菌，双歧杆菌）、金双歧、乳酸菌素片等。

2. 饮食治疗

调整饮食结构是治疗便秘的基础。

（1）多饮水：如无限制饮水的疾病，则应保证每天的饮水量在 2 000~2 500ml 居中。清晨空腹饮一杯温开水，可以刺激肠蠕动。

（2）摄取足够的膳食纤维：指导老人酌情添加粗制面粉、玉米粉、豆制品、芹菜及韭菜等，适当多吃带馅面食，如水饺、混沌、包子等，有利于保证更全面的营养，又能预防便秘。

（3）多食产气食物及维生素 B 丰富的食物，如白薯、香蕉、生蒜、生葱、木耳、银耳、黄豆、玉米及瘦肉等，利用其发酵产气，促进肠蠕动。

（4）增加润滑肠道食物：对体重正常、血脂不高、无糖尿病患者，可清晨空腹饮一杯蜂蜜水等。

（5）少饮浓茶或含咖啡因的饮料，禁食生冷、辛辣及煎炸刺激性食物。

3. 精神心理疗法

患者由于焦虑、抑郁引起的便秘，应用心理辅导、心理疗法和精神药物治疗有良好的疗效。

4. 手取便法

若发生粪便嵌塞，且灌肠后仍未排便者，用戴手套的手指润滑后伸入直肠，将粪便挤碎后抠出。

其他治疗，如生物反馈治疗、中医辨证施治、外科治疗等。

（五）主要护理问题

老化、活动减少、不合理饮食、药物副作用等有关的便秘，便秘并发症有关的排便失禁，患者担心便秘并发症及其预后有关的焦虑，排便时间延长、排便困难、便后无舒畅感等有关的舒适度减弱，缺乏合理饮食、健康生活方式及缓解便秘方法等相关的知识缺乏。

【护理措施】

（一）一般护理

护士向患者讲解便秘出现的原因，调节患者情绪，强调便秘的可治性，增加信心。鼓励患者参加集体活动，促进患者社会支持水平的提高。

（1）调整饮食结构：饮食调整是治疗便秘的基础。具体措施如下：①多饮水：指导患者如无限制饮水的疾病，则应保证每天的饮水量在 2 000~2 500ml。清晨空腹饮一杯温开水，以刺激肠蠕动。②食用高纤维食物：指导患者进食高纤维食物，如粗制面粉、玉米粉、豆制品、芹菜及韭菜等。③多食产气食物及维生素 B 丰富的食物：比如白薯、香蕉、梨、木耳、银耳、黄豆、玉米、生黄瓜、生萝卜及瘦肉等，利用其发酵产气，促进肠蠕动。④增加润滑肠道食物：对体重正常、血脂不高、无糖尿病的患者，可清晨空腹饮一杯蜂蜜水、黑芝麻等。⑤少饮浓茶或含咖啡的饮料，禁食生冷、辛辣及煎炸刺激性食物。

（2）调整生活方式：每天保持 30~60min 活动时间，卧床或坐轮椅的老年人可通过转动身体，挥动手臂等方式进行锻炼。同时养成在固定时间（早晨或饭后）排便的习惯。

（3）满足老年人私人空间需求：照顾老年人排泄时，只协助其无力完成部分，不要一直在旁守候，更不要催促，以免令老年人因精神紧张、不愿麻烦照顾者而憋便。房间内居住两人以上者，可在床单位间设置屏风或窗帘，便于老年人的排泄等需要。

（二）排便及药物护理

1. 排便护理

（1）指导养成老年人良好的排便习惯：定时排便，早餐后或临睡前按时如厕，培养便意；有便意则立即排便；排便时取坐位，勿用力过猛；注意力集中，避免便时看书看报。勿长期服用泻药，防止药物依赖性的发生。保证良好的排便环境，便器应清洁而温暖。

（2）指导使用辅助器：为体质虚弱的老年人提供便器椅或在老年人面前放置椅背，提供排便时的依托，减轻排便不适感，并保证安全。

（3）排便注意事项：指导患者勿忽视任何一次便意，尽量不留宿便；注意排便技巧如身体前倾，心情放松，先深呼吸，后闭住声门，向肛门部位用力等。

2. 用药护理

容积性泻药服药的同时需饮水250ml，盐类泻药如硫酸镁等不宜长期使用。润滑性泻药亦不能长期服用，以免影响脂溶性维生素的吸收。部分渗透性泻药服用后会引起腹胀等不适感，服用一段时间后会逐步适应。温和的口服泻药多在服后6~10h发挥作用，故宜在睡前1h服用。简易通便剂的使用：老年人取左侧卧位，放松肛门括约肌，将药挤入肛门，保留5~10min后可进行排便。

（三）健康指导

（1）运动指导：①参加一般运动：老年人根据自身情况参加运动，若身体条件允许可适当参加体育锻炼，如散步、慢跑、太极拳等。②避免久坐久卧：避免长期卧床或坐轮椅等，如果不能自行活动，可以借助辅助器械，帮助其站立或进行被动活动。③腹部按摩：可做腹部按摩，取仰卧位，用手掌从右下腹开始沿顺时针向上、向左、再向下至左下腹，按摩至左下腹时应加强力度，每天2~3次，每次5~15回，站立时亦可进行此项活动。④收腹运动和提肛运动：收缩腹部与肛门肌肉10s后放松，重复训练数次，以提高排便辅助肌的收缩力，增强排便能力。⑤卧床锻炼方法：躺在床上，将一条腿屈膝抬高到胸前，每条腿练习10~20次，每天3~4次；从一侧翻身到另一侧（10~20次），每天4~10次。

（2）建立健康的生活方式：培养良好的排便行为，指导患者在晨起或早餐前排便，即使无便意，也要坚持蹲厕3~5min或就餐后1h如厕。纠正不良饮食习惯，多食粗纤维含量高的食物，多饮水。高血压、冠心病、脑血管意外患者应避免用力排便，若排便困难，要及时告知医务人员，以采取相应措施，以免发生意外。

五、老年人压疮的护理

【概述】

压疮（pressure ulcer）是由于身体局部组织长期受压，血液循环障碍，组织营养缺乏，致使皮肤失去正常功能而引起的组织破坏和坏死。

压疮是局部皮肤或皮下组织的损伤，由于受压力或压力及剪切力或摩擦力的组合而引起（美国全国压力性溃疡顾问小组，2007 年）。

（一）病因及危险因素

（1）环境因素：①压力：压力是造成压疮的最主要因素。最大压力往往在骨突出的周围。组织比皮肤对压力更敏感，最早出现变形坏死。②剪切力：剪切力是引起压疮的次要因素，是施加于相邻物体的表面，引起相反方向的进行性平滑移动的力量。③摩擦力：床铺皱褶不平、有渣屑、皮肤潮湿或搬动时拖、扯、拉、拽患者均产生较大摩擦力。④潮湿：大小便失禁、大汗或多汗、伤口大量渗液等均是造成皮肤潮湿的原因。

（2）自身因素：①老年人抵抗力下降，皮肤屏障作用降低，极易发生压疮。②全身营养差，免疫功能低下。③活动障碍。④年龄、性别、吸烟、社会心理因素等也是压疮发生的相关因素，但其可靠性还有待验证。

（二）临床分期

参考美国国家压疮协会（NPUAP2007）指南，将压疮分为六期。

1. 可疑的深部组织损伤

皮下软组织受到压力或剪切力的损害，局部皮肤完整但可出现颜色改变如紫色或褐红色，或导致充血的水泡。与周围组织比较，这些受损区域的软组织可能有疼痛、硬块、有黏糊状的渗出、潮湿、发热或冰冷。足跟部是常见部位，这种伤口往往恶化较快，造成深层组织的暴露。

2. Ⅰ期

在骨隆突处的皮肤完整伴有压之不褪色的局限性红斑。深色皮肤无明显的苍白改变，颜色可与周围组织不同。有疼痛、硬块、表面变软、发热或发凉。

3. Ⅱ期

累及表皮或真皮层，表现为一个浅的开放性溃疡，伴有粉红色的伤口床，也可表现为一个完整或破裂的血清性水泡，无腐肉。

4. Ⅲ期

全层皮肤组织缺失，可见皮下脂肪，但骨头、肌腱、肌肉未外露，组织缺失的深度不明确，可能包含潜行和隧道，可有腐肉存在。

5. Ⅳ期

全层组织缺失，伴有骨、肌腱或肌肉外露，常有潜行或隧道，创面有腐肉或焦痂。

6. 不明确分期

全层组织缺失，溃疡底部有腐肉覆盖（黄色、黄褐色、灰色、绿色或褐色），或者伤口床有焦痂附着（炭色、褐色或黑色）。只有去除足够多的腐肉或焦痂，暴露出伤口床的底部，才能准确评估压疮的真正深度、确定分期。

（三）治疗原则

（1）全身性因素的治疗：积极治疗原发疾病，给予充足蛋白质、热量和水的摄入，防止负氮平衡，改善全身营养状况。

（2）伤口局部治疗：伤口换药，运用湿性愈合理念及现代新型敷料进行伤口管理。

其他治疗手段，如负压治疗、高压氧治疗以及外科手术治疗等。

（四）主要护理问题

压疮有关的皮肤完整性受损，疼痛有关的舒适的改变，出血、感染、骨髓炎等潜在并发症。

【护理措施】

（一）一般护理

在压疮的治疗过程中，需要给予患者心理疏导，帮助树立治疗的信心，积极配合治疗。

（1）病情观察：明确患者的基础疾病、生命体征和全身营养状态等，判断患者是否为压疮高危人群，密切观察是否出现压疮，压疮的局部情况，如部位、大小、分期、是否感染渗液、伤口周围皮肤情况及疼痛等。

（2）更换卧位，防止局部受压：翻身间隔时间应根据病情及局部受压情况而定，重症老年患者宜1~1.5h翻身1次为宜，最多不超过2h。翻身时动作要轻柔。避免拖、拉、推的动作，宜用翻身单，翻身单宽度应宽于患者躯干为宜，平时可作中单使用，两边塞入被褥下，需翻身时拉出，两人两边同时抬起，稍离床面，移动患者，然后安置好舒适的体位。注意翻身后轻轻按摩受压部位，促进局部血液循环。

（二）紧急处理

针对不同级别的压疮采取不同的敷料进行保护和处理（见表11-18）。

表11-18 压疮各期敷料的选择及应用

分 期	敷料选用
瘀血红润期	透明贴，溃疡贴，渗液吸收贴，皮肤保护膜
炎性浸润期	
水泡直径<5mm	水胶体，油纱
水泡直径>5mm	消毒后于水疱低位剪一小缺口，空针抽出疱液后，用油纱、水胶体内敷。
真皮层受损，渗液较多	水胶体或泡沫类敷料
溃疡期	
黑期	使用刀片、剪刀等机械清创。使用水胶体、水凝胶等软化痂皮自溶性清创。
黄期	水凝胶自溶性清创配合机械清创去除黄色痂皮后，内层美盐或藻酸盐等吸收性敷料，外层纱布或泡沫类敷料。
红期	新鲜肉芽伤口表浅的，使用水胶体保护。 伤口较深或有腔洞的，根据渗液选择藻酸盐或溃疡糊填充创面，外层纱布或封闭敷料覆盖。
粉期	使用水胶体、水凝胶或透明贴膜促进上皮生长
窦道（腔洞、潜行）	藻酸盐或高张盐敷料填塞，外层使用棉垫或泡沫敷料。
骨骼、肌腱外露创面的处理	使用水凝胶保护外漏组织。
感染伤口	内层使用银敷料、交互式清创敷料、高张盐敷料或藻酸盐敷料等，外层选用纱布、棉垫等非密闭性敷料。

六、老年人睡眠障碍的护理

【概述】

睡眠障碍是指睡眠质及量的异常，或在睡眠时发生的某些临床症状，也包括影响入睡或保持正常睡眠能力的障碍，以及异常的睡眠相关行为。

睡眠障碍分为器质性睡眠障碍和非器质性睡眠障碍，非器质性睡眠障碍包括睡眠失调（失眠、嗜睡、睡眠觉醒节律障碍）和睡眠失常（睡行症、睡惊和梦魇）一组障碍。其中失眠症在老年人群中最常见。所谓失眠是指患者对睡眠的时间和（或）质量不满足并影响白天社会功能的一种体验。

（一）病因

（1）生理因素：身体的老化。

（2）疾病因素：躯体疾病引起的疼痛、慢性阻塞性肺疾病、内分泌疾病、营养代谢障碍等。

（3）药物因素：如甲状腺素、氨茶碱等药物等，长期服用安眠药也会导致药物依赖性失眠的发生。

（4）环境因素：室温过高或过低、噪声、家庭关系、生活环境的改变等。

（5）心理社会因素：担心所患疾病、医疗费用而引起的焦虑、抑郁等负性情绪。

（二）评估

（1）健康史：了解患者的一般情况如年龄、民族、职业、文化程度等，既往睡眠史以及睡眠障碍的原因。

（2）身体评估：询问睡眠障碍发生的时间、频率和用药情况、饮食、活动等情况。

（三）辅助检查

通过患者和其家属获知患者睡眠障碍的程度、性质。了解是否因外界刺激使患者出现抑郁、焦虑、紧张、恐惧等情绪导致睡眠障碍的发生。

（1）用匹兹堡睡眠指数量表（PSQI）、Beck 抑郁量表等检测患者是否存在某些精神障碍的共病，以量化其心理症状和情绪。

（2）通过长时间地追踪患者的睡眠模式，以更准确地了解患者的睡眠情况。

（3）多导睡眠描记评估（PSG）评估睡眠和觉醒，以识别睡眠时是否有异常事件的发生，是诊断睡眠障碍的金标准。

（四）治疗原则

（1）病因治疗：病因治疗是睡眠障碍的基本治疗方法。对老年人进行全面评估，找出其失眠的原因并进行对因处理。

（2）药物治疗：治疗睡眠障碍的理想药物应具有迅速催眠、维持充足睡眠时间、提高睡眠质量且无成瘾性和宿醉反应。可使用的药物包括：短效苯二氮卓类、唑吡坦类药物，尽量不使用长效苯二氮卓类，有基础疾病的老年人，应尽量避免药物。药物治疗应遵循：短期用药（一般来讲，不超过 1 个月），间断用药（每周 2~4 次），小剂量用药（常采用成人剂量的 1/3~1/2），缓慢停药，尽量避免同时服用同类药物。

（3）睡眠行为干预：放松训练；刺激控制疗法，如被动集中注意力、避免睡前兴奋等。

其他治疗，如心理干预、生物反馈治疗等。

（五）主要的护理问题

与老化、躯体疾病、精神刺激有关的睡眠型紊乱，与失眠导致精神过度紧张有关的焦虑或恐惧，高血压、高血糖、心脑血管疾病和性功能障碍等潜在并发症。

【护理措施】

（一）一般护理

告知老年人不要怕睡眠少，一般夜间睡 5h 就足够了，中午再睡 1h 左右，可支持晚上睡得更迟些。老年人大多数失眠是由心理因素造成的，护士可根据不同的情况，采用针对性的心理支持和疏导，安慰患者情绪，消除其焦虑感。

（1）针对病因的护理：明确失眠的诱导因素，针对相关因素制订相应的护理计划，改善老年人的睡眠质量。

（2）改善睡眠质量：①提供舒适的睡眠环境：调节卧室的光线和温湿度，保证起居室温湿度适宜、无异味、光线柔和。保持被褥的干净整洁，被褥厚薄适宜、衣物松紧适宜。保持周围环境安静，避免大声喧嚣。②药物护理：对使用非药物方法（如洗热水澡、热水洗脚、喝热牛奶、听轻音乐等）无法缓解失眠的老年人，应遵医嘱给予药物，并注意观察药物作用及不良反应，警惕药物成瘾。

（二）健康指导

（1）帮助老人养成良好的睡眠习惯：提倡早睡早起、午睡的习惯，午睡时间控制在 1h 以内。提醒老年人睡前入睡前不宜饮用咖啡、大量水分、烟酒等，睡前避免饱食。睡前应如厕，并保持平和的情绪。当入睡困难时，尽量采用非药物手段帮助入睡，如泡热水澡或用热水洗脚、喝一杯热牛奶等。

（2）饮食指导：指导老年人及家属选择有助于睡眠的食物，如牛奶、大枣、小米、醋、蜂蜜（血脂、血糖过高老年人慎用）等。

（3）活动指导：鼓励老年人进行适当的全身锻炼，指导其参加力所能及的日常活动和体力劳动，避免白天睡眠过多。

（陈　龑　张雪梅）

第六章

老年人安全风险防范护理

第一节　老年人安全风险概述

一、老年人安全风险

1. 老年人安全风险

老年人由于衰老及疾病的影响，各器官逐年退化，视力、听力、记忆力、适应和反应能力日益衰退、免疫和应激水平下降，老年患者较年轻人容易出现安全风险，严重影响老年人的自理能力和生存质量，甚至导致患者死亡，给家庭和社会带来沉重的负担。

2. 老年人安全

老年人安全是指老年人处于一种不受威胁和损害的状态。其包括两个层次，一是指老年群体处于确保其各种合法权益不受损害以及与社会保持良好协调关系的状态；二是指老年人处于能够避免外在力量对其人身、思想和合法权益进行侵害的状态。老年安全保障涉及经济、医疗、生命、权益、思想及情感等方面。

3. 老年安全理论

老年安全理论的观点：在老龄社会中，老年安全是老年保障的主要目标。老年安全是社会安全的重要基础。老年安全关注老年经济保障安全，也关注老年思想保障安全。完善多维的养老助老保障系统和促进老年群体再社会化水平是建立老年安全体系的两个关键环节。

二、老年人安全风险的影响因素

1. 内因

老年人生理老化的过程在所难免，那么护理人员必须意识到导致老年人安全问题的潜在内因，以帮助更好地评估老年人的安全威胁。

（1）视力减弱：随着年龄的增加，角膜的功能减弱，角膜透明度降低，再加上缩瞳现象的发生，使到达视网膜的光线变少。老年人视觉上的这些改变，使老年人对照明的需求量增多，对照明的要求也增高。

（2）听力减弱：耳功能的退化，使得老年人在潜在安全问题来临时，缺乏敏捷的反应力和时效性。如公共场合躲闪车辆时不能做出迅速正确的反应。

（3）嗅觉减弱：嗅球萎缩，使得嗅觉的灵敏性降低。加之短程记忆力的下降，常使得老年人在烹调食物时，可能因为忘记或者瞌睡而引发不必要的意外。

（4）肌肉的张力：肌肉张力和强度的减弱，关节僵硬，增加由于体位改变引起的困难。

（5）疾病因素：老年患者多数患有多种疾病如高血压、心律失常、脑血管意外后遗症、阿尔茨海默病、白内障、帕金森病等，这些均影响老年人的活动及注意力而威胁老年人的安全。

2. 外因

（1）心理因素：老年人大多有不愿意麻烦他人甚至不听劝阻的心理，大多不能正确评价自己，是造成老年患者发生意外的重要原因。

（2）药物因素：老年人服用的睡眠药、强镇静剂、抗精神障碍药、降压药、利尿剂、抗过敏药（酮替芬），因药物的不良反应造成的头晕、低血压，或者伴随的尿频、夜尿等问题，可使老年人容易发生跌倒、坠床等意外事故。

（3）环境因素：地面有水、照明灯光不适当、浴室缺乏扶手和防滑地毯等辅助设施的配置，影响老年人住院安全。

（4）医护因素：护理人员在日常护理中由于业务素质不高，对患者病情变化未能及时发现或对病情发展缺乏预见性，失去抢救时机；对新设备和高新技术不能正确应用；责任心不强，安全意识、法律意识淡薄；工作量大等均对老年患者造成不好的影响。

（5）管理因素：医疗机构护理安全管理制度不健全；没有建立和健全安全评估防护制度，安全风险防范和处理流程；护理人员缺乏有效的职业道德教育和安全教育等，均在一定程度影响老年人安全。

三、老年人安全风险事件及其管理要点

1. 老年人安全风险事件

由于衰老、疾病、治疗、住院环境等的综合作用，住院老年人发生的安全风险事件主要包括：跌倒、坠床、噎食、窒息、烫伤、压疮、走失、误服药物与药物中毒、自杀、交叉感染等安全问题。

2. 老年人安全护理管理

（1）建立和健全安全评估防护制度：预防老年患者安全问题的发生，首先要及早、全面、动态地评估老年人安全的影响因素和危险因素，制定老年住院患者安全评估制度，制定防范措施，并作为交接班重要内容。

（2）建立安全风险防范和处理流程：建立防止走失、压疮、噎食、跌倒及坠床等安全事故的预防流程和处理流程等。对患者及家属发放告知书，做好安全指导等工作，并在老年病区实行每月患者不安全事件报告制度。

（3）强化安全意识：利用各种温馨提示卡、健康教育栏、座谈会、个别讲解、发放告知书等多种形式，对老年患者开展安全宣教。对存在压疮、噎食、跌倒、坠床、走失等危险的老年患者实行床头挂安全警示卡。进行护理人员老年安全教育培训，树立护理安全意识。培训护理人员业务技能，提高护理人员的业务及综合素质。加强安全风险事故分析及护理质量控制，发现问题及时整改。

（4）加强对重点患者、重点时间段的安全防护：对评估出有安全隐患的患者，班班交接。在早

上起床、晚上睡觉、午睡等患者容易发生安全事故时段加强值班护理人员的巡视。关注节假日期间住院老年患者的情绪变化，鼓励家属来院探视，减少老年患者孤寂情绪。

（5）配备适当的器具：告知新入院老年患者熟悉病区和房间环境，以及呼叫器使用；容易跌倒的患者在康复师的指导下用适当的助步器、拐杖、轮椅；所有患者佩戴有联系信息的腕带或联系卡；必要时，卧床患者使用床栏、气垫床、水袋等。

（吴冬梅　淳雪丽）

第二节　老年人安全与人文、物理环境的建设

一、老年人常见的安全风险问题

由于客观环境因素的影响和老年人自身生理机能发生的退行性变化，老年人应变能力减退甚至消失，不安全因素极易诱发或引发不同程度的安全风险问题。

（1）自杀、自虐（自残）：疾病引起的躯体不适及客观感受、所处环境均会影响老年患者的心理健康，再加上其他的外部因素（包括医务人员无意识间对患者造成的心理损害）等均导致患者容易产出绝望厌世的行为。

（2）药物误服：误服是指各种原因导致吃错药、漏服或过量服药，服用变质、过期的药品。国内调查显示，有 73.3% 的老年人经常根据自己或他人经验而自行用药，6.2% 的老年人曾经服错过药。误服药物不仅会影响治疗效果，严重者还会导致老年人发生不同程度的并发症。

（3）坠床或跌倒：由于平衡感觉和失衡纠正能力的降低，老年人常在自主或不自主的行为中失去重心而坠床。跌倒是一种社会流行病，是环境、生理、心理等因素综合作用的结果，住院的老年患者由于生理和病理双重因素的影响，更增加了跌倒的几率。

（4）走失：走失是指住院患者入院后至出院前，或在本院就诊期间，未经医务人员同意，因各种原因发生的出走、失踪事件。据估算，我国近年每年走失的老年人不下 30 万人。阿尔茨海默病患者走失在 24h 以上，其生还的概率只有 50%。

（5）皮肤损伤：由于老年人皮肤对外部环境的感受器减少，对冷、热、痛的感觉反应迟缓，加上皮下脂肪、脂腺、汗腺的退化萎缩，所以极易受到外界因素的刺激而出现损伤，尤其是长年卧床且伴有低蛋白血症的老年患者。此外，艾灸、电疗、推拿、取暖的热水袋等如方法不正确，也会造成老年人皮肤的损伤。

二、老年人的物理环境建设

病区是患者衣、食、住、行的主要场所，病区环境优化可促进老年患者的康复。

1. 老年人的物理环境要求

无障碍环境构造是环境要求的基本。对老年人环境的评估，应以老年人的活动范围为主，如地板、门窗、楼梯、厕所及浴室等。此外，室内物品的摆放、辅助用具使用的正确性和适当性、使用

物品的正确维修方法、水电的安全性也需考虑在内。

特别是居住环境的色彩对老年人影响很大。各种颜色均有其作用，因此，选择什么样的颜色至今没有明确的定论。老年人的视觉会发生黄化现象，因此黄色与白色不易区分；深蓝色和绿色可使肌肉松弛、身心放松；较高亮度的色彩容易引起疲惫感，因此可以将绿色等暖色系作为休息场所的优先考虑色彩。为了避免意外的发生，可考虑以不同的颜色区分安全的特定区域。当然，除了考虑安全因素，也要尊重老年人个人的喜好及其民族风俗。

2. 老年人的物理环境控制

（1）室温平衡、湿度适宜、色彩协调：环境安静、整洁、安全，室温为22~24℃，湿度为50%~60%。另外，老年人的病室统一为米黄色或橘黄色等色彩，可以使老年人心情开朗、精神振奋，有利其安心休养。

（2）噪声：较强的噪声对人的生理与心理会产生不良影响。在日常的工作环境中噪声会造成听力损伤，干扰休息、思考。

（3）适宜老年患者的特殊环境：病房环境的设置、物品的摆放及建筑格局应以方便老年患者、有利于患者休养治疗为原则。例如，病区的走廊中要设置扶手，以防摔倒；厕所设置座式马桶，并安装有急救呼叫信号；嘱患者穿大小合适的鞋子等。

3. 无障碍的居住环境

（1）门、走廊：门和走廊宽度的设计应该考虑到是否可以允许轮椅的进出，走廊上尽量避免堆放杂物，尽量安装扶手，以防发生意外。

（2）地面：应以防滑为重点，并尽量保持地面平整，或者将高低落差进行斜坡化处理。根据日本建筑学会及日本健康环境体系研究会的建议，斜坡道坡度最好是1/14以下，不过一般以1/12以下为标准，短距离或补助性的向下避难途径则须在1/20以下。这样的设计的目的主要是希望在紧急的情况下，老年人可以较容易地缩短通过的时间以增加效率。

（3）楼梯、电梯：注意防滑，注意配备扶手，主要阶梯的高度，注意照明设备的有无。同时，对于残疾者、感官功能障碍者，要有相应的设施，以体现人性化服务。

（4）家具：遵循简单、适用及方便的原则。

（5）厕所和浴室：在中国居家环境设施安排中，浴室和厕所通常是在一起的。因此，护理人员需要针对老年人的自身情况，帮助他们选择合适的便器，日本建筑学会建议马桶的高度以42~45cm为宜，而且最好能够配合轮椅的高度，以方便轮椅使用者；非常瘦的老年人，可以考虑在便器加软垫，减少摩擦。

三、老年人的人文环境建设

1. 人文环境建设的原则

大多的时候，人们会把平时所说的外环境归结为硬件设施，但是随着护理的发展，与人性关怀相关的内环境也越来越多的引起更多人的关注。因此，讨论老年人的环境与安全的关系，首先要充分考虑到老年人的真正需要。因此，在对老年人的所处环境设计和安排时，护士的参与是很必要的。只有借以专业与专业之间的沟通、协作与交流，才会使得老年人的居住环境可以达到最完满的状态。

环境设计与改善需遵循以下原则：①隐私：如老年人沐浴、如厕等活动等是否可以保证其隐私性，家属是否能为老年人交代的事情保密等。②自由：如老年人能否可以对经济的支配、活动的安排拥有主动权等。③提供有意义的社会角色活动：环境中的特性及设计是否正向的使活动进行得顺利，或有阻碍活动的进行，活动的设计是否考虑到老年人的限制与喜好；老年人是否仍感受到自己有意义的角色等。④增加与外界接触的机会：如居住环境中窗户的高度、宽度的设计是否可以满足老年人观察外面变化的需要。⑤工作人员与老年人之间的关系：原本护患关系主要强调的是治疗性的帮助关系，而随着优质护理服务的大力倡导和开展，需要护理人员更加人性化地对待患者，达到护患之间心与心的直接对流。由于社会、文化习俗等原因，使护理人员不得不面对一项全新的挑战。

2. 老年人的人文环境建设内容

（1）建立良好的护患关系：护士热情接待新入院的老年患者，消除其对陌生环境的恐惧。针对老年患者有健忘、多疑的特点，护士要多开导、多交流、多倾听患者的叙述，使患者产生信任感。

（2）关心老人住院后的心理需求：①满足老年人交往需要：人的需要是多方面、多层次的。老年人不仅在生活上产生依赖，在思想感情上也需要沟通与交流。②尊敬老年人：护士在为其进行护理时不仅要亲切称呼，还要告知护理目的，尊重老人的知情权。另外，对昏迷或语言表达困难的老年人，还需要护士采用非语言沟通，如握住患者的手等以使其有安全感和亲切感，起到“无声胜有声”的效果。

（3）满足老年人及其亲属的依存需要：依存是人类的基本动机之一，也是一种感情联系的心理需要。老年人患病住院后，期望得到越来越多的关心爱护，亲属也更希望能陪伴和照顾老年人，如能满足双方的依存需要，对老年人康复是有益的。因此可以为老年患者陪护提供较宽松的环境。

（吴冬梅　淳雪丽）

第三节　老年人安全风险的护理

一、老年人药物误服的护理

【概述】

药物误服是指因各种原因导致错服、漏服或过量服药，或服用变质、过期的药品。

（一）病因

（1）生理因素：随着年龄的增大，老年人的记忆力、视力、听力等功能下降。

（2）部分老年人依从性不强：因思想观念不同或药效反应较慢，老年人对医嘱的依从性不强，常根据自己或他人经验自行服药。

（二）临床表现

（1）洋地黄类药物：胃肠道反应，如恶心呕吐、腹痛及食欲缺乏等；心律失常；神经系统症状，如头痛、眩晕、耳鸣、烦躁不安及幻觉等；视物模糊不清，黄视或绿视等；少尿。

（2）磺脲类降糖药：心慌、头晕及出汗等低血糖反应。

（3）降压药：钙离子拮抗剂，如硝苯地平可引起头晕、头痛等症状；血管紧张素转换酶抑制剂，如卡托普利可引起干咳；β－受体阻滞剂，如美托洛尔和普萘洛尔可引起心率减慢等症状。

（三）辅助检查

血药浓度、心电图、血生化电解质等检查。

（四）急救与治疗

当患者出现药物中毒时，立即停药，去枕平卧，清理口腔、鼻腔的分泌物和异物，头偏向一侧，保持呼吸道通畅，如有条件，可立即吸氧。①记录服药时间、药物名称和服药剂量。②如患者意识清醒，取头低足高侧卧位，可适当刺激咽喉部，有助胃内容物反流；如患者昏迷，可用筷子或用光滑薄木板等撬开患者口腔，插在上下齿之间，忌太过用力。③观察患者的意识和生命体征等。④采取急救措施，处理最危急情况。⑤临床常用药物中毒的急救如下：磺脲类降糖药，停药，检测血糖浓度，根据血糖浓度服用少量糖水、甜食或静脉输入糖水等，立即平卧休息；降压药，停药，测血压，立即卧床休息。⑥根据病情变化，对症治疗。

（五）主要护理问题

与误服药、蓄积药物中毒有关的药物中毒，与害怕治疗无效或护理不适有关的焦虑或恐惧，缺乏用药相关知识的护理问题。

【护理措施】

（一）一般护理

当患者脱离危险后，护士及时给予心理疏导，以安慰患者情绪，减轻或消除患者的恐惧感。

（1）病情观察：观察患者用药后的神志、意识及瞳孔的变化，监测生命体征和误服药物相关的不良反应，观察治疗后的改善状态。

（2）加强用药管理：护士应严格执行“三查七对”制度。注意观察用药后副作用并及时记录。妥善保管药物，口服药物应放置在避光、干燥的地方，发药时应检查药物是否变质，确保服药的安全。

（二）健康指导

（1）合理评估老年人用药：评估患者的年龄、视力、听觉、肝肾功能状况及服药能力等，明确患者是否发生过误服、药物中毒等不良事件。

（2）用药指导：严格遵医嘱服药。同时应用三色服药卡，即早晨为淡黄色、中午为淡红色、晚上为淡蓝色背景的药盒，指导老年患者按时、按量、正确服用口服药。并与家属一起商讨制定切实可行的服药计划。

（3）饮食指导：如地高辛、洋地黄等药物禁食含钙高的食物，因钙会增强洋地黄的毒性；保钾利尿药如螺内脂禁食忌含钾高的食物，以防止高钾血症等。

（4）中毒的观察与处理：告知患者及家属药物可能出现的毒副作用，如头晕、头痛、恶心、呕吐等以及紧急处理方法。

二、老年人坠床的护理

【概述】

坠床是指从床上掉落到地上，可造成局部皮肤破损、肌肉损伤、骨折、颅内出血、甚至死亡。坠床多发生在体力不支、改变体位、床上取用物、睡梦中翻身及下床时，以夜间发生率最高，其次是早晨及午睡起床时。

（一）病因及危险因素

1. 内因

（1）个体因素：机体老化，过分肥胖及自我防护不当者。

（2）疾病：影响老年人感官、肌力、平衡及精神状态的疾病。

（3）注意力下降：因睡眠质量差，在床上辗转反侧的老年人，或醉酒的老年人。

2. 外因

（1）环境：物品放置不合理，床的稳定度差及缺少床栏等。

（2）药物：能引起头晕、乏力、视物模糊等不良反应的药物。

（3）长期卧床：卧床超过 2 周者，身体虚弱，起床后易出现眩晕，发生坠床。

（4）缺乏照顾：患者自理能力差又无人照顾，加上性格内向或固执，不愿麻烦别人，未请护士帮忙就自行起床或上厕所而发生坠床。

（5）护理方法不当：搬运老年人时，由于人力不足，方法不正确，照顾者缺乏对翻身方法的培训，或因责任心不强，动作过大、过猛。

（二）评估

（1）健康史：健康史包括患者的一般资料、营养状况、疾病史、用药史和以前的坠床史等。

（2）坠床危险因素的评估：坠床危险评分（表 11-19），如坠床危险评分表评分≥ 4 分以上，则患者属于坠床高危人群。其他方面的评估包括认知功能和日常生活能力的评估。

表11-19　坠床危险评分表

项　目	评　分
最近一年曾有不明原因坠床或跌倒经历	1
意识障碍	1
近期有癫痫病史	1
视力障碍	1
活动障碍、肢体偏瘫	3
年龄（≥65岁）	1
体能虚弱	3
头晕、眩晕、体位性低血压	2
服用影响意识或活动的药物（如：散瞳剂、镇静安眠剂、降压利尿剂、镇挛抗癫剂、麻醉止痛剂等）	1
吸毒、酗酒史	1

续表

项　目	评　分
住院中无家人或其他人员陪伴	1
气垫床使用	1

（3）体格检查：观察生命体征、意识状态、面容及姿势等，详细检查外伤、头部伤及骨折的严重程度。

（三）辅助检查

X 线、CT、B 超及诊断性穿刺等检查。

（四）急救及治疗

（1）急救：①医院内急救：立即评估患者坠床损伤，在此基础上进一步处理。正确搬运到床上。外伤、内脏伤及脑出血行止血处理。呼吸、心搏骤停者，立即就地行心肺复苏术。②自我急救：立即高声呼救。在无人帮助的情况下，安全起身。如果是背部先着地，就应弯曲双腿，挪动臀部到铺有毯子或垫子的椅子或床铺旁。然后使自己较舒适地平躺，盖好毯子，保持体温。按铃或用其他方法向他人寻求帮助。如找不到他人帮助，在休息片刻、体力有所恢复后，尽力使自己向椅子方向翻转身体，变成俯卧位。双手支撑地面，抬臀、弯膝。然后尽力使自己面向椅子跪立，双手扶住椅面，以椅子为支撑尽力站起来。再休息片刻，然后打电话寻求帮助。

（2）对症治疗：①骨折治疗：按照复位、固定、功能锻炼的处理原则。②伤口处理：及时彻底清创缝合。③冷热治疗：软组织伤初期局部冷敷，12h 后改用热敷或红外线照射。

（3）康复治疗：预防并发症和继发性残疾，避免功能进一步减退。

（五）主要护理问题

坠床后损伤有关的疼痛，坠床跌倒有关的受伤危险，害怕再坠床有关的恐惧。

【护理措施】

（一）一般护理

（1）密切观察病情：观察老年人的神智、生命体征等。如出现危及生命的情况应立即予以抢救。

（2）预防老年人再坠床：①全面评估病情：全面评估老年人发生坠床的危险因素，确定高危人群，床旁挂小心跌倒或坠床提示卡，重点防护。②密切观察巡视：对住院老年人，应定时巡视病房，特别是夜间应增加巡视次数，检查是否上床栏，床是否安全牢固，躁动者是否给予约束等。发现老年人睡在床边缘时，应将老年人调整到床中央。③注意夜间安全：床旁配备呼叫装置，夜间保留地灯。有直立性低血压或服用镇静催眠及降压药的老年人，尽量避免夜间去厕所排尿，应在床边备好所需物品和便器。④确保环境安全：床单元设置合理，根据情况适当加床栏或在床旁用椅子护栏，制动脚轮保持床的稳固。床垫不要太软，以免翻身时滑落坠地。保持地面干燥整洁，物品摆放宽敞有序。

（3）加强预防坠床的管理：对存在高危因素以及意识障碍、躁动的老年人加强预防措施的督导，特别是在无人陪护时间段。对已发生坠床的老年人，执行上报制度。对护士进行预防坠床相关的知识培训。

（二）紧急处理

当发现患者坠床时，应立即评估患者伤情，根据伤情采取正确的处理方法，并立即通知医生。

（三）健康指导

（1）指导老年人小心改变体位：避免突然改变体位，尤其是夜间。当老年人由卧位换为坐位时，应抬高床头，使患者容易坐起。

（2）日常生活注意事项：行动不便、视力下降、虚弱无法自我照顾的老年人需有人陪同下床，并协助生活起居。将生活用品放到老年人易取之处，需要帮助时及时使用呼叫铃。老年人起床时应遵守“三步曲”，即平躺 30s、坐起 30s、站起 30s 后再行走，动作要慢、幅度要小，若起床时出现头晕、下肢无力、步态不稳和不能移动时，立即原地坐下或立即卧床，并叫他人帮助。长期卧床者第一次下床时需要给予帮助，指导患者起床、翻身动作不可过猛，以恒定的速度进行。

（3）用药注意事项：尽量少用睡眠镇静药物。使用利尿剂的卧床患者，可在床旁解便，避免因急忙如厕而导致坠床。使用扩血管药物的患者，不可擅自调节滴速，用药后宜平卧片刻再活动，起床时动作不可过猛。

（4）饮食护理：不能下床活动的老年人宜在床上就餐。宜多食含钙丰富、低盐、适量蛋白质、足量维生素 C 和维生素 K 的食物。

（5）适当活动：能起床活动者需注意进行平衡功能锻炼，进行力所能及的活动。卧床老年人白天尽量采取坐位，抬高床头，并且开窗、照射阳光，进行四肢的活动。

三、老年人走失的护理

【概述】

走失是指住院患者入院后至出院前，或在本院就诊期间，未经医务人员同意，因各种原因发生的出走、失踪事件。

（一）原因

（1）老化：认知功能、记忆和感官功能下降。

（2）疾病：如阿尔茨海默病、精神分裂等。

（3）认知不足：家属和医院对老年人认知障碍认识不足，缺乏预见性的安全管理措施。

（4）环境改变：生活环境发生改变，老年人出了门就不认识路。

（5）绝望：老年人因疾病等因素自觉生命无意义，是家人的拖累。

（6）社会老年保障体系：缺乏一个科学有效的社会老年保障体系也是老年人走失的重要因素。

（7）其他原因：家庭对老年人的冷漠，老年人走失后不闻不问；社会上很多人认为老年人走失与自己无关，即使迷路的老年人向他们求助时也置之不理等。

（二）评估

（1）评估患者的认知程度：运用简易精神状态检查（MMSE）等工具进行认知功能评定。

（2）观察和评估患者有无走失可能：注意观察患者的行动举止、精神状态和情绪反应，了解和掌握患者的心理状态，评估患者对周围环境了解程度和辨别程度，判断并密切关注企图出走者。

（3）评估用药情况：特别是是否服用镇静药、抗抑郁药、抗焦虑药等。

（三）应急处理

通知家属和所有医务人员共同寻找。于当地公安机关报案。

（四）治疗原则

（1）药物治疗：根据疾病情况服用镇静药、抗抑郁药、抗焦虑药等。

（2）其他治疗：针灸治疗、电疗、认知功能的康复治疗等。

（五）主要护理问题

与衰老、疾病等有关的走失；环境改变、环境不熟悉有关的走失者焦虑或恐惧情绪；担心走失者发生意外或无法回来，造成照顾者焦虑或恐惧情绪，缺乏认知障碍知识及防范知识的照顾者，对环境不熟悉有关的受伤危险因素。

【护理措施】

（一）一般护理

（1）心理护理：评估患者的心理状况，探讨与走失相关的病理生理心理因素，开展心理疏导。指导患者正确认识疾病，树立战胜疾病的信心，使其由被动接受治疗变为主动配合治疗。耐心倾听患者陈述并予以正面引导和安慰，消除其思想负担，尽量帮助其解决一些实际性的问题，使其安心住院。

（2）预防走失措施：①安全方面：入院时即刻戴上标明医院、科室、床号、姓名、住院号的腕带，并在腕带上注明科室联系电话；在患者衣服口袋里放一张随身卡片，写明姓名、医院科室、家庭地址和联系电话，禁止有走失可能的住院患者单独活动或外出，若外出必须有人陪伴并要求24h留陪伴；准备近照便于走失时找寻。②生活方面：满足患者的合理要求；鼓励家属探视，减少患者的孤独感。③环境方面：创造舒适、方便、安全的生活、治疗环境，病房设有特定标记，便于患者辨认，检修门窗、进出随手关门等。④社会方面：构建老年人救助与保障体系，为老年人开通手机定位业务。

（3）提倡功能锻炼：加强老年人的功能锻炼，如智力康复训练，自理能力的训练。做到循序渐进，持之以恒。

（二）健康指导

指导患者及家属认识到走失的危险性及潜在可能性，鼓励家属积极探视患者，对存在走失风险的患者家属应24h陪护。指导患者自觉佩戴腕带和随身携带卡，如果发现自己迷路，应主动拨打“110”报警。

四、老年人中毒的护理

【概述】

中毒是指机体过量或大量接触化学毒物引发组织结构和功能损害、代谢障碍而发生疾病或死亡者。

（一）原因

（1）生理因素：老年人随着年龄的增长，视觉、嗅觉和听觉均下降，不能正确、及时判断识别危险因素。

（2）病理因素：老年人常需服用多种药物，服药不慎可造成药物中毒。

（3）社会因素：进补误区的思想和崇尚节省的习惯。

（4）心理因素：丧偶、家庭纠纷等应激事件而主动服毒。

（5）环境因素：冬季常将门窗紧闭，而且多用煤炉取暖，易造成煤气中毒。

（二）临床表现

（1）药物中毒：详见“老年人的药物误服的护理”相关内容。

（2）气体中毒：多为一氧化碳中毒（即煤气中毒）。

（3）食物中毒：食物中毒者最常见的症状是剧烈的呕吐、腹泻，同时伴有中上腹部疼痛。常出现脱水症状，如口干、眼窝下陷、皮肤弹性消失、肢体冰凉、脉搏细弱、血压降低等，最后可致休克。

（4）农药中毒：目前多为有机磷中毒，表现为毒蕈碱样症状（平滑肌痉挛和腺体分泌增加），烟碱样症状（肌纤维震颤、痉挛、麻痹，血压升高、心跳加快等），中枢神经系统症状（头晕、头痛、疲乏、共济失调、烦躁不安、谵妄、抽搐和昏迷）等。

（5）其他表现：出现各自相应的中毒症状。

（三）辅助检查

血药浓度、心电图、血生化电解质等检查。

（四）治疗原则

1. 现场急救

（1）药物中毒：详见“老年人的药物误服的护理”的相关内容。

（2）煤气中毒：立即打开门窗，将患者移至通风良好、空气新鲜的地方，并松解衣扣，保持呼吸道通畅，清除口鼻分泌物。如发现呼吸骤停，应立即行口对口人工呼吸，并做心脏体外按压。同时立即给氧。

（3）食物中毒：立即清除患者口中尚未咽下的毒物，去除污染的衣物，同时帮助患者催吐，将有毒物质吐出来，并及时予以蛋清、牛奶等解毒物质。

（4）农药中毒：立刻离开现场，脱去污染的衣物，用肥皂水清洗污染的皮肤、毛发和指甲。口服中毒者用清水、2% 碳酸氢钠溶液（敌百虫忌用）或 1∶5 000 高锰酸钾溶液（对硫磷忌用）反复洗胃，直至洗清为止。然后再给硫酸钠导泻。

2. 后续治疗

使用相应的解毒剂、拮抗剂进行治疗；对症治疗。

（五）主要护理问题

患者视觉、听觉、嗅觉下降等因素有关的中毒，缺乏中毒相关预防和处理知识，害怕再次中毒有关的焦虑或恐惧，中毒性休克的潜在并发症。

【护理措施】

（一）一般护理

当患者脱离危险后，应及时给予心理疏导，以安慰患者情绪，减轻或消除患者的恐惧感。观察患者生命体征、神智等，一出现异常立即通知医生予以救治。

（1）药物中毒的预防：参照“老年人的药物误服的护理”相关内容。

（2）食物中毒的预防：指导老年人及家属做饭时确保烹熟，并且不要食用出现异味的食物；指导老年人不要误信广告，服用过量补品，应咨询医生后适量服用；指导患者及家属谨慎服用以前没吃过的食物，尤其是野味和野菜。

（3）气体中毒的预防：指导老年人在烧木柴、炭等时应尽量避免在室内进行，同时保持室内通风良好。

（4）农药中毒的预防：指导家属将有毒农药放在老年人不易接触到的位置，并做醒目标志予以提醒；指导家属关心爱护老年人，防止老年人主动服毒。

（5）其他中毒的预防：照顾老年人，尽量避免老年人单独外出和接触有毒物质，同时关心老年人身心的细致变化，警惕中毒的发生。

（二）健康指导

（1）知识方面：告知老年人及家属中毒、常见毒物的相关知识，同时了解中毒的症状以及相应的急救措施等。

（2）生活方面：为老年人营造良好的生活环境，同时关心爱护老年人，促进老年人晚年身心、社会和谐统一。

五、老年人烫伤的护理

【概述】

烫伤是指由于沸汤、沸水、沸油等热液或蒸汽等引起的组织损伤，是热力烧伤的一种。

（一）原因

（1）生理因素：衰老导致老年人痛温觉减退，视力下降，末梢循环差，对热的耐受力降低。

（2）病理因素：如糖尿病周围神经病变等引起患者痛温觉功能的减退。

（3）治疗中的热应用：应用烤灯时温度、距离调节不当，药物性热疗使用不当等。

（4）生活中的热应用：不正确使用热水袋、电热毯、电护手宝等取暖用品等。

（二）辅助检查

血液检查、尿液检查、创面分泌物培养。

（三）治疗原则

1. 急救

（1）医院内急救：发生烫伤后，立即判断伤情，去除伤因，迅速脱离现场。通知医生进行急救，保护创面，对症治疗。观察病情变化，监测生命体征。准确记录，做好交接班，及时向上级报告。病情危重者请相关科室协助救治，必要时转入手术室或ICU治疗。

（2）自我急救：发生烫伤后，立即去除伤因，迅速脱离现场。冷清水长时间冲洗或浸泡伤处，同时呼救。保护创面，用干净清洁的毛巾或床单等覆盖受伤处。尽快到医院检查治疗。

2. 烫伤治疗

根据老年人烫伤部位的面积、深度、严重程度进行治疗，可以用冷疗、止痛、抗生素、破伤风抗毒素或免疫球蛋白、手术治疗等方法。

3. 烫伤药物的使用

氧化锌能够有效地加强纤维蛋白的形成及伤口的重塑，促进上皮生长，促进伤口愈合；纳米银是一种高科技超强纳米颗粒，具有抗菌作用，能有效预防和消除创面感染，促进创面愈合。

（四）主要护理问题

与组织损伤有关的疼痛，与烫伤后皮肤破损有关的皮肤完整性受损，缺乏防止烫伤的相关的知识，与皮肤破损有关的感染危险。

【护理措施】

（一）烫伤后的护理

（1）局部护理：烫伤后应尽早进行冷疗，将烫伤部位放在自来水龙头淋洗，或直接浸入冷水中，或用冷水浸湿的毛巾等外敷。冷疗时间无明确限制，一般到不再剧痛为止。

（2）对症处理：疼痛难忍者，如无禁忌，可口服止痛片或适当应用镇痛剂。

（3）创面处理：有水泡的创面用清洁被单、衣物等包裹，或消毒敷料包扎。

不要弄破水泡，不要撕去腐皮，减少创面污染，保持创面清洁干燥。

（二）烫伤的预防

（1）准确评估潜在危险因素：一般情况的评估，包括老年人生理状态和病理状态对生活的影响，以及老年人的生活方式、老年人和照顾者对烫伤的认知、是否发生过烫伤等；对治疗和护理的评估，包括是否正确应用药物热疗、热水袋、电热毯、暖手宝、烤灯等。

（2）知识宣教：做好烫伤预防和急救知识的宣传，加强对老年人的巡视和观察。对视力障碍、肢体感觉障碍等容易发生烫伤的老年人做好预防指导的工作。

（三）健康指导

（1）日常生活注意事项：当老年人有乏力、视力障碍、感觉障碍等不良症状时，应在他人协助下进行接触烫热的物品。

（2）治疗注意事项：使用红外线烤灯时应注意与老人皮肤的距离 > 30cm，并密切观察皮肤温度。使用药物热疗时，应注意观察皮肤的颜色和反应状况，如有明显红肿应停止应用，及时予以处理。

（淳雪丽　吴冬梅）

第七章 老年人的身心健康保健

第一节 老年保健概述

一、老年保健的目标及其需求

世界卫生组织老年卫生规划项目将老年保健定义为：在平等享用卫生资源的基础上，充分利用现在的人力物力以维持和促进老年人健康为目的，发展老年人保健事业，使老年人得到基本的医疗、护理、康复、保健等服务。

老年保健的目标是：为老年人提供疾病的预防、治疗、功能锻炼等综合性服务，促进老年保健和老年福利事业的发展，从而最大限度的延长老年期独立生活自理的时间，减少因功能丧失而在生活中对他人的依赖，达到延长健康预期寿命，提高老年人生命质量的目的，实现成功老龄化目标。

（一）老年人对医疗、保健、福利服务的需求

老年人患病率、就诊率、住院率均高，而且住院时间长，医疗费用高。其中，一个重要指标是两周患病率。通过两周患病率调查来反映老年人健康状况、健康水平是目前采用的基本衡量方式之一。在全国第四次卫生服务调查（2008）结果显示，全国65岁及以上老年人口两周患病率平均为46.6%，较2003年第三次调查上升了12.8%，并呈持续增长趋势；65岁及以上老年人的住院率为15.3%，老年人医疗费用是19~64岁人群的3倍。可见老年人群对医疗、保健、福利服务的需求比其他年龄组的人群要高。

老年人由于疾病、老化和伤残而妨碍了正常的社会交往，降低了活动或独立生活的能力；其次，老年人实际收入有限，参与社会和经济生活减少，可能导致情感空虚，出现多余感、孤独感；由于身体状况的变化会对住房和环境产生新的需要，希望社会福利能尽力填补，让自己在家庭、社团或其他环境中有所作为，从身体和精神上的困境中解脱出来，达到自我实现。

为了满足老年人的需求，各国各地区解决老年问题的方法有如下几种：①国家立法解决养老问题，并提供有限的资金和服务。②民政部门负责组织实施对无家庭抚养的老年人提供照顾。③国家和社区参与组织老年人的福利服务，尤其是住宅的适应性改造等。④国家大力支持民间的老年人照顾组织。⑤家庭养老仍然是许多国家或地区的主要养老方式。

（二）影响老年人资源利用的因素

1. 家庭结构的改变

我国十分重视传统家庭的存在和幸福、和睦，把它看作是分享快乐、诉说苦闷的栖息所，老年人在家庭中的角色尤其重要。老年人为家庭的经济及物质资源作出了贡献，他们的阅历与经验也是家庭的心理支持的主要资源。老年人与儿童一样是家中主要的照顾对象。老年人希望与成年人、未成年人居住在一起，呈现出几世同堂的现象，本来是合情合理的。但是，随着时代的变迁，社会的变革，越来越多的“4 个老人、2 个成人、1 个小孩”的现状呈现出来。家庭养老以及家庭照顾的能力明显衰退，已经不能满足老年人照护的需求。

2. 身体健康状况的改变随着年龄的增长，大多数老年人会出现一种或一种以上的慢性疾病，且老年男性患者的死亡率大于老年女性患者。老年人独立自主的生活能力受到不同程度的损害，产生对生命的挫败感，影响老年人的生活质量。

3. 经济能力的改变

老年人退出劳动服务行列后，生活的维持主要依靠退休金或者储蓄。对于农村老年人而言，大多数经济没有保障，老年人经济上的不宽裕，势必会影响“有病早治、无病早防”。

（三）老年保健的重点人群

1. 新近出院的老年人

近期出院的老年人由于疾病未完全康复，身体状况差，常需要继续治疗和及时调整治疗方案。因此，社区医疗保健的护士，应掌握本区域内每位近期出院患者的情况，有针对性地进行定期随访。

2. 精神障碍的老年人

精神障碍的老年人主要是阿尔茨海默病患者。随着老年人的增多和高龄老年人的增多，阿尔茨海默病患者也会增加。因此，这些人群需要的医疗和护理服务明显高于其他老年人，应当引起全社会的重视。

3. 高龄老年人

高龄老人是指 75 岁以上的老年人。高龄老人体质脆弱，同时多患有几种疾病，容易出现多系统功能衰竭，住院时间也较其他人群长，对医疗保健的需求量大。

4. 丧偶老年人

女性丧偶的概率高于男性。丧偶老年人的孤独感和心理问题的发生率都高于有配偶者，尤其是近期丧偶者，常表现出原有疾病的复发。

5. 独居老年人

独居老年人对包括医疗保健在内的社区服务的需求量增多，如提供健康咨询，购置生活必需品等，特别是在广大农村，由于交通不便，独居老年人很难外出看病。因此，定期巡诊，送医送药上门，开展社区老年人保健服务十分重要。

6. 刚离退休的老年人

老年人在离退休后往往出现孤独、空虚和严重的失落感，体力和精力明显减退，自卑心理等老年人离退休综合征。而且有研究显示，干部与一般职员比较，干部人员有更多的心理问题。因此，指导和帮助老年人克服离退休时由于角色转换所产生的不适应，逐渐适应离退休生活至关重要。

二、老年保健的基本原则

（一）老年保健的全面性原则

健康包括身体健康、心理健康和社会生活健康三个方面。因此，老年人保健也应当是多维度、多层次的。全面性原则包括两个含义：一是指老年人的保健是多层次的，不仅应当从传统的身体疾病着手，还应当重视老年人心理卫生和精神保健，以及老年人在社会适应和生活质量方面；二是指老年保健是多阶段性的，不仅要包括疾病或障碍的治疗，还应当包括预防、康复和健康促进。

近20年来，各发达国家愈发重视以支持家庭护理为特色的家庭保健计划，医护人员可以为居家的老年人提供从医疗咨询、诊疗服务、功能锻炼、心理咨询以及社会服务等一系列支持性服务，受到老年人的欢迎。社区护理机构也需转变其职能，应深入家庭，与家属共同制定老年人的家庭保健计划。

（二）老年保健的区域化原则

区域化原则是以社区为中心组织和实施老年保健服务，主要通过家庭、邻居和社区建立医疗保健和生活照顾，帮助老年人克服困难。老年保健的区域化，使老年人能够更方便、快捷地获得保健服务。为了保持良好的社会和心理状态，老年人更愿意留在社区各家庭中，而不是住进各种各样的老年保健机构。

老年保健在社区中应当提供的援助包括：具有照顾精神损害老年人的日间医院，为家中无人照顾者的老年人提供日间护理，由受过老年学训练者提供家庭保健和家庭帮助，为家中照顾人员提供计时服务，提供交通和护送服务，社区为老年人制定饮食和营养方案，提供与社会援助配套的社会、文娱、咨询、治疗和健康教育活动等。

（三）老年保健的费用分担原则

由于我国具有未富先老的实情，日益增长的老年保健需求提示老年人保健的费用必须由可能的各种渠道分担。“风险共担”的原则已得到广泛认可，即政府、保险公司与个人共同承担。

（四）老年保健的功能化原则

随着老年保健需求的增加和老年保健管理实践的发展，在对老年健康的全面性有充分认识的基础上，对老年保健的各个层面都有足够的重视，在老年保健的计划、组织、实施、评价方面有所体现。不仅要有从事老年医学研究的医护人员，还应当有精神病专家、心理学家和社会工作者参与到老年保健事业，且在老年保健服务都有明确的功能定位。

（五）老年保健的个体化原则

老年人的需求是多样化、个体化的，因此，采用多学科的不同方法，对老年人的健康进行多维度、个体化的综合评估，并在此基础上提出适合个体的治疗方案和长期的护理计划，是老年保健的重要原则之一。

（六）联合国老年政策原则

联合国大会于1991年12月16日通过《联合国老年人原则》（第46/91号决议），其内容包括：老年人的独立性原则、老年人的参与性原则、老年人的保健与照顾原则、老年人的自我实现或自我成就原则、老年人的尊严性原则。我国老年保健事业大致遵守这些原则。

三、老年保健的任务与策略

（一）老年保健的任务

老年保健工作的目的是要运用老年医学知识，开展老年病防治工作，指导老年人的日常生活和健康锻炼，延长老年人的健康预期寿命，提高老年人的生活质量。

老年保健的主要工作：以预防、慢性病防治以及社区保健和家庭保健为主。老年保健的工作人员除了要完成对老年患者的诊疗护理，还要组织和提供对伤残老年人的康复小组或团队，对需要长期进行照顾的老年人提供照顾，并方便就医（如老人之家或日间照顾中心），还要与社区老年人保健与社区服务机构和志愿者服务机构保持紧密的联系。建立健康手册、健康教育、健康咨询、健康体检、功能训练等保健活动，也属于老年保健工作范畴。

（二）老年保健的策略

1. 21 世纪全球养老新策略

2007 年，国际老龄联合会提出 21 世纪全球养老新策略：养老由满足物质需求向精神需求方向发展；养老的原则由经验养生向科学养生发展；养老的目的是动态的，由长寿到目前健康的状态，再到 21 世纪老龄化社会的尊严，总之，由追求生活质量向追求生命质量升华；21 世纪的养老将彻底摆脱功利色彩，养老的意义由安身立命向情感心理依托转变。

2. 中国特色的老年保健策略

针对我国老年人的特点和权益，将我国的老年保健策略归纳为六个“有所”，即“老有所养”、“老有所医”、“老有所乐”、“老有所学”、“老有所为”、“老有所教”。前三者关系到老年人的生存和健康问题，后三者关系到老年人的发展和成就。

（三）老年人的自我保健

1. 自我保健的概念

世界卫生组织提出：自我保健是个人、家庭、邻里、亲友和同事自发的卫生活动。自我保健属于自我保健医学的范畴，其内涵是：自我保健中的自我，狭义上是指个人，广义上还包括家庭、亲友、邻里、同事和社区；自我保健活动包括个体不断地获得自我保健并形成某种机体内在的自我保健基质，以及个体利用学习掌握的保健知识，以期能够主动地、自觉地对自身健康负责，根据自身健康保健需求进行自我保健活动；自我保健重视“自我”在保健中的地位和作用，充分发挥个体在健康维护及防治疾病等活动中的主观能动性，突出自我负责精神；自我保健需要接受健康教育和指导。

因此，自我保健又是在医学机构和社会保健等有关系统的参与、指导和支持下进行的一种自助的保健活动。

2. 老年人自我保健的内容

学会适应环境，学习健康保健和知识，保持与增进健康行为，实现健康促进，积极参加保健活动等，均属于自我保健的内容。每位老年人都应该积极主动地去参加社区的各种疾病预防和健康保健活动，如预防接种、健康体检、个案性的健康教育等，以不断提高自我保健意识，增强自我保健能力。老年人自我保健的原则和内容主要体现在以下五个方面：①自我观察：即通过"视，听，嗅，触"等方法观察自己的健康表相，以便了解自身的健康状态，及时发现异常，积极进行治疗。自我观察的内容包括：与生命活动有关的重要指标，如生命体征；机体各个系统的功能变化情况等。老年人应掌握自我观察的基本方法，以便随时识别到自己身体的异常变化，并及时寻求医疗保健护理服务。②自我治疗：主要包括治疗和康复。自我治疗指对轻微病症或轻微伤症的自我诊断和治疗；自我康复主要针对急性病的康复期和（或）慢性病康复，通常采用非药物治疗方法，以达到增强体质，提高生活质量，促进机体康复的目的。自我治疗的顺利完成需要准备相关的物品，例如家庭备有健康保健的急救器材或药物。此外，阅读一些介绍老年病防治的科普读物，对照、分析和判断，运用至日常生活中，逐步提高自我治疗和康复能力。③自我护理：指通过增强生活自理能力，进行自我健康维护的方法，主要包括自我保护、自我照顾、自我参与和自我调节四个方面的内容。④自我预防：即以预防为主。对于疾病，做到防患于未然。主要体现在：建立良好的生活行为习惯；注重心理卫生，维持心理健康，保持心理的最佳状态；合理的膳食结构，实现营养均衡；适度运动；定期进行健康检查。⑤自我急救：熟知当地急救电话；外出时携带各种急救治疗卡，写明相应的信息；患有某些疾病的患者，家中应备有相关急救装置，外出要随身携带急救药物。

（吴琳娜　李　芸）

第二节　老年保健问题及其护理

一、身体老化及其保健护理

组织器官形态及其生理功能的老化是一个持续渐进的过程，没有明显的分界线，且受诸多因素的影响，主要包括遗传、代谢、营养、休息、运动、环境、心理、药物及生物化学等。

（一）影响身体老化的因素

机体老化是机体发展的必然趋势，老化的进程和速度受诸多因素影响，主要有以下几个方面。①生活方式：生活方式对健康的影响已成为共识。健康的生活方式保证机体得到营养、休息、睡眠、心理等各方面的平衡，使机体保持活力和健康，从而延缓衰老。②食物及环境因素：各种食品添加剂、色素、重金属污染、大气污染等使食物和环境遭到破坏，臭氧层变薄、紫外线增强、空气中有害物质增多等因素，可直接损伤皮肤和人体健康，加速机体老化。③生物遗传因素：生物遗传基因决定了机体具有不同的个性特征、性格、行为、生长发育和老化特点和进程，使有的人容易出现衰老，而有的人则老而不见。④代谢因素：体内激素水平的变化影响人体代谢功能，影响机体老化的进程。研究表明，机体老化主要和细胞氧化有关，使用抗氧化剂调节代谢可以延缓衰老。⑤心理因素：愉悦的心情可保持机体内分泌平衡，促进食欲，提高免疫力，有利于健康和延缓衰老。俗话说"笑一笑，十年少"，也充分说明了心理因素对衰老进程的影响。

（二）身体老化的保健护理

1. 跌倒的防护

跌倒是老年人最常见的不良事件，并常因跌倒导致骨折、心肌梗死等并发症发生，甚至导致老年人死亡，严重降低老年人的生活质量。因此，做好老年人跌倒的预防措施至关重要。

老年人在变换体位时动作宜慢，以免发生体位性低血压或者失去平衡而跌倒。行走时速度不宜过快，以防跌倒。洗浴时间不宜过长，以不超过 20min 为宜，温度不宜过高，水温一般为 35~40℃，提倡坐式淋浴、穿衣。外出避开拥挤时段，上下车要扶住扶手；横穿马路时严格遵守交通规则。老年人居室内的走廊、卫生间、楼梯、拐角等处应尽量宽敞，不宜摆放杂物，光线应充足，以防跌倒。老年人居室地面应使用防滑材料，如木质地板。浴室地面及浴盆内应放置防滑垫。保持地面干燥，切忌有油、水等。门口不宜有门槛，浴室及厕所设扶手，沐浴时有穿脱衣服的座椅。浴室及厕所的门最好向外开，发生意外时利于救护。鼓励老年人使用助老工具，如老花镜、助行器、助听器等，提高生活能力，保证安全。

2. 噎呛和误吸防护

老年人由于咽喉及会厌功能老化，易发生呛咳，因此进食不宜过快，进食时应取半卧位或端坐位，呕吐时注意头朝下坐位或卧位头偏向一侧，防止发生噎呛和误吸。

3. 选择适合老年人的运动

卧床老年人需经常变换体位，协助活动四肢，指导做深呼吸运动和自我按摩；能起床者应适当锻炼，以防止肌肉萎缩，促进脏器的功能恢复，并可增加胃肠蠕动，有助于消化，减少便秘。可独自行动的老人可选择以下运动方式：①散步：选择适当的时间和空气新鲜、行走安全的地点，每日步行 30~60min，每分钟 80~90 步。②游泳：游泳速度不宜过快、时间不宜过长，以每日 1 次或每周 3~4 次，每次游程不超过 500m 为宜。游泳前做好准备活动；水温不宜过低；游泳过程中，若感到不适，如头晕、恶心等，应暂停游泳。患有严重心血管疾病、皮肤病及传染病的老年人不宜参加游泳锻炼。③跳舞：根据自己身体的状况，选择适当节奏的舞曲。④球类运动：可根据自己的兴趣、身体状况，选择适合的球类运动，如门球、乒乓球、台球、健身球等。⑤太极拳和气功：这两项运动适合老年人，可锻炼老年人的动作协调性和平衡性，疏通经络。

二、老化心理问题及其保健护理

（一）心理老化表现

心理老化主要表现在记忆、智力、思维和人格四个方面。

1. 记忆

记忆是一种心理活动，可分为四个阶段，即识记阶段、保持阶段、回忆阶段和再认阶段；在心理学又将识记阶段称为初级记忆，将保持阶段、回忆阶段和再认阶段称为次级记忆。

（1）初级记忆和次级记忆：初级记忆是指对于刚听过或看过、在脑子里仍留有印象的事物的记忆；次级记忆是指对已听过或看过一段时间的事物，经过编码储存在记忆库，需要时加以提取的记忆。

（2）再认和回忆：再认是指人们看过、听过或学过的事物再次出现在眼前时能辨认出曾经感知过；如果刺激物不再出现在眼前，而要求将此再现出来时，即为回忆。

老年人的初级记忆基本上没有变化，而次级记忆发生较大变化。老年人近期记忆的保持能力逐渐下降，但远期记忆的保持相对比近期记忆好，他们对很久发生的事和人保持较好的记忆，而对近期或刚刚发生的事记忆不清；老年人的再认能力比回忆能力好，理解能力变化不大，逻辑记忆比机械记忆好。

2. 智力

智力可以分为两大类，即液态智力和晶态智力。液态智力是指获得新观念、洞察复杂关系的能力，如知觉整合能力、近期记忆力、思维敏捷度及反应力和反应速度等。晶态智力是指通过学习和掌握社会文化经验而获得的智力，如词汇、理解力和常识等。液态智力主要与神经系统的生理结构和功能有关，所以一般随年龄的增长而明显减退；而晶态智力主要与后天的知识、文化、经验的积累有关，不随年龄的增长而减退，甚至还有可能提高，直至70~80岁后，才出现缓慢减退。

3. 思维

思维是人类高级的、理性的认识过程，主要包括概括、类比、推理和问题解决四方面的能力。伴随感知和记忆能力的衰退，老年人在思维的敏感度、流畅性、灵活性、独特性及创新性较青年时期有所减退。

4. 人格

以性格为核心，受先天素质、教育、家庭及社会环境的影响，是气质、能力、兴趣、爱好、习惯及性格等心理特征的总和。老年人的人格一般不随年龄的增长而变化，但伴随生理功能和环境的变化、社会和家庭角色的改变，老年人会因不同的人格模式分别会采用整合良好型、防御型、被动依赖型、整合不良型四种适应方式。

（1）整合良好型：特点为能以高度的生活满意感面对新生活，并具备良好的认知能力和自我评价能力。根据个体角色活动的特点，此型又可划分为三种亚型。①重组型：退休后继续积极、广泛参加各种社会活动。②集中型：退休后，在一定范围内选择性参与一些比较适合的社会活动。③离退型：退休后，人格整合良好，生活满意，但活动水平低，满足于逍遥自在。

（2）防御型：特点为完全否认衰老，雄心不减当年，刻意追求目标。此型又可划分为两种亚型。①坚持型：退休后，仍继续努力工作，并保持高水平的活动。②收缩型：退休后，热衷于饮食保养和体育锻炼，以努力保持自己躯体的外观。

（3）被动依赖型：此型又可划分为两种亚型。①寻求援助型：需通过外界的帮助以适应老年期的生活，可以成功地从他人处得到心理支持，维持自身生活的满足感。②冷漠型：对生活无目标，对任何事物均不关心，几乎不与他人联系、不参加任何社会活动。

（4）整合不良型：特点为存在明显的心理障碍，需要在家庭的照顾下和社会组织的帮助下才能生活。部分老年人不能很好地适应老年期的生活，属于整合不良型的人格模式。

（二）老化心理问题

随着老年人机体组织的老化和生理功能的减退，对社会环境的适应能力逐渐下降，容易出现各类心理问题。

1. 孤独寂寞

老年人退休后赋闲在家，人际交往少，需适应从忙碌工作到居家休息，从热闹到安静的家庭氛围，特别是性格外向、喜欢热闹的老年人，如果不能很好调适，培养一些兴趣爱好转移注意力，会感到无所事事，空虚寂寞。当面临老化带来的种种生理功能的减退、身体的不适，子女不能经常探望或陪伴身边，再加上老年丧偶、独居、离退休等多种原因导致心理上产生老而无用、孤独寂寞等情绪。

2. 焦虑抑郁

有调查表明，老年抑郁症的患病率为16.7%，且呈上升趋势。老年人在正常老化的基础上，常常患有一种及一种以上慢性疾病，需要长期服药治疗。因此感到焦虑不安或痛苦抑郁，表现为烦躁易怒、情绪激动、情绪低落、悲观、食欲下降、睡眠不佳等，严重时可产生悲观厌世想法，甚至出现自杀意念和行为。

3. 自卑多疑

老年人视力和听力下降，容易出现错听、错觉，各种能力减退导致的自卑心理，使老年人容易对他人产生不信任，常表现为固执、吝啬、谨慎小心、疑心重等。

4. 绝望

老年人面对日益衰老的现实，承受着疾病造成的痛苦，容易产生心灰意冷的情绪，认为自己老了，前途渺茫，已濒临死亡边缘，消极等待，甚至拒绝治疗。

5. 负累感

有的老年人因不能给予家人帮助，甚至连自己的日常生活还需他人帮助或支付高昂的医疗费用，认为自己给家人增加负担，是家人的累赘，因此产生自责内疚感。严重时产生自罪感，甚至出现自残、自杀行为。

6. 其他老化心理

有的老年人在生活中常以自我为中心，对生活热情下降，导致怠惰，不愿体验新生活，不爱出门，与外界交往减少，长此以往容易诱发脑梗死、阿尔茨海默病等。

（三）老年心理保健

1. 营造尊老、爱老的社会家庭氛围

倡导家庭社会关注老年人的身心健康，为老年人提供和谐、温馨的老年生活。老年人喜欢与儿女们聚居，主张子女与老年人一起居住，鼓励子女多关心老年人，多与他们交流，消除老年人的孤独寂寞心理。组建社区机构对子女远离的老年人进行多方面的关爱和帮助，缓解老年人的后顾之忧。组织自愿者上门关心老年人，与他们聊天交流信息，让老年人感受到他们不是孤立无援的，从而减轻其孤独感。

2. 做好健康老化的大众宣教

全社会范围内宣传“生老病死”的人生历程，让老年人认识到老化的自然性和必然性，使之能够正确地对待老化所带来的改变和不适，避免产生焦虑、抑郁等心理问题。家人应给予充分的理解和关爱给老年人，医护人员更应体谅老年患者所表现出来的紧张、焦虑和由此出现的情绪变化，耐心劝导和解释，减轻老年人的焦虑和抑郁。

3. 采取多种形式重树老年人的自信心

家庭成员充分尊重老年人的意愿，让其完成力所能及的事情。鼓励老年人走出家庭，根据自己喜好参加各种社会团体活动和兴趣小组。全社会积极倡导建立老年人俱乐部、老年大学、老年活动中心等各种形式的组织机构，为老年人进入社会提供场所，让老年人“老有所乐”。

4. 完善老年人的保障机制

加大养老保险投入，增加老年人社会保障，减轻老年人的后顾之忧，缓解老年人经济压力和心理压力，减轻其悲观、绝望和负累感，使老年人“老有所依”。

5. 做好健康保健和宣教

宣传健康老化观念和健康老化的技巧。指导老年人在正确观念的引导下，养成健康的生活方式，保持身心愉悦，从而达到促进健康、延缓衰老的目标。

三、老年人健康管理能力低下及其保健护理

健康管理是以预防和控制疾病发生与发展、降低医疗费用、提高生命质量为目的，针对个体及群体生活方式相关的健康危险因素，通过系统的检测、评估、干预等手段持续加以改善的过程和方法。健康管理在20世纪50年代末由美国最先提出和实施，并已取得了很好的效果，特别是在慢性病的防治管理方面。狭义的健康管理能力是个体对维护和促进健康，防治疾病发生发展的能力，与个体的生理机能、功能状况、健康保健知识和技能、保健意识等有关。

（一）老年人健康管理能力

老年人随着身体老化的不断进展，出现了相应的生理和心理问题，一方面危害其健康，另一方面也降低了老年人的自我健康管理能力。

1. 日常活动能力下降

老年人的生理机能和器官功能随年龄的增长日趋下降，活动能力和反应力大大降低。加之老年人常患的慢性病对其身体的长期损害，使老年人的日常活动功能下降，部分甚至全部依赖于他人才能完成日常活动，无法进行自我健康管理。

2. 感知觉能力下降

老年人的听觉、视觉、触觉及感知觉都随年龄增加而日益减退，对健康管理的意义和认识不清，更不能进行积极的健康管理，健康管理能力受到直接的影响。

3. 学习掌握新技能、新知识能力降低

老年人由于记忆力、反应能力和动手能力的下降，对学习和掌握新技能、新知识的能力明显下降。加之老年人对学习新事物的普遍缺乏主动性，使老年人不愿意对自己的健康进行管理，也不能进行很好的管理。

（二）老年人健康保健管理

1. 饮食与营养保健

营养是维持生命的基本保障，是促进、维护、恢复健康的基本手段。老年人必须针对其特殊需求，全面、适量、均衡地摄入营养，以延缓衰老、维护健康。机体所需的各种营养素包括：

（1）蛋白质：蛋白质是人体所需要的一种重要营养，因此对摄入的蛋白质要求质优量足。老年

人每日蛋白质的摄入以每公斤体重 1~1.2g 为宜，尽量选择生物利用率较高的优质蛋白质，其摄入量应占蛋白质总量的 50% 以上，如豆类、鱼类。

（2）热量：老年人基础代谢降低、体力活动减少，热量消耗也相应减少，故每日总热卡摄入量需适当控制，以免多余热量转化为脂肪。热量供给分配中，碳水化合物占 60%~70%，脂肪占 20%~25%，蛋白质占 10%~15%。

（3）糖类：老年人可适量选择一些含有果糖的饮食，如蜂蜜、某些糖果、糕点等。如患有糖尿病、冠心病及肥胖的老年人，应限制糖类的摄入，包括大米、面粉、高粱、荞麦、甘薯等。

（4）脂肪：老年人对脂肪的消化能力下降，因此摄入脂肪量不宜过多，每日脂肪摄入量以 50g 为宜，应减少含饱和脂肪酸和胆固醇食物如猪油、牛油、羊油等动物性脂肪的摄入，增加不饱和脂肪酸如植物油的摄入。

（5）无机盐和微量元素：老年人合成维生素 D_3 的能力减退，影响钙的吸收，铁储备降低导致易于发生贫血。因此，应根据自身需求补充无机盐和微量元素，如钙、铁等。我国营养学会建议老年人每日钙的摄入量为 800mg。

（6）维生素：由于消化、吸收功能的减退，容易引起维生素缺乏，故应摄入富含维生素的饮食，以增加机体抵抗力、延缓衰老。

（7）水分：由于结肠、直肠肌肉萎缩，排便功能减退，容易引起便秘，故应保持充足水分摄入，一般每日饮水量为 1 000~2 000ml，以保持尿量在 1 500ml。有心肾疾病的老年人则不宜过多，以免加重心肾负担。

（8）在营养的摄入方面还应注意：①营养比例适当：在保证摄入营养均衡的基础上，应选择低脂肪、低糖、低盐、高维生素及富含钙、铁饮食。②食物种类多样：各种食物的营养素成分和营养价值都不同，应食用多种食物，充分利用营养素之间的互补作用，以满足机体的需求。在选择食物时，应注意粗粮和细粮搭配、植物性食物和动物性食物的搭配、蔬菜与水果的搭配。③科学安排饮食：每日进餐定时定量，早、中、晚三餐食量的比例最好分别为 30%、40%、30%，切勿暴饮暴食或过饥过饱。④注意饮食卫生：保持餐具清洁，应用健康的烹饪方法制作食品，不吃变质的食品，少吃腌制、烟熏及油炸食品。⑤进食宜缓、暖、软：进食时应细嚼慢咽，不宜过快。食物的温度应适宜，不宜过冷或过热。食物以松、软为宜，有助于消化。⑥戒烟、限酒、少饮茶：吸烟可使血中二氧化碳浓度增高、血脂升高；过度饮酒可增加脑血栓形成的几率；饮浓茶对胃肠道产生刺激。

2. 睡眠与休息保健

老年人的睡眠时间相对较短，一般每日为 6~8h。当睡眠质量不佳时，容易出现失眠、入睡困难、睡后易醒等症状，需加强睡眠保健。

（1）保证适当的活动或运动：白天积极参与各种有益的社会活动或坚持适当的户外运动和体育锻炼，有助于改善夜间睡眠质量。

（2）选择舒适的睡眠用品：应选择较宽的床，选择软硬适宜的床垫，枕头高低适度，被褥应轻软、透气。

（3）调整卧室环境：睡前应注意调整好卧室的温度、湿度，将灯光调至柔和、暗淡，尽量避免各种噪音干扰。

（4）做好睡前准备工作：应在睡前 2h 进食清淡晚餐，晚餐应适量，不宜过饱，睡前不再进食。睡前应保持情绪稳定，不宜进行剧烈活动或使人兴奋的活动。还可以在睡前用热水泡脚，以促进睡眠。

（5）采取适当的睡眠姿势：选择自然、舒适、放松睡眠姿势有助于入睡，最佳睡眠姿势为右侧卧位，可避免心脏受压，有利于血液循环。

3. 排泄保健

（1）老年人排便特点：老年人由于胃肠蠕动减慢，常出现便秘，即1周内排便次数少于3次，且大便干硬，每次排便时间较长甚至达30min以上。另一方面老年人的肛门内、外括约肌的张力下降，则容易出现大便失禁，即排便不受意识控制，大便不自主排出。①便秘的防治措施：多摄入富含纤维的蔬菜、水果和具有润肠作用的食物；每日适当活动、运动；养成清晨空腹饮一杯白水或蜂蜜水的习惯；自我由右向左按摩腹部；及时排便；必要时使用开塞露，或遵医嘱使用一些缓泻药物。②大便失禁的防治措施：选择营养丰富、易消化、易吸收、少渣、少油的食物；掌握排便规律，按时排便；及时治疗疾病；腹泻时注意补水、保持皮肤清洁、干燥。

（2）老年人排尿特点：由于膀胱容量减少，夜间肾小球滤过率增加，前列腺增生肥大、膀胱颈括约肌老化松弛等等原因，老年人容易出现夜尿和尿失禁。①夜尿的防治措施：晚餐后少饮水，睡前排尿。卧室设有夜间照明设施，便于如厕，若卧室内没有卫生间，可在床边备便器以方便老年人使用。②尿失禁的防治措施：身体许可的老年人可坚持每日做仰卧起坐，以增加腹肌和盆腔肌肉的弹性。当外出旅行或参加活动时，应注意及时排尿或使用尿不湿。同时夜间应适量控制饮水量，避免影响睡眠。在发生尿失禁时，应及时更换衣服，清洁会阴部皮肤，家庭成员应注意关怀、体贴、安慰老年人，尽量减少老年人的窘迫感。

4. 用药安全保健护理

老年人应以预防为主，尽量少用药；当必须用药时，应遵医嘱用药，且从小剂量开始服用。要阅读药物说明书，了解药物毒副作用，预防不良反应。老年人常同时服用多种药物，应特别注意药物的配伍禁忌。如中药与西药不要重复使用，避免拮抗；兴奋药与抑制药、酸性药与碱性药不能同时服用等。不要服用过期药物。老年人对药物的耐受性差，易发生蓄积中毒。每日用药量必须控制在有效剂量内，并注意观察用药后的反应，若出现皮疹、麻疹、低热、哮喘等症状，应及时就医。降压药是老年人常用药物之一。老年人在服用降压药时，应注意降压不宜过快过低，保持血压平稳在正常范围内，降压速度以收缩压下降10~30mmHg，舒张压下降10~20mmHg为宜，应定期监测血压。一般降压药最佳的服用时间为每日上午7:00时、下午3:00时以及晚上7:00时，睡前不宜服用降压药，以免诱发脑卒中。老年人在服用抗生素时，应注意其剂量和疗程，以免引发肠道菌群失调等问题。老年人肝功能衰退，对胰岛素的灭活能力降低，从而使胰岛素作用时间延长，容易发生低血糖反应。因此，老年糖尿病患者在服用胰岛素时，应注意监测自身血糖、尿糖的变化，以免发生低血糖。老年人由于对解热镇痛类药的作用比较敏感，在服用时宜采用小剂量，同时注意监测消化道体征，避免诱发消化道出血。老年人在服用镇静催眠药时，应注意采用小剂量，且最好几种镇静催眠药交替服用。长期服用镇静催眠药的老年人不宜突然停药，以免出现失眠、兴奋、抑郁等问题。

5. 虚弱老人护理

加强晨晚间护理，做好日常生活照顾。老年人因牙龈萎缩、牙齿脱落、胃酸减少而影响食欲，因此需做好口腔护理。长期卧床的老年人因皮肤局部受压和营养不良等容易发生压疮，应做好皮肤护理。

6. 社区老年保健管理

（1）定期为老年人进行健康体检：定期健康体检可使许多老年疾病在无症状期内被发现，促使老年人了解、关心自身健康；增强遵医行为，提高治疗效果，改善疾病的预后。

（2）建立老年人健康档案：通过建立老年人健康档案，了解老年人社会、家庭及疾病的背景，便于评估老年人健康状况，为长期观察、连续追踪所患疾病的发生、发展过程，实施有针对性、系统性的保健计划和措施提供可靠依据。

（3）开设老年人健康教育：通过开展健康教育，使老年人获得相关的健康知识和技能，建立良好的生活方式，增强自我保健意识和自我照顾技能，提高生活和生命质量。

（4）进行老年人家庭健康访视：通过家庭访视，向老年人提供完整、迅速、综合、连续的医疗保健服务。

（吴琳娜　李　芸）

第三节　老年保健的护理实践

一、老年人住院期间的保健护理

老年人患病后，身体状况差，生活自理能力下降，而且对陌生的环境适应性较差，会加重老年人的心理、身体、经济负担。为了让老年人无心理负担和缓解经济压力，使部分老年人能自行购药、服药，避免延误诊断和治疗，应做好老年人的健康检查、健康教育、保健咨询和指导待工作，配合医生的治疗措施，从而促进老年人的康复。

（一）住院期间保健护理对象与服务职责

（1）保健护理对象：所有的住院老年患者。

（2）服务职责：护士是住院老年患者的健康评估者、护理计划制定者、护理措施执行者、治疗实施者、健康教育者。

（二）住院期间保健服务内容

1. 入院时的保健指导

老年患者入院后，护士应及时给予护理评估，并通过 MMSE 量表进行认知能力评估以及通过噎呛评估表、跌倒危险因素评估表、压疮评估表等进行安全评估。通过评估结果分析潜在和现存的安全隐患，并对患者或家属实施个体化健康教育。内容注重老年患者的文化程度、家庭背景、经济状况、年龄、性别、职业、疾病种类，既往病史及患者和家属对健康教育的需求等。

2. 住院期间的保健指导

保健指导应结合老人过去的生活习惯和学习经历，选择老人适应的方法和语言，针对各类患者的不同健康问题有所选择，使老年人容易接受，增强患者的自主权。对老年疾病的预防、治疗、护理康复锻炼，合理膳食，适量运动，心理指导，术前、术后等进行正确有效的指导，可以传递健康信息，强化健康行为，对降低老年性疾病的患病率、复发率，促进老年患者的康复，均可起到至关重要的作用。

3. 出院前的保健指导

为使患者出院后能保持其生理、心理的最佳状态，预防可能出现的健康问题，进行自我护理，一份完善的出院指导对患者十分重要。护士在患者出院前向其交代住院治疗的效果，病情的现状，预后以及出院后的注意事项，还要将疾病康复指导、正确用药、饮食起居卫生、功能锻炼方法、活动方式、复诊须知告诉患者及家属，使其改变自己的不健康行为，建立良好、健康的生活方式，从而降低老年性疾病的危险因素，达到预防老年性疾病的目的。

二、老年人康复期的保健护理

康复期护理，亦称重建健康的护理，是针对康复对象进行的躯体的、精神的、社会的（包括职业的）全面护理，与卫生和康复专业人员配合完成康复计划，帮助残疾人或患者达到康复和减轻残疾、预防并发症、重新回归社会和家庭的目的。

目前，世界卫生组织已将保健医学列为第一医学，预防医学为第二医学，临床医学为第三医学，康复医学为第四医学。康复医学科是和内、外科一样的临床学科，它拥有物理治疗（PT）、作业治疗（OT）、言语治疗（ST）和康复工程等特色专业治疗。在我国还吸收了针灸、推拿等传统康复技术，逐步形成了有中国特色的康复医学科。在发达国家，康复医疗早已成为处理老年病不可或缺的组成部分。

老年康复医学近年来在我国有很大进展，但是由于观念的淡薄，与发达国家相比还存在很大差距。

（一）老年人康复期护士的职责

通过对老年人的检查，做出日常生活等功能的评价，制定康复护理计划。指导老年人尽可能恢复日常生活能力、行动能力和职业能力的训练。观察老年人的康复反应，及时准确地做好记录，必要时与医生一起调整康复计划。为老年人创造舒适安全环境，为其生理和心理提供良好的护理，保证康复计划的完成。对老年人和家属进行康复知识的训练，协助制定出院和康复计划。

（二）老年人的康复原则

1. 维持性康复

老年人接受康复医疗后的最大难点是疗效退步问题。原因一是由于增龄多病和功能减退，二是患者出院后未能继续康复医疗。近年来各国康复医学界认为，康复特别是老年康复，应做好维持性康复，每周 1~2 次，以维护疗效。

2. 尽早开始康复治疗

康复应和急救同步进行，并贯彻在治疗的全过程中。在抢救时应做好预防性康复措施，病情稳定后，立即进行上下肢被动活动，以防止肌肉萎缩，增强肌肉张力。要求每天被动活动 1~2 次，每次 5~10min，每关节活动 5~10 次，但应避免过分劳累引起痛感，伴随病情好转，可嘱患者自行活动。

3. 尽早活动

患者病情稳定后，早活动、早下床、早走路，不但会使患者恢复得早、致残率低，而且对其有良好的心理安慰作用。步行是最适合老年人的体力活动，每天只要坚持 30min 步行，对男性骨盐含量、肺功能和上楼梯量及对女性肌力和上楼速度都有明显好处。因此，在其自主能力许可范围内，活动越多，效果越好。日本学者二木等报道：住院时靠人扶椅的60岁以上的偏瘫老年人最后能到户外步行者，在早期康复者组为37.8%，而非康复组10%；平均住院日从100天缩短至52天，总医疗开支减少39%，但过程中要注意循序渐进。

对于偏瘫和截瘫患者，康复都要依据神经生理学原则进行，根据偏瘫的不同类型选择不同的方法。要重视基层单位在老年人康复中的作用，充分利用社区初级卫生保健网，开展社区康复。

（三）老年人的康复护理措施

在疾病的急性期和早期，重点是观察残疾的情况，预防感染、压疮、肢体挛缩、畸形及肌肉萎缩的发生。在功能恢复期，则主要是注重患者潜在能力的激发、残余功能的保持和强化、日常生活活动能力的再训练、康复辅助用具的使用指导等。为了让照护康复患者的护士能掌握必要的知识和技能，在此重点介绍在患者的康复照护中需了解和掌握的最基本和最主要的康复专科护理措施：

1. 良肢位的摆放

根据患者治疗护理的需要，使患者的身体保持良好的姿势和位置，防止或对抗痉挛姿势的发生，称作良肢位。

（1）健侧卧位：即健侧在下方的侧卧位。头枕不宜过高，患侧上肢向前方伸出，肩关节屈曲90°，下面用枕头支持，健侧上肢可以自由摆放。患侧下肢髋、膝关节屈曲，置于枕头上。健侧下肢髋关节伸展，膝关节轻度屈曲，背后放一枕头。

（2）患侧卧位：即患侧在下方的侧卧位。患侧肩胛带向前伸、肩关节屈曲，肘关节伸展，前臂旋后，腕关节背伸，手指伸展。患侧下肢伸展，膝关节轻度屈曲。健侧下肢髋关节、膝关节屈曲，下面垫一枕头，背部放一个枕头，躯干可依靠其上，取放松体位，但注意上肢应避免放在身前。

（3）仰卧位：头部放在枕头上，枕头高度要适当，胸椎不得出现屈曲。患侧臀部下方垫一枕头，使患侧骨盆向前突，防止髋关节屈曲、外旋。患侧肩关节下方垫一枕头，使肩关节向前突。上肢肘关节伸展，置于枕头上，腕关节伸直，手指伸展。下肢伸展，膝关节下方垫一小枕头或沙袋，防止髋关节外展、外旋。

2. 翻身

在康复的早期，翻身是在护士及陪护的帮助下进行的，经过一段时间的康复以后，为了让患者的身体机能得到早日康复，即应该尽早让患者学会翻身的技巧，以避免身体长时间固定于一种姿势，出现继发性压疮和肺部感染等并发症。

（1）向健侧翻身：患者仰卧位，双手十指交叉，屈膝，健腿插入患腿的下方。交叉的双手伸直举向上方，做左右摆动动作，并借助摆动的惯性，让双上肢和躯干翻向健侧。陪护人员可适当协助或帮助患者转动骨盆或肩胛并在身后垫上枕头以保持该体位。

（2）向患侧翻身：患者取仰卧位，双手十指交叉，向上伸展上肢，健侧下肢屈曲。双上肢左右侧方摆动，当摆向患侧时顺势将身体翻向患侧。陪护人员在身后垫上枕头以保持该体位。

（3）桥式运动：为了加强患侧伸髋屈膝肌的练习，避免患者今后行走时出现偏瘫步态，在协助患者翻身训练时，应该教会患者进行桥式运动。①双侧桥式运动：两腿屈曲，双足平踏床面，让患者伸髋将臀部抬离床面，根据患者的体力、肌力情况，从少到多，如此反复。如果患者无力时，陪护可帮助固定住患膝以保持稳定。②单侧桥式运动：当患者完成双侧桥式动作训练后，可逐渐让患者伸展健腿，让患腿单独完成屈膝、伸髋、抬臀动作。此时，陪护应站于患者床旁保护，以防患者因患肢肌力不足时发生坠床危险。③动态桥式运动：患者仰卧屈膝，双足踏住床面，双膝平行并拢，健腿保持不动，患腿做小幅的内收和外展动作，逐渐控制摆动的幅度和速度。然后患腿保持不动，健腿作内收、外展动作。

3. 坐位

为了预防体位性低血压等各种并发症的发生，使患者能从床上逐渐进入轮椅并最终能外出进行有氧呼吸等活动，在病情允许的情况下应鼓励和帮助患者尽早坐起。

逐渐从抬高床头 30° 开始，能耐受 1.5h 后，再逐步抬高床头，渐渐地过渡到坐位和坐轮椅。应特别注意对颈椎损伤患者行坐位训练时戴上颈托。长期卧床患者行坐位训练时最好先使用腰围、腹带固定住身体，动作不能太猛，幅度不能过大，同时在下肢使用弹力绷带，以预防体位性低血压的发生。如若训练的过程中患者出现不适应立即降低床头，或立即将轮椅向后倾斜，待患者症状缓解后缓慢将轮椅恢复原位。

4. 站立、步行训练

站立和步行是人体最基本的活动能力。但对于有肢体残障的患者来说，需要经过艰难和漫长的训练过程才可能重新独立地站立和行走。在协助患者站立、行走训练时一定要注意保护好患者，防止摔伤，避免患者因跌倒而导致畏惧心理，失去信心，影响以后的功能恢复锻炼。患者站立训练前应先进行患侧下肢负重训练，可在患腿上绑上沙袋后做收缩、抬腿动作。

对偏瘫患者进行站立、步行训练时，应站在患者的对面或侧面，先双手扶住站立，然后逐渐过渡到单手轻扶，最后双手放开。时间从短逐渐过渡到长，步行训练也如此。步行训练初期最好使用助行器或在平行杠内进行，这样比较安全，同时还能增强患者的体力。此外，还应该不断地鼓励患者，增强其信心。特别注意，在患者的身体不稳时，不可因为着急而用力牵拉患侧肢体，防止发生跌倒甚至骨折。患侧扶持行走，站在偏瘫侧，一只手握住患者患侧手的手心，掌心向前，另一只手从患侧腋下穿出置于胸前，手背靠在胸前处，与患者一起缓缓向前步行。

5. 轮椅的使用

轮椅是康复患者很重要的代步工具，日常生活的许多活动都需要借助轮椅来完成。通过轮椅的使用，患者才可能实现移动。根据患者不同的年龄、体型和疾病来选择大小、功能适合患者使用的轮椅。患者身体要坐于轮椅的座位中间，向里坐到至少三分之二以上，身体尽量向后靠，两侧应留有一定的活动空间。对身体不能保持平衡者，应系上安全带以保证患者安全。训练坐轮椅的时间也应从短到长，应避免长时间乘坐轮椅。如需较长时间使用轮椅时，应在其臀下放上软垫或专门的充气坐垫以防发生压疮，同时最好每 30min 定时进行臀部减压或局部按摩 1 次。在患者通过轮椅变换体位后，要注意保持患者体位舒适以及正确的良肢位。

6. 转移训练

为了让患者能学会身体的转移和移动，必须让患者掌握适当的转移活动的能力。

（1）床上左右移动：嘱患者先将健侧的脚伸到患侧脚的下方，用健足勾住患足向右移动，然后用健足和肩支起臀部，同时将下半身移向右侧，再将头移向右侧。左移的动作与此相反。

（2）床上翻身：见前文。

（3）双人帮助在轮椅与床之间的转移：这一方法一般应用于体力极弱、过于肥胖无法移动或高级脑功能低下、肢体活动能力丧失的患者。由两位人员协同将患者转移到轮椅上或从轮椅转移到床上，注意轮椅与床之间落差要尽可能小。具体有以下两种方法：①侧方转移法：此方法适用于将患者从床上转移到轮椅上。先将轮椅放置于床边，与床约呈 20°，并锁住轮椅。患者取躯干前屈坐位，两手臂交叉放于肋下。一位协助者两腿夹住轮椅的一侧后轮，站在患者身后，双手穿过患者腋下并抓住患者交叉的前臂，两臂环绕患者胸部并夹紧其胸廓下部。另一协助者面向床，双脚前后站立，一手托住患者的大腿部，另一手托住其小腿部，两位协助者同时重心后移抬起患者，再退后一步将患者放在轮椅上。②垂直转移法：轮椅垂直锁定尽可能地贴近于床边正面。患者背向轮椅，身体前屈坐位，尽可能地接近床边，双上肢放在两协助者的肩上。两协助者面向床，两脚前后分开站在患者的两边，用肩顶住患者的胸廓下部，一手托住患者臀部或抓住患者的裤腰，另一手穿过患者的大腿下面握紧对方协助者的手，同时抬起患者，向后移动身体重心将患者放在轮椅上。

（4）单人协助的轮椅与床之间的转移：单人协助的轮椅与床之间的转移是在患者能独立转移前最常用的移动方法，此方法要求患者有一定的躯干控制能力，能支撑身体以完成转移动作。一般常用的有以下几种方法：①站立位的转移法：轮椅斜置床边呈 30°，患者双脚着地，躯干前屈，协助者面向患者屈髋下蹲背伸直，患者的下巴置于协助者的肩上，如患者双上肢无力则垂挂于膝前，如有力则可以用双臂抱住协助者的颈部；协助者双手抱住患者臀部或抓住患者的裤子或腰带，双脚和双膝抵住患者的双脚和双膝外面将膝关节锁住，然后挺直后背并后仰将患者拉起呈站立位。在患者站稳后，慢慢转身使患者背向轮椅正面，一只手移到患者的肩胛部，使其胸部稳定，然后慢慢屈髋，将患者轻轻放到轮椅上。如患者是偏瘫患者，则只需用一只脚顶住患者膝部防止其屈曲，然后拉起患者使其完成从床上到轮椅之间的转移。②床上垂直转移法：此方法转移的条件是患者有一定的躯干控制能力，双手或单手能部分支撑身体。轮椅正面向床，垂直贴紧锁定于床边。患者躯干前屈，背对轮椅，挪动躯体靠近床沿，一手或双手向后伸，抓住轮椅扶手，协助者站在轮椅的一边，一手扶住患者的肩胛部，另一手置于患者的大腿根部，然后与患者同时用力。尽可能将躯体撑起并将臀部向后上方移动，使患者的臀部从床上移动到轮椅上。

7. 等长与等张训练

肌力练习是改善和治疗肌肉萎缩的常用方法，根据肌肉的收缩形式，可将肌力训练分为等长训练和等张训练。

（1）等长训练：等长训练是利用肌肉的等长收缩进行的肌力练习，肌肉的长度不发生变化，只是力量的增加。此方法不会引起明显的关节运动，是增加肌肉强度最迅速的方法之一，可预防肌萎缩。适用于要求肢体的关节需要限制活动的情况。常用的方法是肌肉等长收缩 10s，休息 10s，重复 10 次为一组练习，每次训练做 10 组练习，持之以恒。

（2）等张训练：等张训练是利用肌肉等张收缩克服阻力进行大幅度关节运动进行抗阻练习。此时，肌肉的长度发生变化，而张力不变。适用于各种原因所致的肌肉萎缩及肌力减退，但关节需要限制运动者禁用。等张训练的基本方法是直接举起重物或通过滑轮举起重物，如举哑铃、拉力器练习等。随着负荷量的逐渐增加，肌肉力量也不断增强。

如果在无痛锻炼训练中出现疼痛，则有可能是训练导致或加重了损伤，应立即停止训练，同时告知医生，并由医生决定是否继续训练或者重新调整训练的强度。

8. 日常生活活动训练

日常生活活动训练旨在帮助病、伤、残者维持、促进和恢复自身的自理能力，从依赖他人帮助逐渐并最终达到能自我护理，改善健康状况，生活自立，提高生活质量。训练项目包括：进食训练、个人卫生及入浴训练、洗脸、洗手、刷牙、洗澡、穿脱衣裤指导等。护士应充分了解该训练的重要性，对患者要有耐心，同时应根据医生对患者制定的计划，协助患者逐步完成。

9. 放松训练

为了促进患者的康复，往往需要进行放松治疗，通常是在进行热疗、光疗的同时，或播放音乐、有放松指导语的情景下，选择安静、轻松的环境，取最易放松的体位，使患者肌肉充分地放松，达到消除紧张、减轻焦虑的目的。

（1）全身放松训练：选择一个清静的环境，采取轻松自然的姿势，坐姿、站姿、卧姿均可。闭上双目，做一次深呼吸，头脑里想着一幅宁静的景色，自头部向脚部放松。头部放松，两肩放松，垂肩坠肘，胸部放松内含，腹部放松回收，腰部放松挺直，感受全身轻松，精神放松，静坐数分钟。

（2）腹式呼吸训练：按自己觉得最舒适的位置坐好，双手随意放置于膝部。放松腹肌，行腹式呼吸，同时尽量扩大胸廓；抬高锁骨，但不要耸肩，平静地完成 1 次吸气，然后缓慢呼气，同时依次放松全身肌肉，自足部肌肉开始，直到头部肌肉。

10. 体位排痰训练

患者由于肢体功能障碍与活动受限，长久卧床会导致排痰无力甚至肺部感染，掌握协助患者排痰的方法是很有必要的。首先要保持室内空气新鲜，定时开窗通风，每天早晚至少通风各 1 次，每次 30min。在保持空气清新的基础上，定时为患者翻身、拍背，一般每 1 次 /2h。应根据肺部感染灶的位置，通过改变患者的体位以及床的倾斜度，垫以枕头或木架等方法定出引流的最佳姿势以利于排痰。

（1）具体方法：翻身时振动、叩击患者的胸部、背部使肺内分泌物流动、松动，叩击动作要在患者深呼气时进行。操作者五指并拢，掌心成杯状，运用腕部力量由下至上叩击，每次 30~45s，每天进行 3~4 次。同时鼓励患者有意识的咳嗽、咳痰，使肺部支气管内积有的分泌物流入大气管而排出体外。

（2）特殊患者排痰法：颈部损伤患者，其腹肌部分或完全麻痹，操作者要用双手在其上腹部施加压力，以代替其腹肌的收缩功能，帮助患者完成有效的咳嗽动作。注意颈部损伤患者体位排痰时，最好带上颈托，且要有专人固定头位。

11. 进食训练

进食是很重要的活动，良好的进食能使患者获得丰富的营养，得以生存。在辅助患者进食时，首先要创造一个良好的进食环境，桌椅的高度、宽窄要合适，防止患者进食时因不适而急躁和疲劳。而且，最好在每次进食前先用冰块刺激和诱发吞咽动作，观察喉结运动，确定有吞咽功能后才开始进食。同时，为防止食物残留造成误咽而继发肺部感染，吞咽和空吞咽动作应交互进行。

（1）进食体位：①坐位：身体坐直，稍向前倾约呈 20°，颈部稍向前弯曲，使舌骨肌的张力增高，喉上抬，使食物容易进入食管。②半坐位：躯干呈 30°~60°卧位，头部前屈，偏瘫侧肩部用一枕头垫起，食物则不易从口中漏出，利于食物向舌根运送。

（2）食物：先选择易在口腔内移动、密度均匀又不易出现误咽的食物，如果冻、香蕉、糊状食物等。

（3）食具：开始选择小而浅的勺，从健侧喂食，尽量把食物放在舌根部以利于吞咽，防止误吸。

对全盲的患者，食物要按顺时针摆放，同时告知患者摆放的食品内容。偏盲患者则应将食物放在健侧。有吞咽障碍的患者必须先进行吞咽动作训练后才能进行进食训练。饮水时最好使用吸管，进食量每次不宜过多，有义齿要事先取下，最好床旁要备有吸引器。在整个训练过程中要全程陪同和观察。

12. 膀胱护理

（1）膀胱训练：神经性膀胱功能失调分为压力性尿失禁、急迫性尿失禁、反射性尿失禁、功能性尿失禁和尿潴留等不同类型，每一种类型的膀胱功能失调所训练的方法也不尽相同。为了减少尿失禁的发生，逐渐帮助患者建立良好的排尿习惯，应对患者进行尿意习惯训练。训练应在特定的时间进行，如餐前 30min、晨起或睡前，鼓励患者如厕排尿，或者白天每 3h 排尿 1 次，夜间共 2 次，可结合患者具体情况进行调整。①压力性尿失禁患者的护理，应对患者进行盆底肌肉训练。嘱患者自主收缩会阴及肛门括约肌，每次收缩维持 10s，重复做 10 次，每天 3 次，可以减少漏尿的发生。②反射性尿失禁患者的护理，应用激发技术定时进行不同方法的刺激，以帮助排尿，如听流水声、轻敲耻骨上区、牵拉阴毛、环形轻压下腹部膀胱区等以促进排尿功能的恢复。③充盈性尿失禁患者的护理，应用屏气法可帮助患者排尿。取坐位，身体前倾腹部放松，训练患者收缩腹肌，从而增加膀胱及骨盆底部的压力，促使尿液排出。

（2）留置尿管的护理：对于尿潴留、尿失禁等排尿异常的患者，留置尿管是一种非常简便的护理措施，但容易引起泌尿系感染。现在已不提倡留置导尿，但对特殊时期的患者，如脊髓休克期和处于脱水治疗的多尿期或经尿道手术者仍实施留置导尿，要注意严格遵守无菌原则，保持尿管通畅，注意观察尿量及其颜色和性状，尿道口每日清洁、消毒 2 次，尿袋每周更换 1 次，尿管每一个月更换 1 次，最好选用防反流的尿袋。为了训练膀胱功能，最好夹上尿管开关，每 2h 放尿液 1 次，如此训练到在患者有尿意时，则放开夹子排尿 1 次，然后立即加上夹子，到下次患者有尿意时再放尿，患者的排尿功能将逐渐会有所恢复。

（3）间歇导尿：对脊髓损伤等患者，当病情稳定，且无泌尿系感染和尿液反流，自理能力较好的患者，可以教会患者或陪护实施间歇导尿。导尿前应先清洗会阴部，然后让患者或陪护实施导尿。导尿完后立即拔出尿管，一般每 4~6h 导尿 1 次，每次导出的尿液一般以 400ml 为宜，以后逐渐根据膀胱功能的恢复程度，延长导尿间歇时间。但要注意控制患者的饮水量，一般每小时 100~120ml，夜间则严禁饮水。

13. 肠道护理

肠道护理是帮助患者建立排便规律，预防因便秘、腹泻与大便失禁导致的并发症，从而提高患者的生活质量。

对于截瘫的患者宜尽早开始肠道训练，训练患者在每日或隔日同一时间排便，以养成良好的排便习惯。同时，每日于腹部按摩后 30min 以及定时排便前做缩肛、提肛动作。注意饮食及饮水，每日晨空腹饮水 500~800ml 或饮热茶 200~300ml，以刺激胃肠增加蠕动。多进食蔬菜水果，忌辛辣食物，少吃产气食品，同时搭配适量脂肪食品。陪护及家属还可学会肛门牵引技术，即戴上手套后，食指和中指涂润滑油，缓缓插入肛门，把肠壁向肛门侧缓缓持续地牵拉，以有效地缓解肛门内、外括约肌痉挛，同时扩大肠腔，诱发肠道反射，促进粪团排出。宜采用坐位排便，训练患者排便时按摩腹部或屏气增加腹内压以利于大便排出，按摩的顺序是右下腹－右上腹－左上腹－左下腹，力量由轻到重，以患者能耐受为准。对3天无大便的患者，可给予缓泻剂或给予开塞露刺激排便，还可以采用肛门牵引的方法直接刺激直肠。对顽固性便秘者则可给予灌肠。当患者出现严重腹泻时，要注意对肛门周围皮肤的保护，每次便后要清洗肛周，对腹泻严重者为防止肛周皮肤发生破溃，应遵医嘱局部涂以红霉素软膏等。

14. 皮肤护理

维持患者皮肤完整性是康复护理工作的重要内容。压疮的发生严重影响了患者的康复训练，形成慢性消耗，继发严重感染，甚至危及生命，妨碍患者回归家庭和社会。

患者的贴身衣物应选用棉质布料，质地柔软合体。要保持床单平整、清洁、无皱褶。患者卧床时应每2h翻身1次，翻身时动作要轻柔，不可在床上拖拉患者。坐位时每15~30min要按摩受压部位15s，防止身体局部受到过度的压迫。还可使用轮椅坐垫、减压床垫等辅助用具减轻皮肤的压力。注意保持皮肤清洁干燥，大小便污染后要及时清洗皮肤，更换尿垫。每日睡前或晨起时、长期乘坐轮椅及穿脱支具前后要认真检查皮肤状况，如发现皮肤压红或破溃应及时通知医生处理。维持患者充足的营养，指导患者选择含锌、高蛋白质、高维生素食品。

三、老年人居家期间的保健护理

随着年龄的增长，老年人大多患有两种或多种的慢性病，需要得到长期的、持续的康复与护理，因此，居家照护已被认定是使老年患者获得较人性化的护理和减少医疗资源浪费的较佳护理方式。居家照护是老年人持续性综合健康护理的一部分，其目的在于维护、恢复与促进健康，或者将残障和疾病的影响减至最低，并使老年人发挥最高的独立功能。因此，居家老年人的保健护理尤为重要。

（一）居家保健护理对象与服务职责

1. 居家保健护理对象

居家保健护理对象主要指在家中长期卧床的老年人、新近出院后仍需要照护的处于恢复阶段的老年人。

2. 居家服务职责

有学者提出，居家服务职责是家庭护理的提供者、资源协调者、健康教育者、个案发现者、流行病学者、环境改变者等。还有学者通过调查认为护士在居家服务中承担着多重角色，如专家助理、预防保健、病案管理、长短期治疗服务等。

（二）居家保健服务内容和服务形式

1. 居家保健服务形式

我国老年居家照护服务提供者大致可以分为正式和非正式照护者两大类，正式照护者大部分是医院的临床护士、社区护士、已退休的临床护士志愿者组成，主要为老年人提供与疾病有关的相关操作、服药、各种仪器的使用等方面的照护。非正式照护者可由家人、亲戚、朋友、雇用的保姆等组成，他们在正式照护人员或医生的指导下对患者进行照顾，主要侧重生活方面的照顾。这种以团队服务的形式体现了对老年人健康的关注，受到老年人的欢迎。

2. 居家保健服务内容

各地区根据老年人的需求，开展了病情观察、家庭输液、肌内注射、伤口换药、留置胃管、服药管理、雾化吸入、灌肠，采集血、尿、便、痰标本等基础照护；高血压、冠心病、糖尿病、传染病、精神疾病等老年常见病的照护指导；疾病预防知识的宣传教育；心理疏导；康复指导；社区紧急救护；临终关怀；家庭照顾者的照护咨询等。

（三）老年人居家环境的要求与支持

理想的环境是实现成功老化的重要保证之一，居家护士应当重视良好环境的创造和选择，为老年人的环境设施改造及适应提供正确的咨询指导。老年人的环境设施改善主要涉及以下几个方面：①无障碍设施：无障碍设施主要指以坡道设施或电梯代替阶梯，从而解决老年人使用轮椅或其他助步工具而行动困难者的行走障碍。此外，电梯门应为自动关闭且延迟，以适应老年人的变化。②门及门槛：老年人所居住的房间、厕所的门以轨道推拉式为宜，以方便有行动障碍的老年人使用。另外，最好不要有门槛，以防止发生老年人不小心被绊倒等安全意外。室内最好全部取消门槛，室外门槛应限制到最少。③室内设施：门把手、电灯开关、水龙头、洗脸池、房间的窗户和窗台等的高度应略低于一般常规高度，以便虚弱或久病不能站立的老年人在轮椅上进行日常生活活动。另外，低的窗口最好不要遮挡轮椅乘坐者的视线，可直接观望到户外的景色，拓宽其视野。根据座位的高度选择家具，勺子、碗、梳子等日常生活用品等，以符合老年人的功能状态。④设置扶手：厕所、浴室、楼道等设置扶手，以便于老年人的行走、起立、如厕等，同时预防跌倒等意外。⑤地板平整防滑：老年人所居住的房间、楼道、厕所、浴室等均应平整，并有防滑处置或设施，以预防老年人发生滑到等意外。⑥选用安全的冷暖设备及现代化设施：老年人的冷暖设备最好选用空调等安全用品，不宜使用电风扇、明火取暖器等，以防止老年人绊倒、烫伤等意外。如有条件者还可以使用“电子环境控制系统”装置，通过用简单易行的方法来协助完成开关灯、电视、窗帘等日常生活动作。

（四）老年人居家保健护士的要求

老年人群是脆弱人群，他们的心里很敏感；同时，老年人往往对新人新事的接受较慢。居家保健护士要走进老年人的家里，得到老年人的认可并不容易。因此，对从事老年人居家保健的护士的素质要求高，要能营造一个让老年人接受居家护理服务的心理环境。

1. 要具备良好的心理素质

首先要保持稳定的工作情绪；态度要积极、热情，以饱满的精神去影响老年人的心理；要有较强的观察力、记忆力和丰富的想象和思维能力，准确观察事物。

2. 建立良好的相处关系

面对老年人做到真诚的理解、热情的帮助、积极的鼓励，给老年人以最大的心理支持。

3. 帮助建立良好的家庭成员间的关系

为了避免产生消极影响，创造一种积极向上的情景氛围，家人之间互相支持、鼓励，让老年人感受到温馨和睦的家庭生活。

4. 争取亲朋好友以及邻里间的心理支持

除了家属，亲朋好友以及邻里间的支持和鼓励，对老年人的心理及主观能动性的激发具有不可代替的作用。所以护士要尽力帮助老年人建立有力的社会支持系统。

5. 选择适宜的交流方式

在交流方式上要注意尊重与关怀，为了便于老年人理解和回答，可以加上非语言性沟通方式如触摸、手势、身体语言以及写字板等，尽量减少对方的心理负担，让老年人能够从容地进行交流与沟通。

（五）老年人居家保健及照护护士的角色功能

1. 具备相关的照护知识和技能

相关的照护知识和技能主要包括紧急事件处理和照护、常见慢性病的照护、健康评估的知识和技巧、康复指导、心理咨询等。

2. 主动关心老年人及其家属

因为居家照护的对象为老年人，绝大多数患有慢性病，其过程往往是长期的，而患者和家属身心重建是缓慢的。因此，居家保健护理者在提供服务的时候，应该主动给予关怀，分析其感受和需要，并对他们的进步给予及时鼓励，增加老年人和家人康复的信心。

3. 协助、鼓励老年人及家属以增进其自我照顾的独立性

在进行居家照护的过程中，护士一直扮演着教育者、咨询者的角色。一般而言，居家照护人员首先需要评估患者及其家属的学习能力，然后据此制定出合适的康复计划。适当的时候，通过提供所需数据及相关支持，帮助和鼓励其提高自行处理日常生活活动的能力。

4. 与患者及其家属保持良好的沟通

运用有效的沟通技巧，共享其感受，保持良好互动，获取彼此的信任，使患者及其家属接纳自己。

（吴琳娜　李　芸）

第八章

医院与中间设施的老年病护理

第一节　老年病及其护理概述

一、老年人常见疾病

人进入老年后，身体机能逐渐衰退，各系统功能逐渐下降，内环境日渐不稳定，容易发生各种疾病，且往往多系统、多疾病并存。加上老年人脑血流量减少，注意力不集中，反应迟钝，对疾病感觉不够灵敏，导致很多症状不典型，常延误治疗，加速病情进展。老年疾病多以神经系统、心血管系统及呼吸系统疾病为主。常见疾病有阿尔茨海默病、老年胃食管反流病、老年骨质疏松症、老年退行性骨关节病、老年慢性阻塞性肺疾病、老年高血压、老年冠心病、老年脑梗死、老年糖尿病等。本节将重点介绍以上几种疾病的护理。

二、老年病的特点

“老年病”并非是老年人患有的所有疾病，主要是指那些老年人“高发的疾病”和老年人“特有的疾病”。由于老年人生理与病理方面的特殊性，老年人患病有其特殊性。

1. 患病率高

由于老年人身体功能随年龄退化，对许多疾病和意外伤害的易感性增高，对外界环境的适应能力差，因此在老年人中，绝大多数慢性病、恶性肿瘤的患病率随年龄逐步增加。跌倒所致的髋部骨折、颅骨骨折也大多发生在老年人身上。

2. 病因、病理机制复杂

老年人常有一种疾病在临床表现中占优势的特点，且同种症状可由多种原因引起。例如，尿失禁可因感染、药物、脑卒中等多种原因引起或加重；患者出现呼吸功能不全可能由于胸膜腔积液、肺部感染、慢性阻塞性肺疾病、贫血及胸椎畸形等多种原因导致。

3. 多种疾病并存

据统计，老年人平均同时患有 4~6 种疾病或更多。比如一个老年人可以同时患有冠心病、高血压、高脂血症、颈椎病、白内障和腰肌劳损等。多种疾病并存，使得临床表现呈多样性和复杂性。

4. 临床表现不典型或缺如，非特异性症状多见

老年人的反应性和敏感性较低，临床表现不典型、隐匿或缺如，不能如实反映病情。在临床上常有无痛性心肌梗死、无症状糖尿病、无咳嗽的肺部感染、无症状的尿路感染等，老年人患病临床表现不典型还与同时患有多种疾病有关。

老年人因有脑动脉硬化存在，大脑比其他器官对于应激或疾病更为敏感。即使老年人无中枢神经系统病变，也常会因为其他疾病或感染，表现出淡漠、神志错乱、烦躁不安或谵妄等中枢神经系统症状。例如老年人发生肺部感染时，可表现为体温不高、白细胞数增加不明显、咳嗽咳痰不多、无胸痛等呼吸系统或感染的特异性表现，而只表现为意识障碍、谵妄、大小便失禁、虚脱和食欲减退等症状。

5. 容易并发多脏器衰竭，病情变化快、死亡率高

老年人罹患某种疾病时，易在该疾病的基础上并发其他疾病。常见并发症有肺部感染、呼吸衰竭，水、电解质和酸碱平衡失调，心功能不全，肾功能不全，血栓和栓塞，应激性溃疡及压疮等，多数并发症预后差、死亡率高。

6. 易发生意识障碍和精神异常

老年人脑细胞萎缩、神经系统功能减退、脑动脉供血不足，大脑对各种应激状况或疾病比其他脏器耐受性更差，容易出现嗜睡、谵妄、神志不清，甚至昏迷等症状；各种疾病引起的高热、脑出血、电解质紊乱、脱水、低血糖、休克、严重心律失常等，都可导致意识障碍；某些作用于中枢神经系统的镇静剂、安定药等亦可造成老年人意识障碍。

7. 患病后恢复慢、病情容易反复

由于老年人机能衰退，患病后往往不易恢复或恢复缓慢，易遗留后遗症。同时患病期间，老年人更易受气候、环境、情绪及饮食等干扰，而使病情反复。

8. 易患药源性疾病

老年人一方面由于多种疾病并存，需要服用多种药物，另一方面因肝肾功能随年龄减退而妨碍药物代谢和清除，造成药物在体内蓄积。因此老年人不良反应发生率高，易患药源性疾病。

9. 需要更多特殊的医疗技术支持

无创或有创呼吸机及心脏起搏器等特殊医疗技术在老年病房使用频率高。因此老年护理需要得到老年病房的医疗护理软、硬件的支持。

10. 护理评估困难

老年人可能由于听力减退、近期记忆力降低以及语言困难等因素，对疾病表现的敏感性差。因此，对老年病的评估必须耐心、细致，应用有效的沟通技巧，保证护理评估的真实全面。

三、老年患者的护理特点

现代护理理论认为，人的健康与生活和行为方式密切相关，患者的心理、精神、社会状况和文化程度对病情的转归有着重要的影响。针对老年人这样一个特殊的脆弱群体，护理工作者应意识到老年医疗护理保健与普通内外科医疗保健护理的差异性。首先要有扎实的专业理论知识、业务精湛、技术熟练；其次需具备敏锐的观察力，对待老年患者充满关爱之情、尊敬之情、理解之情；再次在

生活护理上要做到耐心、细致，维护老年人的尊严；最后重视老年人入院、在院、出院的健康指导和科普宣教，增强其自我照顾的能力，提高老年人的生活质量。

（符雪彩 刘 霞 胡建军）

第二节 常见老年病及其护理

一、老年胃食管反流病特点及其护理

【概述】

胃食管反流病（gastro-esophageal reflux disease，GERD）是指胃食管反流引起的胃灼热、反流等症状和/或食管炎，包括反流性食管炎（reflux esophagitis，RE）和非糜烂性反流病（nonerosive reflux disease，NERD），后者又称作内镜下阴性反流病。胃食管反流病随年龄增加发病增多，40岁以上多见。发病高峰期年龄为60~70岁，男女比例接近，但男性发生反流性食管炎多于女性。

（一）病因

抗反流功能下降，如食管下端括约肌松弛，压力降低，胃食管交界处结构异常；食管清除能力降低；食管黏膜防御作用减弱；食管感觉异常；自主神经功能失调；心理因素。其他因素，如肥胖易发生胃食管反流，硬皮病、糖尿病、腹腔积液、高胃酸分泌状态患者也常有胃食管反流。

（二）临床表现

70%的胃食管反流病患者的典型症状为胃灼热、反流，不典型症状为咽喉炎、哮喘、咳嗽、胸痛等。临床症状与食管损伤程度不一定呈比例。

（1）反流症状：胃或食管内容物不费力地反流到口咽部，无恶心、干呕和腹肌收缩先兆。如反流物为不消化食物即称为反食，如为酸味液体则为反酸，少数情况下可有苦味的胆汁或肠液。

（2）反流物刺激食管引起的症状：胃灼热、吞咽困难、胸痛。反流物刺激食管引起食管痉挛，造成胸骨后疼痛，酷似心绞痛。

（3）食管以外的刺激症状：老年患者以呼吸道症状为主，如无季节性发作性夜间哮喘、咳嗽、气短、夜间阵发性呛咳、睡醒后声嘶或发生吸入性肺炎。

（4）并发症：食管狭窄：反复发生的反流性食管炎引起纤维组织增生，导致食管狭窄，发生率为8%~20%，可引起吞咽困难、哽噎、呕吐、胸痛等。① Barrett食管：有恶变倾向，每年癌变率约为0.5%，国外85%的食管腺癌发生于Barrett食管。②上消化道出血：反流性食管炎患者因食管黏膜糜烂或溃疡可发生少量出血。

（三）辅助检查

内镜检查，24h食管pH监测，食管测压，核素检查，食管滴酸试验，24h胆汁监测，食管内阻抗测定，食管吞钡检查。

（四）治疗原则

（1）药物治疗：①抑酸剂：强力抑酸剂质子泵抑制剂产生显著而持久的抑酸效果，缓解症状快，反流性食管炎愈合率高，可用于所有的胃食管反流病患者。②促动力药：单独使用疗效差，可与质子泵抑制剂联合应用。③抗酸药：可中和胃酸，常用的药物是含有铝、镁、铋等的碱性盐类及其复合制剂，可用于解除症状，对反流性食管炎的愈合几乎无作用。

（2）外科手术治疗：手术方式主要为胃底折叠术，合并食管裂孔疝应行修补术，可在腹腔镜下或常规剖腹手术中进行。手术适应证包括：①内科治疗有效，但无法长期服用质子泵抑制剂者。②持续存在与反应有关的咽喉炎、哮喘，内科治疗无效者。

（3）并发症治疗：Barrett 食管治疗包括基础疾病和处理腺癌发生的危险性。

【护理措施】

（一）基础护理

（1）休息与活动：避免餐后即平卧，卧时床头抬高 20~30cm。适当增加每日活动量，进餐后适当活动，以促进肠蠕动，减轻便秘症状。避免弯腰举重物。

（2）饮食：宜少量多餐，不宜过饱，饮食以稠厚为主，睡前 2h 不予进食，保持胃处于非充盈状态。避免食用降低食管下端括约肌张力和增加胃酸分泌的食物，如酸性饮料、高脂饮食、巧克力和辛辣食品，忌烟、酒、咖啡、巧克力、酸食和过多脂肪。

（3）心理护理：向患者解释社会、心理作用因素对本病的影响。在心理上安慰支持和疏导，采取多种措施，调动其积极情绪，降低其心理负担，缓解焦虑和抑郁情绪，使良好的情绪状态与治疗效果同步发展，以利于康复。

（二）专科护理

（1）病情观察及护理：①疼痛的护理：胃食管反流病患者的胸痛酷似心绞痛或者心梗的胸骨后疼痛。安慰患者、陪伴患者的同时，告知医生，给予患者心电图检查、心肌酶谱分析，排除心源性胸痛。提供安静的环境和舒适的体位，消除精神紧张等一切刺激，可以给予热敷胸部。嘱老年患者做深呼吸等方法，以缓解疼痛。②保持呼吸道通畅：遵医嘱给予雾化吸入治疗。胃食管反流内容物被误吸入肺部，可反复发生咳嗽、夜间呛咳。尤其是老年患者，因感觉迟钝，更应该注意观察以及时发现病情变化。可抬高床头，使患者头偏一侧，叩背，利于异物排出。必要时通知医生。③口腔护理：老年人唾液腺萎缩，唾液分泌减少，使天然的清洁和保护功能降低，再加上此病的反酸、反流特点，口腔黏膜易发生感染、溃疡。应注意刷牙漱口以保持口腔的清洁和湿润，必要时给予口腔护理。

（2）用药护理：①避免使用降低食管下端括约肌压力及影响胃排空的药物，如抗胆碱能药、三环类抗郁药、多巴胺受体激动剂、钙离子拮抗剂、茶碱、β－肾上腺素能受体激动剂等。②服用抑酸剂期间，注意观察患者有无腹泻、恶心、头痛、腹痛便秘、呕吐等不良反应。长期大量用药者，应严格遵医嘱用药，不可擅自停药减量。老年患者治疗期间应定期检查肝肾功能和白细胞计数。③促进食管排空药，如胃复安、吗丁啉等，应睡前和餐前服用；前者如剂量过大或长期服用，可导致锥体外系神经症状，故老年患者慎用。④碱性抗酸药应在饭后 1h 和睡前服用，应避免与奶制品同时服用；服用片剂时，应嚼服；氢氧化铝可引起便秘，注意预防和处理。

（3）内镜检查术的护理：术前向患者介绍检查的目的、方法、如何配合及可能出现的不适，使患者消除紧张情绪，主动配合检查。检查前禁食8h，有幽门梗阻者需先洗胃再检查。术后嘱其不要吞咽唾液，以免呛咳。麻醉作用消失后可先少量饮水，如无呛咳可进食。当天饮食以流质、半流质为宜，行活检的患者应进食温凉饮食。检查后少数患者出现咽痛、咽喉部异物感，嘱患者不要用力咳嗽，以免损伤咽喉部黏膜。应密切观察患者有无消化道穿孔、出血、感染等并发症，一旦发现及时协助医生进行对症处理。

（4）抗反流手术围术期的护理：手术前做好心理疏导，保证老年人的营养摄入，保持口腔卫生，练习有效咳痰和腹式深呼吸，术前1周口服抗生素，术前一天经鼻胃管冲洗食管和胃。术后6h改为半卧位防止反流，严密监测生命体征；胃肠减压1周，保持胃肠减压管的通畅；避免给予吗啡，以防老年人术后早期呕吐；胃肠减压停止24h后，如无不适，可进食清流质,1周后，逐步过渡到软食；避免进食生、冷、硬及易产气的食物。

（三）健康指导

指导患者正确服药，胃食管反流病具有慢性复发倾向，需要长期维持治疗。避免服用对食管、胃黏膜有损害的药物，如强的松、阿司匹林等。进食速度宜慢，食物温度适宜，少量多餐。衣着应宽松，裤带不宜束得过紧，避免各种引起腹压过高的状态。适度运动，减轻体重，避免由肥胖引起的腹腔压力增加等问题。养成良好的生活习惯，保持乐观的情绪。

二、老年骨质疏松症特点及其护理

【概述】

骨质疏松症（osteoporosis,OP）是一种渐进性的以骨组织退行性改变为主的全身代谢性骨骼疾病。其表现为骨量减少，有机成分生成不足，继发钙盐沉着减少，致其负载能力下降；其特征是骨强度下降、骨折风险性增加。骨质疏松症易在老年人中发生，尤其是绝经后妇女发病率高达30%~50%。老年骨质疏松症患者易发生病理性骨折，尤以髋部病理性骨折及其并发症对老年人的威胁最严重，其死亡率达20%，致残率达50%。

（一）病因

老年骨质疏松症的确切病因尚不明确，目前认为主要与以下因素有关：①内分泌紊乱：雌性激素的减少、降钙素的减少、活性型维生素D_3的减少、甲状旁腺素的增加。②营养因素：如钙摄入不足。③运动量减少。④生活方式：如日晒不足。⑤遗传因素。

（二）临床表现

（1）疼痛：背疼痛为主，占70%~80%，由脊柱向两侧扩散，久坐或久立疼痛加重，仰卧或坐位疼痛减轻，有时为负重性疼痛。

（2）身长缩短和驼背：锥体压缩变形，使身长缩短3~6cm，严重者驼背。

（3）骨折：骨折为最常见和最严重的并发症。好发部位有脊柱的胸腰段、髋部及桡骨，常在变换体位、持物和轻微外伤时发生，有时根本不被患者所注意。如果发生脊柱胸段压缩性骨折导致胸廓畸形，可引起呼吸功能下降，出现胸闷、气促、呼吸困难等症状。

（三）辅助检查

骨密度测定，骨代谢生化检查。

（四）治疗原则

（1）对症治疗：固定及矫形、骨折治疗等。

（2）药物治疗：钙调节剂、二磷酸盐等。

（3）其他治疗：如运动疗法、营养疗法、光疗、高频电疗等。

【护理措施】

（一）基础护理

（1）休息与活动：在病情允许的情况下，应积极进行适当运动。运动时应遵守如下原则：①力所能及，不能超负荷活动。对骨折必须卧床休息者，为了防止失用性肌萎缩，一旦疼痛改善后，应尽早争取起床行走锻炼。②运动要由易到难，循序渐进，避免剧烈的运动，以防骨折。③关节和肌肉均活动，强调腰腹肌的锻炼，腕关节和肌肉活动，股骨外展等活动。④注意环境安全，避免跌倒。鼓励患者在阳光充足、空气清新的环境中做户外活动，可促进维生素 D 在体内合成和利用，有利于预防骨质疏松症。

（2）营养与饮食：①适当增加钙和维生素 D 的摄入：调整饮食结构，经常食用含钙和维生素 D 丰富的食物，含钙高的食物有牛奶、豆制品及鱼类等；富含维生素 D 的食物有禽类、蛋、肝、鱼肝油等。②戒烟限酒，少喝咖啡：吸烟不利于维持钙平衡，并增加老年人发生骨折的危险；饮酒后会影响正常进食，长期如此会引起营养不良，钙吸收差；咖啡也会影响小肠对钙的吸收。

（3）患者的安全管理：加强安全防范措施，如上厕所、洗澡、起床等应站稳后移步；上下楼梯、公共汽车时使用扶手；地面不要过湿，穿舒适而防滑的鞋以防地板打滑而跌倒；少去公众场所，以减少碰撞；对步态不稳、下肢肌力较差的患者，建议使用手杖和助行器，保证活动时的稳定性；改善照明以减少危险因素，防范骨折的发生；加强日常生活护理，对行动不便的患者，将日常所需物品放置床边，以利于患者取用。

（4）心理护理：护士要给予患者足够的关注和心理安慰，随时了解老年人的心理状态。对有过跌倒史的老年人，应询问发生跌倒时的细节，稳定其情绪，解除跌倒恐惧。

（二）专科护理

（1）疼痛的护理：休息时，使用硬板床，取仰卧位或侧卧位，使腰部和脊柱的肌肉松弛，从而缓解疼痛。使用背架、紧身衣等可限制肌肉的活动度和给予脊柱支持，减轻疼痛。局部疼痛可湿热敷、按摩、擦背，以促进肌肉放松。采取光疗和电疗、音乐疗法、暗示疏导等，以缓解疼痛。剧烈疼痛者，经物理疗法不能缓解时，遵医嘱使用镇痛剂、肌肉松弛剂等。

（2）用药护理：①钙制剂：老年人补钙应少量多次、餐后服用；肾功能不全者尽量少选磷酸钙；合用活性维生素 D，以加强钙吸收；不可与绿叶蔬菜一起服用。②钙调节剂：服用维生素 D 时，要监测血清钙和肌酐的变化；使用降钙素时要注意有无食欲减退、恶心等消化道反应，及颜面潮红、心悸等血管舒缩反应；使用雌激素的老年女性患者，用药期间高度警惕雌激素的不良反应，注意阴道出血情况，定期做妇科和乳腺的检查，最好短期服用。③二磷酸盐：晨起空腹服药，至少 30min

内不能摄入食物、钙剂或饮用饮料，禁止与氨基糖苷类抗生素同时服用；不能咀嚼或吸吮，避免发生口腔溃疡；服药后应保持站立或坐位至少 30min、绝对不能平卧；一旦患者有吞咽困难、吞咽疼痛和胸骨后疼痛，应立即停药；定期监测血钙、血磷和骨吸收生化标志物；有低钙血症、食管病变者禁止使用，孕妇、哺乳期妇女不使用。

（三）健康指导

目前，骨质疏松症的治疗还没有特效的方法，发病之后很难使骨组织微细结构完全修复。因此，治疗的最好方法是加强预防。防治的三要素是合理营养、适当运动和防跌倒。指导患者按时服用各种药物，学会自我监测药物的不良反应。指导患者学会缓解疼痛的方法。

三、老年退行性骨关节病特点及其护理

【概述】

老年退行性骨关节病（degenerative osteoarthritis）又称作骨性关节炎、老年性骨关节炎等，是指人体在生命过程中，由于年龄增长，机体老化等多种因素引起的关节软骨纤维化、皲裂、溃疡、脱失，可发生于全身活动性关节的一种非炎症性病变。此病好发于髋、膝、脊椎等负重关节以及肩、指尖关节等，高龄男性髋关节受累多于女性，手骨性关节炎则以女性多见。老年人随年龄增长其患病率增加，＞60 岁人群患病率约 50%，年龄＞75 岁人群患病率可达 80%，患病后的致残率则高达 53%。

（一）病因

关节软骨的退变是骨性关节病的直接原因。根据致病因素临床上骨性关节病可分为原发性和继发性。原发性退行性骨关节病多发于中老年，病因可能和遗传因素、环境因素，特别是老化过程、正常的磨损、慢性损伤、肥胖、饮食等因素有关。现代生物学研究表明，细胞因子、生长因子、免疫因子等都与骨关节病的发病有关。后者是继发于关节先天畸形、创伤、长期反复关节劳损等，可发生于任何年龄段。

（二）临床表现

（1）一般表现：活动能力下降，精神变差，肌力及平衡能力减弱，严重者情绪低落或急躁。

（2）疼痛：疼痛是骨关节病的主要症状。初期表现为关节酸痛，程度较轻，多出现于活动或劳累后，休息后可减轻或缓解。有的患者在静止或晨起时感到疼痛，稍微活动后减轻，称之为“晨僵”。随着病情进展，疼痛程度加重，表现为钝痛或刺痛，关节活动可因疼痛而受限，最后休息时也可出现疼痛。其中膝关节病变在上下楼梯时疼痛明显，久坐或下蹲后突然起身可导致关节剧痛；髋关节病变疼痛常自腹股沟传导至膝关节前内侧、臀部及股骨大转子处，也可向大腿后外侧放射。

（3）关节功能改变：病变关节肿胀、局部肌肉萎缩，在关节活动时常常会出现关节弹响、关节交锁、关节肿胀、关节积液和关节萎缩等现象，严重者可出现关节变形，无法伸直或活动。

（三）辅助检查

关节 X 线检查，骨密度检查，实验室检查包括血常规、类风湿因子和抗核抗体等一般检查，以

及血沉、C- 反应蛋白、免疫球蛋白、转铁蛋白等。

（四）治疗原则

（1）休息：关节病症状严重时，最主要的治疗方法是病变关节的充分休息，患肢抬高并制动，对减轻疼痛和防止畸形可有帮助。

（2）药物治疗：对乙酰氨基酚，用于初发或轻症者。常用药物包括非甾体抗炎药、麻醉药类、皮质类固醇激素等。

（3）非药物治疗：运动、减肥、理疗、关节功能保护等。

（4）手术治疗：有持续性疼痛或进行性畸形且保守治疗无效的患者可手术治疗。手术疗法包括关节镜、骨切除术、关节固定术以及关节成形术。

（5）其他治疗：中药、针灸辅助治疗、对症药物、软骨保护剂等。

【护理措施】

（一）基础护理

（1）休息与活动：患退行性骨关节病的老年人宜动静结合。急性发作期限制关节的活动，一般情况下应以不负重活动为主。对肥胖老年人更应坚持运动锻炼，尽量选择运动量适宜、能增加关节活动的运动项目。

（2）营养与饮食：因骨关节病的患者多伴有不同程度的骨质疏松，所以饮食方面需注意补充含钙较高的食品如动物软骨、牛奶等，可以预防或延缓软骨衰老。对于中老年人应提倡节制饮食，尽量减少高脂、高糖食品的摄入，适当运动，从而达到控制体重的目的。

（3）心理护理：骨关节病的发展是一种长期、反复、渐进的过程，患者的心理情绪状态直接影响其生活质量，应鼓励患者讲出感受，找出问题，有针对性地逐一解决问题。通过多种形式宣教，使患者坦然接受新的身体状况，以积极的心态正确对待疾病，配合治疗，努力保持较高的生活质量。

（二）专科护理

（1）疼痛护理：疼痛较轻者，可给予关节按摩、热敷或湿敷，或嘱患者适度休息；疼痛严重者，可采用卧床牵引限制关节活动。另外，局部理疗与按摩综合使用，对任何部位的骨关节炎都有一定的镇痛作用。

（2）用药护理：使用镇痛药物或非甾体抗炎药，最常见的不良反应是胃肠道不适，可能出现溃疡和消化道出血。宜饭后服用以减轻不良反应，西咪替丁与非甾体抗炎药同时服用可减轻溃疡的发生率。

（3）功能锻炼：通过主动和被动的功能锻炼，可以保持病变关节的活动，防止关节粘连和功能活动障碍。术后功能锻炼应注重循序渐进，以能耐受为宜，尽量将每个屈伸动作做到位，并在最大角度保持 10min 左右。术后拆线出院后，仍需按计划进行患肢功能锻炼，并且注意患膝的保暖，定期门诊随访。

（4）不同关节的功能锻炼：①髋关节：早期进行踝部和足部的功能锻炼，鼓励老年人尽可能做股四头肌的收缩，除去牵引或外固定后，先在床上练习髋关节的活动，进而扶拐下地活动。②膝关节：早期进行股四头肌的伸缩活动的锻炼，解除外固定后，再练伸屈及旋转活动。③肩关节：练习外展、前屈、内旋活动。④手关节：主要锻炼腕关节的背伸、掌屈、桡偏屈、尺偏屈。

（三）健康指导

结合老年人的自身特点，护士用通俗易懂的语言介绍本病的病因、不同关节的表现、X线片结果、药物及手术治疗的注意事项。使其掌握预防知识，发病早期能够及时就医。对明确诊断的患者，健康指导的重点在于如何正确地运动和休息，了解良好姿势的重要性。药物治疗的患者还应了解药物的作用、正确的服用方法以及副作用的观察和预防等。帮助患者建立健康的生活方式，戒烟、戒酒，注意补充蛋白质、维生素和钙等营养，保持平衡膳食。注意保暖、祛湿及关节保护，防止关节受伤。

四、老年慢性阻塞性肺疾病特点及其护理

【概述】

慢性阻塞性肺疾病（chronic obstructive pulmonary disease，COPD）是一种以气流受限为特征的疾病，通常呈进行性发展，不完全可逆，多与肺部对有害颗粒物或有害气体的异常炎症反应有关。近年来国内外对慢性阻塞性肺疾病的研究及临床诊治日益重视。

（一）病因

慢性阻塞性肺疾病的发病机制尚未完全明了，其危险因素包括个体易感因素和环境因素，两者相互影响。

（1）个体因素：遗传因素可增加慢性阻塞性肺疾病发病的危险性，已知的遗传因素为 α1-抗胰蛋白酶缺乏。

（2）环境因素：职业性粉尘和化学物质，空气污染，感染等。

（二）临床表现

（1）症状：咳嗽，咳痰，气短或呼吸困难，全身性症状如体重下降、食欲减退、外周肌肉萎缩和功能障碍、精神抑郁和（或）焦虑等。可分为急性加重期与稳定期。慢性阻塞性肺疾病急性加重期是指患者出现超越日常状况的持续恶化，并需改变基础慢性阻塞性肺疾病的常规用药者，表现为患者短期内咳嗽、咳痰、气短和（或）喘息加重，痰量增多，可伴发热等炎症明显加重的表现。稳定期则指患者咳嗽、咳痰、气短等症状稳定或症状轻微。

（2）体征：慢性阻塞性肺疾病患者体格检查发现体型消瘦者居多，胸廓形态异常（典型桶状胸）。坐位和站位时身体向前倾，肋骨显露而平举；活动时气喘明显，呼吸变浅，频率增快，呼气性呼吸困难；胸部叩诊呈过清音；平静呼吸听诊可闻干性啰音，两肺底或其他肺野可闻湿啰音，心音遥远；当疾病晚期并发肺心病时，可出现剑突下心尖搏动等体征。

（三）辅助检查

肺功能检查，胸部X线检查，胸部CT检查，血气检查；其他实验室检查，如痰涂片，痰培养。

（四）治疗原则

（1）慢性阻塞性肺疾病稳定期治疗：①教育与管理：教育与督促患者戒烟，迄今能证明有效延缓肺功能进行性下降的措施仅有戒烟。②控制职业性或环境污染：避免或防止粉尘、烟雾及有害气

体吸入。③药物治疗：支气管舒张剂，糖皮质激素，祛痰药，抗氧化剂，免疫调节剂，疫苗，中医治疗。④氧疗：目的是使患者在静息状态下，达到 $PaO_2 \geq 60$ mmHg 和（或）使 SaO_2 升至 90%，这样才可维持重要器官的功能，保证周围组织的氧供。⑤康复治疗：包括呼吸生理治疗、肌肉训练，营养支持、精神治疗与教育等多方面措施。⑥外科治疗：肺大泡切除术，肺减容术，肺移植术。

（2）慢性阻塞性肺疾病急性加重期的治疗：①控制性氧疗：吸入氧浓度不宜过高，需注意可能发生潜在的二氧化碳潴留及呼吸性酸中毒，给氧途径包括鼻导管或面罩。②抗生素：慢性阻塞性肺疾病急性加重多由细菌感染诱发，故抗生素治疗在慢性阻塞性肺疾病加重期治疗中具有重要地位。③支气管舒张剂：短效 β_2-受体激动剂较适用于慢性阻塞性肺疾病急性加重期的治疗。若效果不显著，建议加用抗胆碱能药物（如异丙托溴铵，噻托溴铵等）。对于较为严重的慢性阻塞性肺疾病加重者，可考虑静脉滴注茶碱类药物。④糖皮质激素：慢性阻塞性肺疾病加重期住院患者宜在应用支气管舒张剂基础上，口服或静脉滴注糖皮质激素，激素的剂量要权衡疗效及安全性。⑤机械通气：可通过无创或有创方式给予机械通气。

【护理措施】

（一）基础护理

（1）休息与活动：病情较轻者可适当活动，病情较重者应卧床休息。护士应协助患者生活料理，加强基础护理，预防并发症发生。劝吸烟者戒烟。

（2）营养与饮食：提供高热量、高蛋白、丰富维生素易消化食物，少食多餐，避免辛辣刺激。热量比例糖类占 50%~60%，脂肪占 20%~30%，蛋白质占 15%~20%，其中优质蛋白占 50% 以上。如果患者处于应激状态，分解代谢增强，蛋白质供给需增至 20%~50%，必要时经静脉补充。

（3）心理护理：针对病情及心理特征及时给予精神安慰，心理疏导。做好家人及亲友工作，鼓励他们在任何情况下，都要给予患者精神安慰，强调坚持康复锻炼的重要性，以取得主动配合，树立战胜疾病的信心。

（二）专科护理

（1）合理氧疗：吸烟者患者长期给氧。采用鼻塞法或面罩法给氧，氧浓度 28%~30%，氧流量 1.5~2L/min，时间每天 > 15h，密切观察缺氧症状有无改善。

（2）用药护理：急性发作期，根据药敏试验，选用有效抗生素，及时控制感染。根据病情遵医嘱给予支气管扩张剂、皮质激素、祛痰药等，密切观察药物疗效及不良反应。

（3）保持呼吸道通畅：指导有效咳嗽排痰。

（4）康复锻炼：患者可做腹式呼吸锻炼、缩唇呼吸法和体力训练。

（三）健康指导

了解疾病相关知识，合理饮食。稳定期坚持力所能及的运动锻炼，提高机体免疫力，保护肺功能。对肺功能差、严重低氧血症者，告知长期氧疗的重要性和必要性，并指导正确氧疗。指导患者学会自我监测病情变化，警惕并发症发生，及时就诊。

五、老年高血压特点及其护理

【概述】

老年高血压（senile hypertension）是指年龄＞60岁的老年人，在未使用抗高血压药物的情况下，血压持续或非同日3次以上收缩压≥18.7kPa（140mmHg）和（或）舒张压≥12.0kPa（90mmHg）。我国2002年全国营养和健康状况调查资料显示，年龄≥60岁的高血压患病率为49.1%。目前我国高血压患者已达2亿，而老年高血压的发病率占高血压患者的60%~70%。高血压每年致老年人发生心血管事件或死亡近1 200万人，严重影响老年人的健康、长寿和生活质量。

（一）病因

多数老年人高血压的病因不明，但其发病可能与下列危险因素有关：①遗传因素：高血压病30%~60%有家族遗传史。②环境因素：高盐饮食、精神高度紧张和脑力劳动者是高血压的高发人群。③其他原因：如体重超重或肥胖，吸烟，中度以上饮酒。睡眠呼吸暂停低通气综合征患者50%患有高血压。目前认为，交感神经系统亢进、肾性水钠潴留、肾素－血管紧张素－醛固酮系统激活、细胞膜离子转运异常和胰岛素抵抗外是高血压的发病机制。老年人高血压发病还有其特殊的发病机制，如大动脉硬化及粥样硬化、总外周血管阻力增高、肾脏排钠能力减退、交感神经系统α－受体功能亢进、血小板释放功能增强、压力感受器功能减退与失衡等。

（二）临床表现

（1）以单纯收缩期高血压多见：高血压患者中半数以上表现为单纯收缩期高血压。

（2）脉压增大：脉压增大是由于收缩压增高，舒张压降低，导致脉压增大。研究证实，脉压增加，心衰危险和卒中危险均增加。

（3）血压波动性大：压力感受器敏感性减退、顺应性下降，造成季节、体位变化时血压较大幅度波动，收缩压尤为明显。

（4）易发生体位性低血压：动体位时，可发生头晕甚至跌倒，通常此时收缩压下降可超过2.7kPa（20 mmHg）。

（5）晨峰高血压：时段血压骤升，平均收缩压与夜间最低收缩压差值达6.7kPa（50mmHg）以上，即晨峰现象。其机制为清晨交感神经系统和肾素－血管紧张素系统活性增强。

（6）症状少而并发症多且严重：器官明显损害前，半数以上老年高血压患者无症状，缺少治疗，从而导致并发症的发生和病情进展，常出现心、脑、肾的并发症。

（三）辅助检查

尿常规、血脂、血糖、肾功能、眼底及心电图检查，24h动态血压监测。

（四）治疗原则

（1）一般治疗：①合理膳食，戒烟限酒：减少钠的摄入，每日摄盐不超过6g。适当补充钾和钙盐，摄入新鲜蔬菜和水果，脂肪应控制在总能量的25%以下，饱和脂肪酸<7%。限制饮酒，成年男性每日饮酒量<25g，成年女性每日饮酒量<15g。②适当运动，减轻体重：将平均体重指数控制在24以下。③心理调节：心理平衡，保持乐观。

（2）药物治疗：对于老年高血压患者，用药应个体化，提倡先用一种降压药，力求摸索出最小的有效剂量，对于顽固性高血压，则要求联合用药。老年高血压常用的降压药有钙通道阻滞剂、利尿剂、β－受体阻滞剂、血管紧张素转换酶抑制剂、血管紧张素Ⅱ受体阻滞剂等。

【护理措施】

（一）基础护理

（1）休息与活动：保证合理的休息与睡眠，根据自身爱好进行适当运动，先从轻度开始，逐渐增加运动量，以不感疲惫为宜。

（2）营养与饮食：①四要：饮食要低盐低脂、低胆固醇、富含高纤维素和维生素、富含钙质。②四忌：忌含糖的饮料和咖啡、高热量食品、含有较多钠盐的食物、忌暴饮暴食。

（3）心理护理：护士指导和帮助患者调整自身的情绪，保持平和、乐观、开朗的情绪，克服不良的心理影响，将有利于老年高血压的治疗。

（二）专科护理

（1）用药护理：用药原则从小剂量开始，长期用药。①防治体位性低血压：尽量避免在晚上10:00时到早上6:00时服药，以免血压过低，甚至引起脑血栓形成。②防治老年晨峰高血压：选择长效的降压药物，调整给药时间。对于晨峰血压显著升高的患者，建议在原来服用长效制剂的基础上，晨醒后加服1次中效制剂，可能效果更佳。③注意降压药物的不良反应：钙通道阻滞剂可引起心率增快、面部潮红、头痛、下肢水肿等；利尿剂可引起乏力、低血钾症和影响血糖、血脂、尿酸代谢等；β－受体阻滞剂对心肌收缩力、窦性心律有抑制作用，可引起疲乏、眩晕等；血管紧张素转换酶抑制剂可引起刺激性干咳和血管性水肿、皮疹、心悸等。

（2）病情观察及护理：根据病情遵医嘱每日监测血压2~3次，必要时测坐、卧位血压比较，两上肢血压比较，上下肢血压比较。①观察病情变化：如有血压明显升高，伴恶心、呕吐、颈项痛或发硬、视物模糊、抽搐、昏迷等神经症状，或呼吸困难、咳嗽、咳泡沫样血痰，或尿频、尿少、排尿困难者，均系高血压急症的表现，应立即报告医生，并配合抢救。②并发症护理：有并发症者，如脑血管意外、尿毒症、心力衰竭时按并发症护理。

（三）健康指导

指导患者了解高血压常见病因、诱因和防治知识，及药物的作用、副作用和注意事项；嘱患者积极预防和控制高血压危险因素，指导患者合理膳食、适当运动、戒烟限酒、平衡心理；坚持定时、定量服用降压药物；教会患者及家属测量血压，保证定期、定时监测血压；指导患者定期复查。

六、老年冠心病特点及其护理

【概述】

冠心病（coronary heart disease，CHD），即冠状动脉粥样硬化性心脏病，是指因冠状动脉粥样硬化而使血管腔狭窄或阻塞，或（和）因冠状动脉功能性改变导致心肌缺血缺氧或坏死而引起的心脏病，统称冠状动脉性心脏病，简称冠心病，亦称作缺血性心脏病。患病率随着年龄的增长而升高，70岁以上的老年人几乎都患有不同程度的冠心病。

近年临床医学家趋于将冠心病分为急性冠脉综合征（包括不稳定型心绞痛、非ST段抬高及ST

段抬高性心肌梗死、猝死）和慢性冠脉病（包括稳定型及冠脉正常的心绞痛、无症状性心肌缺血、缺血性心力衰竭）两大类。心绞痛是冠心病的最常见类型，老年急性心肌梗死发病率及病死率较一般成年人高。本节主要介绍老年心绞痛和老年急性心肌梗死的护理。

（一）病因

冠心病的病因是冠状动脉粥样硬化，但对动脉粥样硬化的发生原因还不完全清楚。通过流行病学和实验室研究，认为与下列多种因素有关：性别因素（男性多于女性）、高血压、高血脂、吸烟、糖耐量异常、A 型性格行为、缺乏体力活动、遗传因素等。饱餐、重体力劳动、情绪过分激动、休克、出血、外科手术等也可诱发冠心病的发生。近年多数学者支持“内皮损伤反应学说”，认为动脉粥样硬化是多种因素作用导致动脉内皮细胞损伤而发展的结果。

（二）临床表现

（1）老年心绞痛的临床表现：症状为发作性心前区压榨性疼痛或胸部不适。但老年人心绞痛症状常不典型，具体表现为疼痛部位、疼痛性质、疼痛持续时间、诱发因素及缓解方式上的不典型。

（2）老年人急性心肌梗死的临床表现：老年人在急性心肌梗死前多无前驱症状，只有少数患者在发病前几天突然发生心绞痛，或心绞痛发作频繁、程度加重、持续时间延长，休息或硝酸甘油不能缓解甚至在休息或睡眠中发作。

（三）辅助检查

心电图，血清心肌酶检查，放射性核素检查，超声心动图检查，冠状动脉造影。

（四）治疗原则

1. 老年心绞痛的治疗

（1）发作时的治疗：心绞痛发作时应立即休息；较重的发作，可使用作用较快的硝酸酯类制剂，常用硝酸甘油或硝酸异山梨酯。

（2）缓解期的治疗：①药物治疗：常用的药物有硝酸酯类、β- 受体阻滞剂、钙通道阻滞剂，同时联合使用抗血小板制剂或抗凝药物。②介入治疗。③冠状动脉旁路移植手术。

2. 老年急性心肌梗死的治疗

（1）一般治疗：嘱患者卧床休息，给予患者吸氧及心电监护。

（2）止痛：包括吗啡或杜冷丁、可待因或罂粟碱、硝酸甘油或硝酸异山梨酯。

（3）再灌注心肌：到达医院后 30min 内开始溶栓疗法或 90min 内开始介入治疗。

（4）对症治疗：消除心律失常，控制休克，治疗心力衰竭。

（5）其他治疗：如抗凝疗法，应用 β – 受体阻滞剂、钙通道阻滞剂、血管紧张素转换酶抑制剂、极化液疗法等。

【护理措施】

（一）基础护理

（1）老年心绞痛的基础护理：①休息与活动：指导老年患者，疼痛发作时立即停止活动、卧床休息。②饮食护理：低盐、低脂、低热量、清淡易消化的食物为主，注意少食多餐；彻底戒烟戒酒，不喝浓茶、浓咖啡，不吃辛辣刺激性食物；不宜饱餐，以免增加心脏负担。③心理护理：指导老年人保持乐观、平和的心态，正确对待自己的病情，生活中避免对其施加压力，为老年人创造一个良好的身心修养环境。

（2）老年急性心肌梗死的基础护理：①饮食护理：急性心肌梗死患者需禁食至胸痛消失，然后给予流质、半流质饮食，逐步过渡到普通饮食。饮食应少量多餐，切忌过饱，以低盐、低脂、易消化、产气少的食物为宜。②休息与活动：急性期 24h 内要绝对卧床休息，一般应卧床休息 2~3 天，但有心力衰竭、严重心律失常、低血压等并发症的老年患者应适当延长卧床休息时间。③吸氧。④保持大便通畅。⑤心理护理：老年患者精神意志脆弱，自控能力差，急躁易怒，恐惧、悲观心理比较严重，而这种心理状态可增加心肌氧耗量，甚至诱发严重心律失常而猝死。医护人员应给予患者安慰，稳定患者的情绪。

（二）专科护理

（1）老年心绞痛的专科护理：①用药护理：向老人解释所服药物的作用、用量以及药物的保存知识，特别注意药物的不良反应：硝酸酯类可引起头痛、面色潮红、心率反射性加快和低血压等，抗血小板制剂及抗凝药物可引起出血等，β－受体阻滞剂和钙离子通道阻滞剂不良反应见老年高血压用药护理。②病情观察及护理：严密观察胸痛的特点及伴随症状，随时监测生命体征和心电图的变化；观察疼痛是否缓解，观察血压、心率、心律的变化，有无面色改变、大汗、恶心呕吐等；监测心电图，及时了解病情变化，有无并发症如心肌梗死，一旦出现立即告知医生。

（2）老年急性心肌梗死的专科护理：①溶栓治疗的护理：对接受溶栓治疗的老年人，应密切观察有无头痛、意识改变及肢体活动障碍，及时发现脑出血的征象。同时根据临床常用的间接判定指标如症状、心电图、心肌酶学峰值、再灌注心律失常等了解溶栓效果。②冠状动脉介入治疗护理：老年急性心肌梗死介入治疗的并发症相对较多，应密切观察有无再发心前区疼痛，心电图有无变化，及时判断有无新的心肌缺血现象的发生。③病情的观察及护理：老年人心肌梗死早期容易发生心律失常、心率及血压的波动。入院后应安置患者入冠心病监护病房，尽早进行连续心电图和血压的监测。对心力衰竭或休克者，宜做血流动力学监测。应严密观察神志、呼吸、心率、心律、血压的变化。

（三）健康指导

指导患者了解冠心病常见病因、诱因及防治知识，积极预防和控制冠心病的危险因素；少食多餐，选择清淡、易消化、低脂和营养丰富的饮食，避免进食刺激性饮料及食物；戒烟限酒；保持大便通畅；心肌梗死患者出院后休息 1 个月，以后逐渐增加活动量；生活规律，注意劳逸结合；保持乐观稳定的情绪；随身携带保健盒，如硝酸甘油、硝酸异山梨酯等常用急救药品；了解药物的作用及副作用，及药物使用事项；教会家属胸外心脏按压，紧急药物的服用，记住抢救电话；当患者发生危险时切勿惊慌，先就地抢救，当症状好转后护送患者到医院，并坚持服药，定期复查。

七、老年脑梗死特点及其护理

脑梗死（cerebral infarction）是缺血性脑卒中的总称，是指各种原因所致脑部血液供应障碍，导致脑组织缺血、缺氧性坏死，从而出现相应神经功能缺损。依据脑梗死的发病机制和临床表现，通常分为脑血栓形成、脑栓塞、腔隙性脑梗死。男性发病率高于女性，男女之比为（1.3：1）~（1.7：1）。

（一）病因

脑梗死的病因既有共性，在不同类型之间又存在一定的差异性。其最常见的病因包括：脑血栓形成、动脉粥样硬化和动脉炎、脑栓塞和腔隙性脑梗死等。脑血栓形成、脑栓塞、腔隙性脑梗死是老年脑梗死的主要发病机制。

（二）临床表现

脑梗死患者通常表现为偏瘫、失语、偏身感觉障碍。常于安静休息或睡眠时发病，多为急骤发病，起病在数小时或1~2天内出现严重症状，多无前驱症状，部分患者有头晕、头痛等前驱症状。一般意识清楚或有短暂意识障碍，伴有有颈动脉系统和（或）椎－基底动脉系统的症状和体征。

（三）辅助检查

神经影像学检查，如CT、MRI、DSA、微创性血管技术等检查；血液化验和心电图检查，如血常规、血流变化、血液生化检查；腰穿检查；经颅多普勒。

（四）治疗原则

（1）一般治疗：急需降血压治疗，但应密切观察血压变化，如收缩压＞29.3kPa（220mmHg）或舒张压＞16kPa（120mmHg）及平均动脉压＞17.3kPa（130mmHg），则应给予缓慢降血压治疗，尤其防止血压降得过低；及时予以吸氧和通气支持，监测血糖；减轻脑水肿，维持足够脑灌注和预防脑疝发生；积极抗感染治疗；预防上消化道出血；对中枢性发热者采取物理降温；预防深静脉血栓形成、维持水电解质平衡、监测心脏功能、处理癫痫等。

（2）特殊治疗：超早期溶栓治疗、抗血小板治疗、抗凝治疗、脑保护治疗、血管内治疗、细胞保护治疗和外科治疗等。

（3）辅助治疗：制剂、康复治疗、高压氧治疗。

【护理措施】

（一）基础护理

（1）生活护理：做好口腔护理、尿管护理、保持患者清洁、防止便秘、防范压疮、感染等并发症。

（2）饮食护理：给予低盐、低脂、低胆固醇、丰富维生素及易消化饮食，有意识障碍及吞咽困难者予以鼻饲流质饮食。

（3）安全护理：防止坠床、跌倒，防止噎呛，防止烫伤。

（4）心理护理：给予心理安抚和支持，鼓励积极治疗。

（二）专科护理

（1）监测生命体征：注意评估患者血压、脉搏、呼吸、神志、瞳孔的变化，观察患者有无吞咽障碍、步态不稳、肌张力异常、神志淡漠等表现。

（2）用药护理：遵医嘱给药，观察药物的疗效及副作用。溶栓抗凝治疗时，注意有无出血倾向。阿司匹林宜在饭后服药，避免与碳酸钙等制酸剂同时服用，应注意有无黑便。使用改善循环的药物，如低分子右旋糖酐，静脉滴入速度宜慢，注意有无过敏反应。使用降压药一定密切观察防止血压骤升骤降。降颅压药物使用应选择大血管，确保药物的快速进入。抗凝、扩血管及溶栓治疗过程中，注意有无原有症状加重或出现新症状，警惕梗死范围扩大、出血、栓子脱落等。

（3）尽早进行肢体功能和语言康复训练。

（三）健康指导

指导患者坚持低盐、低脂饮食，多饮水，多食蔬菜、水果，少食含脂肪和胆固醇的肥肉、猪油、动物内脏，戒烟酒等；积极防治高血压、冠心病、糖尿病等相关疾病；指导患者康复训练与自我护理，鼓励患者适当活动，避免长时间静坐；指导患者遵医嘱服药，定期复查，如出现头昏、视物模糊、言语障碍、乏力等症状时及时就医。

八、老年糖尿病特点及其护理

【概述】

老年糖尿病（elderly diabetes mellitus）是指年龄在60岁以上的老年人，由于体内胰岛素分泌不足或胰岛素作用障碍，引起内分泌失调，从而导致物质代谢紊乱，出现高血糖、高脂及蛋白质、水与电解质等紊乱的代谢病。包括60岁以前诊断和60岁以后诊断为糖尿病者。其患病率随年龄增加而上升，且绝大多数为2型糖尿病。

（一）病因

老年糖尿病大多是在多基因遗传基础上，各种后天环境因素和衰老等因素共同累加的结果。目前，糖尿病的发病机制尚未完全阐明。一般认为其发生是多因素相互作用的结果，如遗传、肥胖、免疫、环境和生理性老化等，这些因素最终导致了胰岛素分泌减少或（和）胰岛素作用缺陷而发病。出现糖、脂肪、蛋白质三大代谢失常以及水、电解质代谢失常。

（二）临床表现

（1）病情隐匿，症状不典型：据统计，老年糖尿病患者出现典型症状仅占全部病例的20%~40%。由于老年患者口渴中枢敏感功能减退，故常缺乏口渴、多饮、多尿等症状；肾糖阈值随着衰老改变而提高，因此在通常的水平上往往尿糖阴性。多数患者是在查体或治疗其他疾病时发现有糖尿病。

（2）慢性并发症多且严重：糖尿病患者因年龄大、病程长、治疗延误等原因，常伴有多种并发症，包括大血管并发症和微血管并发症。其中心脑血管并发症是老年糖尿病的主要致死原因。慢性并发症的表现与其他2型糖尿病患者相同，但并发症的发生率、严重程度、致残率在老年患者中更高。

（3）多种代谢异常合并存在：在糖尿病和早期糖耐量受损阶段，许多患者就存在多种代谢异常，如代谢综合征，包括肥胖、高血压、高（低）密度脂蛋白血症、高胰岛素血症和大血管的病理改变，如冠状动脉粥样硬化、脑动脉硬化等。

（4）急性并发症的死亡率高：人因全身功能衰退常伴有渴感减退或消失，认识能力减弱，易导致高血糖和低血糖甚至高渗性昏迷或糖尿病酮症酸中毒等急性并发症。而这些急性并发症常常成为老年人心、脑、肾等多脏器衰竭的直接诱因，并导致死亡。

（三）辅助检查

尿糖测定、血糖测定、口服葡萄糖耐量试验、糖化血红蛋白测定；尿酮体、血脂、血乳酸测定；血浆胰岛素测定、胰岛素释放试验、血清C肽测定及C肽释放试验等。

（四）治疗原则

（1）饮食治疗：饮食治疗是所有糖尿病治疗的基础。

（2）运动疗法：适当的运动有利于减轻体重，提高胰岛素敏感性，改善血糖和脂代谢紊乱，还可减轻患者的压力和紧张情绪。

（3）口服药物治疗：包括促胰岛素分泌剂（磺脲类和非磺脲类药物）增加胰岛素敏感性药物（双胍类和胰岛素增敏剂）和 α－葡萄糖苷酶抑制剂。

（4）胰岛素治疗：老年人易发生低血糖，使用胰岛素时应从小剂量开始逐步增加；有专家推荐白天给予口服药降糖，睡前注射胰岛素。血糖控制不宜过分控制，空腹血糖宜控制在 9mmol/L 以下，餐后 2h 血糖在 12.2mmol/L 以下即可。

【护理措施】

（一）基础护理

（1）运动护理：老年糖尿病患者的运动疗法一定要适度。为了有效而且安全，应该在活动时及活动后做到：不出现心脏症状，不出现心律不齐，最快心率不超过 170 次 /min 的限度。为防低血糖，对于正在注射胰岛素的患者应避开胰岛素作用高峰时间进行活动。

（2）营养与饮食：总热量每天每千克标准体重 25~30kcal，最好按一日四餐或五餐分配。蛋白质、糖类、脂肪比例分别为 15%~20%，55%~60%，25%~30%。老年人饮食习惯不易改变，要尽可能照顾原来的饮食状况，饮食疗法尽量简单，避免过多的变动。纠正影响糖代谢的饮食习惯，避免晚餐进食过多等。

（3）心理护理：使患者正确对待疾病，树立战胜疾病的信心。避免消极情绪引起应激激素大量分泌，如生长激素、肾上腺素、胰高血糖素，使血糖升高，加重病情。

（二）专科护理

（1）用药护理：老年人用药应避免使用经肾脏排出、半衰期长的降糖药物。长短效胰岛素混合使用时，应先抽吸短效胰岛素再抽吸长效胰岛素。应从小剂量开始逐步增加，血糖控制不可过分严格。

（2）并发症的护理：①低血糖的护理：老年糖尿病患者血糖 > 2.8mmol/L 也可出现低血糖症状，应特别注重夜间低血糖症状的防范。老年糖尿病患者一旦确定发生低血糖，应尽快给予糖分补充，15min 后复测血糖。如病情重，神志不清者，应遵医嘱给予静脉补充高糖或静脉滴注葡萄糖注射液。老年患者容易在后半夜及清晨发生低血糖，护理工作者应提醒其晚餐适当增加主食或含蛋白质较高的食物，并加强巡视和观察。②酮症酸中毒、高渗性昏迷的护理：患者血糖通常≥ 33.3mmol/L。处理措施：严密观察和记录患者神志、生命体征、24h 液体出入量等的变化；及时准确地做好各种检验标本的采集和送检；立即开放两条静脉通路，准确执行医嘱，确保液体和胰岛素的输入；患者绝对卧床休息、注意保暖，给予低流量持续吸氧；加强患者生活护理，注意皮肤、口腔护理；如昏迷，按昏迷患者护理常规护理。③糖尿病足的护理：每天检查老年糖尿病患者双足 1 次，观察足部皮肤有无颜色、温度改变及足背动脉搏动情况。了解足部有无感觉减退、麻木、刺痛感等。为避免外伤，指导老年人泡脚时注意水温（不超过 40℃），不要赤脚走路，以防刺伤，外出时不可穿拖鞋，避免踢伤、感染。

（三）健康指导

增强老年人的自护能力是提高生活质量的关键。教会老年人及家属使用血糖仪，掌握正确洗澡和足部护理的方法。为避免意外发生，教导患者外出时随身携带识别卡，以便发生紧急情况时及时处理。

九、老年痴呆特点及其护理

【概述】

痴呆（dementia）是一种以认知功能缺损为核心症状的获得性临床综合征。根据流行病学研究，65 岁以上的老年期痴呆患病率在 5%~10%，80 岁以上增加至 15%~20%。目前我国老年人绝对数已达 1 亿以上，到 2030 年将达到 3.75 亿，占人口总数的 24.75%。

（一）病因

阿尔茨海默病（Alzheimer disease，AD）和血管性痴呆（vascular dementia，VD）是老年痴呆的主要原因，阿尔茨海默病占 54%，血管性痴呆占 16%。

老年性痴呆作为疑难疾病，其病因尚未完全明确。目前公认的病因主要有血管性疾病、感染、肿瘤、中毒、遗传、代谢等。其发病机制与脑内蛋白成分异常沉积、神经变性、神经递质异常、脑血管病变和脑组织损害、脑损害级联反应有关。

（二）临床表现

（1）神经心理学症状：神经心理学症状可分为认知功能障碍、精神行为症状、功能减退三个方面。①认知功能障碍：记忆障碍、失语、失用、失认、执行功能、视空间功能、定向力、计算力、注意力障碍等。②功能减退：社会和日常活动能力减退。③精神行为症状：幻觉、妄想、淡漠、谵妄、不安、抑郁、焦躁、多疑、多辩、睡眠障碍等。行为异常包括：徘徊、多动、攻击、暴力、过多的性行为（包括暴露自己、对异性言语和行为猥亵，并不多见真正的性行为）、拾垃圾、藏匿东西、过食、异食等。

（2）神经系统其他临床表现：性痴呆和其他脑部疾病导致的痴呆多伴有局灶体征，包括中枢性面舌瘫、肢体瘫痪、腱反射活跃、病理反射、延髓性麻痹等。

（3）其他系统临床表现：如系统性疾病导致的痴呆，常伴有与原发病相关的系统症状和体征。

（三）辅助检查

痴呆的神经心理学检查，痴呆的影像学检查，痴呆的神经电生理检查，痴呆的分子生物学基因检查。

（四）治疗原则

改善认知功能的药物治疗，如胆碱能制剂，非胆碱能神经递质调节剂，脑血液循环改善剂，脑能量代谢激活药，痴呆预防药物（抗炎药、抗氧化药、雌激素类药），改善痴呆的精神行为治疗。

【护理措施】

（一）基础护理

（1）生活护理：痴呆患者不善于表达自己的意见，也很难清楚地描述自己的病痛感受和要求，护士要认真、细心观察患者，做到及时了解，早发现问题，早解决。照料者与患者沟通好可使患者感到安全，由于痴呆患者的判断力和理解力都普遍下降，在与患者沟通时应注意选正面用语。患者外出时最好有人陪同或佩戴联系卡。创造防跌倒的环境，并使保持整洁，光线充足无障碍物。评估患者跌倒史，做好入院宣教，挂防跌倒标志牌，给家属和陪护人员做好宣教。加强巡视病房，及时发现患者需求。

（2）心理护理：尊重患者，对其发生的精神症状、性格改变及行为异常给以理解、宽容，富于爱心，用诚恳的态度对待患者。耐心听取患者诉说，多与患者交谈，当出现妄想症状时，勿与其争辩，暂表同意，并转移注意力，切忌伤害其感情及自尊心。鼓励患者培养兴趣爱好，保持良好的心态。鼓励患者与家人和亲友多沟通交流，以减少其孤独感。针对个体情况进行针对性心理护理。

（二）专科护理

（1）语言沟通障碍护理：将呼叫器及日常用品（手纸、水杯、眼镜等）放在患者易取的地方。主动与患者交流，鼓励其多说话，给患者足够的时间表达自己的需要

（2）用药指导：服药到口，注意用药安全。照顾者一定管理好药品，放到患者接触不到的地方。细心观察患者服药后的不良反应。避免服药时呛咳等现象，不宜吞服药片者可研碎溶于水中服用，昏迷患者由胃管注入药物。

（3）康复训练：康复训练包括记忆力训练，智力训练，情感障碍康复训练及日常生活能力训练。

（三）健康指导

减少压力和刺激，加强功能训练。鼓励患者，增加信心，减少患者对他人的依赖。早期预防痴呆，积极用脑，积极预防慢性疾病，少用铝制炊具等。

（李　宇　彭　娜　朱娜娜　崔玉敏　刘雪芳　刘占肖　胡建军）

第九章
老年患者的围术期护理

第一节 老年患者围术期的心理特点

一、老年期患病心理

衰老是一个不可抗拒的自然规律，心理健康与机体健康对人延续衰老起着同等重要的作用。一般老年人的心理特点是记忆力差，反应慢，辨别力迟缓，灵敏度降低，多年形成的行为习惯导致固执刻板。此外，由于不工作、子女远离，同辈人亡故而引起孤独、寂寞及无聊感。患病老年人的心理在以上共性的基础上，又增添了不安、焦虑、"末日"感。焦虑是紧张、恐惧、忧虑的复杂情绪的反应，老年人即使在健康良好的状态下，也存在"风烛残年"的老朽"末日"感，一旦遭受疾病侵袭，容易出现惶恐不安，怕自身承受不了病痛的折磨，怕得不到满意的医疗护理，害怕由此失去了家人的关心或对恢复健康到厌烦，宁愿默默地死去。这种心理一旦出现，往往不会逆转，要及时观察，给予体贴、关心和必要的教育。从对疾病的治疗及患者的康复来看，焦虑是影响正常医疗和促进机体康复的障碍。为此，在医疗护理工作中，应该掌握患者产生焦虑的心理因素，采取消除焦虑的措施，帮助患者建立不畏老、不怕病的健康自我意识，因为健康的心理、乐观的情绪是战胜疾病的重要支柱。

二、老年人手术前心理

老年外科以手术作为诊治老年人疾病的主要手段，所需手术的疾病特点多是起病急、症状突出。在患者缺少思想准备的情况下，要承受病痛折磨，致使患者视手术为"生死关口"，产生恐惧。担心给家庭造成过重的经济负担等焦虑比接受其他治疗时更为严重，甚至"死亡的阴影"会在患者意识中缠绕。求生的欲望，会使患者对医护人员产生依赖的心理状态，希望技术高超的医生为其手术，希望耐心体贴的护士能在手术前后给予精湛的护理，以减轻因手术带来的痛苦。

另外，健忘也是老年人的一大特点，由于增龄衰老，引起智力水平逐渐下降，近期记忆力减退，常出现健忘，故老年患者经常忘记服药及医嘱。这些心理状态尽管是因人而异，但即使是一个乐观而坚强的老年人，也难免在术前产生恐惧与焦虑。为此，心理护理在老年外科工作中显得尤为重要。

（许瑞华）

第二节　老年人的手术护理

一、手术的危险因素

（一）适应和抗病能力低下

各脏器的储备功能减低，应激能力差，使机体内环境处于相对不稳定和失衡的边缘，因而削弱了老年患者适应和抗病的能力。在经受手术打击的情况下，可使不稳定的内环境开始转化，轻者出现局部变化，如感染、切口愈合不佳；重者则出现多器官功能衰弱，病情错综复杂，严重多变。

（二）症状、体征不典型

老年人反应迟钝，致使临床多见的一些症状隐蔽，体征不典型，患者自己也不易发觉已经患病，而客观上病理变化却十分迅速。譬如不少患急性阑尾炎的老人，在腹痛、腹部压痛、反跳痛、腹肌紧张均不明显的状况下已发生了阑尾穿孔、腹膜炎，这不仅贻误病情诊断，对治疗也带来困难，造成预后不良。

（三）伴有多种慢性疾病

老年人伴随的慢性疾病多，如心血管系统多见的高血压、冠心病，呼吸系统常见的慢性支气管炎、肺气肿，代谢功能方面的低蛋白血症、糖尿病等等，病情复杂、处置困难，稍有疏忽则可造成不易挽回的后果。

（四）组织修复、愈合能力低下

老年人的组织修复、愈合能力低下，致切口感染，愈合不良，切口裂开极为多见。肠道吸收差，引起的营养不良，低蛋白、低维生素、贫血，造成手术后免疫能力及伤口愈合的结缔组织修复能力减弱，再加上血运缓慢、组织细胞应得到的营养物质不足。内分泌系统生长激素调节功能低，致使机体的康复要比青壮年缓慢。

二、手术前准备及护理

（一）基础护理

（1）安静舒适的环境：老年人常因脑细胞代谢下降，出现入睡困难或睡眠质量差、睡眠时间短等问题，这将会影响其对手术的耐受。因此，要为患者提供安静、舒适的环境，尽力安排他们住在人员少一些的病房，以及提供适宜的温度、湿度。根据病情，鼓励其进行适量的体力活动，并教会其一些促进睡眠的方法。对于情绪紧张者，睡前可以给予适量的镇静、安眠药物。

（2）清洁安全的保证：由于老年人的自理能力下降，抵抗力降低，因此我们要在病房环境、饮食、衣着、活动等方面都要把安全放在第一位，保证患者的安全。

（3）做好个人卫生：护理好老年人的个人卫生，减少感染和不适。

（二）专科护理

1. 清洁皮肤

老年人的皮下脂肪少，皮肤松弛，弹力、耐碱力差。备皮时必须绷紧所剃部位的皮肤，动作要轻柔而快，不宜过大、过长时间暴露，不要逆毛囊剃刮，忌用碱性强的肥皂，以免降低皮肤的防卫功能。沐浴时水温不宜过高，老年人的适应力减弱，轻微的温度变化就会感冒。也可由于水温的不当，胃肠蠕动加快，出现腹痛、虚脱。还可由于老人反应迟钝，对冷热的变化尚无主观感觉，就出现了反应。沐浴时要防止滑倒，注意保温，防止受凉。

2. 清洁洗胃与灌肠

老年人由于腹肌张力低，活动量少，粗纤维摄入不足等因素，多数有习惯性便秘。根据手术需要，一般术前需灌肠。行胃手术（特别是存在幽门梗阻的体征）时，术前要洗胃。根据老年人消化系统功能相对低下，胃肠蠕动缓慢的特点，进行洗胃或灌肠时，要严格掌握灌肠液的温度、液量和液压。灌肠液温一般为39~40℃，液量为800~1 000ml，液压按桶底至床面计算，以0.3~0.5m为宜。老年人对温度和冲力的适应能力差，再加上灌洗液对肠壁的机械刺激，可引起腹痛。肛门括约肌的松弛可造成灌洗液外流，故灌洗时以低压、慢流效果为佳，切忌大量的高压灌洗，可导致虚脱或胃肠黏膜出血，尤其对久病虚弱的老年人更需注意。

3. 呼吸道准备

呼吸运动的训练，对慢性支气管炎、肺气肿的患者极为重要。呼吸道分泌物多，排痰能力差，不仅妨碍换气，且易发生肺不张。手术前2~3周必须戒烟，用抗生素治疗能减少分泌物，用支气管扩张剂或雾化吸入可改善排痰效能，训练深呼吸运动则可增加肺通气量和提高排痰能力。深呼吸运动的训练方法：①指导患者反复做每分钟6~8次的呼吸运动。②指导患者反复地吹鼓纸袋，或用一支吸管在深吸一口气后吹水瓶。这些训练对术后卧床期间的呼吸系统并发症的预防也很有意义。

4. 病情观察

老年患者由于中枢神经系统的退行性改变，对疼痛、发热等的反应不敏感，对疾病的反应较差，自觉症状轻，加上多重疾病的伴发，常表现为症状复杂、病情多变。因此，我们对老年患者要仔细检查，详细询问，严密观察病情变化，发现异常及时汇报医生给予处理。

5. 营养支持

由于老年人消化功能减弱，进食量少，手术前常有营养不良，术后组织修复又需要大量蛋白质，故手术前加强饮食指导和营养支持非常重要。饮食搭配上要做到营养均衡，兼顾患者的口味爱好，注重色、香、味和易消化。消化功能良好者均要鼓励其进食高蛋白、高维生素、适量糖、脂肪的营养物质，少量多餐。还要特别注意半夜和清晨的低血糖反应，指导其配备糖类食物以备不时之需。必要时可根据医嘱给予静脉营养，并纠正水和电解质失衡。

6. 术前进行体位、床上大小便、肢体功能的训练

一些手术为了术中切口暴露明显，常需特殊的手术卧位，如做甲状腺手术时，平卧、双肩垫高，头极度后仰，这种卧位即使对青年人也不易耐受，术前必须多次锻炼，以适应手术需要。锻炼时还要指导患者，注意伴随病的防护，如常发生的骨质增生症，对颈椎增生、腰椎增生的患者，要避免由于体位的不恰当，压迫神经根造成上、下肢疾病。心血管疾病患者俯卧位或头低位时要注意角度和时间。由于术后卧床，需要在床上大小便，但因麻醉、不习惯等因素，常导致术后自解小便困难。

因此，术前需要训练和适应在床上使用便器，以减少术后不必要的导尿。

7. 术前禁食

老年人一般食量少，有多餐的习惯，自术前日晚餐后开始禁食，对多年养成加餐习惯的老年患者有一定的困难，要耐心、详细地向患者讲清禁食的目的，误食后在手术中易出现的并发症，如呕吐造成的吸入性肺炎、胃肠道手术局部的食物残渣感染等，交代清楚禁食的起始时间。并按时至床前反复强化宣传和检查，防止由于多年习惯及记忆力低下造成误食。

（三）健康指导及心理护理

1. 增加手术患者治疗的信心及对医院的信任感

老年人患病后，常导致个性变异，甚至产生绝望等心理。应该尽量去满足患者的合理要求，让患者了解治疗状况，医生的技术情况，给患者多介绍已治愈的成功病例，使他们在心理上得以安慰，树立战胜疾病的信心。

2. 建立良好的护患关系

护理时主动自我介绍，记住患者的姓名，做到口勤、脚勤，并要善于以灵活性、技巧性、安慰性及治疗性的语言化解患者消极思想，使患者心理处于最佳状态，提高治疗效果，促进康复。用面对面交流思想的方法在和老年人交流时，应精力集中、目光专注、语速要慢。

3. 改善环境，满足需求

老年患者手术治疗需要一个清洁、安静、安全、方便的环境。从实际出发，改善病房和手术室的环境，加强管理，维护良好、温馨的医疗环境秩序。同时根据老年患者实际需求，尽可能予以满足，让老年患者舒适、满意。

4. 评估心理状态，减轻焦虑、恐惧

多数患者术前对自己的疾病和手术治疗会产生不同程度焦虑和恐惧。术前教会老年患者一些减轻焦虑的放松技术，如咳嗽、深呼吸等。进行呼吸松弛训练，2 次 /d，10min/ 次。通过放松训练，能转移患者的注意力，在一定程度上消除恐惧或减轻焦虑反应。谈到病情时，注意用保护性医疗语言，多讲治疗的必要性和前景，帮助患者树立战胜疾病的信心和决心。

5. 耐心进行健康指导

讲解术前饮食、睡眠、活动、戒烟戒酒等重要性。根据老年患者的情况需要反复宣教和强化，力求所有治疗护理能得到老年人的理解和配合。

三、手术过程中的护理

（一）术中常见危险因素

1. 心理因素

术前患者可产生性情暴躁、不耐烦、易激怒或情绪低落，遇事主观多疑不配合，可严重影响术前准备、术中处理和术后康复。因对麻醉、手术知识缺乏，易使患者产生焦虑、悲观、紧张、恐惧等心理问题，引起心血管系统的变化，给手术增加了复杂性和风险性。

2. 低体温

低体温主要是由于老年人肌肉量减少，体表面积与体重比升高，皮肤血管收缩反应能力减退以及麻醉后体温调节中枢受到抑制，术中低温环境，大量输入常温液体及库血，手术使内脏、肢体长时间暴露，大量冲洗液冲洗伤口等，均可造成术中低体温。据资料统计，术中患者低体温发生率为75%。低体温可引起伤口感染、心脏功能障碍、凝血功能障碍、延长麻醉恢复期，增加病死率及住院时间等问题。

3. 血压下降

据资料统计其发生率为44.3%。血压降低的主要原因是老年人心血管退变和疾病使心脏贮备和代偿功能降低，对循环血量改变的适应性下降。加之麻醉药扩张血管的作用，使回心血量减少，在术中失血较多或进行腹内脏器牵拉以及变动体位时，易出现血压下降，甚至低血压休克。

4. 补液因素

因术前禁食禁饮，常有轻度体液不足。术中失血失液较多时，常需快速输液输血。如果不控制液量和速度，易引发心衰、肺水肿、脑水肿等并发症。另外，老年人皮肤松弛，血管弹性和韧性降低，在补液时易发生穿刺困难、液体外渗、静脉炎等现象。

5. 体位因素

老年患者肌腱、韧带萎缩，骨质疏松变脆。麻醉后因肌肉完全松弛，当翻转移动患者动作粗暴时，易发生关节、肌肉损伤。如摆放截石位时，麻醉后腿部很容易摆放于老年人难以承受的范围而使术后腰背疼痛，甚至损伤腓总神经；摆放俯卧位时，如果眼部保护不当，易造成视力损伤甚至失明。另外，老年人皮下弹性组织减少，易发生皮肤压伤。

（二）术中护理

患者要安全度过手术，不仅需要手术医生熟练的技术操作，麻醉师的准确用药，还需要护士的充分准备，敏捷的配合和细致、严密的观察和护理。

1. 麻醉前

麻醉前要检查患者有无松动的牙齿或义齿，避免脱坠误吸。对松动的牙齿可采取线带牵拉的措施防护。牙齿缺失的空缺部位，特别是门齿，可垫以牙垫保护。由于老年人对药物耐受性差，易发生意外，局麻时要防止过量中毒，可给予低浓度、小剂量，以达到满意效果为准。

2. 心理护理

护士态度要谦虚、礼貌、诚恳，以取得患者的信任与合作。进行健康宣教时，内容要重点突出，切中要害。进行沟通时，要观察患者的心理变化，做好心理疏导。护士要做到多巡视、多询问、多安慰，以缓解患者的紧张、恐惧心理。

3. 固定好手术体位

姿势既要保证手术视野的暴露，也要不妨碍呼吸、循环功能。注意老年人骨、关节、韧带位的特点。各类体位中，凡身体与床面着力的骨突出部位，要垫以海绵垫，凹陷部位要垫以软枕，以保持着力平均，并防止压疮或损伤神经。在变动体位时，动作要轻柔、缓慢。尤其在截石位改为平卧位时，应先将患者一侧肢体慢放，观察3min，生命体征平稳后，再放另一肢体，使心血管有一个代偿适应过程。

4. 维持正常体温

要保持室温在24~26℃，并连续监测患者的体温做好记录。同时减少患者身体暴露部位及时间，给予毛毯、加热毯、充气式暖被、热水袋、辐射灯照射等物理方法帮助患者保持体温。但采取以上措施时一定注意患者的安全，避免烫伤等意外事件发生。采用加温输液输血，使用恒温冲洗液等综合性保温措施，维持患者术中体温。冲洗内脏的液体要加温。

5. 监测生命体征，防止低血压

术中要监测全程血压。尤其是在翻转患者、牵拉脏器、出血量多及手术时间长时，要密切注意血压变化，观察患者颜面口唇颜色，皮肤温度、色泽，发现低血压及时处理。

6. 合理补充液体

老年心血管患者要用输液泵控制输液速度，并注意观察血压、脉搏、每小时尿量，做好中心静脉压、心肺功能监测，准确记录出入量，防止液体过量。同时，注意观察患者皮肤弹性、温度及周围循环状况。另外，术中还要注意观察输液部位有无肿胀、渗液及静脉炎等情况。

7. 对伴随疾病的观察

老年人多数同时患有多种疾病，如一个患胆囊结石的老年患者，同时还患有高血压、糖尿病、腰椎骨质增生等疾病。因此，要进行相应的观察及对症处理。对伴有心血管疾病的老年患者，手术中要进行心脏监测，同时要注意血压、呼吸的变化及末梢循环状况；对伴有糖尿病的老年患者，手术中、手术后都要注意葡萄糖的摄入量，并严密观察胰岛素的反应。老年性糖尿病，大多为非胰岛素依赖型，但又可转向逐渐依赖型，长时间使用胰岛素后，要增补各种维生素，以改善消化功能，利于切口愈合。

四、手术后的护理

（一）基础护理

由于老年患者机体反应慢，自理能力下降，需要做好患者的基础护理，特别是做好安全的护理，防止坠床、压疮、烫伤等发生。卧床需随时拉上床栏，保持床单元的清洁、平整、干燥；做好口腔、皮肤、会阴护理，保持清洁；定时协助翻身，或用减压贴贴于受压部位，预防压疮；注意保暖，使用热水袋时要注意防止烫伤。

（二）专科护理

术后护理应贯彻早期活动、早期离床、早期功能锻炼的原则（有禁忌证的患者除外）。因“三早”可促进患者周身血液循环，增进食欲和消化功能，提高代谢水平，利于肠道和膀胱功能恢复，增加肺活量，对解决老年患者术后的三大难题（咳痰、排尿、腹胀）起积极的、符合生理机制的自身恢复作用。

1. 卧位及活动

要根据手术部位，选择有助于肌肉松弛，减少切口张力和疼痛，利于排痰、引流，并使患者舒适、能休息、睡眠的体位。①全麻术后未清醒或脊柱手术24h内采取去枕平卧位，头转向一侧，避免口内分泌物、呕吐物误吸入气管。②头颈部、胸部、腹部手术后采取半卧位，床头抬高30°~60°，有利于肺部气体交换，增加呼吸深度，对慢性支气管炎，肺气肿的老年患者，利于痰的咳出，降低腹部切口张力，减轻切口疼痛；对腹腔感染的患者，半卧位可以使腹腔内渗出液流向盆腔，以减少毒素吸收并有利于引流，且如果形成脓肿盆腔也较腹腔容易处理和康复。常见的引流管大多置于腔道低位，半卧位更易于引流。③鼓励患者早期离床、功能锻炼。术后早期离床活动，对各脏器的功能恢复是积极有益的。离床活动能保持全身肌肉的正常张力，从而促进组织细胞的新陈代谢及血液循环，良好的血运能有效地将氧、营养物质、激素、电解质等带给组织细胞，并带走细胞的代谢产物，保证各器官的生理功能；离床活动还可以增进食欲，促进排便通畅，预防下肢静脉血液淤积、凝结引起的静脉炎、静脉栓塞。从精神与心理上看，早期离床锻炼，尽管会出现一些软弱无力或切口疼痛，但“站起来了”,“下床走了几步”的实践，能使老年人建立术后可以恢复如常的信念，加之离床后的轻度疲倦，可以解除紧张、焦虑、精神集中于疼痛的状态，能较快入睡。但必须根据手术后患者的体质，安排离床活动的时间及活动量。只有因病情和体质而异的适当安排，才能使器官功能恢复，早日康复。

2. 饮食护理

腹部手术者通常术后 1~2 天内禁食，第 3 天待肛门排气后可进流质。若术后无胃动力障碍，术后 24h 内进少量流质亦属允许，术后 5~6 天改进半流质饮食。非腹部手术者，小手术通常术后当天可进正常饮食，大手术通常在手术后 2~3 天亦可恢复正常。全麻者需术后 6h 待麻醉清醒后方可进食。在禁食或进食量少的期间，酌情经静脉补充液体。

3. 病情观察

（1）意识神志：老年患者意识模糊、表情淡漠常常是病情加重的反应，所以要严加观察。

（2）生命体征：监测呼吸、心率、血压和血氧饱和度，观察患者皮肤的温湿度及口唇、指（趾）甲床的色泽，发现异常及时汇报处理。警惕手术后出血，心律失常、循环和呼吸功能障碍的发生。老年患者热型常不规则，体温过低表示机体反应低下，体温过高提示感染。

（3）疼痛：虽然老年患者对疼痛不敏感，但是我们仍然要加强对疼痛部位、性质、持续时间及伴随症状的观察。

（4）出血观察：观察敷料渗液渗血情况及引流液的色、泽、量。警惕手术后出血。

（5）饮食与大小便的观察：进食情况及大便的变化常常反映了胃肠功能情况，对判断手术后胃瘫和肠梗阻的发生，指导正确进食、治疗、护理有重要价值。观察记录 24h 尿量对反映血容量、肾功能变化指导补液有重要意义。

4. 呼吸道护理

（1）保持呼吸道通畅：术后 6h 内患者取平卧位，头偏向一侧。6h 后血压平稳，无特殊禁忌时，取半卧位，使膈肌下降，有利于呼吸。

（2）吸氧：手术后 48h 持续低流量吸氧，或根据氧饱和度调节氧流量给予氧气吸入，保持氧饱和度维持在 95%~100%。

（3）有效咳嗽、排痰：术后在患者病情许可的情况下，尽可能的协助患者坐起，给予叩背，鼓励其进行深呼吸运动和有效咳嗽、排痰，每日 2~3 次，直至患者能下床活动。当痰液黏稠咳痰困难时，给予生理盐水或沐舒坦雾化吸入，每日 2~3 次。

5. 管道护理

术后放置引流管是保证患者顺利康复的重要手段，引流管的作用是引流和支撑，避免术后渗出液引起的并发症。术后应向患者解释管道放置的位置、目的、意义以及放置引流管期间容易出现的问题等。有关固定、自护等知识都要给患者做详细反复的解释和指导。同时，也要安慰鼓励患者正确对待引流管和引流管带来的不适，并采取一些措施减轻其不适。保证各种引流管引流通畅，防止逆行感染，妥善固定。保持引流管长度适宜，翻身活动时防止管道受压、扭曲、堵塞和脱落。

（1）护理重点：①引流管连接处局部皮肤要求清洁，伤口敷料无渗血、渗液，保持清洁、干燥。如有渗液时可选择合适的敷料或用氧化锌软膏保护。②准确记录引流液的颜色及量，严密观察引流液的颜色、性状和量，要准确记录，以供病情及康复情况的观察和判断。③引流管需有管道名称标示，与引流管连接的引流袋（瓶）需有安置和更换的日期、时间标志，安置和更换引流管时需做记录。④观察患者生命体征的变化，如有发热、伤口部位疼痛、提示有感染或分泌物渗漏可能，应及时报告医生。

（2）引流袋（瓶）放置高度要求：①腹腔引流袋（瓶）：将引流袋（瓶）固定在低于腹壁引流口平面 60~70cm 处。② T 型管引流袋：将引流袋固定在低于距腹壁引流口平面 20~30cm 处，平卧时引流袋的高度不能高于腋中线。③胸腔闭式引流瓶液平面低于引流管胸腔出口平面 60~100cm。④神经外科引流管：根据引流量动态调节引流管的高度，若引流量过快过多，应适当抬高引流瓶减慢引流速度；若引流量过少，应适当放低引流瓶，增加压力梯度以利于引流，如创腔引流应平于创口，脑室引流应高于脑室 10~15cm，硬膜下引流应低于创口 30cm（或床与地面之间）。

（3）引流装置的更换要求：引流袋（瓶）每日或 1 周更换 1~2 次，如遇管道堵塞或引流不畅应及时通知医生处理，冲洗或更换引流管道。更换引流袋和负压引流瓶前应检查有无损伤和漏气，保持引流系统的密闭和无菌状态。操作要严格无菌。

6. 输液的护理

对老年患者加强输液管理既能保证药物的治疗，保证充足的血容量，又能避免心脏负荷过重。根据心肺功能、补液总量计算和调节输液速度，匀速输入计划液量。心肺功能良好的患者输液速度控制在 50~60 滴 /min；心肺功能较差的患者要控制补液量和输液速度。夜间输液速度要慢，防止心律失常发生。加强巡视，保持输液通畅。观察输液局部有无肿胀疼痛，发现异常及时处理。观察患者有无胸闷、气急、咯粉红泡沫痰的表现。如有须立即减慢补液速度，配合医生紧急处理。

7. 术后不适及并发症的预防及护理

（1）排尿困难的护理：排尿困难是老年人术后最常见的症状之一。其与麻醉的选择，腹部切口疼痛、卧位不习惯等因素有关，个别男性患者伴随有前列腺肥大，手术过程使用麻醉剂、受凉、劳累均可致前列腺水肿、充血，造成尿潴留。手术后 8h 内未排尿，可采用水声诱导。在安定患者情绪，避免因焦虑、紧张而加重括约肌痉挛，建立患者自行排尿的信心后，打开自来水龙头（或用水壶向弯盘内滴水），让患者倾听流水的声响，利用条件反射的原理促其排尿。不成功后可改用针灸，穴位选中极、曲骨、阳陵泉、三阴交等穴。若仍不成功且叩诊膀胱胀满时再采取导尿的措施。术后尿潴留是引起尿道感染的重要原因，老年人留置尿管更会增加感染机会，应避免反复安插及长期留置，二者均易引起感染或损伤黏膜。放置好导尿管后，要分段放尿，一般先放 500ml，关闭尿管 2~3h 后再放净，防止由于膀胱内压突然改变，引起膀胱出血。对前列腺增生的患者，导尿时应选用弯头尿管，此类患者前列腺段尿道弯曲伸长，弯头尿管易于通过。

（2）排气困难的护理：术后腹胀是空气积存于肠腔过多所致，随着麻醉反应的消失，胃肠道蠕动恢复，肛门排气后可自行缓解。但老年人各脏器功能恢复均缓慢，加之代偿能力差，胃肠减压、引流、胃肠造瘘术后均可引起水与电解质紊乱，而低钾可加重腹胀，会造成患者极度不适。可采用肛管排气，针灸足三里、气海、大肠俞等穴位，可促进胃肠蠕动，协助排气，仍无效者可采用胃肠减压。

（3）肺炎的预防：老年患者全麻后，苏醒时间缓慢，与代谢功能低、麻醉药物排泄慢有关。要密切观察舌根下沉、呼吸道分泌物堵塞等意外的出现。患者苏醒后，各种反射功能尚低，但多因口渴要求饮水，要防止呛咳，误吸造成的吸入性肺炎。还要注意由于痰液（特别是稠痰）阻塞，造成的呼吸困难。术后由于切口疼痛，限制了患者咳嗽，要指导和鼓励患者咳嗽，将痰咳出，预防肺炎。还可长期低流量给氧，缓解缺氧状态。

（4）口腔炎、腮腺炎的预防：术后老年人的机体抵抗力相对减弱，易于并发各种感染。口腔是细菌易于积聚的地方，老年人牙齿脱落、松动的较多，可并发齿龈炎、腮腺炎。因此术后的口腔护理极为重要。

（5）切口崩裂和感染的预防：切口愈合是外科手术的首要问题。老年人比青壮年愈合慢，与细胞老化引起核酸和酶的功能减退，影响蛋白质合成有关。应从加强营养、加强早期活动锻炼，来促使切口按期愈合。①切口护理：老年人皮肤松弛，一般切口缝合时张力不大，但仍需包扎胸、腹带，即可保护切口，也便于活动。当患者咳嗽时（胸、腹压加大）要以双手按压切口，避免震动引起的疼痛或缝线断裂。若遇切口崩裂，要安慰患者，消除恐惧心理，在输液、输血等的配合下，急诊再次缝合。②对切口的观察：除有无出血、渗液外，要特别注意厌氧菌的感染。这类感染的特点是脓臭、切口皮下可闻及细捻发音。遇此征象应及时进行细菌培养，并用3%双氧水冲洗伤口，更换敷料，必要时要准备扩大创口。

（三）健康指导

降低患者焦虑恐惧，树立战胜疾病的信心。多陪伴患者，多与患者进行沟通和交流，并耐心解答一切问题，帮助解除疼痛与其他不适。做好早期活动方法及其重要性的宣教，药物及输液的指导，引流管自护方面的指导，各种并发症预防的指导。根据患者的具体情况，指导患者术后各期的进食，以促进患者康复。由于年老体弱，手术后恢复差，指导患者在床上活动和下床活动时要循序渐进，逐步增加活动量。

指导患者出院后积极参与力所能及的活动和劳动，避免劳累和受凉。根据患者病情及康复情况，指导患者进食温、软、易消化食物，少量多次，加强营养等。指导患者出院后用药和继续治疗，带引流管出院者要进行引流管自护和拔管指导。

（许瑞华）

第三节　快速康复外科与老年患者围术期护理

一、快速康复外科概述

快速康复外科（fast-track surgery,FTS）在术前、术中、术后应用各种已经证实的有效的方法，减少手术应激及并发症，加速患者术后的康复，缩短住院时间。近年来，快速康复外科理念越来越受到重视，尤其是老年结直肠切除患者最为突出。快速康复外科包括术前对患者的宣教、合理的术前准备、良好的术中麻醉和处理、精细的外科处理、术后有效的止痛、尽量减少围术期的各种应激反应因素等。与传统的方法比较，快速康复外科能减少患者的痛苦，明显缩短术后恢复和住院时间，降低住院的费用，促进患者的康复，必将成为外科发展的一种趋势。

快速康复外科是一个团队协作的工作，包括手术医生、麻醉医生、护士、亲属等的观念更新和共同协作，共同促进患者的康复。快速康复外科理念与老年患者围手术护理的结合，是以患者为中心的具体体现，患者满意度良好。快速康复外科主要在择期内、无严重器官功能障碍的患者中实施。

二、术前开始康复准备

（一）围术期心理护理

围术期心理护理，包括术前教育和术后指导。针对患者不同疾病、不同心理状态和需求，进行耐心细致的解释、安慰和指导。尤其是肿瘤患者，可以缓解患者的恐惧、紧张、焦虑情绪，减轻生理应激反应，减少并发症的发生。

（二）术前不常规进行肠道准备

机械性灌肠准备不仅是一个应激反应，还将导致脱水及水电解质失衡，使患者疲惫不堪，腹部不适并影响睡眠。尤其是老年患者，口服泻药引起的脱水对患者是一种损伤，可引起生理环境的改变。为防止因术前肠道准备导致的脱水、术中术后低血压、电解质和酸碱平衡失调、肠管水肿、肠道菌群移位、腹腔感染、消化道瘘等并发症的发生及为减轻手术对肠道功能的影响，不主张常规进行肠道准备。

（三）不需要长时间禁食禁饮

传统的术前常规是手术前 12h 禁食、4h 禁水。而长时间的禁食禁水，会导致患者口渴、饥饿、烦躁、头痛、脱水、血容量下降等，增加术中及术后输液量，更会引起术后胰岛素抵抗。加之老年患者由于牙齿松脱和消化功能减弱，长期清淡的饮食或进食量小，都会导致患者的营养不良。肝功能下降者其本身的糖原储备就不足，术前过早的禁食更容易发生低血糖，这些因素都会导致患者的不适，增加手术期的风险，延长术后康复的时间。为此，近年来主张：手术前进食清流质直至麻醉前 2h（美国麻醉医师协会 ASA1999 年修订的术前禁食指南规定，任何年龄的患者术前 2h 可以进食不含酒精、含少量糖的透明液体）。麻醉前 6h 内，不能进食固体食物。

（四）术前不常规留置胃管

有研究表明：手术后数小时，小肠的蠕动和吸收功能便恢复正常。胃管会降低食管下端的括约肌的张力，促使消化液反流，导致肺部并发症。此外，留置胃管后患者会出现恶心、呕吐、咽喉部不适和疼痛等。因此，主张在择期手术时，不常规安置胃管行胃肠减压，如果术前术中安置了胃管，应在术后立即或 24h 内拔除胃管。

三、术中康复措施

（一）严格控制输液量及盐水输入量，促进胃肠功能恢复

强调严格控制术中输液量及盐水输入量。研究表明，过多输入盐溶液将可增加组织水肿，延迟胃肠功能的恢复，并增加术后并发症发生率及延长住院时间。术前短时间的禁食，不常规进行肠道准备，允许进食碳水化合物饮品等措施为术中控制静脉输液量提供了基础。因此在维持老年患者生命体征平稳的情况下，应限制老年患者术后的液体输入。同时，注意术中和术后的给氧，保证肝脏的氧气供给，尽量减少肝肾功能的损害。

（二）应维持术中及术后正常体温

术中及术后使用保暖床垫、腹腔冲洗液加热等，可避免因低温导致的机体应激反应，防止老年患者术中出血及心脏并发症的发生，降低机体的分解代谢。与传统方法相比，患者感觉舒适了许多。

四、术后快速康复

（一）引流管的应用

传统观念认为手术后放置引流管可以随时了解手术出血、防止并发症的发生。但近年来的研究表明，预防性引流应慎重，强调手术技术的精细，尽量减少引流管的置入，以减少感染机会。如行肝切除术后，多会有程度不同的腹水形成，放置引流管会引流出大量含蛋白质的腹水。因此，主张不常规安置腹腔引流管，以免增加患者的心理压力和痛苦，影响手术后的活动等。

（二）术后早期进食

术后尽早恢复进食，不仅不增加老年患者的不适，反而可促进肠功能的快速恢复，降低分解代谢，减少由于手术导致的营养及代谢损害，保护肠黏膜屏障且不增加吻合口瘘的发生率，促进伤口愈合。例如，腹腔镜胆囊切除术患者，术后6~8h即可进食流质饮食。

（三）早期活动

有效的早期活动可以改善肠胀气、促进肠道功能恢复、加速新陈代谢、增加营养和药物的吸收，同时可增大肺活量，易于咳嗽排痰，减少术后肺部并发症的发生。有效的早期活动还有利于促进肌肉的合成代谢，避免长期卧床引起肌肉群丢失、静脉淤滞加重和深静脉血栓的形成，有利于患者的早日康复。手术麻醉清醒后，即可为患者取半卧位（腰麻除外）。术后4~6h可以下床或床边活动，应根据病情为老年患者制订合理的康复计划表，并指导实施。

（许瑞华）

第十章 老年人的临终关怀护理

第一节 临终关怀概述

一、相关概念

1. 临终关怀

临终关怀又称作善终服务、安宁照顾、宁养服务，是指对无法治愈的末期患者及家属提供整体性照顾。通过解除疼痛及其他不适症状，融合生理、心理、社会、灵性方面的照顾，以提升患者及家属的生活质量。临终关怀围绕接纳死亡、重视质量、维护尊严、促进成长的理念，基于多学科－整体性－姑息照护模式展开。多学科是由多种专业人员及家属、志愿者组成团队协作进行；整体性体现在全程陪伴，全方位呵护；姑息照护意味着重视生命，视死亡为正常过程，不加速也不延缓死亡，提供解除痛苦、促进舒适的照护。

2. 老年人临终护理

老年人的死亡一般包括因病而终和寿终正寝两大类。老年人临终护理是指对病不可医或寿命即将结束的老年人及其家属提供整体性护理，核心是生命关怀、生活照顾和人生意义领悟，旨在促进老年人善终，及守望丧偶老年人走出悲伤，重建新生活。

3. 善终

善终也可称作自然死、尊严死。在我国为“五福”之一，是老年人在临终期的道德选择，也是子女的道德义务及全社会的道德责任。善终有三层含义：坦然面对死亡；无疾而终，寿终正寝；终生无憾事。可作为临终关怀的目标，概括为：舒适无痛苦，自主无遗憾，安详有尊严。

日本一项对养老院高龄老人的研究提出善终四项标准：尽己所能，为亲友所爱护而道别，体态安详而逝，周围人对其印象良好。

英国提出善终 12 项原则：知道死亡何时来临，理解预期结果；能主宰所发生的一切；享有尊严和隐私权；有权要求减轻痛苦、缓解不适症状；有权选择自己的死亡地点；能获得所需信息和专门经验；能获得所需精神或情感支持；不仅在医院，在任何地方都能得到关怀；有权决定到场探视及分享最后时光的人；能生前颁布遗嘱，确保自己愿望得以尊重；有道别时间，有权决定自己的时间安排；永眠时，能及时离去而不无谓地拖延生命。

美国医学研究所提出善终原因：患者和家属没有痛苦，基本符合患者和家属的意愿，尽量与临床、文化、伦理标准一致。

4. 社会沃母

生命从何时开始进入倒计时，临终期有多长，目前世界尚无统一界定标准。北京松堂关怀医院，通过对上万名老年人的照顾观察得出临终期平均为 280 天，恰似新生命在母亲子宫里得到 280 天呵护一样，临终者也同样需要社会似母亲般的关怀和陪伴，安详无憾地走完生命过程，故提出“社会沃母”临终关怀理论。

5. 生前预嘱

生前预嘱是指个体在头脑清醒、理智健全时，用书面表达的对临终医护的愿望。2005 年我国创设了“选择与尊严”公益网站，旨在倡导“尊严死”，并在网上推出首个民间“生前预嘱”文本——我的五个愿望：我要或者不要相关医疗服务，我希望使用或不使用生命支持治疗，我希望别人怎么对待我，我想让我的家人和朋友知道什么，我希望谁帮助我。

二、老年人临终关怀背景

1. 临终关怀的历史

“Hospice”一词起源于中世纪欧洲，是为朝圣者提供休整身心的中途驿站。现代临终关怀的兴起始于 1967 年 7 月，英国桑德斯博士在伦敦创建了第一所临终关怀院——圣克里斯多弗临终关怀院。此后，这项顺应人类需要的举措就如雨后春笋，相继 60 多个国家开展了这项服务。我国于 20 世纪 80 年代陆续从理论和实践两方面着手起步。1982 年香港率先开始了“善终服务”，1983 年台湾实行了“安宁照顾”。1987 年北京创立松堂关怀医院，1988 年 7 月，天津成立临终关怀研究中心，同年 10 月上海设立南汇护理院，1996 年创办了《临终关怀杂志》。1998 年李嘉诚基金会捐资汕头，创建了首家“宁养院”，至今全国共有 30 家运作，被誉为“生命尽头宁静的港湾”，由此，又将“临终关怀”称作“宁养服务”。跨入 21 世纪后，大专院校相继开设了《临终关怀学》课程。2006 年成立“中国生命关怀协会”。

2. 老年人所处现状

（1）老年人对死亡的态度：①计划型：这类老年人文化程度和心理成熟度较高，能理智从容地面对死亡，有条不紊地安排好自己的身后事，一般会在身心状态较好时就着手策划遗嘱。②接纳型：这类老年人大致分两类。一类为有宗教信仰而主动接受，认为死亡是正常的生命过程，会在另一个世界获得新生，是生命的升华。另一类为气氛所渲染而被动接受，如有些农村地区，老年人步入 60 岁后，子女就开始为其准备后事，如寿衣、棺材、墓地等。③恐惧型：这类老年人多社会地位较高、经济条件较好、家庭关系良好，对死亡充满了恐惧，留恋人生，把全部精力都倾注在身体上，会不惜一切代价寻找起死回生的方法。④无所谓型：这类老年人只求当下生活幸福、快乐，根本不理会死亡这回事，认为即使死亡真的来临，也和睡眠差不多。他们一般生活无压力，生活质量较高。⑤解脱型：这类老年人多数性格悲观、沟通能力差、社会适应能力弱，多面临着身心及家庭、社会等多种问题，对生活没有任何兴趣，视死亡为永久的休息。他们临终时会比较平静，甚至有自杀意向。

（2）老年人的自杀状况：据调查老年人的自杀意念受家庭功能、健康状况、经济状况影响。

70~79 岁的老年人是自杀高发群体，农村高于城市，以丧偶、独居者为多。自杀原因：男性以久病厌世，精神疾病为主；女性以各类纠纷居多。60~69 岁老年人自杀原因复杂多样；70~79 岁久病厌世者居多；80 岁以上老年人精神疾病较多。

（3）社会对老年人的关爱：1990 年，世界卫生组织提出健康老龄化目标，即老年人在晚年能够保持躯体、心理和社会生活的完好状态，将疾病或生活不能自理推迟到生命最后阶段。由于死亡的必然性和不确定性，养老与送终常融合在一起，无明显界限。为了让每个老年人都能生得充实多彩，死得尊严坦然，2005 年中国老龄事业发展基金会启动了相应的服务机制；2006 年全国老龄工作委员会办公室在《关于加快发展养老服务业的意见》里明确提出，支持老年护理发展及临终关怀服务，并给予政策扶持；2007 年深圳试行“临终关怀计划”。目前，我国临终关怀事业虽有起色，但尚需加大力度。2010 年，全球 40 个国家国民死亡质量排行榜中，英国居榜首，我国列居 37 位。

3. 老年人临终关怀仍存在许多亟待解决的问题

（1）服务机构供不应求：当代老年人通常在家中、养老院、医院、临终关怀院度过晚年。而目前能提供临终关怀服务的只有部分医院和临终关怀院，家中和养老院尚不具备相应条件。

（2）资金来源不足：我国的临终关怀机构尚未纳入国家医疗保障体系，政府无专用资金维持机构运转，需收取相应费用，使低收入老年人望而却步。此外，慈善捐助在这方面投入也供不应求。

（3）临终关怀人员缺乏：目前提供临终关怀的团队中，以医护人员为主，心理咨询师、社会工作者及志愿者参与较少，尚未形成临终关怀的社会氛围。

（4）医保政策支持不足：受医保政策所限，在养老院、家中接受的医护费用不能纳入医保报销范围，导致多数未住院的老年人无机会享受临终关怀服务。

（5）临终关怀宣传不足：调查显示知晓临终关怀的老年人仅占三分之一。

三、临终关怀模式

1. 利物浦护理模式

利物浦护理模式是由英国利物浦皇家大学和玛丽治疗中心，针对临终患者提出的整体护理模式，包括三部分：①初步评估和护理：评估确定患者何时进入临终期，为护理提供依据和指导。②对临终期患者持续护理：至少每 4h 观察 1 次症状控制情况，特别注意呼吸道不畅、疼痛、烦躁、口腔护理和排尿问题。③患者死亡后对其亲属和照顾者进行支持抚慰。

2. 英国临终关怀模式

英国临终关怀模式可概括为三项任务贯穿六个环节。三项任务：精神支持，对照顾者和家属的支持，向患者和照顾者提供信息。六个环节：商讨临终期照顾方法；评估、基于本人及家属需求拟定照顾计划并征得同意，商讨及修订生前预嘱；照顾的协调管理，根据本人状况变化而接受相应机构的服务，包括出现紧急情况时的应对机构；在居家、医院、老人院、临终关怀院等环境下，提供高质量照顾；濒死期照顾（满足本人及家属需求，包括死亡地点选择）；死后及居丧期照顾。

3.“一、三、九”模式

“一、三、九”模式概括为“一个中心、三个方位、九个结合”，即以解除患者的病痛为中心，在服务层面上，坚持临终关怀医院、社区临终关怀服务与家庭临终关怀病房相结合；在服务主体上，坚持国家、集体、民营相结合；在服务费用上，坚持国家、集体和社会投入相结合的模式。

4. 施氏模式

施氏模式是针对乡村提出以乡村全科医生为照护指导、以家庭主妇为照护主体的家庭临终照护模式。通过建立县、乡、村家庭临终照护指导中心，对乡村全科医生进行临终关怀的系统培训，订立“家庭临终照护公约”等环节实施照护。

5. 中国临终关怀模式展望

中国人对家有着深厚的眷恋，“落叶归根”是华夏子孙的文化基因。对老年人来说，家是常年生活最熟悉的地方，它凝聚着老年人一生的心血，饱含着自己青春、子女，甚至父母的多重记忆。家中的格局摆设、气味氛围都会无形中散发出亲近之感。在追忆中，其人生意义感油然而生，且还可继续发挥作为家庭成员的作用。因此，中国特色的临终关怀，应以家庭为核心，以日间托老所为辅助，以社区卫生服务中心为支持平台，结成专业人员－家属－老年人三位一体的模式。

四、老年人临终关怀的意义

1. 个体层面

可提高本人生存质量，促进自我和谐。时间不仅是长度问题，更是深度问题，关键是如何度过最后的时光。事实上，对不可治愈的临终患者采取所谓的积极抢救，延缓的是死亡过程而不是“有意义的生命”。

2. 家庭层面

可提高家属生存质量，促进家庭和谐。可减轻家属照料负担，协助家属走出悲伤，开始新生活。

3. 社会层面

可合理使用医疗资源，促进社会和谐。社会对老年人的关爱，也有助于健康老龄化的实现。此外，通过文明丧葬的倡导，可促进人与自然的和谐。

五、老年人临终关怀的范畴

老年人临终关怀的范畴包括：死亡教育，控制疼痛及其他不适症状，保持原有习惯的生活照顾，心理慰藉及精神关怀，尸体护理，家属支持及居丧照护。

（周宇彤）

第二节　老年人临终关怀的准备

一、老年人的善终教育

1. 死亡教育

向社会大众传达与死亡相关的知识，使其在态度和行为上有所转变的过程。从目的角度，可称为“善终教育”；从对策角度，可称为“临终关怀教育”。

2. 教育理念

（1）知死方能善生：每个人都是时间的移民，在时间长河中迁移到达生命彼岸。生死如影相随，“不知死、焉知生”，人只有从终点反观人生，才能获得开启生命之门的钥匙。因为，每个人都是生活的导演，而死亡意识会引导我们更好地导演自己的人生。

（2）善生方能善终：只有幸福地“生”，才会坦然地“死”。每个人都是宇宙中承前启后的唯一存在。所谓“天生我材必有用”，一生中若能坚持自己的操守，尽心尽力尽职扮演好生命中的各种角色，实现自身价值，保全自我尊严，就会死而无憾。

3. 教育内容

老年人的善终教育主要包括：生死的本质及意义，死亡态度及相关情绪，对死亡的准备及调适。

4. 教育目标

（1）树立正确的死亡观，消除死亡的恐惧，正视死亡的态度：死亡是人生发展的最后阶段，可使对爱和信仰的体悟迅速增长，使心灵更美好。人生境界会在思考死亡的过程中得以升华。所以，人应该主动参与，而不要逃避抗拒。事实上，不少临终患者穿越深深的绝望，转而关注自己的内心世界，濒死之际实现了生命的升华。一位患胰腺癌的老人，病前愤世嫉俗，病后一夜间变得和蔼起来。老伴说“卧病在床让他的心静了下来。这是他身上发生的最美好的事”。人无法选择出生，但可以选择自己喜欢的道别及死亡方式。人哭着来到世间，却可以笑着离开。有位绝症老人要求所有来看望她的亲友，临走时吻她的额头。亲友们微笑地这样做了，她闭着眼睛，平静幸福地享受着。若临终时，能由衷地对所爱的人说句“谢谢”，对一路走来的自己道声“辛苦”，那将是最圆满的谢幕。

（2）树立正确的人生观，珍重生命的价值，活出自己的精彩：生命既是价值的承载者，也是价值的实践者。每个人每一刻都在选择和创造着自己的人生，同时也在消费着自己的生命。人生无彩排，时刻是直播，每一瞬间都不可重复，所以，不能奢侈地忽视当下的体验。“一期一会”是日本茶道用语，提醒人们要珍惜每个瞬间的机缘，为人生中可能仅有一次的相会，付出全部心力，因为人生无常，生命随时都有可能终止。若漫不经心轻忽了眼前所有，那会是比擦身而过更大的遗憾。有位关怀过千名临终患者的日本医生总结出人在临终前会后悔的25件事，可概括为：一生中未能尽心尽力地善待自己和他人，做了些违背良心或不值得的事，而有些该做和想做的事却未能做。人怎样活着，就会怎样死去，生活中每一刻都为未来埋下伏笔。充实的生命即将谢幕时，会直觉地知道自己即将从容自然地进入永恒。所以，才会有“生如夏花之绚烂，死如秋叶之静美”的意境。

（3）整合文化资源，促进社会文明和自然和谐：传统文化和宗教均从不同角度诠释了生死意义及人生价值，哲学更是源于对死亡的拷问，这些观点对我们探寻生死意义有着一定的启示。①《周易》生死观：认为生死乃阴阳之气的运动所致，“生生和谐”，生命的无限是通过类的无限延续来实现的。“生死互渗”，即“死”并非仅出现于生命终点，而是渗透于整个生命过程中，如细胞的新陈代谢、组织的损伤修复等。从宇宙大生命的角度看，“死”乃“生”的另一种形式，此物之“死”，乃他物之“生”，反之亦然。如宇宙间的矿物、植物、动物皆通过“生物链”而彼此相连，体现着万物归一、天人合一的思想。主张人要“乐天知命”，坦然面对死亡，在现实世界中实现对无限的超越，即把有限的个体生命融入到无限的宇宙进化中而达到不朽。人当顺应天时、地利、人和，以仁爱之心不断去塑造自己，实现自我身心和谐、人与人之间和谐、人与自然间和谐。②儒家生死观：主张“仁爱”

可调和生死，若生前“立德、立言、立功”，就可流芳百世，达到名声与天地共久，日月齐明的状态，故“朝闻道，夕死可矣”。重视“孝悌”，涉及对父母兄长的礼仪、赡养、临终照护及殡葬礼俗。在两千多年的封建社会，作为社会规范和道德准则，得以推崇和颂扬。体现于民间的“养儿防老，养老送终”观念一直流传至今。③墨家生死观：倡导“舍生取义”，民众利益高于个人利益，必要时需慷慨赴义。反对儒家提倡的“厚葬久丧”，主张“节葬”，与当今提倡“厚养薄葬”的新风尚一脉相承。④道家生死观：认为死亡是自然而必然的存在。人若能与自然之“道”合一，便可“死而不亡”，即将个体的小我融入宇宙之中，就是对生命的超越。⑤道教生死观：道教是我国汉民族的固有宗教，虽奉老子为“教祖”，但与道家生死观却截然不同，倾向于“恶死悦生”，倡导“得到成仙、长生不老”，实为对死亡的回避和抗拒。⑥佛教生死观：佛教自东汉时期引入中国，天堂地狱、三世因果六道轮回之说，开始影响中国人的生死观念，尤其在我国藏民族地区广为流传。相对于注重现实“此岸世界”的中国文化，佛教更令人向往“死后新生”的“彼岸世界”。⑦基督教生死观：认为死之新像在“在耶稣怀里睡去的人”，死者将来一定会复活，且“和主永远同在”。信仰可超越死亡而追求幸福，且不会因死亡而终止。复活是有条件的，需审判决定。⑧天主教生死观：认为“生，寄也；死，归也”，即生是寄宿，死是回家，死亡是“永生的开始”，一个人不死则不能永生，故死并不可怕。来生比现世更美满幸福。死亡只是暂时分别，死者是去天国，来日大家都能在天国再会。⑨伊斯兰教生死观：伊斯兰教是我国回民族所信奉的宗教，认为“真主”主宰一切。死亡由真主决定，反对自杀。信徒死后可获得天堂快乐和灵魂安息。相信末日审判和死后复活。

5. 死亡教育形式

老年人面临着生老病死多种体验，有着较丰富的人生阅历和较显著的个性。目前临终期界定，尤其是起点的确定较困难，所以教育应至少在步入老年期就开始；教育内容应从普遍到特殊，从理论到经验，从生死观到墓志铭，从养生之道到生前预嘱；教育形式需顺应老年人特点和教育内容。①群体授课：介绍有关死亡和临终关怀的医学知识和相关服务、社会资源等。②小组讨论：尽管生老病死只能自己体验，但可从他人的经验中获得启示。共同欣赏死亡主题的文学、影视、音乐等作品，围绕善终、安乐死、器官捐献、墓志铭、丧葬仪式等主题展开讨论，可为老年人搭建一个各抒己见、畅所欲言的平台，不仅能分享彼此看法和感受，加深对死亡的理解，还能宣泄情绪，缓解恐惧。平时，需明养生之道，懂健身之法，知调养之术，颐养天年。当生命走到倒计时，能安排好身后之事，坦然面对死神降临，达成从必然到自由的境地。③个别辅导：主要针对临终期的老年人，满足其独特需要。

二、对老年人家属的教育

“真善美”是人类追求的终极目标，临终之际依然如此。对于“真善美”的诠释可以理解为：接纳自然求“真”、尊重关爱求“善”、和谐关系求“美”。其中“善”是核心,“爱”是基本。我国把子女对父母、晚辈对长辈的爱称为“孝”。①与老人共同接受即将死亡的现实：与老人共同面对、达成共识，接受现实。作为家属要懂得：该执著时要执著，该放手时需放手，还生命以自然和尊严。②营造氛围，满足心愿：营造与以往一致的生活气氛，精心呵护，满足老年人心愿。老年人弥留之际最重要的是有机会说出、做出想做的事。让老人在熟悉温馨的氛围中，实践自己的愿望，如化解一些旧怨，表达一份感恩之情，留下一份嘱托或饱含爱意的礼物。③让自己无遗憾：疏解自己对尽孝的困惑，郑重道别，共度最后时光。让亲人安心而逝，留下美好余韵，让自己无遗憾。④充分哀悼，顺应厚养薄葬的风尚：理解悲伤是痛失亲人的正常反应，允许自己哭泣，并通过适当的丧葬礼仪，寄托哀思，必要时寻求亲友及社会帮助，宣泄悲伤、内疚等情绪，恢复正常生活。

三、对医务人员的教育

医务人员是目前临终关怀团队的主要专业人员，如何看待死亡，直接影响着对临终者的态度及关怀质量。"救死扶伤、治病救人"是医院的宗旨，医务人员的使命，而临终关怀教育在医务人员中尚未普及。事实上，当面对无法医治的临终患者时，医务人员往往会有意无意地选择逃避，如此，更增加了患者的孤独感和疏离感。调查显示医生对死亡的恐惧程度高于一般人群；护士对"善终"的特征认同包括：有尊严，无疼痛，不会成为亲人负担，重要事情已处理或交代好。①提高善终意识，接纳生命过程中的死亡：加强对生死意义的探寻，了解不同文化背景下的生死观，增进对人的理解，更好地善待自己和他人的生死，促进善终。②提高有效沟通技能：护理是一种充满人际张力的动态过程，在互动中才能发挥作用。涉及与患者、家属及照顾者、医生、同事及团队其他成员间的协调配合。应尽量为临终者争取社会福利，让其享受家庭温暖和社会温情。家人陪伴和良好的社会关系，能给临终者提供安全感，满足其归属需要。人生由每天的生活体验所构成，是不断满足需要、追求幸福、创造价值的过程。个体临终时，将淡泊世俗生活的名利，转向自我内部，追问生存意义和价值。可通过倾听、关注，促进对方自我表达；灵活运用沉默，促进对方自我梳理；恰当反馈，促进对方自我认识。让临终者保有健全的自我概念，有尊严地离世。③提高多学科知识和技能，增进舒适，减缓痛苦：帮助临终者在既有环境下，最大限度地获得乐趣及满足，尽量减少不必要的痛苦与烦恼。④提高自我心理调适能力：长期与临终者相处，面临多种选择判断，涉及多种人际关系，易产生心理压力，需及时宣泄调整，以健康的身心状态投入工作。

四、营造社会关怀氛围

扩大对临终关怀的宣传。通过大众媒体和社会团体，向国民提供规范的死亡和临终关怀教育，引起公众关注和重视，促进全民参与，营造社会沃母的氛围。

鼓励志愿者参与，如天津鹤童老人院为志愿者建"时间银行"，目前储户已过千人。"时间银行"是指记录志愿者提供或接受服务的时间账户。志愿者的每次服务都按小时被记录在电脑中，存进"时间银行"相应账户上，当"储户"日后需要时，可从中支取"被服务时间"，获得他人一定时间的帮助。该举措旨在表达一种感恩之情，向社会传达"我为人人，人人为我"的志愿服务理念。

五、成立临终关怀团队

1. 成员构成与素质要求

医生、护士、家属及照顾者、营养师、理疗师、心理咨询师、社会工作者、志愿者、神职人员等是主要成员。有爱心是素质要求最基本的前提。此外，还需自愿从事这项工作，曾有一些挫折经历，掌握多学科的知识，掌握舒缓疗护技术，能积极接受生死教育。

2. 我国临终关怀服务标准

目前，我国临终关怀团队成员包括医生、护士、社会工作者、志愿者，均须经过不同程度的临终关怀专业培训方可上岗。

（1）医院临终关怀的病房流程：①签署入院同意书。②患者入院后10min内，医生和护士与之见面，自我介绍并全面评估病情。③护士24h内在全面评估后，与医生共同签订临终护理计划，并征得本人及家属同意。每天接触患者不少于8 h，用药或特殊处置后，每30min观察病情1次。④建立相关医疗护理文件，随时记录。⑤建立临终关怀团队，各成员协调配合，分别对患者及家属展开相应的护理及关怀。

（2）临终关怀家庭病床的流程：①社区护士接到患者及家属要求后，主动上门了解情况，及时报告全科医生。②医生开具建立家庭病床的同意书。每周查房1次，不少于30min，备手机呼叫系统，30min内能赶到患者处。③社区护士24h内在全面评估后，完成临终护理计划，每15天评价修订1次。每天接触患者不少于8h，用药或特殊处置后，每30min观察病情1次，并指导家属及照顾人员观察病情及基本护理技能，所有处置护理均需记录。④社会工作者，了解患者疼痛问题，熟悉沟通技巧，熟知社会资源的利用。⑤社区志愿者，人员相对固定，能倾听患者及家属的感受，并尊重其隐私权。

（周宇彤）

第三节　老年人临终关怀实践

一、临终老年人的症状护理

1. 临终者身体反应

临终是身体功能渐进性丧失的过程，表现为全身各系统功能均趋于衰竭，生命征象趋于消退。①呼吸功能衰退：呼吸困难，潮式呼吸、张口呼吸，鼾声呼吸等。②循环功能衰退：皮肤苍白湿冷、发绀、脉快而弱、节律不整，血压降低等。③消化功能衰退：胃肠道蠕动减弱，食欲缺乏、恶心呕吐、腹胀、便秘等。④肌肉张力降低：吞咽困难，大小便失禁，不能活动，面部呈“希氏面容”。⑤感知功能衰退：嗜睡、意识模糊、昏迷，视觉逐渐减退，听觉常最后消失。

2. 症状控制原则

（1）舒适无创：舒适是症状控制的目的，需全面准确评估，权衡利弊，把危险和痛苦降到最低，首选无创措施，尽量避免增加患者痛苦的措施。

（2）保持清醒与姑息镇静：一方面尽量保持临终老年人意识处于清醒状态，能表达自己意愿，安排好相关事宜；一方面需解除痛苦，必要时可选择姑息镇静，又称作末期镇静，指为了治疗难治性症状，有目的地诱导和维持患者处于镇静状态。国内回顾性调查显示出现谵妄、躁动及呼吸困难的晚期癌症患者，常用药物是氟哌啶醇、安定，接受和未接受镇静治疗的两组患者在生存期上无统计学差异。

（3）知情同意：临终者的需求是临终关怀的方针，需密切观察，随时与本人及家属沟通，告知病情变化，听取对处置方案的意见，促进本人及家属的现状认知。

（4）因人而异：每个人的身心状况皆不同，需灵活应对。如有的患者认为疼痛是对自己以往所为的救赎，而拒绝使用止痛药，作为医务人员也要尊重患者。

（5）综合应对：每个人都是整体开放的存在，舒适状态源于好姿态、好心态和好环境。除恰当用药外，可通过对感官进行多种温馨刺激来缓解痛苦，增进舒适。

3. 临终症状及护理

（1）疼痛：疼痛是与实际的或潜在的组织损伤有关的一种不快感受和情感体验。属个体主观的多元综合体验，其生理反应包括疼痛感觉和疼痛反应，与其对疼痛的感受性和耐受性密切相关（表11-20）。①遵医嘱给予镇痛药，密切观察用药效果（轻度疼痛：有痛感可忍受，能正常生活，睡眠不受干扰；中度疼痛：明显痛不能忍，要求用镇痛药，睡眠受干扰；重度疼痛：剧痛不能忍，需用镇痛药，睡眠严重干扰，可呈被动体位）。②加强生活护理，提高疼痛耐受性：通过协助变换舒适体位，保证营养摄入及排泄通畅、维持个人卫生等，防止并发症，提高耐受力。③心理支持，缓解精神痛苦：临终老人常伴有悲伤、恐惧等不良情绪，需设法改善。研究表明：学会理解和包容自己反应的内省训练，可明显减轻精神痛苦。④家属及照顾者指导，营造温馨环境：通过身体放松缓解紧张，或多陪伴设法转移其注意力。有的家属担心止痛药会加速死亡而拒绝用药，医务人员需耐心解释说明目前尚无证据表明镇痛药会加快死亡，减轻痛苦才是临终老年人治疗护理的基本目的。

表11-20 世界卫生组织疼痛分级控制

分级	适应证	用药原则	代表药
Ⅰ级	轻度疼痛	非阿片类止痛药（±辅助药）	阿司匹林
Ⅱ级	中度疼痛	弱阿片类（±非阿片止痛药±辅助药）	可待因
Ⅲ级	重度疼痛	强阿片类（±非阿片止痛药±辅助药）	吗啡

注：辅助药物主要是指镇静药，如安定；皮质类固醇，如地塞米松等。

2. 呼吸困难及临终哮吼

呼吸困难是指主观上感到空气不足，客观上表现为呼吸费力，频率由快变慢，深度由深变浅，严重时出现鼻翼扇动、发绀、端坐呼吸。临终哮吼是指咽下部的分泌物不能咳出，随呼吸摆动所产生的轰鸣声。①告知家属该症状为濒死征兆，需有所心理准备。②针对呼吸困难，可根据不同原因给予相应药物治疗及氧疗。③针对哮吼，遵医嘱皮下注射东莨菪碱，减少口咽部分泌物。该药有兴奋呼吸中枢作用，当呼吸＞20次/min时，可皮下注射吗啡，以控制呼吸频率减少哮吼。④调整利于呼吸的体位，抬高床头30°，头偏向一侧，预防分泌物导致的窒息。⑤注意通风，保持室内空气新鲜，利于呼吸。

3. 临终谵妄及临终躁动

谵妄是以意识模糊为特征，伴有对时间、地点、人物的定向紊乱；临终躁动是以躯体活动不安为主，呈一种伴随不停动作的易激惹状态，或伴随挣扎动作的极度焦虑状态。①告知家属该症状为濒死征兆，需有所心理准备，守护在身边。②调整环境，避免噪音、避免光线过亮或过暗。③对躁动者，先查找原因，是否存在可逆因素如疼痛、尿潴留、直肠胀满、恶心、脑水肿、焦虑和恐惧及某些药物的副反应等，并采取相应措施。④必要时遵医嘱给镇静剂。当所用措施均无效时，可考虑姑息镇静治疗，如氟哌啶醇 5mg 皮下注射或 10~20mg，24h 持续给药。治疗前向家属充分解释病情，告知治疗目的是促进舒适和尊严而非延缓生命。

4. 呕血与便血

呕血与便血是临终患者胃肠道大出血所致的紧急症状。①告知家属该症状为濒死征兆，需有所心理准备，守护在身边。②遵医嘱使用止血药和镇静剂，密切监测病情，每 30min 记录 1 次脉搏。③呕血患者采取易呕出的体位，防止误吸；便血频繁者，在患者肛周垫上纸垫，每次排便后拭净，保持臀部清洁；避免频繁翻动患者，防止出血加重。④做好心理支持，适当触摸，消除紧张，直到病情稳定或去世。

总之，护士要密切观察病情，加强巡视，做好预后估测及抢救准备；同时让家属做好心理和物质准备，安排善后事宜。

二、临终老年人的生活护理

1. 日常生活的基本形态

人的日常生活包含个人生活和社会生活，涉及 8 对 16 个表现形态（图 11-10-1）。

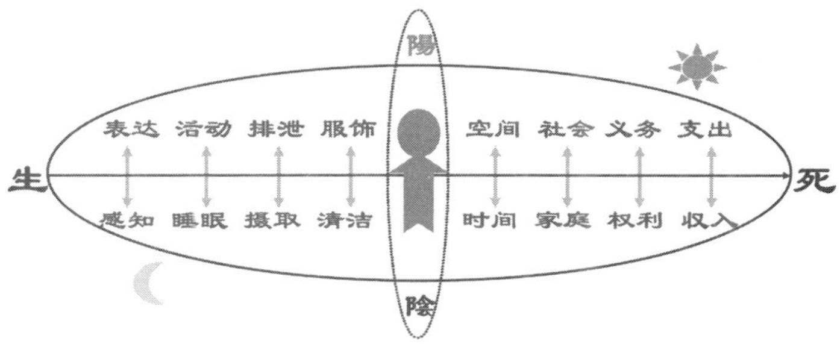

图11-10-1 日常生活的基本形态

2. 临终老年人的日常生活

（1）表达与感知：注意沟通时顺应老年人的听力及视力状况，鼓励和协助其表达自己的想法，并尽量予以满足，如看喜欢的电视节目，紧急时呼叫设置等。

（2）活动与睡眠：保证规律的生活节奏，白天有适度活动，注意变换舒适体位，夜间才会有充足睡眠。

（3）排泄与饮食：保证大小便正常通畅，可口易消化的营养饮食，以维持基本体力。尽量设法坐位经口进餐，会增进对感官的刺激，获得味觉、嗅觉的愉悦。

（4）衣着与清洁：允许穿自己喜欢的衣服，保持皮肤、口腔、会阴等清洁卫生，注意保持眼睛湿润，促进舒适和自尊。

（5）空间与时间：尽量尊重老年人生活习惯和喜好，安排作息时间和生活空间。如在病房允许带入私人用物，设置尽量家庭化。

（6）社会与家庭：临终阶段社会责任少了，家庭角色依然可发挥作用，如家中的事情仍可征求其意见，让其有归属感和价值感。

（7）义务与权利：临终老年人有权参与决定由谁来照顾，如何照顾。护士尽量为老年人争取可享有的社会福利。

（8）支出与收入：了解其医疗保险、助老服务等，消费时需兼顾其经济状况。

总之，通过营造舒适温馨的环境和调理好衣食起居，来满足其生活需要。

三、临终老年人的心理护理

心理是人脑对客观现实的主观反应，包括认知、情感、意志三个方面，旨在满足需要；精神偏重于探究人生意义，满足高层次需要。可以说心理是过程，精神是结果。

1. 临终老年人的心理过程

（1）否认期：当被告知将面临死亡时，常会本能地说“不，可能搞错了，不是我”。此为心理防卫机制，以暂时逃避眼前压力，给自己腾出适应时间。常四处求医，希望是误诊。

（2）愤怒期：当否认无法持续下去时，常转为“为什么是我？这不公平！”的怨愤心理，常迁怒于周围的人，向医护人员及家属发泄不满，以弥补内心不平，令人难以接近。

（3）协议期：当心态平和下来，开始接受事实，但会找出种种理由以求延长生命，希望用许愿或做善事来扭转死亡。有时会通过祈祷，暗自与上帝或苍天达成协议，如“请让我……之后，再离开吧”。此时心怀希望，积极配合治疗护理。

（4）忧郁期：当发现协商无法阻止死亡降临时，便会产生失落感，“无奈，那就是我了”，随之出现情绪低落、悲伤、哭泣，甚至有轻生念头。希望自己喜欢的人陪伴在身边。

（5）接受期：经过种种挣扎、努力之后，变得平静，对死亡已有所准备，“好吧，既然这样，我就去面对吧！”，身心均已极度衰弱，常处于嗜睡状态，情感减退，往往喜欢独处，静等死神降临。

2. 临终老年人的心理护理

（1）否认期的护理：不欺骗，也不揭穿，耐心倾听其陈述，坦诚温和地回答，可说“您的病是挺重的，但也不是毫无希望”。逐步告知病情，注意医护人员对病情回答要一致。

（2）愤怒期的护理：忍让宽容，认真倾听加以安抚疏导，可说“这种情况谁都会难受，您痛快地发泄出来，或许会好受些”。防止发泄时出现意外。让家属理解这是患者的适应性反应。

（3）协议期的护理：鼓励老人说出内心想法，尽可能满足其要求。把握时机进行必要的教育和指导。

（4）忧郁期的护理：多照顾，多陪伴，允许哭泣，不必打破沉默，可说“如果您不想说，可以不说。不过，我很愿意待在这陪着您”。尽量让亲友陪伴。密切观察，防止自杀。

（5）接受期的护理：营造安静舒适的环境，不强迫交谈，不窃窃私语，减少外界干扰。陪伴身边，用轻柔的触摸，传递关心。如弥留之际，可用双手握住老人的手，在耳边轻轻地说“别怕，我们陪着您”。

3. 对临终老年人“灵性”的关照

灵性是指人的精神层面，对灵的关照旨在促进过去、现在及将来的自我融合及认同，满足超越自我需求，轻松无憾地踏上未知之旅。

（1）共同面对死亡现实，全程陪伴促进成长：临终者常面临两项挑战，即接受将死的事实和在现有生活情境中找到意义。人总是习惯遥望远方，只有走到生命终点时，才惊觉眼前美景。如一位临终者所述“早晨醒来时，睁开双眼的第一件事就是确认自己是否还活着。今天我还能听到声音，看到东西。环顾四周，发现那些伴我一生的事物看起来竟然完全不一样了！所有一切都是崭新的，闪闪发光的，仿佛以前我从未见过。周围的一切看起来是那么熟悉，却又那么新奇”。唯有正视死亡，才会珍惜当下，活出无悔的自己。

（2）生命回顾诠释人生，协助探寻生死意义：回忆痛苦经验可宣泄不良情绪，抚平痛楚；回忆美好经验可填补精神空虚，获得心理满足；回忆成功经验可增进自我认可，觉得死而无憾。通过追忆人生，可以重新体验、挖掘自己生命中的意义，从而沉淀出人生哲理，实现自我超越。任何药物或技能都取代不了一颗关爱的心，它拥有惊人的力量和强度，将毫无掩饰、毫无防御地聚集力量，足以令人鼓起探究内心世界的勇气。爱是包容，它能接受任何体验，心灵都是相通的，周围人只需营造不加任何判断的氛围。只有让临终者按自己的信念活着，才能让其感到自身价值，找到生命的目的所在。

（3）谈论其希望与害怕，处理未完成的心愿：临终者通常害怕与家人友人分离、失去自我控制和身体及尊严、担心成为他人的负担、恐惧疼痛。临终前多数想见亲友，想回家。如果想和某人当面话别却无法实现时，可把“自己想说的话”和“对方可能会说的话”边想边写下来，以此可了却心愿。

（4）郑重道别：生命本质就是不断地转换和变化。在一切变幻之中，死亡以终结者的身份揭示了亘古真理的存在，揭示了什么是真、什么是假。在死亡面前，生活变得更简单了，敦促人们做真实的自己。临终者能放心离去，通常需要获得家人的承诺或保证：①允许其死亡。②死后会过得好。有宗教信仰者，需要时可请相应宗教人员进行“临终祈祷”。

四、老年人逝去时的护理

1. 濒死体验

濒死体验是一种死亡前的心理感受，指极少数人在濒死之际，客观表现为似乎已死亡、实际尚未死亡时的自我心理感受。当这些人清醒后向他人回忆和叙述的感受，可归纳为五个阶段：安详和轻松，意识“逸出”体外，通过“黑洞”并出现噪音，与亲朋好友欢聚，光亮中回顾人生并与宇宙融合。

对濒死者而言，出现在其眼前的另一个世界并非幻觉，就像我们生活的世界一样真实。我们不能仅因为自己无法体会到那种感知，就用所谓“医学解释”来否定，或许那种感知只有在濒死之际才能体验得到。

2. 遗体护理

（1）意义：维护死者尊严，缓解家属的悲伤。

（2）方法：头下垫枕，防止面部瘀血变色。用温热毛巾从头到脚擦净身体，换上寿衣，用纸尿布垫在裤内以防大小便污染，用脱脂棉花填塞于口、鼻、耳、肛门、阴道等孔道。若眼睛未闭，用毛巾热敷直至闭合，或用胶纸贴住，待尸僵后除去；若嘴唇未合，用纱布托绑住下颌，再用毛巾卷垫于下颌。总之，让死者整洁安详、体态端正地与大家告别，必要时可适度化妆。

（3）善后事宜：协助家属联系丧葬服务，指导办理死亡诊断证明书及到公安机关注销户籍。

五、照顾者支持及居丧照护

1. 对照顾者的支持

当今社会子女在“床前尽孝”几乎成了一种奢求，大多被电话问候及经济赡养所取代。所以，老年人的照顾者包括老伴及子女、保姆及护工。家属照顾和服务者照顾各有优势，亲人的精神慰藉无法替代；服务人员生活照料的经验较丰富。

（1）满足家属了解实情的需要：及时告知病情变化、处置效果，提供相关信息，如应对措施、社会服务、死后事宜等。

（2）满足家属参与照顾的需要：指导家属生活照料技能，在尊重临终者意愿的前提下，提供尽孝机会。如有位老年人不愿让儿媳给冲洗会阴，觉得尴尬难堪，而护工或护士照顾心里就会好受些。

（3）鼓励家属表达感情及宣泄情绪：一方面，家属出于善意会相互隐瞒实情，面临治疗选择时，内心还会交织着“孝”的拷问，故需有排解的渠道；另一方面，中国人多不善于表达对亲人的爱。临终关怀就似一个爱的入口，只要跨出一小步，迈过一个小小的门槛，就能找到温暖的爱。

（4）协助满足家属的生理需求：当家属废寝忘食时，应予以必要支持，让其调整状态，确保有精力和体力去照顾临终者。

（5）协助维持家庭完整性：尽量保持原有的家庭生活习惯和气氛，如共同进餐，促进家庭成员间有效沟通。只要临终者尚有表达意愿的能力和参与决定的愿望，家中相关决定仍要征求其意见。

2. 悲伤与哀悼

死亡是活人的创伤，悲伤是创伤的表现，哀悼是疗伤的过程。适度悲伤和充分哀悼是丧亲者的正常反应，也是从丧失亲人的哀痛中走出的必经途径。

（1）悲伤表现：悲伤是人类永恒的情愫，一种苦乐参半的情感，在带来心灵伤痛的同时，也会借助想念获得与亲人的联系。它由多种情绪及状态所体现，可反映于生理、情感、认知、行为四个方面。①生理方面：如胸部、胃部不适，对声音过度敏感、乏力口干等。②情感方面：如忧愁、愤怒、孤独、罪恶及无助感、思念、麻木、解脱等。③认知方面：如无法接受事实、专注思念死者、混乱等。④行为方面：如失眠、心不在焉、回避提起死者、保留死者遗物等。

（2）悲伤过程：任何心理过程都会经历发生、发展、消退的过程，悲伤也同样如此。①麻木震惊：尤其得知亲人突然或意外死亡时，常会震惊，难以置信、呆若木鸡、默然无语，持续几小时或几天，此阶段不会发泄自己的悲伤。②渴望反思：沉浸于悲痛和思念中，渴望逝去的亲人能再回来。于是会亲近逝者生前所到之处、所用之物，反复回想以往逝者对自己的言行，检点自己对逝者的过错，进而会萌生一些内疚及罪恶感。③接受颓丧：开始接受亲人故去的现实，伤痛虽逐渐减轻，但也会随之感到生活失去意义而沮丧消沉。④探索恢复：逐渐认识到“生老病死是无法抗拒的自然规律”,“对逝者最好的爱是更好地生活下去”，理智战胜了感情，身心也就能逐渐恢复常态。一般走出悲伤约需 1 年时间，而延迟、掩饰、过度、长期的悲伤均属异常表现。有些人多年之后，仍会触景生情，想起逝者而伤感，但此时已融于许多快慰的思念，想起共享的幸福时光，它会化作永恒的爱成为其新生活的一部分。

3. 对丧亲者的支持

丧亲者主要包括其子女和丧偶老人，同样面临着两项挑战：接受亲人死亡现实和发现生活意义。为此，关怀团队应陪伴其走过悲伤过程，促进社会支持及社会关系的转换，守望其迈向新生活。①陪伴与倾听：可以说人能给他人最珍贵的礼物就是理解。周围人应营造一个可畅所欲言的氛围，助其表达和宣泄心中的纠结和苦闷。②协助办理丧事：协助联系丧葬服务及福利，通过哀悼送别仪式，既可帮助丧亲者接受“亲人已逝”的事实，又可将亲友聚在一起，向其提供支持与帮助。同时亦可肯定死者的社会价值，寄托哀思。③协助表达内心的悲痛：协助哭出来，表达愤怒及罪恶感，并适当澄清一些不现实的想法。悲伤也可说是一种不自量力的愤恨，所对抗的是宇宙法则，否认了生命周期的完整性。④协助处理实际问题：特别是空巢丧偶老人，日常生活会面临更多困难。可与子女一起商讨日后的养老问题，安排好长期或不定期的养老服务。另外，考虑到“每逢佳节倍思亲”，宜事先计划好节假日安排，让老年人安度佳节。⑤促进适应新生活：协助独立生活、建立新的人际关系，鼓励参加社交活动，支持丧偶老人再婚。人只有在时光流逝中经历一次蜕变，才可领悟到：自己失去所爱的人时，并未失去爱的能力。失去的只是与爱人的感官接触，因为心灵拥有无限空间，足以容纳所有而让爱永恒！如此才可走出悲伤、开始新生活。如南京退休教师张成华，从痛失爱人的悲伤中走出，1994年创办了国内首家“丧偶者俱乐部”，其宗旨是：生产快乐，创造幸福。为该群体搭建了一个社会支持平台，使自己的爱得以升华。

老年期是集生、老、病、死之多彩体验于一体的人生最后发展阶段。因此，老年临终关怀护理就是协助老年人顺利走过这些体验，从中获得自我发展，悟出生命意义，即“生得充实无憾，死得安详尊严”，这也是老年护理的最高目标之一。

（周宇彤）

第二卷第11篇《老年护理》

参考文献

[1] 正木惠子．老年护理学理论篇．东京:江南堂出版社，2010.

[2] 高崎绢子．最新老年护理学．东京:日本护理协会出版社，2006.

[3] 殷磊．老年护理学．北京:人民卫生出版社，2000.

[4] 化前珍．老年护理学．第2版．北京:人民卫生出版社，2006.

[5] 王世俊．老年护理学．北京:人民军医出版社，2007.

[6] 董碧蓉．老年病学．成都:四川大学出版社，2009.

[7] 邬沧萍，杜鹏．人口老龄化过程中的中国老年人．上海:华东师范大学出版社，1996.

[8] WILLIAM B，ABRAMS M D．默克老年病手册．陈灏珠．王赞舜．刘厚钰,等译．北京:人民卫生出版社，1996.

[9] 胡秀英．老年护理手册．北京:科学出版社，2010.

[10] 李继平．护理管理学．第2版．北京:人民卫生出版社，2006.

[11] 黄琳．有效沟通：王牌沟通大师的制胜秘诀．北京:中国华侨出版社，2008.

[12] 刘继武．王金义．中老年保健．北京:人民军医出版社，1998.

[13] 黄剑琴,彭嘉琳．养老护理员．北京:中国协和医科大学出版社．2002.

[14] 潘天鹏,石津生．现代系统老年医学．北京:科学出版社,1998.

[15] 张建华．老年人护理——安全风险管理及急救指南．南京:人民军医出版社．2009.

[16] 姜贵云．康复照护学．北京:人民卫生出版社，2002.

[17] 毛丽娟，戴宝珍．实用老年照护学．上海:上海医科大学出版社，1999.

[18] 徐亮．社区照护．北京:高等教育出版社，2004.

[19] 杨艳玲，杨信才，王彦．康复护理学．北京:北京大学医学出版社，2007.

[20] 尤黎明，吴瑛．内科护理学．第4版．北京:人民卫生出版社，2006.

[21] 李法琦，司良毅．老年医学．第2版．北京:科学出版社，2008.

[22] 申丽静，杜成旭．老年护理学．郑州:郑州大学出版社，2011.

[23] 宁宁，成翼娟，李继坪．老年护理手册．北京:科学出版社，2011.

[24] 陆再英，钟南山．内科学．第7版．北京:人民卫生出版社，2008.

[25] 金中杰，林梅英．内科护理．第2版．北京:人民卫生出版社，2008.

[26] 王志红，詹林．老年护理学．第2版．上海:上海科学技术出版社，2011.

[27] 殷惠军，徐浩，史大卓．老年心血管疾病．北京:人民军医出版社，2007.

[28] 乔之龙．老年疾病．北京:科学出版社，2011.

[29] 郑松柏，朱汉民．老年医学概论．上海:复旦大学出版社，2010.

[30] 马智．痴呆．北京:人民军医出版社，2011.

[31] 杨蓉，周东．神经内科护理手册．北京:科学出版社，2011.

[32] 贾建平．神经内科疾病临床诊疗规范教程．北京:北京大学医学出版社， 2010.

[33] 许瑞华．普外科护理手册．北京：科学出版社，2011.

[34] 史宝欣．生命的尊严与临终护理．重庆:重庆出版社，2007.

[35] Rodney Smith．聆听:写给生者的14堂启蒙课．思凡译．深圳:深圳报业集团出版社，2010.

[36] 史宝欣．临终护理．北京:人民卫生出版社，2010.

[37] 孟宪武．临终关怀．天津:天津科学技术出版社，2002.

[38] 索甲仁波切．西藏生死之书．郑振煌译．北京:中国社会科学出版社，1999.

[39] R．シュタイナー．神智学．高橋巌訳．東京:イザラ書房，1977.

[40] 大津秀一．换个活法:临终前会后悔的25件事．语研译．北京:中信出版社，2010.

[41] 王亚林．人类生活方式的前景．北京:中国社会

科学出版社，1997.

42] 胡秀英，刘祚燕，龙纳．老年护理学的新理念及发展趋势．中华现代护理杂志，2011，17（25）：1685～1686.

[43] 龙纳，胡秀英，大黑绫子．日本老年护理制度介绍．护士进修杂志，2011，26（11）：1032～1033.

[44] 冯孝义，冯向荣．医学发展的一个必然趋势——老年学研究将取得突破．医学与哲学，1994，（8）：49～50.

[45] 林殷．“老年学”能否更名为“年老学”？．科技术语研究，2006，8(4)：29～31.

[46] 李克均．人口老龄化与卫生事业的发展对策．中国农村卫生事业管理，1997，17(3)：16.

[47] 陶立群．我国人口老龄化的趋势和特点．科学决策，2006，（4）：8～10.

[48] 阎青春．我国人口老龄化的特点、发展趋势和对策研究．社会福利，2004，（5）：4～7.

[49] 王晖，戴红霞．我国老年护理现状分析及发展构想．当代护士（综合版），2003，（6）：28～29.

[50] 宋丽芳，杨彤．浅谈21世纪“健康”一词．中国医学创新，2009，6(28)：140～140.

[51] 王良嘉．创立哲科分立、门类齐全的现代老年学．医学与社会，2001，14（1）：8～9.

[52] 余柱艳．老年健康与健康维护之浅见．世界今日医学杂志，2004，5（1）：32～33.

[53] 许淑莲，吴振云．老年心理学的近期研究．老年学杂志，1993，13（6）：368～371.

[54] 郑晓瑛，陈立新．中国人口老龄化特点及政策思考.中国全科医学，2006，9（23）：1919～1923.

[55] 赵宝椿，李田．我国人口老龄化的特点与发展老年体育．赣南师范学院学报，2005，26(1)：97～101.

[56] 张玲．近20年国内外老年心理学研究现状．国际中华应用心理学杂志，2006，3（4）：385～387.

[57] 李修英，王桂杰，叶杰．老年病科医疗护理的基本伦理道德要求．中国老年学杂志，2009，29（24）：57～58.

[58] 张作记．日常生活能力量表．中国行为医学科学，2001，（10）：172.

[59] 张作记．家庭关怀度指数．中国行为医学科学，2001，（10）：110.

[60] 汪向东，王希林，马弘．心理卫生平定量表手册．增订版．北京：中国心理卫生杂志社，1999.

[61] 陈爱萍．老年病人临终关怀进展．中华护理杂志，2003，38（7）：557～559.

[62] 杨芳，张月琴．老年人的安全防范护理措施．宁夏医学院学报，2001，23（3）：228.

[63] 周脉耕，张艳萍，王黎君，等．304例老年自杀死亡者死前负性生活事件分析．中华流行病学杂志，2004，（4）：292～295.

[64] 肖春梅，周巨林，李阳，等．老年人跌倒相关因素的国外研究进展．中国临床康复，2002，6（7）：1014～1015.

[65] 陈湘莲．对临终患者非语言行为的研究及护理．中华护理杂志，2001，36（7）：541.

[66] 张玉，陈蔚．老年跌倒研究概况与进展．中国老年学杂志，2008，28（9）：929～931.

[67] 郑爱珍．老年人跌倒的危险因素及护理对策．现代中西医结合杂志，2005，14（1）：110.

[68] 徐兰．预防老年精神障碍患者噎食的护理进展.中华医学研究杂志．2009，9（8）：50～51.

[69] 张艾灵．2例噎食窒息老年患者的手法急救及护理.中华现代护理学杂志，2006，3(11)：39.

[70] 梁堃．老年便秘的研究进展．中国老年学杂志，2006，26（12）：1761～1763.

[71] 陈静玲，武金萍，赵泮梅．老年重症患者褥疮易发因素的探讨及预防护理对策．潍坊医学院学报，2004，26（6）：451～452.

[72] 叶光华．老年睡眠障碍的现代诊治及进展．现代中西医结合杂志，2003，12（18）：2018～2021.

[73] 南春菊．便秘的预防及护理进展．护理研究，2007，21（3）：755～757.

[74] 臧晓鹭．老年住院患者安全风险管理及对策．护理实践与研究，2010，（11）：60～61.

[75] 张黎明，庄鸣茹．老年病房长住患者不安全事件分析与护理对策．解放军护理杂志，2010，（6）：471～472.

[76] 程云．住院患者跌倒与坠床危险因素分析及预防措施的探讨．上海护理，2007，（3）：21～23.

[77] 胡燕．住院患者跌倒与坠床的高危因素及预防．护理与康复，2009，（10）：827～829.

[78] 李林涛，王声湧．老年跌倒的疾病负担与危险因素．中华流行病学杂志，2003，22（4）：262～263.

[79] 叶柳莺，来婷，张爱凤．“住院病人预防跌倒/坠床告知书”在脑卒中病房的应用．护士进修杂志，2009，24（9）：800～801.

[80] 陈德智，陈茂君，彭登琼，等．神经科住院患者走失的原因分析及护理对策．中华现代

护理杂志，2009，15（8）：734~736.

[81] 朱青，邹建芳．优化护理对老年痴呆患者不安全行为的影响．现代中西医结合杂志，2006，15（18）：2544~2545.

[82] 刘祚燕，胡秀英，龙纳．痴呆的回忆疗法研究现状及进展．护士进修杂志，2011，26（19）：1808~1810.

[83] 程五琴，王元凤，曹建丽．老年住院病人安全问题分析及对策．护理研究，2009，23（18）：1643~1644.

[84] 何玲玲，李静．三色服药卡在心内科老年患者院外服药中的应用．护理学杂志，2009，24（15）：39~40.

[85] 王桂仙．服药期间的饮食护理．中国实用医药，2007，2（20）：108~109.

[86] 丁一．老年有机磷中毒的急救与护理．医药论坛杂志，2008，29（15）：126~127.

[87] 杨建南，刘波，何毅，等．全国铁路医院17719例老年人损伤与中毒的外部原因分析．中国病案，2006，7（2）：36~37.

[88] 顾铭忠，徐维才，陆勇，等．老年人急性非农药中毒的临床特点.实用全科医学，2008，6（3）：251~252.

[89] 刘郁,肖莉,刘菲．老年人急性中毒的流行病学特点．中华老年医学杂志，2005，24（6）：466~467.

[90] 谢红，薛素波，黄丽．老年患者心理和临床护理措施.临床合理用药杂志，2011，4(12)：137.

[91] 蒋爱丽．浅谈老年人的心理护理．中国水电医学，2010，（2）：107~108.

[92] 曲镭．老年病康复医疗．实用老年医学，2006，20（2）：89~91.

[93] 李士雪，曹勇，汪丽娟，等．家庭病床是社区卫生服务的一项重要形式．实用全科医学，2004，2（3）：189~190.

[94] 赵国琴，戚雯琰，黄晓玉，等．城镇社区老年人家庭护理研究．护理学杂志（综合版），2006，21（3）：62~63.

[95] 薛迪．加强以家庭为基础的长期保健的发展．中国初级卫生保健，2002，16(10)：12~13.

[96] 王育珊，钟华荪，邝星驰，等．广州地区老年人社区照护的实施．中华护理杂志，2002，37（3）：180~182.

[97] 张玉梅，冯正仪，夏海鸥，等．社区照护需求和工作内容的调查分析．中华护理杂志，2003,38（3）：232~234.

[98] 王明霞．胃食管反流诱发支气管哮喘患者的护理．护理与康复,2011,10（2）：152-153.

[99] 姜永杰，姜永梅，姜永华．ICU胃食管反流患者的护理体会．现代中西医结合杂志，2006，15（3）：399~400.

[100] 蔡秀珍，刘晓华，刘银燕．胃食管反流病患者的健康教育．现代临床护理，2008，7（9）：32~33.

[101] 全小冬．老年骨质疏松性骨折的危险因素与护理干预．护理实践与研究，2010，7（5）：13~15.

[102] 刘勇，何华英．中老年人原发性骨质疏松危险因素研究进展．全科护理，2010，8（21）：1950~1953.

[103] 马维红，李琦，刘为萍．老年高血压病流行特点及中西医结合治疗研究现状.中华中医药杂志，2011，26（4）：766~770.

[104] 田路，田晶，李寿柏．快速康复外科理念与老年患者围手术期护理．中国老年学杂志，2008，28（24）：2471~2472.

[105] 刘超，郭永玉．死亡意识:意义感在临终关怀中的作用．心理研究，2010，3（1）：9~15.

[106] 张鹳，施永兴．京、津、沪三地社区老年人健康状况及临终关怀服务需求的调查．中国全科医学，2010，13（7）：719~720.

[107] 吉解民．老年人自杀原因探讨．法医学杂志，2006，22（2）:148~149.

[108] 尹朝晖．老年人自杀的特点、原因和对策．江苏警官学院学报，2010，25（1）：138~141.

[109] 陶荣琴，曾智，钟贵良，等．湖南省某市农村老年人自杀意念的病例对照研究．湖南师范大学学报(医学版)，2011，8（1）：82~85.

[110] 杨娜，胡文静，吴蕾．积极老龄化背景下的死亡教育．科教文汇(中旬刊)，2009，（9）：2~4.

[111] 谭德贵．《周易》终极价值观及其影响．东岳论丛，2005，26（3）：98~101.

[112] 彭鸿雁．中国传统生死观探析．宿州学院学报，2007，22（2）：26~28.

[113] 刘喜珍．老年人的临终需求及其临终关怀的伦理原理．中国医学伦理学，2007，20（4）：48~50.

[114] 顾筱莉,成文武．晚期癌症患者姑息性镇静治疗现状．中国癌症杂志，2010，20（9）：695~698.

[115] Baltes, P. B, Baltes, et al. Psychological perspectives on successful aging: The model of selective optimization with

compensation. Successful aging: Perspectives from the behavioral sciences. New York: Cambridge University Press, 1990.

[116] M. Johnson, V. L. Bengtson, P. Coleman,et al. Are theories of aging necessary?. The Cambridge handbook of age and ageing. Cambridge: Cambridge University Press, 2005.

[117] Marchegiani F, Marra M, Spazzafumo L, et al.Paraoxonase activity and genotype predispose to successful aging.J Gerontol A Biol Sci Med Sci, 2006, (61): 541~546.

[118] Cooper EL, Walford RL. New perspectives on aging and immunity: lower animals, ontogeny, phylogeny and immunoendocrinology. Exp Gerontol, 2004, (39): 875~878.

[119] Mobbs, Charles V. Not wisely but too well: aging as a cost of neuroendocrine activity. Science of Aging Knowledge Environment, 2004, (35): 33.

[120] Windsor TD, Anstey KJ, Butterworth P, et al. The role of perceived control in explaining depressive symptoms associated with driving cessation in a longitudinal study. Gerontologist, 2007, 47(2): 215~223.

[121] Marner L, Nyengaard JR, Tang Y, et al. Marked loss of myelinated nerve fibers in the human brain with age. J Comp Neurol, 2003, 462(2): 144~152.

[122] Devons CA. Comprehensive geriatric assessment: making the most of the aging years. Curr Opin Clin Nutr Metab Care, 2002, (5): 19~24.

[123] Russell D, Peplau, L.A&Cutrona, et al. The revised UCLA loneliness scale: concurrent and discriminant validity evidence. Journal of Personality and Social Psychology, 1980, 39(3): 472~480.

[124] Sharon K. Inouye, Stephanie Studenski, Mary E. Tinetti, et al. Geriatric Syndromes: Clinical, Research and Policy Implications of a Core Geriatric Concept. J Am Geriatr Soc, 2007, 55(5): 780~791.

[125] Cheryl Chia-Hui Chen, Yu-Tzu Dai, Chung-Jen Yen, et al. Shared Risk Factors for Distinct Geriatric Syndromes in Older Taiwanese Inpatients. Nursing Research, 2010, 59(5): 340~347.

[126] David B. Reuben, Carol Roth, Caren Kamberg, et al. Restructuring Primary Care Practices to Manage Geriatric Syndromes: The ACOVE-2 Intervention. J Am Geriatr Soc, 2003, 51(12): 1787~1793.

[127] Fleischmann W, Strecker W, Bombelli M, et al. 1993.Vacuum sealing as treatment of soft tissue damage in open fractures. Unfallchirurg, 96(9): 488~492.

[128] Fleischmann W, Lang E, Kinzl L. Vacuum assisted wound closure after dermatofasciotomy of the lower extremity. Unfallchirurg, 1996, 99(4): 283~287.

[129] Fleischmann W, Lang E, Russ M. Treatment of infection by vacuum sealing. Unfallchirurg, 1997, 100(4): 30~34.

[130] GEBHARDT K S. Pressure ulcer research: where do wego f rom here? Br J Nurs, 2004, 13(19): 14~18.

[131] Judge JO. Dynamic balance in older per sons :effects of reduced visual and proprioceptive input. J Gerontol A Biol SciMed Sci, 2001, 50(5): 263~270.

[132] Ohta S, Nakamoto H, Shinagawa Y, et al. A health monitoring system for elderly people living alone. J Telemed Telecare, 2002, 8(3): 151~156.

[133] Stefanov DH, Bien Z, Bang WC. The smart house for older persons and persons with physical disabilities:structure, technology, arrangements and perspectives. IEEE Trans Neural Syst Rehabil Eng, 2004, 12(2): 228~250.

[134] Opper AK, Maki BE. Are activity-based assessments of balance and gait in the elderly predictive of risk of falling and/ or type of fall J. J Am Geriatr Soc, 2001, 41(5): 479~487.

[135] Elliott M. Taking control of osteoporosis to cut down on risk of fracture. Nurs Older People, 2011, 23(3): 30~35.

[136] Stubbs B. Osteoporosis and falls:some further considera -tions for the nursing profession. Br J Nurs, 2010, 19(22): 1431.

中华当代护理大全
第二卷
（中）

第12篇

急危重症护理

JIWEI ZHONGZHENG HULI

第12篇

第一章

急危重症护理概述

第一节 急危重症护理的发展历程与主要任务

一、急危重症护理的发展历程

现代急危重症护理学的起源，可以追溯到19世纪南丁格尔（Nightingale）的年代。克里米亚战争伤员的死亡率从42%下降到2%，充分说明了急危重症护理工作在抢救危重伤病员中的重要作用。

20世纪50年代初，出现了专门用于救治呼吸衰竭患者的监护病房。20世纪60年代后期，现代监护仪器的集中使用，促成了重症监护病房的建立。20世纪70年代中期，在德国召开了有国际红十字会参与的医学会议，提出了急救车必须装备基本的仪器，国际间使用统一紧急呼救电话的思想。标志着急危重症急救标准化、国际化和国际互助的初步形成。

我国的现代急诊、急救工作也经历了从简单到逐步完善并形成新学科的发展过程。20世纪50年代，各医院出现了将危重患者集中在靠近护士站的病室或急救室进行观察、护理的模式。20世纪70年代，心脏手术的开展推动了心脏术后监护病房的建立，随后相继成立了各专科和综合监护病房。1980年10月卫生部颁发了《关于加强城市急救工作的意见》；1983年2月卫生部又颁发了《城市医院急诊科（室）建立方案》，1986年11月通过了《中华人民共和国急救医疗法》；1987年5月成立了全国急诊学会，北京、上海等地正式成立了急救中心，各医院也先后建立了急诊科（室）和ICU。我国的急诊医学正式成为一门新的独立学科，促进了急诊医学与急诊护理学的发展。此后，国家教育部将《急救护理学》确定为护理学科的必修课程，中华护理学会及护理教育中心定期举办各类急危重症护理新理论、新技术学习班，组织全国性的急诊、急救和重症监护学术会议，2003年开始培训ICU和急诊专科护士，为开展急救护理工作和急救护理教育培养了大量人才。2006年、2009年卫生部相继颁布了《中国重症加强治疗病房建设与管理指南》和《急诊科建设与管理指南》，明确了我国ICU和急诊科规范建设的具体要求，标志我国急诊医疗和急危重症护理正逐步走向规范化和现代化，有力促进了急危重症护理的发展。

二、急危重症护理的主要任务

急危重症护理是近二三十年来发展起来的新兴学科，既是护理学的重要组成部分，又是急诊医学、危重病医学的组成部分，具有其独特的工作任务，主要包括：院前急救，急诊科抢救，重症监护病房救护，灾难救护，急救医疗体系的管理及急危重症护理教学、管理、科研。

（一）院前急救

院前急救是指对急危重症患者进入医院前实施的一系列救护工作，包括现场对医疗救护的呼叫、现场救护、转运和途中监护。现场救护指在发病现场对患者进行初步救护，如复苏、止血、包扎等救护。途中监护指从发病现场转送到医院途中实施的监测及护理，可为后续救治争取宝贵时间。

（二）院内急诊救护

院内急诊救护是指急诊科医护人员对急危重症患者实行集中式抢救、监护和留观。经急诊科处理后，部分患者被治愈后出院；部分患者转入专科接受继续治疗；部分患者收入重症监护病房进一步救治。

（三）危重病救护

危重病救护是指专业的医护人员在配备先进急救设备和监护设备的重症监护病房对急危重症患者实行进一步支持治疗和全面监测。

（四）灾难救护

灾难救护是指对自然灾害（如地震、洪水、台风、海啸、火山爆发、泥石流等）和人为灾难（如交通事故、化学中毒、放射性污染、战争、武装冲突等）所造成的人员伤害展开迅速有效的救治工作。

（五）急危重症护理教学、管理、科研

急危重症护理教学、管理、科研包括：急危重症护理人员的技术培训，急危重症护理工作的管理、科研和情报交流。

（刘　钰）

第二节　急救医疗服务体系

一、急救医疗服务体系的构成

完整的急诊医疗服务体系（EMSS）包括院前急救、医院急诊、危重病监护，它们既有各自独立的职责和任务，又相互紧密联系，是一个有严密组织和统一指挥的急救体系。急诊医疗服务体系的建立，明显改变了医疗服务形式，缩短了急救半径，提高了救治水平，优化了卫生资源配置，同时也有助于人才培养，储备灾害救援的应急力量。

（一）院前急救

院前急救作为急诊医疗服务体系的始动环节，是指对伤员及患者从伤病现场到医院之前的现场抢救和监护运送过程。一个网络健全、高效运转的院前急救系统应该具备下列条件：

（1）急救团队管理严谨、设备完备、执行力强。

（2）急救网络分布合理、急救半径小。

（3）急救人员执行力强、专业技能良好。

（4）急救运输工具高效、便捷。

（二）医院急诊

医院急诊是急诊医疗服务体系中最重要而又最复杂的中心环节，处于医院医疗的第一线，24h不间断地承担着各类伤病员的紧急救治。随着现代急诊医学的发展，院内急诊已发展成为基础医疗与专科救治的结合点，同时还是高水平专科治疗的前沿阵地、多学科交叉与融合的切入点。其工作重点由内、外科分科救治向病情分类评估，危重病的早期识别与救治，急症处理，患者分流与转运等急诊特有的专科救治过渡，从而保证了对急诊患者实施快速、高效、优质的医疗服务。

（三）危重症监护

危重症监护治疗作为继急诊早期抢救成功后的延续救治，是整个生命支持治疗中的另一核心环节。只有对危重患者在黄金时段内完成评估、分类、危重抢救等核心救治，危重症医生才有可能开展进一步的生命与器官功能支持。而在急诊早期应用融合了多学科的先进监护技术，将大大提高患者的救治成功率。是否建立急诊危重症监护病房（emergency intensive care unit，EICU）已成为评价医院急诊抢救实力的重要标志之一。

在发达国家的医院中虽然未设置独立的急诊危重病监护室，但其急诊抢救间具有完备的抢救和监护设备，即每个抢救床单位都配有完备的监护设备，能进行生命及器官功能支持。可在“黄金时间”内给予适当的救治，以避免死亡和伤残的发生。

二、国内外急救医疗服务体系的现状

（一）国外急救服务现状

目前国际上院前急救模式大致可划分为两种，即以美国为代表的美英模式和以法国为代表的欧洲模式。传统的美英模式强调以医院急诊为中心，主张院前快速转运伤病员，突出一个“急”字，原则是“不复苏，立即转运”，即“拉着就走”，现场以对症处理为主，尽快将患者运到医院急诊科，由急诊医生提供确定性的医疗救护。转运主要由消防员或急诊医疗技术员负责，并执行简单的现场急救任务，救护车上只配备医助人员和简单的器械、药品。一些发达国家这样做有两个原因，一为院前急救多由消防员担任，虽然组织严密、反应迅速，但难以实施较好的现场复苏。二为高水平的创伤中心分布密集，急救半径小，又普遍使用快速运输工具。欧洲模式体现为“移动的监护室”，突出一个“救”字，强调救治伤病员以院前为主，主张每一辆派出去的救护车就是一个流动的ICU，车上配有经验丰富的医生和齐全的检查、救护设备及药品，就像给急诊室装上了轮子，送医生和技术到现场，使危重患者在到达医院前即得到高水平的医疗救护。欧洲模式中执行现场急救任务的医生通常为高年资急诊医生，在向医院转运之前，医生有权在现场使用所有复苏技术，以使患者的血流动力学和通气指标维持在最适宜的状态，患者在现场分类后直接送进相关的病房，立即进行相应的专业救治，接诊医院不是最近的医院，而是经急救医疗系统调度的最有能力救治患者的医疗机构。

1. 美国的医疗急救服务

美国具有急救医疗、警方和消防共享的“911”通讯系统。自20世纪50年代起就开始有专业急救人员进行科学、规范的现场救治，1973年美国国会通过了《急救医疗服务体系法案》，1976年完成了立法程序，形成了全国急救医疗网。20世纪70年代，美国开始了空中救护，空中救护人员经过专门的培训并24h值班，求救者可从事故现场直接拨打免费电话提出请求，再由急救信息中心决定是否采用空中救护。美国极为重视对民众普及急救知识，规定警察、司机、消防队员、大中学校师生都必须接受心肺复苏和现场抢救、自救培训，全国1/3以上的民众掌握院前急救方法。

2. 英国的医疗急救服务

英国的急救医疗发展较早，现有140多个急救医疗机构。1948年政府即开始实行“国家卫生服务制”，向所有居民免费提供医疗服务（包括急救医疗），外国居民和旅游者可以享受免费的急救和急诊服务。英国急诊工作的特点是服务项目种类繁多，急救站不仅为急症患者和意外事故的伤员服务，而且负责转送非急症的患者。国家对于紧急情况下的出车时间制定有统一的标准，即要求在接到呼叫后3min内出车，7min内到达出事地点。

3. 法国的医疗急救服务

法国是组建急诊医疗服务体系最早的国家之一。1956年，巴黎首先组建了一个急救系统，1965年发展成急救医疗系统，该系统具有部队化的组织形式和快速反应能力。全国大部分地区开设免费急救热线“15”，由急救医疗系统中心接听，并统一指挥，组织各个急救站和私人救护站实施院前救护。急救医疗系统与消防部门和医院密切配合，必要时派出一个移动ICU抢救车（配备有包括急诊专科医生或麻醉师和一名护士在内的医疗组），到生命垂危或受到严重创伤的患者处。目前，法国的急救医疗网络已遍布全国，共有105个急救医疗中心和320个移动急救服务单位，有31个直升机基地，覆盖90%以上的国土，医务人员保证在5~19min内抵达救护现场，开展医疗救护工作。

4. 德国的医疗急救服务

德国的急救医疗服务实行保险制，医疗费用由政府、企业主和职工三方分担。大部分患者的运送工作由红十字会完成，急救中心归属红十字会组织和管理，是一个设备先进的指挥系统，全国均可使用“110”急救电话呼叫，在接到呼救后，救护车平均在7min内到达出事地点。广泛应用空中救援是德国急救工作的一大特点，目前德国有54个海上救护站，61艘救护船专门用于海上救援工作，有36个直升机救护基地，每个基地服务半径为40~80km，只需10min时间救援直升机就可以到达国内任何地点，因此德国被认为是当今世界空中急救在组织管理上最有成效的国家。

5. 日本的医疗急救服务

日本的急救医疗体系包括急救医疗、急救运送、急救情报三个系统。各系统在行政管理上相对独立，在急救业务上密切配合构成比较完整、协调的急救体系。

急救患者运转工作主要由消防机构负责，消防部门设有急救队，每个急救队通常配备一辆急救车和3名急救队员。根据“119”电话，急救队将患者从现场运送至急救医疗机构。日本现有急救车出动范围覆盖的人口占日本总人口的99.4%，急救车到达现场平均为6min（1996年统计）。急救医疗机构的职责是收治由消防机构等运来的患者。急救情报系统通过计算机将本地区的医疗机构与消防总部联系起来，其职责是及时了解并掌握各医疗机构的情况，收到呼救通知时，立即根据病情选择最适当的医疗机构，并通知急救队或家属将患者送去。向地区居民提供有关急救医疗机构的情报，另外，急救情报系统还设立中毒情报中心，收集、整理和提供化学物质或动植物等所致急性中毒的诊断治疗方法的情报，由医生和药剂师 24h 值班，随时回答国民和医疗机关的咨询。医疗情报系统均为 24h 值班制。

目前，急救医疗服务已向国际化、全球化发展。国际 SOS 救援中心总部设在日内瓦，现已在 60 多个国家和地区设有办事机构和急救中心。世界各国大中城市的相关综合医院也都开放了国际急救医疗绿色通道，全球性的急救医疗服务网络已经形成，并发挥了重要的作用。

（二）国内急救服务现状

我国的急诊医疗体系是城市公共安全应急体系、公共卫生保障体系和城市医疗服务的重要组成部分，因其社会性强而受到广泛关注。我国院前急救流程总体上与美英相似，也是以医院的急诊为中心，院前急救强调快速转运伤病员，患者的检伤分类、辅助检查、诊断与鉴别诊断主要在急诊室完成。但因院前急救时间不可能大幅度缩短，所以现场复苏是必要的，院前急救服务普遍配备训练有素的专业医务人员。医生在现场根据情况决定是否立即转运，同时，医生有权决定将患者送往就近急诊室或者适合病情的医院，这些又与法国有所接近。

三、急救医疗服务体系管理

健全、规范、完善的急诊医疗服务体系管理是提高急诊、急救工作的前提和保障。急诊医疗服务体系的管理主要表现在六个方面：

（一）建立院前急救通讯网络

现代急救医疗已把通讯、运输、技术称为院前急救的三大要素。其中，通讯是首要的一环，也是急诊医疗服务体系的灵魂。我国目前院前急救机构统一使用的急救电话是“120”，个别地区还积极探索“120”“110”“122”“119”联动机制，建立救护车派遣中心和急救呼叫专线，利用卫星通讯或无线电通讯系统进行通讯联络，使急诊通讯半径能满足急诊医疗服务体系半径的需要，在重要单位、重点部门与医疗机构设立专线电话，以确保在紧急情况下通讯畅通。

（二）改善院前急救运输工具

输送患者的运输工具应有国家统一规定标准。救护车的装备水平已成为衡量一个国家或地区的急救水平的标志，目前，我国院前急救运输工具以救护车为主，但在沿海地区、林区、牧区以及有条件的城市应因地制宜，根据急救需要发展水上救援和空中救援。加大运输设备的优化配置、促进救护设备的齐全精良、建立水陆空三位一体的立体急救交通网络将是今后急救运输发展的重点。

（三）确保现场急救人员水平和保障物资供应

现场急救人员应是现场的第一目击者、城市急救医疗单位人员、二级或三级综合医院的各级医务人员和红十字会的初级卫生人员。第一目击者应参与实施初步急救，并能正确进行呼救。调集的医务人员原则上以急诊内、外科医生和护士为主，要求有较丰富的临床经验和较强的应急能力、急救操作熟练、技术过硬，具有独立操作能力，必要时配备药剂人员，以加强药品供应和管理。

卫生行政部门对救护车，通讯设施，急救医疗器械、仪器设备和药品、物资要统一要求，实行规范化管理。各医疗单位根据要求进行装备配置并固定地点放置，指定专人定期检查、维护、更换，始终保持车辆和急救仪器设备处于完好状态，以保证救护的质量。

（四）组织现场救援行动与转运

对于大批伤员的现场急救，应遵循现场急救原则，在现场指挥的组织下，根据病情进行检伤分类，以不同颜色的标志卡进行标志，确定处理的先后顺序并给予相应的处置。

（五）开展社会急救工作

利用媒体宣传积极普及现场急救知识，培训徒手心肺复苏、包扎、止血、固定、搬运等基本急救技术操作和方法，提高全民的急救能力。社会各部门或单位，接到急救求救信号时，必须从人力、物力、财力上予以援助。发现急危重患者时，公民有义务呼叫急救部门、送往医疗单位或直接予以急救。在易发生灾害的地区及工伤事故的厂矿，应组织专业性队伍或群众组织铁路、民航及相关运输部门，同当地卫生部门建立急救协作关系，意外事故时，在专业队伍未到达现场之前能正确、及时进行自救和互救。

（六）加强医院急诊科建设

医院急诊科应按照《急诊科建设与管理指南》要求独立设区并按照编制配备医护人员，完善急救仪器设备和硬件设施，建立健全急诊科各项规章制度和应急预案，实行急诊工作标准化管理。

（刘　钰）

第二章

院前急救护理

第一节 院前急救概述

院前急救（pre-hospital emergency medical care）是指对急危重症患者进入医院前的救护。其主要目的是挽救生命和降低伤残率。有广义和狭义之分，主要区别在于是否有公众参与。广义上讲，院前急救是指患者在进入医院前，由救护人员或目击者对其进行必要的急救，以维持基本生命体征和减轻痛苦的医疗活动和行为的总称。狭义上讲，院前急救专指从事专业急救的医务人员为急危重症患者提供现场急救、分诊分流、转运和途中监护服务的医疗活动。

一、院前急救的重要性和特点

院前急救作为院内急诊科的外延部分，肩负着非常重要的责任，它是急诊过程的重要环节。有研究发现，26% 的心搏骤停患者可以通过现场急救而复苏。

由于院前急救的实施场所原因，使其具有以下特点：①社会性强，随机性大。②时间紧迫。③病种多样复杂。④急救环境条件差。⑤以对症治疗为主。⑥对急救人员要求高。

二、院前急救的任务与原则

近年来各种灾害和事故频发，使得院前急救的任务有所拓宽，主要任务是提供有组织、快速、高效的救护措施。

（一）院前急救的任务

1. 对呼救患者的救护

对呼救患者的救护是院前急救的主要任务。呼救的患者大致分为三类：第一类患者短时间内有生命危险必须立即急救，如急性心肌梗死、休克、脑出血、严重创伤、窒息等，占呼救的15%~20%；第二类患者短时间内无生命危险，如骨折、急腹症、肺炎等，大约占 65%；第三类患者患慢性病或病情稳定康复出院，如骨折康复后，占 10%~15%。

2. 突发灾害时的院前医疗救护

突发灾害包括自然灾害和人为灾害。当发生重大灾害如水灾、火灾、地震、交通事故等时，救护行为都会遇到很多困难。这时对受灾者的救护除应做到平时的急救要求外，还需要在有关部门的统一指挥下与其他救灾系统（如消防、公安、交通等部门）配合，迅速分类、优先处理有生命危险的患者并负责安全转运患者，同时还应该注意救护者自身的安全问题。当有大批患者时，需加强对患者的评估分类和现场救护，合理分流和运送。

3. 参加特殊情况下的救护

参加特殊情况下的救护，主要是指重要会议、大型集会、运动会等特殊活动时的救护。应设立临时的救护站，急救系统处于应急状态。

4. 普及急救知识

加强急救知识的宣传，普及公民的急救知识，可提高院前急救的成功率。当遇到突发急症或意外伤害时，在专业急救人员到达之前采取有效的现场急救，可以防止病情恶化、避免或降低伤残及后遗症，挽救患者的生命。平时可通过网络、广播、电视等对公众普及急救知识，提高公众的自救及互救能力。

（二）院前急救的原则

院前急救往往没有充分的时间和条件明确诊断，所以在现场救治患者时，为了提高抢救的成功率、减少伤残率和降低死亡率，必须遵循以下 6 个基本原则。

1. 先排险后救护

先排险后救护是指在实施现场救护前，应先进行环境评估，排除危险因素后再实施救护。如因触电导致的意外事故现场，应先切断电源后再进行救护；遇有害气体造成的中毒现场，应先将患者移至空气新鲜的环境中再进行救护，以保证施救者与患者的安全。

2. 先复苏后固定

先复苏后固定是指遇有心跳呼吸骤停又有骨折者，应首先实施胸外心脏按压和人工呼吸使心肺复苏，待心跳呼吸恢复后，再进行骨折固定。

3. 先重伤后轻伤

先重伤后轻伤是指在实施现场救护的过程中，如遇成批患者时，应在有限的时间、人力和物力情况下，遵循“先重后轻”原则，重点抢救有可能存活的患者。

4. 先止血后包扎

先止血后包扎是指遇有大出血又有创伤者，首先立即用指压、止血带或药物等方法止血，接着再消毒创口进行包扎。

5. 先施救后运送

先施救后运送是指对垂危患者，应先进行现场初步的紧急处理后，才可在严密监护下进行转运。

6. 急救与呼救并重

急救与呼救并重是指在遇到成批伤病者时，又有多人在现场的情况下，要紧张而镇静地分工合作，急救和呼救同时进行，以尽快地争取急救外援。

（刘　钰）

第二节 院前急救的组织

一、国外院前急救模式

（一）英美模式

主要施救方式是“把患者带回医院”，其观点是患者被带回以医院为基础的急诊科，可以得到更好的救护。在这种模式中急诊救护开始于到达医院之前，由专业人员，如急诊医生和护士进行现场对症救护为主，带回医院急诊科后由专业人员进行急诊处理。目前采用英美模式的国家和地区包括澳大利亚、加拿大、爱尔兰、日本、新西兰、菲律宾和韩国等。

（二）法德模式

主要施救方式是“把医院带到患者家中”，即送医生和技师到现场，希望在患者到达医院前使其得到高水平的医疗救护，救护措施主要放在现场，其具体操作者是医生及有关专业人员。医生大多是麻醉师，他们向患者提供大部分救护，所采取的急救手段多为救生与止痛。由于急诊科通常发展不完善，因此患者在现场分类后直接送进专科病房。这一模式存在一些问题，如医生没有受过很好的训练和监管，因此没有英美模式中专业人员那样有质量保证，导致患者急诊治疗时间长、存活率低等。目前采用法德模式的国家和地区包括奥地利、比利时、芬兰、挪威、俄罗斯、瑞士和瑞典等。

二、我国院前急救模式

（一）独立型

独立型院前急救模式包括：单纯院前型和院前－院内结合型。

1. 单纯院前型

如上海模式，这是由医疗救护中心站及其所属分站与该市若干医院紧密协作的急救模式。采用这种模式的城市，急救中心在县、区下设若干分站，这些分站设在协作医院内或附近。协作医院大多为县、区中心医院。各分站负责院前急救，院内救护则由各协作医院负责。急救流程是：患者及其家属或第一目击者（经过短期培训的救护员）通过拨打“120”电话向急救中心呼救，中心站调度室调度指派就近分站出车出人到现场施救，然后监护运送患者到协作医院，也可到患者的医保医院继续院内救护。

2. 院前－院内结合型

如北京模式，北京急救中心是北京市院前急救和重大急救医疗任务的统一指挥、调度和抢救中心。该中心由院前急救科、院内急诊科、重症监护室、住院病房构成，并拥有现代化的调度通讯设备，可以和市政府、卫生局以及北京各大医院直接进行通讯联系。院前急救工作由医生、助理医生、护士协作承担，部分患者经院前抢救处理后，转送至中心监护室继续治疗，多数患者则被转运到其他医院。急救流程是：患者及其家属或第一目击者（经过短期培训的救护员）通过拨打“120”电话向急救中心呼救，中心站调度室调度出车出人到现场施救，然后监护运送患者回急救中心或附近医院。

（二）依附医院型

依附医院型院前急救模式，如重庆模式，其特点是急救中心主要附属于一家大型综合医院，使用急救专线电话“120”，拥有现代化的急救仪器设备和救护车，患者经院前处理后可送到附近医院或收入自己的附属医院。因其有一所具有接受各专科患者能力的医疗单位，故扩大了院前急救和救治患者的范围。特点是投资少，对院前患者处理能力较强，但建立指挥权威性有一定困难，适宜于中小城市中心医院兼急救中心。急救流程是：患者及其家属或目击者（经过短期培训的救护员）通过拨打“120”电话向市县急救中心呼救，急救中心院前急救科派人派车到现场施救，然后监护运送患者回急救中心，由院内急救科或重症监护病房继续救治。

（三）单纯调度指挥型

单纯调度指挥型院前急救模式，如广州模式，是“120”急救指挥中心作为全市急救工作的总调度，以各医院急诊科为站点，按医院专科性质分片分科负责急救的模式。急救指挥中心负责与其他急救系统、单位（如公安）、消防、人防、血液中心和防疫站等联系协作，以应付突发灾害事故；负责急救情报的收集和研究，与红十字会合作培训全市的各级医务人员，并对群众进行现场急救知识普及教育。急救流程是：患者及其家属或第一目击者（经过短期培训的救护员）通过拨打“120”电话向市急救指挥中心呼救，当接到呼救电话后，立即通知该区域承担院前急救任务的医院急诊科，急诊护士接到电话指令后，由值班护士按病情通知有关专科医生、护士及驾驶员赶赴现场抢救，然后监护运送患者回本院继续治疗。

（四）联合型

联合型院前急救模式，如香港模式，香港特区的医疗急救采用与消防、司警统一的通讯网络，报警电话为“999”，消防署从就近的救护站派出救护人员赶赴现场，把患者送入医管局所辖医院或患者指定医院。日常的医疗急救任务由消防署负责，遇到大型事故时，还有医疗辅助队和救伤队（均为志愿团体）等参与抢救，他们训练有素，设备精良，反应速度快，能为社会提供应急医疗服务。

我国有些地区采取整合110（公安）、112（交警）、119（消防）和120（急救）的报警救援系统，建立四警合一，联合出动救援模式，以此提升综合应急能力，提高应急救援效率。

三、院前急救的管理

院前急救作为急诊医疗服务体系的重要组成部分，管理是使院前急救科学化、规范化、标准化的关键。管理要素包括先进的技术水平、良好的通讯设施和完好的运输工具。评价院前急救管理水平的指标包括以下几点。

1. 院前急救时间

（1）急救反应时间：是从接到求救电话到派出救护车抵达伤病现场的平均时间。因受通讯、交通状况、急救人员数、车辆配置、急救站点分布、急救半径等因素的影响，国际目标要求为5~10min。

（2）现场抢救时间：急救人员在现场对伤病员救治的时间，要视伤病员情况是否允许安全转运而定，也根据是否急需送往医院接受关键性治疗的要求而定。

（3）转运时间：从现场到医院的时间，往往取决于交通状况、有能力接受危重伤病员医院的分布等因素。

2. 院前急救效果

除上述影响急救反应时间等因素外，急救设施的装备、急救人员的素质和急救技术水平，以及院前急救系统的管理水平都会影响急救的实际效果，如院前心脏骤停的复苏成功率常作为评价急救效果的主要客观指标之一。

3. 院前急救需求

人们对院前急救的需求在不断增加，而救护车值班数量及分布、急救电话的反应、急救人员素质等都会制约需求的满足。对突发公共卫生事件或灾害事故的紧急救援能力也是衡量满足需求的重要指标，同时要求急救医疗机构与其他救援机构的相互协调，共同完成重大灾害事故的救援任务。

四、院前急救工作程序

（一）检查准备

按顺序检查下列出诊器材、药械的品种数量是否按规定配置，能否正常使用和是否有损坏，出诊箱及箱内必备的药品、器材，心电图机、心电监护仪、血糖仪、供氧装置、简易呼吸器、吸痰器、除颤仪、颈托、铲式担架、脊柱板等。填写《出诊物资交接班本》，与上一班人员做好交接班。填好各种记录单，如病危通知书、转运同意书等。

药械检查完毕后按规定位置放置，发现有不能正常使用的药械时，应及时检修处理并报告备案，对无法及时检修处理的，应使用备用物品。

（二）接受指令

（1）接到呼救指令后，出诊医生、出诊护士及担架员均应无条件出发。

（2）出诊护士在接到呼救指令时必须准确获得并记录如下呼救信息：①急救患者所在位置（街道、楼名、楼层、房号），特别记录标志性建筑位置。②呼救人的联络电话，最好为移动电话，并要求呼救人保证通信通畅。③呼救原因，或者说发生了什么事。④需要救治的人数。⑤患者情况（有无反应、发作时间等）。⑥患者已经接收的急救措施。⑦呼救时间。⑧其他相关信息。

（3）接到“120”急救指挥中心指令后，出诊护士应及时通知出诊医生、担架员及司机到位。

（4）接受呼救指令后，出诊医生、出诊护士及担架员在3min之内出发。对救护车就位时间以及出发时间进行记录。

（5）电话联系呼救人，了解并核实呼救信息，根据呼救人实际情况可进行必要的电话指导。

（三）行车途中

（1）行车途中，出诊医护人员应保持与呼救人的电话联系，及时核实信息。

（2）行车途中不得擅自改变指派的救护对象。如遇特殊情况时，需要及时汇报“120”急救指挥中心或急诊科负责人，“120”急救指挥中心或急诊科负责人根据情况调整改变救护对象，同时安排其他院前急救小组处理原呼救指令；或安排原院前急救小组救护对象不变，同时安排其他小组救护新发呼救对象。

（3）出诊途中，如遇救护车故障，司机应立即检查故障原因并排除故障。如无法立即修复，出诊医师或护士应立即汇报科室负责人，请求另派救护车完成救护任务。

（4）出诊途中，如遇交通事故，应按《中华人民共和国道路交通安全法》处理，出诊医生或护士应立即汇报科室负责人，请求另派救护车完成救护任务。遇有伤人事故时，应认真做好事故现场患者的救护工作。

（5）按规定使用警报灯、警报器。

（四）现场急救及转运

（1）立即对患者进行迅速准确的评估。首先确定呼吸心跳是否停止，对呼吸心跳未停止者，确定主诉和主要症状体征，按相关诊疗常规进行院前急救。

（2）对呼吸心跳停止者，应立即就地放至平卧位进行心肺复苏术，同时要及时告知患者家属；必要时通知“110”，协助处理。

（3）对判断为重危患者的，除按相关诊疗常规进行院前急救外，应及时将患者病情告知家属，并签发《病危通知单》。家属拒绝签字的应在院前病历上注明。

（4）现场救治患者原则上不应超过半小时，如有必要，可以边急救边转运回医院，及时将现场情况报告科室负责人。如有必要可通知“110”，协助处理。

（5）对需转运回医院继续救治的患者，需要向家属说明病情以及转运的必要性，同时告知转运中的风险，确保患者或家属在充分理解的情况下签署《转运同意书》。

（6）患者或家属拒绝转运到医院治疗的，需要向家属说明病情以及转运的必要性，患者或家属仍坚持拒绝的，需要在《转运同意书》上签署拒绝转运意见并签名。

（7）根据伤情病势选择合适的搬运工具搬运患者上救护车，搬运途中出诊医生、出诊护士及担架员相互协作，必要时可请求并指导家属协助搬运。搬运途中应该注意安全，防止二次损伤。

（8）搬运途中，出诊医生应负责患者头部搬运，保持患者足在前、头在后的位置，以利于观察病情。担架抬上救护车时，应保持患者头部朝向车头的方向。出诊医生、护士应与患者同在车厢中。

（9）转运途中，出诊医生、护士应对患者严密观察护理，对出现的病情变化应立即按诊疗规范处理。

（10）转运途中，应及时将患者信息通报给急诊科医护人员，方便急诊科医护人员做好抢救准备。

（11）行车途中，提醒随车家属注意行车安全，下车时不要遗忘所携带的物品。

（12）发生车辆故障或交通事故时，在事故现场应对患者采取有效的急救措施，同时拨打“120”或“122”，等待其他救护车将患者转运到医院。

（五）到达医院

（1）出诊医生、护士护送患者进入急诊科指定诊疗区域。出诊医生向急诊科预检分诊护士或值班医生进行书面或口头交接患者情况。

（2）对危重患者，在未与科室值班医护人员交接之前，不能中断救治。

（3）患者安排妥当后，出诊护士开具出诊导诊单，严禁乱收费。

（4）完成任务后出诊护士应检查药械，清理医疗废物，对使用了的药械进行补充或维护。

（5）出诊医生在完成每一位患者抢救后，应及时书写院前急救病历。出诊护士按要求填写出诊登记本，若指令来自“120”急救指挥中心，应将出诊相关信息及时通报“120”指挥中心，若因为连续出诊而未能及时书写，应当在任务完成6h内据实补写。院前签署的《转运同意书》、《病危通知书》等应归入出诊登记保管。

（6）院前急救病历以及出诊登记本的书写应做到字迹清楚、整齐、无涂改，内容实事求是、不得伪造。

（刘　钰）

第三节　院前急救护理

一、现场病情评估与呼叫

（一）环境评估

快速评估造成事故、伤害及发病的原因，是否存在对救护者、患者或旁观者造成伤害的危险环境，如对触电者现场救护，必须先切断电源；如伤员围困在险区，先消除险境；如为有毒环境，应做好防毒防护措施，以保安全。

（二）病情评估

1. 初步评估

快速评估危重病情，包括对意识、气道、呼吸、循环等几方面进行评估。

（1）意识：先判断患者神志是否清醒。如对患者呼唤、轻拍面颊、推动肩部时，患者会睁眼或有肢体运动等反应；拍打婴儿足底或掐捏其上臂，婴儿会出现哭泣，说明存在一定的意识。如对上述刺激无反应，则表明意识丧失，已处于危重状态。

（2）气道：保持气道畅通是呼吸的必要条件。如患者有反应但不能说话，咳嗽，出现呼吸困难，可能存在气道梗阻，必须立即检查原因并予以清除。

（3）呼吸：检查者将自己面颊部靠近患者的口鼻处，通过“一看（胸廓有无起伏）、二听（有无呼吸音）、三感觉（有无气流冲击面颊的感觉）”的方法来判断患者自主呼吸是否存在。对呼吸存在的患者评估呼吸活动情况，即频率、深浅度、节律有无改变，有无呼吸困难、被动呼吸体位、发绀及三凹征。如出现呼吸变快、变慢、变浅或不规则，呈叹息样呼吸，提示病情危重，如呼吸已停止，应立即进行心肺复苏术。

（4）循环：测量患者脉率及脉律。常规触摸桡动脉，如未触及，则应触摸颈动脉或股动脉，婴儿触摸肱动脉。缺氧、失血、疼痛、心力衰竭、休克时脉率加快、变弱；心律失常出现脉搏不规则；桡动脉触摸不清，说明收缩压小于80mmHg；也可通过触摸患者肢体皮肤了解皮肤温度、有无发热、有无湿冷，以及观察有无发绀出现，了解末梢循环来判断血液循环情况。

2. 进一步评估

在快速完成现场危重病情评估后，根据情况，对患者的头部、颈部、胸部、腹部、骨盆、脊柱及四肢进行全身系统或有针对性的检查。

（1）头部体征：①口唇有无发绀、破损，有无因误服腐蚀性液体致口唇烧伤或色泽改变，口腔内有无呕吐物、血液、食物或脱落的牙齿，如发现牙齿松脱或安装有义齿，要及时取出。经口呼吸者，观察呼吸的频率、幅度，有无呼吸阻力或异味。②鼻腔是否通畅，有无呼吸气流，有无血液或脑脊液自鼻孔流出，鼻腔是否完整或变形。③耳郭有无异物、变形，有无液体流出。如有血液或脑脊液流出，则提示有颅底骨折。另外，还要检查听力情况。④观察眼球表面及晶状体有无出血或充血，视物是否清楚等。⑤面部是否苍白或潮红，有无额部出汗。⑥注意头颅大小、外形，头皮有无外伤。

（2）颈部体征：观察颈部外形与活动，有无损伤、出血、血肿，有无颈项强直，项后部有无压痛。触摸颈动脉的强弱和脉律，注意有无颈椎损伤，查看气管是否居中。

（3）脊柱体征：主要是针对创伤患者，在未确定是否存在脊柱损伤的情况下，不可盲目搬动患者。检查时，用手平伸向患者后背，自上向下触摸，检查有无肿胀或形状异常。

（4）胸部体征：检查锁骨有无异常隆起或变形，若有异常，在其上稍施加压力，观察有无压痛，以确定有无骨折并定位。检查胸部有无创伤、出血或畸形，吸气时胸廓起伏是否对称。另外，通过双手轻轻在胸部两侧施加压力，检查有无肋骨骨折。

（5）腹部体征：观察腹部外形有无膨隆、凹陷，腹式呼吸运动情况，以及有无创伤、出血，腹部有无压痛或肌紧张等，确定可能损伤的脏器及其范围。

（6）骨盆体征：可以通过双手分别放在患者髋部两侧，轻轻施加压力，检查有无疼痛或骨折存在。另外还要观察外生殖器有无损伤。

（7）四肢体征：①上肢：检查上臂、前臂及手部有无形态异常、肿胀或压痛。如患者神志清醒，能配合体检，可以让患者自己活动手指及前臂。检查皮肤感觉，注意肢端、甲床血液循环。②下肢：用双手在患者双下肢同时进行检查，两侧相互对照，观察有无变形或肿胀。但注意不能随意抬起患者双脚，以免加重创伤。

（三）紧急呼救

经过现场快速评估和病情判断后，立即对急危重症患者进行现场救护，同时及时向专业急救机构、医疗部门或社区卫生单位报告求救。

1. 救护启动

这在国际上被列为抢救急危重症患者的“生存链”中的第一步，即早期呼救，启动急诊医疗服务系统。呼救网络系统的“通讯指挥中心”对急救电话应立即做出反应。根据患者所处的位置和病情，指令就近的急救站、急救中心或医疗部门去救护患者，以加快救援，利于转运，提高效率。

2. 电话呼救

“120”是我国大陆统一的医疗急救电话号码。如果现场目击者只有一人，对心脏停搏患者，应先进行5个循环的心肺复苏，之后再尽快拨打电话呼救；如果现场有多人，呼救与抢救可同时进行。电话呼救时注意说明：①呼救人电话号码与姓名，患者姓名、性别、年龄和联系电话；②患者所在的确切地点，尽可能指出周围明显标记和最佳路径等；③患者目前最危急的情况，如昏迷、大出血、呼吸困难等；④若是灾害事故或突发事件，要说明伤害性质、严重程度、发生的原因、受伤人数等，以及现场已采取的救护措施。使用呼救电话必须要用最精炼、准确、清楚的语言说明目前的情况及严重程度，患者的人数及存在的危险。

二、现场救护

（一）检伤、分类与分流

在检伤中本着检伤、分类、抢救同时举行的原则，尽量少移动或不移动患者。注意倾听患者或第一目击者的主诉以及与发病或创伤有关的细节；要重点观察患者的生命体征及受伤、病变主要部位的情况。

在成批伤员出现时，应进行现场分类，以利对各类患者进行及时、有效的处理。在此基础上，同时按不同病情对患者进行快速分流，以使其及时得到后续救治与处理。按伤情可分为危重伤、中重伤、轻伤和死亡四类，分别用红、黄、绿和黑四种颜色的伤情分类卡标记。

1. 危重伤（红色标记）

此类患者随时有生命危险，即呼吸、循环及意识障碍者，如窒息、大出血、严重中毒、休克及心室颤动等。经现场急救、维持生命后，生命体征稍趋稳定可分流到附近有条件的医院。

2. 中重伤（黄色标记）

此类患者病情介于轻伤与重伤之间，只要得到及时处理，一般不危及生命，否则伤情很快恶化。经对症应急处理后可分流到附近有条件的医院。

3. 轻伤（绿色标记）

此类患者病情较轻，意识清醒，对检查能积极配合，反应也灵敏，血压、呼吸和脉搏等基本生命体征正常，如一般挫伤或擦伤。经一般对症处理后可分流到住处或暂住点，或到社区卫生站点。

4. 死亡（黑色标记）

此类患者意识丧失，颈动脉搏动消失，心跳呼吸停止，瞳孔散大，已死亡。做好善后与遗体处理。

（二）现场救护要点

在现场，护士应配合医生共同完成救援任务。常规的现场救护要点包括协助患者取合适的体位、保持呼吸道通畅、维持呼吸系统功能、维持循环系统功能、建立有效的静脉通路、止血、包扎、固定、搬运和病情监测等。在转运途中连续监护并进行必要的治疗护理，为患者争取最佳的抢救时机。

1. 协助患者取合适的体位

对意识丧失者，应将头偏向一侧，防止舌根后坠或呕吐物等阻塞呼吸道引起窒息。对需行心肺复苏者，在其身体下垫硬木板，开放气道，取去枕平卧位，头向后仰，以利于人工呼吸。对于一般危重患者，根据病情取舒适卧位，如屈膝侧卧位、半卧位、平卧位、半坐位等，同时注意保暖。

2. 保持呼吸道通畅

护士应在最短的时间内，先将患者的衣领、领带或围巾等解开，双手夹住患者的颌部把头偏向一侧，右手拇指与示指捏住患者下颏，打开口腔，左手示指缠上纱布伸入口腔，清除口腔内的污泥、土块、痰、呕吐物等异物，以保持呼吸道通畅。如遇呼吸心搏骤停的患者，采用开放气道的方法，可使阻塞呼吸道的舌根上提，使呼吸道通畅。

3. 维持呼吸系统功能

对呼吸停止者，建立人工气道，进行人工呼吸。昏迷者要防止舌后坠，采用口咽通气管通气或用舌钳拉出舌体固定。对缺氧者及时给予氧气吸入。对开放性气胸者，应密封包扎伤口；对张力性气胸的患者，行锁骨下第 2 肋间穿刺排气，亦可放置胸腔闭式引流，迅速减压；对胸腔内积液、积血者，进行胸腔闭式引流；对多根多处肋骨骨折，引起反常呼吸的患者，应及时用胸带做临时固定。

4. 维持循环系统功能

对心脏骤停的患者，应立即行胸外心脏按压，以建立有效循环，促进自主循环的恢复，保护重要组织器官的功能，维持生命。如条件允许，应尽早行心脏电除颤、心电监护及药物治疗。

5. 建立有效的静脉通路

对急危重症患者应迅速建立静脉通路，采用静脉留置针可保证液体的快速输入，维持有效循环血量，保证治疗药物及时输入体内，而且在患者躁动、体位改变和转运中不宜刺穿血管。

6. 对症救护措施

（1）止血：对外伤性出血者，根据出血的种类或程度，立即用指压、止血带或药物等方法止血，接着再消毒创口进行包扎。

（2）止痉：对痉挛性疼痛或痉挛性哮喘者，可用药物或心理支持等方法缓解或消除疼痛、平息哮喘。

（3）止痛：对病因明确的疼痛创伤者，立即选用相应的止痛药缓解伤者的疼痛。

（4）止吐：遇有呕吐的患者，可用药物的方法控制患者的症状。

（三）现场救护的基本技术

1. 止血术

（1）加压包扎止血：加压包扎止血是止血术中比较常用的方法，身体任何部位的出血都可以采用此法进行止血。救护人员用干净、消毒的纱布覆盖在患者伤口表面，在纱布上面用绷带或者三角巾紧紧缠绕，可达压迫止血的目的。

（2）止血带止血法：主要是用橡皮管或胶管止血带压迫血管而达到止血的目的。此种止血方法可靠、牢固，适用于四肢动脉的大出血。使用时应每 1h 放松止血带 1 次，每次 1~2min。同时在止血带上注明止血带的时间和放松止血带的时间，以便提供给以后接诊的医生做参考。

2. 包扎术

伤口包扎在院前急救中应用范围较广，可起到保护创面、固定敷料、防止污染和止血、止痛的作用，有利于伤口的早期愈合。包扎时应做到动作轻巧，避免碰撞伤口，以免增加伤口出血和加重患者疼痛。接触创面的敷料必须保持清洁无菌，以免增加伤口感染的机会；包扎速度要快且牢靠，松紧度要适宜，打结时应避开伤口和不宜压迫的部位。常用的包扎材料有三角巾和绷带，也可以用其他材料包扎。

3. 固定术

在固定术中重要的是颈部固定术。对疑有颈部脊柱骨折的患者，应用颈托固定颈部，并使用颈部固定器，如果无条件可使用硬纸板、木板等放入颈背部，用绷带将头部和肩部固定在木板或硬纸板上，避免移动。也可以在颈部两侧放置软物固定颈部，起到临时固定的作用。填塞要紧而结实，使头颈部不能随便转动。操作时一人负责牵引头部，另一人负责固定颈部，可有效地保护颈椎，以免二次损伤。

三、转运与途中监护

转运包括搬运与运输。快速、安全的转运，对提高抢救成功率起着重要的作用。但要避免不视病情而一味强调迅速转运，如外伤大出血未进行止血处理就运送可致失血性休克，甚至死亡；脊椎骨折未进行初步固定即搬运和转送，可致瘫痪等严重并发症的发生等。因此，对一些危重患者，应先通畅气道、行心肺脑复苏、控制大出血，同时做到监护运输并举。医疗运输工具除运输作用外，还必须成为途中监护急救的场所，才能使患者安全到达目的地。

（一）转运方式

担架、救护车、列车、轮船或快艇是我国使用较广泛的运输工具，我国某些城市已在陆地急救运输的基础上，开展了空中运输与急救。一般应根据不同的病情选用合理的搬运方法，结合运输工具的特点与实际情况选用合适的转运工具。不管采用何种转运方式转运患者，在转运过程中必须遵守迅速和安全的原则。在转运过程中应保持呼吸道畅通，给患者建立静脉通道，以备应急静脉用药。如果患者躁动，在没有禁忌证的情况下可给予适量的镇静剂和肌松剂，记录镇静剂使用的时间和剂量。进行简单的生命指标的检测和查体，并认真记录，做出初步分类，建立病历，为下一步的治疗做准备。

（二）转运前准备

经现场紧急救治后决定运转时，医护人员应做好以下准备。

（1）病情再次评估，确定病情暂时处于稳定状态，对患者的病情做到心中有数，对途中可能出现的情况，进行转运前评估判断，并做好抢救准备。

（2）将途中转运的风险告知患者和家属，取得其理解和同意，并签订《院前患者转运通知书》。

（3）利用电话或对讲机等通信设备通知接诊医生，告知患者的病情、可能需要的抢救设备和药物，让接诊医生做好抢救准备。

（4）再次检查急救药物及急救器械是否完好妥当，急救设备的各导管、连接是否通畅，以确保转运患者途中能正常使用。

（5）告知司机病情的严重程度及需注意的事项，尽量保持车速平稳，转运时既要迅速，又要安全，尽量避免剧烈颠簸。

（6）若患者病情恶化，而车辆行驶中不能进行急救操作，应立即停车进行急救。

（三）转运联络

要遵循就地、就近、就好的运送原则，以最短的时间送患者入院抢救，现场病情评估完毕后必须立即电话通知接诊医院做好抢救准备。遇群体伤时，应及时向医院领导、急诊科报告伤情、患者数量及伤情最重患者的情况及估计回院的时间，为医院提供可靠信息。

（四）转运中的监测与护理

（1）根据不同的运输工具和患者病情取正确的体位，一般患者平卧，恶心、呕吐者应侧卧。颅脑损伤、昏迷者头偏向一边，胸部创伤呼吸困难者取平卧位。下肢损伤或术后患者应适当抬高下肢15°~20°，以减轻肿胀术后出血。颅脑损伤者应垫高头部。

（2）担架在行进途中，保持患者头部在后，下肢在前，以利于病情观察。注意途中安全，必要时要在担架上捆保险带。

（3）脊柱受伤者，应保持脊柱轴线稳定，使用脊柱板搬运。已确定或疑有颈椎创伤者，要尽可能用颈托保护颈椎，运送时尽可能避免颠簸，不摇动伤者的身体。

（4）车在拐弯、上下坡、停车调头时要防颠簸，以免患者病情加重或坠落。

（5）进行空中输运时，因高空中温度、湿度较地面低，应注意保温和湿化呼吸道。一般将患者横放，休克者头朝向机尾，以免飞行中引起脑缺血。颅脑外伤所致颅内高压者应在骨片摘除减压后再空运。脑脊液漏患者因空中气压低，会增加漏出液，要用多层纱布加以保护，严防逆行感染。腹部外伤有腹胀者应行胃肠减压术后再空运。气管插管的气囊内注气量要较地面少，因高空低压会使气囊膨胀造成气管黏膜缺血性坏死。

（6）途中要加强生命支持性措施，比如输液、吸氧、吸痰、气管插管、气管切开、心肺复苏、深静脉穿刺等，注意保持各种管道在位、畅通。

（7）用先进的监测、治疗手段加强生命维护，严密观察患者的呼吸、体温、脉搏、血压等生命体征以及意识、面色变化、出血等情况；对使用心电监护仪的患者进行持续心电监测，一旦出现病情突变，应在途中进行紧急救护，如行心电除颤术等。

（8）做好抢救、观察、监护等有关医疗文件的记录，并做好患者的交接工作。

（五）重视心理护理，注意救治过程中人员的安全性

由于疾病或事故的突发性，患者常毫无心理准备，易产生焦虑、恐惧、紧张，甚至神经源性休克等心理反应。医护人员均应保持沉着、冷静，做好患者的心理护理，运用语言、非语言交流技巧，稳定患者的情绪，以熟练的动作、丰富的知识、精湛的抢救技术等消除患者紧张和恐惧的心理，增强其安全感。注意保护性医疗原则，避免随意谈论病情、预后或者致残的后果，以免加重患者对疾病的恐惧和绝望的心态，影响治疗和康复。

在转运过程中，要注意避免对患者造成二次伤害，如挤压伤、坠落伤、碰撞伤等。要保护急救人员的自身安全，还应注意保护患者家属的安全。

（刘　钰）

第 三 章

院内急诊概述

第一节　急诊护理的任务与管理

一、急诊护理的任务

急诊科是急危重症的首诊场所，也是社会医疗服务体系的重要组成部分。急诊科 24h 开放，承担来院急诊患者的紧急诊疗服务，为患者及时或后续的专科诊疗服务提供支持和保障。急诊护理的主要任务是处理各种急性病、慢性病急性发作、急性创伤、急性中毒、意外事故以及急性器官功能衰竭的护理和抢救。具体包括以下几方面：

（1）对病情紧急的患者做好预检分诊工作，使患者能得到及时诊治和处置。

（2）制订和落实各种急诊抢救的实施方案。对急危重症患者以及成批伤员，上传下达立即组织人力、物力进行及时有效的抢救。

（3）对急诊留观的危重患者配合医生明确诊断，正确治疗，必要时给予监护。

（4）建立和实施各级各类急诊护理人员的岗位职责、规章制度和技术规范，使患者得到优质护理服务。

二、急诊科的设置与功能布局

医院急诊科接治的多是突发性急危重症患者，一切医疗护理过程均以“急”为中心，所以布局要从应急出发。二级以上综合医院急诊科要按照卫生部 2009 年 5 月 25 日下发的《急诊科建设与管理指南》要求，加强对急诊科的建设和管理，增加人员，配置设备，改善条件，健全制度，严格管理，不断提高急救能力和诊疗水平，保障医疗质量和安全。

（1）急诊科应当具备与医院级别、功能和任务相适应的场所、设施、药品和技术力量，以保障急诊工作及时有效开展。

（2）急诊科应当设在医院内便于患者迅速到达的区域，并临近大型影像检查等急诊医疗依赖较强的部门。

（3）急诊科入口应当通畅，设有无障碍通道，方便轮椅、平车出入，并设有救护车通道和专用停靠处，有条件的可分设普通急诊患者、危重伤病患者和救护车出入通道。

（4）急诊科应当设医疗区和支持区：①医疗区包括预检分诊处、就诊室、治疗室、处置室、抢救室和观察室，三级综合医院和有条件的二级综合医院应当设置急诊手术室和急诊重症监护室。②支持区包括挂号处、各类辅助检查部门、药房、收费处等部门。医疗区和支持区应当合理布局，以利于缩短急诊检查和抢救距离半径。

（5）急诊科应当有醒目的路标和标志，以方便和引导患者就诊，与手术室、重症医学科等相连接的院内紧急救治绿色通道标志应当清楚明显。在医院挂号、化验、药房、收费等窗口应当有抢救患者优先的措施。

（6）急诊科医疗急救应当与院前急救有效衔接，并与紧急诊疗相关科室的服务保持连续与畅通，保障患者获得连贯医疗的可及性。

（7）急诊科应当明亮，通风良好，候诊区宽敞，就诊流程便捷通畅，建筑格局和设施应当符合医院感染管理的要求。儿科急诊应当根据儿童的特点，提供适合患儿的就诊环境。

（8）急诊科抢救室应当临近急诊分诊处，根据需要设置相应数量的抢救床，每床净使用面积不少于 $12m^2$。抢救室内应当备有急救药品、器械及心肺复苏、监护等抢救设备，并应当具有必要时施行紧急外科处置的功能。

（9）急诊科应当根据急诊患者流量和专业特点设置观察床，收住需要在急诊临时观察的患者，观察床数量根据医院承担的医疗任务和急诊患者量确定。急诊患者留观时间原则上不超过 72h。

（10）急诊科应当设有急诊通讯装置（电话、传呼、对讲机）。有条件的医院可建立急诊临床信息系统，为医疗、护理、感染控制、医技、保障和保卫等部门及时提供信息，并逐步实现与卫生行政部门和院前急救信息系统的对接。

三、急诊绿色通道的建立与管理

所谓急诊绿色通道是指医院为急危重症患者提供的快捷高效的服务系统。畅通的急救绿色通道能有效缩短救治时间，降低病死率、伤残率，提高救治率和生存质量。急危重症患者是急诊患者中发病最急、病情最重、变化最快、危险性最大、死亡率最高、发生医疗纠纷最多的患者群体，建立急救绿色通道是救治急危重症患者最有效的机制，是保证急救患者合理享有急救保障权利、维护生命安全的重要措施，是紧急医疗救援体系建设的本质要求。

（一）启动急诊绿色通道的标准

需要进入急诊绿色通道的患者是指在短时间内发病，所患疾病可能在短时间内（$< 6h$）危及生命的患者。包括：

（1）危及生命的严重疾病须立即抢救者，如心跳呼吸骤停、休克、急性心肌梗死、致命性心律失常、急性心力衰竭、急性呼吸衰竭。

（2）突发性事件的伤病员，如交通事故、塌方等引起的多发伤，各种中毒，电击伤，溺水。

（3）社会灾害的伤病员，如火灾、爆炸等。

（4）“110”“120”送入医院的一些“三无”人员：无证件、无家属、无意识，此类患者应边抢救边报告机关医务部门。

（5）其他特殊人员（如院士等知名人士、各类会议的代表、外籍人士等）突发急病需紧急救治者。

（二）绿色通道患者管理方案

（1）对急危重症患者，急诊医疗负责人和护理负责人应立即组织抢救，如为群体发病时则应启动批量伤应急预案。

（2）做好突发性事件如交通、建筑等各类事故及中毒等的相关登记与报告。

（3）对于特殊患者，如“110”“120”送来的一些急危重症患者以及“三无”人员，抢救的同时报告医务部值班室，以便急诊抢救、治疗、用药、检查等顺利进行。

（4）急诊科与病房、手术室的衔接。①护送：由急诊科护士、相关科室医生和护送，途中携带好相关的急救物品，如简易呼吸气囊、除颤仪、药品等，以备病情变化时迅速及时采取抢救措施。送往病房或手术室前，急诊科护士应先与病房或手术室、电梯班联系，使病房和手术室做好迎接患者的各项准备工作。②交接：确保呼吸道通畅，呼吸支持有效，静脉通道通畅的情况下进行交接，交接内容包括：使用药物及液体入量情况；化验检查情况，如电解质、肝肾功能、血常规、血型、备血等；各种引流管名称以及是否通畅；患者的病史情况；患者的贵重物品交接；影像检查，如CT、X线、B超等检查的情况。病区护士、手术室护士与急诊科护士交接后在转运患者登记本上记录签字。

（徐国英　孙　红）

第二节　急诊科的人员组成与管理

一、人员组成

急诊科应当根据医院每日急诊人次、病种和急诊科医疗、教学功能等确定急诊科的编制。急诊科应当配备足够数量，受过专门训练，掌握急诊医学的基本理论知识和基本操作技能，具备独立工作能力的医护人员。

（一）急诊医生

急诊科应当有固定的急诊医生，且不少于在岗医生的75%，医生梯队结构合理。除正在接受住院医师规范化培训的医生外，急诊医生应当具有3年以上临床工作经验，具备独立处理常见急诊病症的基本能力，熟练掌握心肺复苏、气管插管、深静脉穿刺、动脉穿刺、心电复律、呼吸机、血液净化及创伤急救等基本技能，并定期接受急救技能的再培训，再培训间隔时间原则上不超过两年。

（二）急诊科主任

三级综合医院急诊科主任应由具备急诊医学副高以上专业技术职务资格的医生担任。二级综合医院的急诊科主任应当由具备急诊医学中级以上专业技术职务资格的医生担任。急诊科主任负责本科的医疗、教学、科研、预防和行政管理工作，是急诊科诊疗质量、患者安全管理和学科建设的第一责任人。

（三）急诊护士

急诊科应当有固定的急诊护士，且不少于在岗护士的75%，护士结构梯队合理。急诊护士应当具有3年以上临床护理工作经验，经规范化培训合格，掌握急诊、危重症患者的急救护理技能和常见急救操作技术的配合及急诊护理工作内容与流程，并定期接受急救技能的再培训，再培训间隔时间原则上不超过两年。

（四）急诊科护士长

三级综合医院急诊科护士长应当由具备主管护师以上专业技术职务资格和两年以上急诊临床护理工作经验的护士担任。二级综合医院的急诊科护士长应当由具备护师以上专业技术职务资格和1年以上急诊临床护理工作经验的护士担任。护士长负责本科的护理管理工作，是本科护理质量的第一责任人。

急诊科以急诊医生及急诊护士为主，承担各种患者的抢救、鉴别诊断和应急处理。急诊患者较多的医院，还应安排妇产科、儿科、眼科、耳鼻喉科等医生承担本专业的急诊工作。急诊科可根据实际需要配置行政管理和其他辅助人员。

二、急诊科护士的素质及能力要求

急诊护士是急救医疗的重要力量，是抢救、护理急危重症患者的主要成员。因此，急诊护士素质和技术水平的高低直接关系到急救工作质量。对急诊护理人员的工作要求是快速、尽职、准确。做一名合格的急诊护士应具备以下素质：

（一）丰富的业务知识

急救医学是一门综合性学科，一个合格的急诊护士必须具有扎实的医学基础和专科理论知识，才能在实际工作中迅速准确地做出判断和完成操作，从而赢得抢救患者生命的时机。

（二）精湛的急救技术

急救技术是急救医学的一个重要组成部分。护士急救能力是抢救成败的重要因素，娴熟的操作技术和过硬的基本功对抢救成功起着举足轻重的作用。

（三）较强的急诊意识

急诊意识是急诊护士对患者的病情时刻保持警惕性和对患者抢救过程时间性的一种特殊反映。作为一名急诊护士，不仅要有丰富的急救知识和的精湛的操作技能，还必须要有较强的急诊意识。急诊患者可分为三种：一是急危重症患者，即症状危重而复杂，需要立即救治的患者；二是症状尽管不明显，但不立即救治就会危及生命的患者；三是发病很急，但不会危及生命的患者。护士要在急诊患者中，特别是成批伤员就诊时及时分出轻重缓急，对危而不显和急危重症患者及时实施救治，因此没有较强的急诊意识是难以胜任的。

（四）敏捷的综合反应能力

综合能力是各种能力最佳组合，急诊护士应具备的综合能力包括敏锐的观察能力、当机立断的思维能力、及时有效的急救技术操作能力、准确的记忆能力及较强的分析能力等。

（五）良好的沟通能力

一名优秀的急诊护士，除了掌握熟练精湛的护理技术外，具有灵巧通达的沟通能力对完成急诊护理工作亦至关重要。急诊环境和工作性质特殊，要达到与患者、与医生、与其他工作人员有效地沟通，语言的修养和技巧是急诊护士的必备技能之一。有时一句简单的问候会给患者带来极大的安慰，而有时一句短短的不慎言语，可能会引起一个较大的纠纷，甚至导致抢救延误，造成不必要的损失。因此良好的沟通能力是急诊护士的必备素质。

（六）良好的身心素质

身心素质是心理素质和身体素质的合称。急诊科患者的病情变化多端，急诊护士长期处于高度紧张状态，工作环境杂、乱、吵及经常面对生离死别的场面，极易导致心理负荷加重和身体疲劳。加上“三班制”频繁，严重扰乱了护士的生物钟，长期超负荷工作，造成急诊护士心身透支。因此，急诊护士应学会自我调节，放松高度敏感的神经，充分利用休息时间放松心身，保证充沛的体力；同时，要培养健康的心理素质，养成乐观、开朗、稳定的处事态度。

（七）不断总结经验

急诊护士应能够在急诊工作中体验成功与失败，感受因各种原因使伤员没有得到及时抢救而死亡或致残的严重后果对人的震撼，能在长期的护理实践中自觉地学习，不断总结经验与教训、研究与创新，养成对工作的特殊敏感性，培养良好的急诊护理意识。

（八）急诊护士应具备的能力

按照卫生部下发的《急诊科建设指南》的要求，急诊护士应具备以下能力：

（1）掌握急诊护理工作内容及流程，能正确进行急诊分诊。

（2）掌握急诊科内的医院感染预防与控制原则。

（3）掌握常见危重症的急救护理。

（4）掌握创伤患者的急救护理。

（5）掌握急诊危重症患者的监护技术及急救护理操作技术。

（6）掌握急诊各种抢救设备、物品及药品的应用和管理。

（7）掌握急诊患者心理护理要点及沟通技巧。

（8）掌握突发事件和群伤的急诊急救配合、协调和管理。

三、急诊科护士的培养与准入

（一）急诊科护士的培养

为快速发展急救护理事业，国外在 21 世纪初已开始招收急诊护理专业学生。急诊护理教育开始从“容积的变化”改变为“内容的变化”，这一实质性变化使急诊护士由专科学习到专科训练再到专科护士。而目前国内急诊临床一线的护士大都是非专科人员，中坚力量是那些有丰富临床经验的中年护士，由于护士获取急救知识的途径主要是依靠工作年限增长累积的临床经验，因此制约了急诊护士的深层次发展。鉴于国内目前尚无急诊专科护理专业学生的状况，需注重急诊护士系统的在职岗位培训。

1. 急诊科临床教学

按照急诊流程指导急诊科的实习护士，使护理专业学生一到急诊科就更新观念，树立急救意识，掌握急救技能，尽快缩短急诊护士的成熟期。

2. 急诊科护士准入

急诊护士应具备社会认可的专业性，能够经过专业机构或部门按照统一的标准进行培训，并且具有规范的、法律认可的职责及工作范围。应尽快出台急诊专科护士评估标准化、培训基地化、上岗准入化的管理机制，以符合当今国际急诊护理发展的新形势。

3. 急诊科护士在职教育

急诊护士是接待、救治急危重症患者的一线服务者，要掌握基本抢救技能和最新抢救技术，因此需要培养出一批置身于急诊岗位，并具有高度协作能力和敬业精神的专业化队伍。通过定期开展业务培训，可以拓展思路、开阔视野、更新知识，不仅增加患者对护士的信任度，而且增加护士的自信心，更重要的是促进急诊护士向专业化方向的发展。

（二）急诊科护士准入

建立急诊护士资格准入制度是十分必要的。其目的主要是要求从业人员必须具备急诊护理的理论知识和技术水平。为更好地调动护士学习的积极性，提高急诊护理工作效率，还可以定期进行量化考核来检查急诊护理质量，使急诊护士专业化。这样既能增加患者对护士的信任度，也有助于护士对自我价值的肯定，最重要的是促进了急诊护理工作向专业化的发展。

急诊科护士准入条件：

（1）经过院前急救及急诊专科培训合格的注册护士，并有两年以上临床护理工作经验。

（2）已经过院内重点科室轮转，能够正确、迅速、安全有效地从事各项护理工作，具有分析、判断、预测和对急危重症患者应急处理的能力。

（3）具有较强的团队协作精神，能与相关工作人员同心协力，做好院前急救工作。

（4）掌握急诊室工作制度，急诊科护士工作职责；熟练掌握各种急救仪器及急救物品的放置、使用和保养方法；掌握常见急症的护理常规。

（5）熟悉各种抢救仪器的工作原理、性能、作用、正确的操作方法，使用后的消毒、保养以及使用抢救仪器时相关的护理内容。

（6）掌握徒手心肺复苏术、气管插管术、吸痰术、洗胃术等急救技术及止血、包扎、止血带的使用、复合伤的处理等专科急救技能。

（7）每年获得规定的专科继续教育学分。

（8）遵照执行卫生行政主管部门规定的其他条件。

四、急诊科护士长的职能

（一）急诊科护士长职责

（1）在护理部、医务科或门诊部领导下和急诊科主任业务指导下进行工作。

（2）组织安排科室护理人员，配合医生做好急诊抢救工作，做好各种记录和交接班。

（3）督促护理人员认真执行各项规章制度和技术操作规程，严防差错事故。

（4）加强对护士的业务训练，提高护士急救抢救的业务知识和技术水平。

（5）做好急救药品、器材管理，定量、定点、定位放置，经常检查、补充、消毒、更换。

（6）负责制订护理工作计划，检查护理质量，不断总结改进护理工作。

（7）督促护士做好隔离，消毒、防止交叉感染。

（8）督促护士、清洁员保持急诊科内外清洁、整齐、安静。

（二）急诊科护士长工作标准

（1）及时计划总结：每年有工作计划、工作总结及相关工作记录，急救流程和规章制度健全，有落实制度、程序、职责等标准。

（2）做好人员设备管理：依法执业，有岗位职责、操作规范及落实考核记录，仪器、药品、抢救物品有专人负责，清点有记录，按工作数量、质量，患者满意度进行绩效薪酬分配，使护士满意。

（3）落实质量管理：各岗护士工作流程、质量合格率达 90%，护理文件书写规范、符合要求，患者对护理服务满意度达 90% 以上。

（4）做好教学与培训：①临床教学：按要求、计划安排护理专业学生实习工作，不断提高群体带教意识；督查教学老师完成各层次护理专业学生、进修生的教学计划；主持召开评教，持续改进教学工作；学生满意度达 90% 以上。②在职教育：有计划地对不同层次人员进行培养，采用多种形式组织学习，讲课每月 1 次；每月检查护士规范化在职培训进展情况，有记录；有科研准进计划，科室每年发表文章一篇；专科护理查房每月 2 次。

（5）组织协调好：与上下级和相关部门良好地协作；每月召开 1 次护理质量座谈会，有记录，体现持续改进。

（6）自身素质合格：以身作则，按时完成护士长手册，填写符合要求。参加本病区各班次工作（夜班、节假日值班），参加科主任和主治医生查房和病例讨论（1~2 次 / 周），有记录。每两年发表护理论文一篇。

（徐国英　孙　红）

第三节　急诊科护理工作的组织

一、急诊护理的特点

急诊护理具有护理的共性，又有服务于急诊患者的特性。

（1）由于急诊伤员病情具有即刻致命性，所以必须能敏捷准确地识别危急症状，并迅速、果断地实施各种急救措施。因此，要求护士必须熟练掌握急诊病情判断及应急处置技能，严格做好各种抢救器材的维护，确实准备好各种抢救药品和其他有关物品。

（2）急诊患者就诊的时间、数量、病种不固定，危重程度的随机性大，表现在突发性事件、集体食物中毒、严重车祸等情况的不确定性。因此，护士必须具有精湛的业务知识和熟练的急救技术，做到争分夺秒，动作迅速且有条不紊，保证复杂、细致的抢救工作顺利进行。

（3）疾病谱广泛，大多具有病情复杂、疑难及危重的特点。要求护士必须具备辨别轻重缓急的能力，优先安置可能有生命危险的伤员就诊。

（4）急诊工作的特点是突出一个“急”字，患者的病情急，家属的心情急，对急诊服务的要求特别高，易出现言语或操作被误会的情况，因此，要求护士应具有与各类人员有效沟通的能力。

（5）由于某些疾病可能具有潜在的生命危险性，对于就诊时生命体征大致正常的患者，不能排除致命性疾患，要认真听取患者的要求与意愿，全面了解病情。

（6）由于急诊是连续24h工作制，必须严格遵守各岗各班的职责，严格执行交接班制度。

二、急诊护理的流程

急诊护理流程包括急诊接诊、分诊、急诊护理处理三个方面，这些环节紧密衔接，构成了急诊护理工作的基本程序。

（一）急诊接诊

急诊接诊是指医护人员对到达医院急诊科的患者，以最短的时间、最精炼的医学技巧，迅速对患者的病情做出一个较明确的判断。

（二）急诊分诊

分诊是指根据患者主诉及主要症状和体征，分清疾病的轻重缓急及隶属专科，进行初步诊断，安排救治程序及分配专科就诊的技术。所有急诊患者通过分诊后，才能得到专科医生的诊治。分诊是急诊护理工作中一项重要的专业技术，如果分诊错误，则有可能延误抢救治疗时机，甚至危及患者生命，必须提高对分诊工作重要性的认识。

（三）急诊处理

1. 一般急诊患者

由分诊护士引导至相关科室就诊，病情复杂难以确定科别的，按首诊负责制处理。需要临时化验、治疗的患者到急诊注射室进行处置。

2. 特殊情况

因交通事故、吸毒、自杀等涉及法律问题者，应立即通知相关部门。遇有突发事件，成批伤员来就诊时，应立即启动群发伤预案，同时通知上级部门，协调医护人员参加抢救，调配物资设备。遇有需要绿色通道的病症，应立即启动绿色通道系统，确保患者及时得到救治。复合伤员病情涉及两个科室以上的，则由病情最严重的科室负责处理，其他科室配合治疗。

3. 危重患者

对急救中心转入的患者，分诊护士应立即去接诊，并护送入抢救室进行紧急处理，而后办理就诊手续。抢救护士根据其病情给予急救处理，如吸氧、建立静脉通道、心脑肺复术、吸痰、止血等。对整个抢救过程都要进行详细记录。

三、急诊护理的分工与合作

急诊护理工作模式一直以来沿袭功能制的护理分工模式，按急诊不同区域的工作性质可以分为分诊、抢救、治疗、护理等岗位，这些岗位有不同的职责与任务，他们之间的衔接构成了急诊护理的不同环节。当这些环节不能环环相扣时，急诊护理就会出现脱节，影响急诊护理工作质量。

随着优质护理服务的不断深入开展，在急诊为患者提供连续全程的护理服务理念逐渐深入人心。急诊科护理工作模式开始尝试责任制护理分工模式。护士对抢救区、重症监护区以及临时观察区包床到护，为患者提供专业照顾、健康指导，通过沟通协调，极大地提高了患者满意度。

同时团队精神也是保障护理质量的必需条件之一。在危急时刻医护人员应作为一个整体，积极与家属沟通，陈述利弊，说明抢救患者的急迫性和重要性，使家属和患者情绪得到控制，患者得到及时救治，医护人员也免受伤害，合作关系更加密切。急危重症患者抢救的成功有赖于参加抢救的全体医务人员团结协作，争分夺秒，共同努力采取紧急有效的措施。在急诊抢救中，时间就是生命，配合的娴熟、默契的程度直接关系到患者的安危和抢救的成败，因此急诊科的团队协作尤为重要。

四、急诊护理的工作制度

1. 分区护理

急诊科按功能划分为抢救区、监护室、急诊病房、输液留观区和治疗室。急诊科由科护士长负责全面管理，各区域护士长（组长）协助做好各区域护理管理工作。急诊科的护理人员相对固定，定期轮转。

2. 基本职责

急诊护士负责协助医生完成抢救、监护、治疗、观察中各项护理工作。护理人员应坚守岗位，各司其职，严格遵守急诊各项规章制度和技术操作规程，熟练执行各种危重病员抢救工作流程。

3. 各区域护士职责

（1）分诊护士依据病情、病史及相关的检查进行初检分诊，按轻重缓急将患者及时安排就诊区域和专科。负责急诊属地医疗、行政问题的上报和急诊会诊的联系、登记。做好外送员、陪送员的管理，确保分诊工作的规范一致。遇病情危重者，负责送入抢救间立即施行抢救，先抢救后挂号；遇成批抢救时，依据《急诊科成批抢救应急方案》执行。

（2）抢救区护士负责对抢救患者进行病情评估，监测生命体征，书写抢救记录，落实抢救护理计划，以及急诊患者入院、手术的全程转运；负责补充整理急救物品，维护管理急救设备，做到账物相符、功能良好；遇疑难、特殊患者及成批抢救应及时上报。

（3）监护室、急诊病房护士负责对疑难危重患者进行集中监护治疗，正确运用各种急救、监护仪器设备，及时完成各项护理工作，预防护理并发症，保证患者安全。

（4）输液留观区护士对患者提供整体护理服务，重点观察病情变化和治疗效果，严格执行等级护理、交接班和三查七对制度，对疑似传染病患者予以隔离监控，做好传染病上报登记和终末消毒工作。

（5）治疗室护士负责一般急诊患者的抽血、注射、导尿等操作治疗，负责配合清创、骨折固定，负责诊室的管理和维持诊区秩序，热情解答患者的询问，主动帮助特殊困难患者提前就医。

4. 成批抢救工作

（1）分诊护士根据单位时间内同一致病、致伤因素及就诊人数将抢救分为 A、B、C 三类，伤员数 5~10 名为 A 类（科室自行组织抢救），伤员数 11~30 名为 B 类（相关科室协同抢救），超过 30 人为 C

类（全院组织抢救）。

（2）成批患者到达或接到抢救通知时，急诊分诊护士立即向科主任、护士长，门诊部，医务处值班人员三级组织汇报，由科主任、护士长根据情况决定实施 A、B、C 类方案，并上报总护士长、护理部，护士长负责统一指挥和人员分工。

（3）护士长负责成批抢救护理工作的现场协调与指挥，组织指导、检查各区域护理组的工作，协调物资供应及外援护士配备。

（4）护理人员按抢救、治疗、分诊和观察进行分组，组长负责组员的分工并指导外援护士工作。

（5）分诊组护士负责对患者进行检伤分类，填写伤单，佩戴红（危重伤，第一优先）、黄（中重伤，第二优先）、绿（轻伤，第三优先）、黑（死亡）胸卡，分别送至抢救区、急诊科输液留观区、急诊诊区、抢救区复苏单元进行处置。

（6）抢救组护士负责对第一优先患者进行呼吸循环支持与评估、生命体征监测和病情记录，对复苏单元死亡者行尸体料理。治疗组护士负责第二优先患者的伤情评估、补液，协助医生进行检查和处置。观察组护士负责第三优先患者的病情观察，协同检查、治疗及转运。

5. 药品器械

急诊各类抢救药品、急救器材、急救设备应性能完好，时刻保持功能状态，由专人管理，固定放置，经常检查、校准，及时补充、消毒、更新和维护，不得任意挪用或外借。

6. 特殊抢救

遇重大抢救及有法律纠纷的患者，应立即逐级上报。

7. 感染管理

在急诊科发现传染病或疑似患者时应立即就地隔离，进行消毒、逐级上报，并根据情况将患者转入隔离病室或传染病院。

（徐国英　刘　钰）

第四节　急诊科仪器、设备、药品的配备与管理

一、仪器设备的基本配置

1. 分诊台的设备配置

（1）分诊台应设在急诊入口的显要位置，标志明显，出入方便；配备工作电话、公用电话、电脑、对讲机、呼叫器等通讯设备，备有平车、轮椅、候诊椅以及监控系统。

（2）常用的检查器材，包括体温计、血压计、听诊器、手电筒、压舌板、十二导联心电图机，有条件者配备生命体征测量仪。

2. 抢救室的仪器设备配置

（1）抢救床：抢救室应使用专用可推式抢救床，床头可抬高，两侧有床栏，床头可拆卸，床尾有安放输液架的插孔，床轮有锁便于固定和转运。每张床应配有设备带，其上有足够的电源插座、

负压吸引和吸氧装置及压缩空气的接头，配备简易呼吸器、多功能监护仪。

（2）抢救仪器：除设备带配置外，另备有除颤仪、各种呼吸机（有创、无创）、便携式多功能监护仪、临时起搏器、十二导联心电图机、洗胃机、注射泵、微量泵、血糖测试仪、无创血氧饱和度测量仪、氧气袋和小型氧气瓶。

（3）急救车：急救车为可移动式，车内物品按类别分层放置。如一层为抢救药品，二层为输液用品，三层为气管插管用物，四层放置大输液等。气管插管用物包括喉镜一套、不同型号气管插管和叶片、导丝、口咽通气管、鼻咽通气管、压舌板、开口器、舌钳、牙垫及血压计、听诊器、简易呼吸器等。

3. 急诊重症监护病房

（1）监护床：监护床装置应是多功能的，配有脚轮及制动装置，以便于患者的转运和治疗；可调节高度和倾斜度，以适应不同病情患者的抢救需求；床两侧应装有可调节的挡杆，床头及床脚可摇起，并能拆装。同时应配有防压疮气垫。较高级的监护床还有测量体重装置、体位调整装置、加温装置、应急电源系统（供患者在装运送途中保持各种治疗监测仪器的正常工作）、X线片卡槽等。

（2）设备塔：设备塔即完整的床位供应系统。设备塔上应有各种气体插口，如氧气、负压吸引、压缩空气等，并有足够多的电源插孔。

（3）医疗器械：床旁监护仪、中心监护仪、有创呼吸机、无创呼吸机、便携式呼吸机、振肺排痰仪、除颤仪、临时心脏起搏器、血气分析仪、注射泵、微量泵、营养泵、空气压缩雾化器、十二导联心电图机、无创脉搏血氧饱和度（SPO_2）和经皮氧分压（$PetO_2$）测量仪 、床旁B超、动脉内气囊反搏器等。

二、仪器设备的维护与管理

急诊科内的各种仪器及设备均应定数量、定人保管、定点放置、定期检查维修。所有仪器应建立使用说明卡，用后立即清洁、消毒并及时安装备齐，归还原处，以备急用。所有检查过的仪器均处于完好备用状态，并有备用牌标志。同时还应建立定期检查、登记制度。

1. 定量

急诊科应根据需求制订仪器设备的数量。医院医疗设备处应在信息系统中设有对急诊设备的明细账。急诊科应有分账目，尤其是对万元以上设备均有摄影贮存。

2. 定人

除护士长负责管理外，另设一名总务护士负责管理清点，联络检修，定时维修等事宜。同时，仪器设备应做到定人负责日常清洁监测和使用后的消毒安装，如有损坏，立即报告，以便及时排除故障，使之保持在备用状态。

3. 定点

所有仪器设备应做到准确定位，并在指定的地方贴有明显的标志，使用后应归还原处，以备急用。无特殊情况，急诊的仪器设备一律不允许外借，以免影响抢救工作的进行。

4. 定期

医院的仪器维修室应定人、定科、定期对急诊设备进行维护和保养。如有仪器故障，由总务护士负责联络修理人员进行检修。检修后的仪器必须工作正常方可投入使用。对仪器设备的日常养护应做到防潮、防震、防热、防尘、防腐蚀。

5. 使用管理

对于设备的安全管理，要做到各种设备均有独立的电源保险系统，以防一个床位的电源短路造成整个病区的意外电源故障。在急诊患者的救治中，用电驱动的仪器设备越来越多，加上各种侵入性导管的使用，使急诊患者比正常人更易受到电击。而心血管疾病、水电解质失衡等，均使患者对电的敏感性增加。因而必须有妥善的地线和良好绝缘的电器设备，以保障患者安全。

虽然每种仪器的原理、操作步骤和使用原则都不尽相同，但在使用时都要注意：

（1）在使用前应检查电源、插线板、氧气等启动源是否良好和正常。

（2）在使用过程中要严格按照各种仪器的操作要求进行。制订每种仪器的规范操作步骤，挂于或贴于仪器醒目处。

（3）仪器使用完毕应按照正确的方法进行拆卸和整理，并使之恢复到良好的备用状态。

三、药品的配置与管理

急诊科备用的急救药品要齐全，主要包括中枢神经兴奋剂，升压、降压药，强心剂，利尿剂及脱水剂，抗心律失常药，血管扩张药，解痉药，止血药，解毒药，激素类药，局部麻醉药，纠正水、电解质酸碱失衡药及常用液体如氯化钠注射液、葡萄糖注射液等。各种药品应标签清晰，分类定位放置，定人管理，定期清查，及时补充。建立抢救药品登记本，注明药品编号、药名、生产批号、数量、失效期等。

建立科室抢救药品管理制度，要求各班护士认真交接抢救药品，保证抢救药品的数量和质量。护士长每周应对抢救药品质量进行彻底检查，并签名。对毒、麻药品应加锁专人保管，钥匙随身携带，并列入交接班内容。

（徐国英　孙　红）

第五节　急诊护理的质量监控

急诊护理质量管理是规范护理行为，保证急诊服务质量的重要措施。它使科室向着重视质量、安全、服务的方向发展，为急诊患者提供简便、快捷、优质、高效的护理服务，从而提高危重患者的抢救成功率。为保证护理质量管理起到计划、组织、协调、控制作用，必须确立护理质量标准，量化考核细则。

一、急诊护理的质量标准

护理质量标准是护理质量管理的基础，是评价护理质量的好坏，规范护士行为的依据。标准的制订一定要符合科学性并结合实际，以能保证护理服务质量和满足患者需求为目的。不同急诊单元应结合护理工作实际情况制订急诊护理质量评价标准。

（1）护士着装符合职业要求，服务文明礼貌。

（2）环境整洁，抢救结束后，迅速清理现场、补充物品。

（3）有以严格的岗位责任制为核心的各项规章制度。

（4）有急诊应急预案。

（5）抢救组织健全，分工明确。

（6）急诊护士急救技能熟练，能熟练操作抢救仪器和排除一般故障。

（7）抢救记录完整、及时、真实。

（8）分诊准确率≥ 90%。

（9）急救药品、器材性能良好，做到“一专四定”（专人负责、定位放置、定数量、定期检修、定时消毒）。

（10）遇有传染病或可疑传染病时，做好标准防护。

（11）对留观患者做到“四及时”（巡视及时、发现病情变化及时、报告医生及时、抢救处理及时）。

二、急诊护理的质量控制

在护理质量管理过程中，应对所有可能影响质量的因素加以控制，收集相关资料，进行统计分析，建立质量可追溯机制，当质量出现偏差或发生质量缺陷时追查原因并积极整改。在进行全面质量控制中，要遵循全员参与、预防为主、持续不断改进的原则。

（一）质量控制指标

质量控制指标包括：预检分诊正确率，急诊诊断正确率，危重患者抢救成功率，病历合格率，处方合格率，医疗事故发生率。

（二）质量控制管理

急诊护理质量控制是以“零缺陷”为最高目标，并通过相应的制度和要求来进行管理。

（1）科内成立护理质量管理小组，定期对全科护士进行质量管理教育，定期进行护理质量检查，建立检查登记本对质量控制信息反馈登记。

（2）质量控制指标要求：①预检分诊正确率≥ 95%。②危重患者抢救成功率≥ 85%。③基础护理质量合格率 100%。④特别、一级护理合格率≥ 90%。⑤护理文件书写合格率≥ 95%。⑥急救物品完好率 100%。⑦医疗器械消毒灭菌合格率 100%。⑧一人一针一管一用一灭菌执行率 100%。

（3）制订抢救规范及程序和抢救室抢救流程。

护理质量是护理工作的永恒主题，是护理管理的核心，它直接关系到患者的生命与健康，关系到医院在社会公众中的形象。急诊管理者应积极发挥质量控制、指导、协调和监督作用，做好服务中各环节的管理，增强护士的质量意识，不断满足服务对象的要求，促进急诊护理质量的不断提高。

三、急诊护理的感染管理

急诊科是各种细菌和病毒聚集、活跃、传染的主要场所，不仅要有严格的消毒隔离制度，而且要有严格的防范措施，才能有效地防止疾病的交叉感染，降低医院感染发生率，提高医疗护理质量。

（一）加强日常消毒隔离工作管理

1. 空气消毒

保持抢救室、观察室、缝合室、治疗室、诊室内空气清新，定时开窗通风。

（1）紫外线消毒：每日紫外线灯照射消毒，1.5W/m^3，每次不少于 1h，并作好消毒登记。

（2）日常监测：日常监测包括灯管开始使用时间、累计照射时间、使用人签字和灯管照射强度检测，新灯管的照射强度不低于 100μW/cm^2，使用中灯管不得低于 70μW/cm^2，每半年进行 1 次照射强度监测，必要时进行生物监测。每周用 75% 酒精擦拭灯管，并作好监测记录。

（3）终末消毒：用 0.5% 过氧乙酸喷雾消毒，20~30ml/m^3，密闭 2h 后开窗通风。或用用有效氯含量 1 500mg/L 的疫克灵喷雾消毒，20~30ml/m^3，密闭 2h 后开窗通风。

2. 物体表面消毒

每日用含有效氯 500mg/L 的疫克灵及清水擦拭室内物体表面，作好登记。

（1）平车、轮椅等应每日定时清洁（不少于 2 次），被血液、体液污染后及时用 1 000mg/L 的疫克灵消毒处理。

（2）患者使用的床头柜表面每天擦拭不得少于 1 次，一桌一抹布，用后消毒。

（3）输液椅垫（罩）每日更换并作标记。

（4）体温计、血压计、听诊器、手电筒等。①体温计：每床专用，终末消毒用含有效氯 2 000mg/L 的疫克灵浸泡 30min。②血压计：各室专用，每班消毒并更换。③听诊器：每次使用前后用 75% 酒精消毒。

（5）呼吸治疗装置：患者吸氧装置、雾化吸入器、氧气湿化瓶、呼吸机面罩、管路应一人一用一消毒，用毕终末消毒，干燥保存在消毒物品柜内。湿化液应为灭菌水，每日更换。呼吸机的螺纹管、湿化器、接头、呼吸活瓣等，可拆卸部分应每周更换消毒。

（6）诊疗仪器使用中应每天清洁或用含有效氯 1 000mg/L 的疫克灵擦拭消毒台面和面板。终末可用甲醛加热密闭熏蒸法，即用 37%~40% 的甲醛溶液 100ml/m^3 熏蒸，6h 后开窗通风。也可用环氧乙烷灭菌处理。

3. 地面消毒

湿式清扫，保持清洁，做好记录，每天不少于 2 次，夜班不少于 1 次。当地面受到病原微生物污染时，用有效氯 500mg/L 的消毒液擦地或喷洒地面。擦洗工具应有不同使用区域的标志，使用后消毒、洗净、晾干。

4. 特殊菌群感染患者的消毒隔离

（1）对多重耐药菌感染患者和定植患者应实施接触隔离措施，实行单间隔离，同种多重耐药菌感染者可安置在同一房间。

（2）隔离空间不足时可进行床边隔离，但不能与气管插管、深静脉留置导管、有开放伤口或者免疫功能抑制患者安置在同一房间。

（3）隔离标志应挂在明显位置，病室定时通风2~3次/d。当实施床边隔离时，应先诊疗护理非感染患者，感染患者安排在最后进行。

（4）尽量减少与感染患者接触的医护人员数量。每班医生、护士各一人，为其完成所有诊疗护理工作并严格遵循手卫生要求。

（5）在实施诊疗护理操作中，有可能接触患者的伤口、溃烂面、黏膜、体液、引流液、分泌物、排泄物时，应戴手套、穿隔离衣。离开患者床旁或房间时，除去防护用品，及时洗手或用手消毒液消毒。

（6）患者所需医疗用品（如血压计、听诊器、体温表、输液架）等应固定专用。其他不能专人专用的物品在每次使用后必须消毒。进行床旁诊断（如拍片、作心电图）的仪器必须在检查完成后用消毒剂进行擦拭。如患者需离开隔离室进行诊断、治疗，应覆盖暴露部位。

（7）感染患者的区域应使用固定保洁用具进行清洁和消毒，加强对物体表面、地面的清洁消毒。重点对医护人员手消毒并对患者频繁接触的物体表面如输液泵、患者床栏等用含氯消毒剂每天擦拭4次。使用过的抹布、拖布必须消毒处理。

（8）感染患者更换下的床单、被罩等需用双层黄色塑料袋包裹并作明显标记，送特殊消毒清洗。

（9）感染者或携带者应隔离至连续两次送检结果均为阴性后，方可解除隔离。患者出院或转出后进行终末消毒处理。

（二）加强治疗环境和物品的消毒管理

（1）治疗室内应设有明确的清洁区、污染区，标志清楚。设有自动感应式流动水洗手设施或手消毒设备。所有治疗车上应配有快速手消毒剂，上层为清洁区，下层为污染区。进入病房的治疗车应放置在治疗室外，用后及时清洁，不能进入治疗室。

（2）无菌物品与非无菌物品应分开放置。尽量使用一次性无菌物品，如各号手套、压舌板、麻醉喉镜叶片、气管插管、牙垫、洗胃管、胃管、吸痰管、尿管、肛管、呼吸机管路以及输液、输血、注射用品。

（3）抽出的药液或已配置好的静脉输入液体必须注明时间，放置超过2h不得使用。采血、输液应做到一人一针一巾一带。无菌棉签应在有效期内使用，开启后使用不超过4h，且使用后不得随意丢弃，应投入医疗垃圾袋内统一处理。启封抽吸的各种溶媒、蒸馏水、无菌清创液超过24h不得使用。使用的酒精、碘酒应密闭存放并及时添加，每天更换液体。容器每周灭菌1次，开启的无菌敷料罐使用后需每日更换。

（4）急诊科有兼职感控人员负责各类消毒物品消毒效果的检测。紫外线灯管每季度检测1次。各诊室、治疗室、缝合室每月进行1次空气培养并登记。消毒液有效浓度需每天有检测，消毒液配制应每周两次，做好记录。

（三）加强医疗废物管理

由于急诊患者病情急，存在的感染性疾病一时难以发现，因此，对所有急诊患者产生的废物都视为医疗废物，应分类装袋封口，送医院指定地点处理。一次性医疗用品用后装入黄色垃圾袋中由医院统一回收，安全处置。在垃圾回收过程中应实行运送责任登记制度，运送人及废物管理人员应在登记本上双签字。垃圾袋外包装上应有科室标记。当医疗废物包装袋发生破损、泄漏时，应立即在外加套一层黄色废物袋。当有泄漏或遗撒时，应用含有效氯1 000g/L的消毒剂清洁地面或用消毒粉覆盖并清扫干净。具有传染性的体液如结核性胸、腹水等须放置消毒粉静置，进行无害化处理后，方可倒入下水道。

四、公共卫生事件的急诊护理管理

公共卫生事件是指造成或可能造成社会公众健康严重损害的重大传染病疫情、群体性不明原因疾病、重大食物和职业中毒以及其他严重影响公众健康的事件。多为突然发生的，又称作突发公共卫生事件。随着灾难事件的不断增加，受其影响的人口也在增加。急诊科在应付突发事件的准备、反应和提供医疗救助方面起着关键的作用。因此要制订相应的应急预案和抢救流程，保证人员的组织管理到位，只有这样才能在突发事件中有条不紊地实施抢救，最大限度地挽救伤病员的生命。

（1）护理管理者应从法律和专业的角度制订切实可行的突发公共卫生事件应急预案和抢救流程。急诊科应针对自身的实际情况制订更加具体、分工更加明确的应急预案和抢救流程，并实施演练，确保流程通畅、合理。

（2）由领导统一指挥，协调各职能科室。由护理部组织建立一支常备应急小组，当有突发事件时，随时调动小组成员以补充急诊科在应对突发事件中相对不足的人员，做到护理人力资源的合理调配。在整个应急预案的实施过程中，急诊护士是实施预案的主力军。从伤病员的接诊、报告、分诊、救治到转运，急诊护士应彰显主人翁精神，护士长或组长统筹安排，合理分配前来支援的护士和其他工作人员，充分发挥急诊护士的主观能动性，做到各尽其能。

（3）加强后勤保障，确保应急物资充足。由护理部牵头对各个病区的物资进行整合，随时调配，保证不因物品不到位而延误抢救、检查、治疗时机。总务部门也应对生活保障物资进行储备，保障供给，确保救护的需求得到满足。

五、急诊科传染病的早期处理

急诊科是感知应对各种疾病和急危重症的窗口，患者来得急，流动性大，存在着许多不可预测性，极可能遇到各种传染病。而事实上，绝大多数急性传染病患者都是首诊于综合性医院，其中大部分又首诊于急诊科，当确诊为传染病时才转往传染病医院。由于传染病的早期临床表现常不具有特征性，医护人员受各种病原体侵袭的机会不低于专门从事传染病防治的工作人员。若医护人员防范意识不强，就会成为被感染对象，随后又将成为传染源，其后果严重。因此要求一线的急诊人员具有特殊的敏感性，警惕性，视所有患者为传染病患者，加强个人防范意识，做好个人防护。急诊科常见传染病的症状有发热、腹泻、咳嗽、出血、皮疹、昏迷、抽搐。

（一）急诊科常见的传染病

急诊科常见的传染病有经呼吸道传播的疾病，如流感、肺结核、麻疹、猩红热、流行性脑脊髓膜炎等；经消化道传播的疾病，如感染性腹泻、细菌性痢疾、霍乱、伤寒等；经血液、体液传播的疾病，如乙肝、艾滋病等；经动物、昆虫传播的疾病，如流行性出血热、流行性乙型脑炎、狂犬病等；其他类型，如破伤风、病毒性脑膜炎、化脓性脑膜炎等。

（二）急诊科传染病的处理

（1）指导发热患者尽快到感染科或发热门诊鉴别就诊，诊断是传染病还是非传染病。

（2）对疑似或确诊患者采取相应的隔离措施，有条件的可安置在隔离室，无条件的应将其与普通患者相对分开安置，戴口罩，以切断传播途径。

（3）做好自身防护和对其他患者的保护，要求医护人员按常规的标准防护，戴帽子、口罩，穿工作鞋。在接触患者的体液或血液时应戴手套。操作前后、接触患者后、脱手套后均要洗手。在做治疗和护理时，先一般患者再传染病患者，防止交叉感染。最后要做好对传染病病例的报告及确诊患者的转送工作，以及终末消毒处理。

（4）掌握重点传染病防治知识，包括鼠疫、霍乱、传染性非典型肺炎、艾滋病、病毒性肝炎、人感染高致病性禽流感、麻疹、流行性出血热、狂犬病、流行性乙型脑炎、细菌性和阿米巴性痢疾、肺结核病、伤寒和副伤寒、流行性脑脊髓膜炎、流行性腮腺炎。①鼠疫、霍乱为我国《传染病防治法》规定管理的甲类传染病，也是国际检疫传染病。传染性非典型肺炎、人感染高致病性禽流感在发生流行时应按照甲类传染病的预防控制措施要求，严格管理。②艾滋病、病毒性肝炎、麻疹、流行性出血热、狂犬病、流行性乙型脑炎、细菌性和阿米巴性痢疾、肺结核病、伤寒和副伤寒、流行性脑脊髓膜炎为我国《传染病防治法》规定管理的乙类传染病，但在《传染病防治法》中流行性腮腺炎按丙类传染病管理。

（5）急诊传染病的报告：在《中华人民共和国传染病防治法》中规定，各级医疗卫生人员均为法定报告人，发现疫情后必须立即报告所属单位并通过传染病疫情监测信息系统转报上级。①甲类传染病和按甲类传染病管理的疾病 城镇疫情报告不得超过 2h，农村不得超过 6h。②乙类传染病，城市 12h 内、农村 24h 内电话报至疾病预防控制中心。③出现爆发疫情后，应在 6h 内以电话方式逐级向疾病控制部门和卫生行政部门报告。④丙类传染病报告应在 24h 内进行疫情网络直报。出现爆发疫情应立即电话报告疾病预防控制中心和卫生行政部门。同时需填写传染病报告卡。

（三）急诊科传染病管理

1. 应急物资

针对传染病流行季节不同，急诊科应常备一些应对疫情的应急物资，如防护服、隔离衣、棉口罩、一次性圆帽、护目镜、橡胶手套、无菌手套、鞋套、胶靴等。

2. 应急防护

甲类传染病或按甲类管理的乙类传染病疫情发生时，医护人员应加强个人防护，进入诊室或接触患者必须穿隔离衣、戴工作帽、戴 N95 口罩和无菌手套、穿鞋套。对患者实施近距离操作时，还要戴防护眼镜或防溅屏。接触患者后要立即洗手消毒。

3. 应急预案

急诊医护人员应及时了解传染病的流行状况，从基本制度上严格要求，并制订出相应的应急预案和具体的、切实可行的有效措施。

在日常工作中采取科学有效的防护措施，坚持不松懈地做好基本防护，第一时间从就诊人群、人数及病情变化中，做到早发现、早诊断、早隔离、早报告、早治疗等要求，减少或杜绝传染病的院内感染。

（徐国英　孙　红）

第四章

急诊预检分诊

第一节 急诊预检分诊概述

一、预检分诊的任务与意义

（一）预检分诊的任务

预检分诊系统是应用预检标准对患者进行快速、有序地分类挑选的框架，其核心是在正确的时间、正确的地点给正确的患者以正确的医疗护理。

急诊科是急危重症及复杂病种集中，且抢救任务繁重的科室，患者起病急，病情变化快，因此急诊预检分诊最重要的任务是及时救治有生命危险的患者，以免因时间延误而使病情加重，甚至导致死亡。预检分诊基本任务是收集足够的信息资料以决定患者就诊的先后顺序及就诊专科，而不是做出医疗诊断。好的预检分诊系统，要对等待就诊的患者进行重复评估，发现病情变化者，及时调整就诊顺序，以免造成严重后果；还要充分利用候诊时间，采取多种形式（宣传板、大屏幕、小手册）对患者进行相关的健康教育，调节候诊患者的烦躁情绪，保证急诊工作的有序性。

（二）预检分诊的意义

通过对就诊患者的迅速分析评估和处理，能够缩短患者等待就诊的时间，使危重患者得到及时救治，从而降低病残率，改善患者的救治效果。通过合理的预检分诊，能够有效地调整急诊患者的流量和分布，保证急诊空间和急诊资源发挥最大效用，使诊疗通道畅通无阻，为患者提供最有效的服务。预检分诊工作的失误会带来频繁的科室会诊和不必要的忙乱，甚至延误抢救和诊断，造成严重后果。总之，预检分诊工作的水平直接影响整个急诊工作的医疗护理质量。

二、预检分诊的程序与原则

（一）预检分诊程序

急诊接诊、急诊预检分诊和急诊处理三个紧密衔接的环节，构成了急诊护理工作的基本程序。危重患者的救治程度取决于提供紧急救助的分诊护士的决策。面对较多的患者和有限的时间，科学、高效的急诊护理工作流程，可以确保分诊质量，使危重患者尽快获得救治，最大限度地降低急诊患者的伤残率、死亡率。美国急诊护士协会在护理实践标准中陈述，综合性的分诊由急诊护士执行。因此患者一进入急诊科，护士即按照程序给予患者分诊。

（二）预检分诊原则

1. 生命第一原则

“先救命后治病”是急诊的工作原则，指先对危及患者生命安全的情况进行快速干预，待生命体征平稳后再进一步寻找病因，有针对性地进行治疗。同样，对待危急患者，分诊护士应先救命后分诊。

2. 时效观念原则

“时间就是生命”，急诊医务工作者都应具有针对各种急症救治的时间窗的理念，因此，抓住“黄金时段”，为抢救赢得时间是急诊分诊的重要原则。

3. 阶梯思维原则

阶梯思维原则是指在急诊临床工作的症状鉴别诊断时，从严重疾病到一般疾病，从迅速致命疾病到进展较慢疾病依次鉴别的思维方式。

（三）分诊的病情等级

病情等级，主要用来区分患者病情的严重程度，以决定患者就诊的先后顺序。常用的分类方法有四种：二分类法、三分类法、四分类法、五分类法。目前最为常用的是五分类法。

Ⅰ级：危急，指如果不紧急救治，很快会导致生命危险的病情，如呼吸心跳停止、剧烈胸疼、持续心律失常、严重呼吸困难、严重创伤大出血、中毒、老年复合伤等。应立即抢救。

Ⅱ级：危重，指有潜在危及生命的可能，如不及时处理可能致命者，如腹痛持续 36h、开放性创伤、烧伤、高烧等。应在 30min 内实施救治。

Ⅲ级：重症，指急性症状不能缓解或慢性症状急性发作者，有明确的疾患，但生命体征平稳。如寒战、哮喘持续状态等。应安排到相应的诊室就诊,1h 内诊治。

Ⅳ级：急症，病情稳定，指生命体征正常，无严重症状。如上呼吸道感染等。可安排到相应的诊室按顺序就诊,120min 内诊治。

Ⅴ级：非急症，如皮疹、便秘、咽炎等。可以在 4h 内诊治。

无论哪一类病情等级的患者，如疑患有传染病，应安置到隔离室就诊。

三、预检分诊的方法与思维

（一）国内外预检分诊系统介绍

1. 国外预检分诊现状

美国大多数医院急诊科均采用敏度等级系统确定患者的优先就诊权。其中，Ⅲ级分诊法的使用最为广泛。其根据患者来院时的表现分为危急（需立即处理）、紧急（需在 1h 内处理）和不紧急（可等待 1h 以上进行）3 类。其他还有 4 级法、5 级法等。由美国急诊医护人员在 20 世纪 90 年代末创立的急诊严重指数（Emergenc Severity Index, ESI）是 5 级预检流程（敏度系统），已在美国和欧洲的一些医院成功实施。其可精确预测急诊资源的消耗和患者预后，如入院率、急诊就诊时间、死亡率等。

1994 年，澳大利亚急诊医学院创立国家预检标尺（National Triage Scale, NTS），后更名为澳大利亚预检标尺（ Australasian Triage Scale, ATS）。它根据患者可等待医疗救治的时间将其分为 5 个级别，立即，需复苏；危急，10min；紧急，30min；亚紧急，1h；不紧急，2h 。其与资源消耗（如员工时间和成本等）相联系，对急诊科执行参数（如运行效率、利用率、结果的有效性和开支等）进行分析。

加拿大急诊预检标尺（ The Canadian Triage and Acuity Scale, CTAS）是 20 世纪 90 年代中期在澳大利亚预检标尺的基础上创立的。它根据急诊患者的临床表现和严重程度将患者分为 5 个级别。该预检系统保证了所有较重患者得到优先救治，并确保患者在等待期间能得到救治。其可靠性经十几年的实践已得到证实。

2. 国内预检分诊现状

北京协和医院将急诊患者分为：Ⅰ类（危急），入抢救室；Ⅱ类（危重），立即监护重要生命体征，安排患者优先诊治（<10min）；Ⅲ类（紧急），安排急诊流水优先诊治（<30min）；Ⅳ类（不紧急），安排急诊流水顺序就诊（2h 内）；Ⅴ类（非急诊），建议门诊就诊。

四川华西医院急诊科设立了以流程为中心的新型导向型预检分诊。由护士根据病情将患者分类为危重患者、重患者、一般急诊患者和复诊患者 4 类。危重患者和重患者直接进入绿色通道诊治。浙江大学医学院附属第二医院急诊中心还自行研制了急诊分诊护理管理程序软件，对急诊患者评估、评分，甄别患者的危重等级，I 类患者优先就诊。

（二）信息化分诊系统的建设

1. 信息化分诊系统的特点

信息化、智能化分诊系统的建设，既要满足患者的服务需求，又要提高服务质量、服务效率，其特点是软件化、高清化、多屏化、通用化。

（1）硬件设备软件化：信息化分诊系统不是一个独立的系统，而是作为医院信息系统的一部分，与医院挂号系统、医生工作站等软件进行充分交互，实现信息共享。

（2）显示设备高清化：信息化分诊的显示系统可以使用各种类型的显示设备，显示患者的就诊队列次序，让患者直观浏览就诊信息，是分诊系统的核心组件之一。

（3）屏幕控制多屏化：多屏幕显示技术，可以使一台计算机支持多台显示器、电视机或数字平面显示器。可以是简单的多个显示器显示一个相同内容，也可以是多个屏幕上显示各自不同的画面，并可显示拼接的组合大画面。

（4）音频技术通用化：信息化分诊系统的声音输出用于提示患者及时就诊。

2. 先进电子分诊系统的应用

（1）宣教和公示：先进的信息化分诊系统能实现分诊、宣教、公示三合为一。先进电子分诊系统使用了大尺寸高清晰度显示设备，分辨率非常高。在保证清晰度的前提下，完全有足够的空间显示更多的内容。除了分诊信息外，可在高清晰度显示屏上划出一块或多块区域，同时显示医院的宣教及公示内容，并可以灵活地控制显示的内容。既达到了目的，又节省了资源。

（2）背景音乐：为了创造良好的候诊环境，门诊背景音乐越来越受到医院重视。现代化急诊室应建设一套医院门诊背景音乐系统。

（3）人工呼叫：信息化分诊系统除了能自动呼叫外，在遇到特殊情况时，分诊护士可以使用人工呼叫。先进信息化分诊系统可以直接整合人工呼叫方式。

（三）分诊思路

分诊思路，可分为病情分诊思路、疾病分诊思路和筛查分诊思路。分诊思路包括问诊思路、分诊思路。

1. 问诊思路

分诊护士首先要了解患者的首发症状与主要症状，对首发和主要症状进行问诊。如首发和主要症状是发热持续不退，那就要依据发病的季节，患者有否到过疫区、有否接触发热患者，排除此季节的易发传染病。再进行体征及伴随症状的询问，如有无诱因，发热的程度及规律等。再检查测量体温和生命体征。如首发症状是胸闷，主要症状是胸痛，分诊护士应该询问既往病史，胸痛的部位、性质、持续时间、特点、伴随症状以及有否转移性腹痛和用药情况等。

2. 分诊思路

（1）病情分诊思路：分析患者的信息资料，判断病情，依据病情进行分级，属于Ⅰ级、Ⅱ级病情的患者，需送进抢救室，立即给予抢救；将Ⅲ级病情的患者安排到相应的诊室优先就诊；Ⅳ级病情的患者安排到相应的诊室按顺序就诊，并定时进行再评估；Ⅴ级病情的患者应耐心等待诊治。

（2）疾病分诊思路：依据患者所表现出来的症状，体征，现有的化验指标、阳性检查，包括既往史，用药史，以及流行病学史，分析患者所患的疾病，给予初步疾病诊断，即拟诊断。

（3）筛查分诊思路：体温大于 37.2℃的患者需到感染科就诊，进行传染病筛查；如有肠道门诊时（每年 4~10 月），腹泻患者需到肠道门诊就诊。凡是存在生命体征异常的患者，病情分级属Ⅰ级、Ⅱ级的患者，则必须留在急诊隔离室进行抢救治疗。

四、批量患者分诊与管理

（一）批量患者分诊的特点及要求

同一致伤因素引起 3 人以上同时受伤或中毒时，称为批量患者。

1. 批量患者的特点

由于情况危急、时间短促，环境较乱，成批伤具有突发性强、损伤人员多、损伤的种类和性质复杂等特点。

2. 批量患者分诊的特点

成批患者的院内分诊，将患者按病情分配诊治区，急诊科内区域为 I 类、II 类、III 类；院内分诊导向为手术室、ICU、烧伤病房、骨科病房、太平间等。院内的分诊需提供病历、无名氏者的编号，并通知相关部门与医生、护士及时交流和协调急救，同时与患者家属交流。

3. 批量患者分诊要求

（1）对医院要求：①制订三级应急预案：一级事件启动“红色预案”（该次事件需要救治 30 位以上伤病员时），二级事件启动“橙色预案”（该次事件需要救治 10~30 位伤病员时），三级事件启动“黄色预案”（该次事件需要救治 10 位以下伤病员时）。②根据重大突发事件的分级启动相应预案响应。一级响应为全院响应，二级响应为急诊科全面响应（包括 EICU、急诊输液室、观察室和诊室、抢救区），三级响应为急诊室及抢救区响应。③调配人、物力：按响应级别调动医护、安保、管理人员及物资，以保障批量患者救治需求。

（2）急诊响应：①立即按预案流程进行上报，并做好人力、物力准备，包括腕带、伤情标志、完整病历。②指派经验丰富的急诊护士承担检伤分诊，加派 1 名护士协助。批量患者到达后，立即按要求对每位患者进行检伤，佩戴伤情标志，安排相应的救治区域，详细记录信息并作统计。③保安负责处理批量患者的非业务性事务联系及维持急救现场秩序，负责临时保管危重患者随身携带物品等。还可调配志愿者负责患者的心理照顾和生活照顾。

（二）批量患者的分诊程序

1. 急诊准备

接到通知后，立即逐级上报护士长、科主任等部门领导，首先调配急诊科人员和物资。

2. 急诊接诊

分诊组的一名护士首先迅速检伤，初步评估患者气道、呼吸、循环、出血情况，再进一步评估患者意识、颈椎损伤的可能性，再评估开放伤口的骨折、烧伤、其他损伤。另一名护士将每一位患者实行编号，并将编号和伤情标志挂在手腕上，为每位伤者建一份急诊病历，并登记患者的姓名、年龄、性别、工作单位和住址。

3. 急诊分诊

依据评估结果进行预检分类，安置不同区域。国际统一的检伤分类标准：I 类 – 危重 – 红色,II 类 – 重症 – 黄色,III 类 – 非重症 – 绿色，来诊已死亡 – 黑色。

4. 急诊处理

由抢救组负责，按伤情标志实施适当的救治措施。每位危重患者由 1 名具有急诊抢救室和监护室工作经验的护师负责，主要配合医生采取各种抢救措施。轻伤患者由急诊输液室及应急小组人员（其他科室人员）负责，在输液巡逻的同时做好心理护理，消除患者紧张、恐惧、烦躁的心理，避免由于心理作用而使自觉症状加重。需要做检查及分流的患者，则由两名低年资的护士组成小组，负责陪检及分流转送工作。

（三）批量患者的分诊管理

1. 完善工作制度

健全各项规章制度，急救预案，使一切均处于应急状态，提高应对突发事件的快速反应能力，为伤员赢得抢救的时间。

2. 培养高效急救团队

日常工作中加强培训及应急演练，强化急救意识，严格时间概念和整体观念，紧密衔接就诊、检查、治疗、抢救、观察各个环节，配合救护做到“急”“稳”“准”。

3. 严密组织分工

（1）指挥联络组：依据响应级别分别由医院领导、职能科室领导或科主任、护士长负责指挥救护工作。功能是调配全院或科室的资源应对成批伤，包括调集人员，物质供应，会诊，转运等工作。

（2）伤情预检组：按伤情分类进行区域分配及统计编号与佩戴分类标志。

（3）急救组：负责危重伤员的抢救，如抗休克、止血、给氧、输液、骨折固定等。

（4）治疗组：负责一般性及常规性的治疗工作，做各种药物试验、清创、病情观察。

（5）运输组：护送伤员进行有关检查或急诊手术。

（徐国英 赵礼婷）

第二节 预检分诊的症状鉴别

一、发热

发热是由于致热源的作用使体温调定点上移而引起的调节性体温升高（超过 0.5℃）。一般而言，当腋下温度超过 37.2℃或口腔温度超过 37.5℃，昼夜体温波动在 1℃以上可称为发热。

（一）常见发热原因

发热的原因很多，临床上大致可分为感染性和非感染性发热两大类，以前者为多见。

1. 感染性发热

临床多见，分急性、亚急性或慢性，全身性或局部性炎症均可引起发热。病原体可以是病毒、细菌、支原体、立克次体、螺旋体、真菌、寄生虫等微生物。

2. 非感染性发热

（1）无菌性坏死物质的吸收：①机械性、物理性或化学性损害引起的发热，如大手术后组织损伤、内出血、大血肿、大面积烧伤。②血管栓塞或血栓形成引起的心肌、肺等内脏梗死或肢体坏死。③组织坏死与细胞破坏，如癌、肉瘤、白血病等引起发热。

（2）抗原－抗体反应引起发热，如药物热、风湿热、血清病、结缔组织病等。

（3）内分泌代谢障碍引起发热，如甲状腺功能亢进、重度脱水。

（4）皮肤散热减少引起发热，如皮肌炎、鱼鳞病等。

（5）体温调节中枢功能失常引起发热，其特点是高热无汗，又分为：物理性发热（如中暑），化学性发热（如重度安眠药中毒等），机械性发热（如脑出血、脑震荡、颅骨骨折等）。

（二）发热分诊方法

1. 建立筛查分诊思路

询问流行病学史，如起病时间、季节、接触史（家庭或同事有无类似发热患者），有无接触过发热患者，最近去过何处或来自何地，职业等。指导体温大于 37.2℃患者到感染科就诊，伴有腹泻（夏天有肠道症状）者到肠道门诊就诊。

2. 建立病情分诊思路

发热伴有生命体征改变者安排入抢救室救治，使危重患者得到及时诊治。如伴咳嗽、咳痰并有喘憋，应引导至隔离室排除传染病可能再到内科系统诊治。

二、胸痛

胸痛是指颈与胸廓下缘之间的疼痛，疼痛性质可呈多种，是一种主观感觉，也是常见症状之一。

由于胸、腹部脏器和组织的病变刺激了肋间神经、膈神经、脊神经后根及交感神经和迷走神经等痛觉神经纤维，引起胸痛和牵张痛或放射痛。

（一）胸痛常见原因

1. 胸壁病变

胸壁病变是各类胸痛中最常见的一种。特征：疼痛的部位固定，且局部有明显压痛，深呼吸、咳嗽、举臂、弯腰等胸廓活动使疼痛加剧。常见于急性皮炎，皮下蜂窝组炎，带状疱疹，流行性肌痛，肋软骨和肋间神经炎，颈椎病，神经根痛等。

2. 肺及胸膜病变

肺和脏层胸膜对疼痛觉不敏感，由于肺炎，肺结核，肺脓肿，肺梗死等病变累及壁层而发生胸痛。特点：常因咳嗽或咳痰、深呼吸而胸痛加重，胸壁局部无压痛。常见于肺癌、自发性气胸、干性胸膜炎、大量胸腔积水与张力性气胸等。

3. 心血管系统疾病

常见于心绞痛，心肌梗死及心包炎。其特征：疼痛多位于胸骨后或心前区，少数在剑突下，可向左肩放射，疼痛常因体力活动诱发加重，休息后好转。

4. 纵隔及食管病变

常见于急性纵膈炎，纵隔肿瘤，纵隔气肿，急性食管炎，食管癌等。特征：位于胸骨后，呈持续进行性隐痛或绞痛，常放射至其他部位。吞咽时疼痛加剧，伴有吞咽困难。

5. 横膈病变

由横膈本身或腹腔脏器疾病所引起，常见于膈胸膜炎、膈下脓肿、膈疝、肝脓肿、肝癌等。特点：一般疼痛位于胸廓及胸骨下部，膈肌中央受刺激时，疼痛可放射至肩部及颈部。

（二）胸痛的性质和程度

胸痛性质与病变性质相关，胸痛程度从轻度至剧烈不等。纵膈肿瘤多表现为钝痛、隐痛，食道炎表现为烧灼痛，心绞痛、心梗表现为压榨样或窒息感、恐惧、濒死感，肋间神经痛表现为针刺样痛或触电样痛，干性胸膜炎表现为尖锐刺痛或撕裂痛，夹层动脉瘤表现为撕裂样痛，肺栓塞表现为剧烈刺痛、绞痛，气胸表现为持续刺痛，进行性加重，心绞痛、心梗、膈下脓肿、主动脉夹层动脉瘤表现为放射性痛。

（三）胸痛分诊方法

1. 危急指征

面色苍白、出汗、发绀、呼吸困难及生命体征异常，不论由何种病因所致，均属危急状态，应入抢救室。

2. 致命性胸痛疾病

通常有血流动力学的改变，如主动脉夹层、急性肺栓塞、急性心梗、张力性气胸、心包填塞、大量心包积液，病情属于Ⅰ、Ⅱ级患者，应入抢救室。

三、急腹痛

急腹痛是机体受到外来和内在的不良刺激后产生的腹部不良知觉体验，具有起病急、病情重和变化快的临床特点，涉及内、外、妇、儿各科，临床统称为“急腹症”。

（一）急腹痛的常见原因

急腹痛原因有感染与炎症、器官穿孔与破裂、腹部出血、梗阻、绞窄与扭转、血管病变、脊髓病变等，急腹痛特点是腹痛最先发生的部位可能是病变的原发部位。腹痛最明显的部位，常是病变最严重的部位。

（二）急腹痛性质与规律

1. 急腹痛的性质

突发的中上腹剧烈刀割样痛、烧灼样痛，见于胃、十二指肠溃疡穿孔；中上腹持续剧痛或阵发性加剧应考虑急性胃炎、急性胰腺炎；阵发性绞痛见于胆石症、泌尿系统结石；阵发性剑突下钻顶样疼痛见于胆道蛔虫症；持续、广泛性剧烈腹痛伴腹壁肌紧张或板样强直，提示急性弥漫性腹膜炎；持续性胀痛常为脏层腹膜受扩张牵拉所致，按压腹部疼痛加重，如麻痹性肠梗阻、肝脏肿瘤等。

2. 急腹痛的规律

周期性、节律性饥饿痛见于胃窦、十二指肠溃疡；餐后痛可见于胆胰疾病、胃部肿瘤、消化不良；子宫内膜异位症腹痛与月经来潮相关；卵泡破裂者腹痛在月经间期。胆囊炎、胆石症发作前常有进油腻食物史；急性胰腺炎发作前常有酗酒、暴饮暴食史；部分机械性肠梗阻多与腹部手术有关；腹部受暴力作用引起的剧痛并有休克者，可能是肝、脾破裂所致。

（三）急腹痛分诊方法

1. 致命性疾病

动脉夹层撕裂、肺栓塞、急性心肌梗死、急性化脓性胆管炎、胃穿孔、十二指肠穿孔、异位妊娠破裂、急性右心衰、急性胰腺炎、中重度中毒，以上疾病病情属于Ⅰ级，应立即救治。

2. 危急指征

起病急，症状重伴有面色苍白、贫血、休克、呼吸急促、意识障碍等。还有急性胰腺炎 Ranson 分级标准，11 项标准超过 3 项为重症，超过 5 项为预后不良；急性化脓性胆管炎腹痛伴黄疸、寒战发热（夏科三联征），再伴有意识模糊、休克（夏科五联征）为极危。胃、十二指肠穿孔突发性上腹痛剧痛，很快波及全腹，为突痛－减轻－再痛为危重。异位妊娠破裂伴有面色苍白、血压下降，晕厥为极危。应入抢救室。

四、呼吸困难

呼吸困难是指患者主观感觉空气不足、呼吸费力及不适；客观上表现呼吸运动用力，严重时可出现张口呼吸、鼻翼扇动、端坐呼吸，甚至发绀、呼吸辅助肌参与呼吸动作，并且可有呼吸频率、深度、节律的改变。

（一）呼吸困难的原因

根据病因，可将呼吸困难分为五种类型，即肺源性、心源性、中毒性、血源性、神经精神性与肌源性呼吸困难。

1. 肺源性呼吸困难

由于呼吸器官功能障碍，包括呼吸道、肺、胸膜及呼吸肌的病变，引起肺通气、换气功能障碍，导致缺氧和（或）二氧化碳潴留所引起。临床分三种类型：

（1）吸气性呼吸困难：由于高位呼吸道炎症、异物、水肿及肿瘤等引起气管、支气管的狭窄或梗阻所致，临床表现为吸气费力。高度阻塞时呼吸肌极度紧张、胸腔内负压增高，并出现三凹征（胸骨上窝、锁骨上窝、肋间隙在吸气时明显凹陷），可伴有高调吸气性哮鸣音。常见于喉部、气管、大支气管的狭窄与阻塞。

（2）呼气性呼吸困难：由于肺泡弹性减弱（肺气肿）及小支气管狭窄与痉挛（支气管哮喘），患者呼气费力，缓慢而延长，常伴有呼气期哮鸣音。常见于慢性支气管炎（喘息型）、支气管哮喘、慢性阻塞性肺气肿、弥漫性泛细支气管炎。

（3）混合性呼吸困难：主要是由于肺呼吸面积减少导致换气功能障碍所致。患者表现为呼气与吸气均费力，呼吸频率增快，深度变浅，可伴有呼吸音异常或病理性呼吸音。常见于肺炎、肺水肿、气胸、胸腔积液、成人呼吸窘迫综合征等。

2. 心源性呼吸困难

心源性呼吸困难主要由左心和（或）右心功能不全引起，尤其在左心衰竭时呼吸困难更为严重。

（1）左心衰竭：主要原因是由于肺瘀血和肺泡弹性降低。肺瘀血使气体弥散功能降低，肺泡弹性减退使肺活量减少，肺循环压力升高对呼吸中枢反射性刺激，出现夜间阵发性呼吸困难，表现为夜间睡眠中突感胸闷气急，被迫坐起，惊恐不安。轻者十几分钟内缓解，重者可见端坐呼吸、面色苍白、咳粉红色泡沫样痰，两肺底有湿性罗音，有奔马律，此种呼吸困难称“心源性哮喘”。

（2）右心衰竭：主要为体循环瘀血所致。由于体循环瘀血，导致肝肿大和胸腹水，使呼吸运动受限，患者常取半坐位以缓解呼吸困难。临床上常见肺源性心脏病、各种原因所致的急性或慢性心包积液。

心源性呼吸困难的特点为劳动时加重，休息时减轻；平卧时加重，坐位时减轻。因坐位时下肢静脉血与水肿液回流减少，从而减轻肺瘀血并利于膈肌活动和增加肺活量，故该病迫使患者采取端坐呼吸。

3. 中毒性呼吸困难

各种原因所致的酸中毒，均可使血中二氧化碳浓度升高、pH 降低，刺激外周化学感受器或直接兴奋呼吸中枢，增加呼吸通气量，表现出深而大的呼吸困难；如呼吸抑制剂，吗啡、巴比妥类等中毒时，也可抑制呼吸中枢，使呼吸浅而慢。化学毒物中毒可导致机体缺氧引起呼吸困难，常见于一氧化碳中毒，亚硝酸盐和苯胺类、氰化物中毒。

4. 血源性呼吸困难

多由于红细胞携氧能力下降，血氧含量不足而致气促，心率加快，尤以活动后显著加剧，临床上常见重度贫血、高铁血红蛋白症、硫化血红蛋白症。还有大出血或休克时因缺血及血压下降，刺激呼吸中枢而引起呼吸困难。

5. 神经精神性与肌源性呼吸困难

主要由于呼吸中枢受增高的颅内压和供血减少的刺激，使呼吸变慢而深，常伴有呼吸节律改变，如双吸气、呼吸抑制等。临床上常见于重症脑部疾病，如脑炎、脑血管意外、脑肿瘤、颅外伤等；重症肌无力危象引起呼吸肌麻痹，导致严重的呼吸困难；精神性（癔症）呼吸困难其特点是呼吸显著加快、表浅，呼吸性碱中毒常伴有手足搐搦症。

（二）吸气性呼吸困难的分度

一度：安静时无呼吸困难，活动时出现。

二度：安静时有轻度呼吸困难，活动时加重，但不影响睡眠和进食，无明显缺氧。

三度：明显吸气性呼吸困难，喉鸣音重，三凹征明显，缺氧和烦躁不安，不能入睡。

四度：呼吸极度困难，严重缺氧和二氧化碳增多，面色苍白或发绀、血压下降、大小便失禁、脉细弱，进而昏迷、心力衰竭，甚至死亡。

（三）呼吸困难分诊方法

呼吸困难患者病情均很重，属Ⅰ级，如果得不到紧急救治，很快会有生命危险，应分诊到抢救室抢救。

五、意识障碍

意识障碍是指人对周围环境以及自身状态的识别和觉察能力出现障碍。一种以兴奋性降低为特点，表现为嗜睡、意识模糊、昏睡，甚至昏迷；另一种是以兴奋性增高为特点，表现为高级中枢急性活动失调的状态，包括意识模糊、定向力丧失、感觉错乱、躁动不安、言语杂乱等。

（一）意识障碍的原因

意识障碍的原因多种多样，可归纳为颅内和颅外（感染与非感染）两大类。

1. 颅内疾病

（1）感染性疾病：①脑膜脑炎：病毒性脑膜炎、流行性脑脊髓膜炎、结核性脑膜炎、化脓性脑膜炎。②脑炎：流行性乙型脑炎、病毒性脑炎。

（2）非感染性疾病：①脑血管疾病：脑出血、脑缺血、脑栓塞、蛛网膜下腔出血、高血压脑病。②脑占位性疾病：脑肿瘤、脑脓肿。③颅脑损伤：脑震荡、脑挫裂伤、颅内血肿。④癫痫等。

2. 颅外疾病

（1）感染性疾病：各类炎症、中毒性痢疾、败血症、伤寒、斑疹伤寒、恙虫病等

（2）非感染性疾病：①内分泌代谢疾病：甲状腺危象、低血糖昏迷、高渗昏迷、尿毒症、肝性脑病、肺性脑病、妊娠中毒症、电解质紊乱。②外源性中毒：各类农药、药物中毒，一氧化碳、酒精、吗啡中毒。③物理性损害：溺水、触电、中暑。

（二）意识障碍的性质与类型

意识障碍按病因分为意识内容改变为主的意识障碍和觉醒状态改变为主的意识障碍两类。

1. 意识改变为主的意识障碍

多由大脑皮层病损或抑制所致，分为：

（1）谵妄状态：谵妄状态又称作急性神经错乱状态，表现为意识清晰度降低，对客观环境的意识能力及反应能力均有轻度下降，注意力涣散，记忆力减退，对周围环境理解和判断失常，常产生

错觉或幻觉，多伴有紧张、恐惧的情绪。

（2）醒状昏迷：醒状昏迷又称作"瞪目昏迷"，属于特殊类型的意识障碍，有觉醒和睡眠周期。觉醒时睁开眼睛，各种生理反射如瞳孔对光、角膜、吞咽、咳嗽反射均存在，但缺乏意识活动。常见于各种急性缺氧、缺血性脑病，癫痫大发作持续状态，各种脑炎，严重颅脑外伤后等。

2. 觉醒状态改变为主的意识障碍

按其深浅程度或特殊表现，分为：

（1）嗜睡：程度最浅的一种意识障碍，患者经常处于睡眠状态，给予较轻微的刺激即可被唤醒，醒后意识活动接近正常，但对周围环境的鉴别能力较差，反应迟钝，刺激停止又入睡。

（2）昏睡：较嗜睡程度更深的意识障碍，表现为意识范围明显缩小，精神活动极迟钝，对较强刺激有反应。不易唤醒，醒时睁眼，但缺乏表情，对反复问话仅能作简单回答，回答时含混不清，答非所问，各种反射活动存在。

（3）昏迷：意识活动丧失，对外界各种刺激或自身内部的需要不能感知。可有无意识的活动，任何刺激均不能被唤醒。按刺激反应及反射活动等可分三度：①浅昏迷，随意活动消失，对疼痛刺激有反应，各种生理反射（吞咽、咳嗽、角膜反射、瞳孔对光反应等）存在，体温、脉搏、呼吸多无明显改变，可伴谵妄或躁动。②深昏迷，随意活动完全消失，对各种刺激皆无反应，各种生理反射消失，可有呼吸不规则、血压下降、大小便失禁、全身肌肉松弛、去大脑强直等。③极度昏迷，又称作脑死亡。患者处于濒死状态，无自主呼吸，各种反射消失，脑电图呈病理性电静息，脑功能丧失持续在 24h 以上，排除了药物因素的影响。

（三）意识障碍的分诊方法

1. 分诊方法

意识障碍的患者病情均很重，属Ⅰ级或Ⅱ级，应分诊到抢救室抢救。

2. 评估工具

Glasgow 昏迷量表评估法：主要依据对睁眼、言语刺激的回答及命令动作的情况对意识障碍的程度进行评估的方法（表 12-1）。

表12-1　Glasgow昏迷量表

检查内容	表　现	评　分
睁眼反应	有目的地和自发性地	4
	口头命令	3
	疼痛刺激	2
	无反应	1
言语反应	定向和对答	5
	失定向	4
	不恰当的词汇	3
	含混的发音	2
	无反应	1

续表

检查内容	表 现	评 分
运动反应	服从口头命令	6
	对疼痛的局部反应	5
	对疼痛的逃避反应	4
	屈曲反应（去皮层强直）	3
	伸展反应（去大脑强直）	2
	无反应	1

总分 15 分，最低 3 分。按得分多少，评定其意识障碍程度。13~14 分为轻度障碍，9~12 分为中度障碍，3~8 分为重度障碍（多呈昏迷状态）。

3. 意识障碍伴随症状与疾病

（1）发热：先发热后意识障碍，常见于感染性疾病如病毒性脑膜炎、大叶性肺炎等；先意识障碍后发热常见于脑出血、蛛网膜下腔出血等。

（2）头痛、恶心、呕吐：常见于脑出血、脑血栓形成等。

（3）血压改变：血压增高见于高血压脑病、脑出血等；血压降低多见于各种原因引起的休克。

（4）瞳孔缩小：见于有机磷农药中毒及苯巴比妥类药物中毒等。

（5）脑膜刺激征：见于脑膜炎、蛛网膜下腔出血等。

（四）意识障碍的鉴别

1. 闭锁综合征

保留意识或完全清醒，能用睁眼闭眼或眼球上下转动表达意愿，但不能张口、不能言语、眼球不能向两侧转动。见于脑桥受损所致疾病，疑诊昏迷患者时，可让患者“睁开眼睛”“向上看”“向下看”来做出鉴别。

2. 木僵状态

见于精神分裂症，无意识障碍，但患者整天整夜睁眼不闭，不食、不饮、不排尿、不排便、不睡眠，对外界刺激无反应，有时称为睁眼昏迷。自主神经功能紊乱症状突出，如多汗、呼吸紊乱、尿便潴留或失禁等。

六、呕吐与腹泻

呕吐是通过胃的强烈收缩使胃或部分小肠的内容物经食管、口腔而排出体外的现象。呕吐的前奏是恶心，恶心后随之呕吐。

腹泻是指排便的频率明显超过平日习惯，粪质稀薄，水分增加，每日排便量超过 200g，其中粪便含水量大于 80%，或含未消化食物或脓血、黏液。腹泻分急性和慢性两类。急性腹泻发病急剧，病程在 2~3 周之内。慢性腹泻是指病程在两个月以上或间歇期在 2~4 周内的复发性腹泻。

（一）病因

1. 分泌性腹泻

分泌性腹泻由胃黏膜分泌过多的液体而引起。霍乱弧菌外毒素引起的大量水样腹泻即属于典型的分泌性腹泻。霍乱弧菌外毒素刺激脾性黏膜细胞内的腺苷酸环化酶，促使环磷酸腺苷含量增加，使水与电解质分泌到肠腔而导致腹泻。产毒素的大肠杆菌感染，某些胃肠道内分泌肿瘤，如促胃液素瘤、血管活性肽瘤所致的腹泻也属分泌性腹泻。

2. 高渗性腹泻

高渗性腹泻是肠内容物渗透压增高，阻碍肠内水分与电解质的吸收而引起，如乳糖酶缺乏，乳糖不能水解即形成肠内渗透压增高，或因服盐类泻药或甘露醇等。

3. 渗出性腹泻

渗出性腹泻是因黏膜炎症、溃疡、浸润性病变致血浆、黏液、脓血渗出，见于各种炎症。

4. 吸收不良性腹泻

吸收不良性腹泻由肠黏膜的吸收面积减少或吸收障碍所引起，如小肠大部分切除，吸收不良综合征等。

5. 动力性腹泻

动力性腹泻是由于肠蠕动亢进致肠内食糜停留时间少，未被充分吸收所致的腹泻，如肠炎、胃肠功能紊乱及甲状腺功能亢进症等。

6. 传染性腹泻

传染性腹泻又称作菌痢或结肠炎。肠道炎症有原因不明的，如克隆病（克罗恩病）、溃疡性结肠炎。感染性炎症有侵入性病原体，主要有致泻性大肠杆菌、空肠弯曲菌、鼠伤寒沙门氏菌和轮状病毒、诺沃克病毒、肠腺病毒。

（二）呕吐、腹泻的性质与类型

1. 呕吐物的性质

呕吐物有酸臭味及隔日的食物，见于幽门梗阻。食后即吐而无酸味，多数为食管梗阻。呕吐物含有鲜血，可能是胃、十二指肠溃疡及胃癌。呕吐物为黄绿色的胆汁，可能是十二指肠梗阻。呕吐物含有粪便，见于肠梗阻晚期，带有粪臭味，见于小肠梗阻。呕吐物为黑色液体，见于急性胃扩张。

2. 腹泻的性质与类型

（1）急性腹泻：每天排便次数可多达 10 次以上，粪便量多而稀薄。如为细菌感染，则初为水样，后为黏液血便或脓血便。肠阿米巴病患者的粪便呈暗红色（或果酱样）。

（2）慢性腹泻：每天排便数次数增多，可为稀便，可带黏液、脓血，见于慢性细菌性感染或肠阿米巴性病，但亦可见于炎症性肠病及结肠、直肠癌。粪便中带大量黏液而无病理成分者常见于肠易激综合征。

（三）呕吐、腹泻的分诊方法

呕吐、腹泻患者出现血压、意识改变以及周围循环衰竭，属Ⅰ、Ⅱ级病情，应及时救治。腹泻患者应首先到肠道科排除传染病后再到门、急诊就诊。

七、呕血与黑便

呕血是指屈氏韧带以上的食道、胃、十二指肠、胰管或胆道病疫引起的急性出血，或全身性疾病所致急性上消化道出血，血液经口腔呕出，是内、外科常见的急诊病征。

便血是指消化道出血，血液由肛门排出，便血颜色可呈鲜红、暗红或黑色。柏油便、黑便为上消化道出血，下消化道出血为暗红色或鲜红色便。

呕血和黑便是上消化道出血的特征性表现，常伴有血容量减少引起急性周围循环衰竭。

（一）病因

1. 门脉高压

任何原因引起的门静脉高压的发展结果必然导致门静脉与腔静脉之间的侧支循环的形成，主要为食管和胃底的静脉曲张，故闭气、用力排便等任何引起腹压增高的动作均可成为食管下段静脉曲张破裂出血的诱因。

2. 炎症与溃疡

急性糜烂性胃炎是引起呕血与黑便的常见病变，故又称作急性出血性胃炎。一般由于酗酒或阿司匹林、保泰松、吲哚美辛等药物造成胃黏膜损害，导致充血水肿、糜烂、出血甚至出现溃疡。皮质激素可促进胃酸、胃蛋白酶的分泌，加重胃黏膜的损害，引起上消化道大量出血。乙醇、药物、炎症等致胃肠黏膜损害以及幽门螺杆菌（Hp）感染可致溃疡，当溃疡活动期侵蚀较大血管时，可引起大量出血。

3. 肿瘤

恶性肿瘤以胃癌最多见，其次也见于食管癌、平滑肌肉瘤等，常因糜烂、溃疡及坏死而出血。良性肿瘤常见于上消化道的血管瘤、平滑肌瘤、息肉，常常因感染糜烂或血管破裂而出血。

4. 物理或化学损伤

由于剧烈呕吐致使腹内压或胃内压力突然升高，当压力超过 13.3~20kPa（100~150mmHg）时造成食管贲门黏膜撕裂，导致大量出血。强酸强碱化学损伤导致急性腐蚀性病变，黏膜发生充血、水肿、糜烂、溃疡而出血。

5. 全身病变

白血病，血小板减少性紫癜，再生障碍性贫血等，常因血小板数量少、质量差而导致出血。血友病因凝血因子缺乏引起凝血障碍出血。尿毒症氮质代谢产物对黏膜有刺激与腐蚀作用，导致消化道黏膜糜烂、溃疡而出血。危重症的缺血缺氧以及胃酸刺激胃黏膜所致的应激性溃疡出血。

（二）呕血、黑便的性质与类型

1. 症状与出血量

（1）出血量：大便潜血阳性，出血 3~5ml；黑便，出血 50~70ml；呕血，出血 > 300ml；柏油便，出血 500~1 000ml；暗红色便，出血 > 1 000ml。

（2）症状：出血 < 500ml，出现头晕；出血 500~1 000ml，早期休克，首发心率增快；出血 1 000~1 500ml，超过有效血循环容量 20% 以上，休克症状明显；> 1 500ml 出血，严重休克及昏迷。

2. 出血量的评估工具

（1）Allgoewer 休克指数：休克指数 = 脉搏（次 /min）/ 收缩压（mmHg），正常值 0.54 ± 0.02（见表 12–2）；出血量的临床分级（见表 12–3）；急性上消化道出血的 Rockall 评分法（见表 12–4 ）。

（2）Rockall 评分意义：0~3 分为低危；4~7 分为中危；≥ 8 分为高危。

表12-2　休克指数估计失血量

脉搏（次/min）/收缩压mmHg	休克指数	失血量（%）	失血量（ml）
70/140	0.5	<10%	<500
100/100	1.0	20%	>1 000
120/80	1.5	30%~50%	>1 500
140/70	2.0	50%~70%	>2 000

表12-3　出血量的临床分级

出血程度	症状	血压	脉搏（次/min）	尿量	失血量（ml）	占总血量（%）
轻度	皮肤苍白、头晕、发冷	正常	正常或稍快	减少	<500	10~15
中度	眩晕、口渴、少尿	下降	100~110	明显减少	800~1 000	20
重度	烦躁、心悸、出冷汗、意识模糊、呼吸深快	显著下降	>120	尿少或无尿（5~15 ml/h）	>1 500	30

表12-4　急性上消化道出血的Rockall评分法

项目	分值		
	0	1	2
年龄	<60	60~79	≥80
休克	无	心动过速	低血压
	收缩压≥100mmhg	收缩压≥100mmhg	收缩压<100mmhg
	脉搏<100次/min	脉搏>100次/min	
伴发病	无重要伴发病	心衰、肝衰、心肌缺血、肾衰恶性肿瘤等重要伴发病	
出血原因	贲门胃底撕裂	所有其他诊断综合征	上消化道恶性肿瘤
新近出血痕迹	未发现损害和近期出血特征无或只有暗点		上消化道有血液，附着血块有明显血管出血或喷血

（三）呕血 黑便的分诊方法

（1）出现休克等生命体征的改变，属于Ⅰ级、Ⅱ级病情，应入抢救室抢救与诊治。

（2）轻症呕血、黑粪患者应分到相应诊室优先就诊。

八、晕厥

晕厥是指一过性的全大脑半球及脑干供血不足引起发作性短暂意识丧失伴肌张力消失而倒地的现象。典型的晕厥发作时间短暂，意识丧失时间很少超过20~30s。发作期主要表现为，血压下降（收缩压一般在50~75mmHg），心率下降，脉搏微弱，面色苍白，意识丧失，部分患者出现大小便失禁，四肢强直或阵挛性抽动。

（一）病因与发病机制

晕厥发作最常见的机制是大脑一过性广泛性供血不足。晕厥主要原因包括心输出量下降或心脏停搏，突然剧烈的血压下降或脑血管普遍性暂时性闭塞。

1. 血管舒缩障碍引起的晕厥

由于血管舒缩障碍引起的晕厥，如单纯性晕厥、体位性低血压、颈动脉窦综合征、排尿性晕厥、咳嗽性晕厥、疼痛性晕厥。由于各种刺激通过迷走神经反射，引起短暂的血管床扩张、回心血量减少、心输出量减少、血压下降导致脑供血不足所致。

2. 心源性晕厥

由于心脏疾病，心输出量突然下降或心脏停搏，导致脑组织缺氧而发生。最严重的为阿－斯综合征，主要表现是在心搏停止 5~10s 出现晕厥，停搏 15s 以上可出现抽搐，偶有大小便失禁。

3. 脑源性晕厥

由于脑部血管或主要供应脑部血液的血管发生循环障碍，导致一过性广泛性脑供血不足所致。见于脑动脉粥样硬化、短暂性脑缺血发作、偏头痛、无脉症、慢性铅中毒性脑病。

4. 血液成分异常

由于血糖低而影响大脑的能量供应所致，重症贫血时由于血氧低下而在用力时发生晕厥，高原晕厥是由于短暂缺氧所引起。

5. 血管迷走性晕厥

血管迷走性晕厥是一种神经反射性晕厥，系由多种因素触发不同类型的神经反射，引起周围血管扩张、低血压与心动过缓所致的自限性晕厥。

（二）晕厥的分诊方法

如果晕厥患者出现生命体征的改变，属于Ⅰ、Ⅱ级患者，应入抢救室抢救与诊治。晕厥患者无生命体征的改变则到相应科室找原因，及时到门、急诊就诊。

九、抽搐

抽搐是不随意运动的表现，是神经－肌肉疾病的病理现象，表现为不自主的发作性成群骨骼肌的收缩。

（一）抽搐的原因

抽搐的发病原因可分为先天和后天因素。

1. 先天因素

抽搐发病的先天因素包括：遗传因素，孕妇妊娠期间的健康状况、精神状况、習用药物情况；难产、早产、剖宫产所致的小儿颅脑外伤或缺血、缺氧。

2. 后天因素

抽搐发病的后天因素包括：环境污染、饮食结构不良等，上呼吸道感染、扁桃体炎、腮腺炎、鼻炎、各型脑炎、病毒性肝炎等感染因素，惊吓、情绪激动、紧张、过分悲伤，看惊险及刺激性的电视、小说等精神因素，关系紧张，得不到关爱，社会交往缺乏自信、自尊、自爱，继而发展到情绪紧张、行为障碍等家庭社会因素。

（二）抽搐的性质与类型

1. 抽搐的性质

（1）全身性抽搐，先是强直性持续性抽搐，后是痉挛性抽搐。如癫痫、破伤风、狂犬病等。

（2）局部性抽搐，躯体某一局部连续性抽动，大多见于口角、眼睑、手足等。最常见于局限性癫痫、低钙性腓肠肌抽搐。

2. 抽搐的类型

（1）惊厥：惊厥是一种常见的不随意运动，是全身或局部肌群发生强直和阵挛性抽搐。

（2）强直性痉挛：是指肌肉呈强直性收缩，例如癫痫大发作的强直期，手足搐搦症的手足部肌肉痉挛，破伤风的牙关紧闭和角弓反张均属于此种类型。

（3）肌阵挛：肌阵挛是一种短暂的、快速的、触电样重复的肌肉收缩，可遍及数组肌群或部分肌肉。肌阵挛可能轻微而不致引起肌体一部分的运动，也可能十分剧烈而使患者跌倒。

（4）震颤：震颤是关节的促动肌与拮抗肌的有节律的轮替运动，其幅度可大可小，速度可快可慢，因疾病不同而异。震颤的常见部位是手指、下颏、唇部和头部等处。

（5）舞蹈样动作：舞蹈样动作是一种突发的、快速的、无定型的、无目的的、粗大的肌群跳动，最常见于头部、面部和上肢，尤以肢体的远端明显。

（6）手足徐动：手足徐动是指手指或足趾出现的比较缓慢的扭曲动作，表现为各种奇形怪状，其速度介乎于舞蹈动作与扭转痉挛之间。

（7）扭转痉挛：扭转痉挛是一肢体近端以及脊柱肌群的缓慢扭转动作，也由基底节疾病所致。肌束颤动是局限于某些肌束的极其快速而短暂的收缩，不伴有关节活动，用手刺激病变部位时可诱发。

（8）习惯性抽搐：习惯性抽搐是一种快速的、短暂的、重复的、有目的的、刻板式的不随意动作，常见的有眨眼、呶嘴、蹙额、耸肩等。

（9）全身强直抽风：全身肌肉强直，一阵阵抽动，角弓反张，双眼上翻凝视，神志不清。

（10）局限性抽风：仅局部肌肉抽动，如仅一侧肢体抽动，或面肌抽动，或手指、脚趾抽动，或眼球转动，眼球震颤、眨眼动作、凝视等，大多神志不清。

（11）高热惊厥：主要见于6个月到4岁小儿在高热时发生抽风。高热惊厥发作时间短暂，抽搐停止后神志恢复快，多发生在发热的早期。

（三）抽搐的分诊方法

如果抽搐患者出现生命体征的改变或持续性抽搐，属于Ⅰ、Ⅱ级患者，应入抢救室抢救与诊治。抽搐患者无生命体征改变，时间很短就恢复，到相应科室查找病因，及时到门、急诊就诊。

十、皮疹

皮疹是一种皮肤病变，从单纯的皮肤颜色改变到皮肤表面隆起或发生水疱等有多种多样的表现形式。皮疹的特点是大、小片粒红，有时会痒，有时不会痒。其种类和发病原因较多，需要根据不同情况进行诊断。

（一）皮疹的种类

1. 斑

皮肤不隆起的皮疹，表现为由于血管扩张而发红的红斑（猩红热、麻疹、药疹等），发生皮下出血的紫斑等。紫斑直径小于 5mm 点状出血称淤点，直径大于 5mm 淤血斑称紫癜。斑疹常由红色或紫色再变为褐色、黄色，直至最后消失。从发疹到消失，有的需两星期，有的只需 2~3 天。皮肤色素改变叫色素斑；相反，皮肤变白者叫做白斑，如白癜风（寻常性白斑）。

2. 丘疹

丘疹为一局限性隆起皮肤表面的实质性损害，一般范围较小，其直径通常在 1cm 以内，丘疹互相融合成扁平隆起呈片状则称为斑块。丘疹多为圆形、类圆形、多角形或不规则形。颜色可以是红色、黄色、白色、褐色等，常见于药物疹、麻疹、猩红热、湿疹等。有透明液体的叫水疱，液体黄浊者叫脓疱。

（1）斑丘疹：斑丘疹是指斑疹和丘疹同时存在。此外，还有结节性红斑，系暗红色丘疹、突出皮肤、较硬的结节、指压疼痛。在丘疹周围伴有皮肤发红的底盘。见于风疹、猩红热、药物疹等。

（2）玫瑰疹：玫瑰疹也称作幼儿急疹、烧疹，由病毒引起，是婴幼儿时期一种常见的出疹性传染病。这是一种鲜红色的圆形斑疹，直径 2~3mm，由病灶周围的血管扩张所形成，压之褪色。

（3）荨麻疹：荨麻疹又称作风团，是局部皮肤暂时性的水肿性隆起，大小不等，形态不一，颜色或苍白或淡红，消退后不留痕迹，是皮肤速发型变态反应所致，见于蛋白性食物、药物或其他物质过敏和虫咬伤等。

（二）皮疹的病因和特点

1. 急性发疹性传染病

急性发疹性传染病包括猩红热、风疹、水痘、麻疹、登革热、斑疹伤寒、恙虫病、伤寒、副伤寒、丹毒、野兔热、马鼻疽等多种疾病。其特点是发疹多伴有发热，又由于病种的不同，此类疾病出疹又各有特色。

（1）猩红热：在起病后 2 天内出现皮疹。皮疹先见于耳后、颈部、颌下、上胸，很快蔓延至腹部及四肢，严重的手掌及足底亦可累及，往往于 12~24h 内皮疹由上而下遍及全身。皮疹特点为红色弥漫性细小丘疹，用手抚摸有鸡皮样感觉。皮疹密集使皮肤充血发红，皮疹之间的皮肤正常。用手按压皮疹，皮疹可消退而发白，数秒可恢复原状，医学上称“贫血性皮肤划痕”。面部潮红，而口唇周围及鼻端显得苍白，称为“环口苍白圈”。在皮肤皱褶处，如腕、肘、腹股沟等部位，疹子密集，且可有皮下出血，形成紫红色线条样褶痕，称为“帕氏线”。在发病 1~2 天后，舌尖及边缘发红，逐渐舌光滑绛红，舌乳头绛红呈突起草莓样，称为“草莓舌”。

（2）麻疹：皮疹常发于病后的第 3~4 天，最先见于发际、耳后，继之面颈部也有，再向躯干及四肢扩展，最后达手、足心。皮疹初为淡红色斑丘疹，压之退色，直径为 2~5mm，大小不等，开始散在皮疹多，融合者少，逐渐互相融合呈不规则的片状，颜色也越来越深。伴有白细胞减少，上呼吸道感染症状及口腔内的麻疹黏膜症状。

（3）风疹：从感染风疹病毒到发生症状，潜伏期为 10~21 天，发疹于病后第 1~2 天，皮疹迅速出现迅速消退，呈散在性小斑丘疹，初见于面部，24h 内迅速遍及全身，一般病程短而症状轻。

（4）幼儿急疹：3~5 天后体温骤降至正常，并出现皮疹，叫做“热退疹出”。皮疹于 1~3 天内退尽，不留色斑，也不脱屑。

（5）水痘：一般 1~2 天内发疹。首先发于躯干，逐渐延及头面部和四肢，呈向心性分布，即躯干多，面部四肢较少，手掌，足跖更少。初起为红色小丘疹，数小时后变成绿豆大小的水疱，周围绕以红晕。水疱初呈清澈的水珠状，壁薄易破，伴有瘙痒。经 2~3 天而干燥结痂，以后痂脱而愈，不留疤痕。在发病 3~5 天内，皮疹陆续分批发生，故同时可见丘疹、水疱、结痂等不同时期的皮损，病程为 2~3 周。

（6）流行性脑脊髓膜炎：70% 的患者皮肤黏膜有瘀点（或瘀斑），见于全身皮肤及黏膜，大小为 1~2mm 至 1cm。病情严重者的瘀点、瘀斑可迅速扩大，其中央因血栓形成而发生皮肤大片坏死。约 10% 患者的唇周等处可见单纯疱疹，多发生于病后 2 天左右。少数患者有脾大。多数患者于 1~2 天内发展为脑膜炎。

2. 变态反应性与过敏性疾病

风湿热患者中 1/3 可出现各种皮疹，最常见的为环形红斑与皮下结节。此病多伴发热、汗多、关节痛及血沉加快等反应。药物热通常伴有药疹，但多呈对称性分布且呈多形性，往往伴瘙痉痒感、烧灼感。常见的发疹类型为猩红热样红斑、荨麻疹、麻疹样红斑、固定性红斑等，其发病前有服用抗菌素、水杨酸制剂、鲁米那等情况。荨麻疹也可由过敏所致，可由寒冷刺激及其他过敏原所致，其特征与暂时性水肿性皮肤隆起相似，顶面齐平，常伴有瘙痒和灼热感，通常突然发生，经过数十分钟或数小时后即迅速消失。

3. 结缔组织疾病

结缔组织疾病，主要见于急性播散性红斑狼疮。其典型的皮肤损害为鼻梁或双颊出现蝶形红斑，其他皮肤损害可出现渗出性多形性红斑、丘疹、紫癜、荨麻疹等，同时伴有发热、皮疹、脾肿大、关节痛等症状。实验室检查可发现血沉加快、血清蛋白降低、抗核抗体试验呈阳性，狼疮细胞的发现对确诊此病有决定性意义。

4. 血液病

急性发疹也可见于某些血液病，往往伴有发热，可见于急性白血病、何杰金氏病及恶性网状细胞病。骨髓象检查可帮助诊断。

（三）皮疹的分诊方法

皮疹为传染病特征之一。皮疹伴发热应先到发热门诊排除传染病。

不同传染病有不同的疹形，包括斑疹、丘疹、斑丘疹、红斑疹、玫瑰疹、瘀点、疱疹、脓疱疹、荨麻疹等。皮疹出现的日期、部位、顺序、数目等，各种传染病不完全相同。常见出疹性传染病有猩红热、麻疹、水痘、斑疹伤寒、伤寒、流行性脑脊髓膜炎、流行性出血热、败血症等。

（徐国英）

第五章

特殊急症的救护

第一节 创伤

创伤是指机体受到外界各种致伤因子（物理、化学、生物或其他因素）作用引起的组织器官形态破坏和功能障碍。多为机械力打击，如汽车撞击、高处坠落、重物挤压和利器割伤等。战伤是一种特殊的创伤，属于创伤的范畴，包括火器伤、烧伤、冲击伤、化学伤和核辐射损伤等。按伤情轻重和需要紧急救治的先后分为：重伤，指危及生命的损伤，需要立即手术处理，包括内脏大出血，伴有休克的胸腹内脏伤和胸部开放伤等；中等伤，四肢长骨骨折、广泛软组织伤；轻伤，一般轻微的撕裂伤和扭伤，不影响生命，不需要住院治疗。

一、创伤的判断与评估

创伤评分是应用量化和权重处理的伤员生理指标或诊断名称作为参数，经数学计算以显示伤员伤情的严重程度。为创伤流行病研究，估计伤情，预测后果及评定创伤救治工作质量提供统一参考标准。

创伤评分分为院前评分和院内评分。院前评分的主要作用在于指导现场抢救、检伤与急诊治疗，目前常用的为创伤指数（TI）和 CRAMS 评分。院内评分的主要作用则在于指导治疗、预测结局和评估救治质量，目前常用的为简明创伤评分（AIS）和损伤严重评分（ISS），还有一些综合评分方案如 TRISS 和 ASCOT 法评分。

（一）创伤指数（TI）

1971 年由柯克帕特里克（Kirkpatrick）等提出，1974 年经小川（Ogawa）等修改。选择受伤部位、损伤类型、循环、呼吸、意识五个参数，按照它们的异常程度各评 1、3、5 或 6 分，相加求得积分（5~37）即为 TI 值，分值愈高，伤情愈重。TI ≤ 9 分为轻度伤；10~16 分为重度伤；TI ≥ 17 分为严重伤，预计死亡率 50%；TI ≥ 21 分，病死率剧增；TI ≥ 29 分时，80% 患者于 1 周内死亡（见表 12-5）。

表12-5 创伤指数（TI）

项目	记分			
	1	3	4	6
伤部	四肢	背	胸或腹	头颈
伤类	撕裂伤	刺伤	钝伤	火器伤
血压（mmHg）	外出血	60~100	＜60	测不到
脉搏（分）	正常	100~140	＞140	＜50
呼吸	胸痛	困难	窘迫	停止
意识	嗜睡	恍惚	昏迷	深昏迷

（二）CRAMS 评分

CRAMS 评分，包括循环、呼吸、胸腹压痛、运动、语言五个参数，按照各参数表现评定为 0~2 分，共 3 级，相加之积分为 CRAMS 值。CRAMS 分值范围为 0~10 分，分值 9~10 分为轻伤，7~8 分为重伤，CRAMS ≤ 6 分为极重伤。文献报道 CRAMS 的灵敏度为 83%~91.7%，特异性为 49.8%~89.8%。据报告 CRAMS ≥ 7 分，死亡率为 0.15%；CRAMS ≤ 6 分，死亡率为 62%。

为便于记忆，CRAMS 评估时每项正常记 2 分，轻度异常记 1 分，严重异常为 0 分，总分≤ 8 分为重伤。CRAMS 记分是总分越小，伤情越重，总分＜ 8 分应收入院治疗（见表 12-6）。

表12-6 CRAMS评分

项目	正常（2分）	轻度异常（1分）	严重异常（0分）
C 循环			
毛细血管充盈	正常	迟缓	无充盈
收缩压（mmHg）	≥100	85~99	＜85mmHg
R 呼吸	正常	异常	无自主呼吸，急促、浅或≥35次/min
A 胸腹	无压痛	胸、腹压痛	连枷胸 板状腹
M 运动	按指示动作	对疼痛有反应	无反应或不能动
S 语言	回答切题	谵语或语无伦次	发音不清或听不懂

（三）简明创伤评分（AIS）

早期的简明创伤评分主要适用于车祸伤，近期简明创伤评分已可用于临床医学领域的研究。目前简明创伤评分已得到全世界的公认并促进了损伤的比较性研究。其原则性与实用性在于它以解剖学损伤为基础，每种损伤只有一个简明创伤评分。简明创伤评分的应用已扩展到创伤的流行病学研究，创伤中心预测伤员的存活可能性，估计预后以及评价卫生保健制度，在评估创伤的社会经济负担方面也有其重要作用。

（四）损伤严重评分（ISS）

损伤严重评分（ISS）是将人体分为 6 个解剖学区域，即体表、头颈部、面部、胸部、腹部、四肢和骨盆。损伤程度分为 5 个等级，即 0 级，无损伤，记 0 分；1 级，轻度损伤，记 1 分；2 级，中度损伤，记 2 分；3 级，重度损伤，记 3 分；4 级，重度损伤，危及生命，记 4 分；5 级，危重损伤，不能肯定存活，记 5 分。在多发伤患者记取每一部位损伤评分的平方，相加之和即可得出总分。如胸部张力性气胸记 4 分，又伴发有脾破裂记 5 分，又伴有骨盆粉碎性骨折记 5 分，即 $4^2+5^2+5^2=16+25+25=66$。总分越高，损伤越重，预后越差，死亡率越高，总分 >10 分即应入院治疗，一般仅取 3 个部位最重伤情计算。

二、创伤的急救与监护

根据流行病学统计，创伤患者死亡的 50% 发生在伤后数秒至数分钟内，有 30% 发生在伤后 2~3h 内，这两类患者是创伤救治的重点对象，因此这段时间又在临床上被称为“黄金时刻”。其余 20% 是在伤后数周之内出现。

现代创伤的救治系统主要由三个部分构成，即院前急救、院内救治和康复医疗，并通过通讯联络系统、患者转运系统和抢救治疗三个重要环节，相互密切连接成为完整体系。

（一）创伤现场处理

1. 注意环境安全

应首先排除可能造成伤害的因素和搬运伤员时的障碍物，使伤员迅速安全地脱离危险环境。凡现场有任何爆炸可能以及有毒气体泄漏时，应有序地组织群众疏散。

2. 紧急处理患者

维持生命体征稳定，严密监测呼吸系统，确保呼吸道通畅，维持循环系统功能，密切关注血压、心率，开放静脉快速补液，有开放性伤口、骨折时，立即给予止血、包扎、固定后转运。

3. 快速检伤评估

发生创伤事故时，往往会产生成批创伤伤员，因此必须在现场进行伤情评判检伤，按照创伤严重程度安排转运顺序。现场伤情分检标志：红色为危重伤，危及生命第一优先诊治，专人护送；黄色为重伤，暂不危及生命，第二优先诊治；绿色为轻伤，第三优先诊治；黑色为死亡。

（二）创伤院内救护

1. 评估伤情

伤员到达急诊室后，立即脱去其衣服，全面评估伤情，密切观察生命体征，保持气道通畅，留置尿管，紧急救治休克，紧急进行化验检查。

2. 取合适体位

昏迷患者，颈椎、胸腰椎骨折患者采取平卧位；胸腹部伤者采取半卧位。可选用绷带、夹板、石膏和支架等进行局部制动。

3. 处理伤口

尽早进行伤口清洁、清创和闭合伤口的手术处理，污染较重的伤口应给予足量的抗生素治疗，开放性创伤必须注射破伤风免疫球蛋白或破伤风抗毒血清。维持水、电解质及酸碱平衡；及时给予有针对性的心理护理，做好护理记录。

三、多发伤与复合伤的救护

（1）多发伤：多发伤是同一致伤因子引起的两处或两处以上的解剖部位或脏器的损伤，且至少有一处的损伤是危及生命的。不是几个单一伤的简单相加，它是一种严重的损伤。

（2）复合伤：复合伤是指两种以上不同的致伤因素同时或相继作用于人体所造成的损伤。如翻车后爆炸燃烧或车祸后有毒物泄漏，既有机械损伤又伴有烧伤或中毒。

（一）多发伤与复合伤的临床特点

（1）多发伤及复合伤损伤范围大，失血量大，创伤的应激反应强烈，易发生低血容量性休克，休克率常在50%以上。早期低氧血症的发生率高达90%，尤其是颅脑外伤、胸外伤伴休克,PaO2可降至30~40mmHg。

（2）多发伤及复合伤的损伤部位可以开放与闭合并存，外露与隐蔽同在，加之时间紧迫，外伤史不详，伤者不能自述伤情等，容易发生漏诊、误诊。

（3）多发伤及复合伤的伤情重，常伴有一系列的全身复杂反应，且相互影响，伤情变化快，死亡率高。一般从一个脏器功能衰竭开始，后累及其他器官。器官衰竭发生的顺序：肺、肝、胃黏膜与肾。据统计，一个脏器衰竭，死亡率为25%；两个脏器衰竭，死亡率为50%；三个脏器衰竭，死亡率为75%；四个以上脏器衰竭则无一生存。

（二）多发伤与复合伤的评估

依据多发伤及复合伤患者的临床特点，应已边抢救，一边了解伤史，一边明确脑、心、胸、腹有无致命伤，然后再按照“CRASH PLAN”顺序检查，以免漏诊。

（1）“C”即心脏（cardiac）：评价循环状况，有无休克及组织低灌注。

（2）“R”即呼吸（respiration）：观察患者有无呼吸困难，气管偏移，胸部伤口、畸形，反常呼吸，皮下气肿及压痛，叩诊音是否异常，听诊呼吸音是否正常。

（3）“A”即腹部（abdomen）：注意腹部的伤痕、瘀斑，是否膨隆，有无腹膜刺激征和肝浊音区减小，肝、脾、肾区有无叩击痛，肠鸣音情况。

（4）“S”即脊柱（spine）：脊柱有无畸形、压痛及叩击痛，运动有无障碍，四肢感觉、运动有无异常。

（5）“H”即头部（head）：注意患者的意识状况、头颅伤口及有无血肿、凹陷,12对脑神经检查有无异常，四肢肌力、肌张力是否正常，生理反射和病理反射的情况及GCE评分。

（6）“P”即骨盆（pelvis）：通过骨盆挤压试验和X线片了解损伤情况。

（7）“L”即肢体（limbs）：通过视、触、动、量及X线片检查明确损伤情况。

（8）“A”即动脉（artery）：明确各处动脉有无损伤。

（9）“N”即神经（nerves）：检查感觉、运动神经，明确各重要部位神经有无损伤及定位体征。

（三）多发伤与复合伤的救治

多发伤与复合伤尽管定义不同，但是救治原则相同。

1. 救治目的

保护心、脑、肺、肝、肾等重要脏器的功能，避免发生感染，保持神经和运动系统功能正常，恢复正常生活和工作能力。

2. 救治原则

骨折固定，伤口有效保护，保持呼吸道通畅，积极恢复有效循环血量，适时手术。

3. 急救步骤

VIPC是用于严重多发伤与复合伤患者的快速、易记、不易遗漏的急救步骤。

“V”（ventilation）即保持呼吸道的通畅。发生窒息的原因有很多，如血、痰、呕吐物等，可用吸引器或手去除堵塞物。舌后坠者，用舌钳将舌拉出，并向前托起下颌，将头偏向一侧。在急诊室可以行气管插管或气管切开。

“I”（infusion）即指输液、输血扩充血容量。患者伤情重，失血量大，休克发生率高，故应及时输液、输血扩充血容量及细胞外液，防止休克的发生或恶化。

“P”（pulsation）即指泵功能监测。

“C”（control bleeding）即指控制出血。及时正确的止血，是减少现场死亡的重要措施。广泛的创面渗血可用纱布填塞后加压包扎止血。最有效的紧急止血法是指压法。若四肢大血管破裂，则采用橡皮止血带或充气带压迫止血。

（四）多发伤与复合伤的护理

1. 转运监护

（1）转运前评估：对受伤部位做出鲜明的标志，利于途中观察和处理，按伤情选择转运方式，准备好转运途中的抢救物品。根据不同伤情选择正确的体位，一般伤员采取平卧位，将头偏向一侧。

（2）转运中护理：伤员头部在后，下肢在前，以便随时观察病情，如呼吸、面色、表情等；保持各种管路的通畅，防止打折、脱出、堵塞，管路应有专人观察看护；使用止血带的患者应1~2h松解1次，每次5~10min，松解止血带时应用手用力按压出血的伤口，以防止发生大出血导致休克；为防止压疮发生，骨突部位给予保护，2~4h翻身1次。

2. 院内监护

（1）评估伤情：密切观察患者生命体征，意识状态，瞳孔大小、对光反射，肢体活动情况，血压波动及血管活性药物的使用，脉搏的速率和节律变化，呼吸频率和呼吸形态以及吸氧条件，体温变化、热型，以及周围循环情况。

（2）落实各项护理措施：给予患者各项生活护理，保证患者清洁、舒适，防止并发症；保持出入量的平衡，严格记录出入量，客观真实、准确记录各项监测参数，根据伤情给予合适的饮食。遵医嘱用药，并注意观察用药后的疗效和不良反应。

（赵礼婷　徐国英）

第二节　急性中毒

中毒是指进入人体的化学物质达到中毒量后造成组织和器官损害引起的全身性疾病。引起中毒的化学物质称为毒物。一次短时间内吸收大量毒物而引起的中毒称为急性中毒。急性中毒发病急，症状严重，变化迅速，如不及时抢救，就会危及生命。因此，对于急性中毒的患者，诊断要及时而准确，治疗要迅速而有效，以挽救患者生命，减少后遗症。

一、急性中毒的途径与机制

毒物主要通过呼吸道、消化道及皮肤黏膜等途径进入人体。呼吸道吸入的毒物主要是粉尘、烟雾、蒸汽、气体等，可以迅速进入血液循环而引发中毒。消化道是生活中中毒的主要途径，毒物主要经口摄入，多见于饮用或食用被毒物污染的水或食物，也有误服或自服毒物所致。脂溶性的毒物可以经过皮肤和黏膜吸收，如有机磷农药以及一些对皮肤局部有刺激性和损伤性作用的毒物可经皮肤吸收而引起中毒。毒物被吸收入血后，迅速分布于全身的体液及组织，并到达效应部位，主要在肝脏通过氧化、还原、水解、结合等途径进行代谢。毒物主要经肾脏从尿中排出，其次是经肝胆途径由消化道排出，挥发性物质可经呼吸道排出。此外，少数毒物可随汗液、唾液、乳汁等排出。

主要的中毒机制有以下几种：

（1）妨碍氧的摄取、运输和利用：如一氧化碳与血红蛋白结合形成不易解离的碳氧血红蛋白，使血红蛋白丧失携氧功能。

（2）破坏酶系统的功能：人体的新陈代谢主要依靠酶参与催化。毒物进入人体后除部分直接影响酶的合成外，主要是与酶发生作用，改变它的活性而导致人体中毒。

（3）破坏细胞生物膜的生理功能：铜与红细胞膜的巯基相结合，使红细胞内还原型谷胱甘肽减少，并降低6–磷酸葡萄糖脱氢酶的活性，导致红细胞的脆性增加，引起溶血。

（4）局部刺激和腐蚀作用：强酸中毒引起蛋白质变性，造成组织凝固性坏死，引起局部充血、水肿、坏死和溃疡；强碱可与组织蛋白结合形成可溶性、胶样化的碱化蛋白盐。

（5）影响新陈代谢功能：有些毒物影响蛋白质的生物合成，破坏或阻止脱氧核糖核酸或核糖核酸的合成。敌鼠钠盐中毒在体内竞争性抑制维生素K的活性，从而抑制凝血酶原的合成。

（6）改变机体递质的释放或激素的分泌：肉毒杆菌素可使运动神经末梢不能释放乙酰胆碱，干扰和阻断突触和神经–肌肉接头的神经生物电的传递活动，使肌肉麻痹。

二、急性中毒的救治原则与方法

（一）护理评估

（1）评估毒物接触史：对于急性中毒的患者，应详细询问患者及第一个发现患者的人，弄清毒物的种类、剂量，毒物进入人体的方式、时间或患者在有毒环境暴露的时间。除询问毒物接触史外，还应了解患者的年龄，体重，既往病史，常服用何种药物，剂量等。

（2）身体评估：评估神志状态、生命体征（呼吸频率、深度、节律，心率、心律及血压）。评估末梢循环情况，皮肤温度、湿度、颜色、有无腐蚀征象等。评估呼出气及呕吐物的气味、瞳孔大小、眼球震颤。评估分泌物情况（流涎、大汗、口干）。评估神经精神系统，如有无嗜睡、昏迷、抽搐惊厥、谵妄。

（3）心理评估：对于自杀所致的急性中毒，护理人员更应评估患者的精神、心理状况，了解患者自杀的原因，以及相关的社会、家庭矛盾，以便对症护理。

（4）实验室检查：急性中毒时，应常规留取剩余毒物或可能含毒的标本，如呕吐物、胃内容物、血液、尿液、大便、唾液标本等，必要时进行毒物分析或细菌培养。同时进行特异的化验检查，如测定血胆碱酯酶活力、碳氧血红蛋白、高铁血红蛋白等。

（二）抢救原则

（1）立即终止毒物接触，使患者迅速脱离毒物环境，防止毒物继续侵害人体。

（2）紧急复苏和对症支持治疗，消除致死性症状，保证有效循环和呼吸功能。

（3）清除体内尚未吸收的毒物。

（4）尽早足量地使用特效解毒剂。

（5）防治并发症，警惕迟发毒效应，并作早期防治处理。

（三）急救措施

1. 确保生命体征平稳

急性中毒抢救的目的是挽救患者生命，减少后遗症，使患者最大限度地恢复健康。因此，抢救中最关键的是消除致死性症状，确保生命体征平稳，维持呼吸循环功能，为抢救赢得时间。如患者心搏骤停，应立即给予心肺复苏；呼吸微弱者应立即行气管插管，给予呼吸兴奋剂；呼吸停止者使用呼吸机辅助呼吸；呼吸道梗阻者应立即清理呼吸道，解除梗阻；休克者给予积极抗休克治疗。对于护士来说，抢救中最关键的是保证输液的通畅，因此，应用大号套管针进行静脉穿刺建立输液通路。危重患者必须建立两条静脉通路，以保证抢救的顺利实施。

2. 切断毒源，清除毒物

（1）尽早脱离有毒区：抢救经呼吸道吸入毒物中毒患者时，救护人员在做好自身防护后，应立即将患者从有毒环境转移到空气新鲜的地方。解开其衣扣、腰带，保持呼吸道通畅，使之呼吸新鲜空气。

（2）彻底清除体表毒物：当患者系经皮肤吸收毒物中毒时，应立即脱去被污染的衣物，用棉签、卫生纸、毛巾等吸去肉眼可见的液态毒物，用镊子夹去毒物颗粒，然后用肥皂水和大量清水反复清洗体表、毛发及甲沟 15~30min，水温应以微温为宜，不能用热水，因热水可使皮肤血管扩张而增加毒物的吸收。清水冲洗后再用适当的中和液及解毒液冲洗。如氢氟酸中毒者，在清水冲洗后用 2% 碳酸氢钠或淡氨水彻底冲洗，然后外涂 1% 氢化可的松油膏。毒物液滴或微粒溅入眼内或眼睛接触有毒气体时，用 3% 硼酸、2% 碳酸氢钠或大量清水冲洗。

（3）清除进入胃肠道的毒物：毒物经消化道吸收中毒时，除腐蚀性毒物及病情严重者外，均应尽早、尽快、反复、彻底采用催吐、洗胃、导泻等方法来清除胃肠道内毒物，避免毒物继续吸收，这是抢救成功的重要环节之一。

（四）解毒剂的应用

1. 一般解毒剂

（1）中和剂：强酸中毒时可用弱碱中和，强碱中毒时可用弱酸中和（碳酸氢钠中毒者禁用）。

（2）氧化剂：高锰酸钾可用于鸦片、硫化锌等中毒，因高锰酸钾起氧化作用，可破坏毒物的毒性。

（3）还原剂：维生素 C 是强烈的还原剂，能减轻铅、砷的毒性，减轻或消除高铁血红蛋白所致的发绀。

（4）吸附剂：药用炭 10~20g 用温水稀释后，胃管内注入，可用于有机、无机物中毒。

（5）沉淀剂：使毒物与其结合，形成溶解度低、难于吸收的沉淀物。如鞣酸、浓茶可用于生物碱、重金属等中毒。

（6）保护剂：用蛋清、牛奶、米汤、豆浆等以保护胃黏膜，并减少毒物刺激及吸收，主要用于腐蚀剂中毒。

2. 药物拮抗剂

（1）新斯的明、毛果芸香碱：可用于阿托品、654–2、颠茄类中毒。

（2）美解眠：可用于巴比妥类中毒。

（3）纳洛酮：可用于吗啡中毒。

（4）安易醒：可用于安定中毒。

3. 特效解毒剂

（1）金属中毒解毒剂：常见的有依地酸二钠钙、二乙烯三胺五乙酸、二巯基丙醇、二巯基丙磺酸钠、二巯基丁二酸钠、青霉胺等。

（2）高铁血红蛋白血症解毒剂——亚甲蓝（美蓝）：小剂量亚甲蓝（1~2mg/kg）可使高铁血红蛋白还原为正常血红蛋白，用以治疗亚硝酸盐中毒；大剂量（5~10mg/kg）可产生高铁血红蛋白血症，适用于治疗轻度氰化物中毒。

（3）氰化物中毒解毒药：一般采用亚硝酸盐 – 硫代硫酸钠疗法。

（4）有机磷农药中毒解毒药：复能剂，常用氯磷定。

（五）促进已吸收毒物排出

（1）利尿：大多数毒物可由肾脏排泄。①强力利尿：呋塞米 20~40mg，肌内注射或静脉滴注。②碱化尿液：用碳酸氢钠 1~2mmol/kg 静脉滴注，使尿液 pH≥8.0，用于磺胺类、水杨酸及苯巴比妥中毒。③酸化尿液：用维生素 C 1~2g 口服或静脉滴注，或用氯化铵 1~2g 每 6h 口服 1 次，使尿液 pH＜5.0，用于苯丙胺类、奎尼丁中毒。

（2）补液：快速足量补液是促进毒物随尿排出的最简单措施。

（3）吸氧：一氧化碳中毒时吸氧可以加速一氧化碳的排出，高压氧治疗为其特效疗法。

（4）血液净化疗法：一般用于血液中毒物浓度明显增高，中毒严重，昏迷时间长或有并发症和积极支持疗法治疗的病情恶化者。主要包括血液透析、血液灌流、血液滤过和血浆置换。

（六）对症支持疗法

急性中毒不论有无特效解毒药物，应及时给予一般内科对症支持治疗，如立即静脉输液，吸氧，保持呼吸道通畅，进行心电监测，维持水、电解质、酸碱平衡，抗感染，抗休克等。烦躁、惊厥者应给予止惊、镇静治疗，肺水肿、脑水肿、昏迷、抽搐、呼吸、循环衰竭者应积极给予相应处理并加强基础护理，防止并发症的发生。

（七）心理护理

中毒患者的心理是复杂的，患者苏醒后，要针对中毒原因做好心理护理。尤其是自杀者，应尽可能解除患者的问题，消除患者自杀的念头，从根本上杜绝患者的自杀企图。应密切观察患者，避免患者独处，杜绝患者有自杀的机会。

三、有机磷中毒

【概述】

有机磷农药（organ phosphorus pesticides，OPI）属于有机磷酸酯或硫化磷酸酯类化合物，大都为油状液体，呈淡黄色至棕色，稍有挥发性，有大蒜味，难溶于水，易溶于多种有机溶剂，在酸性环境中稳定，在碱性环境中易分解失效。国内生产的有机磷农药根据其毒性大小可分为：剧毒类，包括甲拌磷、内吸磷、对硫磷、速灭磷和特普；高毒类，包括甲基对硫磷、甲胺磷、氧乐果、敌敌畏、磷胺、久效磷、杀扑磷和亚砜磷；中度毒类，包括乐果、倍硫磷、除线磷、碘依可酯、乙硫磷、敌百虫、乙酰甲胺磷、敌匹硫磷和亚胺硫磷等；低毒类，包括马拉硫磷、辛硫磷、甲基乙酯磷等。敌百虫遇碱能变成毒性更强的敌敌畏。

（一）中毒机制

有机磷农药可经呼吸道、胃肠道及皮肤黏膜吸收。有机磷化合物进入人体后，其磷酸根迅速与血液和神经系统的胆碱酯酶活性中心结合，形成磷酰化胆碱酯酶，使胆碱酯酶失去分解乙酰胆碱的作用，导致乙酰胆碱在生理效应部位蓄积，引起胆碱能神经先兴奋后抑制，出现相应的临床中毒症状。

（二）临床表现

1. 急性中毒

临床表现与有机磷农药的种类、侵入途径、剂量等有密切关系。口服中毒可在10min至2h内出现症状，大剂量口服中毒者可在5min内出现症状，经皮肤吸收的一般在接触后2~6h发病。中毒时具有三大临床表现：

（1）毒蕈碱样症状（M样症状）：最早出现，主要是副交感神经末梢兴奋所致，表现为平滑肌痉挛和腺体分泌增加。平滑肌痉挛，如腹痛、支气管痉挛致气促、瞳孔缩小、恶心呕吐、多尿、大小便失禁。腺体分泌增加，多汗、流涎、口鼻分泌物多、流泪、腹泻、肺水肿。可有心率减慢和低血压。

（2）烟碱样症状（N样症状）：患者皮肤血管收缩，面色苍白，心率增快，血压增高。早期出现面部及四肢胸腹部的肌束颤动，晚期出现肌阵挛或肌麻痹。可因呼吸肌麻痹而死亡。

（3）中枢神经系统症状：由于脑内乙酰胆碱蓄积，中枢神经系统细胞突触间冲动传导加快，引起中枢神经系统功能障碍。早期多表现为头晕、头痛、疲乏无力，进而出现烦躁不安、谵妄、抽搐和昏迷的现象。

2. 反跳现象

乐果和马拉硫磷等口服中毒经急救后，症状减轻，数日至1周后突然加重，再次发生昏迷，肺水肿，甚至突然死亡。其原因主要是残留在皮肤、毛发、胃肠道的毒物重吸收，解毒药停药过早或减量过快。

3. 迟发性多发神经病

急性中毒症状消失后2~3周出现感觉、运动型神经障碍。表现为肢体末端、下肢麻木，刺痛，无力，瘫痪，四肢肌肉萎缩等神经系统症状。其发生与胆碱酯酶抑制无关，可能是有机磷抑制了神经靶酯酶（NTE），使其老化所致。

4. 中间综合征（中间肌无力综合征）

发生在急性中毒胆碱能危象控制后，迟发性神经病变发生之前，主要表现为第3、第7对脑神经和第9、第10对脑神经支配的肌肉、屈颈肌、四肢近端肌肉以及呼吸肌的力弱和麻痹。表现为不能抬头，上、下肢抬举困难，不能睁眼和张口，吞咽困难，声音嘶哑，复视，咀嚼不能，转动颈部和耸肩力弱，伸舌困难等。严重时，呼吸肌麻痹，出现胸闷、憋气、发绀、呼吸肌活动幅度减弱、呼吸浅速，常迅速发展为呼吸衰竭。如不及时建立人工气道，辅以机械通气，患者很快死亡。

【救护措施】

（一）护理评估

（1）评估接触史或服毒史：如吸入中毒者，应了解接触的时间，空气中有机磷农药的浓度，有机磷农药的种类；对于服毒者，应了解有机磷农药的种类，服毒的时间，服毒的量，有无呕吐等。

（2）评估神志及生命体征：有机磷农药中毒者病情重，变化快，立即评估患者的意识状态，呼吸循环情况，以便对症急救。

（3）评估症状和中毒分度：应评估毒蕈碱样、烟碱样及中枢神经系统症状出现的程度并测定血液胆碱酯酶活力，以进行中毒分度。中毒分度见表12-7。

表12-7 全血胆碱酯酶活力与中毒分度

分　度	胆碱酯酶活力	临床表现
轻度中毒	70%~50%	仅有毒蕈碱样症状及一般神经中毒症状
中度中毒	50%~30%	上述症状+肌纤维震颤
重度中毒	30%以下	昏迷、肺水肿、大小便失禁、脑水肿、呼吸衰竭、呼吸肌麻痹

（二）急救措施

1. 确保生命体征稳定

呼吸衰竭是首要死因，因此维持患者的呼吸循环功能不仅是抢救中毒患者的首要措施，也是抗毒药物发挥疗效的基础。当患者出现发绀或呼吸停止时，应立即给予吸氧或气管插管，呼吸机辅助呼吸。循环衰竭时，应立即行心肺复苏。同时，应立即用大号静脉留置针建立两条静脉通路，以保证抢救治疗顺利。

2. 清除未吸收毒物

立即将患者撤离有毒环境，脱去染毒衣物，用清水、肥皂水或2%碳酸氢钠溶液（敌百虫中毒除外）彻底清洗染毒皮肤、毛发、指甲、趾甲。毒物侵入眼内时，用2%碳酸氢钠溶液或生理盐水冲洗至少10min，然后滴入1%阿托品1~2滴。禁用热水冲洗或酒精擦洗，以免使皮肤血管扩张，加速毒物吸收。

口服中毒者应立即给予及时有效的洗胃，以排除胃内毒物，阻止毒物吸收。根据有机磷酸酯降解的原理，碳酸氢钠（敌百虫除外）、高锰酸钾洗胃液除了机械性清除毒物外，还可水解和氧化毒物而起解毒作用。有文献报道，高锰酸钾与敌敌畏反应迅速，较低浓度就有氧化作用，一般浓度为1∶15 000~20 000为佳。高锰酸钾氧化敌敌畏后本身被还原成二氧化锰，溶液由紫色变为棕色，微量的敌敌畏可在1~2min内使高锰酸钾溶液退色。因此，当溶液不再褪色，说明洗胃彻底（洗胃彻底的指示剂）。碳酸氢钠水解敌敌畏速度较慢，催化作用不强，一般浓度为2∶100为佳。有机磷中毒洗胃的原则为：首次彻底洗胃、持续胃肠减压、反复少量洗胃。首次洗胃液量可达30 000ml，1h后洗胃液量为5 000~10 000ml，以后每2h洗胃液量为2 000~5 000ml，洗至胆碱酯酶活力稳定在50%左右。洗胃期间用胃肠减压器持续减压，以及时引出含毒物的胃液，直到病情好转后拔管。如患者有喉头水肿或痉挛，无法插管，必要时行紧急手术切开胃彻底洗胃。目前临床洗胃液多主张用接近体温的生理盐水，以防止水电解质紊乱及寒战。

3. 促进已吸收毒物排出

补液和应用利尿剂以及血液净化均可促进已吸收毒物的排出。

4. 特效解毒剂的应用

用药原则为早期、足量、联合和重复应用解毒剂。新治疗观念是治本为主，标本兼治，所谓治本就是彻底洗胃和用复能剂尽快使胆碱酯酶复活。以胆碱酯酶为依据，因症施治，根据胆碱酯酶活力使用抗胆碱药物及复能剂，如有毒蕈碱样症状，用抗胆碱药物；如胆碱酯酶活力低于50%，酌情使用复能剂。

（1）胆碱酯酶复能剂：常用药物为氯磷定、解磷定、双复磷。在我国主要应用解磷定和氯磷定。解磷定含肟量低，重活化作用弱，使用不便（只能静脉给药，不可以肌内注射），用量较大时，副作用较大。我国临床首选氯磷定，氯磷定含肟量高，重活化作用强，副作用小，使用方便（可以肌内注射）。中度中毒首次用药后一般重复1~2次；重度中毒首次给药30~60min未出现药物足量表现时，再根据病情和血胆碱酯酶测定结果重复给药。氯磷定一般日用量不超过10g，对口服大量有机磷农药洗胃不及时或不彻底的中毒者，应用复能剂的时间可适当延长。待全血胆碱酯酶活性恢复到正常值的50%~60%或红细胞AchE恢复到正常值的30%以上可酌情减量至停用。

（2）抗胆碱药物：阿托品为抗胆碱药，为解救中毒的关键性药物。使用原则是早期、足量、反复给药，达到新阿托品化即口干舌燥、无汗、肺部啰音消失即可。如患者出现神志恍惚、高热等，提示阿托品过量，应酌情减量。阿托品作用机理为解除平滑肌痉挛，抑制腺体分泌，保持呼吸道通畅，消除和减轻毒蕈碱样症状和中枢神经系统症状。阿托品静脉推注后1~4min开始发挥作用，8min达到高峰。

目前，应用于救治有机磷中毒的抗胆碱药还有新型的盐酸戊乙奎醚（长效托宁）。该药是新型的具有选择性的抗胆碱药，有较强的中枢和外周抗胆碱作用，有效量小，持续时间长，但毒副作用较小，不使心率增快。本药与胆碱酯酶复能剂合用，对严重有机磷农药中毒有显著疗效。

（3）解磷注射液：解磷注射液为抗胆碱药及胆碱酯酶复活剂的复方制剂，一般供肌内注射，主要用于有机磷农药中毒早期，对有机磷中毒有显著疗效。对毒蕈样、烟碱样作用和中枢神经系统症状有较好的对抗作用，对中毒的胆碱酯酶也有较强的复活作用。起效速度快，作用较持续，一般给药 1~3 次便可治愈。可出现脉快、面红、瞳孔散大等不良反应，过量或误用时还可出现头昏、头痛，烦躁不安和尿潴留等症状，一般停药后可缓解，必要时可注射安定 10mg。

有机磷农药中毒特效解毒剂的用法详见表 12–8。

表12–8 首次复能剂及抗胆碱药的用量

分度	戊乙奎醚方案		阿托品方案		解磷注射液方案	
	戊乙奎醚	氯磷定	阿托品	氯磷定	解磷注射液	氯磷定
轻度	1~2mg	0.5g	1~2mg	0.5g	1支	0
中度	2~4mg	1.0~1.5g	2~4mg	0.5~1.0g	2支	0.5g
重度	4~6mg	1.5~2.5g	4~10mg	1.0~1.5g	3支	1.0g

盐酸戊乙奎醚、氯磷定，一般肌内注射，极危重者静脉推注（小壶滴入），解磷定只能静脉滴注，不能肌内注射，各药的维持量为首次量的一半。

5. 对症治疗

（1）保持呼吸道通畅：及时清理呼吸道分泌物，吸氧，治疗肺水肿。及时补充液体、电解质，纠正酸中毒。可以输血，以补充胆碱酯酶，防止脑水肿。

（2）做好病情观察：①密切观察生命体征的变化，注意瞳孔及意识的变化，特别是呼吸的变化，最好做血气分析，如血氧分压低于 50mmHg，则应气管插管，使用呼吸机。②洗胃时应注意观察洗胃液及腹部情况，有无消化道出血、穿孔症状，血胆碱酯酶活力保持 50% 以上可以停止洗胃。③药物副作用的观察，注意阿托品化与阿托品中毒的鉴别。④胆碱酯酶活力的观察：血胆碱酯酶活力上升达到 60% 以上后，停药观察，连续 3 次血胆碱酯酶活力保持 50% 以上可以出院。⑤迟发毒作用的观察，乐果和马拉硫磷等药中毒可有反跳，患者可出现心律失常、呼吸衰竭，导致突然死亡，因此，要延长观察时间，延长用药时间以防反跳。⑥加强基础护理，减少各种并发症；加强心理护理和心理活动的观察，防止再次自杀。

四、急性一氧化碳中毒

【概述】

一氧化碳中毒最常见的原因是生活用煤气泄漏或用煤炉取暖时空气不流通，其他如炼钢、化学工业及采矿等生产过程中操作不慎或发生意外事故等，均可引起煤气中毒。

（一）中毒机制

一氧化碳吸入后，与血液中的血红蛋白结合，形成稳定的碳氧血红蛋白，使红细胞失去携氧功能。同时，碳氧血红蛋白的存在还能使氧合血红蛋白的解离曲线左移，使氧气不易释放，加重组织缺氧。

（二）临床表现

急性一氧化碳中毒的严重程度与血液中碳氧血红蛋白浓度有密切关系（正常人血液中 COHb 含量可达 5%~10%），而血中碳氧血红蛋白的含量又与空气中一氧化碳浓度及吸入时间长短密切相关。同时，也与患者中毒前的健康状况，如有无心、脑血管疾病，中毒时体力活动等有关。急性一氧化碳中毒可分为三度。

1. 轻度中毒

血液中碳氧血红蛋白的含量为 10%~20%，患者可有不同程度头痛、头晕、恶心、呕吐、四肢无力，少数患者可出现短暂的昏厥。原有冠心病的患者可出现心绞痛。如能迅速脱离现场，吸入新鲜空气或氧疗，症状可较快消失。

2. 中度中毒

血液中碳氧血红蛋白的含量为 30%~40%，除上述症状加剧外，往往有程度较浅的昏迷，患者面色潮红，口唇呈樱桃红色，脉率快，多汗，躁动不安。如及时撤离有毒环境，并积极抢救，数小时即可清醒，一般无明显并发症及严重的后遗症。

3. 重度中毒

血液中碳氧血红蛋白的含量在 50% 以上。患者出现深昏迷、抽搐、呼吸困难、脉搏微弱、血压下降，最后可因脑水肿、呼吸循环衰竭而危及生命。

【救护措施】

（一）护理评估

（1）评估一氧化碳吸入史。

（2）评估中毒程度，患者意识状态，唇色及呼吸困难的程度等。

（3）评估血液中碳氧血红蛋白的含量。

（二）急救措施

1. 迅速脱离中毒现场

将患者移至空气新鲜处，如为密闭居室应立即开窗通风，松开患者衣领、裤带，保持呼吸道通畅，注意保暖。呼吸、心跳停止者应立即进行心肺复苏。

2. 纠正缺氧，吸氧

氧疗可加速碳氧血红蛋白的解离，有条件的应立即行高压氧治疗。高压氧治疗应在早期，最好在 4h 内进行，中毒超过 36h 后效果甚微。昏迷或碳氧血红蛋白含量＞25% 时，即使患者未发生昏迷，也属于高压氧治疗的适应证。如无高压氧设备，应采用高浓度氧气（＞60%）面罩给氧或鼻导管给氧（流量应保持 8~10L/min），上述高浓度给氧时间一般不超过 24h，以免发生氧中毒。

3. 改善脑代谢，防治脑水肿

昏迷、高热或频繁抽搐者，可采用以头部降温为主的冬眠疗法，增加脑对缺氧的耐受性。早期给予 ATP 40mg，辅酶 A 100u，细胞色素 C 30mg 加入 10% 葡萄糖溶液中静滴，以促进脑细胞功能恢复。应用脱水剂、利尿剂以防止脑水肿。脑水肿控制后可给低分子右旋糖酐 500ml 加酚妥拉明 10mg 缓慢静滴，以解除脑血管痉挛，改善脑微循环。

4. 对症治疗

低血压休克者给予扩容抗休克，抽搐者给予安定、苯巴比妥。昏迷超过24h者应用抗生素预防感染。维持水电解质和酸碱平衡。

五、镇静催眠药中毒

【概述】

（一）中毒机制

镇静催眠药是中枢神经系统抑制药，具有镇静、催眠作用，一次性服用大剂量可引起急性中毒。目前，急性镇静催眠药中毒仍居国内药物中毒之首。

（二）临床表现

1. 苯二氮卓类中毒

苯二氮卓类中毒，主要症状是嗜睡、头晕、言语含糊不清、意识模糊和共济失调。很少出现长时间的深度昏迷和呼吸抑制等。如果出现，应考虑是否同时服用了其他镇静催眠药或酒精等。

2. 苯巴比妥类中毒

苯巴比妥类中毒，症状严重程度与剂量有关。①轻度中毒：表现为嗜睡、情绪不稳定、注意力不集中、记忆力减退、共济失调、发音含糊不清、步态不稳和眼球震颤。②中度中毒：表现为昏睡或浅昏迷，呼吸减慢，眼球震颤。③重度中毒：表现为进行性中枢神经系统抑制，出现深昏迷，呼吸浅而慢，甚至停止，血压下降，体温不升，可并发脑水肿、肺水肿及急性肾衰竭。

3. 非巴比妥非苯二氮草类中毒

其症状虽与巴比妥类中毒相似，但各有其特点。①水合氯醛中毒：可有心律失常和肝肾功能损害。②格鲁米特中毒：可有明显的呼吸抑制，出现锥体束征。③甲丙氨酯中毒：常有血压下降。

【救护措施】

（一）护理评估

（1）评估中毒史：问清服用药物的名称、剂量，服用的时间以及是否经常服用此种药物。

（2）评估神经系统症状：评估意识障碍的程度，各种反射如角膜反射、对光反射、压眶反射、肌腱反射是否存在以及各种病理反射是否引出。

（3）评估生命体征：尤其呼吸频率、节律、深度，呼吸方式以及心率、脉率、心律、血压情况，休克时应评估尿量。

（二）急救措施

1. 保持呼吸道通畅

给予氧疗，呼吸困难者用口咽管开放气道，呼吸抑制者行气管插管，呼吸机辅助通气，必要时行气管切开。

2. 维持血压，稳定心血管系统

低血压者多由于血管扩张所致，立即建立静脉输液通路补充血容量，可考虑给予适量多巴胺升高血压。心跳停止者立即行胸外按压。进行心电监护，如出现心律失常，酌情给予抗心律失常药物。

3. 清除未被吸收的毒物

清醒者予以催吐，意识不清者应先行气管插管后给予洗胃，以清除未被吸收的毒物。可应用药用炭及硫酸钠导泻。

4. 清除已吸收的毒物

用碳酸氢钠碱化尿液阻止巴比妥类药物在肾小管重吸收从而加快毒物的排出，使用利尿剂增加药物的排出，血药浓度过高的危重患者可用血液净化疗法。

5. 应用特效解毒剂

氟马西尼是苯二氮卓类拮抗剂，能通过竞争抑制苯二氮卓类受体而阻断苯二氮卓类药物的中枢神经系统作用。可使患者很快清醒，但作用时间短暂，根据病情需要可持续静滴或间断给药。

6. 对症治疗

维持水、电解质酸碱平衡。治疗 48h 后仍昏迷者，可给予中枢兴奋剂利他林，有抽搐者慎用。加强基础护理，预防并发症。

六、百草枯中毒

【概述】

（一）中毒机制

百草枯主要经消化道吸收，也可经呼吸道吸收，不易经完整皮肤吸收，受损皮肤容易吸收。下列情况下皮肤接触可引起全身毒性：①穿着百草枯污染的衣服，使用泄漏的喷雾器长时间接触。②阴囊或会阴部被污染。③破损的皮肤大量接触。④大面积皮肤接触浓缩液。经口摄入后大部分经粪便排泄，小部分经小肠吸收后分布至各器官和组织，其中以肺部的浓度为最高，而后主要以原形经肾脏排出。

（二）临床表现

1. 轻型

摄入百草枯的量 < 20mg/kg（成人，7.5ml），无临床症状或仅出现呕吐、腹泻，多数患者能完全恢复。眼污染时出现刺痛，浓度过高时可出现严重角膜、结膜炎或溃疡，引起角膜、结膜灼伤，虹膜炎，永久性角膜混浊，视物不清。皮肤接触浓缩液可引起皮肤烧伤，表现为红斑、水疱、溃疡；短暂接触稀释的百草枯可引起皮肤红斑；手直接接触百草枯浓缩液可引起指甲损伤、脱色（多表现为白斑点）或整体脱落。

2. 中型及重型

摄入百草枯的量达到 20~40mg/kg（成人中毒剂量 7.5~15ml），部分患者可存活，但多数在 2~3 周内死于肺功能衰竭。服后立即出现呕吐，数小时内出现腹泻、腹痛以及口和咽喉部溃疡；1~4 天内出现肾衰竭、肝损害改变、低血压和心动过速。口服量较小或经皮吸收者呈亚急性病程，表现为咳嗽，胸闷，呼吸困难，2~3 周呼吸困难达高峰；大量口服后 24h 内可迅速发生肺水肿及出血，出现急性呼吸窘迫综合征，最终死于呼吸衰竭。

3. 暴发型

摄入百草枯的量＞40mg/kg（成人中毒剂量15ml）。1~4天内死于多脏器功能衰竭，最常见者为肺脏、肝和肾脏的损伤，死亡率100%。

【救护措施】

（一）护理评估

（1）评估毒物接触史：接触或服用毒物的时间、剂量、方式，有无呕吐等。

（2）评估神志及生命体征：因百草枯中毒时肺部表现最为突出，故监测呼吸尤为重要，观察有无咳嗽、咯血、呼吸困难等。

（3）评估其他系统症状：如恶心、呕吐、腹痛、腹泻、呕血、便血及尿量、皮肤情况等。

（4）评估血浆百草枯浓度：血清百草枯的定量分析可预测病情的严重程度，并可对预后做出判断。

（二）急救措施

1. 清除未吸收毒物

（1）皮肤被污染者，尽快脱去污染衣物，用肥皂清洗并用大量清水彻底冲洗，避免皮肤损伤。每天护理受损伤部位，防止受损加重，出现皮炎、裂纹、继发感染或指甲受损伤时，必须及时治疗。

（2）眼睛受污染时，必须先用清水或盐水冲洗眼睛10~15min；局部应用抗菌药，防继发感染；对浓缩液溅入眼中者，24h后应复查。

（3）口服中毒者，立即服用吸附剂皂黏土（7.5%悬液，主要成分为硅铝酸镁）、漂白土（30%悬液）或药用炭，使百草枯失活，是最有效的治疗措施。同时口服硫酸镁以加速吸附剂排出。口服中毒后2h内清除毒物疗效最好，由于毒物已对食管和胃造成腐蚀性损伤，极易造成穿孔，因此在插胃管时应特别小心，洗胃及灌肠需谨慎。可用蒙脱石散剂（思密达），加强消化道黏膜保护，加速受损细胞的修复和再生。

2. 促进已吸收毒物的排出

清除血中的百草枯，血液灌流清除率是血液透析的5~7倍，一般两者联合应用，应在中毒后24h内开始，每天1次，持续1周甚至更长时间。中毒中晚期也可采用血浆置换。

3. 特殊治疗

尽早应用竞争剂。普萘洛尔（心得安）可与结合于肺组织的毒物竞争使其释放出来，用量为10~30mg/d。及早应用自由基清除剂，如维生素C、维生素E、维生素A、超氧化物歧化酶、还原型谷胱甘肽，以减轻毒物损伤。慎用氧疗，仅在$PaO_2<40mmHg$或出现急性呼吸窘迫综合征时才用＞21%氧气吸入或用呼气终末正压机械通气。因口腔、食管和胃的腐蚀性损伤引起剧烈的疼痛，可以采用漱口、冷饮及强止痛药物，如吗啡等。

七、急性酒精中毒

【概述】

（一）中毒机制

一次饮入过量酒精或酒类饮料，引起兴奋继而抑制的状态称为急性酒精中毒。

（二）临床表现

急性酒精中毒主要造成中枢神经系统、循环系统和呼吸系统功能紊乱。由于饮酒量的不同，临床症状的表现也不相同，大致可分为：

1. 兴奋期

血酒精浓度达到 50mg/dl，即感头痛、欣快感、兴奋。血酒精浓度超过 75mg/dl，表现为健谈、饶舌、情绪不稳定、自负、易激怒，可有粗鲁行为或攻击行为，也可沉默、孤僻。浓度达到 100mg/dl 时，驾车易发生车祸。

2. 共济失调期

血酒精浓度达 150mg/dl，肌肉运动不协调，行动笨拙，言语不清，眼球震颤，视力模糊，步态不稳，明显共济失调。浓度达到 200mg/dl，出现恶心、呕吐、嗜睡。

3. 昏迷期

血酒精浓度达 250mg/dl，进入昏迷期，表现昏睡、瞳孔散大、体温降低。血酒精浓度超过 400 mg/dl，陷入深昏迷，心率快、血压下降，呼吸慢而有鼾音，可出现循环障碍、呼吸麻痹而危及生命。

醉酒者醒后可有头痛、头晕、无力、恶心、震颤等症状，对酒精无耐受性者更甚。重症患者可发生并发症，如酸碱平衡失常、电解质紊乱、低血糖症、肺炎和急性肌病等。

【救护措施】

（一）护理评估

（1）评估饮酒史：详细询问饮酒的时间、量、种类，平常是否有饮酒习惯。

（2）评估患者病情：评估意识及生命体征，特别应注意观察瞳孔大小，以防酗酒后意外导致硬膜下血肿。检查血中酒精含量以及有无外伤，应全面查体，及早发现可能的外伤。

（二）急救措施

1. 保持呼吸道通畅

患者给予去枕左侧卧位，以防呕吐物吸入气道。呼吸抑制者，给予呼吸兴奋剂，必要时行气管插管，呼吸机辅助呼吸。

2. 清除未吸收的酒精

如患者在 1~2h 内饮大量酒，可用催吐或洗胃的方法，清除未吸收的酒精。

3. 促进酒精的氧化和排出

（1）纳洛酮治疗：纳洛酮是阿片受体拮抗剂，对昏迷和呼吸抑制的患者有兴奋呼吸和催醒作用。轻度中毒（兴奋期和共济失调期患者）者给予 0.4~0.8mg 纳洛酮肌内注射或稀释后静脉滴注；重度中毒（昏睡期）者给予 0.4~0.8mg，稀释后静脉滴注，1h 后症状无改善者，可重复给予 0.4mg。

（2）氧化治疗：以 50% 葡萄糖溶液 100ml 加胰岛素 20U 静脉滴注，同时加入大量维生素 C、维生素 B_1、维生素 B_6。

（3）血液净化治疗：血酒精含量 > 500mg/dl，伴酸中毒或同时服用甲醇或其他可疑药物时行血液透析。

4. 对症治疗

全面监护患者，防止意外。兴奋躁动的患者必要时加以约束；共济失调患者应休息，避免活动以免发生外伤；对烦躁不安或过度兴奋者，可用小剂量地西泮，避免用吗啡、氯丙嗪、苯巴比妥类镇静药。静脉滴注肌苷、肝泰乐（葡醛内酯）等保护肝脏。脑水肿者应限制液体入量，给予利尿剂或脱水剂；低血压、休克者给予扩容，应用血管活性药物，纠正酸中毒。

（徐国英　周　颖）

第三节　临床常见危象的急救护理

一、超高热危象

【概述】

过高的体温未得到及时处理，使脑、心、肾等重要器官功能受损。

常见病因：①感染性疾病：全身性感染，可由各种病原体引起，包括细菌、病毒、真菌、寄生虫等感染。②非感染性疾病：结缔组织病，如风湿病、类风湿关节炎、系统性红斑狼疮、皮肌炎等；恶性肿瘤；其他，如中暑、脑血管病、甲亢危象以及不明原因发热。

诊断要点：体温 > 41℃，出现抽搐、昏迷、休克、出血、呼吸和肾衰竭。

【救护措施】

1. 生命体征的监护

卧床休息，测量并记录体温、脉搏、呼吸、血压。如出现烦躁、惊厥、谵妄等，可遵医嘱给予镇静药。如出现脉搏快而弱、四肢发冷、血压下降，应立即给予吸氧，建立静脉通路，通知医生进行抢救。

2. 降温

迅速将体温降至 38.5℃以下是治疗超高热危象的关键。

（1）体外降温：分别置冰帽、冰袋于头部及大血管表浅部位，应用 4~10℃冷水擦浴，有条件可用冰毯，使患者体温降至 38℃左右。室内温度以 22~24℃为宜，保持良好通风，避免对流风。昏迷者应注意防止坠床、舌咬伤，必要时用床栏、约束带固定患者。

（2）体内降温：静脉滴注 4~10℃的 5% 葡萄糖盐水 1 000ml（滴速：30~40 滴 /min），或以 4~10℃的 10% 葡萄糖盐水 200ml 进行胃或直肠灌洗，必要时以 10℃低温透析液进行血液透析。

（3）药物降温：必须与物理降温同时使用，常用药物有阿司匹林、地塞米松。必要时采用人工冬眠，以哌替啶 100mg、异丙嗪 50mg、氯丙嗪 50mg 肌内注射。体温骤降或降温出汗过多可引起虚脱，应加强观察，以体温降至 38~38.5℃为宜。病情允许时鼓励多饮水，每日摄入量不少于 3 000ml。

3. 控制抽搐

给予控制抽搐、预防脑水肿等对症支持治疗。地塞米松 10~20mg、氯丙嗪 25~50mg 加入 5% 葡萄糖盐水 500ml 静滴，1~2h 内滴完，必要时 2h 后重复；20% 甘露醇静滴降颅压。

4. 病因治疗

积极查找引起超高热的原因，对原发病进行积极治疗；一旦明确病原微生物后，应用针对性强的抗生素；及时补液、纠酸，注意电解质和酸碱平衡。

二、高血压危象

高血压危象是指发生在高血压病过程中的一种特殊临床现象，也可见于症状性高血压。发生机理是在高血压的基础上，周围小动脉发生暂时性强烈收缩，导致血压急剧升高而出现一系列症状。可发生在缓进型高血压病的各期，亦可见于急进型高血压病。

高血压危象的临床表现为：

（1）一般指征：患者突然感到头痛、耳鸣、眩晕、视物不清或失明，恶心呕吐、心慌气短、面色苍白或潮红，多汗口干、心动过速、手足颤抖、烦躁不安，严重的可出现暂时性瘫痪、失语、心绞痛，更重的则抽搐、昏迷。以收缩压升高为主要特点，收缩压 > 200mmHg。发作持续时间短暂，一般为数分钟或数小时，但易复发。

（2）危急指征：收缩压 > 200mmHg 和（或）舒张压 > 130mmHg；持续的意识障碍及抽搐；剧烈的呼吸困难，不能平卧，同时双肺布满湿啰音；持续性胸痛及心电图提示心肌缺血及坏死性改变；剧烈的撕裂样胸痛伴烦躁不安、大汗、四肢湿冷、脉搏细速及双侧脉搏及血压不对称。

【救护措施】

高血压危象病情发展快，病势凶险，必须及时正确的治疗，否则将会发生致命性后果。高血压急症必须在 1h 内迅速降低血压，一般采用静脉滴注降血压药物。高血压次急症允许在 24h 内降低血压，一般均采用口服降压药。

1. 降压速度合理

通常降压速度控制为：主动脉夹层 15~30min，急性冠脉综合征、急性肺水肿、儿茶酚胺危象 30~60min，高血压脑病 2~4h，出血性脑血管病、子痫 6~24h；急进型恶性高血压常 24h 以上。

2. 降压幅度适当

肾功能正常，无脑血管或冠状动脉疾患，也无主动脉夹层动脉瘤或嗜铬细胞瘤伴急性高血压者，血压可降至正常水平。否则若降压幅度过大，可能会使心、肾、脑功能进一步恶化。最初可使血压在原血压水平的基础上下降 20%~25%，通常降血压控制在 160~180mmHg/100~110mmHg 较为安全。

3. 降压药物选择

依据世界卫生组织和国际高血压联合会主张合理的联合方案，不但可以提高疗效，减少药量及毒副作用，而且可以延长降压作用时间。

4. 对症治疗

（1）控制脑水肿，降低颅内压：可选用 20% 甘露醇 125~250ml 静脉滴注，其他药物可选择速尿（呋塞米）、地塞米松等。

（2）制止抽搐：躁动、抽搐者可给予安定 10mg 肌内注射，或巴比妥钠 100mg 肌内注射，也可以用 10% 水合氯醛 15~20ml 加水 50ml 稀释后保留灌肠。

（3）病因治疗：积极治疗原发病，控制原发性高血压，纠正与祛除诱因。

5. 严密观察病情

（1）生命体征监测：观察体温、血压、呼吸、脉搏、血氧饱和度及心电活动、神志及精神状态、瞳孔变化、有无视力模糊、神志及行为改变、出入量等。

（2）其他症状观察：有无头痛加重、呕吐、抽搐、惊厥、咳嗽、胸痛等症状，以及用药后的效果及不良反应。

6. 做好基础护理

绝对卧床休息，保持病室安静，避免一切刺激；抬高床头 30° ，可起体位性降压作用；昏迷患者，采取侧卧位，防止食物反流造成窒息；惊厥、抽搐患者加床档，防止坠床；备好牙垫，防止舌咬伤；备好抢救设备；保持口腔、皮肤清洁，增进患者舒适度。给予低脂、限盐饮食，并增加钾摄入，多吃水果蔬菜及富含粗纤维食物。

三、糖尿病酮症酸中毒

【概述】

糖尿病酮症酸中毒（DKA）是由于体内胰岛素缺乏引起的以高血糖、高血酮和代谢性酸中毒为主要改变的临床综合征，为糖尿病常见的急性并发症。其发病率高，据文献报道约占住院糖尿病患者 14%。如诊治不及时，死亡率可达 10% 左右。导致死亡的主要原因是循环衰竭、低钾血症和感染。糖尿病酮症酸中毒临床表现为：

（1）早期：糖尿病的症状加重，出现明显的口渴、尿量增多、乏力、恶心等症状，如未及时治疗，病情迅速恶化，出现疲乏、食欲减退、恶心、呕吐、多尿、口干、头痛嗜睡、呼吸深快，出现酸中毒，呼气中有烂苹果味。少数患者表现为腹痛，酷似急腹症，容易误诊。

（2）后期：失水加重，出现脱水表现，尿量减少，眼球下陷，皮肤干燥，血压下降，心率加快，四肢厥冷，甚至休克。

（3）晚期：意识障碍，出现嗜睡、烦躁，甚至昏迷。各种生理反射迟钝或消失，出现病理反射。

（4）危急指征：临床表现有中度脱水，酸中毒呼吸，昏迷；血 pH $<$ 7.1, CO_2CP $<$ 10mmol/L。血糖浓度 $>$ 33.3mmol/L，伴有血浆高渗现象。出现电解质紊乱，血尿素持续升高。

【救护措施】

1. 快速补液

一般按患者体重的 10% 估算，如无心功能不全，开始 2h 内输注 1 000ml，以后 4h 内再输注 1 000~2 000ml，24h 内总量可达 4 000~5 000ml。当血糖≤13.9mmol/L 时用 5% 葡萄糖溶液或 5% 葡萄糖盐水输注，防止低血糖的发生。

2. 胰岛素治疗

第一阶段，胰岛素的剂量为 4~6U/h。每 2h 复查血糖，当血糖≤13.9 mmol/L 时则进入第二阶段。按 2~4g 葡萄糖加 1U 胰岛素的比例维持静脉输液，直至血糖水平维持在 11mmol/L 左右，并且尿酮体转阴。但在停静脉输注胰岛素前 1h，一般皮下注射 8U 胰岛素，以防血糖回跳。

3. 补钾

原则是见尿补钾，补钾每小时不超过 20mmol/L（相当于氯化钾 1.5g），24h 氯化钾总量不超过 6~10g，同时要监测血钾和心电图。

4. 加强病情观察

（1）生命体征观察：观察体温、脉搏、呼吸、血压、意识以及瞳孔对光反射。

（2）并发症观察：定时监测血糖、尿糖、尿酮体、血气分析及电解质情况。观察有无失水以及脑水肿、低血钾、低血糖、高氯血症以及补液纠酸及胰岛素输注后的反应。

5. 生活护理

绝对卧床休息，吸氧，专人护理，注意保暖，防止感染。昏迷者保持呼吸道通畅，取侧卧位或平卧位头偏向一侧，预防肺部感染。

四、低血糖昏迷

【概述】

低血糖昏迷是由多种病因引起的血液葡萄糖浓度过低综合征，血糖降低至 2.8mmol/L，引起交感神经兴奋和中枢神经异常。临床上糖尿病患者治疗中并发的低血糖症占 80%。持续严重的低血糖可致死亡，因此必须紧急处理。

低血糖昏迷的临床表现：低血糖症状发生及其轻重程度与血糖下降程度、速度、持续时间及患病机体的反应性有关，即血糖越低、发展越快、持续时间越长，则症状愈明显和严重。主要表现有：

（1）交感神经过度兴奋：心悸、软弱、饥饿、焦虑、紧张、面色苍白、心动过速、冷汗及手足震颤等。

（2）精神神经症状：表现为精神不集中、思维和语言迟钝、头晕视物不清、焦虑不安、步态不稳；有些患者可出现精神症状，如狂躁、易怒、幻觉、表情异常等；若低血糖程度加剧，可出现神志不清、抽搐、惊厥甚至昏迷。

（3）实验室检查：血糖低于 2.8mmol/L。当血糖低于 2.8mmol/L 时，血浆胰岛素应低于 10mU/L；血糖低于 2.2mmol/L 时，血浆胰岛素应低于 5mU/L；血浆胰岛素与血糖比值 >0.3，疑为高胰岛素血症；比值 >0.4，提示胰岛 β 细胞瘤。

【救护措施】

（1）紧急处理：立即建立静脉输液通路，静脉推注 50% 葡萄糖溶液 40~60ml，然后给予 10% 葡萄糖溶液静脉滴注，直到患者清醒，血糖正常。

（2）进行病因治疗：治疗原发病，消除致病因素，减轻或防止低血糖发作。

（3）加强病情观察：密切观察生命体征及神志变化，尿、便情况，以及出入量情况，用糖前后的病情变化及治疗效果；意识恢复后要注意出汗、嗜睡、意识朦胧等，预防再次出现低血糖。

（4）做好健康教育：向患者讲解低血糖的原因、症状，以及治疗方法，尤其是胰岛素治疗的糖尿病患者应随时携带含糖食物，防止低血糖的发生。

五、甲状腺功能亢进危象

【概述】

甲状腺功能亢进危象简称“甲亢危象”，是一种甲状腺功能亢进症状恶化的致命性并发症。本病不常见，但死亡率很高。

甲状腺功能亢进危象的临床表现为：危象发作多突然起病，症状非常严重（见表12–9）。

表12–9 甲状腺功能亢进危象临床表现

	危象前期	危象期
体温	$<39℃$	$>39℃$
心率	120~150次/min	>160次/min
出汗	多汗	大汗淋漓
神志	烦躁、嗜睡	躁动、谵妄、昏睡、昏迷
消化道症状	食欲减少、恶心	呕吐
大便	次数增多	腹泻
体重	降至40~45kg以下	降至40~45kg以下

以上临床表现为甲亢患者所共有，加上血清T3、T4升高及FT3、FT4升高便可确诊。

【救护措施】

甲亢危象的死亡率为20%以上。多在治疗后1~2天内好转，1周内恢复。开始治疗后的3天，是抢救的关键时刻。

1. 快速抑制T3、T4合成

丙硫氧嘧啶，首剂600mg口服，以后200mg，1次/8h；或甲巯咪唑首剂60mg口服，以后20mg，3次/d。待危象消除改用常规用量。

2. 阻止甲状腺激素的释放

服用上述抗甲亢药后1~2h，用复方碘溶液首剂30~60滴，以后5~10滴，3次/d。或用碘化钠0.5~1g加入5%葡萄糖盐水500~1 000ml中静脉滴注12~24h。病情好转，危象消除即停用。

3. 降低周围组织对甲状腺素的反应

可用β–肾上腺素能受体阻滞剂如普萘洛尔20~30mg，1次/8h；或美多心安50~100mg，1次/8h。危象消除后改成常规维持量。

4. 拮抗应激，降低机体反应，减轻甲状腺素的毒性作用

每日用氢化可的松100~200mg或地塞米松10~20mg，待危象解除后遵医嘱停用或减量使用，维持数日后逐渐停用。

5. 呼吸系统治疗

保持呼吸道通畅，必要时吸氧，抬高床头，以利呼吸。此类患者因代谢亢进，对氧的需要量很大，有些患者呈现明显的发绀、低氧血症，故氧的供给非常重要。

6. 对症治疗

（1）镇静剂的应用：地西泮10mg，或苯巴比妥钠0.1g肌内注射，或10%水合氯醛溶液10~15ml保留灌肠，以上三种药可交替使用。

（2）积极物理降温：可行冰袋冷敷、酒精擦浴、冷生理盐水保留灌肠，必要时采用人工冬眠疗法。

（3）纠正水电解质紊乱：5%葡萄糖盐水，静脉滴注 2 000~3 000ml/d，适当补钾。

（4）使用抗生素控制感染。

7. 生活护理

密切观察血流动力学指数，如血压、脉压、脉率、中心静脉压、心率，以及体温、呼吸、尿量。保证营养，给予高碳水化合物、高蛋白、高维生素饮食，提供足够热量和营养以补充消耗，满足高代谢需要。成人进食总热量比正常人提高 50% 左右。

六、重症肌无力危象

【概述】

重症肌无力（myasthenia gravis，MG）是以神经－肌肉传递障碍为特征，主要由乙酰胆碱受体抗体介导、细胞免疫依赖、补体参与的自身免疫性疾病。临床特征为受累骨骼肌无力和易于疲劳。若急性发生延髓支配的肌肉和呼吸肌严重无力，以致不能维持换气功能即为重症肌无力危象。临床上主要分为以下三种危象类型：

1. 肌无力危象

因胆碱酯酶抑制剂用量不足或突然停药，患者出现烦躁不安，咳嗽、咳痰无力，吞咽困难，呼吸困难，大汗淋漓，不能平卧等症状。依酚氯铵试验症状减轻。

2. 胆碱能危象

由抗胆碱酯酶药物过量引起，患者肌无力症状加重，出现毒蕈碱样和烟碱样中毒反应，如瞳孔缩小、汗多、分泌物多、肌束颤动等。依酚氯铵试验使症状加重。

3. 反拗危象

对抗胆碱酯酶药物不敏感所致。临床表现介于肌无力、胆碱能危象之间。依酚氯铵试验无反应。

【救护措施】

分辨危象类型包括：①胆碱酯酶抑制剂使用的剂量和时间。②有无毒蕈碱样和烟碱样毒副反应。③有困难时应作依酚氯铵试验。

1. 药物治疗

（1）控制肌无力危象：立即应用足量的胆碱酯酶抑制剂，新斯的明 1~1.5mg，肌内注射，同时肌内注射阿托品 0.5mg，或新斯的明 lmg 加阿托品 0.5mg，生理盐水 20ml，缓慢静脉推注，也可用新斯的明 2~4mg 加阿托品 1~2mg，5% 葡萄糖溶液 500ml 缓慢静脉滴注维持疗效。

（2）控制胆碱能危象：立即停用新斯的明，肌内注射阿托品 0.5~1mg，至毒蕈碱样症状消失。

（3）控制反拗危象：立即停用抗胆碱酯酶药物，维持液体，72h 后开始使用胆碱酯酶抑制剂。

（4）控制感染：肺部感染是重症肌无力危象的常见诱因，也是重症肌无力危象死亡的一个主要原因。应使用足量抗生素治疗，并取标本作细菌学检查，以指导抗生素的应用。静脉滴注地塞米松 5mg/d，以后增至 10mg/d。

（5）大剂量应用丙种球蛋白：每天用丙种球蛋白 6~10g 静脉滴注，连续使用 5 天。

2. 保持呼吸道通畅

重症肌无力危象的特征为进行性呼吸困难，保证呼吸道通畅是抢救的重要措施。应及时行气管内插管，呼吸机辅助通气，保持重症肌无力患者的有效通气量。注射新斯的明后呼吸功能无好转或仍频发危象者，应尽早做气管切开，进行正压辅助通气。

3. 血浆置换

可迅速清除血中乙酰胆碱受体抗体，获得快速显著疗效。成人每次置换 1 000~1 500ml 血浆，每周 1~2 次，一般做 3~5 次。

4. 禁止使用的药物

禁止使用一切加重神经肌肉传递障碍的药物，如吗啡、利多卡因、链霉素、卡那霉素、庆大霉素、磺胺类药物。

5. 密切观察病情变化

监测生命体征，血氧饱和度及用药反应。尤其使用呼吸机辅助呼吸的患者，注意观察有无气管插管移位、呼吸道堵塞、气胸、肺不张、肺炎等并发症。

6. 预防并发症护理

（1）预防压疮：定时翻身拍背,1 次 /2h，保持床单平整清洁。四肢及骶尾部骨隆起部位的皮肤容易受压，应垫以海绵垫，有条件者可使用气垫床，预防压疮和坠积性肺炎的发生，同时用 50%酒精按摩受压部位以改善局部血液循环，并注意预防肢体挛缩，保持肢体处于功能位置，做好每班书面和床边的皮肤情况交接班。

（2）重视口腔护理：每天早、晚进行口腔清洁，如有口腔黏膜破溃，局部用喉风散。口唇干裂时，可涂石蜡油或润唇膏。眼睑不能闭合者，涂眼膏并盖以湿纱布。

（3）人工气道的管理：确认并记录气管导管深度，正确妥善固定气管插管或气管套管，防止导管扭转、移位和非计划拔管；保持呼吸道通畅，采取翻身、扣背、雾化、湿化、肺部物理治疗、吸痰等措施清除分泌物，吸痰时严格执行无菌操作，一次持续吸引时间不应超过 15s；吸痰的过程中密切观察患者血压、心率和心律，如果突然出现心律不齐或心率下降，应停止吸痰。采用高容低压的柔软气囊，注气 7~10ml，气囊内压达 10~20mmHg（1.43~2.86kPa）即可。一般不宜超过 25mmHg（3.56kPa），应以能维持机械通气不漏气，又能防止误吸为限。

（4）加强全身的营养供给，定时喂水、喂食。

（5）做好心理护理：由于患者瘫痪在床，加之人工气道的存在，患者感觉极度不适，并且不能用语言表达心里的感受和需求，因而出现恐惧、焦虑、孤独感和情绪不稳定。医护人员要尤其注意关心、鼓励患者，观察患者的眼神和表情，及时满足患者的各种需求。

（刘　钰）

第四节　环境与理化因素损伤的急救护理

人类在自然环境、生活环境和生产环境中，可能接触到许多对人体有危害的因素，包括物理、化学和生物的损伤因素。环境及理化因素损伤是急诊的常见病、多发病，病情危急，且可能为多因素、多人损伤，因此要求施救者必须熟练掌握相关的急救知识，对病况做出快速反应、准确判断和有效救治，从而提高救治成功率。

一、淹溺

【概述】

淹溺常称为溺水，是人淹没于水及其他液体中，吸入水、污泥、杂草等物造成呼吸道堵塞或因受到强烈刺激使喉头、气管反射性痉挛，造成窒息，导致严重的缺氧、高碳酸血症和酸中毒的情况，如不及时抢救，可导致呼吸、心跳停止而死亡。

淹溺的临床表现：患者被救出水后往往已处于昏迷状态，皮肤黏膜苍白和发绀、四肢厥冷、呼吸和心跳微弱或停止，口、鼻充满泡沫或污泥、杂草，腹部隆起伴胃扩张。复苏后可出现各种心律失常，甚至心室颤动，并伴有心力衰竭和肺水肿，可有不同程度的精神症状，弥漫性脑实质损害，24~48h 后出现脑水肿、急性呼吸窘迫综合征、溶血性贫血、急性肾衰竭或弥散性血管内凝血等各种临床表现，肺部感染较常见。

【救护措施】

1. 现场急救

（1）淹溺复苏：缺氧时间和程度是决定淹溺预后最重要的因素。最重要的紧急治疗是尽快对淹溺者进行通气和供氧。要尽可能迅速将淹溺者安全地从水中救出。一旦从水中救出，对无反应和无呼吸的淹溺者应立即进行心肺复苏，特别是呼吸支持。

（2）倒水方法：将患者腹部置于施救者屈膝的大腿上，头部下垂，施救者平压患者背部，将呼吸道和胃内的水倒出；或由施救者抱起患者的腰腹部，使背部朝上，头部下垂予以倒水。

2. 急诊处理　经现场抢救的淹溺患者应及时送至医院给予进一步的评估和监护，采取综合措施维持循环呼吸功能。

（1）补充血容量，维持水电解质和酸碱平衡：淡水淹溺时，因血液稀释，应适当限制入水量，及时应用脱水剂（甘露醇、呋塞米、白蛋白等）防治脑水肿，并适量补充氯化钠溶液、浓缩血浆和白蛋白；海水淹溺时，由于大量体液渗入肺组织，血容量偏低，需及时补充液体，可用葡萄糖溶液、低分子右旋糖酐、血浆，严格控制氯化钠溶液；注意纠正高钾血症及酸中毒。

（2）防治脑缺氧损伤，控制抽搐。

（3）防治低体温：对冷水中淹溺者按低体温处理，可采用体外和体内复温措施。

（4）对症治疗：对血红蛋白尿、少尿或无尿患者，应积极防治急性肾功能不全的发生；溶血明显时可输血，以增加血液携氧能力；应用皮质激素可能有助于对抗脑水肿、肺水肿和溶血；防治多脏器功能不全；防治感染等。

3. 严密监护

密切观察患者体温、呼吸、脉搏、血压、意识、瞳孔的变化。呼吸心跳未恢复者，继续心肺复苏，若有除颤指征，立即进行除颤；留置导尿，观察尿量，观察有无血红蛋白尿、少尿或无尿，防止肾衰；对于肺水肿者，应给予强心、利尿药。保持呼吸道通畅，及时清除口鼻杂物及呼吸道分泌物，必要时行气管插管或气管切开，加强气道护理，预防吸入性、坠积性肺炎的发生。

二、中暑

【概述】

中暑常发生在高温和湿度较大的环境中，是因体温调节中枢障碍、汗腺功能衰竭和水电解质丢失过多而发生的以中枢神经系统和（或）心血管系统功能障碍为主要表现的急性疾病。

中暑根据临床表现的轻重程度分为三级：先兆中暑、轻症中暑和重症中暑。

1. 先兆中暑

患者在高温环境工作或生活一定时间后，出现口渴、乏力、多汗、头晕、眼花、耳鸣、头痛、恶心、胸闷、心悸、注意力不集中，体温正常或略高。

2.. 轻症中暑

先兆中暑症状加重，出现早期循环功能紊乱，包括面色潮红或苍白、烦躁不安或表情淡漠、恶心呕吐、大汗淋漓、皮肤湿冷、脉搏细速、血压偏低、心率加快、体温轻度升高。

3. 重症中暑

先兆和轻症中暑症状加重，出现高热、痉挛、惊厥、休克、昏迷等症状。重症中暑按表现不同可分为三型，也可出现混合型。

（1）热痉挛：高温环境下强体力作业或运动，出汗后水和盐分大量丢失，仅补充水或低张溶液而补盐不足，造成低钠、低氯血症，导致骨骼肌痉挛伴疼痛。临床表现为以活动较多的四肢、腹部、背部肌肉的肌痉挛和收缩疼痛，尤以腓肠肌痛为特征，常呈对称性和阵发性。也可出现肠痉挛性剧痛。患者意识清楚，体温一般正常。热痉挛可以是热射病的早期表现。

（2）热衰竭：常发生于老年人、儿童和慢性疾病患者，在热应激情况下因机体对热环境不适应引起脱水、电解质紊乱、外周血管扩张，周围循环容量不足而发生虚脱。可表现为头晕、眩晕、头痛、恶心、呕吐、脸色苍白、皮肤湿冷、大汗淋漓、呼吸增快、脉搏细速、心律失常、晕厥、肌痉挛、血压下降甚至休克，但中枢神经系统损害不明显。其中病情轻而短暂者也称为热昏厥。可发展成为热射病。

（3）热射病：又称作中暑高热，属于高温综合征，是中暑最严重的类型。在高温、高湿或强烈的太阳照射环境中作业或运动数小时（劳力性），或老年、体弱、有慢性疾病患者在高温和通风不良环境中生活持续数天（非劳力性），热应激机制失代偿，使中心体温骤升，导致中枢神经系统和循环功能障碍。

患者在全身乏力、出汗、头晕、头痛、恶心等早期症状的基础上，出现高热、无汗、神志障碍，体温高达 40~42℃甚至更高。可有皮肤干燥、灼热、谵妄、昏迷、抽搐、呼吸急促、心动过速、瞳孔缩小、脑膜刺激征等表现，严重者出现休克、心力衰竭、脑水肿、肺水肿、急性呼吸窘迫综合征、急性肾衰竭、急性重型肝炎、弥散性血管内凝血、多器官功能衰竭。

【救护措施】

不同程度中毒的救护措施：

1. 先兆中暑

立即将患者转移到阴凉、通风环境，口服淡盐水或含盐清凉饮料，休息后即可恢复。

2. 轻症中暑

将患者转移到阴凉、通风环境，口服淡盐水或含盐清凉饮料并休息。对有循环功能紊乱或循环衰竭倾向者，可静脉补充5%葡萄糖盐水，但滴速不能太快，加强观察，直至恢复。

3. 重症中暑

（1）热痉挛：治疗主要为补充氯化钠，静脉滴注5%葡萄糖盐水或生理盐水1 000~2 000ml。

（2）热衰竭：及时补足血容量，防止血压下降。可用5%葡萄糖盐水或生理盐水静脉滴注，适当补充血浆。必要时监测中心静脉压指导补液。

（3）热射病：①将患者转移到通风良好的低温环境，使用电风扇、空调降低环境温度，按摩患者四肢及躯干，促进循环散热。监测体温、心电、血压、凝血功能等。②给予吸氧，补充机体氧耗。③降温：降温速度与预后密切相关。一般应在1h内使直肠温度降至37.8~38.9℃。体外降温可采用头部冰帽、电子冰帽降温，或用装满冰块的塑料袋紧贴两侧颈动脉处及双侧腹股沟区。也可用冰毯，或冰水擦拭皮肤。体内降温用冰盐水200ml进行胃或直肠灌洗；也可用冰5%葡萄糖盐水1 000~2 000ml静脉滴注，开始时滴速控制在30~40滴/min；或用低温透析液（10℃）进行血液透析。④补钠和补液，维持水、电解质平衡，纠正酸中毒。低血压时应首先及时输液补足血容量，必要时应用升压药（如多巴胺）。⑤防治脑水肿和抽搐：应用甘露醇、地塞米松等，可酌情应用白蛋白。有抽搐发作者，可静脉输注地西泮。⑥综合与对症治疗：保持呼吸道通畅，昏迷或呼吸衰竭者行气管插管，呼吸机辅助通气；肺水肿时可给予西地兰、呋塞米、皮质激素和镇静剂；应及时发现和治疗肾功能不全；防治肝功能不全和心功能不全；控制心律失常；给予质子泵抑制剂预防上消化道出血；适当使用抗生素防治感染等。⑦严密观察病情：密切观察患者体温，及时调整降温措施。观察末梢循环情况，如患者高热而四肢厥冷、发绀，提示病情加重；经治疗后体温下降、四肢末梢转暖、发绀减轻或消失，则提示治疗有效。如有呼吸抑制、深昏迷、血压下降，则停用药物降温。密切观察患者的神志及生命体征和各脏器功能，预防并发症。观察有无高热的伴随症状，以协助医生明确诊断。采取降温措施时应注意观察血压、皮肤情况，防止虚脱和衰竭。

三、电击伤

【概述】

电击伤也称触电，是一定量的电流通过人体引起的机体损伤和功能障碍。电流能量转化为热量还可造成电烧伤。雷击即闪电是一瞬间的超高压直流电。

电击伤的临床表现为：

1. 全身表现

轻者可仅出现痛性肌肉收缩、惊恐、面色苍白、头痛、头晕、心悸等，可有室上性心动过速及束支传导阻滞等。重者可致意识丧失、休克、心跳呼吸骤停，电击后常出现严重的室性心律失常、肺水肿、胃肠道出血、凝血功能障碍、急性肾功能不全。

2. 局部表现

低压电引起的损伤程度较轻，一般不损伤内脏。高压电引起的损伤常见于电流进出部位，体表伤口不明显，但可深达肌肉、血管、神经和骨骼，有“口小底大，外浅内深”的特征。高压电流损伤时因肌肉组织损伤、水肿和坏死，使肢体肌肉筋膜下组织压力增加，出现神经、血管受压体征，脉搏减弱，感觉、痛觉消失，发生间隙综合征，常需行筋膜切开术。触电时肌群强直性收缩可导致骨折或关节脱位。

3. 并发症

可有短期精神失常、心律失常、肢体瘫痪、继发性出血或血供障碍、局部组织坏死、继发感染、高钾血症、酸中毒、急性肾衰竭、周围神经病、永久性失明或耳聋、内脏破裂或穿孔等。

【救护措施】

1. 现场急救

（1）脱离电源：应在第一时间切断触电现场的电源，或应用绝缘物使患者与电源断离，或采取绝缘保护措施将患者搬离危险区。但应确保最初做出救助反应者自身的安全。

（2）心肺复苏：对心脏停搏和呼吸停止者立即按复苏指南的流程进行心肺复苏，不可轻易终止复苏。

2. 急诊治疗

（1）无自主呼吸或自主呼吸较弱者给予机械通气；出现室颤者立即除颤，其他心律失常则给予相应处理。

（2）及时补足血容量并维持尿量，出现肌红蛋白尿时，要充分输液维持尿量并给予碳酸氢钠碱化尿液、保护肾功能。

（3）大面积烧伤、坏死和骨折患者，给予相应外科处理。

（4）其他对症治疗 预防感染，纠正水电解质紊乱，防治肺水肿和急性肾衰竭。

3. 严密观察病情

密切观察患者神志和生命体征变化。注意呼吸频率，判断有无呼吸抑制及窒息发生；观察患者有无电击后的精神症状，嘱患者安静休息。电击后心肌严重损害，尤其注意有无心律失常。密切观察尿液的颜色、量，动态监测肾功能。

四、强酸强碱损伤

【概述】

强酸、强碱损伤一般指强酸或强碱类物质接触皮肤黏膜后造成的腐蚀性烧伤以及进入血液后造成的全身中毒损伤。强酸主要指硫酸、硝酸和盐酸，具有强烈的刺激和腐蚀作用，氢氟酸及浓度较高的有机酸也有较强的腐蚀作用。强碱包括氢氧化钠、氢氧化钾、氧化钠和氧化钾等。强酸、强碱损伤临床表现为：

1. 局部皮肤表现

强酸物质接触者，创面较干燥，边缘界限较分明，但坏死可深入到皮下组织，局部灼痛。皮肤由充血发红渐转为暗褐，继而呈糜烂、溃疡、坏死，一般不起水疱，并迅速结痂。皮肤大面积损伤时，可导致休克。强碱类物质损伤皮肤后，发生充血、水肿、糜烂、溃疡，起水疱，局部灼痛，可形成白色痂皮。周围红肿，可出现红斑、丘疹等皮炎样改变。皮肤烧伤可达Ⅱ度以上。

2. 眼部表现

眼部接触者可出现结膜炎症、角膜炎、角膜溃疡，严重时引起全眼炎，甚至失明。

3. 呼吸系统表现

吸入强酸或强碱烟雾后可引起上呼吸道刺激症状，轻者产生鼻炎、咽炎、喉炎及支气管炎，严重者发生喉头水肿、支气管肺炎，甚至肺水肿。

4. 消化系统表现

口服强酸或强碱后，可发生口腔、咽喉、食管和胃的严重灼伤和腐蚀，严重者可发生食管、胃及十二指肠穿孔。呕吐物含血液和黏膜组织；腹部绞痛，常有腹泻及血性黏液便。强酸强碱吸收入血后，可发生中毒和肝肾损害。病程后期，患者可发生食管、幽门狭窄。

【救护措施】

1. 局部处理

抢救者需做好自身防护，如穿戴防护衣、防护手套、防护眼镜、防护面罩等。立即将患者救离现场。

（1）皮肤损伤处理：应迅速脱除污染的衣物，清洗毛发皮肤。①对强酸损伤者，可先用大量清水冲洗 10~30min，再用 2%~4% 碳酸氢钠溶液冲洗 10~20min，或用 1% 氨水、肥皂水或石灰水等冲洗，然后用 0.1% 苯扎溴铵、生理盐水或清水冲洗创面，直到冲洗干净。

②对强碱损伤者，用清水反复持续冲洗 1h 以上，直至创面无滑腻感，然后选用 1% 醋酸、3% 硼酸、5% 氯化钠或 10% 枸橼酸钠等冲洗中和，或用 2% 醋酸湿敷皮肤损伤处。皮肤烧伤应及时处理。

（2）眼损伤处理：立即用大量清水冲洗眼部 10min，再以生理盐水冲洗 10min，滴 1% 阿托品眼液、可的松和抗生素眼药水。但生石灰烧伤禁用生理盐水冲洗，以免产生作用更强的氢氧化钠。①强碱所致的眼损伤，勿用酸性液体冲洗眼，以免产热造成眼睛热力烧伤。眼内有石灰粒者可用 1%~2% 氯化铵溶液冲洗，使之溶解，禁用酸性液中和。②眼部剧痛者，可用 2% 丁卡因滴眼。

2. 吸入性损伤处理

可给予异丙基肾上腺素、麻黄碱、普鲁卡因、地塞米松类激素及抗生素气管内间断滴入或雾化吸入。对症治疗包括镇咳、吸氧，若发生肺水肿，应尽快行气管切开术，呼吸机辅助呼吸，以保持呼吸道通畅，防止坏死黏膜脱落引起窒息。

3. 口服损伤处理

抢救原则：迅速清除、稀释、中和腐蚀剂，保护食管、胃肠黏膜；减轻炎症反应，防止瘢痕形成；止痛、抗休克等对症治疗。一般禁忌催吐和洗胃，避免发生消化道穿孔及反流的胃液再度腐蚀食管黏膜。可立即口服清水 1 000~1 500ml，以稀释强酸或强碱的浓度，保护消化道黏膜。

（1）对口服强酸者，禁服碳酸氢钠、碳酸钠等碳酸盐类中和，以免产生大量二氧化碳致胃肠胀气、穿孔。可先口服蛋清、牛奶或豆浆 200ml 稀释强酸，继之口服氢氧化铝凝胶、2.5% 氧化镁或 7.5% 氢氧化镁 60ml，或石灰水 200ml 中和强酸。

（2）对口服强碱者，可先口服生牛奶 200ml，之后口服食醋、1%~5% 醋酸或柠檬水，但碳酸盐（如碳酸钠、碳酸钾）中毒时须改用口服硫酸镁，以免产生过多二氧化碳导致胃肠胀气、穿孔。

4. 对症及综合治疗

疼痛剧烈者，可予止痛剂。对有昏迷、抽搐、呼吸困难等症状的危重患者应立即给氧，建立静脉通道，组织抢救，防治肺水肿和休克；对吞咽困难患者应加强支持疗法；维护酸碱、水电解质平衡；保护肝、肾功能，防治急性肾衰竭等严重并发症。

5. 严密观察病情

观察患者体温、脉搏、呼吸、血压、神志的变化。密切观察呼吸功能。注意观察腹部体征，及时发现穿孔征象。止痛药使用后，要观察有无纵膈炎、腹膜炎的表现。

五、毒蛇咬伤

【概述】

毒蛇口内有毒腺，毒腺所分泌的毒液，称为蛇毒。蛇毒的毒性化学成分主要是具有酶活性的多肽和蛋白质。蛇毒按毒理作用可分为神经毒、血循毒及其他毒性酶等。神经毒可麻痹感觉神经末梢引起肢体麻木，阻断运动神经与横纹肌之间的神经传导，引起横纹肌弛缓性麻痹。

血循毒种类多，以心血管和血液系统毒性作用为主。①心脏毒素又称作心肌毒素，主要损害心肌细胞、毛细血管壁，导致严重出血。②细胞毒素作用于细胞膜，引起溶血、肢体组织溶解。③凝血毒具有凝血酶样作用，且促凝活性常不能被肝素抑制。④抗凝血毒，具有抗凝血活酶作用和纤维蛋白溶解作用，可引起严重出血。

蛇毒中的磷脂酶 A_2 可有神经毒、细胞毒、心脏毒、溶血、出血、促凝、抗凝等不同活性作用；蛋白水解酶可溶解破坏肌肉组织、血管壁和细胞间基质，引起出血、局部肌肉坏死、水肿，并加速蛇毒吸收和向全身扩散；透明质酸酶能水解透明质酸，使组织通透性增加，局部炎症扩展，并促使蛇毒从咬伤局部扩散并被吸收。毒蛇咬伤的临床表现为：

1. 神经毒损伤

常见于金环蛇、银环蛇、眼镜蛇、蝮蛇、海蛇等咬伤。蛇毒吸收快，伤口反应较轻。因局部症状不明显，咬伤后不易引起重视，一旦出现全身中毒症状，则病情进展迅速而且危重。

（1）局部症状：表现轻微，仅有微痒和轻微麻木，无明显红肿，疼痛较轻或感觉消失，出血少，齿痕小而无渗透液。

（2）全身症状：一般在咬伤后 1~3h 开始出现，可表现为视物模糊、四肢无力、头晕、恶心、胸闷、呼吸困难、晕厥、眼睑下垂、流涎、声音嘶哑、牙关紧闭、语言及吞咽困难、惊厥、昏迷等，重者迅速出现呼吸衰竭和循环衰竭。

呼吸衰竭是此类毒蛇咬伤的主要死因。病程较短，危险期为 1~2 天，幸存者常无后遗症。神经毒引起的骨骼肌弛缓性麻痹，以头颈部为先，扩展至胸部，最后到膈肌，好转时以反方向恢复。

2. 血循毒损伤

常见于蝰蛇、五步蛇、蝮蛇、竹叶青蛇、烙铁头蛇、眼镜蛇、眼镜王蛇等咬伤。局部症状较明显。

（1）局部症状：咬伤局部肿胀明显，伤口剧痛，伴有水疱、出血、皮下瘀斑和局部组织坏死。肿胀迅速向肢体近端蔓延，并引起淋巴管炎或淋巴结炎、局部淋巴结肿痛，伤口不易愈合。

（2）全身症状：多在咬伤后 2~3h 出现，可有头晕、恶心、呕吐、胸闷、气促、心悸、口干、出汗、发热等症状，重者可有皮肤黏膜及内脏广泛出血、溶血、贫血、血红蛋白尿、心肌损害、心律失常，甚至发生急性心、肾、肝功能衰竭，休克，弥散性血管内凝血。

由于局部症状出现较早，一般救治较为及时。但由于发病急，病程较持久，所以危险期也较长。脏器出血、循环衰竭是主要死因。幸存者常留有局部及相关系统的后遗症。

3. 肌肉毒损伤

海蛇咬伤患者除上述神经毒表现外，可引起横纹肌瘫痪和肌红蛋白尿，称之为肌肉毒损伤。患者出现肌肉大量坏死，引起高钾血症、肌红蛋白尿、急性肾衰竭。幸存者肌力恢复较慢。

4. 混合毒素损伤

眼镜蛇、眼镜王蛇、蝮蛇等咬伤常可同时出现神经毒、血循毒的临床表现。临床特点为发病急，局部与全身症状均较明显。

【救护措施】

1. 防止毒液吸收扩散，限制咬伤肢体活动

（1）立即在伤口近心端、伤口肿胀部位上侧结扎，阻断淋巴回流。肢体结扎松紧适度，每隔15~20min放松绷带1次，每次1~2min，以防止肢体缺血坏死，到达医院开始有效治疗后方可去除结扎。

（2）沿咬痕做“一”或“十”字形切开伤口，进行彻底冲洗和消毒。

（3）用胰蛋白酶2 000~5 000U加0.25%~0.5%普鲁卡因或蒸馏水稀释作局部环形封闭。

（4）给予冰袋、冰水局部冷敷，以减少毒液的吸收和扩散。

（5）观察结扎肢体的颜色、皮温及局部伤口变化，观察伤者生命体征变化，观察有无脏器受累情况的发生，并及时采取措施。

2. 使用特效解毒药

（1）抗蛇毒血清是中和蛇毒的特效解毒药，应尽早使用，在30min内最好。

（2）中医中药，如广东蛇药、南通蛇药、上海蛇药，可口服和外敷。

3. 辅助治疗

糖皮质激素能抑制和减轻组织过敏反应和坏死，新斯的明能对抗眼镜蛇毒，破伤风抗毒素和抗生素防止破伤风和伤口感染，出现呼吸衰竭、休克、肾衰竭者给予相应对症支持治疗。

六、动物咬伤

【概述】

动物咬伤时，除造成局部组织撕裂损伤外，由于动物口腔牙缝、唾液内常存在有多种致病的细菌或病毒，尤其是存在大量厌氧菌，如破伤风杆菌、气性坏疽杆菌族、梭状芽孢杆菌、螺旋体等，可造成伤口迅速感染。且常因伤口较深、组织破坏多，更适合于厌氧菌的繁殖，感染可发展到严重状态。另外，若动物已感染了狂犬病病毒，则狂犬病毒可通过口腔分泌物进入伤口感染人体，引起狂犬病。鼠类咬伤还可能引起流行性出血热甚至鼠疫等严重传染病。

动物咬伤的临床表现为：局部有利牙撕咬形成的牙痕和伤口，周围组织水肿，皮下出血、血肿，局部疼痛。部分病例在8~24h后出现伤口感染表现，伤口疼痛加剧，周围渐次出现红肿、脓性分泌物，分泌物可有异常气味。从咬伤部位向外扩散红丝，咬伤部位上方淋巴结肿大。全身症状一般较

轻，如伤口感染严重可出现淋巴管炎、头痛、头晕、发热等症状，甚至出现脓毒症、化脓性关节炎、骨髓炎、脑脓肿等并发症。

狂犬病潜伏期数天至数年不等，如伤者出现恐水、肌痉挛等症状，应及时就诊和治疗。

【救护措施】

1. 伤口处理

（1）一旦可疑被动物咬伤、抓伤，立即用肥皂水或清水彻底冲洗伤口，也可用大量过氧化氢冲洗，然后用 2% 碘酒或 75% 酒精涂擦伤口消毒处理。

（2）伤口深而大者应放置引流条，以利于污染物及分泌物的排除。未伤及大血管，一般不包扎伤口，不作一期缝合，不用油剂或粉剂置入伤口。对延误处理而伤口已结痂者，应将结痂去除后按上述原则处理。

（3）伤及大动脉、气管等重要部位或创伤过重时，须迅速予以生命支持措施。伤口较深、污染严重者应酌情注射破伤风抗毒素并应用抗生素。

（4）注意观察伤口有无红、肿、热、痛等局部感染以及头痛、发热等全身症状。如伤者出现恐水、肌痉挛等症状，应采取严密隔离措施，及时处理伤者接触的物品及被伤口分泌物沾染的物品，做好个人防护。

2. 狂犬病免疫处理

当患者裸露的皮肤被轻咬、出现无出血的轻微抓伤或擦伤，应立即处理伤口并接种狂犬病疫苗；当患者出现单处或多处贯穿性皮肤咬伤或抓伤、破损皮肤被舔以及黏膜被动物体液污染，应立即处理伤口并注射狂犬病疫苗和狂犬病被动免疫制剂（动物源性抗血清或人源性免疫球蛋白）。

狂犬病疫苗接种程序：一般咬伤者于被咬后第 0（被咬当天）、3、7、14、28 天各注射狂犬病疫苗 1 个剂量（儿童用量相同）。注射部位：上臂三角肌肌内注射。婴幼儿可在大腿前外侧肌内注射。禁止臀部注射。

（刘　钰）

第六章

心肺脑复苏的护理

第一节 心肺脑复苏概述

心肺复苏是指患者呼吸心跳停止时采取的一切为了提高生存率的抢救措施。复苏的最终目的是促使患者神志清醒和脑功能恢复。因此，又称作心肺脑复苏（cardiopulmonary cerebral resuscitation，CPCR）。

心肺脑复苏的对象是心脏骤停的患者。心脏骤停指各种原因所致的心脏射血功能突然终止，其最常见的心电图类型为心室颤动或无脉性室性心动过速，其次为心室静止及无脉电活动。心脏骤停后即出现意识丧失，脉搏消失及呼吸停止，经及时有效的心肺复苏，部分患者可获存活。心脏性猝死是指未能预料的于突发心脏症状 1h 内发生的心脏原因死亡。心脏骤停是心脏性猝死最常见的直接死因，是直接危及人类生命的一大杀手。

心脏骤停发作时心脏停止搏出血液，随之呼吸停止，若不进行急救，4~6min 就将发生严重脑损害直至死亡，因此，4~6min 是心脏骤停抢救的“黄金时间”。心肺复苏每延迟 1min 死亡率增加 7%~10%，充分体现了“时间就是生命”的急救理念。调查显示，40% 的心脏骤停没有被发现或发生在睡眠中，70%~80% 心脏骤停发生在家里。因此需要不断进步的急救系统和规范有效的心肺复苏技术，而真正能提高心脏骤停生存率的措施就是尽快开始徒手人工循环和人工呼吸支持。

完整的心肺脑复苏包括三个阶段：基础生命支持、高级生命支持、延续生命支持。基础生命支持的核心技术是人工循环（胸外按压）和人工呼吸，保证脑、心等重要器官的血液和氧气供应并及时进行电除颤以恢复正常的心脏节律。高级生命支持是指由专业急救、医护人员应用急救器材和药品所实施的一系列复苏措施，主要包括人工气道的建立、机械通气、循环辅助设备、药物和液体的应用、电除颤、病情和疗效评估，复苏后脏器功能的维持等。

一、心肺脑复苏的发展简史

自现代心肺复苏术确立以来，已经成功拯救了无数的生命。心肺复苏术是医学的重要技术之一，也是急诊医学专业中最具有专业特色的技术，体现了急诊“救人治病”的原则及时间就是生命的急救特色。

1732 年，苏格兰外科医生威廉（William）发现对一呼吸心跳停止的患者进行口对口呼吸使其生命得到挽救。1744 年威廉正式在世界上首次发表成功应用口对口呼吸的医学报道。

19 世纪中叶，出现了心脏骤停中维持循环的报道。然而，胸外按压术一直没有受到重视。直到 1960 年考恩霍（Kouwenhoven）、裘德（Jude）和尼克·博克（Knicker Bocker）医生重新介绍了胸外按摩，胸外按压术才被推广使用，这是心肺复苏史上最重要的一个转折点。

1960 年，现代心肺复苏术的创始人彼得·萨法尔（Peter Safar）将口对口人工通气和心脏按压组合为基本的心肺复苏术。1963 年美国心脏病协会在医务人员中普及此法。1966 年，美国医学会举行了一次全国会议，大会建议所有院前急救人员熟练使用徒手心肺复苏。从此，徒手心肺复苏被列为规范的、经典的心肺复苏操作程序而得到宣传、推广、培训及使用。

1960 年以后，胸外按压、人工呼吸、电击除颤成为基本心肺复苏术的三大要素。

1975 年，认识到基本生命支持、恢复自主循环之后，及时开展进一步生命支持的重要性，开设了第一期高级心肺复苏学习班。

20 世纪 80 年代脑复苏又被推至复苏学前沿，持续生命支持的理论得以发展，这时因为脑及其他重要脏器的复苏成功和充分的血液再灌注与否决定着心肺复苏成功后患者的生存质量。如果说心肺复苏是决定预后的基础，那么以脑部为导向的持续生命支持则是决定预后的关键。

1988 年正式提出的早期应用自动体外除颤仪（AED）进行除颤是心肺复苏术的另一个革命性飞跃。目前，发达国家已在机场、社区等公共区域广泛配置自动体外除颤仪，甚至已开始进入家庭。目前我国也在机场、医院等公共场所陆续配备了自动体外除颤仪。

1992 年 10 月，美国心脏病协会正式提出了“生存链”（survival chain）的概念，“早期识别、早期心肺复苏、早期电除颤，以及早期高级生命支持”的环环相扣准则使心脏骤停后患者获得最高存活机会，拯救了无数生命。1966 年，美国心脏协会颁布了全球第一版《心肺复苏指南》。2010 年，美国心脏协会在近年新的临床证据基础上公布了新版《2010 国际心肺复苏与心血管急救指南》（简称“2010 心肺复苏指南”）。

二、心肺脑复苏的发展现状

在《2010 美国心脏协会心肺复苏及心血管急救指南》中，针对医护人员基础生命支持的主要问题及其更改如下：

1. 生存链由四早生存链更改为五个链环

生存链由四早生存链更改为五个链环：①立即识别心脏骤停并启动急救系统。②尽早进行心肺复苏，着重胸外按压。③快速除颤。④有效的高级生命支持。⑤综合的心脏骤停后治疗。

2. 心肺复苏优先次序由 ABC 变成了 CAB

抢救程序更新为将胸外按压放在第一位的 CAB 抢救程序。不管是婴儿、儿童或成人心肺复苏术（除新生儿外），施救者首先应进行持续胸外按压。

3. 淡化了非专业人员复苏过程的口对口人工呼吸，强调根据其掌握急救技能的水平选择性地进行心肺复苏

如果是未经过培训的非专业施救者目击了心脏骤停事件，应在胸部中央“用力快速按压或者按

照急救调度的指示操作”实施单纯胸外按压，直至自动体外除颤仪使用或者急救人员已接管患者。如果经过培训的非专业施救者有能力进行人工呼吸，应根据按压－通气比率（30：2）实施心肺复苏，直至自动体外除颤仪使用或者急救人员已接管患者。

4. 取消以“看、听和感觉呼吸”来评估呼吸

取消以“看、听和感觉呼吸”来评估呼吸，而更加强调目击者的现场心肺复苏行动。强调一旦怀疑心脏停止，目击者就要首先做到“立即压、使劲压、不断压”。即使是熟练的急救人员，检查是否发生心脏骤停也应该在10s内快速检查呼吸、脉搏，并立即开始心肺复苏和使用自动体外除颤仪。

5. 继续强调实施高质量的心肺复苏的必要条件

（1）按压得更快一点：在“2010心肺复苏指南”中，美国心脏协会要求按压＞100次/min。按这个速度，每18s必须按压30次以上。

（2）按压得更深一点：要求对成人按压深度至少为5cm，婴儿和儿童的按压深度至少为胸部前后径的1/3（婴儿约4 cm，儿童约5 cm）。

（3）持续胸外按压，尽可能减少中断：美国心脏协会希望每一位救助者都参与进行持续胸外按压，直到AED到位并进行心脏电活动分析和除颤。进行充足胸外按压不仅强调足够的按压次数，还强调尽可能减少这一关键心肺复苏步骤的中断。

（4）保证每次按压后胸部的回弹：即以足够的速度和幅度进行按压，保证每次按压后胸廓的回弹，尽可能减少按压中断并避免过度通气。

（5）避免过度通气：对于成人、儿童和婴儿（不包括新生儿），单人施救者的按压－通气比率建议值（30：2）并未更改。实施高级气道插管后，可继续进行胸外按压（速度是每分钟至少100次），且不必与呼吸同步，可按照每次5~8s的速度进行人工呼吸（8~10次/min），需避免过度通气。

（6）不建议对心脏骤停患者常规采用环状软骨加压法：环状软骨加压可以防止胃胀气，减少气囊面罩通气期间发生回流和误吸的风险，但同时也可能妨碍通气。在环状软骨加压的情况下仍可能发生误吸，而正确使用此方法的难度很大，所以不建议为心脏骤停患者常规采用环状软骨加压。

（7）强调团队协作的心肺复苏：“2010心肺复苏指南”更强调基础生命支持的培训不仅应教授个人技能，还应当训练施救者作为一个高效团队的成员进行工作。

6. 简化了高级生命支持流程：传统的心脏骤停急救中的高级生命支持流程得到了简化和综合，更强调高质量心肺复苏的重要性，并强调应在心肺复苏的非中断期间给予高级生命支持。

7. 强调使用二氧化碳波形图定量分析作为检测气管插管位置和心肺复苏质量的手段：研究表明，持续二氧化碳波形图分析是确认和监测气管插管位置的最可靠方法，在患者转移过程中，操作者应连续监测二氧化碳波形以确认气管插管位置。二氧化碳波形图的应用还包括监护心肺复苏质量和检测自主循环是否恢复。

8. 加强心脏骤停后治疗：心脏骤停后治疗的关键目标包括以下方面：①恢复自主循环后优化心肺功能和重要器官灌注。②转运到拥有综合心脏骤停后治疗系统的合适医院或重症监护病房。③识别并治疗急性冠状动脉综合征和其他可逆病因。④控制体温以促进神经功能恢复。⑤预测、治疗和防止多器官功能障碍，包括避免过度通气和氧过多。

（刘　钰）

第二节　心肺脑复苏的临床应用

一、基础生命支持

基本生命支持又称作初步生命急救或现场急救，目的是使患者自主循环恢复。基本生命支持包括：胸外按压、开放气道、人工呼吸和早期电除颤等环节，其归纳为初级 C 、A、B、D，即 C(circulation)，胸外按压；A (airway)，开放气道；B (breathing)，人工呼吸；D (defibrillation)，电除颤。

（一）心脏骤停的诊断要点

心脏骤停的典型表现包括：意识突然丧失、呼吸停止和大动脉搏动消失的“三联征”。

（1）意识突然丧失，面色可由苍白迅速呈现发绀。

（2）大动脉搏动消失，触摸不到颈、股动脉搏动。

（3）呼吸停止或开始抽搐样呼吸，逐渐缓慢，继而停止。

（4）双侧瞳孔散大。

（5）可伴有短暂抽搐和大小便失禁，伴有口眼歪斜，随即全身松软。

（6）心电图表现：①心室颤动。②无脉性室性心动过速。③心室静止。④无脉心电活动。

（二）心肺复苏的重要步骤

1. 判断反应

患者突然意识丧失倒地，急救人员先要确定现场有无威胁患者和急救者安全的因素，如有应及时躲避或脱离危险，否则尽可能不移动患者。通过动作或声音刺激判断患者意识，如拍患者肩部或呼叫，观察患者有无语音或动作反应。对无反应患者应采取平卧位，便于实施心肺复苏。如怀疑患者有颈椎受伤，翻转患者时应保持头颈部和躯干在同一轴面上，避免脊髓受到损伤。

2. 启动急救医疗服务体系

单人急救者若发现患者对刺激无反应，无呼吸，无脉搏，应拨打急救电话启动急救医疗服务体系，嘱患者携带除颤器，后立刻返回患者身边行心肺复苏。两个以上急救人员在场，一位立刻行心肺复苏，另一位启动急救医疗服务体系。单人现场急救时，专业人员可根据所判断心脏骤停最可能的病因决定急救流程。病因可能是心源性时，应先拨打急救电话，然后立刻心肺复苏；当判断原因为溺水或其他可能窒息引起的心脏骤停，应先做 5 组心肺复苏，然后再拨打电话启动急救医疗服务体系。

3. 心脏按压

胸外按压是通过按压增加胸腔内压力和（或）直接按压心脏驱动血流，有效的胸外按压能产生 60~80mmHg 动脉压。心脏骤停最初心电图多表现为心室颤动，电除颤前进行胸外按压，可改善心肌供氧，提高电除颤的成功率，对心室颤动时间 > 4min 的患者，电击前胸外按压尤其重要。而在电除颤终止心室颤动后的最初阶段，尽管心脏恢复了有节律的心电活动，但心脏常处于无灌流或低灌注状态，电击后立刻胸外按压有助于心脏功能的恢复。

（1）按压部位：在胸骨下 1/3 处，即乳头连线与胸骨交界处。

（2）按压手法：患者放置仰卧位，平躺在坚实平面上，急救人员跪在患者右边，一个手掌根部置于按压部位，另一手掌根部叠放其上，双手手指紧扣向上方跷起；身体稍前倾，使肩、肘、腕位于同一轴线上，与患者身体平面垂直。用上身重力垂直向胸骨加压，胸骨按压下陷幅度成人至少 5cm，婴儿和儿童的按压幅度至少为胸部前后径的 1/3（儿童大约为 5cm，婴儿大约为 4cm）。按压频率成人至少 100 次 /min，儿童速率相同。按压与放松时间相同，放松时手掌不离开胸壁。应“用力、快速”按压，但不可冲击式按压。

（3）按压 / 通气比：目前推荐使用的按压 / 通气比例为 30∶2，每个周期为 5 组 30∶2 的心肺复苏，时间大致 2min。一旦建立了高级人工气道，急救人员不再需要胸外心脏按压与人工通气交替实施，即 30∶2 比例不复存在。取而代之，以连续至少 100 次 /min 的速率进行心脏按压，尽可能减少胸外按压的中断，同时以 10 次 /min 的频率持续人工通气，按压 / 通气不再交替进行。

（4）两人以上进行心肺复苏时，每隔 2min，应轮换位置交替做心肺复苏，以免按压者疲劳使按压质量和频率降低。轮换时要求动作快，最好 < 5s，减少中断按压。

（5）尽量减少因分析心律、检查脉搏和其他治疗措施中断胸外按压的时间，中断胸外按压时间 < 10s。

（6）注意事项：心脏按压是抢救心脏骤停患者最重要的环节，正确有效的胸外按压可以保证重要脏器的血液供应，特别是大脑的供氧，同时也能达到人工呼吸的效果。按压时，注意部位要准确，要快速、用力按压。

4. 开放气道

意识丧失的患者舌根后坠、声门趋于关闭，而颈椎弯曲亦可能阻塞气道，所以开放气道以保持呼吸道通畅是复苏的重要前提。应在 30 次胸外心脏按压后应立即着手开放气道。首先松解患者的衣领及腰带，清除口中分泌物、呕吐物、固体异物、义齿等，然后按照以下手法开放气道：

（1）仰面举颏法：施救者一手置于患者前额，手掌后压以使其头后仰，另一手的手指放在颏部下方，将颏部向前抬起。

（2）托颌法：疑有颈部损伤者常用托下颌法，以避免脊髓损伤。施救者两手同时将患者左右下颌角托起，将下颌骨前移，使其头后仰。

5. 人工呼吸

院外现场急救时，普通施救者多数是无专业器械的。此时患者无自主呼吸，现场无供氧装置。空气中正常含氧量为 21%，而正常人呼气中的含氧量为 16%~18%，在这特殊的情况下施救者利用自身呼出气为呼吸骤停者供氧成为最佳的及时选择，此即人工呼吸。人工呼吸是用人工的方法供氧并推动肺、膈及胸廓的活动，使气体被动进出肺部，排出二氧化碳，维持一定的氧分压。

（1）口对口人工呼吸：急救者正常呼吸，用按压前额手的食指和拇指捏住患者鼻翼，将口罩住患者的口，将气吹入患者口中。

（2）口对鼻及口对口鼻人工呼吸：适用于口周外伤或牙关紧闭、张口呼吸困难者，用口对鼻呼吸。吹气时要使上下唇合拢，呼气时放开。抢救婴幼儿可用口对口鼻人工呼吸。

（3）通气道（“S”形通气管）的应用：将急救口咽管从患者口咽部沿舌背从口腔插入，腭部

（连接部）压紧口唇，使其不漏气。术者捏闭患者鼻孔，吸气后经管的另一端（施救者口咽部）将气吹入。

（4）面罩－气囊通气：选择合适的面罩，连接面罩、呼吸囊及氧气，调节氧气流量至 5~10L/min，使贮气袋充盈。用面罩罩住患者口鼻，贴紧不漏气。若气管插管或气管切开患者使用简易呼吸器，应先将痰液吸净，气囊充气后再应用。两手捏住呼吸囊中间部分，两拇指相对朝内，四指并拢或略分开，两手用力均匀挤压呼吸囊，待呼吸囊重新膨起后开始下一次挤压，应在患者吸气时挤压呼吸囊。

简易呼吸器由一个呼吸囊、呼吸活瓣、衔接管和面罩组成。挤压呼吸囊通气，每次可压入 500~1 000ml 空气，起到辅助呼吸的作用。抢救者应位于患者头部的后方（头位侧），将头部向后仰，并托牢下颌使其朝上，使气道保持通畅；用“EC”手法将面罩扣住口鼻，即用拇指和示指呈“C”形紧紧按住面罩，其他的手指则呈“E”形紧按住下颌；另外一只手挤压呼吸囊，将气体送入肺中，规律性的挤压呼吸囊，提供足够的吸气 / 呼气时间（成人：10~12 次 /min，儿童：12~20 次 /min）。使用简易呼吸器时，抢救者应注意是否有如下情形，以确认患者处于正常的换气：①注意患者的胸部有无起伏；②经由面罩透明部分观察患者嘴唇与面部颜色的变化；③经由透明盖，观察单向阀是否运行正常；④在呼气当中，观察面罩内是否呈雾气状。

（5）人工呼吸注意事项：①每次人工吹气的时间应超过 1s。②人工呼吸不可太快或太过用力。③每次通气量不要过大，通气量只要产生明显的胸廓起伏即可。人工通气是通过急救者呼出气给患者提供一定量的气体。正常情况下，急救者吸入气体中 20% 左右的氧气被利用，呼出气中氧气含量为 16%~18%。人工通气过程中不再要求急救者深吸气，因为很多急救者在多次深吸气中出现头晕，也不要求过度吹气，因为过量气体可能进入胃内导致患者呕吐、反流窒息，大量气体还可以导致内源性呼气末气压增加，而影响静脉回流。④面罩要与患者皮肤密封良好，以保障通气有效。⑤在有效气道建立之前，无论单人与双人心肺复苏，均为每按压胸部 30 次后，通气两次，即按压与通气之比是 30：2。⑥有脉搏无呼吸者，通气频率为 10~12 次 /min，每 5s 通气 1 次。

在心肺复苏中，《2010 美国心脏病协会心肺复苏及心血管急救指南》更推荐团队分工合作的复苏方法。①双人进行心肺复苏时，如果已建立人工气道，则不必考虑通气和胸外按压之间的同步协调，一人行连续胸外心脏按压，一人以 8~10 次 /min 频率给予通气，每 2min 交换一次按压职责。②三人进行心肺复苏时，一人胸外按压，一人拿自动除颤仪救援，一人开放气道并进行通气。③四人进行心肺复苏时，一人启动急救系统，一人胸外按压，一人准备好自动除颤仪，一人开放气道并进行通气。为保证胸外按压的持续和有效，每 2min 应及时交换胸外按压施术者，交换时尽可能减少按压的中断，中断时间控制在 10s 内。

6. 适用于心室颤动和无脉性室速的电除颤

（1）除颤器与能量：根据电流的特点，除颤器被分为单相波和双相波除颤器。单相波除颤器的首次点击能量为 360J，双相波初选器首次除颤能量为 150~200J。如不清楚厂家提供的最佳除颤能量，则可选择 200J。

（2）电极位置：右侧电极放在患者右锁骨下区，左侧电极放在左侧乳头外侧，中心在腋中线的位置。

（3）除颤次数：1 次。

（4）除颤后立即重新进行5组心脏按后再检查心律。

（5）注意事项：①适用于心室颤动和无脉性室速。②除颤板应使用导电糊，并且使电极板与患者胸壁紧密接触。③电击时要提醒在场所有人员不要与患者和病床接触（使用球囊－面罩进行人工通气者在不接触患者的情况下可以继续通气）。

成人心脏骤停最常见的心电图改变是心室颤动，占心脏停搏患者的80%~90%。即使到达现场时为心电静止的患者，其最初发生的心律失常也可能是心室颤动。终止心室颤动最迅速、最有效的方法就是电除颤。目前认为如果一次电击未能终止室颤，再次电击增加的效果也很有限。不必在电击后立即检查患者脉搏和心跳，而应重新做5组心肺复苏（约2min）后再检查脉搏和心律，仍为室颤可再次行电击。

"盲目电击"指心脏停搏后尚不知心脏骤停属于哪种类型而进行电击除颤，对于急性心肌梗死和急性心肌缺血的患者可以争取时间。

（三）心肺复苏的操作流程

1. 高级气道建立前心肺复苏建议

未建立高级气道前一人或两人心肺复苏时，按压与呼吸比例为30：2，每按压30次后给予两次人工呼吸。如有两位以上急救者最好每2min（5组心肺复苏）互换1次，更换时间不超过5s。

2. 高级气道建立后心肺复苏建议

建立高级气道后无需按30：2按压/通气比例行心肺复苏，而是持续胸外按压至少100次/min，人工呼吸频率8~10次/min。如有两名以上急救人员，胸外按压应每5组心肺复苏（约2min）更换人员，以免人员疲劳使按压质量及效率下降。

二、高级生命支持

高级心血管生命支持（advanced cardiovascular life support, ACLS）通常由专业急救人员到达现场后或在医院内进行，通过应用辅助设备、特殊技术和药物等，进一步提供更有效的呼吸、循环支持，以恢复自主循环或维持循环和呼吸功能。

高级生命支持是在基本生命支持基础上，对已有自主循环恢复或未恢复的心脏骤停患者，使用人工气道或机械通气，建立静脉液体通道并给予复苏药物的进一步支持治疗。可归纳为高级A、B、C、D，即A（airway），人工气道；B（breathing），机械通气；C（circulation），建立液体通道，使用血管加压药物及抗心律失常药；D（differential diagnosis），寻找心搏骤停原因。

（一）人工气道的建立与呼吸支持

人工气道应在心肺复苏中尽早建立，由于存在各种引起气道不畅的因素，如舌后坠、软腭部松弛致气道阻塞，除徒手法开放气道外，还可使用口咽或鼻咽气道、食管堵塞导管通气等方法。尽可能早地建立确切的人工气道，采取气管插管，进一步维持气道通畅，处理气管分泌物和心功能不全引起的肺淤血。建立人工气道进行机械通气后可不再因人工通气而中断连续胸外按压。

1. 气管插管

在缺乏气道保护的情况下进行心肺复苏时，尽可能进行气管插管。但该技术操作要求实施者有较高的技能与经验，如经验不足，应使用呼吸道替代性、非侵入性技术和设备进行通气。

2. 可选择的先进气道技术

（1）喉罩：喉罩是由一个可充气的树叶形的硅树脂罩和橡胶连接管组成的气道用具，喉罩头端呈匙勺形，边缘为气囊，尾端为一硬质通气管，与头端呈 30° 相连。操作时最好采用标准插管位，喉罩远端气孔面朝前，气囊尖端贴着患者上颚滑行推进，直至感到有特征性的阻力，提示到达上食管括约肌。气囊充气 10~30ml，密封喉部，而远端开口正好在声门开口上方，提供了一条通畅而固定的气道，即可进行通气。此法简单易学、操作迅速，不需要使用喉镜，无需肌松剂，不影响血流动力学变化，效果与气管插管相同。适用于任何体位和困难气道。但仅能短时间应用，不适宜长期机械通气者，通气压力不可过高，否则易发生胃胀气，喉罩气囊位置偏移可影响通气效果，不能完全避免胃内容物的误吸，气道阻塞、患者咬闭喉罩通气管时可导致负压性水肿。

（2）食管－气管联合导管：食管－气管联合导管是一种双腔管。操作时操作者将该管插入，直至标志刻度线到达牙齿。将蓝色咽气囊充入 100ml 空气，将白色远端气囊充入 15ml 气体。通过较长的蓝色导管通气，检查导管位置，如果有效，则提示该管已插入食管，继续用该管腔通气。如果未闻及呼气音，未见胸廓抬起，则提示该管已插入气管，改用另一短管通气，并继续检查并确认位置。气管－食管联合通气管可在多种场合使用，有较多优点，易于掌握。禁忌证：①年龄 < 16 岁。②身高不足于 150 cm。③张口反射强烈。④食道病变或急性腐蚀性食管炎。

3. 人工机械通气与氧疗

（1）人工机械通气：人工机械通气是高级生命支持中必不可少的操作之一，尤其是针对脑功能的保护和尽早预防由于严重缺氧所导致的不可逆的脑功能损害。常采用的模式是间歇正压通气（IPPV）或持续正压通气（CPAP）。

（2）氧疗：《心肺复苏指南》中推荐，在高级生命支持阶段应尽早吸入纯氧，氧分压升高可以增加动脉血中氧的溶解度，增加输送到身体各个部位的氧。

（二）静脉通道的建立与药物治疗

1. 给药途径选择

（1）静脉途径：急救人员应放置较大的外周静脉注射针，一般药物经由外周静脉到达心脏需要 1~2min 的时间，静脉注射后再给 20ml 液体，有助于药物进入中心循环。但建立外周静脉不应中断心肺复苏，此时心肺复苏要比药物干预更重要。

（2）经气管途径：如果静脉通道不能建立，复苏药物可经由气管内给予。用量是经静脉给药剂量的 2~2.5 倍，给药应当用 5~10ml 注射用水或生理盐水稀释后注入气管内。

（3）经骨髓途径：由于骨髓腔有不会塌陷的血管丛，是另外一种可供选择的给药途径，其效果相当于中心静脉通道。如果无法建立静脉通道，可建立经骨髓给药通道。

2. 给药时机

目前复苏抢救程序：在 1~2 次电击和（或）心肺复苏后，如心室颤动或无脉性室速持续存在，推荐给予血管加压药物，但不能因给药而中断心肺复苏。应当在心肺复苏过程中和检查心律后尽快给药，其流程：心肺复苏－检查心律－给药－电除颤。药物准备应在心律检查前完成，以便其后迅速给药，可以在随后心肺复苏中到达中心循环。在 2~3 组电除颤、心肺复苏和应用血管收缩药后，若心室颤动或无脉性室速仍持续存在，可使用抗心律失常药物；对有长 QT 间期的尖端扭转型室性心动过速，可选用镁剂。

3. 复苏药物的选择

（1）血管加压药物：血管加压药物对心室颤动或无脉性室速、心脏停搏的神经功能恢复有益，并可提高出院存活率。有证据表明应用血管加压药物有助于初始阶段自主循环恢复。

①肾上腺素：在复苏过程中的作用主要是激动 α－受体，α－肾上腺素能作用能提高复苏过程中心脏和脑的灌注压。目前推荐成人患者给予肾上腺素 1mg/ 次，每隔 3~5min 可重复 1 次。②血管加压素：血管加压素是非肾上腺素能外周血管收缩剂，能同时导致冠状动脉和肾动脉收缩。多个动物实验表明，血管加压素较肾上腺素有益，但无证据证明血管加压素（40IU/ 次）比肾上腺素（1mg/ 次）更有效。大样本多中心研究结果显示，与标准剂量肾上腺素（1mg/ 次）比较，心室静止亚组应用血管加压素（40IU/ 次）能提高出院存活率，但无神经功能的改善。联合肾上腺素和血管加压素能提高自主循环恢复。《2005 年美国心脏协会心肺复苏与心血管急救指南》提出，可选用血管加压素（40IU/ 次）代替首次或第二次肾上腺素治疗。

（2）阿托品：目前无前瞻性对照研究支持或反对在心室静止或心脏停搏中应用阿托品。由于迷走神经张力过高可导致和（或）加剧心室静止，故阿托品可用于心室静止或心脏停搏。推荐剂量：每次 1mg，每隔 3~5min 重复 1 次，最大剂量为 3mg。

（3）抗心律失常药：①胺碘酮：在盲法、随机对照成人院外心搏骤停临床试验中，与安慰剂和利多卡因（1.5mg/kg）比较，应用胺碘酮（300mg 或 5mg/kg）能提高入院存活率，能提高心室颤动或无脉性室速对电除颤的反应。指南推荐对心肺复苏、电除颤和血管加压素无反应的心室颤动或无脉性室速，可首选胺碘酮，初始剂量为 300mg，静脉滴注，无效可再加用 150mg。②利多卡因：复苏指南推荐利多卡因作为无胺碘酮时的替代药物。初始剂量为 1~1.5mg/kg，静脉推注。如心室颤动或无脉性室速持续，可给予额外剂量 0.5~0.75mg/kg，每隔 5~10min 静脉推注 1 次，最大剂量为 3mg/kg。③镁剂：能有效中止尖端扭转型室性心动过速。1~2g 硫酸镁溶于 10ml 5% 葡萄糖溶液中，缓慢静推，而后可用 1~2g 硫酸镁溶于 50~100ml 5% 葡萄糖溶液中，静脉滴注（5~60min）。④碳酸氢钠：目前无数据支持复苏过程应用碳酸氢钠对患者有益处，相反应用碳酸氢钠带来较多副作用。故只在特定情况下考虑应用，如心搏骤停前存在代谢性酸中毒、高钾血症或三环类抗抑郁药过量等情况，初始剂量为 1mmol/kg，应尽可能在血气分析监测的指导下应用。

三、持续生命支持

持续生命支持（PLS）的重点是脑保护，脑复苏及对复苏后心律失常、低血压、休克、电解质紊乱、酸中毒、肾功能不全等的治疗。

（一）脑复苏

脑复苏是指以减轻心搏骤停后全脑缺血损伤，保护神经功能为目标的救治措施。主要目的是降低颅内压并维持在正常范围内，降低脑代谢，控制惊厥，清除自由基，减少细胞自溶。中枢神经细胞功能的恢复尽管受许多因素的影响，但最主要的是脑循环状态和脑温度两个因素。因此防治脑水肿、降低颅内压是脑复苏的关键。

1. 低温疗法

低温治疗通过降低脑代谢而降低氧耗，是目前唯一在临床研究中被证实有效的脑保护措施。低温治疗应遵循“够早、够深、够长”的使用原则，在循环停止后的最初5min，即心肺复苏一开始就应进行脑部、颈部低温处理，应将头部温度降到28℃左右，肛门温度降到30~32℃。降温应持续到中枢神经系统皮层功能开始恢复、患者出现听觉为止。

2. 预防和治疗脑水肿

脑水肿在心肺复苏成功后很快可以发生，并且逐渐加重。因此，在心肺复苏成功后应立即开始给予降颅压处理，方法包括：

（1）呼吸管理：大脑缺氧是脑水肿的重要原因。自主循环恢复后脑血管失去自身调节作用，但对氧和二氧化碳浓度变化具有一定的反应性。通气过度时，二氧化碳分压（$PaCO_2$）降低可引起脑血管扩张而迅速减少脑血流。在颅内压增高的情况下，过度通气可降低颅内压，暂时性地抑制脑疝形成，但在颅内压不高的情况下，过度通气可明显减少脑血流而产生有害作用。通常情况下，维持$PaCO_2$在35~40mmHg是安全和合适的。

（2）应用脱水剂：主张在心肺复苏后及早使用，可应用甘露醇、呋塞米等。

（3）应用肾上腺糖皮质激素：可以减少血管通透性，还可稳定细胞膜、线粒体膜和溶酶体膜，减少脑细胞的进一步损伤。

（4）严格限制静脉入量和控制输液速度。

3. 脑复苏药物应用

脑复苏药物包括：冬眠药物、脱水剂、激素、促进脑细胞代谢的药物、钙通道阻滞剂、氧自由基清除剂等。

（二）循环功能的维护

循环功能的维护包括：维持有效循环血容量和正常血压；监测尿量和末梢循环改善的状况，加强心电监护及中心静脉压的监测等。

（三）呼吸功能的维护

加强气道管理，保持呼吸道通畅。对疑有肺部感染者需进行针对性的抗生素治疗。如有呼吸不全，应使用呼吸机进行有效人工通气，定期进行血气监测，选择适合的通气模式与参数，加强氧疗护理。如患者神志转清，自主呼吸恢复，可逐步撤去呼吸机。加强口腔护理，保持口腔清洁。

（四）其他生命支持

（1）纠正酸中毒和电解质紊乱：根据动脉血气和电解质结果，及时处理酸中毒和电解质紊乱。

（2）防止急性肾衰竭：复苏后监测每小时尿量，控制液体出入量，避免使用肾毒性药物。定时检查尿素氮，血肌酐浓度和电解质，出现异常及时判断病因并及时处理。

（3）提供足够营养，增加机体免疫力：如患者处于昏迷状态，可采用鼻饲或肠外营养，补充葡萄糖、氨基酸、脂肪乳以及多种维生素及微量元素等。

（4）基础护理：做好各项基础护理，防止继发感染和压疮发生。

（刘　钰）

第三节　心脏骤停后综合征

随着复苏技术的发展，心搏骤停后患者的综合治疗成为关注的重点。患者机体神经、体液、内分泌系统经历了急剧变化，发生缺血再灌注损伤、全身炎性反应综合征等病理生理改变。尽管自主循环恢复，但机体的各脏器再灌注损伤及代谢等改变仍存在，又称作“复苏后综合征”。

心脏骤停后综合征（Post-Cardiac Arrest Syndrome, PCAS）的影响因素有两个，一是心搏骤停的持续时间，时间越长，综合征症状越严重；二是心肺复苏的质量。心搏骤停后对患者实施多学科的优化干预治疗，主要包括优化血流动力、改善神经系统和代谢功能（包括低温治疗）。

自20世纪50年代末现代心肺复苏科学开创以来，历经半个世纪的医学实践与理论探讨，心肺复苏取得了令人鼓舞的成就，但复苏后自主循环恢复的患者的总体预后并未得到明显改善，院内死亡率在55%~67%，最近英国一项24 132位收入监护病房的心搏骤停患者的调查结果显示，住院死亡率仍为71%。早在1970年初，弗拉基米尔博士（Dr. Vladimir）就认识到复苏后自主循环恢复伴随着全身缺血和再灌注损伤的病理生理状态，称之为复苏后病。由于心搏骤停导致全身长时间的完全性缺血，机体在复苏成功后又相继进入更复杂的病理过程，而早期预测病理变化的可靠方法有限，以及新的干预疗法的确切性未能阐明，从而导致改善复苏后综合征的方案尚未能较好地组合优化。基于对心搏骤停复苏后状态存在着很大的认识缺陷，国际多个著名相关学会中有代表性专家形成了基本学术共识，命名心搏骤停后的异常病理状态为心脏骤停后综合征。

传统的心搏骤停复苏统计基于Ustein模式，根据患者复苏后自主循环恢复情况、入院及出院成活率设置观察终点，然而更有实际意义的是不同复苏阶段死亡结果的报告，这样便于分析不同研究结果的差异，也包括复苏后干预治疗效果的差异。复苏后时间阶段的定义：心搏骤停即刻至出现自主循环恢复后的20min，此阶段可在病发现场、转运途中或急诊期间；早期阶段为20min至6~12h，早期的损伤有限，干预可能最有效，主要是器官支持；中间阶段是6~12h至72h，此时期损伤仍在继续，应采取积极的特殊治疗；超过3天则为恢复期，将对预后获得更可靠的预测性。

一、心脏骤停后综合征的病理生理与临床表现

心脏骤停后综合征高死亡率的原因主要是以下四个方面功能受损：

1. 心搏骤停后的脑损害

心搏骤停后的脑损害是患者死亡与神经致残的常见原因。脑组织对缺氧的耐受性差，在自主循环恢复后，一方面，脑部灌注压的升高与脑血管自身调节的障碍通常会引起脑部再灌注性充血，由此导致脑水肿与再灌注损伤；另一方面，仍可因脑部微循环障碍，导致脑组织持续性缺血性梗死。心搏骤停后的脑损害表现为昏迷、抽搐、肌阵挛、认知障碍、植物状态、继发帕金森、卒中、脑死亡等。

2. 心搏骤停后的心肌损害

心搏骤停者在自主循环恢复后血流动力学处于不稳定状态，表现为心排血量降低，低血压、心

律失常。其发生机制包括心肌功能不全，血管内容量减少与血管自身调节失常。心搏骤停者在自主循环恢复后出现的心肌功能障碍，主要缘自弥漫性心肌运动减弱（心肌顿抑），是可逆与可治的。

3. 全身性缺血和再灌注损伤

心肺复苏或胸部按压只能部分解决氧与营养物质的输送与排出问题，即使在自主循环恢复后，由于心肌功能不全、血流动力学不稳定与微循环障碍等，组织氧供不足仍持续存在的。而再灌注、重氧合必然导致再灌注损伤。系统性缺血与再灌注引起广泛的免疫系统与凝血系统活化，进而产生全身炎症反应综合征（SIRS）、血管调节受损、高凝状态、肾上腺功能受抑、组织氧供或氧需受损、感染易感性增加，临床表现为进行性组织缺氧和缺血、低血压、心功能衰竭、发热、高血糖、多器官功能衰竭、感染。

4. 由其他疾病所致心搏骤停

导致或促发心搏骤停的尚未消除的各种原有病症（或病因），如急性心肌梗死、急性冠状动脉综合征、心肌病、慢性阻塞性肺疾病、哮喘、脑血管意外、肺栓塞、中毒、脓毒症、肺炎、低血容量。临床上可因病因不同表现各异。

二、心脏骤停后综合征的治疗策略与预后

心脏骤停后综合征的处理通常注重其时效性，更加强调时间在治疗策略中的作用。

1. 主要监护内容

（1）一般监护：动脉导管、脉氧饱和度、连续心电监护、中心静脉压（CVP）、$ScvO_2$、体温、尿量、动脉血气、血清乳酸、电解质、血常规、胸片等检查。

（2）高级血流动力学监测：超声心动图、心排出量（无创或有创性监测）监测。

（3）大脑监护：脑电图、CT、MRI 检查。

2. 血流动力学早期治疗

根据目前较理想的有效证据认为，心脏骤停后综合征早期的治疗目标是：MBP 65~90mmHg，CVP 8~12mmHg，$ScvO_2$ > 70%，尿量 > 1 ml/（kg•h），血清乳酸浓度正常或偏低，而血红蛋白浓度目标尚未确定。

3. 氧合与通气

由于过度供氧可致过氧化损伤缺血后的神经元，故心脏骤停后综合征后第 1h 给 100%FiO_2 使氧饱和度达到 94%~96%，其神经系统的预后更差。有研究显示，过度通气使脑动脉收缩而致大脑缺血潜在损害，过度通气会增加胸内压，使心排出量降低。肺保护策略会导致高碳酸血症，这对复苏后患者可能是有害的，应根据动脉血气分析值来调整至正常的 $PaCO_2$ 水平。

4. 循环支持

心脏骤停后综合征表现为血流动力学的不稳定状态，如心律失常、低血压、低心排血量。心律失常时应维持电解质水平，给予电击转复及药物治疗等；低血压的有效干预措施是静脉补液改善右室充盈压，有研究报道，心脏骤停后综合征患者第一个 24h 补晶体液达（3.5 ± 1.6）L，使中心静脉压达 8~12mmHg，补充容量仍未达到血流动力学目标时，应使用血管活性药如升压药；在补足容量和已使用血管加压药还不能恢复组织灌注时，要考虑使用机械循环辅助设备，如主动脉内球囊反搏术。

5. 急性冠状动脉综合征的处理

对 ST 段抬高心肌梗死致心脏骤停后综合征患者，应立即做冠脉造影，有指征者可做经皮冠状动脉介入治疗，如不能做经皮冠状动脉介入治疗者可考虑行溶栓治疗。

6. 亚低温治疗

有证据认为，轻度亚低温是一项有效的疗法，对无意识的心脏骤停后综合征成人患者需降温至 32~34℃，并持续至少 24h。开始降温采用迅速静脉滴注 0.9% 氯化钠注射液或林格氏液（30ml/kg）的方法，同时使用镇静剂或神经肌肉阻滞剂以对抗寒战。在第一个 72h 的发热要用退热药治疗，同时注意癫痫的控制与预防。

7. 需要注意的问题

最近研究显示，心脏骤停后综合征患者血糖浓度最好控制在 8mmol/L 以下的目标范围；尚无充分证据表明使用任何神经保护药能减少心脏骤停后综合征患者的脑损伤，也无有效证据证实糖皮质激素能改善心脏骤停后综合征的远期预后；患者因吸痰或机械通气而导致的肺炎可能是心脏骤停后综合征昏迷患者最主要的并发症，与其他插管患者相比心脏骤停后综合征第一个 48h 发生肺炎的危险性显著增加。

8. 心脏骤停后综合征的预后

大多数心脏骤停后综合征患者会出现意识障碍，部分为植物状态。最近一项研究显示，根据神经系统检查和诊断模式预测，可影响医生和患者家人撤销患者生命维持治疗的时间。评价不良预后的预测方法包括：心脏骤停和复苏的临床情况、患者病情、神经系统检查、电生理检查、生化标记物和神经影像学检查等。尽管亚低温治疗可能影响心脏骤停后综合征 神经功能预后，但还需要改进其应用及监测方法，以便追踪脑损伤的变化和对治疗的反应。

三、心肺复苏后的监测与护理

（一）循环系统监护

（1）持续进行心电监护，密切观察心电活动，防止心律失常的出现并及时发现和处理。

（2）严密观察循环功能及低血压、心源性休克等并发症。①定期测量患者血压、心律、心率、脉搏及血氧饱和度，如果血压＜90mmHg，要对患者的补液量进行评估。②如出现低血压，要应用升压药，改善脏器功能的低灌注状况。③监测中心静脉压，根据监测情况调整输液量，以使得中心静脉压能够尽量接近正常水平。尽量预防或减轻脑水肿的发生。④观察患者的外周循环，包括皮肤颜色、毛细血管充盈时间、温湿度及外周静脉充盈状况等，出现异常应及时处理。⑤动态观察患者心电图及心功能变化，了解患者心肌缺血、电解质紊乱以及心律失常的程度和性质，分析导致低血压的原因并进行对症治疗。

（二）呼吸功能监护

1. 呼吸监测

心跳停止会导致呼吸中枢出现缺血、缺氧的不良后果，因而大多数情况下会发生严重的呼吸功能障碍和呼吸衰竭，使得患者出现呼吸不规则，呼吸浅快、深慢及点头呼吸等情况，严重影响了患者生存质量。因此要严密对患者的呼吸频率、深浅、节律、强弱进行监测，如果出现呼吸不规则、浅快、深慢，甚至是停止，则必须适时采用呼吸机进行辅助呼吸。

2. 应用呼吸机的监护

（1）为减少呼吸机相关性肺炎的发生，早期应当进行呼吸控制，同时在自主呼吸循环建立后，必须进行呼吸模式调整，有计划地撤机。

（2）密切观察患者的呼吸与呼吸机节律的一致性，如果因节律不同而出现人机对抗，必须进行及时的纠正，以防止不良反应的发生。

（3）严密观察呼吸机的使用效能，密切观察参数的变化，出现报警应及时对症处理。

（4）监测患者的呼吸道状况，必要时进行气道湿化和吸痰，预防呼吸机连接管道出现故障，定期对患者两肺的呼吸音进行听诊，观察患者气管导管的插入长度。

（三）神经系统监测与护理

心搏骤停首先损害的是大脑功能，而且其持续时间比较长，因此在心肺复苏的预后评价上，最关键是神经功能评价。早期在心肺复苏的同时也要进行神经系统保护，防止脑细胞损害的进一步扩大。神经系统的监护应做到：①严密监测体温、心率、脉搏、血压，发现并及时处理亚低温过程中出现的副作用。②密切观察脑水肿或颅内压升高征象，观察患者神志及瞳孔反应。

（四）肾功能的监测与护理

如果患者出现严重的缺血、缺氧，就会导致肾脏肾小球的大量坏死，使得患者肾功能受到损害。因此要做到：①对患者进行留置尿管，实时观察并记录患者的尿量、尿比重、尿色，结合患者的血压、中心静脉压、脉搏对肾功能进行综合判断；②定期进行血肌酐和尿素氮测定，观察其升高情况，禁止使用有肾毒性的药物。

（五）消化系统监测与护理

在复苏后 1~3 天，患者的肠道通透性会增加，容易导致脓毒血症的发生。因此要做到：①观察患者的皮肤和巩膜的颜色，定期检测肝功能。②注意患者的肠鸣音状况，注意腹胀情况。③留置胃管并使用胃黏膜保护剂，定期抽吸胃液判断患者是否存在应激性溃疡出血，及早进行胃肠道营养支持。④注意观察患者大便的次数、颜色、性质及大便的量，定时进行大便常规检查，及时掌握消化道出血和肠道感染的情况。

（刘　钰）

第七章

危重症监护

第一节　重症监护概述

重症监护是指对收治的各类危重病患者，运用各种先进的医疗技术、现代化的监护和抢救设备，对其实施集中的加强治疗和护理，以最大限度地确保患者的生存及随后的生命质量。

一、重症监护的发展简史

ICU（intensive care unit），即重症加强护理病房，其目的是将患者集中起来看护以提高治疗效果和降低死亡率，这种思想起源于现代护理学创始人南丁格尔。19世纪50年代克里米亚战争中，英国的战地战士死亡率高达42%。南丁格尔主动申请，自愿担任战地护士。她率领38名护士抵达前线，在战地医院提供服务。她竭尽全力排除各种困难，为伤员解决必需的生活用品和食品问题，对他们进行认真的护理。仅仅半年左右的时间伤员的死亡率就下降到2%。

1952年夏季，北欧爆发脊髓炎，造成了许多延髓性呼吸麻痹病例。在当时，呼吸肌麻痹意味着死亡，丹麦哥本哈根医学院附属医院的内科医生为此与麻醉医生商量是否有办法治疗这种呼吸肌麻痹，麻醉工程师建议用建立人工气道和人工通气的方法进行呼吸支持以维持生命。菲利普•德林克（Philip•Delin）发明了“铁肺”——能使患者呼吸的机器。铁肺拯救了许多人的生命。它是第一个代替人体器官功能的机器。在内科医师和麻醉工程师共同的努力下，一位即将死亡的呼吸肌麻痹患者的生命得以延续。第一位患者的抢救成功使医生们信心大增，随后患者逐渐增多，他们把患者集中起来，动用了大量医护人员和医疗资源，结果使患者死亡率显著下降。哥本哈根为收容烧伤患者设立的烧伤中心，以及为抢救安眠药中毒而设立的治疗中心，可视为ICU的雏形。1952年欧洲的斯堪的纳维亚为抢救脊髓灰质炎的患者所设立的呼吸治疗单位被认为是世界上第一个加强医疗单位。

20世纪60年代初，北美由于急性心肌梗死发病率和死亡率增高，许多医院建立了专门对急性心肌梗死患者实施心电图监测和血流动力学监测的病房，称为CCU。由于急性心肌梗死早期心律失常得到有效控制，心功能得到有力支持，明显降低了急性心肌梗死的死亡率。同时，外科学、麻醉学的发展尤其是心脏直视手术的开展，使得大手术后对患者的脏器功能必须进行监测和支持。因此，外科ICU应运而生。1970年美国一批来自各临床专业的医务工作者聚集在芝加哥，讨论ICU以及危重患者的抢救和治疗的现状和未来，宣布成立美国危重病医学会。从此，一个新的医学专业诞生了。在之后的 30 年里，随着科学技术的迅速发展，各种脏器功能监测和支持技术应用于临床，ICU 和危重病医学有了巨大进步和发展。

随着 ICU 功能的日益发展，对 ICU 医生、护士的理论要求和技术要求也日益提高，为此，美国于 1963 年首先开设了危重监护医学培训课程。1983 年，美国正式成立了内、外、儿、麻醉危重病专业，并出现了拥有 CCM（Critical Care Medicine）学位的重症监护医生。

20 世纪 70 年代末，中国开始对外开放，医务学者走出国门，带回了先进的医疗、护理技术。

1982 年，北京协和医院正式成立了加强医疗科，同期，天津中心医院也成立了危重病监护病房。随着大中型医院的规范化和制度化的加强，ICU 的建立成为一家医院对危重症患者救治能力的一种体现，成为医院现代化的重要标志。2003 年中华医学会、中华护理学会、北京护理学会等重症医学委员会正式成立，标志着我国重症医学的发展进入一个新的阶段。2008 年 7 月 4 日，国家对重症医学学科进行了认定，重症医学成为临床医学二级学科，学科号 320.58；卫生部要求在医疗机构中增加“重症医学”为一级诊疗科目，颁布《重症医学学科设置与管理规范》，重症医学也在随后列入医院诊疗科目及职称晋级考试科目。

2009 年 1 月 19 日，重症医学被正式纳入国家医学学科管理体系，成为一个与内科、外科等并肩齐立的独立的二级学科。在《医疗机构诊疗科目名录》中，新加入的“重症医学科”的主要业务范围被确定为急危重症患者的抢救和延续性生命支持、多器官功能障碍患者的治疗和器官功能支持及防治多脏器功能障碍综合征。同时，卫生部还对开展“重症医学科”诊疗科目及诊疗服务的医院、医师等问题，做出了明文规定。2009 年 2 月 23 日，卫生部再次宣布，为指导重症医学科的设置和管理，推动其发展，发布《重症医学科建设与管理指南（试行）》，要求加强对重症医学科的建设和管理，不断提高专科医疗服务水平。目前条件尚不能达到《指南》要求的医院，要加强对重症医学科的建设，增加人员，配置设备，改善条件，健全制度，逐步建立规范的重症医学科。

二、ICU的分类

ICU 在我国习惯称为监护病房，在港、澳地区被称为深切治疗部，在日本称为集中治疗部，我国有些地方称之为加强医疗病房。加强、集中、深切，加在一起，比较全面地反映了这种医学新病房的特点。

适合 ICU 收治的危重患者有许多，最先建立的 ICU 都是发展在专科基础上，收治本专科的危重患者，如心血管内科的 CCU，外科的 SICU，呼吸内科的 RICU，急诊科的抢救室发展成为 EICU（Emergency ICU），麻醉科的恢复室转变成为麻醉后 ICU。还有一些专业性更强的 ICU，如血液 ICU，新生儿 ICU，免疫 ICU，烧伤 ICU，颅脑外科 ICU 等。在专科 ICU 的基础上逐步发展起来的还有另一类 ICU，即跨专业的、面向全院的综合 ICU，这里面有一批专门从事危重病医学的医务人员，以为危重患者提供生命支持和维持重要脏器系统功能作为主要工作内容。

三、ICU患者的收治标准

ICU 的患者来源可分为三个方面：①急性可逆性疾病。②高危患者。③慢性疾病的急性加重期患者。ICU 可以帮助这类患者度过急性期，以期患者回到原来慢性疾病状态。对于这类患者，ICU 可能有一定的益处。急慢性疾病出现不可逆性恶化，如大出血但无法有效止血、恶性肿瘤患者的临终状态等，ICU 无法给予这类患者有效的帮助，故他们不是 ICU 的收治对象。

转入 ICU 的标准：需要高级呼吸支持或有一个或一个以上器官系统需要支持的患者。患有两个或多个器官慢性损伤的患者，当其他脏器发生急性、可逆性衰竭时需要支持治疗时也可转入 ICU。早期转入 ICU 尤其重要，如果延迟到患者生命处于极度危险的情况下才转入，就会丧失逆转的机会。

四、ICU监护内容及监护分级

（一）系统监护内容

1. 心血管系统

监护内容包括：心率、节律、心排量或心脏指数、心脏搏出量、左室做功指标、右室做功指标、中心静脉压、肺动脉压、肺毛细血管嵌顿压、全身血管阻力指数、肺血管阻力指数等。

2. 呼吸系统

监护内容包括：潮气量、每分通气量、呼吸频率、呼吸幅度、平均气道压力、平均气阻力、吸气力、呼气力、气道峰值压力、肺动态或静态顺应性、肺通气与血流比例、肺泡动脉氧分压差、末梢氧饱和度、呼气末二氧化碳分压，以及血气分析指标（如 pH、氧分压、二氧化碳分压等）。

3. 泌尿系统

监护内容包括：24h 或每小时尿量，尿比重、尿 pH、尿蛋白定量，血、尿肌酐和尿素氮的测定，内生肌酐清除率，血、尿渗透压比值，24h 代谢产物（如尿素氮、肌酐、总氮及电解质成分等）在尿中排出量。

4. 中枢神经系统

监护内容包括：意识状态、瞳孔大小及对光反应、肢体肌力及肌腱反射、皮肤感觉等，有条件者可做颅内压力测定、脑电图、脑血流图监测及头颅影像学检查。

5. 水、电解质和酸碱平衡

监护内容包括：血液钾、钠、氯、钙离子测定，微量元素的测定，24h 尿电解质成分的排出量，血液 pH、$PaCO_2$、实际碳酸氢根、标准碳酸氢根、剩余碱和缓冲碱等。

6. 血液系统

监护内容包括：血红蛋白、红细胞压积、白细胞计数和分类、血小板计数、出血时间、凝血时间、凝血酶原时间、部分凝血活酶时间、纤维蛋白原定量、纤维蛋白原降解产物定量、3P 试验，必要时予以骨髓穿刺检查。

7. 消化系统

监护内容包括：血清总胆红素、结合胆红素、白蛋白、球蛋白、谷丙转氨酶，胃液 pH、呕吐物或粪便潜血试验，观察腹胀、腹水、腹痛、肠鸣音等。

8. 代谢和营养

监护内容包括：人血白蛋白、转铁蛋白含量、血葡萄糖、肌酐测定，24h 肌酐排出量，总氮平衡，基础代谢率、呼吸商测定，体重、皮肤皱折厚度、上臂肌肉周长测定。

9. 肌力

监护内容包括：按照肌力测定检查徒手肌力，对患者的肌力进行评估，测量肢体的周径；是否出现关节僵硬、肌肉萎缩、肌腱粘连、瘢痕挛缩等问题等，有无肢体运动功能障碍。

10. 皮肤

监护内容包括：全身皮肤的颜色、温度，是否有破损、红肿、脓包、擦伤、划痕、压疮等。

（二）监护分级

随着医疗水平的不断提高，危重症医学技术的不断发展，在ICU实行分级别护理正日益受到众多医疗和护理专家的关注，也是危重症医学发展的必然趋势。ICU理想的监护分级应该是根据患者的病情变化及时地调整监护状态，以最大限度地利用ICU人力、物力等医疗资源，使不同病情的监护需求都能得到充分合理的满足。按照人类的基本需要层次理论为依据将ICU收治的危重患者的监测级别分为特一级、特二级、特三级监测。

1. 特一级护理标准

这类患者在神志上主要表现为昏迷及意识突然发生变化且自主呼吸能力弱需机械呼吸进行辅助，如患者病情相对稳定后又突然出现神志由清转模糊、模糊转昏迷，病情有所加重。循环功能如心率、心律、血压、脉搏等出现一项或多项不稳定，相对需使用强心、利尿、抗心律失常、血管活性药物扩容等来维持。除此外，还有可能出现多器官功能衰竭随时危及生命。凡收治ICU的患者，在急性期其医疗护理重点均放在生命支持上，满足患者最基本的生理需要为监护主要内容。这类患者均属特一级护理。要求按照特级护理标准严格护理。

2. 特二级护理标准

这类患者在神志上主要表现为嗜睡或清醒，也有可能为昏迷，如植物人状态。自主呼吸能力尚在恢复阶段，该阶段患者可以试脱呼吸机直至完全脱离呼吸机。同样，循环功能也在恢复阶段，可根据病情需要使用或逐渐停用强心、利尿、抗心律失常及血管活性药物等。此期的患者基本属于病情的恢复过渡期，在这一期间尤其要密切观察患者的病情变化，同时还需开始重视患者的心理变化。因为在该时间，患者的意识已开始恢复，对于环境的陌生、无家人的陪伴、自己病情的担心或费用的焦虑，其他病友的哀叹、治疗、抢救等都会产生极大的心理影响而导致ICU综合征，即在ICU监护过程中出现的以精神障碍为主，兼有其他表现的临床综合征。因而，在此期除满足生理需要外还需满足患者安全需要和爱与归属的需要。选择适当的方式与患者沟通，注意保护患者、关心患者，消除患者的心理压力，预防各种并发症的发生。

3. 特三级护理标准

特二级护理下的患者在神志完全清楚或昏迷（如植物人状态），呼吸、循环等各系统稳定后，可降为特三级护理。该期的患者病情已相对稳定，属于留观期。这类患者的病情正在逐渐康复，但大病初愈，各项生命体征仍需观察。同时重视患者自尊的需要，采取合理的称呼、恰当的鼓励、适当的功能锻炼等，让患者意识到自己是受人尊重的。

ICU分级护理中，监测项目的观察和记录频率，首先应根据患者病情变化随时记录；其次应该按照医嘱要求的时限记录，护理记录要与医嘱相对应；最后患者病情平稳后应每小时观察记录1次。

五、ICU患者的接收与转出护理

随着科学技术的发展，现代医疗护理日趋复杂，患者在接受诊疗、护理的同时，也面临着许多危险因素,ICU 收住的多为危重或大手术后的患者，病情重，变化快，需要多学科及时配合诊治，在此过程中，常需将危重患者转入 ICU，或将 ICU 患者送出 ICU 进行特殊检查治疗等。安全转运就变得至关重要，转运质量的高低直接影响着救治的成功率，因此我们应控制转运中的危险因素，为患者的外出保驾护航。转运中的危险因素：人员配备不合理，素质不高；患者病情不稳定；仪器设备不健全；科间协作不顺畅。针对以上危险因素，对于 ICU 接收与外出的护理包括以下几个方面。

（一）ICU 接收患者的护理

（1）评估患者的状况，制订护理重点：与 ICU 会诊医生沟通，了解患者的诊断、病情，制订患者的护理重点，准备专科物品及药品。

（2）迅速准备床单位，备齐监护用品：接到通知 20min 内，准备好床位。与转入科室做好联系，做好接收患者的衔接工作，主要有床单位、呼吸机、监护仪、文书的准备。

（3）接收患者流程化：要做到忙而不乱，按照流程，注重病情个体化，保证接收患者安全转入，在转入过程中，注意观察病情，分清患者首优、中优、次优护理问题。

（4）与接诊科室做好交接工作：交接的内容包括病情、管路、液体、皮肤、物品、病历。

（二）ICU 患者外出的护理

1. 评估风险

在转运前对病情进行评估，必要时和专科医生一起评估。评估是否可以转运，转运的最佳时机，转运路途中可能发生的病情变化。根据评估情况，准备相应的急救物品、药品，安排转运人员。

2. 加强科间协助，减少等待时间

接到患者转出通知，提前与相关科室联系，告知对方患者目前的状况，需要准备的特殊物品和药品。告知患者出发和到达的时间，与接诊科室达成一致，并通知家属转科时间及接诊科室。

3. 安排转运人员

确定转运小组，包括主治医生 1 名（具有专科工作经验 3 年以上）、护士 1 名（具有专科工作经验 3 年以上）、辅助护士 1 名。参加转运的人员，应该选择责任心强、职业操守良好、有较强法制观念的医务人员，同时利用各种会议、查房、讲座、培训班进行安全教育，规范转运流程，模拟练习转运中的急救配合，做好明确的分工，训练出一支救护有素的队伍。

4. 准备转运物品

器械药品的准备应充足，主要携带简易呼吸气囊、氧气袋或氧气瓶（便携式呼吸机）、监护仪、转运患者急救箱（内备有各种急救药品及急救用品）、微量泵、转运患者记录本。转运患者急救箱、急救的器械和药品由后勤班每天查对 1 次，每次转运后由转运护士通知后勤护士补齐药品，检查器械，使之处于备用状态。

5. 准备患者

静脉输液通道维持通畅即可，仅保留维持生命体征的药物，其他药物带到接诊科室，路途中仅维持通道。检查患者的管路固定、基础护理等。

6. 转运路途中的病情观察

根据评估建议，明确病情观察要点，做好预处理。预处理包括转运前清除气道内分泌物，记录离室时生命体征及各参数，以备途中观察对比。机械通气者撤机前吸纯氧 3min，有舌后坠者可放置口咽通气道，保持气道的通畅。所携带的各管路均复查是否妥善固定，途中观察转运前测量并记录生命体征，途中随时观察各参数的变化，如果发现异常，及时处理。途中的观察要重点突出，如脑外伤患者应加强瞳孔、意识和生命体征的密切观察。在很多情况下，转运患者同时带有气管插管、胸腔引流管、导尿管、胃管等，此时处理应以固定防脱落，观察是否通畅为主。

7. 与接诊科室做好交接工作

交接的内容包括病情、管路、液体、皮肤、物品、病历、患者物品等。

（唐　晟　连素娜）

第二节　ICU的设置

一、ICU设计要求

合理的布局可以提高工作人员的工作效率，更好地为患者提供优质的医疗、护理服务，总体的原则是保证医疗、护理安全，符合医院感染控制管理的要求，服务人性化、人文化，有良好的物流、人流规范。

（一）ICU 整体位置与布局

ICU 合理的整体位置与布局，是提供优质服务，保证护理安全的前提。

1. ICU 位置取就近的原则

外科 ICU 应与手术室比邻，专科 ICU 应在专业科室内，综合性的 ICU 在来源多的科室中间。辅助科室如输血科、手术室等与 ICU 紧邻。

2. ICU 整体的布局

建议采取分区设计，分为医疗区域、辅助医疗区域、污物处理区域、医护人员生活办公区域。有条件者还可设立 ICU 内的手术室，以便行气管切开，开胸止血或心包减压，或安装起搏器。辅助用房面积与病房面积之比建议达到 1.5：1 以上。

（二）ICU 通道的建议

建立不同的 ICU 通道，是减少交叉感染的关键环节。

1. 规范不同人群进入的通道

（1）患者通道：此通道为转入或转出 ICU 的患者专用。病房入口与 ICU 应有一定相隔的缓冲地带，以减少进入 ICU 带来的污染。有条件的医院在 ICU 设计时，应尽可能将 ICU 与手术室相靠近，并设立相对无菌的专用通道或电梯通道。

（2）工作人员通道：应为 ICU 的医务人员设立独立于病房的通道，工作人员、会诊人员或护理专业学生可经此通道换鞋、更衣后直接经缓冲区进入ICU或者工作人员区。

（3）家属通道：体现人文关怀的患者家属通道及可视探视系统的应用，方便探视的同时也可最大限度地减少交叉感染。

2. 保证不同物品的来去方向

（1）污物通道：无论患者的排泄物、引流物还是医用垃圾都是造成二次污染的重要因素，建设床旁传输窗和单独的污物通道，有利于与其他各种通道隔离。

（2）物流通道：目前，现代化大型医院在设计上都充分注意到了物流通道的重要性，这不仅是临床送检、药物投放等重要的传输系统，也是未来现代化医院的重要标志。暂无建立物流通道能力的医院应在ICU建设中选择合适的位置预留物流通道以备后续建设。

ICU病室的设计建议可分单间、通道间和专门区域。在人力资源充足的情况下，建议多设单间，面向护士站，可使用玻璃间隔和可调百叶窗隔开便于观察。区域设计多为同类疾病，ICU开放式床单位每张床的占地面积应有15~18m^2。

（三）ICU应具备良好的采光、通风条件

有条件者可安装空气净化系统，设正负压单间病房，安装足够的感应式洗手设施和手部消毒装置，单间病房每床1套，开放式病床至少每两床1套。

重视正负压病房建设不仅是减少医院重复投入、节约建设成本不可忽视的重要环节，而且是体现ICU人性化管理的重要组成形式。正压病房可满足大型医院器官移植手术、骨髓移植手术等患者的需要，同时还可以满足严重血液病患者并发重症感染或需预防感染治疗的需求。负压病房对那些不明原因发热又疑为传染性疾病的危重患者进行隔离救治，避免一旦确诊为传染病时可能对其他患者造成危害，或由于整体病房需要封闭消毒而造成其他需要入住ICU的患者得不到及时收容。

1. 负压病房

负压病房是指在特殊的装置作用下，使病房内的气压低于病房外的气压。从空气的流通方式来讲，就只能是外面的新鲜空气可以流进病房，病房内被患者污染过的空气不能泄露出去，而是通过专门的通道及时排放到固定的地方。这样病房外的区域就不会被污染，从而减少了医务人员被大量感染的机会，这种病房最适合抢救呼吸道传染性疾病患者。

2. 护理管理措施

（1）加强监控：因为引起医院感染的环节很多，工作人员必须加强学习，提高认识，树立全局观念，才能自觉遵守消毒隔离制度，认真执行各项技术操作规范，做好自身防护。依靠科学监测手段加强监控，避免医院感染的发生。

（2）参数的管理：负压病区的管理主要在于调控技术参数，由专人负责，室温一般调控在21~26℃，相对湿度维持在60%~70%。压力梯度（对相邻低级别房间）为5~15 Pa，以保证级差效果；房间换气次数>12次/h，确保环境始终处于清洁卫生状态。

（3）人员管理：保证人员有序流动，严格“三区、两带”管理，减少无关人员进入和在三区之间的往返次数；医务人员在不同区域工作按相应防护要求着装；患者采用房间隔离，一切诊疗护理工作和患者的生活活动在病室内完成；对患者进行医院感染知识宣传教育，减少患者负性心理影响，主动自觉配合做好消毒隔离工作，顺利度过隔离期。规范消毒隔离措施，做好工作人员手的清洗与

消毒。

（四）重视 ICU 内噪音管理

国际噪音协会建议 ICU 白天噪声最好不要超过 45dB（A），傍晚 40dB（A），夜晚 20dB（A），所以地面覆盖物、墙壁、天花板尽量采用高吸音的建筑材料。

（五）加强工作人员区域建设，体现人文化管理

ICU 医务人员不但承受着医院最繁重的脑力劳动和体力劳动，也承受着高度的精神紧张。建立合适的 ICU 工作人员区既可体现出医院领导对医务人员的高度重视，对外又可彰显出医院的文化建设和人性化管理水平；同时，合适的工作人员区也有利于 ICU 医护人员的学习、休整和身心健康。

二、ICU仪器设备的配置

随着当今世界科学技术的飞速发展，大量的先进医疗仪器应用于临床。一般将这些设备分为监测仪器和治疗设备。监测仪器使医务人员能够更快、更准确、更多地掌握患者生命活动的信息，以便能够迅速准确地对这些信息作出反应。在 ICU 进行脏器功能监测与支持需要一批仪器设备，常用监测仪器包括心电图监测和心律失常分析设备；血流动力学监测设备包括动脉压、中心静脉压、肺毛细血管嵌顿压、左心房压、心输出量及其他血血管内压力监测设备，彩色多普勒超声心动仪；呼吸监测设备包括呼吸频率、潮气量、每分通气量、气道压力、肺阻力及顺应性、呼气末二氧化碳监测设备，经皮血氧饱和度监测仪，血液气体分析仪等。治疗设备主要有除颤器、体外心脏起搏器、主动脉内球囊反搏装置、心室搏动辅助装置、人工呼吸机、超声雾化装置、输液泵和微量注射泵、血液净化装置。

（一）每张床单位的基本固定设备

（1）吊塔式功能臂和立式功能柱将基本仪器合理地安排位置，患者右侧多放置功能监测仪，左侧放置呼吸机，微量液泵置于患者的正后方，合理安排，以便医务人员从患者的四周均能对其进行操作和检查。

（2）床旁监护仪、呼吸机、输液管理系统。

（3）电源装置及其散热考虑。每个床单位要有多个（一般 10~14 个）电源插座，一般情况下要提供几百瓦的电功率，特殊时期甚至需几千瓦的电功率，过大的电流会产生较高的热量，而 ICU 一般温度都在 20℃以上，散热较差，易导致事故发生。因此，吊塔的底部要悬挂散热风扇，保证热量的有效排出。还要有一定强度的、可移动的照明装置。这些灯光，能满足多种临床操作、护理以及生活需要。对夜间用的照明灯的光线亮度应可以调节。

（4）病床配有脚轮及制动装置，并可调节高度及倾斜度，其两侧装有可调节的栏杆，既可防止跌床，又便于操作。床头及床脚可以摇高摇低，床头及床脚护板可以拆装，床上铺带波纹或多孔的塑料垫褥以防褥疮的发生。

（5）每张床的天花板上设有轨道，可以自由地移动吊液装置及围帐。

（6）每个床应有多套中心供氧、压缩空气和中心吸引装置，保证临床的使用。

（7）小型移动式床边 X 线机、超声多普勒仪。

（二）特殊设备

专科 ICU 的危重患者所需的特殊设备和仪器亦不尽一样。例如，对冠心病监护病房（CCU）的急性心肌梗死伴有心源性休克者，或心脏外科术后伴有心功能不全者，在药物治疗无效时，均应尽早行主动脉内球囊反搏术（IABP），或应用左心辅助循环装置进行循环辅助。又如，外科重症监护病房（SICU）备有血滤机、PICCO 监测仪、BISS 仪；呼吸监护病房（RICU）及新生儿加强监护病房（NICU）亦备有体外膜式肺氧合（ECMO）装置，以治疗急性肺功能衰竭；在危重肾病加强监护病房（UICU）备有腹膜透析和血液透析等设备。此外，有的医院在神经外科 ICU 和手术室还配备有 CT 机，以便及时而动态地做出判断及衡量手术效果。

（连素娜）

第三节　ICU的管理

一、ICU人力资源管理

ICU 是各类危重患者集中治疗、监测的特殊病房，工作量大，治疗手段繁多，操作技术复杂，知识更新快，设备现代化，其组织结构和管理有其特殊性，对护理人员的配置要求明显高于其他科室。护理人员的配备是否合理直接关系到护理质量。

（一）人员配置

综合 ICU 护士与床位之比是（2.5~3）∶1。护理人力资源的数量是保证护理工作质量的基本条件，是构成医院核心竞争力的关键因素之一。ICU 的护士由初级护士、中级护士、高级护士组成，国外医院病房高、中、初级护理人员配置一般为 1∶2∶4，这样能够较好地发挥高级护理人员业务指导作用，保证基础护理工作的落实。

（二）ICU 护士素质的培养

高素质 ICU 护士应具有临床判断能力、建言能力、关怀实践能力、协调性、系统思维观、反应多元性、临床质疑能力、与患者及家属的沟通能力、终身学习能力、创造与创新能力等，对 ICU 护士素质培养的前提是进行评估，结合护士本身的性格特征，分层次、有计划地培训 ICU 护士的三项核心能力：

个性特征维度包括：责任心、关爱利人、身心素质、压力应对、爱岗敬业。

知识技能维度包括：医学理论知识、判断和应变、主动学习、医疗器械使用、法律意识、护理操作技能。

人际交往维度包括：人际沟通和合作性。

（三）人才结构和职称结构

理想的职称结构比为护士 30%、护师 30%、主管护师 30%。学历结构应该以大专、本科学历为宜。

（四）临床护理技能的培养

不断完善系统培训，健全资格认证体系和准入制度，使我国的危重症护理水平早日与国际接轨。

（五）科研能力的培养

ICU 专科护士要具备很强的科研水平，才能在临床实践中，不断地发现问题，解决问题，阐述自己的观点。

二、ICU护士培训及梯队培养

ICU 作为一个特殊的、专业性强的医疗环境，越来越显示出它的重要性。其集中了现代化的监护和急救设备，而 ICU 的患者病情重、变化快，生活完全不能自理，要求 ICU 护士必须具备更高的专业核心能力，然而对于不同层次的护士要注重分层次使用管理，发挥每位护士最大的潜力。

对护理人员进行清晰合理的分层次培训、分层次使用管理，建立起完善的护理技术准入管理体系，规定各项专业技术许可操作的技术权限，可以使具备不同专业素质的 ICU 护士在法律规范之下执业，更有效地保证护理工作的安全和维护公众的健康权益。制定规范、完善的 ICU 护士技术准入标准可以提高 ICU 临床护理工作的安全性，还可以有效提高护理质量。

年轻护士临床实践时间短，一切还处于学习、适应、探索之中，学校所学的知识和工作实际运用存在一定的转换困难；同时，陌生的环境和复杂的医护患关系，以及快节奏、高风险、高负荷的工作压力，也使年轻护士只能疲于完成临床任务，缺乏对个人职业发展的规划和核心能力的培养。在实施培训过程中应加强对以上薄弱环节的培养，随着年龄的增长、临床经验的不断积累以及各级医院继续教育的不断加强，核心能力也会得到不断的提高，要针对护士自身的素质、性格，注重个人职业发展的规划和核心能力的培养。

针对目前我国危重症监护护理队伍的现状，为了早日完善护理技术准入管理体系，对现有的重症护理人员实行分层次、有重点的培训，使其早日获得 ICU 护士技术准入资格，成为 ICU 专科护士。ICU 的护士可分为四个层次：新护士、初级护士、中级护士、专科护士，针对不同的层次，制订相应的培训计划，使重症监护室护理逐步规范化，与国际接轨。

（1）新护士：指有护士资格证书，无临床工作经验的护士。其培训目的在于通过理论学习、技术培训、分阶段的由专人带教，通过理论、技能考核，提高思想素质、心理素质、工作素质，成为初级重症监护护理人才。

（2）初级护士：即有护士资格证书，有 1~3 年 ICU 工作经验的护士。其培训目的在于通过在职教育如定期的业务学习、护理查房等提高专科理论知识、监护技能、职业素养，使其能够确定自己的职业规划，有前进的方向。可承担护理专业实习生的带教工作，培养此阶段护士的带教意识，督促其学习专科知识。

（3）中级护士：即有护士资格证书，有 3~5 年 ICU 工作经验的护士。其培训目的在于通过理论专科知识、操作技能的培训，临床经验的不断积累，参加 ICU 专科资质的选拔，可承担本科生、新护士的带教工作，培养其科研意识和能力，朝专科发展方向迈进。

（4）专科护士：即有护士资格证书，有 5 年以上 ICU 工作经验，具有 ICU 专科护士资质的护士。随着医学科学的发展，新理论、新知识、新技术日益增多，要求重症监护专科护士的业务水平、理论水平、操作技能、教学能力、科研水平都必须处于学科的前沿，跟随医学前进的脚步，指导临床工作、技术操作、护理教育、护理科研等工作。

三、ICU制度与质量管理

ICU 患者疾病复杂，医疗仪器多样，家属的情绪焦急，患者与家属对医护质量要求日益增高。为了保证工作质量和提高工作效率，要建立和健全自身的各项制度。包括各类人员岗位责任制、交接班制度、医护查房制度、药品管理制度、观察记录制度、消毒隔离制度、清洁卫生制度、仪器使用保管制度、差错事故报告制度、学习进修制度以及家属探视制度。

护理质量评价是指护理人员表现出的专业形象是否具有其特性，是否有助于提高护理对象的生命质量以及护理工作的成效。护理质量管理是对护理服务对象的管理过程进行评价、判断，进行有效的质量控制的过程，检查患者得到的护理效果，即通过对护理质量评价来衡量护理工作目标完成的程度。护理人力资源的合理配备和科学管理，直接关系到医院的工作质量，更直接影响到护理质量。

（1）以各项制度为准绳，建立质量管理的标准。

（2）护士核心能力的评价：核心能力包括职责才能、临床护理知识及技能的应用、风险管理、个人才能、专业特性、人际及群体交流才能、培育才能、机构成效、法律及专业道德标准等。

（3）不同管理模式各自的优越性：①层级管理：在原有的护理部－科护士长－护士长三级护理管理的基础上，又形成了总务护士－责任护士－执行护士三级业务管理系统，更进一步完善了护理管理机制，加大了管理力度，使各层次护理人员各按其责，弥补了过去有关护理的疏漏现象，体现了层级管理的优越性，有利于护理人员的培养。护理人力的分层次使用与管理是促进护士专业发展、鼓励护理梯队成长、促进工作成效及提升员工满意度的关键。有利于 ICU 专科的发展，也有利于保证护理质量和护理安全。在人力使用的原则上，应该将不同学历、不同专业能力与不同年资的护士依照临床能力、工作职责或临床角色分层次进行使用。②流程管理：流程管理是一种以规范化地构造端到端的卓越业务流程为中心，以持续提高组织业务绩效为目的的系统化管理方法。随着社会的发展，人们的法律意识及对健康保健服务水平的要求不断提高，护理管理运作模式的改革势在必行。在护理服务中引入流程管理，能使各项服务均以患者为中心，从而给患者提供更全面、更优质、更温馨、更安全的护理服务，这是医院核心竞争力的重要组成部分。流程管理可以包含规范流程、优化流程、再造流程三个层面，提升患者满意度和工作效率降低护理风险和效益成本。

四、ICU感染管理

ICU 是医院感染的高发区，其特殊的环境、特殊的收治对象和特殊的诊疗操作，是构成医院感染的众多危险因素。加强 ICU 的感染控制，不仅利于降低医院感染，也有利于提高危重患者救治抢救成功率。

（1）布局合理，严格分区收治患者：增加 ICU 单间病室，用于收治免疫低下、感染严重、大手术等患者，以便隔离。

（2）空气净化及消毒：室温宜保持在 20~22℃，湿度宜保持在 60%~70%。病室地面、空气、物体表面等按消毒隔离规范进行消毒，特别注意细节处，如空调出风口、换气扇的定期消毒。保证 ICU

物体表面含菌量 ＜5 cfu/cm^3，空气细菌菌落总数 ＜200 cfu/m^3，不得检出致病菌。

（3）定时进行医院感染知识培训：通过培训使 ICU 医护人员掌握有关预防感染知识，自觉落实消毒隔离措施，强化无菌观念，预防交叉感染。加强教育和培训，建立洗手设施，提供免洗类快速手消毒剂，促使医务人员严格执行洗手指征，确保手卫生的达标，降低因医务人员手污染造成的 ICU 医院感染。还要关注卫生保洁人员的消毒隔离知识和技能的培训、监督。

（4）配备足够的手卫生设施：医务人员手卫生是预防、控制和降低医院感染最简单和最有效的方法，六步洗手法是降低手部污染既简单又有效的方法。醇类速干手消毒剂有利于降低 ICU 多重耐药菌如耐甲氧西林金黄色葡萄球菌的流行。在 ICU 医务人员为患者进行治疗和护理操作时，接触患者的血液、潜在的感染物质、黏膜、破损的皮肤时应戴手套，摘手套作后要洗手；避免戴同一副手套对多人进行诊疗和护理操作；提高医务人员对洗手的依从性。

（5）ICU 工作人员的管理：① ICU 的工作人员均应穿着专用工作服和工作鞋，工作服每天消毒，一旦污染或弄湿及时更换，外出时更换外出衣。②进行各项操作时应严格执行无菌技术操作，应戴帽子和口罩，必要时戴手套。③必须保证有足够的医务人员，医生和护士人数与 ICU 床位数之比必须为 0.8~1：1 和 2.5~3：1 以上。

（6）ICU 患者的管理：应将感染患者与非感染患者分开安置。对于疑似有传染性的特殊感染或重症感染，应隔离于单独房间；对于空气传播的感染，如开放性肺结核，应隔离于负压病房；对于重症感染、多重耐药菌感染或携带者和其他特殊感染患者，建议分组、固定人员护理；接受器官移植等免疫功能明显受损患者，应安置于正压病房。医务人员不可同时照顾正、负压隔离室内的患者。

（7）访客的管理：建议封闭式探视，通过可视探视系统，由护士协助患者与家属沟通，探视时间为每天 15min。

（8）环境和物品管理：① ICU 的一切物品包括仪器和清洁用具必须固定专用，并于使用后进行消毒，患者使用过的床上用品应进行终末消毒。②每个床单位固定使用如听诊器、血压计、床头物品等医疗用品，防止交叉感染。③所有地面应用消毒液湿式拖擦，室内所有物品用消毒液擦拭，2 次/d。电话按键、电脑键盘、鼠标等，应定期用 75% 酒精擦拭消毒。④呼吸器械的消毒：采用一次性呼吸机管路或高压蒸汽灭菌，避免交叉感染。

（9）做好医院感染监测：对环境空气、物体表面、医院器械、医务人员手卫生情况等定期进行监测，并及时进行反馈干预。

（10）加强抗生素使用的管理：医院成立合理使用抗生素专家委员会，制订合理使用抗生素的规定，并列入考核范围严格考核，每月进行考核。

五、多重耐药菌感染控制管理

多重耐药菌株是指微生物实验室按照全国临床检验操作规程进行细菌培养鉴定的阳性结果，药敏试验对两种或两种以上类别抗菌药物耐药的菌株。多重耐药菌感染现已普遍全球，在社区或医院中可引起散发、交叉感染，甚至暴发流行，对婴幼儿、老年人、危重患者威胁尤大。多重耐药菌感染应用常用抗生素效果欠佳已成为治疗上棘手的难题，并伴有较高的死亡率。因此，采取有效的措施预防和控制多重耐药菌的传播势在必行。

（一）诊断标准

（1）全部病例均为住院48h以后出现呼吸道感染症状，或原有呼吸道感染症状明显加重。

（2）手术浅表切口出现分泌物，痰或切口分泌物连续两次细菌培养证实为多重耐药菌株。

（二）护理管理措施

（1）完善培训制度，提高医务人员依从性：将多重耐药菌的相关知识纳入医务人员的培训计划中，通过不同途径和方法对医务人员进行强化培训和指导，提高医务人员对多重耐药菌的认识，使医务人员掌握多重耐药菌感染的消毒、隔离、防护以及合理使用抗生素等预防和控制方法。

（2）严密监测高危人群，防患于未然：对收入ICU的年老体弱及有严重基础疾病的免疫力低下的患者、接受侵入性检查治疗如气管切开患者、住院时间长以及接受过抗生素治疗的患者均应严密监测，执行耐药菌监测报告制度。

（3）遵行消毒隔离制度：①实施隔离措施，首选单间隔离，也可以将同类患者安置在同一房间。不能将多重耐药菌感染患者与气管插管、深静脉留置导管、有开放伤口或者免疫功能抑制的患者安置在同一房间。②严格执行无菌技术操作规程，医务人员在诊疗活动中要认真执行手消毒、戴帽子、口罩、手套等，必要时穿隔离衣，加强手卫生与职业防护管理。③注意患者的各种留置管路（呼吸机、气管插管、留置尿管、放置引流管、动静脉置管等）的观察、局部护理与消毒，避免污染，减少感染的危险因素。④患者的物品应专人专用，其经常接触的物体、设备和设施表面，应当每天进行清洁和擦拭消毒并认真记录，酌情增加清洁和消毒频次。重视对各种监护仪器设备、卫生材料及患者用物的消毒或灭菌以及一次性医用物品的管理等。⑤有外科实施手术的患者应提前通知手术室，术前、术中、术后全程采取相应的预防控制措施，避免感染。⑥对患者的血液、体液、引流液、分泌物、痰液、粪便等实施管理。医疗废物严格执行《医疗废物管理条例》中有无条款，认真分类、收集，密闭运送，储存，进行无害化处理。

（4）遵行正确收集痰标本制度：应用抗生素前应采集痰标本，标本采集后1~2h内必须进行实验室处理。无气管插管的患者取标本前应摘去牙托，清洁口腔，如刷牙和漱口，然后深咳，采集标本过程中有护士指导。无痰时可用3%~5%氯化钠5ml雾化吸入5min后导痰，也可用物理疗法、体位引流、鼻导管抽吸等方法取痰。对于细菌性肺炎，痰标本送检每天1次，连续2~3天。不建议24h内多次采集，除非痰液外观性状出现改变。

（5）消除定植被认为是防控多重耐药菌的综合措施之一。医务人员在操作过程中，要注意防止交叉感染。

（唐　晟　连素娜）

第八章

危重症患者的监护

第一节　危重症患者的护理评估

一、系统功能的护理评估

（一）呼吸系统疾病患者的护理评估

1. 病史评估

（1）发病的过程，起因、诱因、发展、诊断和治疗过程及结果。

（2）既往史、过敏史、吸烟史及药物使用情况。

（3）目前主要不适及病情变化 评估咳、痰、喘、胸痛、咯血、呼吸困难等常见呼吸系统症状。

（4）职业史、家族史及社会经济状况。

2. 身体评估

评估患者生命体征变化，并对鼻、鼻窦、口、咽部、颈部、肺及胸部等依次检查。观察意识状况，皮肤有无发绀，球结膜有无充血和水肿，呼吸道通畅情况，胸廓运动的变化，呼吸频率、节律以及呼吸模式，并进行胸部的叩诊、听诊，了解肺通气情况。

3. 监测内容

（1）通气、换气功能监测和呼吸力学监测：临床上应根据情况灵活选择检测指标，了解患者肺功能损害的程度和性质以及气道情况（见表 12-10）。

表12-10　通气、换气功能和呼吸力学监测参数

参　数	正常值	临床意义
潮气量（VT）	8~10ml/kg	
每分通气量（V）	6~8L/min	
每分钟肺泡通气量（VA）	4.2L/min	
肺活量VC	平均4.6L	
FEVl/FVC第一秒用力肺肺活量/用力肺活量	70%~80%	FEVl/FVC 降低反映有阻塞性通气障碍
呼吸频率（f）	12~20次/min	

续表

参 数	正常值	临床意义
无效腔通气比例（VD/VT）	0.25~0.40	＞0.6提示需机械通气
通气与血流比例（V/Q）	0.8	V/Q ＜0.8 功能性动-静脉短路；＞0.8 肺泡无效腔增大
氧合指数（PaO_2/FiO_2）	400~500mmHg	＜300提示肺呼吸功能障碍
胸肺顺应性（CL）	50~170ml/cmH_2O（机械通气患者为35~50 ml/cmH_2O）	评估肺疾患的严重性、监测病情变化，观察治疗效果。
气道阻力	1~3 cmH_2O/（L•s）	评估人工气道、加热湿化器等对气道阻力的影响，评估支气管扩张药的疗效。
气道压力	12~20cmH_2O	可及时了解潮气量、气道阻力和胸肺顺应性的变化。

（2）脉搏氧饱和度（SpO_2）监测：临床上 SpO_2 与 SaO_2 有显著的相关性。SpO_2 监测可间接判断患者的氧供情况。正常情况下 SpO_2 > 95%，低于 90% 常提示有低氧血症。

（3）呼气末 CO_2 监测：可评估气道通畅情况、肺血流状况、气管插管的位置、肺通气状态以及 $PaCO_2$ 水平。正常值为 30~45mmHg。

（4）血液检查：血液检查包括血常规和动脉血气分析。动脉血气分析可评估患者氧合、通气功能和酸碱平衡状态。先分析 PaO_2、SaO_2 和 $PaCO_2$ 评估氧合及通气情况，其次分析 pH、$PaCO_2$、HCO_3^- 评估酸碱情况，最后确定主要的酸碱失衡及机体代偿反应。须结合临床动态观察及其他电解质检查，才能正确判断酸碱情况。血气分析监测参数见表 12-11。

表12-11　血气分析监测参数

参 数	参考值	临床意义
pH	7.35~7.45	PH＜7.35为失代偿性酸中毒或酸血症，＞7.45为失代偿性碱中毒或碱血症。但pH正常并不能完全排除酸碱失衡
动脉血氧分压（PaO_2）	80~100 mmHg	低氧血症 轻度：60~79mmHg，中度：400~59mmHg，重度：＜40mmHg
动脉血氧饱和度（SaO_2）	96%~100%	
碱剩余（BE）	± 3mmol/L	反映缓冲碱的变化情况BE＞3，为代谢性碱中毒；BE<-3，为代谢性酸中毒
碳酸氢根（HCO_3^-）	22~28 mmol/L	HCO_3^- ＞28mmol/L，提示代谢性碱中毒；HCO_3^- ＜22 mmol/L，提示代谢性酸中毒

（5）痰液微生物监测：痰标本可通过自然咳痰法、气管吸引法、纤维支气管镜直视下吸引采集。痰细菌培养和敏感度分析可以决定抗生素的选择，细胞学检查可帮助诊断和分辨肿瘤细胞。

（6）放射性检查：包括 X 线摄片、CT 检查、磁共振显影以及通气灌注（V/Q）扫描，可明确病变部位、范围及气道通畅程度。危重患者的肺部损害多样化而病情变化迅速，应动态对比观察胸片。

（7）其他检查：支气管镜、胸腔穿刺等检查可协助诊断胸、肺部疾病。

（二）循环系统疾病患者的护理评估

1. 病史评估

（1）发病经过及主要症状：观察有无呼吸困难、胸痛、心悸、晕厥、发绀、水肿等。

（2）既往检查、治疗经过和效果。

（3）心理社会资料。

（4）生活及家族史。

2. 身体评估

（1）视诊：①意识状态：观察患者神志状况，初步判断有无意识障碍。②头面部：观察面部皮肤颜色（发绀、苍白或黄疸）以及唇、舌、眼部黏膜颜色。③胸腹部：观察胸部有无畸形、瘢痕、挫伤等，注意观察心尖搏动的位置、强度、范围、节律和频率等；观察腹部有无腹水和肥胖症。④上下肢肢端：注意观察肢端皮肤和指甲颜色以及有无静脉曲张、水肿或溃疡等；用手指轻压患者指甲末端，见到红白交替的节律性毛细血管搏动现象，称为毛细血管搏动征阳性，见于脉压增大的疾病；休克时甲皱微循环的变化为小动脉痉挛、毛细血管缺血，甲皱苍白或色暗红。⑤颈静脉：观察有无颈静脉怒张，阳性常见于右心衰竭、缩窄性心包炎、心包积液。

（2）触诊：①心尖搏动及心前区搏动：检查心尖搏动的位置、强弱和范围。②脉搏：一般多选择桡动脉，也可选择颈动脉、股动脉或足背动脉等，注意评估脉搏的速率、节律、强弱和波形的情况。

（3）听诊：①心脏瓣膜听诊区：从心尖部开始按逆时针顺序进行，即二尖瓣区、肺动脉瓣区、主动脉瓣区、主动脉瓣区第二听诊区和三尖瓣区。②心脏听诊内容：主要为心率、心律、心音、额外心音、杂音、心包摩擦音等。③外周血管听诊：评估有无周围血管征（枪击音、Duroziez 双重杂音、水冲脉、毛细血管搏动征）。

3. 监测指标

（1）有创动脉血压：动脉内直接测量血压能监测每次心搏的压力曲线，注意随时观察动脉压变化，该监测结果相较无创血压更为精确。最常见的穿刺插管动脉为桡动脉（如 Allen's 试验阳性，不宜选用桡动脉），也可用尺动脉、肱动脉或腋动脉等。监测过程中要密切关注动脉痉挛、损伤、局部血肿或感染等可能。

Allen's 试验：将穿刺侧的前臂抬高，用双手拇指分别摸到桡动脉、尺动脉后让患者作 3 次握拳和松拳动作，接着拇指压迫阻断桡动脉、尺动脉的血流，待手部皮肤变白后将前臂放平，解除对尺动脉的压迫，观察手部变红时间，正常＜5~7s，平均 3s；8~15s 属可疑；＞15s 表示血供不足；＞7s 为 Allen's 试验阳性，不宜选用桡动脉穿刺插管。

（2）中心静脉压（CVP）：反映右心前负荷的指标，正常值为 5~10cmH_2O。中心静脉压是反映临床右心功能和有效循环血容量负荷的指标。正常情况下，中心静脉压相当于右心房和右心室舒张压。测量时可将静脉导管从颈内静脉、锁骨下静脉、贵要静脉、大隐静脉、股静脉置入上腔静脉或右心房。在血流动力学急剧变化时，连续观察中心静脉压的变化，特别是结合血压、脉搏等其他指标，对判断血容量、心功能及外周静脉压状况均有较高的临床实用价值。中心静脉压和血压变化的临床意义及处理原则详见表 12-12。

表12-12 中心静脉压和血压变化的临床意义及处理原则

CVP	BP	临床意义	处理
低	低	血容量不足	快速补充血容量
低	正常	血容量轻度不足	适量补充血容量
高	正常	容量血管过度收缩，肺血管阻力增加	扩血管药 如硝酸甘油
正常	低	心排血能力降低，容量血管过度收缩，血容量不足或已足够	“冲击试验”
高	低	心排血能力降低，血容量相对过多	增强心肌收缩药并用扩血管药

（3）心排出量（CO）：心排出量是反映心脏排血功能的重要指标，对评价危重病患者的心脏收缩功能具有重要意义。静息状态下为4~6L/min。目前可以通过Fick氧耗量法、染料稀释法及热稀释法来测量心排出量。其中热稀释法操作简便，临床上最为常用。热稀释法的基本原理：从肺动脉漂浮导管右房开口快速均匀地注入低于血温的液体，注入的液体混入血液使血液温度发生变化，血液经右房、右室达肺动脉，导管远端的热敏电阻感知注射后血液温度变化，心排出量计算仪描绘并处理温度变化曲线，按公式计算出心排出量。

（4）肺动脉楔压（PCWP）：即肺小动脉楔压或肺毛细血管楔压，是漂浮导管在肺小动脉楔入部位所测得的压力，它反映左心前负荷和右心后负荷。肺动脉楔压正常值为5~15mmHg，增高表示肺循环阻力增高。肺水肿时，肺动脉楔压＞3.99kPa（30mmHg）。当肺动脉楔压已升高，即使中心静脉压虽无增高，也应避免输液过多，以防引起肺水肿。

（三）消化系统疾病患者的护理评估

1.病史评估

（1）发病经过及主要症状：是否有厌食、消化不良、恶心、呕吐、疼痛、黄疸、便秘、腹泻、出血及痔疮等。

（2）既往检查结果、治疗经过和效果。

（3）心理社会资料。

（4）生活及家族史：包括日常饮食习惯，如摄入量，有无食物过敏、忌食、特殊饮食、饮酒过量等。

2.身体评估

（1）视诊：①皮肤毛发：观察皮肤色泽和弹性，毛发光泽度有无异常等。②营养状况：评估体重和皮下脂肪厚度等。③腹部：观察对称性，有无可见的肿块及搏动，有无水肿、出血点、淤斑、皮疹、瘢痕或扩张的静脉，咳嗽时候有无疝块，有无脐周皮肤呈淡蓝色，即腹内出血。④口腔：评估有无牙齿缺损、松动及牙龈或口腔黏膜的红肿、苍白、溃疡、出血等。

（2）触诊和叩诊：评估肝脏和脾脏大小及腹部有无不正常的液体聚集、胀气和肿块，检查腹部皮肤温度、腹肌紧张度、肿块区域和包块，注意有无压痛、反跳痛和肿块性质，检查肛管及直肠的内壁有无压痛、肿块及搏动感。

（3）听诊：注意肠鸣音的频率和特征。

3. 监测指标

（1）消化道出血的监测：呕吐物和胃肠引流物的潜血检测可以帮助判断上消化道出血的部位和出血量。粪便的潜血试验（OB）监测有助于消化道出血的评估。一般认为，成人每日消化道出血 < 5ml 是潜血试验阴性；5~10ml 可出现潜血试验阳性；50~100ml 可出现黑便。胃内储积血量在 250~300ml 可引起呕血。

（2）胃黏膜 pH：危重病患者尤其是严重创伤、感染、休克等状况下，内脏器官血液重分布可使胃肠道血流量减少，胃肠黏膜处于低灌注状态，导致胃肠黏膜屏障被破坏，引起应激性溃疡、细菌移位甚至多脏器功能衰竭。胃黏膜 pH 监测作为无创监测手段，因其能早期、敏感、可靠地反映胃肠黏膜血液灌注及组织氧合状况，预测危重病患者预后，目前已广泛应用于危重症患者的诊治。胃黏膜 pH 正常值为 7.38 ± 0.03，≤7.32 时，考虑胃肠黏膜低灌注。若胃黏膜 pH 严重下降，则表明消化道发生损伤的可能性很大。胃黏膜 pH 被认为是反映危重患者内脏局部组织氧合状况充分与否的辅助诊断和监测指标。因此，监测胃黏膜 pH 是判断隐性代偿性休克并进行纠正，保护胃肠道黏膜，防止内毒素移位的重要依据。监测胃黏膜 pH 可以指导脱机，可以早期预防应激性溃疡。

（3）胃黏膜灌注指标：随着空气胃张力测定仪的出现，胃黏膜 – 动脉二氧化碳分压差（$Pg-aCO_2$）和胃黏膜二氧化碳分压（$PgCO_2$）两个灌注指标逐渐受到临床的重视。从理论上来说，$Pg-aCO_2$ 和 $PgCO_2$ 比胃黏膜 pH 更特异地反映胃黏膜灌注指标。但研究表明，只有 $Pg-aCO_2$ 是早期评估复苏效果的良好指标。其原因为 $PgCO_2$ 反映组织代谢产生 CO_2 与循环清除组织 CO_2 之间的平衡。由于 $PgCO_2$ 多受全身动脉二氧化碳分压（$PaCO_2$）的影响，而 $PaCO_2$ 在危重患者中变化较快。因此，$PgCO_2$ 不完全反映客观情况。通过计算 $Pg-aCO_2$ 可纠正单纯观察 $PgCO_2$ 带来的偏差。$Pg-aCO_2$ 是一个敏感的低血流灌注的预报值，可作为早期评估复苏效果的良好指标。

（四）血液系统疾病患者的护理评估

1. 病史评估

（1）发病经过及主要症状：评估其患病时间、起病急缓、有无诱发因素及伴随症状等。评估患者出血情况（有无出血点、瘀斑、咯血、呕血、便血、血尿等），出血部位（如皮肤、口腔、鼻腔、肌肉、消化道、泌尿道、关节等），出血状况（如自发性、外伤后、拔牙后、手术后等）。

（2）既往检查结果、治疗经过和效果：询问曾做过哪些治疗、检查，用过何种药物，效果如何等，同时询问既往史（如既往出血情况）出血的频度、严重性，其他疾病等）。

（3）心理社会资料：包括居住环境和所从事的职业等，是否从事与放射线照射、重金属、有毒化学物品、有毒气体接触的职业。

（4）生活及家族史：包括日常饮食习惯以及对药物、食物是否有过敏史等，在发生紫癜、出血的同时或前后，是否伴有荨麻疹及低血压状态等；另外对于出血患者详细询问用药史（如解热镇痛药、抗癌药、止血药、抗凝药、抗血小板药、血浆代用品等）。

2. 体格检查

检查皮肤黏膜有无出血点、淤斑、血肿、淋巴结肿大、肝大等。

3. 监测内容

（1）病情动态监测：①密切观察和分析患者的皮肤、黏膜、伤口等部位的出血，并应密切观察消化道、泌尿道、鼻咽部等部位有无出血情况。②密切注意患者生命体征的变化。③注意有无并发症的发生。

（2）凝血功能监测：①出血时间（BT）：出血时间是指皮肤被刺破后出血至出血自然停止所需的时间。主要反映血小板是否能够迅速黏附、聚集并形成微血栓以堵塞受损的血管。正常值 Duck 法时间 < 4min，IVY 法时间 0.5~6min。出血时间延长，表明有血管壁的严重缺陷（遗传性毛细血管扩张症）和（或）血小板数量或质量存在缺陷（血小板减少性紫癜、尿毒症等），但血友病患者的出血时间正常。②血小板计数（PC）：血小板计数是指单位容积的血液中血小板的含量，是临床上最常用的指标。正常值为（100~300）$\times 10^9$/L。若低于正常值则表示血小板减少，常见于原发性和继发性血小板减少症；如果血小板计数≤ 50×10^9/L，应想到大量输血或合并弥散性血管内凝血的可能。③全血凝固时间（CT）：全血凝固时间又称作凝血时间，是指离体静脉血发生凝固所需要的时间，主要反映内源性凝血系统的凝血功能。正常值：5~10min。该法虽简单，但敏感性与特异性均较差。全血凝固时间延长常见于：凝血因子Ⅷ、Ⅸ、Ⅺ缺乏症，血管性假血友病，严重的凝血因子Ⅱ、Ⅴ、Ⅹ和纤维蛋白原缺乏症，纤溶活动亢进，血液中有抗凝物质等。全血凝固时间缩短见于高凝状态。④凝血酶原时间（PT）：在血浆中加入过量的组织凝血活酶和适量的钙离子，观察血浆凝固时间。是主要反映外源凝血系统缺陷的筛选实验，正常值为 12 ± 1s。凝血酶原时间较正常对照延长 3s 以上有诊断意义。凝血酶原时间延长表示先天性凝血因子Ⅱ、Ⅴ、Ⅶ、Ⅹ的单独或联合缺乏，获得性Ⅱ、Ⅴ、Ⅶ、Ⅹ因子缺乏常见于严重肝病、弥散性血管内凝血、阻塞性黄疸、口服抗凝剂过量等。

（五）神经系统疾病患者的护理评估

1. 病史评估

（1）发病经过及主要症状：仔细了解发病情况、临床表现、相关主诉、前驱症状（诱发因素）和病情进展。重点评估目前患者存在的问题，包括迅速出现的症状、发病经过和目前状态，详细资料如受损部位和严重程度、持续时间等。

（2）既往检查结果、治疗经过和效果。

（3）心理社会资料：是否吸烟饮酒，工作种类、嗜好和娱乐活动等，最近有无异常生理、精神和情绪上的压力等。

（4）健康史、用药史及家族史：如有无服用处方药或非处方药以及服药原因，有无滥用药物或吸毒史等。

2. 身体评估

（1）初步评估：①脑功能初步判断：主要是精神状态的检查。②语言能力判断：语言交流能力，是否失语，有无发音困难等。③头面部评估：观察面部活动以及表情，眼部有无上眼睑下垂和对称性眼裂增宽；注意面部轮廓以及头部外形状有无畸形或不对称等。

（2）脑神经检查：脑神经检查，包括视神经损害的定位、眼动障碍的定位以及嗅神经、面神经、听神经和迷走神经等检查。

（3）意识状态评估：①主观评估：通过患者的言语反应、对答是否切题、对疼痒刺激的反应、肢体活动、瞳孔对光反应、角膜反射等来判断有无意识障碍及其程度（清醒、嗜睡、昏睡、浅昏迷、深昏迷）。②工具评估：可用格拉斯哥评分（表 12-13）的总分来描述患者的意识程度，正常人的昏迷指数是满分 15 分，昏迷程度越重者，昏迷指数越低分。

表12–13　格拉斯哥评分（GCS）

GCS评分	6	5	4	3	2	1
1.睁眼反应			自动睁眼	呼唤睁眼	刺疼睁眼	不能睁眼
2.语言反应		回答切题	回答不切题	答非所问	只能发音	不能言语
3.运动反应	按吩咐动作	刺疼能定位	刺疼能躲避	刺疼肢体屈曲	刺疼肢体伸展	不能活动
GCS积分=1+2+3						

3. 监测指标

（1）颅内压监测：①颅内压持续超过 15mmHg 称为颅内压增高。一般将颅内压分为四级：正常颅内压（<15mmHg），轻度升高（15~20mmHg），中度升高（20~40mmHg），重度升高（>40mmHg）。目前，国际上多采用 20mmHg 作为需降颅压治疗的临界值。一般来说，重症颅脑疾病是监测的主要适应证。②在颅内压监测过程中，观察波形有助于判断病情的严重程度，颅内压的波形具体如下：C 型波为正常或接近正常的波型，其特征为压力曲线较平坦，小的起伏为呼吸及心跳的影响。B 型波在正常压力波的背景上出现短时骤升又骤降的高波，一般不超过 50mmHg。若 B 波出现频繁，每分钟达 0.5~2 次，表明颅内压中度至重度升高。A 型波也称高原波，表现为压力突然升到 50~100mmHg，持续 5~20min 后又骤然降至原水平或更低。A 波频繁出现提示颅腔的代偿功能已近衰竭。

（2）经颅多普勒（TCD）脑血流监测：脑是对缺血缺氧最敏感的器官，脑血流供应对维持脑功能极为重要，脑的某些病理状态（如颅内高压）又直接影响脑的血供。因此，脑血流监测有重要的临床意义。颅脑损伤的早期脑血管痉挛所致脑缺血与继发性脑损害程度相一致，经颅多普勒为早期诊断治疗提供依据。经颅多普勒能准确反映颅内高压，对颅内压增高进行连续监测，可指导降颅压治疗和评价治疗效果。脑死亡患者有特征性的经颅多普勒改变，可作为颅内循环停止和脑死亡的一种支持性诊断方法。

（六）泌尿系统疾病患者的护理评估

1. 病史评估

（1）评估发病经过及主要症状（发生的时间、部位、持续时间、减轻或加重的因素及严重程度）。①水肿：评估水肿出现时间、部位、程度（眼睑或脚踝）、性质，与体位是否有关。②蛋白尿：24h 尿蛋白总量持续超过 150mg，或尿蛋白持续阳性，称为蛋白尿，表现为排尿时泡沫较多、不易消失。少数为生理性蛋白尿，如剧烈运动后。③血尿：可由泌尿系统疾病、全身性疾病引起，是泌尿系统严重病变的警告，常表现为镜下血尿、肉眼血尿。④高血压：观察患者有无头晕、头痛、恶心、呕吐、视物模糊等。⑤尿量改变：正常人 1 000~2 000ml/d，每日尿量少于 400ml，为少尿；少于 100ml，为无尿。少尿或无尿常见于血容量不足、急慢性肾衰等；若每日尿量>2 500ml，为多尿，常见于慢性肾衰竭、糖尿病早期等。

（2）既往史、家族史、过敏史及用药情况。

（3）生活及心理社会资料。

2. 身体评估

（1）视诊：评估皮肤弹性，有无出血、液体不足或液体过多的体征。如水肿，颈静脉及手背静脉充盈程度，腰腹部有无肿胀、青紫等。亦可同时结合实验室检查进行水、电解质综合评估。

（2）听诊：评估血压状况对评估血容量有重要意义。若体位由平卧位至坐位，血压下降 20mmHg 或脉搏增快 20 次 /min，提示有体位性低血压；评估心率、心律，有无额外心音，体液过多常可听到第三或第四心音。肾衰竭患者出现心包炎，可以在胸骨左缘第三肋间可听到心包摩擦音。肺部听诊可评估体液状况。

（3）触诊与叩诊：评估肾脏大小、有无肿块，有无肾区叩击痛及输尿管压痛等。

3. 监测内容

（1）一般项目：一般项目包括生命体征、体重、神经及精神状态、水出入量等。

（2）尿液分析：尿液分析包括尿常规、中段尿培养以及 24h 尿化学物质定量检查，如蛋白质、糖、肌酐、尿素氮等。

（3）肾功能检查：①肾小球滤过功能：肾小球滤过功能包括血尿素氮（BUN）和肌酐（Cr）水平以及内生肌酐清除率（Ccr）的测定。临床上可根据内生肌酐清除率判断肾小球损害程度。②肾小管功能试验：尿渗透压测定反映肾小管功能。

（七）内分泌系统疾病患者的护理评估

1. 病史评估

（1）患者目前有无外伤、出血、感染等引起内分泌紊乱的情况，评估其原有的症状和体征以及检查、治疗用药情况。

（2）本次发病的过程，如起病时间、缓急，有无诱因，发病的主要症状及其特点。从认知、营养、代谢、排泄、运动、睡眠等几个方面评估患者健康形态有无改变，如有无烦渴多饮、多尿、记忆力减退等。

（3）生长发育史、月经史、妊娠分娩史及家族史。

（4）心理社会状况。

2. 身体评估

（1）视诊：①一般状况：一般状况包括意识、情绪、精神状态、身高、体重、水肿、营养状况。②头面部：观察有无面容改变、突眼，口唇和眼眶周围有无水肿，有无眼球运动障碍或视力减退等。③皮肤：观察有无多汗、水肿、干燥、感染、色素沉着，有无痤疮、多毛、溃疡等。④其他评估：检查四肢、脊柱、骨关节有无畸形，外生殖器有无发育异常。

（2）触诊：评估皮肤温度，有无皮肤感觉迟钝；评估甲状腺是否肿大，结节的质地、大小、移动度，有无震颤、压痛、血管杂音；有无乳房肿块、腹部包块等。

（3）叩诊：观察有无肢端畸形，有无肌无力、腱反射亢进。

（4）听诊：评估颈部有无甲状腺血管杂音，心脏有无第一心音亢进、房颤等异常；血压、呼吸、肠鸣音有无异常，有无心包积液或胸腔积液。

3. 监测内容

监测内容包括：生命体征与意识状态、实验室检查，如血糖、血酮、血电解质、血浆 ACTH、TSH、T_3、T_4、自身抗体检测等（见表 12-14）。

表12-14 常用内分泌系统疾病监测内容

监测项目	检查目的	临床意义
生命体征	重症病情判断指征	可作为判断甲状腺危象、垂体危象、糖尿病酮症酸中毒、低血糖昏迷、低血压休克等疾病病情的指标和依据。
意识状态	判断有无神经系统精神神经症状	判断垂体危象、高渗性非酮症糖尿病昏迷、急性肾上腺皮质功能减退等病情变化
血浆渗透压和血 钠	怀疑高渗性非酮症糖尿病昏迷	对怀疑高渗性非酮症糖尿病昏迷患者，重点监测血浆渗透压和血钠
血清钙	监测病情变化	甲状旁腺功能亢进患者易发高钙危象，若血清钙＞3.75mmol/L，需紧急处理；甲状旁腺功能减退患者，若出现低钙血症，易出现喉痉挛、惊厥、癫痫大发作等
血 糖	判断糖尿病病情和控制情况指标	正常值3.9~6.0mmol/L（快速血糖仪测的检测值+15%后作为检测结果）
尿 糖	判断糖尿病病情和控制情况指标	结果：蓝色不变为（－），提示无葡萄糖含量；绿色（＋），提示葡萄糖含量约0.5g/dl以下（微量）；绿黄色（＋＋），提示葡萄糖含量为0.5~1.0g/dl（少量）；土黄色（＋＋＋），提示葡萄糖含量为1.0~2.0g/dl（中量）；砖红色（＋＋＋＋），提示葡萄糖含量约2.0g/dl以上（大量）。
尿酮体	判断糖尿病病情，有无酮症酸中毒	淡黄色不变为（－），提示酮体含量无；深黄色（＋），提示酮体含量为0~15mg/dl；淡紫色（＋＋），提示酮体含量为15~40mg/dl；紫色（＋＋＋），提示酮体含量为40~80mg/dl；深紫色（＋＋＋＋），提示酮体含量为80~100mg/dl以上。
血清T_3、T_4、FT_3、FT_4、T_3测定	判断甲状腺功能	FT_3、FT_4是诊断临床甲亢的首选指标，增高表示甲状腺功能亢进
血浆ACTH测定	垂体-肾上腺疾病鉴别诊断	增高：见于Cushing病、异位ACTH综合征 节律紊乱：正常节律（8am最高，4pm下降50%，0am接近0）消失，0am不降低或升高，见于各种内源性Cushing综合征
口服葡萄糖耐量试验	有糖尿病可疑者明确诊断	糖尿病：空腹血糖≥7mmol/L，餐后2h血糖11.1≥mmol/L

4. 其他检查

X线、CT、MRI检查具有一定的定位价值，B超检查可对甲状腺、甲状旁腺、肾上腺肿瘤做出定位诊断；甲状腺摄^{131}I率可用于评价甲状腺功能，心电图检查可评估有无房颤。

二、危重症患者的综合评估

（一）早期预警评分

20世纪90年代初，英国医疗机构为了更好地及时识别“潜在急危重病”患者，建立了一个临床观察更方便、运算规则更简单的评分系统，来提高医疗机构对疾病危险程度的鉴别，从而及早展开合理的医疗干预。早期预警评分（early warning score，EWS）是对患者心率、收缩压、呼吸频率、体温和意识进行评分（见表12-15）。该系统简便易行，目前已在英国急诊和ICU中普遍应用，并得到广大医务人员的肯定。英国国家医疗服务系统（NHS）在2001年将它正式规定为医疗机构评估病情的一种方法。随后，英国重症监护协会和伦敦皇家医学院已经推荐其用于综合病房患者病情风险的评估。

表12-15 英国诺福克与诺里奇大学医院使用的早期预警评分（EWS）

项 目	评 分						
	3	2	1	0	1	2	3
心率（次/min）		<40	41~50	51~100	101~110	111~130	>130
收缩压mmHg	<70	70~80	81~100	101~199		≥200	
呼吸频率（次/min）		<9		9~14	15~20	21~29	≥30
体温（℃）		<35.0	35.1~36.5	36.6~37.4	≥37.5		
意识				清楚	对声音有反应	对疼痛有反应	无反应

1. 早期预警评分的特点

早期预警评分简单易行，床旁快速。早期预警评分适用于成人的院前急救、急诊病区、ICU 或普通病房。EWS 最大特点在于对常用的生理指标给予相应的分值，根据不同的分值制订出不同级别的医疗处理干预原则。一旦分值达到一定标准即“触发”水平，就必须尽快进行更积极的医疗处置。目前，英国不同医院应用 EWS 评分系统的内容尚不完全一致，有些内容经实践后进行了改良，形成改良的早期预警评分（modified early warning score，MEWS），详见表 12–16。

表12-16 改良的早期预警评分（MEWS）

项 目	评 分						
	3	2	1	0	1	2	3
心率（次/min）		≤40	41~50	51~100	101~110	111~129	≥130
收缩压mmHg	<70	70~80	81~100	101~199		≥200	
呼吸频率（次/min）		<9		9~14	15~20	21~29	≥30
体温（℃）		<35.0	35.1~36.5	36.6~37.4	≥37.5		
意识				清楚	对声音有反应	对疼痛有反应	无反应

2. 临床应用

早期预警评分在临床上可应用于预警潜在危重患者；降低人为因素对潜在危重病情的误判率；合理分流急诊患者去向，如去往 ICU 等。一般来说，EWS > 3 分，提醒医生或 ICU 人员进行评估，调整处理方案。MEWS 评分 5 分是鉴别患者严重程度的最佳临界点。MEWS < 5 分：大多数患者不需住院治疗；MEWS 评分 5 分：提示患者病情变化危险增大，有“潜在危重病”危险，住专科病房甚至 ICU 的危险增大；MEWS > 9 分：提示患者死亡危险明显增加，需入住 ICU 接受治疗。

（二）APACHE Ⅱ评分

APACHE Ⅱ评分系统是由急性生理学评分（APS）、年龄评分、慢性健康状况评分三部分组成，最后得分为三者之和。APACHE Ⅱ评分 = 急性生理学评分 + 年龄计分 + 慢性健康状况计分。理论最高分 71 分，分值越高病情越重。其中急性生理学评分将 APACHE Ⅱ的 34 项参数中不常用或意义不大者如血浆渗透压、血乳酸浓度、血尿素氮、尿糖、尿白蛋白、中心静脉压及尿量等删去总分值 0~60

分。年龄分值 0~6 分，CPS 2~5 分。APACHE Ⅱ的总分值为，变为 12 项参数（均为入 ICU 后前 24h 内最差者），每项分值仍为 0~4 分，0~71 分。

APACHE Ⅱ是目前临床上危重症监护病房应用最广泛、最具权威的危重病病情评价系统。它对 ICU 的患者的病情评定和病死率的预测可以让医生客观地制订和修正医疗护理计划，为提高医疗质量、合理利用医疗资源以及确定最佳出院时机或选择治疗的时间，提供了客观、科学的依据。APACHE Ⅱ评分表既可用于单病种患者的比较，也可用于混合病种。与 APACHE Ⅰ不同的是，APACHE Ⅱ要求 12 项 APS 必须全部获得，以排除因将所缺参数项视为正常所带来的误差。此外，APACHE Ⅱ还提出了计算每一个患者死亡危险性（R）的公式：In（R/1–R）= –3.517+（APACHE 得分 ×0.146）+0.603（仅限于急诊手术后患者）+ 患者入 ICU 的主要疾病得分。

自 APACHE Ⅱ评分系统问世以来，便以其简便和可靠的特点备受医学界的认可。目前已成为世界范围内 ICU 普遍使用的评分系统。在我国虽然发展较晚，但在北京、上海等地已经引入并开始使用该系统。

（戈晓华　温弗乐）

第二节　特殊危重症疾病患者的重症监护

一、全身炎性反应综合征与多器官功能障碍综合征患者的重症监护

【概述】

全身炎症反应综合征（systemic inflammatory response syndrome，SIRS）是感染或非感染因素刺激宿主或免疫系统，释放体液和细胞介质，发生难以控制的全身性瀑布式炎症反应综合征。全身炎性反应综合征继续发展对血管张力和渗透性产生影响导致循环障碍，发生休克和器官衰竭，即多器官功能障碍综合征（MODS）。

多器官功能障碍综合征（multiple organ dysfunction syndrome，MODS）在严重创伤、感染、休克、烧伤等急性危重病时或在其复苏后，两个或两个以上原无功能障碍的器官同时或相继发生功能障碍，受损器官包括肺、肾、肝、胃肠、心、脑凝血及代谢功能等。

全身炎性反应综合征是一个过程，多器官功能障碍综合征是它的结局；多器官功能障碍综合征发生的本质是全身炎性反应综合征。

（一）全身炎性反应综合征与多器官功能障碍综合征的发病机制

1. 失控的全身炎症反应综合征

（1）病理变化：机体发生全身炎症反应综合征时，体内的主要病理生理变化是全身高代谢状态和多种炎症介质的失控性释放。全身炎性反应综合征形成多器官功能障碍综合征的机制：①全身炎性反应综合征时，机体在有关病因的作用下，单核吞噬细胞系统激活，促炎介质如 TNFα、IL–1、IL–6、IL–8、C5a、PAF 等大量释放，并进入循环，直接损伤血管内皮细胞，导致血管通透性升高和

血栓形成，并且还可引起远隔器官的损伤。②促炎因子促使血管内皮细胞和白细胞激活，也可产生TNFα 等多种细胞因子，加重组织器官的损伤。③促炎因子促进白细胞与内皮细胞的激活，引起白细胞与血管内皮细胞间的相互作用。中性粒细胞激活黏附于血管壁时，它可释放氧自由基、溶酶体酶、血栓素和白三烯等体液性物质，进一步损害血管壁，并于上述变化间形成恶性循环，最后对组织器官造成严重损伤，发展为 MSOF。

（2）代偿性抗炎反应综合征（compensatory anti-inflammatory respanse syndrome，CARS）：代偿性抗炎反应综合征是指感染或创伤时机体产生可引起免疫功能降低和对感染易感性增加的内源性抗炎反应。在全身炎性反应综合征发展过程中，随促炎介质的增多，体内开始产生内源性抗炎介质，适量的抗炎介质有助于控制炎症，恢复内环境的稳定，但抗炎介质过量，即可产生免疫功能抑制及对感染的易感性，所以内源性抗炎介质的失控性释放可能是导致机体在感染或创伤早期出现免疫功能损害的主要原因。

（3）混合性拮抗反应综合征（mixed antagonists response syndrome，MARS）：当代偿性抗炎反应综合征与全身炎性反应综合征并存时，如彼此间的作用相互加强，则最终形成对机体损伤更强的免疫失衡，这种变化称为混合性拮抗反应综合征。

机体的促炎反应和抗炎反应作为对立的双方，正常时两者保持平衡，内环境维持恒定。当促炎反应大于抗炎反应，即促炎反应占优势时，表现为全身炎性反应综合征；反之，当抗炎反应大于促炎反应时，即抗炎反应占优势时表现为代偿性抗炎反应综合征。但是无论是全身炎性反应综合征还是代偿性抗炎反应综合征，均反映了体内炎症反应的失控。当代偿性抗炎反应综合征与全身炎性反应综合征并存，如彼此间的作用相互加强，则最终形成对机体损伤更强的免疫失衡。因此全身炎性反应综合征、代偿性抗炎反应综合征、和混合性拮抗反应综合征均是引起多器官功能障碍综合征和多器官功能衰竭的发病基础。

2. 肠屏障功能损伤及肠道细菌移位

胃肠道是细菌和内毒素的储存库。正常肠黏膜具有屏障功能，因此一般情况下肠腔细菌和内毒素不会进入血液循环。细菌移位：肠道细菌透过肠黏膜入血，经血液循环抵达远离器官的过程称细菌移位。临床研究证实，严重创伤、休克等患者常可因肠道功能屏障受阻，细菌移位，产生败血症或内毒素血症，最后导致多器官功能障碍综合征发生。

肠道屏障功能损伤，肠道细菌移位或内毒素血症导致多器官功能障碍综合征发生的机制：

（1）多器官功能障碍综合征时多种病因均可造成肠黏膜的机械屏障结构或功能受损，使大量细菌和内毒素吸收、迁移至血液循环和淋巴系统，导致全身多器官功能损害。

（2）大量抗生素的应用使肠腔中正常肠道菌群失调，革兰氏阴性杆菌过度生长，再加上机体免疫防御功能受损，使肠道细菌可通过肠黏膜的机械屏障进入体循环的血液中，引起全身感染和内毒素血症。

（3）由于肝对内毒素的滤过灭活功能下降，内毒素大量进入体循环，细胞解毒功能下降，进一步损伤肝细胞。

（4）内毒素作用于巨噬细胞，使其激活后释放一系列体液因子，这是导致多器官功能障碍综合征形成的重要介质。

3. 器官微循环障碍

多器官功能障碍综合征发生时重要器官微循环血液灌注减少，引起缺血缺氧，使微血管内皮细胞肿胀，微血管壁通透性升高，如同时伴有输液过多，则组织间水分潴留，使毛细血管到实质器官细胞内线粒体距离增加，氧弥散障碍，造成氧分压下降。当线粒体内 PO_2 降低，线粒体氧化磷酸化功能障碍，ATP 减少，cAMP 酶受抑制，又影响了 cAMP 的生成，从而造成细胞功能障碍。器官微循环障碍与部分多器官功能障碍综合征患者中的高代谢状态相关。

（二）全身炎症反应综合征与多器官功能障碍综合征的病因、诊断及临床表现

全身炎症反应综合征

1. 病因

（1）感染性因素：严重感染引起的败血症（主要为大肠杆菌、绿脓杆菌），腹腔内感染、肺部感染（老年人）。非菌血症性临床败血症：有全身感染表现，但找不到感染灶，血细菌培养阴性。

（2）非感染性因素：严重组织创伤、低血容量性休克、急性胰腺炎导致全身炎症反应综合征。

2. 诊断

符合以下 2 项或 2 项以上者可诊断：

（1）体温 >38℃或 <36℃。

（2）心率 >90 次 /min。

（3）呼吸 >20 次 /min 或 $PaCO_2>4.3kPa$。

（4）白细胞计数 $>12\times10^9/L$ 或 $<4\times10^9/L$，或不成熟白细胞计数 $>10\%$。

3. 全身炎症反应综合征分期

（1）局限性炎症反应阶段：严重创伤、感染，炎症细胞活化、趋化并聚集在受损局部，释放炎症介质等，在局部杀死细菌，中和毒素，清除坏死细胞，促进组织修复。

（2）有限性全身炎症反应阶段：强烈或持久的创伤、休克、感染，局部炎症反应扩展至全身，表现出全身炎症反应综合征典型征象。在促炎介质增多的同时，体内许多抗炎介质和天然抑制物亦增加。

（3）全身炎症反应综合征失衡阶段：全身炎症反应综合征发展过程中，随着促炎介质泛滥，抗炎介质释放过量导致免疫功能降低和对感染易感性增加。

多器官功能障碍综合征

1. 病因

（1）休克，长时间组织灌注不足，毒性因子或体液因子直接损伤。

（2）感染合并全身炎症反应，脓毒症。

（3）严重创伤。

（4）心搏骤停、呼吸骤停后（心肺脑复苏后）。

（5）医源性因素，大量输血和输液某些药物或诊治措施使用不当；

（6）有慢性基础疾病，再遭受急性损害。

2. 诊断要点

（1）原发致伤因素必须急性，继发性损伤大都发生于远隔部位的组织器官，来势凶猛，病死率高。

（2）必须有一定的间隔时间（ > 24h），发病 24h 内死亡属复苏失败。

（3）器官功能损害属可逆性，阻断发病机制后可望恢复。

（4）呈序贯性器官受累。

（5）机体原有器官功能基本正常。

3. 分型

（1）单相速发型：此种类型的患者常在休克和创伤后迅速发生，患者常在休克复苏后 12~36h 发生呼吸衰竭，继之发生其他器官系统的功能障碍和衰竭，病变的进程只有一个时相即只有一个高峰。

（2）双相迟发型：此种类型的患者常出现在创伤致失血、休克后 1~2 天内，患者经处理后发病过程中有一个稳定的缓解期，但以后很快被迅速发生的败血症所打断。败血症发生后才相继发生多器官功能衰竭。因此病情发展呈双相，即病程中有两个高峰出现。

4. 临床表现

（1）肺功能障碍：出现最早，多在创伤和感染后 24~72h 出现；表现为进行性呼吸困难、低氧血症、发绀和肺水肿。轻度为急性肺损伤（ALI），重度为急性呼吸窘迫综合征（ARDS）。

（2）肝功能障碍：黄疸和肝功能不全。

（3）肾功能障碍：少尿，氮质血症，水电解质和酸碱平衡紊乱。

（4）胃肠道功能障碍：腹痛、消化不良、呕血、黑便，可伴麻痹性肠梗阻。

（5）心功能障碍：心源性休克、心肌梗死、心脏停搏、严重心律失常（室速或室颤）；血压下降，需升压药维持血压（动脉收缩压 < 60~80mmHg 或平均动脉压 < 50mmHg）；多巴胺用量在 10ug/（kg•min）或以上；低心排，CI（心排指数） < 2.5L /（min · m^2）；左心舒张末压上升（PAWP 或 PCWP） > 10mmHg

（6）免疫系统功能障碍：局部或全身感染。

（7）凝血功能障碍：临床上有出血倾向。实验室检查异常：①血小板进行性下降，可 <100 × 10^9/L；或 <200 × 10^9/L，每日下降 30%~50%。②纤维蛋白原（Fib）降低， < 2g/L。③凝血酶时间（PT）延长 > 3s。④凝血酶原时间延长 > 15s。⑤ 3P 试验（鱼精蛋白副凝固试验）呈阳性。

（8）中枢神经系统功能障碍：反应迟钝，意识和定向力障碍，昏迷。采用 Glasgow 昏迷记分，在不用镇静剂情况下，一般 < 6 分。

（三）全身炎症反应综合征与多器官功能障碍综合征的预防、治疗原则

1. 全身炎症反应综合征与多器官功能障碍综合征的预防原则

在疾病过程中，无论出于疾病的哪一阶段，应重在预防全身炎症反应综合征、多器官功能障碍综合征的发生。

（1）防治感染和创伤：清除感染灶，使用抗生素。

（2）防治休克和缺血 – 再灌注损伤：补充血容量，使用抗氧化剂、细胞保护剂、自由基清除剂、钙拮抗剂。

（3）阻断炎症瀑布反应：糖皮质激素、TNF α 和 IL–1 抗体。

（4）一般支持治疗：缩短禁食时间；保持热量平衡，正氮平衡，增加支链氨基酸。

2. 全身炎症反应综合征、多器官功能障碍综合征的治疗原则

（1）一般治疗：①监护体温、呼吸、脉搏、血压、尿量、血小板计数。②维持有效血容量。③对发生衰竭的器官予以支持疗法。

（2）抗感染治疗：①根据致病菌选用有效抗生素，剂量要充足，联合 2~3 种抗生素。②选择性肠道清洁疗法：选口服不吸收的抗生素，如甲硝唑、新霉素、二性霉素 B、多粘菌素 B。

（3）抗炎症介质治疗：①启动阶段：重点控制感染及控制中和内毒素，如抗 LPs 抗体、降解内毒素的药物牛磺罗定等。②细胞因子生成阶段：使用阻断细胞因子的药物，如：皮质激素（可大剂量短疗程）、非激素类抗炎药物、阿司匹林、布洛芬等。③炎性介质连锁阶段：使用炎性介质抗体，如抗肿瘤坏死因子抗体、抗儿茶酚胺抗体。④自由剂清除剂：如维生素 C、超氧化物歧化酶、过氧化氢酶、甘露醇、别嘌呤醇等。

（4）早期脏器支持疗法：①预防呼衰、给氧、机械通气。②循环支持疗法：保持充足的血容量，防止休克。③维护肾功能：防止少尿。④保护胃肠道功能：使用黏膜保护剂，如思密达等；维持肠道正常的菌群等。

（5）营养支持疗法：①肠道外营养：氨基酸、脂肪、葡萄糖、电解质等。②争取尽早从胃肠道供给营养。

【护理措施】

（一）临床观察和监测要点

（1）循环系统：心率、心律、血压、中心静脉压（CVP），必要时需放置 Swan–Ganz 导管，监测肺动脉楔压、肺动脉压、心排指数及其他血流动力学指数等。

（2）呼吸：呼吸频率及幅度，动脉血气分析，应用机械通气者监测 TV、I/E、呼气末正压（PEEP）、吸入氧浓度（FiO_2）、气道峰压等。

（3）胃肠：胃肠减压者监测胃液的外观颜色、量、pH、有无隐血，必要时进行细菌培养；腹部监测腹胀情况、肠鸣音、压痛及触痛；腹部引流者监测引流液的颜色、量，病原学培养及药敏、常规及生化；粪便监测常规、隐血、培养（细菌和真菌）等。

（4）肾脏：肾功能（肌酐、尿素氮），尿量（24h）、尿常规。

（5）肝脏：肝功能（胆红素、总蛋白、白／球、LT）；免疫指标，包括 g- 碱性磷酸梅、甲胎蛋白、乳酸脱氢酶、谷氨酰转肽酶等。

（6）血液：血常规；凝血机制，怀疑弥散性血管内凝血查血浆纤维蛋白原、血浆蛋白鱼精、D-二聚体；骨髓象及细菌培养。

（7）神经系统：神志（意识状态）、瞳孔（大小、形态、光反射）、各种生理及病理反射。

（8）代谢：血电解质（K^+、Na^+、$C1^-$、Ca^{2+}、Mg^{2+}、P^{2+}）、微量元素（Cu、Fe、Zn、Mg^{2+}、Ca^{2+}、Se）、血糖（必要时血胰岛素水平）、T_3、T_4、TSH 等。

（二）一般护理

1. 早期液体复苏

对于严重感染的患者，保持循环稳定的最好治疗方法是早期液体复苏，以保证足够的组织灌注。入科后立即建立中心静脉通道，30min 内快速补充 500~1 000ml 的晶体液或胶体液 300~500ml，同时观

察血压是否升高，尿量是否增加，血管内容量负荷是否增加，从而决定继续扩容的量及速度。晶体、胶体液交叉输注；盐水滴注速度宜缓，葡萄糖溶液可快，有利于防止肺水肿和心力衰竭的发生。同时立即建立有创动脉血压监测，以便在瞬间观察到血压的突然变化，同时指导血管活性药物的使用。

2. 使用血管活性药物的护理

经积极补液不能恢复血压和脏器灌注时，或在进行输液同时出现低血压时，应使用血管活性药物以提高和保持组织器官的灌注压，多巴胺和去甲肾上腺素是首选的血管升压药。此类药物必须使用微量注射泵从中心静脉的单独通路持续给药，在注射器上应注明药物名称、剂量及给药的时间，延长管的远端也做好药名标记，以免混淆；避免从该通路输注其他药物、测中心静脉压及抽血。在用至剩余 5ml 或 10ml 左右时，应及时备好下一组液体，当报警灯报警时应立即更换，更换时，动作应快速，同时严密观察血压动态变化，若血压过低时，可以快速泵注 0.1~0.2g 多巴胺。调整药物剂量时要逐步增减，避免血压大幅度波动，确保给药的准确性、连续性和稳定性。

3. 机械通气的护理

患者入科后严密观察神志，呼吸频率、节律，心率变化，口唇、四肢末梢的色泽，立即采动脉血行血气分析。若有急性肺损伤，尽早实施机械通气，若发展为急性呼吸窘迫综合征，采用密闭式吸痰管吸痰以维持呼吸机治疗的连续性，在吸痰过程中可以保持持续通气，维持呼气末正压、氧浓度及气道压力 ，使患者的动脉血氧分压及血氧饱和度在吸痰前后维持稳定。对于病情允许的患者采用抬高床头 30° ~ 45° 半卧位以预防呼吸机相关性肺炎的发生。呼吸机对抗的患者采取间断使用或在适度镇静、镇痛。

4. 控制感染的护理

加强病房管理，严格执行手卫生制度，及早给予营养支持，尽量减少侵入性诊疗操作，配合医生积极控制感染源。合理使用抗菌药物，抗菌药物使用前及时准确地留取病原学标本做细菌培养和药敏试验；遵医嘱在患者入科 1h 内开始使用广谱的抗菌药物。应用抗菌药物 48~72h 后，遵医嘱使用根据微生物培养结果敏感抗菌药物。用药期间，严密观察药物的疗效及副作用。将患者安置于单间层流病房，并进行特殊标示，严格执行消毒隔离措施，避免交叉感染发生。

5. 应激性高血糖的控制

应激性高血糖是脓毒症等危重状态下体内代谢紊乱的重要标志，严格控制血糖可使严重感染导致多器官功能障碍综合征的病死率明显降低。在强化胰岛素治疗期间，密切监测血糖变化，根据血糖及时调整胰岛素的用量，防止低血糖发生。营养液应持续、匀速输注，避免血糖波动。

6. 肾功能的监护

准确记录每小时尿量，每日监测电解质、肾功能，及时纠正水电解质和酸碱平衡紊乱，对于感染较重患者可进行血液滤过治疗，清除炎性介质，纠正水电解质和酸碱平衡紊乱，改善组织氧代谢。治疗期间严密观察患者生命体征变化，保持管路通畅，防止并发症的发生。

7. 营养支持护理

严重感染患者在病情允许的情况下应早期进行肠内营养，可采用鼻、空肠管进行肠内营养。早期肠内营养可以减少肠道黏膜通透性，促进肠蠕动，增加肠血运，维持肠黏膜的屏障功能，防止细菌和内毒素移位。遵医嘱使用质子泵抑制剂（如奥美拉唑），预防应激性溃疡的发生，观察胃肠引流液的量及性状。

8. 基础护理

认真落实基础护理，保证患者“三短六洁”（头发、胡须、指（趾）甲短，皮肤、口腔、头发、手、足、会阴清洁）。对高热患者采取物理降温，体温不升者采取提高室内温度及加盖被服等措施，还应做好皮肤的护理。记录24h出入量，以调整补液的量及速度。

（三）专科护理

（1）严密观察病情变化及各项生化监测指标：行肾脏替代疗法期间由专人护理，持续心电监护，建立肾脏替代疗法观察记录单，定时监测血气分析，血电解质和血中尿素氮、肌酐的变化，凝血指标，根据病情随时调整置换液配方。

（2）维持水电解质平衡：肾脏替代疗法开始的第1h，每隔10~15min估计平衡情况，结合血流动力学数据，随时调整血滤流量和超滤量，第1h给予零平衡。每小时记录液体的平衡，根据上1h的平衡决定该小时的出入量，将平衡控制在预定的范围内，以免短时间内过正或过负而致病情波动，准确记录出入量。

（3）导管护理：置管口用0.5%碘伏浸透的无菌纱布交叉覆盖，再覆以无菌纱布固定，以防滑脱，保持导管口敷料干燥，置管口换药1~2次/d，防止体液污染导管口。保持导管通畅。每4h用置换液200ml冲血路1次。

（4）维持体外循环：严密监测体外循环的各种压力，如动脉压报警首先检查血压是否低，双腔导管是否扭曲、打折、紧贴血管壁等。如静脉压报警则检查导管是否打折、阻塞、弯曲或脱落，必要时给予四肢安全固定以维持有效的体外循环。

（5）心理护理：行肾脏替代疗法期间大量血液被引出体外使患者感到恐惧，对治疗失去信心，不配合治疗护理，出现急躁、低落、失望等情绪，护理人员应耐心劝导患者，告之肾脏替代疗法是治疗手段之一并列举已治愈患者的事实进行说服，帮助患者树立战胜疾病的信心，配合治疗。

（6）并发症的观察：①低血压：持续心电监护，每4h测中心静脉压1次，统计出入量，在中心静脉压及血压下降时，调整超滤率，必要时予以快速静脉补液，补充胶体，应用血管活性药物，对血压不稳定者上机时血流量50~80ml/min，上机成功后改为150~250ml/min。②感染：穿刺部位每日更换敷料1~2次，导管用无菌纱布包裹，所有管道一次性使用，严格执行无菌操作，监测患者体温4次/d。在配液，更换置换液等操作时应严格遵守无菌操作原则，尽量避免从导管处留取血标本和输注其他液体。③出血：患者原有出血倾向，表现为穿刺点渗血、皮肤淤点淤斑、血尿等，应立即停用肝素并用鱼精蛋白中和对症处理。治疗中要准确配制肝素，用量精确，根据病情检查结果调整肝素用量，必要时采用无肝素血滤。④凝血：肝素用量应适当，每2~4h监测弥散性血管内凝血指标，根据凝血酶时间、活化部分凝血酶时间调节肝素用量，维持凝血酶时间在80~100s、活化部分凝血酶时间在60~90s；及时处理机器报警，减少血泵停转。

二、休克患者的重症监护

【概述】

休克是人体受到各种有害因素侵袭后，出现心排出量不足，有效循环血量明显减少或周围血流分布异常引起周围组织器官的灌注不足，氧输送不能满足组织代谢需要，导致组织缺氧、代谢障碍和细胞受损的临床综合征。

（一）临床表现及分期

1. 休克早期表现

在原发病症状和体征为主情况下，出现轻度兴奋征象，意识尚清，但焦虑烦躁，精神紧张，皮肤苍白，口唇甲床轻度发绀，伴恶心呕吐，心率加快，呼吸频率增加，脉细速，血压尚正常，甚至稍高或稍低，脉压缩小，尿量减少。

2. 休克中期表现

患者烦躁，意识不清，呼吸表浅，四肢温度降低，心音低钝，脉细数而弱，血压低于 80mmHg，或测不出，脉压差 < 20mmHg，皮肤湿冷发花，尿少或无尿；如原有高热患者体温骤降，大汗，血压骤降，意识由清晰转为模糊，亦提示休克进入中期。

3. 休克晚期表现

弥散性血管内凝血和多器官功能衰竭（急性肾衰竭、急性心功能衰竭、急性呼吸衰竭）。

（三）诊断

（1）具有发生休克的病因。

（2）意识异常。

（3）脉搏快超过 100/min。

（4）四肢湿冷胸骨部位皮肤指压阳性、皮肤发花、黏膜苍白发绀，尿量 < 17ml/h 或无尿。

（5）收缩压 < 80mmHg。

（6）脉压差 < 20mmHg。

（7）原有高血压者收缩压较原有水平下降 30% 以上。

凡符合 1、2、3、4 中的两项，和 5、6、7 中的一项者，即可诊断。

（四）治疗原则

（1）治疗开始越早越好，最好在血压降低出现前，紧急判断指标有神志、尿量、甲床再充盈速度 / 血乳酸 / 中心静脉或混合静脉血氧饱和度、血 PH 等的动态变化指标。

（2）对不同类型的休克，在不同阶段要针对当时的病理生理变化给予适当的处理，补充血容量、增强心肌收缩力、解除或增加周围血管阻力、消除微循环淤滞及纠正酸中毒等。

（3）密切观察患者，尤其注意中枢神经系统、心、肺、肾功能的改变情况。随时调整用药，并给予持续器官功能支持。

（4）在紧急处理休克的同时（升压和补液是最基本的），积极治疗原发病。

（5）积极进行液体复苏治疗：选择疗效高的复苏液；具有携氧功能的血红蛋白制品；可溶于血液的能够改良血液流变学的高分子物质；能够减轻氧自由基损伤的乙酰丙酮酸；不会扰乱全身凝血系统，仅在伤口局部发挥凝血作用的重组活化因子。

争取 6h 内达到液体复苏目标：中心静脉压维持在 8~12cmH_2O，外周动脉收缩压 > 90mmHg 及平均动脉压 > 65mmHg，尿量 > 0.5ml/kg•h，中心静脉氧饱和度 > 70%，心率维持在 80~110 次 /min，红细胞比容 > 25%~30%。

容量复苏的常用液体选择：①胶体扩容：优点为液量少，组织细胞水肿轻，灌注更有效，维持作用持久。②晶体维持生理需要量：为开始复苏的首选和主要选择。

（五）液体复苏治疗的护理

1. 输注液体时观察要点

（1）严密观察患者意识、生命体征。

（2）皮肤黏膜及四肢末端温度和色泽。

（3）准确记录24h出入量和水电解质失衡状况。

（4）必要时留置导尿，记录每小时尿量。

（5）中心静脉压监测反映患者血容量、心功能及血管张力情况。

（6）实验室检查根据病情及时监测红细胞比容、电解质、肾功能、血糖及血气等变化。

2. 一般护理

（1）保持通畅的静脉通道：建立两条静脉输注通道，选用一条中心静脉置管和一条外周静脉置管，保证静脉补液的进行。中心静脉置管还可作监测，另外，还需而进行有创动脉监测，持续监测血压变化；合理选择液体复苏的部位，避免在受伤部位，尤其是腹部多脏器损伤，宜选用右侧颈外静脉和锁骨下静脉。

（2）正确理解补液方案：补液量为基本需要量加上第三间隙损失量。液体输注顺序是根据患者病情及病理生理变化而确定，不应随意更改。液体中加入药物时注意配伍禁忌，保证在规定时间内完成输液量，保持机体电解质代谢平衡。

（3）补液的速度：输液过程中，根据患者脱水程度、年龄特点、心肺功能调整输液速度。若在输液过程中出现胸闷、呼吸困难，应减慢输液速度，通知医生做相应处理。

（4）适当控制输液的温度：根据补液方案适当控制输液的温度和速度，过快的补液速度使液体复苏不能达到补液的效果，复苏液的温度还可影响患者的体温。

（5）准确记录出入量：防止循环负荷过重。

3. 专科护理（液体复苏治疗效果的评估）

（1）血压：持续低血压状态时，无创动脉血压难以准确反映实际大动脉压力，而有创动脉血压较为可靠，可保证连续观察血压即时变化。

（2）尿量：患者尿量正常，反映了肾脏在内的重要脏器的灌注压是好的，说明抗休克的措施是有效的。如果在实施限制性液体复苏治疗中，出现了少尿或无尿，则提示补液不足，血压过低，肾灌注不良，或是发生了肾衰，需要重新诊断和处理。

（3）乳酸：乳酸水平的高低可以间接反映机体组织灌流缺氧情况和乳酸酸中毒的程度。

（4）碱基：是一个敏感的反映组织低灌流程度和时间的指标，能迅速反映全身组织酸中毒的情况，与伤情严重度和预后密切相关。正常值为3~ −3mmol/L。碱基缺失可分轻、中、重三种，分别为 −2~ −5mmol/L，−6~ −14mmol/L，超过 −15mmol/L。碱基严重缺失，说明代谢性酸中毒明显；碱基多，说明有代谢性碱中毒的情况。

（5）末梢循环：口干、口渴好转，皮肤弹性恢复良好。

三、热射病患者的重症监护

【概述】

热射病（heatstroke,HS）是指在高温条件下，机体因体温调节中枢功能障碍，继而出现以高热、无汗、意识障碍为主要表现的一组临床综合征。热射病是一种致命性急症，该急症患者常常出现严重的神经系统异常，横纹肌溶解，在后期出现弥散性血管内凝血、急性肾衰竭、肝衰竭或者多器官功能障碍综合征。

（一）临床表现及分型

1. 劳力性热射病

主要是因在高温环境下内源性产热过多所致。多在高温、湿度大和无风天气进行重体力劳动或剧烈体育运动时发病。患者多为健康的年轻人，在从事重体力劳动或剧烈运动后数小时发病，约50% 患者大量出汗，心率可达 160~180 次 /min，脉压增大。此种患者可发生横纹肌溶解、急性肾衰竭、肝衰竭、弥散性血管内凝血或多器官功能衰竭，病死率较高。

2. 非劳力性热射病

主要是因在高温环境下体温调节功能障碍引起散热减少所致。多见于居住拥挤和通风不良的城市老年体衰居民。表现为皮肤干热和发红，无汗，直肠温度常在 41℃以上，最高可达 46.5℃。病初表现为行为异常或癫痫发作，继而出现谵妄、昏迷和瞳孔对称缩小，严重者可出现低血压、休克、心律失常及心力衰竭、肺水肿和脑水肿。可发生急性肾衰竭，轻、中度弥散性血管内凝血，常在发病后 24h 左右死亡。

（二）诊断

在高温环境中突然发病，体温高达 40℃以上，疾病早期大量出汗，继之无汗，可伴有皮肤干热及不同程度的意识障碍等。

（三）治疗原则

（1）基本治疗：所有患者均根据病情接受降温、抗休克、镇静、抗感染、维持水电解质平衡、重要器官支持治疗。器官功能支持包括呼吸功能不全进行呼吸机辅助通气，脑损伤进行降温、神经营养药物、深镇静、脱水降颅压等脑保护措施。

（2）持续性血液净化治疗。

【护理措施】

（一）观察要点

（1）持续心电监护，严密监测血压、脉搏、呼吸、体温、血氧饱和度变化。

（2）要严密观察意识、瞳孔的变化，观察有无脑水肿的发生。

（3）监测尿液的颜色、量、性状的变化，观察有无肾衰竭。

（4）观察患者有无出血倾向，包括皮肤、黏膜有无出血点；胃管及各种引流管的颜色、性质、量的变化。

（5）监测各种血液指标变化，凝血功能有无异常，肝、肾功能有无异常等。

（6）注意观察皮肤温度、颜色，脉搏，血压的变化，以判断微循环的改善情况。

（7）监测患者肌酐、血尿素氮、肌红蛋白、肌酸激酶、胆红素和电解质变化。

（二）一般护理

1. 降温护理

（1）环境要求：室温控制在 20~25 ℃(中央空调、层流病房)。

（2）在 1h 内使直肠温度降至 38.5℃以下，采用药物与物理、体内与体外相结合的降温方法。①药物：氯丙嗪 100mg、异丙嗪 100mg、杜冷丁 50mg 加生理盐水稀释到 50ml，用微量泵先以 5ml/h 的速度从静脉泵入，使患者逐渐进入冬眠状态，对外界刺激反应明显减弱，瞳孔缩小，光反应迟钝，呼吸平稳，频率相对较慢，深反射减弱或消失。②物理降温：用头枕冰袋，双侧腋下、腹股沟放置冰块，联合用医用控温仪（控温毯 CSZ）对患者进行物理降温，根据患者当时体温度数，分别设置水温在 6~20℃，机器温度在 35~36℃，将患者置于冰毯上开机降温。③ 4℃液体快速降温：静脉的液体经冰箱冷藏后快速静脉滴注。④对于超高热患者行 4 ℃冰生理盐水胃管注入和灌肠，保留 15min 后再放出。

（3）体温的监护：在降温的同时，一定要密切观察体温。每隔 15min 测体温 1 次，以肛温为准。掌握冰毯的使用方法，用热敏传感器监测肛温，妥善固定好传感器，可相对准确地反映人体深部温度，保持机器运转正常，严密观察显示温度变化。准确了解患者降温状况，避免降温过快而引起的大汗失液，或失液性休克的发生及高温的骤降出现肌颤现象，如果体温下降至 35℃以下，有可能发生肌颤，则冰毯机自动转换制热以维持体温在 35~36℃。一旦发生肌颤现象及时给予安定 10mg 或氯丙嗪 25mg 肌内注射，此时症状能很快得到控制。对于用头枕冰袋及在双侧腋下、腹股沟放置冰块的患者，最好冰袋与皮肤间隔一层湿布，以防止冻伤。对于予以 4℃液体快速降温的患者要注意静滴速度，特别是老年人及重症患者，以免诱发心脏骤停或肺水肿。

2. 呼吸系统的护理

首先要保持呼吸道通畅，舌后坠时用舌钳牵出，再放置口咽通气管，合并抽搐、寒战的患者要注意防止舌咬伤情况发生，及时给予镇静药。呼吸道分泌物多时用吸引器吸痰，再根据情况给予鼻塞或面罩给氧。若出现呼吸停止、呼吸衰竭或气道梗阻等情况，给予气管插管，必要时给予气管切开、呼吸机辅助治疗等，密切观察患者的呼吸频率、节律及口唇、指甲有无发绀，监测血氧饱和度。

3. 循环系统的护理

严重休克和循环衰竭是中暑死亡之最常见原因，须严密监测血压、脉搏，持续心电监护，尽快建立静脉通路，补充血容量，及时纠正体液丢失和低血容量，快速静脉输液、抗休克及水化，以盐水和葡萄糖溶液为主，比例为 2∶1，24h 总量为 6 000~10 000ml。

4. 保护脑功能

头枕冰袋维持正常体温，72 h 内有脑水肿表现者，使用甘露醇、甘油果糖、速尿脱水，选用纳络酮、脑复康、醒脑静、胞二磷胆碱、 ATP 等促醒。严密观察患者的意识状态和面部表情，观察瞳孔及对光反射 1 次 /h，根据患者有无头痛、视物障碍、恶心、呕吐等症状评估颅内高压情况。

5. 早期全身营养支持并纠正水电解质和酸碱失衡的护理

对昏迷患者给予鼻饲流质饮食或胃管内注入能全力等营养素；意识清醒者则采取少量多餐，进食清淡、易消化的高热量、高蛋白饮食，必要时可静脉给予脂肪乳、氨基酸等。注意保持患者的口腔卫生，以增强食欲；对于食欲缺乏的患者，遵医嘱给予助消化的胃动力药，并嘱患者在病情允许的情况下逐渐增加活动范围及时间，促进和改善胃肠道的消化和吸收。

6. 加强基础护理

（1）保持呼吸道通畅：每 2h 翻身拍背 1 次，及时湿化吸痰，机械通气患者加强监测与管理，及时处理报警。

（2）皮肤护理：高热大汗者及时更换衣裤及被褥，注意皮肤清洁卫生，定时翻身，按摩骨突处，有腹泻为水样便或暗红色血便，予以保留肛管，便于观察记录，同时保护皮肤不受大小便污染，防止压疮。

（3）加强口腔护理：每日三次，根据口腔黏膜的情况选取不同的口腔护理液；对于气管插管的患者需二人配合，保证护理安全。

7. 心理护理

患者清醒后均难以接受现实，并担心预后不良。护士应时刻关注患者的心理感受，加强健康知识宣教。同时指导患者家属或朋友鼓励、安慰患者，缓解患者的焦虑和抑郁情绪，增强其战胜疾病的信心，使其能积极配合治疗。

（三）专科护理

（1）预防弥散性血管内凝血，早期应用肝素：高温下患者大量失液，导致血液浓缩，同时伴有内皮细胞损伤，易形成微血栓，此时患者具有出血倾向。早期给予肝素治疗，体外抗凝先给有效量 2 000U/10min，维持量 4 000U/24 h。用小剂量肝素治疗，同时补充新鲜凝血因子及抗纤溶等联合治疗，迅速纠正弥散性血管内凝血。同时严密监测皮肤黏膜、穿刺部位有无出血倾向，有无某些脏器出血，如咯血、呕血、便血、血尿、颅内出血及凝血酶时间、血小板计数、纤维蛋白原。护士在进行各项操作时须动作轻柔，尤其注意保护血管，避免反复穿刺，拔针时左手拇指顺血管方向压住覆盖针眼的胶布，按压时间不少于 3~5min。

（2）预防急性肾衰竭的护理：碱化尿液、应用激素，加大输液量，可有效纠正水电解质、酸碱平衡紊乱。同时做好肾功能监护，保留导尿，准确记录 24h 出入量，尤其是尿量、颜色、比重的改变，如尿量 < 30 ml/h 且尿比重 > 1.025 时，说明肾血流量减少，血容量不足，要及时补足液体量，一旦出现蛋白尿，尿素氮、肌酐升高，及时进行处理。对于早期肾衰或高血钾尽早进行床边血透，使肾功能损害降低到最低限度。近年来对合并有多器官功能障碍综合征患者应用持续血液净化取得了一定的效果，护理过程中严密观察患者的意识、瞳孔，注意激素与脱水药的应用。预防脑水肿的发生，同时密切观察体温变化，使用 4℃置换液时，要密切监测血压与心率的变化，以防引起心律失常，当体温降到 39℃以下时，置换液温度恢复到常温即可，观察患者的皮肤、黏膜以及穿刺部位有无出血情况，监测凝血酶原时间和凝血活酶时间，以防弥散性血管内凝血的发生。密切监测血氧饱和度和中心静脉压的变化，结合中心静脉压监测的血流动力学指标随时调整滤过速度，跨膜压 > 39kPa 时即更换滤过器。

（3）预防感染的护理：①尽早收集痰、血、尿等标本做细菌培养和药敏，早期足量应用抗生素。②使用一次性医疗用品，防止交叉感染。③呼吸机管道每周消毒更换 1 次，加强各种有创导管的培养监测，并定期更换；严格处理污染物，加强空气监测，虽为层流病房，但要求随手关门，每天加强紫外线消毒 1~2 次，物体表面及地面用 500×10^{-6} 的爱尔施擦拭 1~2 次 /d。④医护人员接触患者时严格手消毒。⑤加强口腔、会阴护理，做好气管插管、气切的护理，吸痰严格无菌操作。

四、弥散性血管内凝血患者的重症监护

【概述】

急性弥散性血管内凝血（DIC）是以血管内凝血活化和微血管系统纤维蛋白沉积为特征的一组临床综合征，最终导致全身微血栓形成，凝血因子大量消耗，引起全身出血，微循环衰竭，多脏器功能衰竭。

（一）临床表现

出血、休克、脏器功能衰竭、微血管病性溶血等。出血是弥散性血管内凝血患者最典型的临床表现，但不同程度的器官功能衰竭在临床上却更为常见。

（二）诊断标准

（1）检验指标：①血小板计数 $< 100 \times 10^9$/L 或进行性下降。②血浆纤维蛋白原 < 1.5g/L。③血浆鱼精蛋白副凝试验阳性，或血浆纤维蛋白 > 20mg/L，或血浆 D– 二聚体高于正常 4 倍以上。④凝血酶原时间（PT）延长或缩短 3s 以上。⑤ AT Ⅲ活性低于 60%。⑥血浆纤溶酶原抗原 < 200mg/L。

同时具备以上 3 项指标可结合临床诊断弥散性血管内凝血。

（2）特殊诊断条件：除上述条件外应有下列一项以上异常：①血浆凝血酶原碎片 1+2（F_{1+2}）或凝血酶抗凝血酶复合物增高。②血浆可溶性纤维蛋白单体增高。③血浆纤溶酶复合物升高。④血浆组织因子水平增高。

（三）治疗原则

1. 解除诱发因素

治疗必须及时、果断、迅速，原发病的治疗是终止弥散性血管内凝血病理过程的最关键措施，通过积极治疗多能痊愈。

2. 积极纠正休克，改善微循环

迅速有效补充血容量，纠正休克，改善微循环，纠正酸碱平衡紊乱。建立通畅的静脉通道，同时补充胶体晶体，必要时应用血管活性药物。

3. 补充凝血因子及成分输血

血小板 $< 100 \times 10^9$/L 或呈进行性下降者给予血小板输注，每次 1~2 个治疗量。Fbg < 10g/L 或呈进行性下降者，给予血浆及冷沉淀输注，每次 1~2 个治疗量。凝血酶原时间、活化部分凝血活酶时间延长者给予凝血酶原复合 10~30U 输注。凝血酶耗时间、活化部分凝血活酶时间 缩短者给予肝素治疗。

4. 抗凝剂的使用

抗凝治疗仍是主要方法之一，肝素是经典的抗凝药物，可阻断凝血过程的多个环节 ，应在早期给予肝素治疗。合理使用肝素，防止血小板和各种凝血因子的继续消耗，使血小板和凝血因子的含量恢复正常，从而改善微循环功能，使凝血机制恢复正 常的止血功能。是否使用肝素原则上应根据

诱发疾病和弥散性血管内凝血 的发展阶段来决定，但在临床中很难见到典型的高凝期。发生弥散性血管内凝血病情变化极快，应当机立断，肝素在弥散性血管内凝血早期使用为宜。若弥散性血管内凝血已进入晚期，很快由高凝转为低凝和纤溶亢进阶段，如掌握不好时机往往适得其反，从而加重病程发展，故不宜单用肝素治疗。若使用也应小剂量与抗纤溶药物同用，才能阻止弥散性血管内凝血的发展。

5. 重要脏器保护

维持呼吸道通畅，必要时机械通气，积极抢救呼吸衰竭、急性呼吸窘迫综合征，保障组织氧供；抗休克治疗，按照《2006 复苏指南》在 6h 内完成任务性治疗，保障组织灌注；维护肾功能，有明显氮质血症、电解质紊乱、酸碱平衡失调时，可行床边血液滤过治疗；脑功能保护、保肝利胆，应激性溃疡的预防和处理等。

【护理措施】

（一）病情观察

（1）严密观察生命体征变化，尤其是血压、中心静脉压的变化，有无休克早期的临床表现。

（2）观察出血症状，是否有广泛自发性出血，皮肤黏膜瘀斑，伤口、注射部位渗血，内脏出血如呕血、便血、泌尿道出血、颅内出血以及意识障碍等症状。应观察出血部位、出血量。

（3）观察有无微循环障碍症状，皮肤黏膜发绀、少尿、无尿、血压下降、呼吸循环衰竭等症状。

（4）观察有无高凝和栓塞症状，如静脉采血血液迅速凝固时应警惕高凝状态，内脏栓塞可引起相关症状，如肾栓塞引起腰痛、血尿、少尿，肺栓塞引起呼吸困难、发绀，脑栓塞引起头痛、昏迷等。

（5）观察有无黄疸溶血症状。

（6）观察实验室检查结果如血小板计数、凝血酶原时间、血浆纤维蛋白含量、血浆鱼精蛋白副凝试验等。

（7）观察原发性疾病的病情。

（二）一般护理

（1）保持呼吸道通畅，每 2h 翻身拍背 1 次，动作要轻柔。按需吸痰，防止不必要的吸痰，避免因抽吸压力造成的呼吸道黏膜损伤。

（2）减少有创操作，可置动脉导管以监测血压变化及抽血用，防止因袖带测压及抽血导致的皮下出血。尽量避免肌内注射给药，如需肌内注射应使用最细的针头注射，注射后压迫止血至少 10min，并时常观察有无继续出血的现象。

（3）保持皮肤清洁干燥，出汗时及时更换床单、被褥及衣服，定时协助患者选择合适体位。翻身时防止拖、拉、拽，应保持皮肤完整，避免抓破皮肤或把即将愈合的痂皮去除，伤处尽量改用纸胶布，撕除胶布时需小心防止造成皮肤损伤。

（4）加强口腔护理：维持口腔卫生，避免口腔黏膜损伤。经常用棉签予以口腔清洁及保持口腔黏膜湿润；对于气管插管的患者需二人配合，保证护理安全。

（5）准确记录出入量，包括出血量。

（6）遵医嘱给予输注全血、压积红细胞、新鲜冰冻血浆、血小板或凝血因子、凝血酶原复合物等，及代血浆、生理盐水、乳酸林格液，以恢复血管内容量及改善凝血功能；并密切观察中心静脉压、听诊肺部有无湿啰音等，判断有无出现液体补充过量的情况。

（7）心理护理：执行各项护理操作前，需向患者解释其目的及过程；鼓励患者及家属表达其害怕的情绪，并诚实的回答他们的问题；鼓励重要的亲友探视以提供心理支持。

（三）专科护理

1. 腹压监测与腹围测量

若怀疑患者有腹腔出血时，应密切监测腹压、腹围变化。

（1）腹压监测的方法步骤：①洗手、戴口罩。②准备50~100ml液体，将输液器插入药液中，连接大针头。③推治疗车至床旁，查对患者床号、姓名，做好解释工作。④摇平床位使患者处于平卧位，固定输液架，将尿布垫于会阴部，消毒尿管接头处。⑤挂液体于输液架上，排气，将输液器与尿管接头相连；关闭储尿器端。⑥给予患者膀胱内充入50~100ml液体。⑦将监测零点置于耻骨联合处。⑧拔下输液器，与大气相通，并保持输液器管路垂直。⑨将水平尺与输液管路保持平行，待液面停止下降，测量液面与零点之间的距离。⑩记录数值。

（2）腹围监测的方法：使患者处于平卧位，协助患者一侧卧位；将纱布置于皮尺中部平放于身下（平肚脐处）；协助患者另一侧卧位；将皮尺平整拉出无打折；连接两头与肚脐平行，读数。

2. 抗凝治疗的护理

使用肝素时，要认真检查肝素的剂量、效价和失效期，现配现用，每天遵医嘱准确抽取血液做化验，以便医生随时对肝素进行调整，使之保持在正常16~30s。每日查血常规及血浆鱼精蛋白副凝试验，备好鱼精蛋白，必要时使用。

（唐　晟　连素娜）

第三节　危重症患者疼痛管理

1979年，国际疼痛学会（IASP）对疼痛的定义是：疼痛是一种不愉快的感觉和情绪上的感受，伴随着现有的或潜在的组织损伤。

一、疼痛的分类

重症监护室的患者可能面对不同种类的疼痛，根据疼痛的来源及疼痛的持续时间，可以将疼痛归类：

1. 疾病相关的急性疼痛

以疾病为导因，如外伤、组织损伤、扭伤、压迫伤、烧伤等组织的受损而导致的疼痛，持续时间较短，并随着组织的修复而减轻。

2. 疾病并发症或修复期间的慢性疼痛

重症患者在经过急性治疗期后，因疾病的关系，仍然经历疼痛6个月或以上称之为慢性疼痛，如癌性疼痛，关节受损，骨骼受损修复期间的疼痛等。

3. 治疗相关的疼痛

由于重症患者在治疗期间可能接受到不同的侵入性治疗，如呼吸机、气道插管、中央静脉、周围静脉导管、抽血、导尿管、伤口换药、引流等不同的治疗性措施，这些医疗与护理处置都会导致不同程度的不舒适与疼痛。

二、危重症患者的疼痛与镇静评估

（一）危重患者的疼痛评估

对危重症患者的疼痛评估应该如同对生命体征的测量一样，需要按时、定期地测量，以了解患者的疼痛程度及变化情况。欧美国家已经将疼痛视为第五生命体征，目前在我国内地，许多医院对患者的疼痛进行了定时评估，显示了护理对疼痛评估的重视。由于疼痛是一个主观的感受，因此护理人员需要理解每个个体对疼痛的感受及耐受都不相同。处理疼痛的原则是尊重患者对疼痛的感受及同理患者疼痛的经验，提供及时且有效的疼痛处理。

疼痛本身是一典型的临床症状，同时疼痛还导致心率加快、呼吸急促、血压上升及心输出量增加等生理反应，进而还可能影响生理机能的平稳性，因此疼痛评估需要对患者进行整体的评估，了解疼痛的导因、疼痛的程度及对患者舒适的影响，了解疼痛的性质，分辨疼痛是锐痛、抽痛、或烧灼痛，同时还要评估疼痛的范围、强度、位置、反射区以及是否导致患者产生焦虑、恐惧、沮丧的心理反应。另外，还要了解患者克服疼痛所采取的方法，家庭成员对患者疼痛的反应，了解家属是否同样的焦虑，是否拒绝疼痛的药物处理，是否了解疼痛药物治疗的优缺点等，是否因疼痛而导致活动减少，患者的肌肉是否因疼痛而呈现紧绷现象，心跳、呼吸及血压是否因疼痛而产生变化，这些评估的资料将有利于护理人员进行后续的疼痛处理。

疼痛所导致的不舒适是临床上棘手的问题，应该由多梯队的医护人员共同合作，准确评估患者的疼痛，及时解除导致患者疼痛及焦虑的原因，提升患者的舒适度。危重症患者的疼痛程度需要以客观的、有效的工具来评估。目前有多个广为使用的疼痛评估工具可供医护人员进行疼痛评估。在使用评估工具测量疼痛时，患者对疼痛的叙述是疼痛评估与管理最有利的资料，患者对疼痛的叙述是促进医护人员进行有效疼痛处理的依据。常用的疼痛评估工具包括：

1.PQRST 疼痛评估工具

PQRST 疼痛评估工具用来测量患者的胸痛程度，该方法有助护理人员评估胸部疼痛的持续时间与疼痛密度。该工具简单且容易操作，适合在评估患者疼痛时进行初步评估，非常适用于患者的初入院评估。PQRST 疼痛评估的字母所代表的意义：

P（provocation or position）：主要是评估哪些是诱导胸部疼痛发生的原因；

Q（quality）：评估疼痛的性质，闷痛或尖锐性疼痛；

R（radiation）：评估疼痛的放射区；

S（severity or symptom associated with pain）：评估患者出现了哪些与疼痛有关的症状，并列出疼痛的程度；。

T（Timing or Triggers）：探讨疼痛呈持续性还是间断性，是否与活动有关。

2. 视觉模拟量表

此量表在临床上常被医护人员使用，在评估疼痛程度时，护理人员可画一条 10cm 长的直线，两端分别代表疼痛的程度，分别显示“0”(无痛) 到 “10”(剧痛)，让患者根据自己疼痛的感受程度在直线上标识自己的疼痛程度，从“0” 端到标志记号之间的距离即为疼痛分值，代表患者的疼痛程度。此量表适用于对成人及 8 岁以上的儿童的疼痛评估。

3. 长海痛尺量表

长海痛尺量表是上海第二军医大学附属长海医院的疼痛团队研发的 .。此量表能较好地评估疼痛的程度与疼痛所造成的影响，临床使用较简便。该量表包括两部分，一是以 0~10 分代表疼痛的程度，二是由“无痛”到“无法忍受”的性质评估，在 0~2 分显示无痛；2~4 分显示轻度疼痛，可忍受，能正常生活睡眠；4~6 分显示中度疼痛，影响睡眠，需用止痛药；6~8 分显示重度疼痛，影响睡眠，需要使用麻醉镇痛剂；8~10 分显示剧烈疼痛，明显影响睡眠并伴有其他症状；10 分显示无法忍受，严重影响睡眠，伴有其他症状或被动体位。这份量表有效地标志了疼痛的感受及对生活的影响，很好地结合了疼痛程度、疼痛影响及疼痛需要的初步处理，值得临床推广使用。

4. 行为疼痛量表

临床上针对危急重症患者，尤其是对无法言语或无法沟通的重症患者的疼痛评估，目前较常使用的量表为疼痛行为评估量表。此量表包括了三部分：脸部表情（放松、部分紧张、完全紧张、皱眉），上肢活动（没有活动、弯曲部分肢体、握拳或身体弓起、完全弓起）及呼吸机使用的依从性（耐受、咳嗽但大部分时间耐受、对抗呼吸机、无法控制呼吸机），每个部分评分为 1~4 分，总分 12 分，最少 3 分最高 12 分，当患者的评估得分在 6 分以上时，代表患者需要接受疼痛处理。此量表使护士能对那些无法言语且使用呼吸机的患者进行疼痛评估，但此量表不适用于未使用呼吸机的患者。

5. 脸谱示意图评分表

该疼痛评估工具以六个不同表情的脸谱来代表不同程度的疼痛（不痛、一点点痛、有点痛、痛、很痛、非常痛），同时在不同的脸谱上赋予不同的疼痛程度评分 0~10，很好地结合了疼痛的客观评分及主观评价。当疼痛程度高时，患者的疼痛脸谱可以是“很痛”或“非常痛”，且脸谱的表情也与疼痛程度相符合，当能够具体且准确地区别不同脸谱所代表的疼痛程度时可以使用此评估量表，建议使用的对象是 3~8 岁的儿童，对学龄前的儿童使用时需要仔细地评估儿童们的理解程度，临床常用此工具来评估学龄前或学龄期儿童的疼痛程度。

6.FLACC 量表

此量表是针对幼儿（ ＜3 岁）的疼痛评估，临床上常使用 FLACC 进行疼痛评估。此量表包括了 0~2 分的分值，分别代表了面部、肢体、活动、哭吵、及安抚性的程度，0 分代表患儿处于较舒适的情况，表情自然，肢体活动自然，静卧，不哭，放松，容易安抚；1 分代表患儿偶尔有扮鬼脸或皱眉等不舒适的表情，肢体活动不自然或抖动，肌肉紧张，活动表现为不安移动及紧张情况，出现呻吟，抱怨不适，或需要被安抚，但分散注意力可使其得到安慰；2 分代表患儿处于不舒适情况，脸部有持续性的颤抖，或咬紧下颌，踢腿或腿部僵直，活动呈现紧张且体型呈弓形，连续哭吵、尖叫、抽泣、抱怨、很难安抚。在使用此量表时要考虑评估的准确性，针对评估者需要进行培训，以确保评估的客观性及准确性。

（二）危重症患者的镇静评估

1. 危重患者镇静治疗的必要性

维持患者处于最佳的舒适和安全状态是临床医护人员的共同目标。镇静药物通常被用于治疗重症患者的焦虑和躁动。其目的在于减少患者的焦虑和不适感，帮助其更好地接受某些治疗或诊断，从而保证患者舒适和安全。研究报导有高达 74% 的重症患者表示，在 ICU 住院时存在不同程度的焦虑和躁动。许多患者表示出现过连续做噩梦、幻觉以及康复后的瞬间痛苦记忆。大约 50% 的患者的焦虑是由睡眠剥夺和基础疾病的加重所引起的。引起重症患者焦虑的因素是多方面的，包括持续噪音、强烈灯光、未完全得到缓解的疼痛、频繁地监测生命体征等。过度焦虑、谵妄、疼痛等均可引起躁动。躁动可引起人机关系不协调、耗氧量增加以及非计划性拔管发生率增加。因此，合理镇静治疗能够降低焦虑、疼痛和躁动，预防治疗管道意外脱落，提高患者机械通气同步性，减轻心理负担，保持患者血流动力学的稳定，减轻血压及脑压的波动，并且对侵入性治疗起到辅助作用。

2. 镇静治疗的临床问题

不合理的镇静治疗可能会对重症患者造成不同程度的危害。卡普兰（Kaplan）等人研究指出，ICU 中超过 69% 的成人患者接受了不合理的镇静治疗，其中 54% 为镇静过深，15.4% 为镇静不足，仅有 30.6% 的患者接受适度的镇静治疗。镇静深度过深可能引起患者心血管功能衰退、机械通气时间和住院时间延长、呼吸机相关性肺炎危险性增加或肺部损伤、增加发生谵妄危险性以及过量镇静药物停用后的戒断症状等。相反，镇静过浅则可能会引起患者恐惧、焦虑和躁动、不愉快的回忆，医疗管道的意外拔除、医疗费用增加以及额外增加护理工作者工作时间等。因此，应加强对患者镇静的评估和护理。

3. 镇静深度的评估

作为重症患者的直接照顾者，护理人员应该对接受镇静药物的患者进行常规镇静评估，从而为患者提供较为舒适的监护状态，避免出现镇静过深或镇静不足等现象。镇静评估的结果是临床医生调整镇静药物剂量的重要参考依据。

目前，评估重症患者镇静深度的方法没有统一的“金标准”可供参考。大多数评估镇静深度的方法主要依靠主观评估量表和客观评估指标。

4. 镇静的主观评估量表

主观评估量表是目前临床上使用最广泛的评估镇静程度的工具。最理想的主观量表应该操作简单、快速，便于计算和记录，并且能够准确地在适用范围内描述患者的镇静或躁动程度，从而指导镇静治疗。同时，主观量表在 ICU 患者中也应该具有良好的信度和效度。主观量表的共同缺点在于无法连续监测镇静程度变化，不同评价者之间主观理解不同导致评价结果不同，而且无法评估接受神经肌肉松弛剂的患者的镇静状态。

成人常用的评估镇静程度的主观量表包括 Ramsay 镇静程度评分量表，Riker 镇静躁动评分量表，肌肉活动评分量表，Richmond 躁动镇静评分量表等。在儿科领域中，常用的主观量表是舒适量表，舒适行为量表以及密歇根大学镇静评分量表等。

（1）Ramsay 镇静程度评分量表：Ramsay 评分量表是一种评估镇静程度的工具，是目前使用最为广泛的主观量表之一。评估者采用口头或物理刺激，并且通过视觉观察患者的躁动或睡眠状态，将患者的意识水平分为 6 个等级，包括 3 个等级的清醒状态和 3 个等级的睡眠状态。该主观量表的优点在于操作简单、分级明确、易于掌握。但是 Ramsay 量表无法连续监测镇静程度，缺少对于不同水平意识状态上明确的区分和描述（见表 12–17）。

表12–17 Ramsay镇静评分量表

分 值	状 态	临床表现
1	清醒	清醒，焦虑，躁动或不安
2	清醒	睁眼、安静、合作、定向好
3	清醒	仅对命令、轻触、正常声音有反应
4	睡眠	轻拍眉间或耳边大声刺激有迅速反应
5	睡眠	轻拍眉间或耳边大声刺激反应迟钝
6	睡眠	处于睡眠状态，对眉间的轻叩或小的听觉刺激无反应

（2）Riker 镇静躁动评分量表：1994 年，瑞克（Riker）等人发明镇静躁动评分量表，是一份在重症患者中可靠有效的量表。镇静躁动评分量表通过描述患者行为的七个项目来评定患者意识和躁动的等级（见表 12–18）。

表12–18 镇静躁动评分量表

分 值	状 态	临床表现
7	非常危险	拉拽气管内插管，试图拔除各种导管，翻越床栏，攻击医护人员，在床上辗转挣扎
6	非常躁动	需要保护性束缚并反复语言提示劝阻，咬气管插管
5	躁动	焦虑或身体躁动，经言语提示劝阻可安静
4	安静合作	安静、易醒，能对指令应答
3	镇静	能被呼喊或轻摇唤醒，但随后又入睡，能对简单指令应答
2	非常镇静	对身体的刺激能唤醒，但无法交流或对指令应答，能自发移动
1	不能唤醒	对伤害性刺激无反应或有轻微反应，无法交流或对指令应答

（3）肌肉活动评分量表：德夫林（Devlin）等人在镇静躁动评分量表的基础上进行修改，通过 0~6 级的七项等级来描述患者对于刺激的行为反应。该量表是最早针对外科监护室患者发展而成的，为常用的镇静评估工具（见表 12–19）。

表12–19 肌肉活动评分量表

分 值	状 态	临床表现
6	危险躁动	无外界刺激就有活动，不配合，拉扯气管插管及各种导管，在床上翻来覆去，攻击医务人员，试图翻越床栏，不能按要求安静下来
5	躁动	无外界刺激就有活动，试图坐起或将肢体伸出床沿，不能始终服从指令
4	烦躁但能配合	无外界刺激就有活动，摆弄床单或插管，不能盖好被子，能服从指令
3	安静、配合	无外界刺激就有活动，有目的的整理床单或衣服，能服从指令
2	触摸、呼叫姓名有反应	可睁眼、抬眉，向刺激方向转头，触摸或大声叫名字时有肢体运动
1	仅对恶性刺激有反应	可睁眼、抬眉，向刺激方向转头，触摸或大声叫名字时有肢体运动
0	无反应	恶性刺激时无运动

（4）Richmond 静评分量表：Richmond 躁动镇静评分量表共有 10 个等级，分别从“+4 表示好争斗”到“–5 表示无法唤醒”。其中 4 个焦虑和激惹等级（+1~+4），1 个表示镇静和警觉状态（0），5 个瞌睡到无法被唤醒的等级（–1~–5）。Richmond 躁动镇静评分评估需要运用以下三个步骤：①观察患者，如果患者表现警觉、焦躁或者躁动，评分应在 0~+4 级之间。②对声音刺激的反应。如果患者并没有很警觉，则呼唤患者姓名，要求其睁开眼睛看着评估者。评分应在 –1~–3 级之间。③当患者对于声音刺激没有反应，通过摇肩膀和或按压胸骨进行刺激，评分在 –4~–5 级（见表 12–20）。

表12–20 Richmond躁动镇静评分量表

分值	状态	临床表现
+4	好争斗	明显好争斗，有暴力倾向，攻击医务人员
+3	非常躁动	拉拽或拔除插管或导管，有攻击性
+2	躁动	频繁地无意识运动，对抗呼吸机
+1	焦虑	焦虑，但运动并不剧烈
0	警觉、平静	
–1	瞌睡	不完全警觉，但是保持清醒，对声音能睁眼或眼神交流（＞10s）
–2	轻度镇静	短暂清醒，对声音有眼神交流（＜10s）
–3	中度镇静	运动或者对声音睁眼（但无眼神接触）
–4	深度镇静	对声音无反应，但对生理刺激运动或睁眼
–5	不可唤醒	对声音或生理刺激均无反应

（5）舒适量表，舒适行为量表：舒适量表常用于评估儿科重症监护室中接受机械通气患儿的舒适状态。该主观量表评估 8 个指标（6 项行为指标、2 项生理指标），分别为警觉性、平静 – 躁动、呼吸反应或哭泣、肢体活动、肌张力、面部张力、心率以及血压。每一个指标可分为 1~5 分，总分 8~40 分。舒适量表不仅能够测量患儿的意识水平，而且能够测量包括面部表情、肌肉张力、躁动等在内的指标，这一系列的指标均被认为能够反映接受镇静的患儿对 ICU 环境的耐受性。

莫妮克（Monique）等人依照研究的结果，舒适量表中加入“哭泣”这一项目来评估患儿术后疼痛和镇静，使得该量表能够用于评估存在正常自主呼吸的患儿，该量表被认为目前评估重症患儿镇静程度最可靠的主观量表。随后，伊斯塔（Stai）等发现舒适量表中心率、血压与舒适量表之间的相关性较低，在除去心率、血压这两项生理指标后，形成了舒适 行为量表。经过调整后的舒适行为量表包括 6 项指标（警觉性、平静 – 躁动、呼吸反应或哭泣、肢体活动、肌张力、面部张力），每一指标同样为 1~5 分，总分 6~30 分。

舒适量表和舒适行为量表的优点在于能够稳定地测量患儿的镇静状态，可运用于接受机械通气和正常自主呼吸的患儿。舒适 行为量表进一步优化了舒适量表，更精确地反映实际的镇静水平，缩短评估所用的时间。该量表的缺点在于使用者对患者的镇静状态的计算较费时、较复杂，需要对量表有一定的熟悉及培训（见表 12–21）。

表12-21 舒适行为量表

项目	描述	分值
警觉性	深睡的（眼睛闭着，对环境的变化无反应）	1□
	浅睡的（大部分时间眼睛闭着，对环境变化偶尔有反应）	2□
	瞌睡的（孩子频繁闭眼睛，对环境有较少反应）	3□
	清醒的（对环境反应敏感）	4□
	醒着且警觉的（对环境的刺激过度反应）	5□
平静/躁动	平静的（孩子看起来平静安详）	1□
	轻度焦虑的（孩子表现为轻度紧张）	2□
	焦虑的（孩子有点激动，但仍然可控制）	3□
	非常焦虑的（孩子非常激动，但尚能控制）	4□
	惊恐不安的（重度焦虑且失去控制）	5□
呼吸反应（仅用于机械通气的儿童）	无自主呼吸	1□
	有呼吸机辅助的自主呼吸	2□
	对呼吸机应用烦躁不安	3□
	自主呼吸但是对抗呼吸机或有规律地咳嗽	4□
	完全抵抗呼吸机	5□
哭吵（仅用于自主呼吸的儿童）	平静呼吸，无哭吵声	1□
	偶尔抽泣或呻吟	2□
	啼哭（单一的声音）	3□
	哭吵	4□
	尖叫或哭喊	5□
肢体运动	没运动	1□
	偶尔轻微的运动（三次或更少）	2□
	经常轻微活动（多于三次）	3□
	局限于四肢的剧烈活动	4□
	躯干和头部的剧烈运动	5□
肌张力	肌肉完全松弛，无肌张力	1□
	肌张力降低，肌肉抵抗力低于正常	2□
	正常肌张力	3□
	肌张力增强，手指和脚趾弯曲	4□
	肌肉极度强直，手指和脚趾过度弯曲	5□
面部张力	面部的肌肉完全松弛	1□
	面部张力正常	2□
	有些面部肌肉紧张明显（不是持续的）	3□
	整个面部肌肉紧张明显（持续的）	4□
	面部肌肉扭曲	5□
	总分□	
VAS 无痛————————————————————————很痛 VAS总分□		

5. 客观指标检测

近年来，许多研究显示脑电图的变化与镇静水平之间存在一定联系。研究人员开发了一些主要通过分析脑皮质层活动和处理脑电图信号来评估镇静水平的客观监测方法。目前，常见的评估镇静程度的客观监测方法包括脑电双频指数，中潜伏期听觉诱发电位，患者状态指数等。所有的客观监测方法能够连续对患者镇静程度进行评估，并且可以获得一个不受主观因素影响且量化评价患者意识水平的客观监测指标。

脑电双频指数是目前最具代表性、临床使用最广泛的客观评估方法之一。脑电双频指数是将脑电图的功率和频率经双频分析作出的混合信息，拟合成一个最佳数字，用0~100分来表示。数值从小到大反映镇静程度和大脑清醒程度，其中“0”分表示大脑皮层深度抑制，“100”分表示大脑处于清醒状态。脑电双频指数能迅速反映大脑皮层功能状况，被认为是评估意识水平和镇静程度最为敏感、准确的客观指标。

通过脑电双频指数监测，能够客观、准确、连续地评估患者的镇静水平，了解患者的意识水平，从而对镇静药物的调整做出及时的临床决策。脑电双频指数尤其适用于接受机械通气和使用神经肌肉松弛剂的患者、昏迷患者以及作为床旁监测使用。

三、危重症患者的镇痛与镇静管理

对危急重症患者的镇痛治疗需要与对疾病治疗一样重视。患者的疼痛感受可影响其情绪及疾病恢复，因此疼痛评估后的镇痛处理需要及时且有效，才能协助患者应对各种治疗及接受所需的医护处置。

（一）危急症患者的镇痛管理

疼痛治疗的原则是以国际卫生组织（WHO）的镇痛指南为标准，以口服药物为疼痛处理的首选，但在重症监护室，许多患者无法接受口服镇痛药物，尤其是口服止痛剂起效较慢，且需要考虑患者的肝脏及肠道功能，因此许多重症患者不适合以口服方式进行疼痛给药。止痛药物的给予方法需要考虑患者的情况，如患者有鼻饲管，则使用鼻饲的方式给药，此法需要药师对口服药物剂型及剂量进行合理处理，以便护理人员能安全地给药，促进药物的吸收。常用的口服药物多为非甾体类药物，如患者无法口服片剂，可考虑液体剂型。

在ICU的急危重症患者，大多数都处于疾病的危重期，许多患者无法言语或承受着身体的巨大创伤，需要仰赖多种的静脉治疗，此时静脉给药进行疼痛处理往往是最佳的方式。针对此类患者，要考虑静脉给药的种类、起效时间、镇痛持续时间及可能的副作用等。由于静脉推注给药能在短时间内达到较好的止痛效果，临床上针对外科大手术的患者，在术后都常以静脉推注或小剂量持续静脉给药的模式进行疼痛管理，常首选吗啡类的药物来治疗中度到重度的疼痛，逐渐从小剂量提升，直至患者的疼痛缓解。静脉持续滴注能够维持较稳定的血药浓度，保持较好的镇痛效果。近年来，针对危急重症的患者在意识清楚的情况下，患者自控镇痛泵的使用逐渐增加。在使用患者自控镇痛泵时要考虑患者的自主性、意识状态及自控性，对于手术外伤但意识清楚的患者较适合在监护状态下使用患者自控镇痛泵进行疼痛管理。

由于吗啡的血管扩张作用及对心输出量及心率的影响小，对于左心室衰竭、肺高压或肺水肿的患者，吗啡是疼痛处理的有利药物。使用吗啡时应避免快速的静脉推注，因为此做法可能诱发组织胺的释放，导致血管扩张，降低前负荷，影响血压稳定。较理想的做法是采用缓慢且持续性的静脉滴注给药以减少吗啡对血流动力学的影响。

在ICU内使用芬太尼进行镇痛也较常见，因为此药对心脏血管的影响小，可以快速地起到止痛作用，常以静脉给药的方式进行疼痛处理。大剂量的给药需要特别注意，因为药效的时间与给药的剂量有关，如大剂量快速给药需要密切评估胸部肌肉的顺应性，尤其是呼吸机使用的患者。在重症单元使用吗啡类的止痛剂时，需要常备吗啡的拮抗剂，如纳洛酮，以备患者出现呼吸衰竭时即刻使用。

其他非药物性的疼痛管理包括提供促进身体舒适的物理方法，如按摩、肢体的伸展运动、冷热疗法等协助患者缓解疼痛。在心理层面，提供情绪的支持，缓解患者的焦虑及紧张，促进患者的疾病自我控制感都是有效地降低心理压力的方法。其次，在认知领域上，提供患者健康教育，告知如何提高身体的舒适度，如何减少肢体活动导致的疼痛等，适当地引导患者进行自我调试与想象，转移对疼痛的关注，从而减少疼痛。非药物性的疼痛处理措施需要实际且可操作，患者的疼痛程度及反应也需要及时持续评估，以协助患者提升身体的舒适度。

（二）危急症患者的镇静管理

罹患危重症的患者非常容易处于紧张、焦虑的状态，再加上急重症监护治疗的复杂性及医疗措施的侵入性，更容易添加了患者的害怕、不确定感、身体的不舒适感、无助与紧张感。对患者的疼痛处理不当也会加重患者的烦躁表现。当患者出现了躁动、烦躁及无法抑制的不自主活动时，适当的镇静治疗对患者而言是非常重要的措施。镇静治疗的目的是减轻患者的焦虑，促进患者处于良好沟通状态，避免因过度的焦虑、紧张及躁动而影响疾病的治疗。针对此类患者，镇静剂的使用及合理减量需要在密切的观察下进行，以避免镇静剂过量及镇静不当的发生。

ICU 中最常用的镇静剂有丙泊酚、咪达唑仑、劳拉西泮与安定。使用这些镇静药物时需要密切的评估患者的镇静程度，避免药物的协同作用加深了患者的镇静程度。丙泊酚是广泛使用的静脉镇静药物，其作用快，肝脏半衰期 1.5~2h，患者的神志恢复不受使用药物时间的影响，血流动力学的改变也容易以静脉给液来调整，常用于使用呼吸机的患者镇静，特别是神志不清的患者。

针对躁动患者的镇静处理，目的是减少焦虑，可以通过患者的心率及呼吸频率来评估，镇静后患者的心率≤100/min，呼吸频率≤20/min，不安状的肢体活动减少说明焦虑程度降低。因此，在护理此类患者时，要仔细评估患者的焦虑状态，评价疼痛的处置是否合适，同时，需要提供非药物的疼痛处理方法来协助患者克服疼痛，如患者出现较为严重的焦虑症状，需请心理医生会诊，做进一步评估和治疗。

镇静不佳可能引起患者出现气体交换异常，尤其是使用呼吸机的患者，当患者使用了镇静剂及肌肉松弛剂时，要警惕出现呼吸抑制现象。在给予适当的镇静处理后，需要评估患者的呼吸状态、胸部起伏、呼吸深度及速率，采取适当体位，促进胸部扩张及分泌物的咳出，保证患者的血氧饱和度≥90%，$PaCO_2$ 24~30mmHg。如果患者使用了肌肉松弛剂，则需要评估患者是否处于适当的镇静及肌肉麻痹状态，依医嘱合理调整剂量，使患者处于适当的镇静状态。针对处于 ICU 长期使用镇静剂的患者，还要执行每日的唤醒计划，避免患者长期处于深度镇静状态。同时，使用肌肉松弛剂的患者还要评估患者的安全状况及给药间隔时间，避免剂量过高导致患者出现尿潴留、低血压、皮肤瘙痒及便秘等副作用。

危重症患者的疼痛与镇静管理是重症患者监护中必须兼顾的重要措施。罹患重症的患者所承受的心理及生理的压力非同小可，适当的疼痛及镇静管理可以协助患者更好地恢复身心，应对疾病的冲击。疼痛管理除了给予评估外，还要考虑疼痛措施的及时性及有效性，才能有效地协助患者缓解疼痛所导致的不舒适感。镇静的管理，需要考虑患者的焦虑、烦躁程度、意识状态、血流动力学指标以及血氧饱和情况，唯有充分了解导致患者烦躁的原因，才能提供患者需要的镇静处置。过度镇静具有一定的风险，因此，仔细评估，审慎用药，掌握镇静的深度，及时撤离不需要的镇静用药，才能为危重症患者提供最佳及最安全的镇静处理。

（徐丽华　蒋　超）

第九章

急危重症患者的心理护理

第一节　急危重症患者常见的心理反应与表现

重症监护室是危重症救治的重要单位，更需要医护人员热情沟通、全心投入。任何一个患者入住 ICU 后，疾病的严重性使得患者及家属都面临不同程度的心理压力。患者入住 ICU 后，家庭会面临多方面的变化，尤其是昂贵的医疗费用使得家庭成员焦虑不堪、身心疲惫。因此，医护人员在此时所提供的心理支持对处于重症监护室的患者及家属而言显得更为重要。

一、急危重症患者及家属的情绪与哀伤反应

许多急危重症患者在患病期间会以不同的情绪表现来发泄自己的压力，他们可能以脾气暴躁、沉默不语或哭泣等形式来表现自己的复杂情绪，如无助感及对疾病的不确定感。有些患者顾左右而言他，不愿意直接表白内心的沮丧与担忧，更有些患者借题发挥，以反常的行为，如斥责照顾者、丢东西等来表达自己的愤怒、焦虑、担心与害怕。有些患者因为罹患急危重症，导致生活产生了巨大的变化，而出现自暴自怨的情绪反应，这种反应是对身体不适、丧失健康、失去了日常生活的惯有模式、安全感缺失及生活巨大改变所产生的一种内在的情绪反应。

由于急危重症疾病的进展，许多罹患急危重症的患者可能在重症单位内面临生命的终结，这时患者与家属都会产生巨大的心理反应并表现出哀伤的情绪，不舍家人或感到遗憾，甚至于质疑医疗护理的措施等。面对此现象，医护人员需要了解哀伤理论以及它在临床上的意义。哀伤理论是在 1969 年由著名的精神科医生库伯·罗斯（Elisabeth K ü bler Ross）向医护界介绍的。该理论建立在她身为精神科医生多年来照顾临终患者的临床经验、个人及家属的生死体验、及无数的成功沟通心得基础上，对医护人员了解哀伤的过程及产生的心理反应有极大的帮助。库伯罗斯医生将哀伤的过程分为五个阶段，分别为：

否认：通常表现为“这不可能发生在我身上！”

愤怒：常认为“为何这情况会发生？”“应该责怪谁呢？”

协商：心中常常说“如果它没有发生，我会……回报……！”

忧郁：常感到“我太伤心了，我无法做任何事。”

接受：接受了以下的想法“对已经发生的事，我心情已经平静。”

虽然库伯罗斯医生将哀伤的反应过程分为五个阶段，但她强调不是所有哀伤的人都会惯性地或依序地经历以上五个阶段。由于每个个体哀伤的方式与表现不相同，每个人调适哀伤的反应与方法也不相同。这些哀伤阶段也没有一定的先后顺序，甚至有些哀伤的人没有经过这些阶段也能修复自己内心的伤痛。人的情绪及心理压力有高有低，开始时有困难、紧张、害怕，结束期可能较慢、较长，但往往逐渐平稳，这表示了哀伤情绪的复杂性。

二、急危重症患者及家属的哀伤表现

处于重症期的患者心理压力与情绪反应包括了担心、害怕、紧张、愤怒、无奈、哀怨、不确定、无法适应、对自身及未来失去主控感等。当疾病进入病危期时，患者及家属的情绪可能包括了对疾病进展感到无奈、害怕、不确定、愤怒等；家属也可能在情感上对即将去世的患者难以割舍，这些复杂的情绪会以不同的情绪表现出来。对医护人员而言，这是关键的时刻，也是考验医护人员专业素质及能力的重要时刻，因此处理好患者及家属的心理反应，协助他们应对疾病的过程，支持他们面对疾病治疗的非预期结果，引导家属及患者勇敢地面对疾病的治疗，是每一个在重症医疗单位工作的医护人员所需要具备的专业能力。

急危重症入院的患者，对疾病的预后不良会产生不同程度的哀伤情绪，患者情绪的低落是较为普遍的表现；而家属的心理压力也影响患者的日常生活，尤其是在疾病的关键期，家属无法探视容易引发不必要的猜测与情绪不满。急危重症患者家属可能出现的哀伤表现有：

（1）心理压力及情绪的复杂表现，可能表面平静，但内心极度忧虑、害怕、担心或哀伤。

（2）出现延迟哀伤的情绪表现。

（3）对事实的接受度低，以逃避参加逝者的葬礼或追悼会来逃避自己的哀伤。

（4）对患者的疾病及照顾不周之处感到懊恼及罪恶感。

（5）由于哀伤对家庭及个人的影响，使其对生活失去了决策能力或动力。

（6）极度的哀伤者可能出现自残行为。

（7）压力过高者可能在生理上出现失眠、食欲降低、烦躁、便秘、情绪低落等表现。

（8）压力导致记忆力的衰退，无法记得近期的事与物，或对患者的病情变化无法接受。

（9）虽然逝者已经去世一段时间，但哀伤者仍认为死亡似乎发生在昨日。

（10）不愿意撤离逝者的物品。

（11）在经历亲属死亡后，与他人的关系产生变化。

（12）无法克制自己在谈论死者时的激烈情绪表现。

（13）儿童可能因成人的逝世而产生不安全感，不信任感。

（14）儿童可能对环境害怕，夜间需要他人陪伴入眠等。

当罹患急危重症的患者是儿童时，家庭所面临的压力是巨大的，父母所承受的痛楚也是无法以言语来表达；孩子的死亡与其他人的死亡带给父母的感受是完全不同的，父母的哀伤是较深的，持续较久，而且心理的反应也是较复杂的。父母们或许出现自责，责怪自己没有保护好孩子等心理反应。由于孩子是家庭的希望，也是父母的生活中心，面对即将丧失孩子的家庭，哀伤的辅导更需要团队合作，由各专业人士（医生、护士、社工、治疗师或宗教人士）来协助家长度过这一哀伤时刻。

三、急危重症护理人员的压力与情绪

护理工作人员需要认知患者及家属的压力并提供适当的辅导与协助，减少重症患者及家属的心理压力。重症患者与家属的压力与情绪反应多少也会影响医护人员的情绪。生命的无常、疾病的突发以及家庭因病而产生的种种变化都会影响患者、家属以及医护人员的心理。由于个体的差异，每个人的心理变化与情绪反应都不相同。对医护人员而言，可能因为无法根治患者的疾病，或者眼见患者的病况日益恶化而产生挫折感，由此出现工作压力与无助感，容易导致情绪低落或职业倦怠。必要时可以提供心理咨询或由社会工作者协助医护人员畅谈心声，疏解压力。

（徐丽华）

第二节　急危重症患者的心理评估与护理

一、急危重症患者的心理评估

当家庭中出现了急危重症患者时，生活会因此而有许多的改变，经济上的挑战、担心疾病的预后、治疗期间的反应与治疗副作用、治疗的不舒适都可引起患者及家属的情绪反应及心理变化。当家属因急危重症患者即将辞世，其哀伤反应包括了心理与行为两方面，并可以影响到个人在家庭与社会的角色、表现与功能状况。因此，心理的表现需要被密切评估，也需要及时地提供适当的措施，避免哀伤反应延伸到病态的表现。

急危重症患者及家属的心理评估包括下列各项要素：

（1）首先需要评估患者及家属的心理变化、疾病接受度、对治疗的期望及对疾病的了解。对患者及其家庭的结构与互动进行评估，以了解家庭成员间彼此的支持系统是否完善，了解家庭成员间彼此的关系与家庭资源和社会支持系统，以便协助患者及家属应对疾病的冲击。

（2）评估患者及家属是否具有导致病态心理反应及哀伤表现的风险因子，如患者的年龄、家庭中的角色与功能、疾病对家庭全体成员的影响；经济状态是否因疾病而处于危机状态，患者是否为婴幼儿，家庭的社会支持是否足够，家属的健康情况及疾病应对情况，是否有抑郁病史，是否不乐观，常有负面想法，处于此期的家属及患者是否尚有其他的家庭或社交上不顺利事件的发生，以上这些综合的评估可以协助医护人员更好地理解患者及家属应对疾病的需求及可能的反应。

（3）了解重症疾病的发生及是否发生其他意外事件，有无预期及准备。评估患者及家属对疾病的应对情况，以及对生活改变的看法与应对。

（4）评估患者对重症监护室环境的适应，是否有睡眠障碍，是否出现谵妄现象，环境是否影响休息，神志及感官意识清晰程度，生活上的改变与适应，患病后的心理状态，是否能接受疾病的影响。

（5）住院期间，需要评估患者接见家属的意愿，家属是否适合到ICU陪伴患者，是否了解病情可能产生的变化，是否有心理准备？

（6）评估患者与家属的个人特质。评估他们情绪上的紧张程度，担忧情况，对事件的应对方法，是否常出现负面思维，家属与患者之间的亲属情结是否处于紧张或和谐状态。具有过高不安全感或矛盾情结的家属，往往在应对疾病的过程中较容易产生负面的心理反应，对疾病的预后往往有较不现实的预期。

（7）理解性别与年龄在应对急危重症患者的不同表现。面对急危重症的患者，亲属的性别差异会导致不同的应对表现，其关注的方向也有所不同。因为男性较女性有较低的社会支持网络，因此他们较容易产生负面的情绪表现。而女性的亲属在面对患者处于重症期时常出现担心、害怕、不确定、失眠、担忧等表现，特别是担心家庭的变故。

（8）评估社会支持及社交情况，是否有足够的亲属或朋友能提供具体的协助与支持。

（9）对于处于临终期的患者或儿童，需要评估他们内心的感受，评估行为上是否有退缩或排斥等行为，对疾病不可逆转的认识，对生命迈向终点的看法，有无未完成的心愿、嘱咐等。

（10）评估患者及家属对处于临终期的接受情况。面临急危重症亲属死亡后，哀伤者的情绪是否过于激烈，导致无法接受逝者的死亡，进而影响其正常的生活或工作功能及表现。

（11）如临终的急危重症患者是婴幼儿或处于学龄期、青春期的儿童，需要评估父母的表现、情绪、疾病认知、家属支持、父母愿望（如保留孩子的遗物、照片）、临终过程准备、需求等，使患者父母明白孩子的现况，做预期准备。

（12）评估患者及家属应对疾病的方法以了解他们是否有能力面对疾病的冲击，在危机中继续保持家庭的聚合力，运用适当的社会支持与资源，度过疾病所导致的危机。

二、急危重症患者的心理护理

提供急危重症患者整体性的照顾是重症护理工作人员的职责，心理的需求与生理的舒适以及家属的支持是协助急危重症患者度过疾病冲击的关键要素。除了为患者提供优质的护理外，也应该将家属包括在护理的范畴内，提供以家庭为中心的护理可以有效地协助急危重症患者及家属应对疾病。有效的护理措施建立在充分评估患者及家属需求的基础上。大多数的急危重症患者及家属都面临疾病知识的缺乏，疾病进展及预后的不确定感、焦虑、担心、害怕及无效的沟通模式等问题。这些情况使得医护人员在护理急危重症患者的同时也需要理解家属的心理及需求，才能有效地减少疾疾对患者个人及家属的影响。

（一）对急危重症患者与家属的心理支持

针对患者及家属疾病知识的缺乏，应对患者及家属进行知识程度及健康教育需求的评估，与他们共同建立长短期的健康教育目标，协助其了解疾病及治疗与护理的措施，减少不必要的紧张与害怕。护理工作人员也可以请家属协助，对患者进行疾病及医疗护理措施的解释，使患者更理解急危重症治疗与护理的过程，共同接受疾病的治疗与护理。

针对家属及患者的心理压力及精神上的焦虑，护理工作人员可以先评估患者的焦虑程度后，再设置合理的护理目标。期望通过真诚的沟通及主动的聆听，促进家属及患者对疾病的理解；同时，要关注患者及家属的行为及言语和非言语表现，借此了解他们的内心压力。指导患者及家属进行呼吸及肌肉放松运动，协助释放心中的压力及焦虑，减少心理压力或焦虑对血压、脉搏、呼吸的影响。

如家属或患者出现对现实无法认知、呼吸急促、心悸、出汗及无法理解所告知的讯息等情况，或无法提供适当的反馈时，需要评估他们是否处于过度焦虑的状态，并及时地稳定他们的情绪，避免焦虑进一步发展影响生理功能。当患者或家属平静后，要协助其分析原因及了解其想法与感受，避免再次发生焦虑的过度反应。再者，协助家属及患者发觉自己的应对方式，协助他们找出能减少焦虑的应对方法，同时鼓励患者及家属表达自己的想法、害怕及担心。

由于ICU的环境及医疗设备的设置，导致ICU往往是患者及家属的压力源之一，因此，护理工作人员需要考虑如何促进患者及家属对ICU环境的认识，避免他们产生感官及认知上的压力。ICU环境上的管理，包括了噪音控制、午睡及晚间灯光控制，减少感官上的不必要的刺激。另外，提供环境介绍对重症患者是非常重要的，可以有效地减少患者睡眠失调的问题，促进患者对周遭环境的认识与适应，减少对新环境的害怕及失控感。针对患者的睡眠干扰问题，护理工作人员在提供医疗护理措施期间，需要提供患者不被干扰的安静环境，让患者充分地休息及睡眠，减少睡眠障碍对患者心理的影响。

（二）关注患者及家属的哀伤反应

由于疾病的严重性及医疗能力的限制，许多罹患急危重症的患者会在ICU内走向死亡，这对患者及家属而言都是巨大的事件及难以接受的过程。因此在ICU内提供适当的姑息护理或生命末期护理是目前重症监护治疗中极力提倡的方向。姑息治疗在ICU中指的是提供患者与家属支持及减少疾病对生理及心理的冲击，借由支持性的措施，对迈向生命终期的患者提供舒适及适当的症状护理，减少疾病及症状对患者舒适度的影响，使患者及家属能正面地面对疾病的过程或生命的末期。

当患者的病情产生危急的变化时，及时、仔细的病情告知是减少家属产生不信任感的关键措施。会谈的地点要合适，考虑患者及家属的隐私及可能出现的情绪反应，因此会谈地点的设置要温馨、安全，适合医护人员与家属充分地沟通，促使家属们了解病情的变化。在会谈后，提供家属与患者独处的时间是非常重要的措施，医护人员在此时要提供足够的支持，协助家属安然地陪伴患者，不以过度哀伤的情绪干扰病重的患者，协助双方把握这短暂但宝贵的相处时光；同时，要及时提供适当的症状护理，确保病危的患者处于舒适的状态，减少家属的害怕、无助、不忍及担心。

库伯·罗斯曾说，在临终期的照顾中专业人员的参与可产生关键的作用，应该与家属一起照顾临终者，让家属与患者保持尽可能的沟通与互动是最重要的，可以让患者与家属释放自己的情绪与感受，让家属与患者彼此沟通内心的想法并尽情地倾诉未尽之事，如此才能协助家属整理好情绪后进入哀伤的准备期。能让患者与家庭成员在临终期有充分沟通才是高质量的临终护理。当然，临终期的患者可能仅有短暂的清醒，有时会出现谵妄并与现实脱节，这种现象往往让家属觉得非常不忍且有遗憾感。此时医护人员需要告知家属临终期的表现及体征，使家属们能有所准备，认识到所面对的情况。库伯罗斯认为对于此期的照顾目标应着重于让家属及患者共同面对危机，促使他们接受即将来临的生命终期。

重症的患者在面对疾病的不可逆之时，哀伤、愤怒、抗拒及无奈往往是最常出现的心理表现。对患者及家属而言，过度哀伤的反应可导致长期的身心适应不良。临床上发现哀伤反应也常与抑郁情绪混杂，在护理抑郁的患者时，可能无法全部了解患者复杂的心理。而许多研究也表明，医护人员缺乏足够的哀伤及死亡教育，在面临患者即将死亡的前后，无法主动地与患者或家属讨论死亡，或指导家属们处理哀伤的情绪，因此，这方面的教育有待加强。其次，还需要提升医护人员在姑息舒缓治疗中能够及时处理患者症状及不适的能力。

当家庭中的年幼孩子面临亲属的死亡时，更需要家长与医护人员的协助，避免死亡的阴影影响到孩子的心灵及成长。每个孩子面对亲属死亡时，他（她）们的反应与其发育、智力、情绪与经验的发展有关，家长及医护人员要确保及时回答孩子的问题及好奇心，千万不可以将死亡当做是一件可怕的、神秘的、恐惧的事，避免给孩子留下死亡的阴影。

面对重症患者的临终期或即将来临的死亡，每个家属的表现可能都不同。有的家属以逃避患者的方式来解决自己的压力与哀伤，有的家属情绪波动较明显，而医护人员可以告诉家属哀伤的情绪可能波动频繁，鼓励家属找出应对的方式，以正向的方法面对亲属的死亡及哀伤。唯有对哀伤有充分准备的人，才能正视死亡及正面地面对哀伤的情绪。

（三）提供心理支持及哀伤辅导的护理措施

当患者的病情恶化及面对死亡时，护理工作人员需要密切观察患者及家属的心理反应及哀伤表现，在ICU提供患者及家属心理支持及哀伤辅导的相关护理措施。

1. 提供平和的环境，尊重生命的终期

在护理生命即将步入终点的患者时，提供一个安宁、平静的环境使患者及家属能平静地面对死亡是护理终末期患者的基本责任。临终期的护理需要与其他医疗团队一起合作，确保患者及家属在此期都能得到适当的照顾与支持。

2. 哀伤辅导建立在良好的沟通及互信的医患关系上

护理工作人员在此期所提供的护理需要与患者的需求一致，采取互动式的方式有效地协助患者及家属面对疾病与生命的末期。护理工作人员也需要了解自己对生命、死亡与哀伤的看法以及自己对死亡与生命的信念与价值观。在此阶段护理临终患者及其家属时需要仰赖良好的沟通技巧，平日与患者及家属所建立的关系能帮助彼此的沟通。

3. 病态哀伤反应与进程的预防

西方学者认为死亡的亲密伙伴是哀伤，而医护的干预能影响哀伤的表现与进程。在患者逝世前、逝世后以及在哀伤还没有进入失调期或无法控制前，医护人员都需要对家属进行哀伤的干预，评估哀伤的反应及程度，协助家属调节失去亲属的情绪。

4. 适当转介，顾及灵性需求，促进患者及家属正向面对死亡及哀伤

考虑患者与家属在临终期的灵性需求，协助理解生命的意义及满足灵性需求。在面临临终期的患者及家属，其对后事的安排也许会要求依照他们的宗教信仰。临终期患者常会要求给予其灵性上的照顾，因此许多家属会依照患者的愿望进行安排。而家属对临终患者或逝者的不安、歉疚、罪恶感、遗憾情绪，以及因疾病所产生的身心压力往往需要借由心理专家协助疏解。有时，家属可能要求在临终期为患者执行某种仪式，在可能的情况下，有必要给予协助，因为这些仪式能协助逝者安逝，生者安心，在仪式中双方可能重新领会生命的意义，协助生者面对失去亲属后的生活。

5. 关注家庭互动，提供护理专业与舒缓医疗的团队支持，化解哀伤负面情绪反应

处于临终期的患者与家属间的互动是理解家庭关系与支持的一个重要的来源。家庭互动不良或彼此理解不佳的家庭，其成员可能出现不良的哀伤反应，需要更多的心理咨询来协助解决心中的家

庭矛盾与信任危机。学者们认为提供舒适不足以克服哀伤，因为哀伤需要言语表达，需要被人理解，需要倾诉。而在中国人的文化表现上，家庭的矛盾往往积聚于内心中，不轻易向外倾述。因此，这也是导致哀伤反应延迟、负面情绪延长或生活适应不良的原因之一。医护人员在临终期需要适当地评估家庭的互动情况，鼓励家属把握有限的时间，珍惜临终者有限的清醒期，适当地进行家庭成员间的良性互动及相互了解，告知家属向临终者吐露感情或解决心结，永远不嫌迟，指导家属进行有意义的陪伴，协助家属避免遗憾的发生等，这些都是有利于日后度过哀伤期的重要手段。在支持的环境中能够协助家属接受死亡的真实性，正面地应对情绪上、社交上、生活上因丧失亲友而产生的变化。

6. 促进临终期互动与沟通，协助无法面对亲属临终或死亡的家属处理情绪

当家属无法面对亲属的即将死亡，而采取逃避方式来应对临终期的压力时，医护人员可以协助其表达对死亡的看法，将冗长的床边陪伴改为频繁但时间较短的探视；如语言的沟通有困难，可以协助其与患者握手，协助患者梳洗，或选择有意义的家庭照片、物品放在患者身旁，这些活动可以避免患者产生孤独或被隔离的感受，同时也让家属能为患者做些有意义的事。

在临终期的照顾中，患者家属也需要学习如何在情绪上与临终者分离，而这种情绪上的分离需要在死亡发生前逐渐地建立，如建立自己的短暂独处时间，请社工或护工协助照顾患者，使自己有时间面对自己的心理反应，思考安排；对那些长时期在家照顾患者的家属而言，提供适当的替代服务、社会支持可以有效地协助家属整理思绪及对临终者的情感，并缓解照顾者的压力，这对家属而言是一个重要的过程，有利于协助其日后克服哀伤反应。

7. 提供实际的语言，协助认识现实情况

由于死亡是一个较为难以启齿的话题，尤其在面对哀伤的家属时，护理工作人员需要协助家属接受死亡的现实。因此，在言语上，尽量采用“死亡”“去世”等明确的字眼与家属进行沟通，要避免用“走了”“失去了”等言语描述死亡。虽然处于临终期的患者家属对死亡已经有心理准备，但实践上发现，死亡对大多数的家属而言仍是无法全部或及时接受的现实。西方学者建议在临终期鼓励家属以以下的五句话向临终者表述感情，使临终者能有勇气及决心面对生命的终点，向家属表达亲密感，并在沟通中再次地满足心理的依恋及情感的需要，这五句话为：“我原谅你”“请原谅我”“谢谢你”“我爱你”“再见”。学者们也发现在临终期有较好的沟通者，能协助家属与患者完成生命终期对话者，会对此过程有较高的满意度并较能以正面的心态面对哀伤的过程。

8. 同情与同理家长的经历，给予真情的安慰，提供机会给家长对孩子告别，协助处理目前事务

临床上当病危的儿童处于临终期时，大多数的家长都显得无法接受，尤其是急性病发作或发生意外的儿童。要处理家长的情绪，最重要的是让家长看见及体验到医护人员在拯救孩子时的付出及尽心尽力的行动。协助家长们对预期哀伤的认识，理解疾病的不可逆性，在ICU内提供家长照顾孩子的机会，珍惜他们有限的相处时光。对遗体的处理及法律规定需要事先告知家属，得到家属的同意及理解，避免因为遗体的处理导致矛盾的激化。

当患儿不幸去世时，协助父母完成终末护理，确保孩子外观整齐，给家长留下一个完整的最后印象。如患儿是婴儿，更需要以适当及干净的被单包裹，让家属抱患儿，体现以人为本的关怀，全程的尊重生命，尤其是不要留给家长不好的最后印象，影响了家长的哀伤修复。

9. 鼓励家长真情的表白

由于许多家长出于保护孩子的原因，不愿意将疾病的真实情况告知已懂事的孩子，这将导致许多的矛盾或患儿不信任家长或医疗团队。疾病的告知是一门艺术，需要家长的授权，还要考虑到患儿的接受度与心理状态，医护人员可以与家长充分沟通，了解他们的顾虑，提供适当的协助，必要时需要医疗团队中的心理医生或社会工作人员一起参与。沟通最终的目的是鼓励家长与患儿有直接的对话，谈谈生命的终点，谈谈彼此的心结、害怕、顾虑与愿望，有些儿童还会借此机会表达自己的担忧及要父母保证在其过世后要好好的过日子。这个告知的过程需要逐步建立，时机很关键，谈话的氛围及语气都需要事先的准备，才能达到预期的效果，期望借由沟通完成生命最后的被理解及理解，协助患儿及父母面对哀伤。

任何一个生命的终结都是令人惋惜的。哀伤反应可以是深沉的情绪表现，也可以是夸张的外向型的引人注意、宣泄情绪，这些情绪对处于即将失去亲属或已经失去亲属的人而言都是一种哀伤的表现，更需要护理工作人员的同情及理解。由于急危重症患者及家属的心理压力可以有不同的表现，哀伤的过程每个人也不同，应对压力及哀伤的方式也因人而异，因此，医护人员所面临的挑战与任务是艰巨的。护理的重点在于评估患者与家属的心理压力及哀伤的程度，行为表现以及所呈现的应对方式，理解患者及家属的心理、情绪与行为反应，提供及时合理的咨询及协助，减少疾病所带来的负面影响。同时，医护人员在第一线照顾急危重症患者及其家属，本身就受到疾病的影响及生命死亡的影响，因此，医护人员内心的感受与心理反应也需要被关注，这样才能使医护人员有热情与勇气继续为急危重症患者及家属提供心理护理，减少重症及死亡对照顾者、患者及亲属的影响。

（徐丽华）

第二卷第12篇《急危重症护理》

参考文献

[1] 解娅玲．传染病负压隔离病房的设计与管理．中华医院感染学杂志，2007，17（12）：1544～1545.

[2] 王育珊.对我国重症监护病房建设的人文思考．中国急救医学，2009，29（9）：853～855.

[3] 彭小贝，李思，唐春炫．ICU护理人力资源与患者安全性关系的研究进展．护士进修杂志，2010，25（4）：306～307.

[4] 黄津芳，王欣丽，时堪等．ICU护士胜任特征模型研究．中华护理杂志，2009，44（11）：1030～1033.

[5] 赵诺，张黎明，王建荣，等．重症监护室护理人员技术准入管理的现状评估．中国医院，2009，13（4）：56～59.

[6] 刘静兰，刘琼，刘敏，等．基层医院ICU专科护士培训的实践与体会．中国误诊学杂志，2011，11（2）：495～496.

[7] 叶祝君，梅桂萍，叶静辉．流程管理在护理工作中的应用现状及对策．解放军护理志，2010，27（1A）：36～38.

[8] 张琦，王霞．ICU的感染控制．中国误诊学杂志，2010，10（1）：79～80.

[9] 梁聪美．ICU病室医院感染的分析及预防．中国误诊学杂志，2011，11（2）：357～358.

[10] 唐银萍，蒋玉梅．ICU医院感染的预防对策.齐鲁护理杂志，2010，16（1）：47～49.

[11] 莫宝珠．加强医院重症监护室感染控制的管理．中国医药导报，2010，7（31）：128～129.

[12] 刘新平，谢虹，陶方萍．重症监护病房分级监护研究进展．护理学杂志：综合版，2010，25（21）：95～97.

[13] 耿梦雅，谢海莉，利庆华，等．分级护理在ICU中的应用探讨．广西医科大学学报，2008，25（z1）．

[14] 杜爱军．急诊科危重患者院内转运及护理．中国实用医药，2010，5（14）：217～218.

[15] 吴冬妹．ICU 患者转运中的危险因素及防范措施体会．中国误诊学杂志，2010，10（5）：1080～1081.

[16] 孙晓，张平，华卫红，等．多重耐药菌医院感染相关因素与控制．现代医药卫生，2009，25（16）：2535～2536.

[17] 王靖，赵应兰，杨爱芝．重症监护病房控制多重耐药菌感染的体会．护士进修杂志，2010，25（9）：860～861.

[18] 何志捷，管向东．重症医学．北京：人民卫生出版社，2009.

[19] 徐丽华，钱培芬．重症护理学．北京：人民卫生出版社，2008.

[20] 尤黎明，吴瑛．内科护理学．第4版.北京：人民卫生出版社，2006.

[21] 侯大鹏，纪波，范怀海，等．危重病实用操作手册．北京：中国科学技术出版社，2009.

[22] 邱海波，黄英姿．ICU监测与治疗技术．上海：上海科学技术出版社，2009.

[23] Frederic S.Bongard，Darryl Y.Sue．现代重症监护诊断与治疗．第2版．刘玉树译．北京：人民卫生出版社，2006.

[24] 孟新科．急危重症评分——评价、预测、处理．北京：人民卫生出版社，2008.

[25] 王晓艳．多器官功能障碍综合征患者持续床旁血液滤过的观察和护理．现代医药卫生，2010，26（9）．

[26] 张玲．感染性休克并发多器官功能障碍综合征的急救护理．护理实践与研究，2010，7（2）：52～53.

[27] 王红英．急性胰腺炎液体复苏的护理．全科护理，2009，7（9C）：2474.

[28] 张文武，黄子通．失血性休克的处理策略．中华实用诊断与治疗杂志．2010，24（1）：6～8.

[29] 浦晓珍．重症中暑并发多器官功能障碍综合征的急救与护理．现代医药卫生，2010，26（2）：301～302.

[30] 薛建健，童莲英，陶小琴，等．越野训练致热射病并发多器官功能障碍的监护．解放军护理杂志，2011，28（1A）．

[31] 吴燕娟，张爱华．持续血液净化治疗一例热射病合并多器官功能不全综合征的护理体会．医疗装备，2011，93（1）：93～94.
[32] 王文海．ICU患者弥漫性血管内凝血救治体会．中国医药指南，2010，8（14）：87～88.
[33] 张保云．ICU患者合并高钠血症的临床分析及护理．中国现代药物应用．2011，5（1）：165～166.
[34] 黄燕飞，刘金之，薛萍，等．渗透性脱髓鞘综合征．国际神经病学神经外科学杂志．2010，37（2）：144～147.
[35] 程妍琦，王燕文．急慢性肾衰竭并高钾血症的护理策略．河北医学，2008，14（6）：731～732.
[36] 伍秋霞，龚智峰，彭小梅，等．连续性肾脏替代治疗抢救多器官功能障碍伴高钾血症患者的临床观察．广西医学，2005，27（11）：1761～1763.
[37] 朱建明，钮宏文，沙粒，等．甲状腺手术中甲状旁腺误切和术后低钙血症．中国现代手术学杂志，2010，14（2）：112～114.
[38] 赵继军．疼痛护理学．第2版．北京：人民军医出版社，2010.
[39] 徐丽华，钱培芬．重症护理学．北京：人民卫生出版社，2008.
[40] 姚军．脑电双频指数在儿科ICU镇静监测的应用研究．上海：上海交通大学，2008.
[41] Linda D, Kathleen M, Mary E. Critical Care Nursing: Diagnosis and Management. 6th ed. St. Louis: Mosby, 2010.
[42] Swearingen, P. L., Keen, et al. Manual of Critical Care Nursing: Nursing Interventions and Collaborative Management. 4th ed. St. Louis: Mosby, 2005.
[43] Sole, M.L, Klein, et al. Introduction to Critical Care Nursing. 4th ed. St.Louis: Elsevier Saunders, 2005.
[44] Linda D, Kathleen M, Mary E. Critical Care Nursing: Diagnosis and Management. 6th ed. St.Louis: Mosby, 2010.
[45] Swearingen, P. L., Keen, et al. Manual of Critical Care Nursing: Nursing Interventions and Collaborative Management. 4th ed. St.Louis: Mosby, 2005.
[46] Payen, J.F., Bru,O., et al. Critically Ill Sedated patients by using a behavioral pain scale. Critical Care Medicine,29(12): 2258～2263.
[47] Schroeder, S.L.. Pain in Manual of Critical Care Nursing: Nursing Interventions and Collaborative Management. 4th ed. by Swearingen, P.L, and Keen, J.H. Mosby, 2001.
[48] Williams, L.D.. Sedation and Paralytic Agents. in Manual of Critical Care Nursing: Nursing Interventions and Collaborative Management. 4th ed. by Swearingen, P.L, and Keen, J.H. Mosby, 2001.
[49] Fraser G L, RR Riker. Monitoring sedation, agitation, analgesia, and delirium in critically ill adult patients. Critical Care Clinic, 2001, 17（4）：967～987.
[50] Fraser GL, Prato S, Berthiaume D, et al. Evaluation of agitation in ICU patients: Incidence, severity, and treatment in the young versus the elderly. Pharmacotherapy, 2000, （20）：75～82.
[51] Playfor S D. Analgesia and sedation in critically ill children. Arch Disease Child Education Practice Education, 2008, 93（3）：87～92.
[52] Freire A X, Afessa B, Cawley P, et al. Characteristics associated with analgesia ordering in the intensive care unit and relationships with outcome. Critical Care Medicine, 2002, 30（11）：2468～2472.
[53] Kaplan L J, Bailey H. Bispectral index (BIS) monitoring of ICU patients on continuous infusion of sedatives and paralytics reduces sedative drug utilization and cost. Critical Care, 2000, 4（Suppl 1）：S110.
[54] Cook D J, Walter S D, Cook R J, et al. Incidence of and risk factors for ventilator-associated pneumonia in critically ill patients. Ann Internal Medicine, 1998, 129（6）：433～440.
[55] Olson D M, Graffagnino C, King K, et al. Toward solving the sedation-assessment conundrum: Bispectral index monitoring and sedation interruption. Crit Care Nursing

Clinical North America, 2005, 17(3): 257~267.

[56] Ouimet S, Kavanagh B P, Gottfried S B, et al. Incidence, risk factors and consequences of ICU delirium. Intensive Care Medicine, 2007, 33(1): 66~73.

[57] Jacobi J, Fraser G L, Coursin D B, et al. Clinical practice guidelines for the sustained use of sedatives and analgesics in the critically ill adult. Critical Care Medicine, 2002, 30(1): 119~141.

[58] eJonghe B, Cook D, Appere-De-Vecchi C, et al. Using and understanding sedation scoring systems: A systematic review. Intensive Care Med, 2000, (26): 275~285.

[59] Riker RR, Picard JT, Fraser GL. Prospective evaluation of the Sedation-Agitation Scale for adult critically ill patients. Critical Care Medicine, 1999, (27): 1325~1329.

[60] Devlin JW, Boleski G, Mlynarek M, et al. Motor Activity Assessment Scale: a valid and reliable sedation scale for use with mechanically ventilated patients in an adult surgical intensive care unit. Critical Care Medicine, 1999, (27): 1271~1275.

[61] Ely EW, Truman B, Shintani A, et al. Monitoring sedation status over time in ICU patients: the reliability and validity of the Richmond Agitation Sedation Scale (RASS). JAMA, 2003, 289: 2983~2991.

[62] Sessler CN, Gosnell M, Grap MJ, et al. The Richmond Agitation-Sedation Scale: validity and reliability in adult intensive care patients. American Journal of Respiratory Critical Care Medicine, 2002, 166: 1338~1344.

[63] Ambuel B, Hamlett K W, Marx C M, et al. Assessing distress in pediatric intensive care environments: the COMFORT scale. Journal of Pediatric Psychology, 1992, 17(1): 95~109.

[64] Van Dijk M, Peters W B, Van Deventer P, et al. The COMFORT Behavior Scale - A tool for assessing pain and sedation in infants. American Journal of Nursing, 2005, 105(1): 33~36.

[65] Van Dijk M, De Boer J B, Koot H M, et al. The reliability and validity of the COMFORT scale as a postoperative pain instrument in 0 to 3-year-old infants. Pain, 2000, 84(2-3): 367~377.

[66] Ista E, Van Dijk M, Tibboel D, et al. Assessment of sedation levels in pediatric intensive care pat ients can be improved by using the COMFORT " behavior " scale . Pediatric Critical Care Medicine, 2005, 6(1): 58~63.

[67] Lamas A, Lopez-Herce J. Monitoring sedation in the critically ill child. Anaesthesia, 2010, 65(5): 516~524.

[68] Honiden S, Siegel M D. Analytic reviews: managing the agitated patient in the ICU: sedation, analgesia, and neuromuscular blockade. Journal Intensive Care Medicine, 2010, 25(4): 187~204.

[69] Egan K., Arnold R.L. Grief and Bereavement care: With sufficient support, grief and Bereavement can be transformative. American Journal of Nursing, 2003, 103(9): 42~52.

[70] Kubler-Ross E.. On death and dying. New York: Macmillan, 1969.

[71] Matzo, M. Palliative care prognostication and chronically ill, method you need to know chronic disease progress in old adults. American Journal of Nursing, 2004, 104(9): 40~49.

[72] Speck, P. W.. Loss and Grief in Medicine. London: Bailliere Tindall, 1978.

[73] Writtenburg-Lylee, E., Goldsmith, et al. The COMFORT initiative: palliative nursing and the Centrality of communication. Journal of Hospice and Palliative Nursing, 2010, 12(5): 282~292.